消化管の病理と生検診断

中村恭一 筑波大学名誉教授／東京医科歯科大学名誉教授
大倉康男 杏林大学教授
斉藤　澄 元・国立国際医療センター病理検査科医長

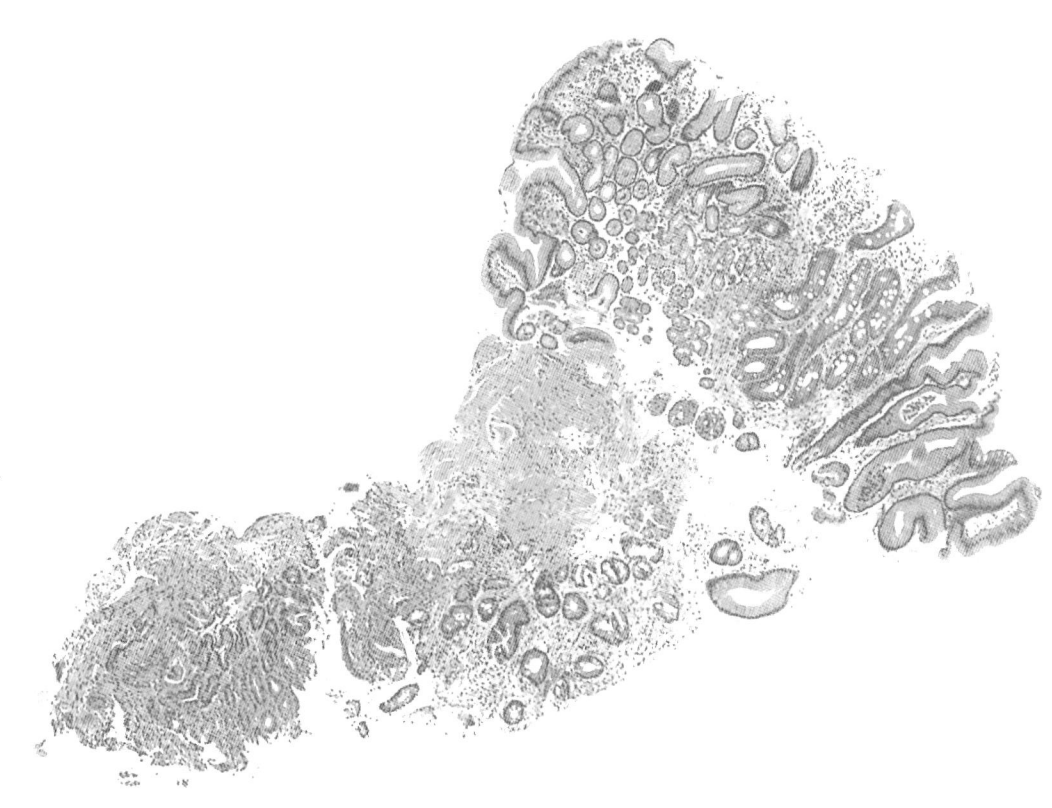

医学書院

消化管の病理と生検診断

発　行	2010年7月15日　第1版第1刷Ⓒ

著　者　中村恭一・大倉康男・斉藤　澄
　　　　なかむらきょういち　おおくらやすお　さいとうきよし

発行者　株式会社　医学書院
　　　　代表取締役　金原　優
　　　　〒113-8719　東京都文京区本郷 1-28-23
　　　　電話　03-3817-5600（社内案内）

印刷・製本　横山印刷

本書の複製権・翻訳権・上映権・譲渡権・公衆送信権（送信可能化権を含む）
は（株）医学書院が保有します.

ISBN978-4-260-00600-2

JCOPY 〈(社)出版者著作権管理機構　委託出版物〉
本書の無断複写は著作権法上での例外を除き禁じられています．
複写される場合は，そのつど事前に，(社)出版者著作権管理機構
（電話 03-3513-6969，FAX 03-3513-6979，info@jcopy.or.jp）の
許諾を得てください．

序にかえて
日本における消化管生検診断の短い歴史と本書

　本書は消化管生検診断の実際において，直接的間接的に役立つことを目的としています．そのため，本書では各臓器ごとに簡単な解剖組織学をはじめに記載し，続いて生検診断において必要な，それがよって立つところの基礎的な外科病理組織学を記述し，その後に生検診断について記述するという形をとりました．

　さて，この外科病理学と消化管の生検組織診断は，現在の日本においては一般的となっていますが，これが日本で始められたのは，そう遠い過去のことではありません．消化管癌の早期診断に欠かすことのできないファイバースコープによる直視下胃生検法が開発され，胃生検組織診断がなされるようになったのはつい最近のことです（1964年）．その後，胃の生検診断が日本において急速に進歩して，この分野では世界をリードするまでになりました．この外科病理学と消化管生検組織診断の始まりである胃生検組織診断の短い歴史を描いてみます．

　1960年以前の日本の病理学は，病理解剖診断とそれを対象とした研究および実験病理が主流であった時代でした．生前の病気の診断に直接携わる生検組織診断，および外科病理学的研究はあまりなされてはいませんでした．このような時期に，筆者の恩師である故・太田邦夫教授は，1951年（昭和26年）ニューヨークのMemorial Hospitalで外科病理学の権威Dr. Stewartのもとで外科病理学の研鑽を積み，そして日本でその外科病理診断学の教育と普及に尽力されました．この外科病理診断学の黎明期における消化管生検，特に胃生検の病理組織診断はというと，当時はまっすぐの鉄管あるいはその鉄管の1，2か所に関節のあるいわゆる硬性胃鏡で胃内を観察していました．その時に，粘膜組織片を採取して病理組織診断が試みられてはいましたが，実用にはほど遠い検査で，その検査法は試験段階で稀にしか行われていませんでした．

　1958年，Hirschowitz[1]によってグラスファイバーを用いた軟式胃内視鏡が開発され，白壁・市川らによって確立されたX線二重造影法[2]とによって，早期胃癌の術前の発見・診断がなされるようになりました．しかし，それらの検査はまだ一部の施設で行われているに過ぎず，早期胃癌と診断される症例の数は少ない状態がしばらく続きました．

　筆者はこのような時期に，1962年から癌研究会癌研究所病理部で勉強することになり，生検組織と手術標本の病理組織診断に携わっていました．ある時から，マッチ棒の頭くらいの大きさの胃粘膜組織片が日常の生検診断の俎上に載るようになってきました．癌研究会付属病院外科の高木国夫先生が，ファイバースコープの横に細いチューブをセロテープで固定し，そのチューブの中に鉗子を入れて内視鏡直視下で胃の病変部の組織を採取し，それを顕微鏡で診断するという"内視鏡的直視下胃生検診断"を世界に先駆けて始めたのです．胃生検症例は徐々に数を増し，そして，高木らは1964年に"ファイバースコープによる直視下胃生検法"を発

表しました[3]．これが私にとって胃生検組織に接した始まりであり，胃生検組織診断をした始まりでした．1965年には，症例数は少ないのですが胃生検組織とその切除胃組織との対比を行った論文[4]を書いてみたりもしました．この時期においては消化管病変の生検はほとんどなされていなかった時代であり，よい参考書もなく診断に困ったことを今でも思い出すことがあります．

　徐々に直視下胃生検法が普及するとともに，生検組織診断が問題となってきました．癌であるにもかかわらず生検組織で癌と診断されない症例，あるいはその逆の症例があったりしていたからです．胃生検組織診断は一時期混乱状態にありました．外科病理がやっと普及し始めた時期でもあり，多くの病理医は小さな組織をもって診断する生検組織診断の経験がないか，あるいは不慣れであったためでしょう．そこで，1971年に胃癌研究会は胃生検組織診断のための一つの指針としての"胃生検組織診断基準—Group分類（委員長・故・長与健夫）"[5]を発表しました．この診断基準は多少の改訂が加えられて現在に至っていますが，Group分類発表後は胃癌生検組織診断に関するばらつきはかなり狭められ，以前のような極端な誤診例は少なくなりました．

　胃生検組織診断は以上のような変遷を経て現在に至っていますが，1977年には大腸癌研究会が大腸癌生検組織診断基準を発表しました．また，西沢護先生らは胃内視鏡検査の終了した後に，内視鏡を引き抜く帰りに食道の観察を行い微小発赤あるいはびらんがあった場合に生検組織を採取し，また，ルゴール染色を施して不染帯から生検組織を採取して，食道上皮内癌を多数発見して発表しました[6]．その生検組織診断を，本書の著者の一人である大倉康男先生が担当していました．

　消化管の直視下内視鏡生検法が普及しはじめた1980年に，筆者は太田教授門下の故・喜納勇先生（浜松医科大学病理学教授）と共著で，本書の前身である『消化管の病理と生検組織診断』を出版しました[7]．

　日本は早期胃癌の診断については世界をリードしていました．それはX線二重造影検査，内視鏡検査，そして内視鏡的直視下生検と切除標本について，消化管疾患を専門とする内科医，外科医，そして病理医が一体となって診断するという，いわば学際的体制がもたらした成果でもあります[8]．

　1972年，故・村上忠重教授（東京医科歯科大学医学部外科）および故・白壁彦夫教授（順天堂大学内科）は，国際協力事業団の協力のもとに，世界各国の臨床医を対象として毎年"外国医師のための早期胃癌診断"の研修会を主催しました．この研修会では，約3か月の期間をもって早期胃癌診断のためのX線二重造影法読影，内視鏡診断および早期胃癌の病理の講義，そして各施設における実習が行われました．この研修会は毎年開催され，それは31回にも及びました．この研修会に参加した外国の医師は，現在ではそれぞれの国で指導的立場にあって活躍しています．

　この研修に参加した医師が帰国してX線・内視鏡的に早期癌を発見し，欣喜雀躍したのも束の間，病理医が生検組織あるいは切除胃の標本を癌と診断してくれないという事例が数多くあることを聞くに及び，消化管の早期癌の病理，特に早期胃癌の病理とその生検診断の研修会

が必要であることに気がつきました．

　そこで，1983年，日本の消化管病理を専門としている諸先生の協力のもとに筑波大学で第1回外国病理医のための消化管早期癌の病理とその生検診断の研修会『国際消化管癌病理研修会 International Advanced Course of Gastrointestinal Tumor Pathology』を国際協力事業団の協力のもとに3か月の期間をもって開催しました．この研修会では日本の消化管病理学を専門としている諸先生に講義と診断実習，特に生検診断についての指導をお願いしました．この研修会は毎年1回筑波大学で，続いて東京医科歯科大学で開催しました．この研修会は16回にも及びました．本書の共著者である国際医療センター病理故・斉藤澄博士および杏林医科大学病理学教授・大倉康男先生は，筑波大学および東京医科歯科大学の研修会で協力してくれた同僚であり，研修会を通じて消化管早期癌診断および生検組織診断の講義・実習に尽力され，日本の消化管病理学を世界に広く知らしめました．鹿鳴館思想の消えやらぬ分野がいまだ残存している[9]日本ではありますが，消化管癌の早期診断学は日本で確立され，それは世界で受け入れられています．

　以上が日本における消化管早期癌と生検組織診断に関する始めから現在に至るまでの簡単な歴史です．筆者は，上述したように，高木国夫博士の本邦初の胃生検標本を検鏡して以来，今日，重要な診断ツールとして日常診療に欠かせないものとなるまでの消化管生検組織診断の進歩・発展の姿をつぶさにみてきました．この経過の途中には，胃微小癌，胃異型上皮巣，さらには大腸癌の組織診断基準などをめぐるいろいろな問題が生起し，さまざまな議論が交わされました．こうした先人の労苦の集積のうえに到達した現在の消化管病理と生検組織診断の全体像をここに提示したつもりです．消化管疾患の診療を日々担っている読者諸兄姉の参考となれば幸いです．

　2010年6月

中村恭一

【文献】
1) Hirschowitz IB, Curtiss LE, Peters CW, et al：Demonstration of new gastroscope, the "Fiberscope". Gastroenterology 35：50-53, 1958
2) 三輪清三，白壁彦夫：胃ポリープのX線診断．臨床消化器病学 4：325, 335, 1956
3) 黒川利雄，淵上在弥，高木国夫，他：ファイバースコープによる直視下胃生検法．消化器病の臨床 6：927-934, 1964
4) 中村恭一：生検による胃癌の早期診断：直視下胃生検材料とその手術胃の病理組織学的比較．癌の臨床別冊：癌・早期診断．pp153-159, 医歯薬出版, 1965
5) 胃癌研究会（編）：胃癌取扱い規約，改訂8版．金原出版, 1971
6) 西沢　護，細井薫三，牧野哲也：早期食道癌の診断．医学書院, 1988
7) 中村恭一・喜納　勇：消化管の病理と生検組織診断．医学書院, 1980
8) 胃癌研究会（編）：日本の胃癌．金原出版, 1996
9) 岡田節人：鹿鳴館時代が続いている．産経新聞 1996年5月12日付 第11面

【国際研修会】
・1972～2000年：第1～31回 外国人医師早期胃がん診断セミナー
・1981～1995年：El Curso Internacional de Avances en Gastroenterología, en Santiago de Chile
・1983～1999年：第1～16回 国際消化管病理学研修会　筑波大学，東京医科歯科大学

目次

第 I 部 食道疾患の病理と生検診断

A 食道の正常構造 2
1. 解剖学的位置 2
2. 正常組織構造 2

B 食道の生検標本 6

C 形成異常 9
1. 異所性胃粘膜 9
2. 異所性皮脂腺 11
3. メラノーシス 12

D アカラシア 14

E 食道炎と食道潰瘍 16
1. 食道炎 16
   a. 急性食道炎と慢性食道炎　16
   b. 逆流性食道炎　19
2. 食道びらん・潰瘍 21
3. 感染性食道炎 23
   a. カンジダ食道炎　23
   b. ヘルペス食道炎　25
   c. サイトメガロウイルス食道炎　25

F Barrett食道 28
1. 食道胃接合部の定義 28
2. 食道胃接合部の組織所見 29
3. 食道胃接合部領域 33
4. Barrett食道 33
5. Barrett腺癌 37

G	良性上皮性病変	40
	1. 糖原過形成	40
	2. 乳頭腫	41
	3. 腺腫	42

H	食道癌	44
	1. 扁平上皮癌	45
	a. 進行癌の生検診断　45	
	b. 分化度　48	
	c. "早期癌の定義"の変遷　49	
	d. 早期癌の生検診断　49	
	e. 生検採取部位と標本の切れ方　53	
	f. 疣状癌　56	
	2. 類基底細胞（扁平上皮）癌	57
	3. 癌肉腫	59
	4. 腺癌	61
	5. 腺扁平上皮癌	62
	6. 粘表皮癌	62
	7. 腺様嚢胞癌	63
	8. 内分泌細胞癌	64
	9. 未分化癌	65
	10. 悪性黒色腫	65

I	長期経過観察された食道粘膜癌の生検診断	68

J	上皮内腫瘍	75
	1. 異形成から上皮内腫瘍への移行	75
	2. 組織標本における上皮内腫瘍の実態	76
	3. 上皮内腫瘍の問題点	78
	a. 形態診断による腫瘍の判定　78	
	b. 異型上皮の厚さによる亜分類　78	
	c. 高異型度上皮内腫瘍に上皮内癌を含める問題　78	
	4. 上皮内腫瘍の取り扱い方	79

K	良悪性の鑑別診断	81

L	非上皮性腫瘍	83
	1. 平滑筋腫	83
	2. 顆粒細胞腫	84

  3．その他の非上皮性腫瘍 ·· 84

 M 全身性疾患の食道病変 ·· 86

第II部　胃疾患の病理と生検診断

 A 胃の正常組織構造 ··· 90

  1．胃の組織像 ··· 90
   a．粘膜　90
   b．粘膜以外の胃壁各層（粘膜筋板，粘膜下組織，固有筋層，漿膜下組織，漿膜）　99
  2．生検胃粘膜組織の観察 ··· 101

 B 腸上皮化生 ··· 103

  1．腸上皮化生粘膜の組織所見 ··· 103
  2．F境界線の定義と型分類 ··· 104
  3．F境界線の加齢に伴う移動 ··· 105
  4．F境界線からみた腸上皮化生の原因 ··· 106
  5．腸上皮化生粘膜の生検診断 ··· 108

 C 胃潰瘍 ··· 111

  1．胃潰瘍の病理 ··· 113
  2．胃潰瘍の治癒 ··· 116
  3．胃潰瘍の発生機序 ··· 117
  4．胃潰瘍の生検診断 ··· 117

 D 胃の上皮性隆起性病変
   過形成性ポリープ，腺腫，癌腫，そして異型上皮巣 ·· 120

  1．上皮性ポリープの組織学的分類 ··· 121
  2．限局性上皮性隆起性病変の組織所見と頻度 ··· 122
   a．過形成性ポリープ　122
   b．腺腫　125
   c．隆起型（IIa，I型）の癌腫　135
   d．その他の上皮性隆起性病変　137
  3．胃の広義の異型上皮巣についての歴史と考え方の変遷 ··································· 139
   a．異型上皮巣に関する短い歴史　139
   b．異型上皮巣の概念と腺腫　141
   c．異型性の性質：連続体　143

   d．異型上皮巣の臨床病理　144
   e．異型上皮巣の生検診断と Group 分類　145

E　胃癌組織発生とそれからみた胃癌の臨床病理　148

 1．胃癌の肉眼形態　148
  a．肉眼型分類　148
 2．胃癌組織発生の概観　151
  a．胃癌発生母地病変，特に胃潰瘍癌　151
  b．胃癌組織発生：微小癌から導かれる癌組織発生　153
  c．胃癌組織発生の検討（1）：一般的大きさの粘膜内癌で　159
  d．胃癌組織発生の検討（2）：胃底腺粘膜から発生した癌　159
  e．胃癌組織発生から導かれる癌細胞発生　162
  f．胃癌組織発生のまとめ　164
 3．胃癌の組織型分類　165
  a．優勢な癌組織像をもってなす組織型分類　165
  b．胃癌組織発生の観点からの組織型分類　166
 4．胃癌組織発生の観点からの癌組織型分類，その臨床病理学的意義　168
  a．癌の発育様式と肉眼型　168
  b．肝転移様式と黄疸　168
  c．腹膜播種と腹水　170
  d．肺転移様式と胸水　171
  e．術後5年生存率　172

F　胃癌と上皮性ポリープの生検診断　174

 1．胃内視鏡的生検と Group 分類の目的　174
 2．Group 分類と異型度パターン認識　176
  a．異型性，異型度とは　176
  b．連続的性質の"異型度物差し"による Group 分類，そこから生じる境界領域　177
  c．異型度の表現について　179
 3．異型度パターン認識と病変の質と Group 分類と　180
  a．Group Ⅱの生検診断　181
  b．Group Ⅲの生検診断　183
  c．Group Ⅳの生検診断　185
  d．Group Ⅴの生検診断　187
  e．Group Ⅲと Group Ⅳの再生検の時期　189
 4．胃癌組織発生別にみた生検診断と Group 分類　191
  a．生検診断に至る順序　191
  b．胃固有粘膜上皮系列の生検診断と Group 分類　194
  c．腸上皮化生粘膜上皮系列の生検診断と Group 分類　202
 5．癌か良性病変か紛らわしい生検組織の診断　208

a．キサントーマ細胞と粘液細胞性腺癌　208
　　　b．炎症性細胞浸潤の著明な粘膜における未分化型癌　208
　　　c．炎症性細胞浸潤の著明な粘膜における分化型癌　209
　　　d．炎症性の肉芽組織あるいは線維性組織における未分化型癌　210
　　　e．Group Ⅱか Group Ⅳか迷う生検組織　212
　　　f．生検組織中に異型細胞の量が少ない場合　220
　　　g．生検組織採取時に挫滅した粘膜組織における異型細胞　222
　　　h．粘膜ひだのある領域(腸上皮化生のない胃底腺粘膜領域)に存在する
　　　　　びらん・潰瘍から採取された生検組織　223

G 内分泌細胞由来の腫瘍 230

　　　a．カルチノイド腫瘍　230
　　　b．小細胞癌　232
　　　c．過形成　233

H 胃炎 234

1. 胃炎の分類 234
2. 通常型胃炎 235
　　　a．*H. pylori* 胃炎　235
　　　b．急性びらん性胃炎　238
　　　c．慢性表層性胃炎　240
　　　d．慢性萎縮性胃炎　241
　　　e．胃粘膜萎縮　242
　　　f．萎縮・肥厚性胃炎　243
　　　g．タコイボびらん　244
　　　h．濾胞性胃炎　244
　　　i．薬剤性胃炎　245
　　　j．急性胃粘膜病変　245
　　　k．再生上皮・再生異型・Group Ⅲ　245
　　　l．*H. pylori* 以外の細菌感染　246
3. 特殊型胃炎 247
　　　a．A 型胃炎　247
　　　b．好酸球性胃炎，好酸球性肉芽腫症　249
　　　c．リンパ性胃炎　249
　　　d．肥厚性胃炎・胃症　249
　　　e．肉芽腫性胃炎：結核，サルコイドーシス，Crohn 病　254
　　　f．cytomegalovirus 胃炎　255
　　　g．graft-versus-host disease(GVHD)　255
　　　h．アニサキス症　257
　　　i．Stevens-Johnson 症候群　258

I 胃悪性リンパ腫とその類縁疾患 259

1. 胃悪性リンパ腫の概略 259
   a. 節外性リンパ腫　259
   b. mucosa associated lymphoid tissue lymphoma (MALT lymphoma, MALToma) の概念　259
   c. リンパ腫分類と MALToma　262
2. 胃悪性リンパ腫各論 262
   a. marginal zone lymphoma of MALT type, MALToma　262
   b. 濾胞性リンパ腫　264
   c. mantle cell lymphoma　266
   d. lymphoplasmacytoid lymphoma (immunocytoma)　267
   e. 形質細胞腫　267
   f. びまん性大細胞型リンパ腫　269
   g. T-cell lymphoma　269
   h. その他のリンパ腫　272
   i. 続発性リンパ腫　272
   j. 反応性リンパ組織過形成　272
3. 胃悪性リンパ腫の生検診断 275

J 粘膜下腫瘍と腫瘍様病変 276

   a. gastrointestinal stromal tumor (GIST)　276
   b. 平滑筋系腫瘍　277
   c. 末梢神経由来腫瘍　280
   d. キサントーマ，脂肪腫，神経鞘腫，血管腫，リンパ管腫，血管異形成　282
   e. Kaposi 肉腫　282
   f. 異所性膵　282
   g. 異所性腺管　284
   h. inflammatory fibroid polyp　285

K アミロイドーシス 286

第III部　十二指腸・小腸・虫垂疾患の病理と生検診断

1. 十二指腸の疾患 290
   a. 十二指腸の正常組織構造　290
   b. 先天性異常：憩室，囊胞，異所性胃粘膜，異所性膵　291
   c. 十二指腸潰瘍　292

   d．十二指腸の炎症性病変　294
   e．十二指腸の腫瘍および腫瘍様病変　297
   f．Vater 乳頭の疾患　297
 2．小腸の疾患 ……………………………………………………………………………………… 298
   a．小腸の正常組織構造　298
   b．先天異常：Meckel 憩室，異所性膵組織　299
   c．小腸の炎症性疾患　300
   d．小腸の潰瘍性疾患　300
   e．循環障害・梗塞・虚血性腸炎　302
   f．小腸の腫瘍　303
 3．虫垂の疾患 ……………………………………………………………………………………… 309
   a．虫垂の正常構造　309
   b．虫垂炎　309
   c．虫垂の腫瘍　312

第 IV 部　大腸疾患の病理と生検診断

A　大腸の正常構造 …………………………………………………………………………………… 316

B　大腸癌組織発生とそれからみた大腸癌の臨床病理 ………………………………………… 319

 1．大腸癌組織発生をめぐる現代史 ……………………………………………………………… 319
   a．adenoma-carcinoma sequence 学説全盛期（〜1980 年前半）　320
   b．adenoma-carcinoma sequence では説明できない異常　322
   c．変則性のない概念の成立（1980 年後半〜）　328
   d．新しい概念と古い概念とが相克する過渡期（1980 年後半〜）　330
   e．新しい概念の受容の時期（1990 年前半〜）　332
 2．腺腫・癌の異型度と分化度について ………………………………………………………… 337
   a．広義の異型上皮巣：過形成性病変，腺腫，癌　337
   b．異型度による腺腫の亜分類　339
   c．異型度による癌腫の亜分類　340
   d．広義の異型上皮巣の区分に戻って　343
 3．確率的に良性悪性を振り分ける判別式に基づく大腸癌の構造，その概略：
   組織診断基準，組織発生，生物学的振る舞い ………………………………………………… 344
   a．確率的に良性悪性を振り分ける判別式に基づく大腸癌組織診断基準　345
   b．判別式に基づく大腸癌組織診断基準，それを礎として導かれる
    大腸癌組織発生　346
   c．判別式を基準とした良性悪性の組織診断と癌組織発生の実際　347

　　　　d．大腸癌組織発生別にみた大腸癌の生物学的振る舞いの差　358
　　　　e．大腸癌組織発生別にみた癌の発育に伴う形態変化と浸潤率　361
　　4．大腸癌取扱い規約による大腸の腺腫と癌の組織型分類 ･････････････････････････････････････ 364
　　　　a．大腸癌の組織型分類の問題点　364
　　　　b．大腸腺腫の組織型分類の問題　366
　　5．腫瘍病理組織学の大前提に基づく大腸癌組織型分類 ･･･････････････････････････････････････ 369
　　　　a．癌組織診断基準はどのようにして設定されているか？　370
　　　　b．癌組織診断基準の設定　372
　　　　c．3つの癌組織診断基準　373
　　　　d．癌組織型分類　382
　　6．癌組織診断にまつわる問題 ･･･ 384
　　　　a．陥凹型癌（IIc, IIc＋IIa, IIa＋IIc）の組織診断　384
　　　　b．広範な粘膜内進展を呈する上皮性の大型扁平隆起性腫瘍　387
　　7．大腸上皮性腫瘍の異型度による生検組織分類と組織診断 ･･･････････････････････････････････ 293

C　その他の大腸病変 ･･･ 397

　　　　a．特殊な大腸ポリープおよびポリポーシス　397
　　　　b．大腸の外子宮内膜症　401

D　大腸の炎症性疾患 ･･･ 402

　　1．潰瘍性大腸炎 ･･･ 402
　　　　a．潰瘍性大腸炎の臨床病理　402
　　　　b．潰瘍性大腸炎における腺癌と異形成　406
　　2．Crohn 病 ･･･ 409
　　3．腸結核 ･･･ 413
　　4．その他の炎症性大腸病変 ･･･ 416
　　　　a．アメーバ症　416
　　　　b．偽膜性腸炎　419　　　　　　　　　　　　　　　　　　　　　　　　　　　419
　　　　c．粘膜脱症候群　420
　　　　d．非特異的大腸炎　420
　　　　e．単純潰瘍　423
　　　　f．化膿性大腸炎，真菌性大腸炎　423

E　大腸の発育異常・奇形・機械的障害および循環障害 ･･･ 424

　　　　a．憩室　424
　　　　b．Hirschsprung 病（aganglionosis）　424
　　　　c．巨大結腸症，成人型 megacolon　424
　　　　d．腸重積症　425
　　　　e．腸捻転症　426
　　　　f．虚血性腸炎と出血性梗塞　427

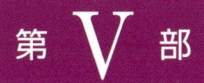

肛門管疾患の病理と生検診断

1. 肛門管の正常構造 ……………………………………………………………………… 430
2. 肛門管の病変 …………………………………………………………………………… 430
   a．痔瘻　430
   b．痔核　430
   c．悪性腫瘍　431

索引 ……………………………………………………………………………………………… 435

第 I 部

食道疾患の病理と生検診断

A 食道の正常構造

1 解剖学的位置

　食道は第6頸椎の前，輪状軟骨下縁の後ろで始まり，第11胸椎の左前側で胃噴門に移行する．食道の長さは平均25 cmである．切歯より噴門までの長さは40 cmである．

　食道は頸・胸・腹部を通過していることから，基本的には3つに区分される．胸部と腹部は横隔膜を貫通する部で分けられるが，頸部と胸部の境界は隔膜にあたる構造物がないために便宜上の境界を設定している．解剖学では，頸部の下端は胸骨の上縁から始まり，鎖骨の上縁を経て，肩峰から第7頸椎の棘突起にいたる仮想線で表されていることから，胸骨上縁（第3頸椎の高さ）を基準線にしている[1]．

　食道癌取扱い規約では，食道は，頸部食道（Ce），胸部上部食道（Iu），胸部中部食道（Im），胸部下部食道（Ei），腹部食道（Ea）の5部位に区分される（図1-1）[2]．一方，The International Union against Cancer（UICC）では，頸部食道（上門歯列から18 cmまで），胸部上部食道（上門歯列から24 cmまで），胸部中部食道（上門歯列から32 cmまで），胸部下部食道（上門歯列から40 cmまで）の4部位に分けている[3]．

　頸部食道は，気管のすぐ後ろに位置し，胸部食道になると気管の後ろを左に偏移しながら下行する．胸部食道は上部では大動脈の右側に位置するが，下行するにつれて左前に偏移する．上部食道の右側に奇静脈が存在し，後方に胸管が存在する．頸部食道では左右に迷走神経が走行するが，胸部では，左側迷走神経は食道の前方に，右側迷走神経は後方に位置する．胸部で迷走神経から分岐した反回神経は，右鎖骨下動脈ないし大動脈弓を下から後方に回り，食道と気管の間の溝を上行する．

2 正常組織構造

　食道壁は，内腔側から粘膜層，粘膜下層，固有筋層，外膜からなる（図1-2）．粘膜層は，粘膜上皮，粘膜固有層，粘膜筋板からなる．粘膜の厚さは500〜800 μmである[4]．粘膜上皮は重層扁平上皮であり，上皮の厚さは220〜300 μmである[4]．

　粘膜上皮は基底層，有棘層，顆粒層，角質層からなる（図1-3）．基底細胞の核はほぼ立方体の形態をとる．この上に傍基底細胞がみられる．基底細胞と傍基底細胞層の厚さは，上皮全体の15％以下とされている．有棘層は細胞質が明るい大型の有棘細胞からなり，核は円形から

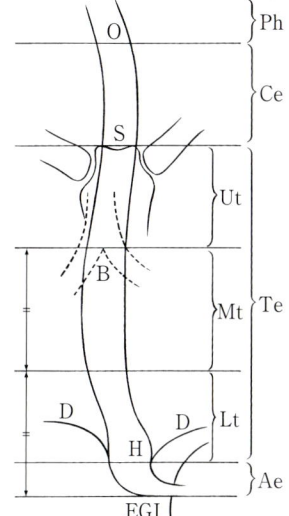

図 1-1 食道癌取扱い規約における食道の区分.
1. 頸部食道(Ce)：食道入口部より胸骨上縁まで
2. 胸部食道(Te)：胸骨上縁から食道裂孔上縁まで
    ⅰ）胸部上部食道(Ut)：胸骨上縁より気管分岐部下縁まで
    ⅱ）胸部中部食道(Mt)：気管分岐部下縁より食道胃接合部までを2等分した上半分
    ⅲ）胸部下部食道(Lt)：気管分岐部下縁より食道胃接合部までを2等分した下半分の中の胸腔内食道
3. 腹部食道(Ae)：腹腔内食道(食道裂孔上縁から食道胃接合部まで)

〔日本食道学会(編)：臨床・病理食道癌取扱い規約 第10版.p11,金原出版,2007より〕

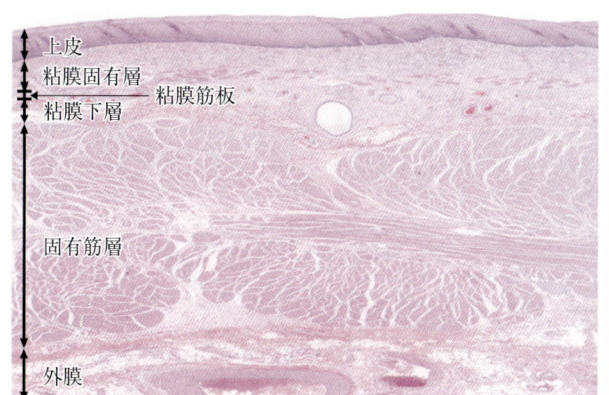

図 1-2 食道壁の構造.内腔面(上側)から,粘膜上皮,粘膜固有層,粘膜筋板,粘膜下層,固有筋層,外膜からなる.食道癌取扱い規約では,食道上皮から粘膜筋板までを粘膜層と呼ぶ.

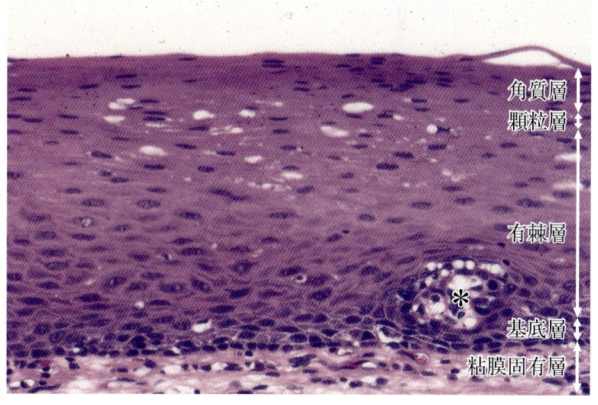

図 1-3 正常の食道粘膜上皮.粘膜上皮は,下側から基底層,有棘層,顆粒層,角質層からなる(＊は乳頭).

楕円形に腫大する.細胞質内にはグリコーゲンが含まれる.顆粒層は微小な顆粒が認められる細胞が有棘層と角質層の間にみられるきわめて狭い領域である.角質層は扁平化した細胞からなり,核は濃縮して小型になる.少量のケラトヒアリン顆粒を含むが,角化はみられず,錯角化層からなる.

　粘膜上皮の細胞増殖帯は,基底層の下から2,3層の位置にみられる(**図 1-4**).基底層から有棘層に移動した細胞は形態的に分化し始め,寿命は5〜10日と考えられている[5].

　食道上皮と咽喉頭上皮はそのまま移行し,両者に差は認められない.食道と胃の接合部は,食道扁平上皮と噴門腺あるいは胃底腺組織が移行してみられる.噴門腺と類似した円柱上皮が食道の粘膜固有層内を口側に進展することがあるが,そのような腺を食道噴門腺と呼ぶ.

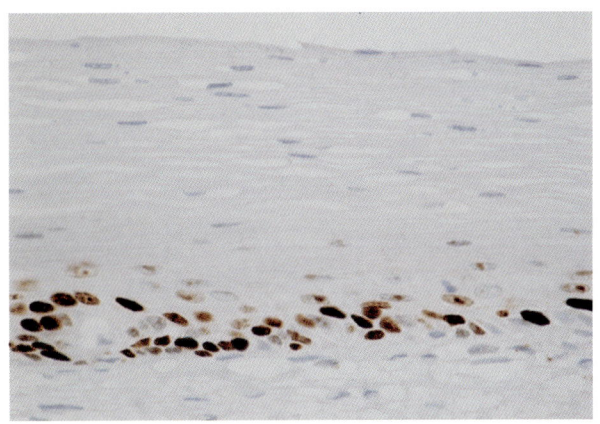

図1-4 正常食道上皮の細胞増殖帯（MIB-1染色）．細胞増殖周期の主にG1期の細胞に陽性を示す染色である．基底層の下から2，3層の位置に陽性細胞が認められ，細胞増殖帯がこの部分に存在することがわかる．

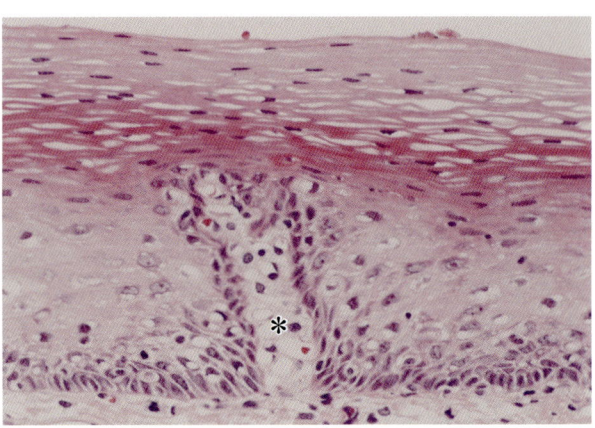

図1-5 正常食道上皮の乳頭．上皮の基底層側に彎入がみられ，微小血管を伴う粘膜固有層の疎な結合織が入り込む部分を乳頭と呼ぶ（＊の部分）．

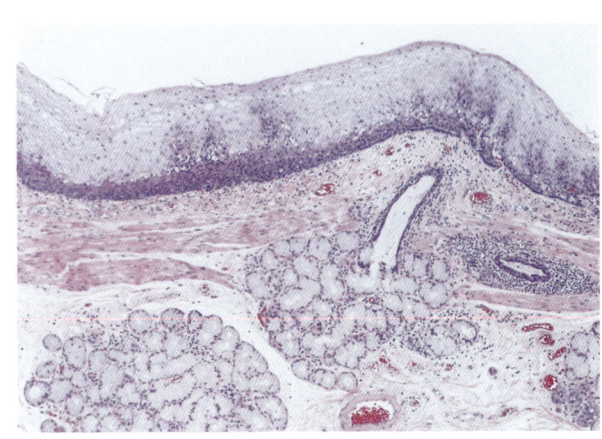

図1-6 食道固有腺．粘膜筋板直下の粘膜下層に腺組織がみられる．粘液腺を主体とする混合腺である．食道固有腺は導管を介して食道内腔につながる．

　粘膜固有層は疎な結合織からなり，動静脈，リンパ管などの組織がみられる．基底層側には上皮の彎入がみられ，粘膜固有層が入り込むが，その部分を乳頭と呼ぶ（図1-5）．乳頭には微小血管が入り込み，上皮に栄養を与えている．組織標本の切れ方で粘膜固有層との連続性がみられず，上皮内に楕円形あるいは類円形の結合織としてみられることがある．乳頭内の血管を井上ら[6,7]はIPCL（intrapapillary capillary loop）と呼び，食道上皮性病変の性状診断に用いている[8]．また，有馬らは病理組織像との対比から微細血管分類を行い，食道病変の良悪性鑑別診断と深達度診断に有用であることを示している[9]．

　粘膜筋板は平滑筋線維が密に配列する薄い筋組織である．食道の長軸方向に縦走する．個々の筋束は上部では結合織で分けられるが，下方では隙間なく配列して200〜400μmの厚さに達する[4]．血管，リンパ管，食道固有腺の導管などが貫いている．粘膜筋板は口側では咽頭の弾性線維層に移行し，肛門側では胃の粘膜筋板に連続する．

　粘膜下層は粘膜固有層よりも粗い構築を示す結合織からなる．厚さは300〜700μmである[4]．

やや太い血管，リンパ管，神経線維が走る．神経は所々に粘膜下神経叢（Meissner 神経叢）を形成する．静脈叢も発達しているが，食道下端部では粘膜固有層内で発達している．

粘膜筋板直下の粘膜下層内には食道固有腺がみられる（**図 1-6**）．食道固有腺では食道の内腔面を滑らかにする潤滑液が産生され，導管を介して食道内腔に排出される．腺組織は粘液腺と記載されているものが多いが，漿液腺が一部にみられる混合腺とする報告もある．腺終末部には oncocyte と筋上皮細胞がみられる．導管は2層の立方上皮からなる．管腔側の細胞は明るい細胞質からなり，基底膜側の細胞は暗調の細胞質である．

固有筋層は内輪，外縦の2層からなる．厚さは 0.5〜2.2 mm である[4]．内輪筋は斜走していることがある．食道の上部では咽頭と移行していることから横紋筋線維からなり，下部では胃と移行していることから平滑筋線維からなる．中間の部位では両者が混在する．内輪筋と外縦筋の間には筋層間神経叢（Auerbach 神経叢）がみられる．

外膜は食道を包む厚い疎性結合織である．縦隔の一部をなし，脈管や神経を包含している．

【文献】

1) 佐藤達夫：消化管の局所解剖学 食道・胃．p18，金原出版，1993
2) 日本食道学会（編）：臨床・病理食道癌取扱い規約，第10版．pp10-11，金原出版，2007
3) Sobin LN, Gospodarowicz MK, Wittekind CH：TNM Classification of Malignant Tumours, 7th ed. p67, Wiley-Blackwell, 2009
4) Schumacher S：Die Speiserohre. In：Mollendorff WV（ed）：Handobuch der mikroskopishen Anatomie des Menschen. Vol 5, Part 1. pp301-336, Springer, 1927
5) 服部隆則：発生・正常組織・細胞動態．現代病理学大系 12A 口腔 咽頭 食道 胃 I．pp16-18，中山書店，1984
6) Inoue H, Honda T, Yoshida T, et al：Ultra-high magnification endoscopy of the normal esophageal mucosa. Dig Endosc 8：134-138, 1996
7) Kumagai Y, Toi M, Inoue H：Dynamism of tumour vasculature in the early phase of cancer progression: outcomes from oesophageal cancer research. Lancet Oncol 3：604-610, 2002
8) Inoue H, Honda T, Nagai L, et al：Ultra-high magnification endoscopic observation of carcinoma *in situ* of the esophagus. Dig Endosc 9：16-18, 1997
9) 有馬美和子，有馬秀明，多田正弘：表在食道癌の微細血管像による深達度診断．消化器内視鏡 17：2076-2083, 2005

B 食道の生検標本

　生検標本で採取される食道組織は粘膜下層浅層までである．そのほとんどが粘膜筋板までであり，粘膜下層以深の組織が採取されることは少ない．粘膜筋板まで採取された場合でも，認められる組織は食道上皮と粘膜筋板であり，粘膜固有層がみられることは比較的少ない（図1-7）．食道粘膜の層構造が保たれて採取される検体は，炎症性変化（図1-8），癌浸潤（図1-9）などにより粘膜固有層に線維増生を伴う標本である．

　食道固有腺（図1-10，11）あるいは導管（図1-10，12）が採取されることもあるが，頻度は少ない．TakuboらはBarrett食道と診断された49人の生検標本を検討し，5例（10％）に食道固有腺導管が認められたと報告している[1]．人種，病態，採取方法などによる違いがあるのかも知れない．

　生検標本は，検体の大きさ，どの層まで採取されたかは，採取者ならびに病変の要因により様々である．上皮の表層部分だけのものもあれば，粘膜筋板まで全層性に採取されているものまである．また，上皮が皮むきをされたように長く採られてくることもある．薄切された組織標本は食道壁の構造がわかるように垂直に切り出されるものもあるが，多くの標本は斜めに薄切されている．中には水平方向に近い方向で切り出されることもある（図1-13）．薄切はさまざまな角度で行われているために，頭の中で標本の複雑な位置関係を食道壁が垂直方向で切り出されたようなイメージに置き換え，組織所見の解析を行わなければならない．検体は鉗子の形状のように丸まっていることも少なくない．鉗子でかじり取られた部分には組織の挫滅，変性が認められる．

　生検診断は，小さな標本を眺め，可能な限り病態の質的なところまで診断していかなければならない．角質層，基底層，乳頭などの所見，圧挫の加わった切除面の所見を手がかりにして，

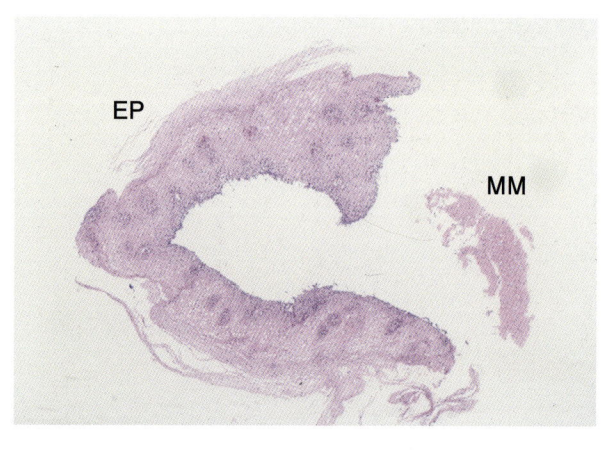

図1-7　食道生検標本．食道扁平上皮の組織片（EP）と粘膜筋板の組織片（MM）が離れて認められる．それらの間に介在するはずの粘膜固有層は認められない．

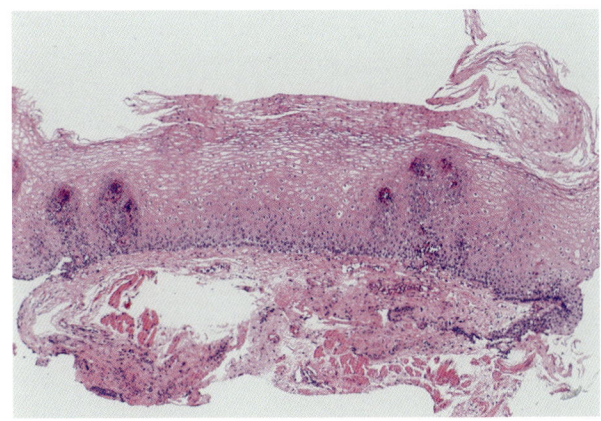

図1-8 粘膜層が保たれて採取された食道生検標本．粘膜固有層には炎症性変化に伴う線維増生がみられる．線維化で上皮から粘膜筋板までの組織が結合したことから，層構造が保たれて認められる．

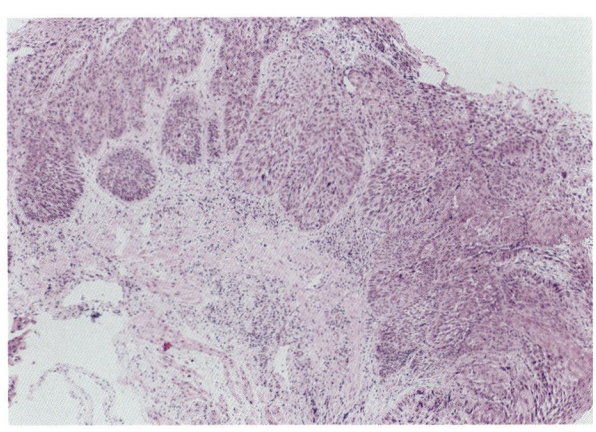

図1-9 食道癌生検標本．癌上皮が粘膜固有層に浸潤し，粘膜筋板の近くまでみられる．癌浸潤に伴って粘膜固有層には線維増生がみられ，上皮から粘膜筋板までの組織が層構造を保って採取されている．

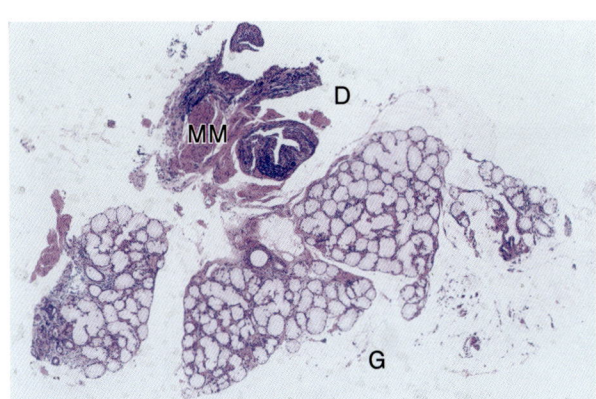

図1-10 食道固有腺および導管が採取された生検標本．粘膜筋板（MM）の近傍に食道導管（D）が認められる．漿液腺からなる食道固有腺（G）も認められる．

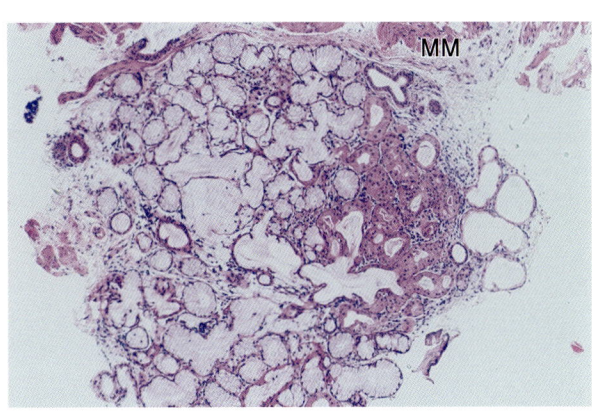

図1-11 食道固有腺の生検標本．粘膜筋板（MM）に接するように食道固有腺が認められる．固有腺は漿液腺と末梢部の導管からなる．

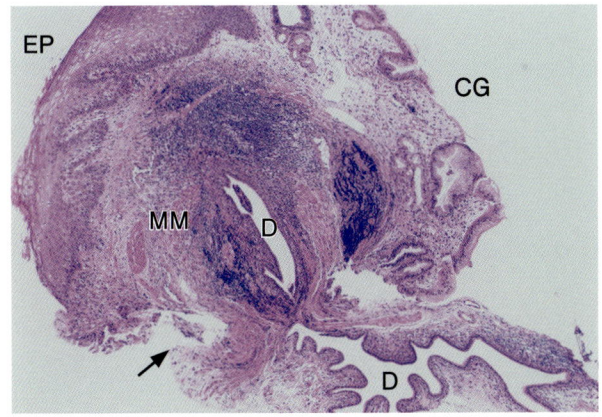

図1-12 食道導管の生検標本．食道胃接合部から採取された検体である．食道扁平上皮（EP）直下の粘膜下層に軽度の拡張を示す導管（D）がみられる．矢印は鉗子で圧挫された部分である．CG：噴門腺粘膜，MM：粘膜筋板

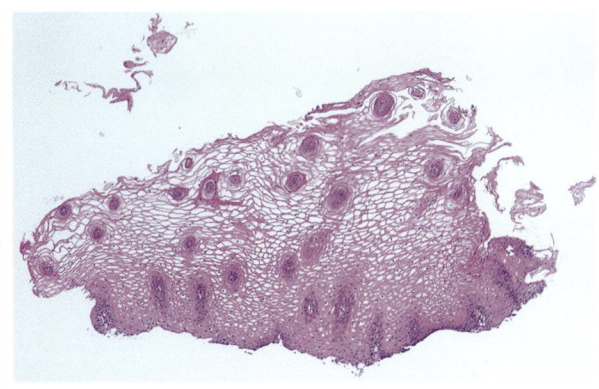

図1-13 水平に近い方向で薄切された生検標本．臨床診断では乳頭腫が疑われているが，水平に近い方向に切り出されているために表層部分の所見を十分に捉えることができない．下側に基底層がみられるが，検体の多くは有棘層であり，乳頭が多数認められる．

どのような形で採取され，ブロックに包埋され，どのような薄切面で標本作製が行われているのかを思い描けなければならない．そして，すべての生検検体が全層性には採取されることがないこと，標本により厚さ，染色の色調が異なることなどが診断に影響を与えることを心得ておかなければならない．

　微小な検体から食道組織の構造が頭の中で捉えられるようになることが基本であり，そこから正常組織とどのような組織所見の違いがみられるのかを解析することで，診断することが可能になる．上皮の層構造は保たれているのか，肥厚あるいは萎縮しているのか，どの層に増生所見がみられるか，乳頭の形態変化，細胞形態あるいは核異型はどのようであるか，炎症細胞の種類とその浸潤の程度，粘膜固有層の所見など，様々な所見を瞬時に捉えて判断できるようになることが到達目標である．

【文献】
1) Takubo K, Nixon JM, Jass JR : Ducts of esophageal glands proper and Paneth cells in Barrett's esophagus : frequency in biopsy specimens. Pathology 27 : 315-317, 1995

C 形成異常

1 異所性胃粘膜

　　異所性胃粘膜 ectopic gastric mucosa は，食道粘膜内に孤立性の胃粘膜に類似した組織がみられ，粘膜表面に露出している病変をいう．Rector ら[1]の論文によれば，1805年に Schmidt によって初めてその存在が記載されたとされている．Johns ら[2]は，胎生5～6週ごろに食道の円柱上皮から重層扁平上皮への置換は食道中部から始まり，下部そして上部へと進むことを示しているが，その過程で円柱上皮が遺残したものと考えている．食道のどの部位にも認められるが，報告例は頸部食道のものが多い．食道胃接合部近傍に認められるものには Barrett 上皮の形成と関係する食道噴門腺が表面に露出した後天的な病変が含まれ，遺残したものとの組織学的判別は難しいことが少なくない．

　　小児の解剖例では上部食道に異所性胃粘膜がみられる頻度は 4.5～21.0％である．成人の解剖例では，4.2～12.0％である．また内視鏡検査では 3.8～10.0％の頻度である．日本人の男性では 4.0％，女性では 2.9％に認められる．無症状のものが多いが，嚥下困難を呈するものもある．

[肉眼所見]

　　周囲の食道粘膜との対比から赤みを帯びてみえ，ビロードのような色調を示す．境界は明瞭である．円形ないし楕円形の形態を示すものが多く，大きさは様々である．孤立性，あるいは多発性に出現する．上部食道の入口部付近に好発する．上部食道の病変は"inlet patch"とも呼ばれる[3,4]．

[組織所見]

　　頸部食道の病変では胃の胃底腺に類似した腺管がみられることが多く，食道胃境界部に近い下部食道では噴門腺に類似した腺管が多い．噴門腺に似た腺管は Barrett 上皮にみられる円柱上皮と同様の組織像である．また，多列上皮や扁平上皮化生様の所見が認められることもある．

[生検標本]

　　生検では臨床所見が不可欠であり，その情報のもとで食道扁平上皮と腺上皮が移行する組織所見が認められれば診断することができる．採取部位が食道胃境界部から離れていれば，腺上皮だけが採取された場合も診断することができる．生検診断で問題となるのは食道胃境界部に近いところから採取された場合であり，Barrett 上皮あるいは食道噴門腺との判別が必要である．

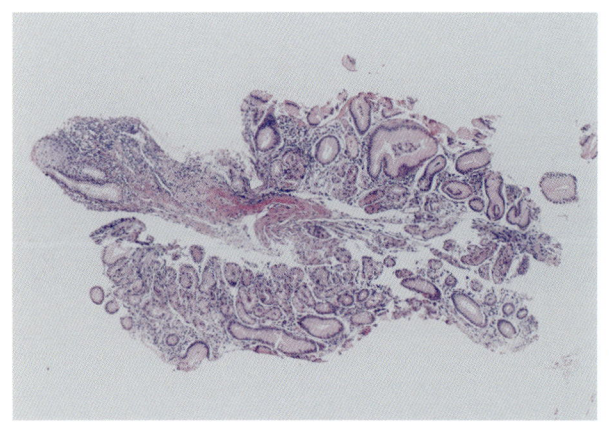

図 1-14　頸部食道に認められた異所性胃粘膜の生検標本．食道扁平上皮とともに固有腺が軽度に萎縮した胃底腺粘膜が認められる．

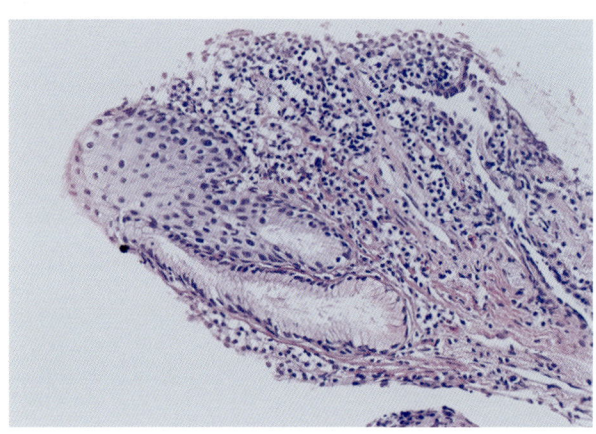

図 1-15　食道の異所性胃粘膜（図 1-14 の拡大）．扁平上皮がわずかにみられ，基底層には円柱上皮が接して認められる．

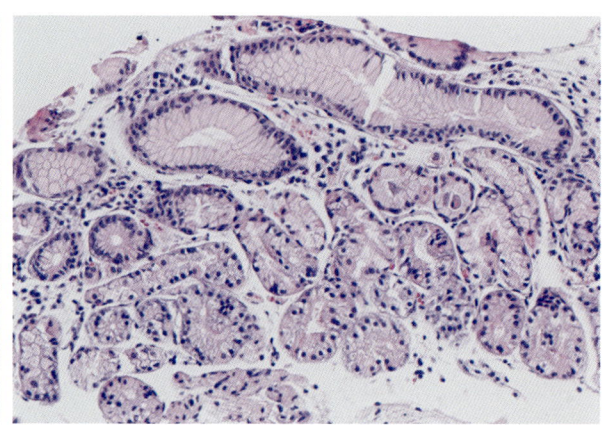

図 1-16　食道の異所性胃粘膜（図 1-14 の拡大）．固有腺が軽度に萎縮した胃底腺粘膜である．採取部位と肉眼所見の記載から異所性胃粘膜と確診することができる．

　図 1-14〜16 は頸部食道のヨード不染帯から採取された検体である．固有腺の萎縮傾向がみられる胃底腺粘膜であり，扁平上皮組織がわずかに認められる．扁平上皮直下には円柱上皮がみられる．異所性胃粘膜と診断された検体が胃底腺に類似した組織からなる場合は，頸部食道から採取されていることが多い．固有腺は萎縮傾向を軽度に示し，円柱上皮が混在することが多い．

　図 1-17，18 は食道胃接合部の近傍に認められた異所性胃粘膜である．扁平上皮と胃の表層上皮に類似した組織が移行して認められる．

[癌化]

　腺癌発生の母地の 1 つに挙げられ，頸部食道の異所性胃粘膜に発生した症例の報告が多い[5,6]．食道胃接合部近傍の異所性胃粘膜から発生した腺癌は，Barrett 粘膜，食道噴門腺などから発生した腺癌との判別が難しいことが多く，報告は少ない．腺癌発生の頻度は数％であり，Barrett 食道に比べると癌化傾向は低い．稀ではあるが，腺腫[7]や過形成性ポリープ[8]の発生報告がある．過形成性ポリープ例は炎症性変化に伴った所見である．

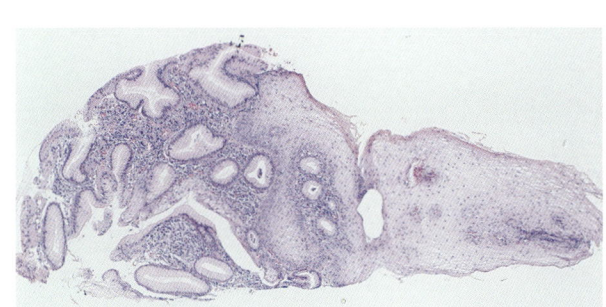 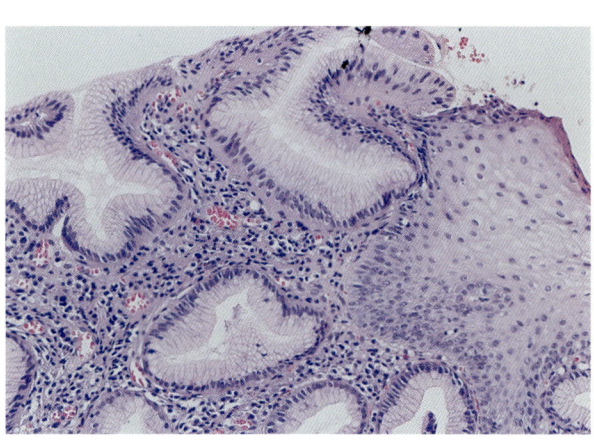

図1-17 食道胃接合部の近傍に認められた異所性胃粘膜の生検標本．食道扁平上皮と胃の表層上皮に類似した粘膜が移行している．

図1-18 食道の異所性胃粘膜（図1-17の拡大）．食道扁平上皮と腺上皮が移行してみられる．腺管は反応性の腫大を軽度に示している．組織所見だけからは食道胃接合部から採取される検体と区別はできないが，採取部位と肉眼所見の記載から異所性胃粘膜と診断することができる．

2　異所性皮脂腺

　異所性皮脂腺 ectopic(heterotopic)sebaseous gland は口唇，口腔，唾液腺，包皮，陰唇などの外胚葉起源の臓器にみられるが，食道の異所性皮脂腺は内胚葉由来であり，稀である．食道の異所性皮脂腺については，1962年に De La Pava らが初めて報告している[9]．成人剖検例200例の食道を全割し，4例（2%）に発見している．わが国では，1986年の藤木らの報告が初めてである[10]．平均年齢は50歳．発生機序については，胎生期の外胚葉組織の迷入説[9,11]，あるいは食道粘膜の化生性変化説[12,13]があるが，結論は出ていない．

[肉眼所見]

　大きさ1mmから20mmまでの報告があるが，多くは5mm以下の黄白色調の小隆起性病変であり，表面は平滑あるいは微細顆粒状である．中央部や頂部に白色の小隆起がみられる[14]．単発の病変から100個以上に多発する病変まで様々である．

[組織所見]

　組織学的には，粘膜固有層に泡沫状の明るい細胞質を有する細胞の集団としてみられる．核は小型円形であり，細胞の中央に位置する．食道上皮と連続する導管がみられ，その開口部が頂部の白色小隆起に一致する．毛包など皮脂腺以外の皮膚付属器は認められない．

　図1-19，20は，食道の異所性皮脂腺の生検標本である．食道扁平上皮と接して泡沫状の明るい細胞質を有する細胞の集簇がみられる．大きく膨らんだ細胞であり，小型な核が中心部にみられる．皮膚の皮脂腺に類似した所見である．鑑別にはマクロファージの集簇が挙げられる．

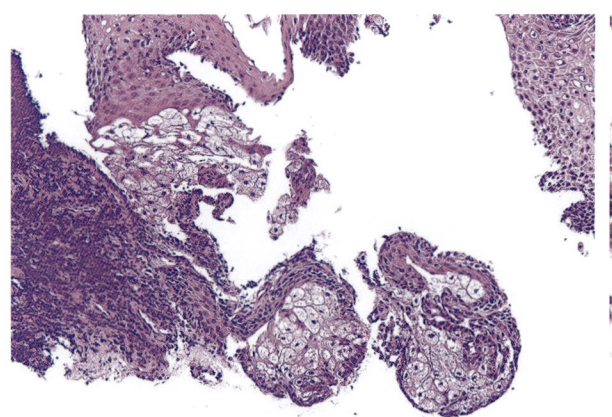

図1-19 異所性皮脂腺がみられる食道生検標本．食道扁平上皮下に皮脂腺に類似した組織がみられる．

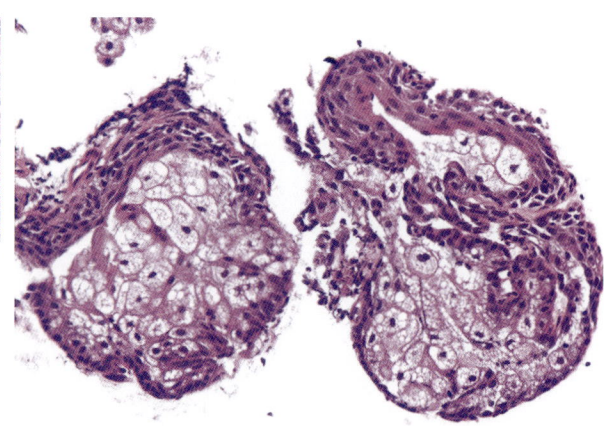

図1-20 異所性皮脂腺（図1-19の拡大）．食道扁平上皮下に泡沫状の明るい細胞質を有する細胞の集塊がみられる．

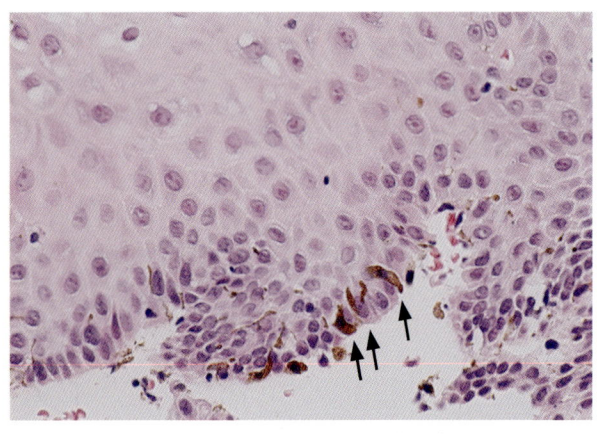

図1-21 メラノーシスが認められる食道生検標本．基底層に黄褐色の顆粒を有する細胞が散在性に認められる（矢印）．メラニンを含有する細胞であり，腫瘍性の異型は認められない．

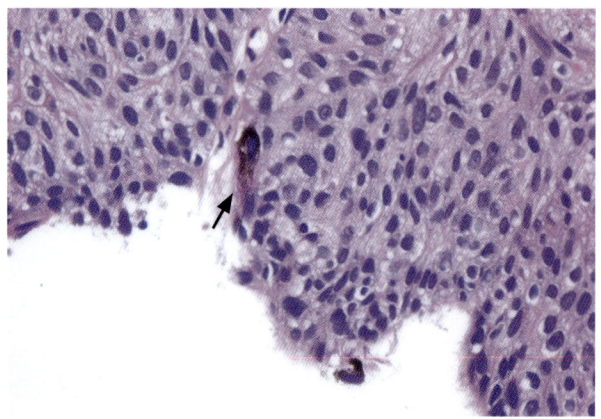

図1-22 上皮内癌にメラノーシスがみられた生検標本．核の大小不同，不規則な配列，核・細胞質比の増加を示す上皮の基底層に黄褐色のメラニン顆粒を有する細胞（矢印）が認められる．

3 メラノーシス

　メラノーシス melanosis とは，melanocyte からメラニン顆粒の分配を受け，粘膜上皮細胞内にメラニン顆粒の増加がみられる病態をいう．食道のメラノーシスは上皮内に melanocyte の増殖がみられることから，melanocytosis といわれている[15,16]．1963年に De La Pava が初めて報告している[17]．胎生期に melanocyte が神経堤から異所性に移動したものと考えられている．メラノーシスの頻度は 0.1〜7.7% であり[18-20]，胸部中部食道に多い[20]．

[肉眼所見]

　食道メラノーシスは褐色から黒色の色素斑として認められる小病変である．色調は濃淡が混在し，辺縁は不整形で境界不明瞭なものが多い．

[組織所見]

食道上皮の基底層に黄褐色の顆粒を有する細胞がみられる．メラニン顆粒が増加したものであり，核は小型でクロマチンに富む．S-100，Melan-A，HMB-45染色などで陽性を示す．メラニン顆粒はMasson-Fontana染色で陽性を示す．

図1-21は，食道扁平上皮の基底細胞に大小のメラニン顆粒を有する細胞が認められる．紡錘形の形態を示す顆粒もみられる．顆粒を有する細胞に異型はない．

図1-22は，上皮内癌の基底層側にメラニン顆粒を有する細胞が散見された．細胞異型は上皮内癌によるものであり，悪性黒色腫ではない．

[癌化]

Yokoyamaらによれば，メラノーシスはアルコール依存症患者では口蓋，咽頭，食道に高頻度にみられ，食道異形成や食道咽喉の癌と並存することが多いと報告されている[21]．メラノーシスと腫瘍が，ALDH2ヘテロ欠損者，ヘビースモーカー，高齢者という共通背景を有しているためと考えられている．

【文献】

1) Rector LE, Connerly ML : Aberrant mucosa in the esophagus in infants and in children. Arch Pathol 31 : 285-294, 1941
2) Johns BAE : Developmental changes in the esophageal epithelium in man. J Anat 29 : 512-522, 1952
3) Jabbari M, Goresky CA, Lough J, et al : The inlet patch : heterotopic gastric mucosa of the upper esophagus. Gastroenterology 89 : 352-356, 1985
4) 外山久太郎，三輪亘，柳井章孝，ほか：食道異所性胃粘膜（Inlet patch）の臨床病理学的検討．Gastroenterol Endosc 36 : 1684-1691, 1994
5) Morson BC, Belcher JR : Adenocarcinoma of the oesophagus and ectopic gastric mucosa. Br J Cancer 6 : 127-130, 1952
6) Abe T, Hosokawa M, Kusumi T, et al : Adenocarcinoma arising from ectopic gastric mucosa in the cervical esophagus. Am J Clin Oncol 27 : 644-645, 2004
7) Mion F, Lambert R, Partensky C, et al : High-grade dysplasia in an adenoma of the upper esophagus developing on heterotopic gastric mucosa. Endoscopy 28 : 633-635, 1996
8) Oguma J, Ozawa S, Omori T, et al : EMR of a hyperplastic polyp arising in ectopic gastric mucosa in the cervical esophagus : case report. Gastrointest Endosc 61 : 335-338, 2005
9) De La Pava S, Pickren JW : Ectopic sebaceous glands in the esophagus. Arch Pathol 73 : 397-399, 1962
10) 藤木茂篤，友田純：食道異所性脂腺の1例．Gastroenterol Endosc 11 : 141-144, 1986
11) 片山修，小栗康平，市岡四象，ほか：食道異所性皮脂腺．臨床消化器内科 11 : 691-694, 1996
12) Auld RM, Lukash WM, Borden GM : Heterotopic sebaseous glands in the esophagus. Gastrointest Endosc 33 : 332-333, 1987
13) 浜本順博，富松久信，斉藤彰一，ほか：食道異所性皮脂腺の3例．Gastroenterol Endosc 38 : 1511-1515, 1996
14) 山口肇，中西幸治：食道皮脂腺．「胃と腸」編集委員会（編）：胃と腸アトラス．pp2-3, 医学書院, 2001
15) Yamazaki K, Ohmori T, Kumagai Y, et al : Ultrastructure of oesophageal melanocytosis. Virchow Arch A Pathol Anat Histopathol 418 : 515-522, 1991
16) 大森泰，熊谷義也，幕内博康，ほか：食道メラノーシス．消化器内視鏡 2 : 1158-1159, 1990
17) De La Pava S, Nigogosyan G, Pickren JW, et al : Melanosis of the esophagus. Cancer 16 : 48-50, 1963
18) 大上正裕，熊谷義也，幕内博康，ほか：食道メラノーシスの14例．Prog Dig Endosc 25 : 60-62, 1984
19) Ohashi K, Kato Y, Kanno J, et al : Melanocytes and melanosis of the oesophagus in Japanese subjects ― analysis of factors effecting their increase. Virchow Arch A Pathol Anat Histopathol 417 : 137-143, 1990
20) Sharma SS, Venkateswarans S, Chcko A, et al : Melanosis of the esophagus. Gastroenterology 100 : 13-16, 1991
21) Yokoyama A, Mizukami T, Omori T, et al : Melanosis and squamous cell neoplasms of the upper aerodigestive tract in Japanese alcoholic men. Cancer Sci 97 : 905-911, 2006

D アカラシア

　アカラシア achalasia は，食道体部の一次蠕動波の消失，下部食道括約筋の弛緩障害を特徴とする機能的疾患である．ラテン語で「弛緩が欠如した」という意味を示す．1674年に Sir Thomas Willis が，食道輪状筋層の収縮により生じた噴門の狭窄症例を最初に報告している[1]．食道アカラシア取扱い規約では，「下部食道噴門部の弛緩不全による食物の通過障害や，食道の異常拡張などがみられる機能的疾患である」と定義されている[2]．さらに，名称は食道アカラシアと暫定的に呼称し，これに噴門痙攣症，特発性食道拡張症，噴門無弛緩症などの名称を併記してもよいとされている．

[頻度]

　発生頻度は，10万人あたり 0.4〜1.1 人といわれている[3]．年齢分布のピークは 30〜39 歳であり，男女比は 1：1.2 である．

[成因]

　成因は，食道平滑筋部にある壁内の Auerbach 神経叢の節細胞が変性したために弛緩不全を起こし，収縮したままの状態となったと考えられている．神経細胞が変性する原因は明らかでなく，神経の変性疾患であるとの報告や，ウイルスが関与しているなどの報告がある．

[組織所見]

　組織学的には，輪状筋の肥大により食道壁の肥厚がみられる．時には菲薄化し，高度の線維化を示す場合もある．固有筋層内の Auerbach 神経叢内の神経節細胞の消失や壁内の神経線維の変性が認められる．神経組織の所見は拡張した食道壁によくみられる．神経叢の変化が原因になるものか，二次的な結果であるのかは明らかになっていない．粘膜や粘膜下層にはリンパ球浸潤がみられ，外膜には線維化が著明に認められる．

　固有筋層以深の食道壁内にみられる変化が主体であり，当然のことではあるが，生検標本で診断が確定することはない．Goldblum らは，切除検体の食道上皮には高度の炎症性変化が認められると報告している[4]が，一方，Kjellin らは，非手術患者の生検標本ではほぼ正常の上皮が 62% と多いと報告している[5]．

[癌化]

　アカラシアは食道癌の合併が問題にされる．1872年に Fagge が食道アカラシアに伴う食道癌の症例を報告している[6]．以来様々な検討がなされているが，報告例の食道癌の合併の頻度は 2〜17% である．第34回日本食道疾患研究会によるアンケートでは，1963〜1982年に 1,388 例の食道アカラシア症例がみられ，その中の 49 例（3.5%）に食道癌が併存していた[7]．平均年齢 55.3 歳と比較的若年者に多く，男性が 62.2% である．食道癌発見までの平均病悩期間は 18.5 年である．また，田中らは 1992年の第46回食道疾患研究会のアンケート調査報告で，食道癌

合併は1.9%としている.

癌の発生部位は拡張した中下部食道であり,組織型は扁平上皮癌がほとんどである.

【文献】

1) Willis T：Pharmaceutica rationalis ; Sive diatribe de medicamentorum; oprationibus in humano corpora. London, Hagae-Comitis, 1674 ; cited by Ellis FH, Olsen AM. Achalasia of the Esophagus, 14. WB Saunders, 1969
2) 食道疾患研究会(編)：食道アカラシア取扱い規約,第3版.金原出版,1983
3) Mayberry JF, Rhodes J：Acalasia in the city of Cardiff from 1926 to 1977. Digestion 20：248, 1980
4) Goldblum JR, Whyte RI, Orringer MB, et al：Achalasia. A morphologic study of 42 resected specimens. Am J Surg Pathol 18：327-337, 1994
5) Kjellin AP, Ost AE, Pope CE II：Histology of esophageal mucosa from patients with achalasia. Dis Esophagus 18：257-261, 2005
6) Fagge CH：A case of simple stenosis of the oesophagus followed by epithelioma. Guy's Hosp Report 17：413, 1872
7) 八板 朗,嶺 博之,雷 哲明,ほか：本邦における良性食道疾患に併存した癌.日消外会誌17：681-689, 1984

E 食道炎と食道潰瘍

1 食道炎

　1879年にQuinckeは食道炎 esophagitis を組織学的に示している[1]．その後，様々な研究が行われているが，日本では1972年に木暮らが食道炎の病理組織学的診断基準を示している[2]．これは粘膜上皮の変化を細かく分類したものである．1978年に食道疾患研究会による食道炎の診断基準が示され，内視鏡分類は①色調変化型（discoloring type），②びらん・潰瘍型（erosive and/or ulcerative type），③隆起肥厚型（uneven type）とされ，食道炎の生検標本の組織所見は表1-1のように示されている[3]．1983年に，磯野らは逆流性食道炎をもとにした食道炎の病理組織学的所見を解説している[4]．

a. 急性食道炎と慢性食道炎

　食道は食物などの通過による物理的な刺激をはじめとして様々な要因が加わることから，種々の程度で炎症性変化が存在している．食道粘膜層に炎症性細胞の浸潤がみられれば，病理総論的には食道炎といえる．しかし，炎症性変化に対する組織学的判定基準はあいまいである．炎症細胞浸潤が少ない場合には食道炎としない病理医もいる一方，炎症所見に乏しくとも，病態を示す適当な用語がないことから，食道炎とする病理医もいる．炎症細胞浸潤が目立つ場合は問題ないが，少ない場合には食道炎に対する表現の違いが病理医間でみられる．
　炎症を起こす原因は様々なものがある．生検が行われるものには，小さな淡不染帯を示す炎

表1-1　食道疾患研究会による食道炎生検標本の病理組織学的所見．

生検標本から食道炎を診断するために必要な病理組織学的所見は次のとおりである．
1. 急性炎症所見　　acute inflammatory finding
   好中球浸潤　　　neutrophil infiltration
2. びらん性炎症所見　erosive inflammatory finding
   上皮の欠損　　　epithelial defect
3. 慢性炎症所見　　chronic inflammatory finding
   間質の線維化　　interstitial fibrosis

以上の所見以外に，毛細血管の増生もしくは拡張，肉芽組織の形成，乳頭の延長，上皮の再生，基底細胞の増殖，粘膜筋板の粗開肥厚または消失，好中球以外の炎症性細胞浸潤，浮腫その他の所見が生検標本でしばしば観察されるが，現時点では炎症を判定する必要条件として採用していない．ただし，必要条件以外の所見を必ず併記すること．

〔食道疾患研究会（編）：食道炎の診断基準．金原出版，1973 より〕

症性病巣や逆流性食道炎が多い．真菌などの感染性食道炎が疑われて採取されるものもある．生検の検体は，肉眼的に異常が疑われた部位からのものがほとんどであり，肉眼的に正常と判断される部位から生検されることは少ない．一見正常のようにみえても，よく観察すると上皮の基底層側にリンパ球の浸潤がわずかながら認められる．

[組織所見]

食道炎は急性食道炎と慢性食道炎に分けられるのが一般的である．

急性食道炎は好中球を主とした炎症細胞浸潤がみられ，浮腫，うっ血，出血などの所見がみられる．上皮は基底細胞の反応性増生を示して肥厚し，乳頭の延長が認められる．下方進展を示す表皮突起は先端が細いものが多い．浮腫を伴い細胞間橋が明瞭になる．核は反応性の腫大を示し，核・細胞質比は増加がみられる．炎症性変化が強い場合には上皮の変性がみられる．変性が強くなれば，後述するびらん，潰瘍の所見を示す．

腫瘍性病変に炎症性変化が二次的に加わることは多く，良悪性の鑑別が問題となることがある．炎症性上皮の場合には，下方進展を示す上皮が増生し，不規則に膨らむ所見や不整形な形態を示す所見は少ない．核は腫大するものの，核の重なりは少なく，比較的規則正しく配列している．また，異型を示す上皮と正常上皮との間にフロントの形成がみられず，境界が不明瞭である．

図1-23は，急性食道炎の生検標本である．上皮は表皮突起が下方に伸張し，乳頭が延長する．先端が尖った楔状の形態や軽度の丸みを帯びる形態を示している．細胞間橋は広がり，浮腫が認められる．表層部は菲薄化し，表面の細胞は剥離している．核は腫大するが，不整形なものはみられず，比較的規則正しく配列している．上皮内には好中球を含む炎症細胞の浸潤がみられる．粘膜固有層には浮腫と炎症細胞浸潤が認められる．

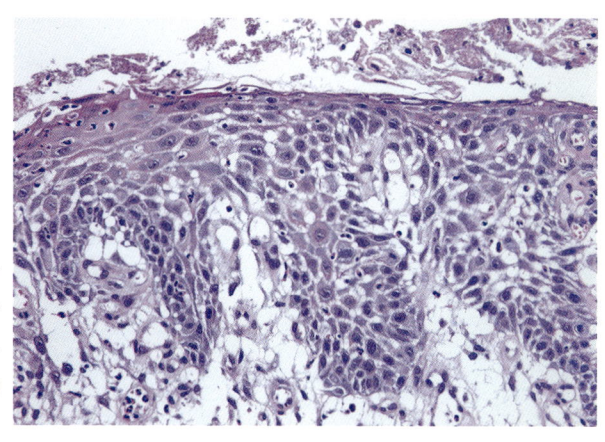

図1-23　急性食道炎を示す生検標本．上皮は表皮突起が下方に伸張し，乳頭が延長する．上皮内には好中球を含む炎症細胞が軽度に浸潤する．浮腫による細胞間橋の広がりがみられる．核は反応性の腫大を示すが，重層性は認められない．上皮表面の細胞は剥離している．粘膜固有層には浮腫がみられ，炎症細胞が軽度に浸潤する．

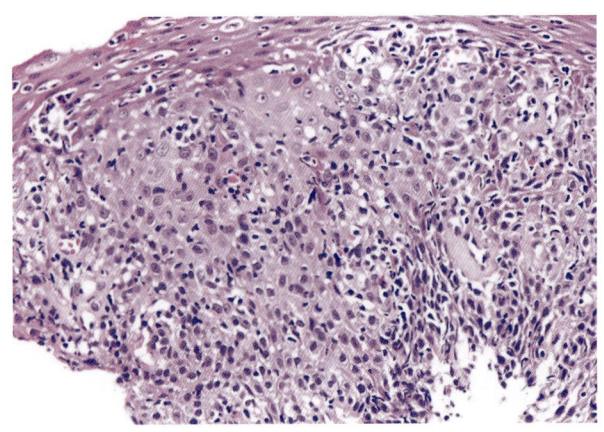 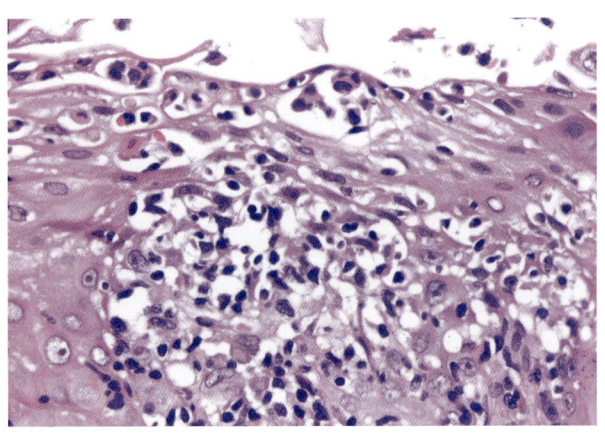

図1-24　急性食道炎を示す生検標本．図1-23に比べると多数の炎症細胞が上皮内に浸潤している．上皮は肥厚し，核は反応性の腫大を示す．

図1-25　図1-24の拡大．表層部の拡大である．上皮内には浮腫がみられ，リンパ球を主体にした炎症細胞浸潤がみられる．形質細胞や好中球の浸潤も認められる．

　　図1-24，25は，炎症細胞の上皮内への浸潤が目立つ急性食道炎の生検標本である．リンパ球，形質細胞が主としてみられるが，好中球も散見される．上皮は肥厚を示し，核の腫大がみられる．

　　慢性食道炎は，リンパ球，形質細胞，組織球などの浸潤が様々な程度でみられる．上皮は反応性の肥厚を示し，乳頭の延長がみられることが多い．一方，上皮が萎縮し，平坦化することもある．粘膜固有層には様々な程度で線維化がみられる．上皮が反応性の肥厚を示す場合には，核の腫大がみられ，上皮内の腫瘍性病変との判別が問題になる．炎症性変化では腫大した核はほぼ均一の大きさであり，重層性はみられない．基底層側の核は大小不同が目立たず，規則正しく配列している．また，正常上皮との間にフロントの形成がみられない．核分裂像の有無が参考になることもある．良悪性の判別が困難な場合には，p53染色が補助的手法として有用なことがある．

　　図1-26，27は慢性食道炎の生検標本である．上皮は肥厚し，乳頭の延長がみられる．表皮突起はやや肥厚し，下方に進展する．上皮の先端は先細りを示す．核は反応性の腫大を軽度に示す．核の大小不同がわずかにみられるが，重なりはみられない．ほぼ均等に配列している．上皮内にはリンパ球の浸潤が軽度にみられる．

　　図1-28は慢性食道炎の生検標本である．上皮は肥厚し，乳頭の延長がみられる．表皮突起は先細りを示して下方に進展する．核は軽度に腫大するが，ほぼ均一な大きさであり，重なりはみられない．上皮内にはリンパ球の浸潤が散見される．

　　急性食道炎と慢性食道炎とを分けてはいるが，それらの境界を明確に分けることは実際には難しい．慢性食道炎に急性食道炎の変化が加わった場合，あるいは急性炎症が治まりつつある時期は両者の所見が混在してみられるからである．同様に軽度の食道炎と正常を区別することも難しい．検鏡者の主観に基づいて判断されている．

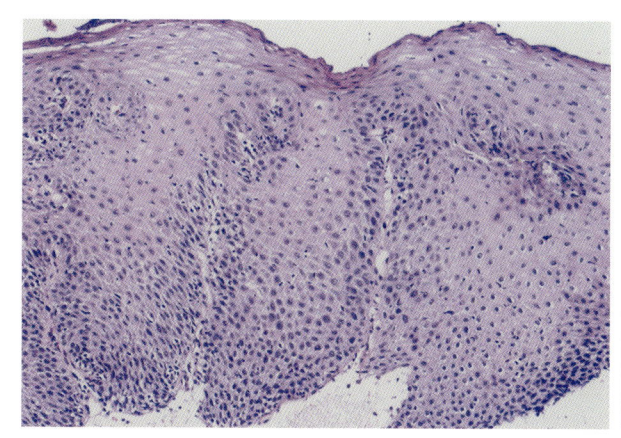

図1-26 慢性食道炎の生検標本．上皮は肥厚し，乳頭の延長がみられる．表皮突起は軽度に膨らみ下方に進展するが，先端は先細りを示している．核は反応性の腫大を軽度に示す．

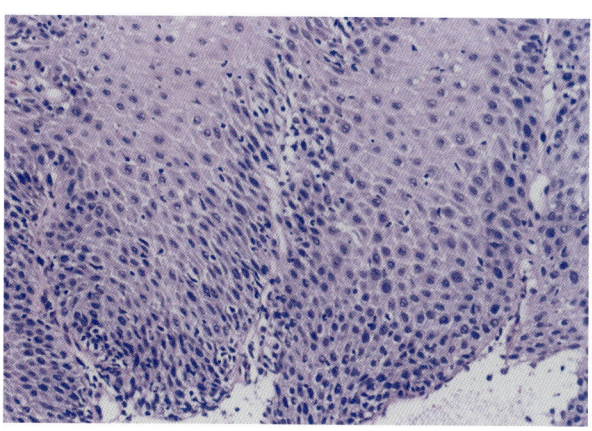

図1-27 図1-26の拡大．基底層側の核は反応性の腫大を軽度に示し，大小不同がわずかに認められる．細胞間橋が明瞭に捉えられ，核は重層性を示さず，規則正しく配列している．上皮内にはリンパ球が軽度に浸潤している．

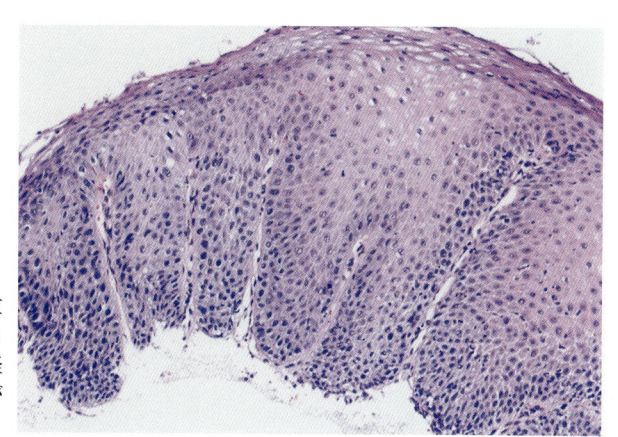

図1-28 慢性食道炎の生検標本．図1-26と同様に上皮は肥厚し，乳頭の延長がみられる．表皮突起は膨らみをそれほど示さず下方に進展し，先端は先細りを示す．核は反応性の腫大を軽度に示すが，規則正しく配列している．上皮内にはリンパ球が軽度に浸潤している．

b. 逆流性食道炎

逆流性食道炎 reflux esophagitis は，胃酸や胆汁が食道に逆流することで起こる炎症性変化である．症状はあっても炎症所見がみられないことがあることから，胃食道逆流症 gastro-esophageal reflux disease (GERD) という概念で捉えられる．重症度分類としては，1978年にSavary & Millerが提唱した内視鏡分類が用いられていたが[5]，1994年に新しい逆流性食道炎の内視鏡分類であるロサンゼルス分類が提唱されている[6]．国内ではそれを一部改訂した星原の分類が用いられている (**表1-2**)[7]．一方，治療過程の判定を行うものとして，幕内らによる食道炎，食道潰瘍の病期分類が用いられている (**表1-3**)[8]．

生検標本では炎症性変化の組織所見がみられるだけであり，逆流性食道炎に特異的な組織所見というものはない[9]．基底層の過形成や乳頭の延長，上皮内の好酸球浸潤などの所見が挙げられているが，特徴的ではない．臨床診断に基づき，その組織所見に合致しているかどうか，

E 食道炎と食道潰瘍

表1-2 ロサンゼルス分類の改訂版.

mucosal break（粘膜障害）：より正常にみえる周囲粘膜と明確に区分される白苔ないし発赤を有する領域		
		grade N 内視鏡的に変化を認めないもの
		grade M 色調変化型（minimal change）
		grade A 長径が5mmを超えない粘膜障害で，粘膜ヒダに限局されるもの
		grade B 少なくとも1か所の粘膜障害の長径が5mm以上あり，それぞれ別の粘膜ヒダ上に存在する粘膜障害が互いに連続していないもの
		grade C 少なくとも1か所の粘膜障害は2条以上の粘膜ヒダに連続して広がっているが，全周性でないもの
		grade D 全周性の粘膜障害

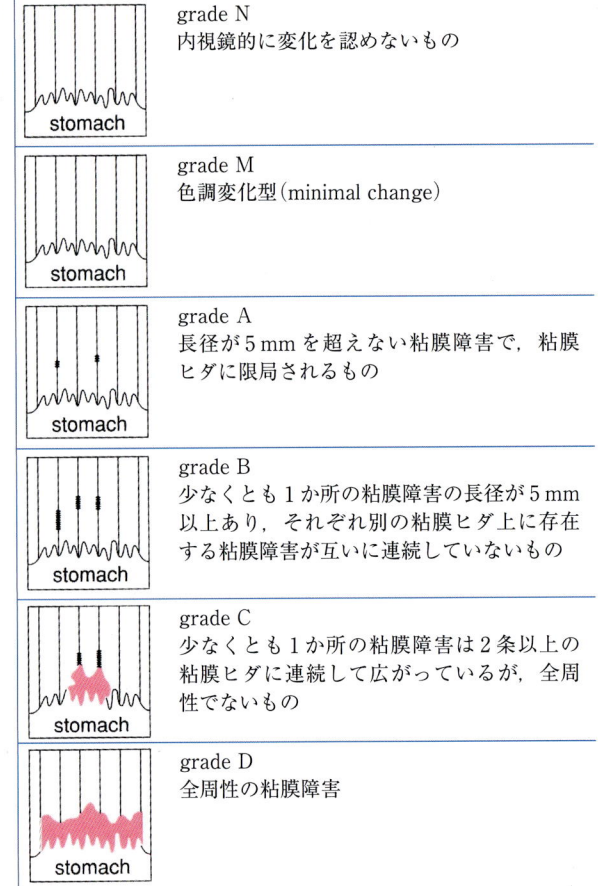

（付記項目：食道狭窄，食道潰瘍，Barrett食道の有無）
〔星原芳雄：食道炎の診断．丹羽寛文，井田和徳（編）：色素・拡大内視鏡の最前線．pp103-108，日本メディカルセンター，1998より〕

矛盾を示さないかどうかを判断するだけである．また，炎症の組織所見は病期により様々である．

　逆流性食道炎が長期間にわたり持続するとBarrett上皮が生ずると考えられている．Barrett上皮，Barrett食道については後述する．

　逆流性食道炎の典型はびらん・潰瘍型であり，「びらん性食道炎」という表現が用いられる．それに対して，食道粘膜の白濁肥厚や境界不明瞭な発赤を示す色調変化型や隆起肥厚型の逆流性食道炎，あるいはヨード染色により初めて認識される線状の不染帯などは「非びらん性食道炎」と表現される．「非びらん性食道炎」は欧米ではnon-erosive reflux disease（NERD）[10]と表現され，食道炎という用語が用いられていない．NERDは内視鏡的には所見がないがGERDによると考えられる症状がみられるものと定義され，その中には組織学的には正常な症例も含まれている．

表 1-3 食道炎,食道潰瘍の病期分類.

時期			内視鏡所見	染色所見
活動期	A_1		厚い白苔あり 周囲に浮腫あり 辺縁が切り立っている	ヨード染色で潰瘍辺縁まで染まる 周囲が乱染となることあり びらん面トルイジンブルーで赤紫色に染まる ケバ様濃染像なし
	A_2		白苔あり 浮腫消失 再生上皮少しあり	ヨード染色で潰瘍辺縁まで染まる ケバ様濃染像少しあり びらん面トルイジンブルーで赤紫色に染まる
治癒期	H_1		白苔縮小 再生上皮増加 辺縁ゆるやか	白苔はトルイジンブルーで青く染まる 再生上皮は不染 辺縁はケバ様濃染像あり
	H_2		白苔がさらに縮小 潰瘍のほとんどが再生上皮で覆われる	辺縁はケバ様濃染像増加
瘢痕期	S_1		潰瘍消失 発赤を伴うやや盛り上がった引きつれ	ケバ様濃染像のある引きつれあり
	S_2		やや引きつれは残るが色調に変化はなし	濃染像は消失 ほぼ均一に染まる 一部に乱染残る

〔幕内博康:逆流性食道炎の治癒過程─色素内視鏡による staging. 胃と腸 27:1029-1038, 1992 より〕

2 食道びらん・潰瘍

　潰瘍 ulcer とは食道壁が障害を受け,欠損した状態をいう.潰瘍の深さは,一般的に胃潰瘍の分類[11]に準じて表現されている.層構造が同じである Ul-Ⅱ～Ⅳ は同様に用いられるが,Ul-Ⅰ(びらん erosion)は食道では粘膜固有層が層構造を示して存在するために共通化しにくいところがある.喜納が指摘しているように,定義を胃と同様に粘膜筋板を境にするか,重層扁平上皮の部分的欠損までとするのかが問題である[12].粘膜筋板までを基準とするならば,粘膜固有層までに達する組織欠損はびらんとなる.一方,粘膜上皮の一部が欠損したものとするならば,扁平上皮の一部が欠損したものがびらんとなる.すなわち,組織欠損の深さが粘膜固有層に達したものをびらんとするか,潰瘍とするのかが不明確である.また,生検標本では粘膜

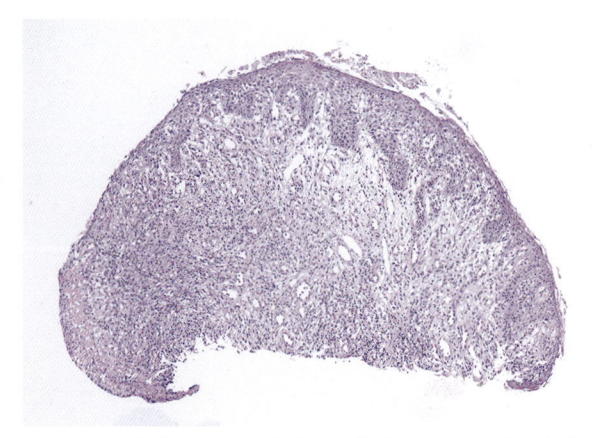

図1-29　食道びらんの生検標本．検体の左側に上皮の欠損がみられ，粘膜固有層には炎症細胞浸潤が認められる．びらんであり，周囲の上皮は炎症性変化に伴う表皮突起の不規則な下方進展を示す．

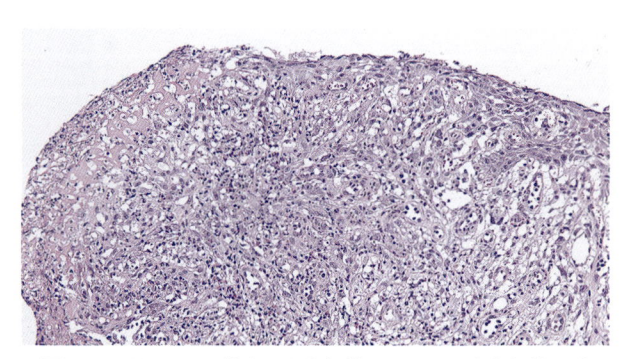

図1-30　図1-29の拡大．上皮欠損がみられ，肉芽組織の形成，フィブリンの付着が認められる．いずれにも炎症細胞浸潤がみられる．

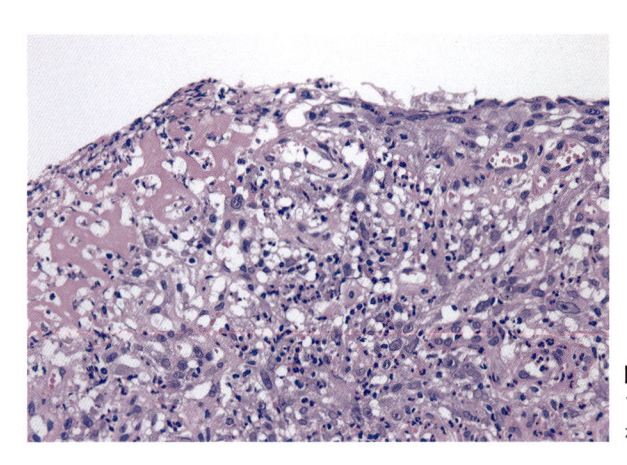

図1-31　図1-30の拡大．びらん部にみられる肉芽組織とフィブリンである．肉芽組織には線維増生と毛細血管の増加がみられる．いずれにも好中球，リンパ球，形質細胞が浸潤している．

筋板が十分に採取されないこともあり，判別が難しいことがある．そのためか，逆流性食道炎の診断基準ではびらん・潰瘍型と1つのカテゴリーにまとめられている[3]．なお，本書では胃潰瘍の分類に準じている．

[組織所見]

　びらん・潰瘍の組織所見は，上皮の欠損，さらにはそれ以深の組織の欠損が認められなければならない．さらに，好中球をはじめとした炎症細胞の浸潤を伴うフィブリン塊である壊死物や，線維芽細胞や毛細血管が増生した肉芽組織が認められる．周囲の上皮は基底層の乳頭状増生を示す再生性変化を示すことが多く，上皮内および間質に炎症細胞浸潤が種々の程度で認められる．

　潰瘍が修復すると瘢痕像を示す．その組織所見としては，再生性上皮と粘膜固有層以深の組織に膠原線維あるいは線維芽細胞が増生する線維化がみられる．リンパ球，形質細胞などの炎症性細胞が様々な程度で認められる．

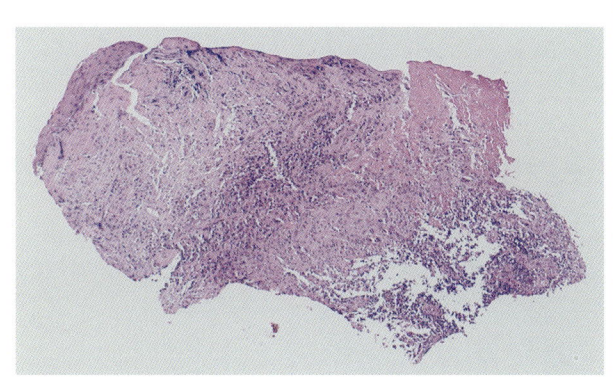

図1-32 放射線治療後に生じた食道潰瘍の生検標本．左上部に上皮組織が認められ，上皮下には線維増生がみられる．右側から下方にかけては炎症細胞浸潤を伴う壊死物が付着している．びらんあるいは潰瘍と判断される．

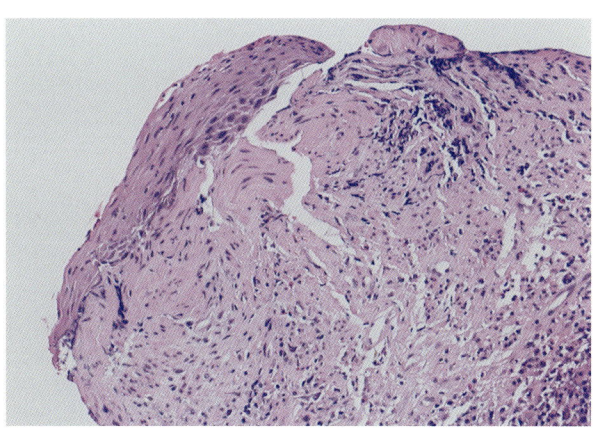

図1-33 図1-32の拡大．上皮の直下には粘膜筋板が接して認められ，周囲には線維増生が高度にみられる．粘膜筋板は上皮とともに断裂しており，潰瘍と診断される．

　　図1-29～31はびらんの生検標本である．扁平上皮の一部が欠損し，粘膜固有層には線維増生と毛細血管が増加する肉芽組織の形成がみられ，その表面には炎症細胞浸潤を伴うフィブリンが付着している．炎症細胞浸潤は肉芽組織内にも認められる．周囲の上皮には炎症性変化に伴う表皮突起の不規則な下方進展がみられ，上皮内には炎症細胞浸潤が認められる．また，上皮および粘膜下層に浮腫がみられる．粘膜筋板は認められないが，粘膜筋板が断裂した所見がみられないことから，びらんと診断している．

　　図1-32, 33は，食道癌放射線治療後に生じた食道潰瘍から採取された生検標本である．上皮の欠損がみられ，肉芽組織あるいは壊死物が認められる．上皮下には粘膜筋板が接するようにみられ，瘢痕の所見を呈している．粘膜筋板の欠損が認められることから，潰瘍と判断される．

3 感染性食道炎

　　細菌，真菌，ウイルスなどの感染で食道炎を生ずる．比較的多くみられるものは，真菌ではカンジダ感染症，ウイルスではヘルペスウイルス感染症，サイトメガロウイルス感染症である．日和見感染症として発生することが多い．いずれも病原菌を同定あるいは特徴的な組織所見が捉えられれば診断は容易である．

a. カンジダ食道炎

　　カンジダは，口腔，咽頭，消化管，皮膚，腟などに常在する菌である．通常は病原性を示さないが，免疫能が低下した状態では日和見感染として好発する．消化管では食道に発生する頻度が最も高い．本症は1950年代から報告があるが，以前はモニリア症とも呼ばれていた．

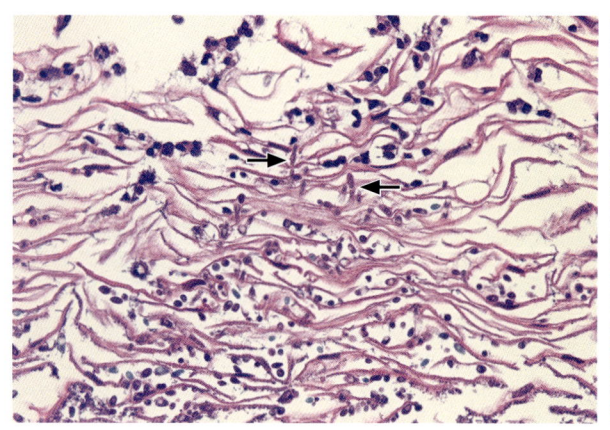

図 1-34 カンジダ食道炎の生検標本．結合性を失った錯角化層にカンジダの菌糸（矢印）と胞子が認められる．色がやや濃い紫色の細胞としてみられるが，見落とすことがある．

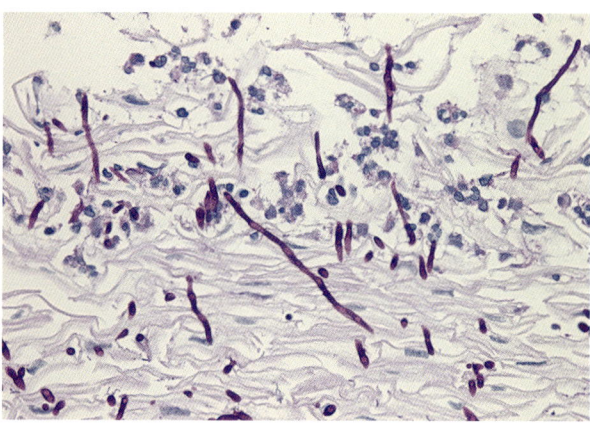

図 1-35 カンジダ食道炎の生検標本（PAS 染色）．図 1-34 と同じ生検標本の PAS 染色である．紫色に染色されるカンジダの菌糸と胞子がみられる．

[原因菌]

　　Candida albicans が 90％以上である．

[病因]

　　細胞性免疫能の低下した状態に日和見感染症として発生することが多い．その他としては，強皮症やアカラシアのように蠕動運動機能が低下し食物が停滞した場合や，逆流性食道炎などのように食道粘膜が障害された場合などの局所的な要因が挙げられる．H_2ブロッカー，PPI の長期投与で胃内 pH が低下し，好発することも報告されている．

[頻度]

　　わが国では食道内視鏡検査症例の 0.9％前後の報告が多い[13, 14]が，欧米では 4～8％である[15, 16]．

[内視鏡所見]

　　白色の厚みのある白斑，白苔がみられる．

[組織所見]

　　類円形のカンジダ芽胞や仮性菌糸を証明する．菌糸を認識するためには，PAS 染色，Grocott 染色が有用である．感染により，びらん，潰瘍を生ずることが多い．

　　図 1-34，35 はカンジダ症が疑われて生検が行われた検体である．剥離した錯角化層の上皮内に PAS 陽性を示す菌糸が認められる．

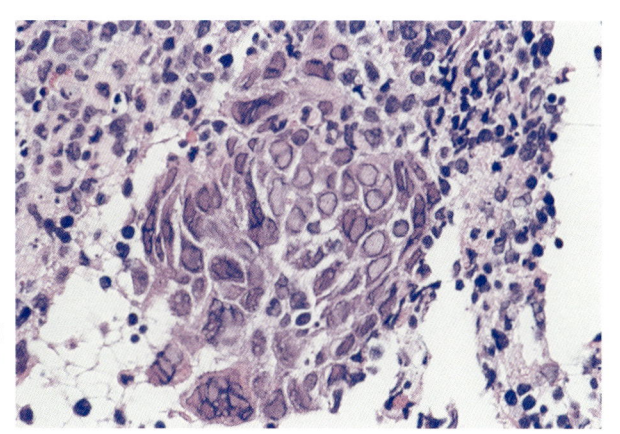

図1-36 ヘルペス食道炎の生検標本．腫大した核を有する細胞や多核細胞が集簇する．核内封入体を有する細胞は核がスリガラス様を呈している．免疫染色による確認が必要であるが，特徴的な形態から診断が可能である．

b. ヘルペス食道炎

　　ヘルペスウイルスによる消化管感染症は，食道がほとんどである．Pearce らが1943 年にヘルペス感染による潰瘍性食道炎の解剖例を報告している[17]．

[原因菌]
　　herpes simplex virus, type 1(HSV-1)が多い．

[好発部位]
　　胸部中部食道と胸部下部食道．

[内視鏡所見]
　　初期は中央臍窩を伴った小水疱がみられ，それらが破綻して浅い小潰瘍が多発してみられる．潰瘍が癒合すると地図状潰瘍になる．

[組織所見]
　　核腫大した細胞や多核細胞がみられ，好酸性に均一に染色され，周囲に hallow を伴う封入体(Cowdry A 型)や，スリガラス様の封入体が核全体を占める(full 型)などの核内封入体が多数みられる．免疫染色(抗 HSV 抗体)で確認する．

　　図1-36 は食道潰瘍から採取された生検標本である．壊死物の中に大型の細胞や多核細胞が集簇して認められ，ヘルペスと診断している．

c. サイトメガロウイルス食道炎

　　サイトメガロウイルスの感染による食道炎である．Wong らが1962 年に報告をしている[18]．

[原因菌]
　　cytomegalovirus(CMV)．

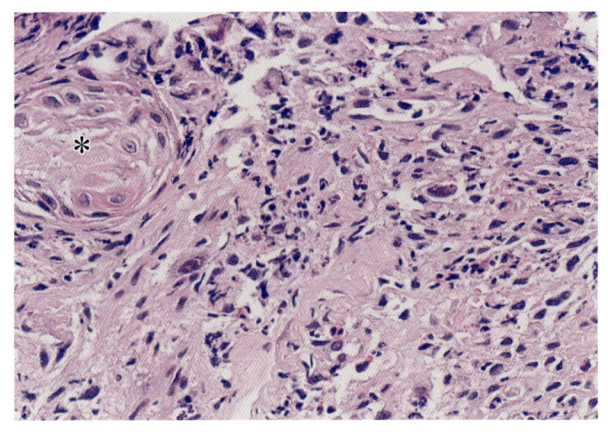

図1-37　サイトメガロウイルス食道炎の生検標本．上皮（＊）下の粘膜固有層内に線維増生とリンパ球，形質細胞を主体とした炎症細胞浸潤がみられる．その中に大型の核を有する細胞が散在性に認められる．

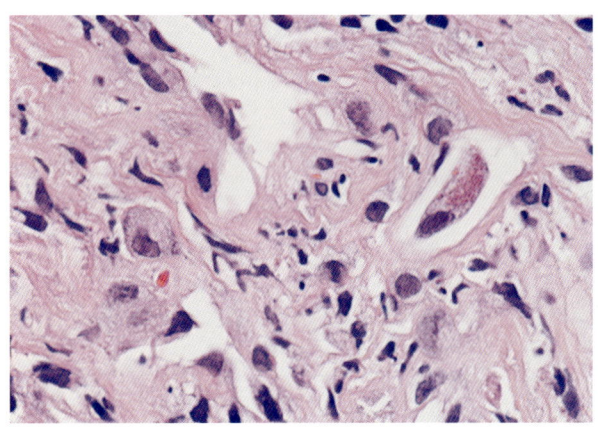

図1-38　サイトメガロウイルス食道炎の生検標本．図1-37と同じ生検標本の拡大である．大型の核を有する細胞が散在性にみられる．核の内部にはやや明るくみえる部分が認められ，核内封入体の存在が疑われる．

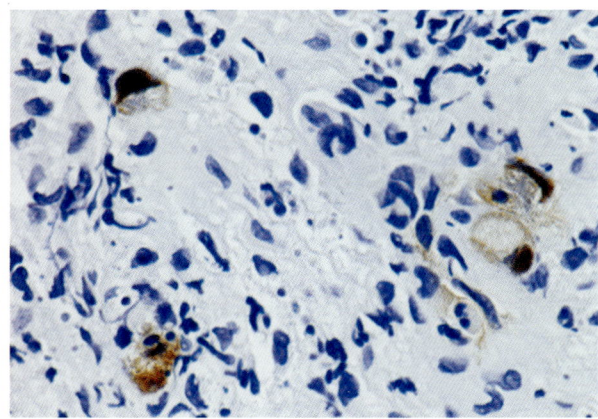

図1-39　サイトメガロウイルス食道炎の生検標本．サイトメガロウイルス抗体の免疫染色標本である．茶色に染色する細胞が感染を示している．

[内視鏡所見]

びらん，浅い小潰瘍が多発する．

[組織所見]

フクロウの目 owl's eye と表現される核内封入体を有する巨細胞を内皮細胞や線維芽細胞にみる．扁平上皮内にはみられない．免疫染色（抗CMV抗体）で確定される．

図1-37，38は食道潰瘍から採取された生検標本である．臨床診断でサイトメガロウイルスが疑われている．線維増生，炎症細胞浸潤がみられる潰瘍部に大型の核を有する細胞が散見される．免疫染色を行い，サイトメガロウイルスと診断している（図1-39）．

【文献】
1) Quincke H : Ulcus esophagitis exdigestione. Dsch Arch Klin Med 24 : 72-79, 1879
2) 木暮 喬，秋山 洋，板井悠二，ほか：食道炎の診断と経過―病理組織と対比した内視鏡診断基準．胃と腸 7 : 1293-1304, 1972

3) 食道疾患研究会（編）：食道炎の診断基準．金原出版，1973
4) 磯野可一，神津照雄，佐藤 博：逆流性食道炎の病理．胃と腸 18：1185-1191, 1978
5) Savary M, Miller G (eds)：The Esophagus Handbook and Atlas of Endoscopy. pp178-187, Gassman AG (ed), Solothurn, Switzerland, 1978
6) Armstrong D, Bennett JR, Blum AL, et al：The endoscopic assessment of esophagitis：a progress report on observer agreement. Gastroenterology 111：85-92, 1996
7) 星原芳雄：食道炎の診断．丹羽寛文・井田和徳（編）：色素・拡大内視鏡の最前線．pp103-108, 日本メディカルセンター, 1998
8) 幕内博康：逆流性食道炎の治癒過程—色素内視鏡による staging. 胃と腸 27：1029-1038, 1992
9) 上杉憲幸，中村真一：逆流性食道炎の病理診断．胃と腸 34：1001-1007, 1999
10) Vakil N, van Zanten SV, Kahrilas P, et al：Global Consensus Group：The Montreal definition and classification of gastroesophageal reflux disease：a global evidence-based consensus. Am J Gastroenterol 101：1900-1920, 2006
11) 村上忠重，鈴木武松：消化性潰瘍の病理．吉利 和（編）：胃・十二指腸潰瘍のすべて．pp79-102, 南江堂, 1971
12) 中村恭一，喜納 勇：消化管の病理と生検組織診断．p7, 医学書院, 1980
13) 中尾照男，蜂巣 忠，大森耕一郎，ほか：食道カンジダ症 30 例の検討．Progress of Digestive Endoscopy 22：88-91, 1983
14) 小沢荘治，大森 泰，幕内博康，ほか：カンジダ食道炎 63 例の検討．Progress of Digestive Endoscopy 30：87-89, 1987
15) Kodsi BE, Wickremesinghe C, Kozinn PJ, et al：Candida esophagitis：a prospective study of 27 cases. Gastroenterology 71：715-719, 1976
16) Scott BB, Jenkins D：Gastro-oesophageal candidiasis. Gut 23：137-139, 1982
17) Pearce J, Dagradi A：Acute ulceration of the esophagus associated with intranuclear inclusion bodies. Arch Pathol 35：889-897, 1943
18) Wong TW, Warner NE：Cytomegalic inclusion disease in adults. Report of 14 cases with review of literature. Arch Pathol 74：403-422, 1962

F Barrett 食道

1 食道胃接合部の定義

　食道胃接合部 esophagogastric junction（EGJ）は，括約筋がみられず，食道から胃にかけては縦走筋が連続してみられることから，正確に決定することが難しい．一方，組織学的な食道扁平上皮と胃の腺上皮との境界は squamocolumnar junction（SCJ）と呼ばれている．その境界は比較的明瞭である．SCJ はジグザグな境界線を呈することから，Z-line と呼ばれている．SCJ は EGJ と必ずしも一致するものではなく，食道上皮の胃粘膜化生が目立つ Barrett 食道の場合には SCJ は EGJ より口側に位置することになる．

　2007 年に改訂された食道癌取扱い規約[1]では，EGJ の同定に，内視鏡検査における食道下部の柵状血管の下端，上部消化管造影検査における His 角を水平に延長した線，内視鏡および上部消化管造影検査における胃大彎の縦走ひだの口側終末部，切除標本の肉眼的観察では周径の変わる部位が挙げられている．いずれも境界線として確実に決定することは難しく，また組織学的な同定方法の記載はない．

　内視鏡的に EGJ を判定する方法として，欧米では胃大彎の縦走する粘膜ひだが収束する位置を食道胃接合部とする報告が主流である[2]．しかし，胃粘膜の萎縮の有無や送気量によって形状が容易に変化し，ひだの同定が難しい場合がある．一方，わが国では食道下部にみられる柵状血管の下端を基準にすることが有用とされている．星原らは約 80％の症例で柵状血管の下端と食道裂孔，あるいは食道胃接合部が一致していることを明らかにしている[3]．有用な所見であるが，炎症所見が並存する場合には血管網が視認しにくくなる問題がある．また，欧米では long segment Barrett epithelium（LSBE）の占める割合が多く，柵状血管が不明瞭な症例が多い．

　切除標本の肉眼的観察ではおおよその EGJ を同定できるが，境界線として明確なものを決めることは難しい．佐藤ら[4]は柵状血管下端の組織学的同定を試み，通常切除標本においても柵状血管下端の判定はある程度可能であり，この所見を追加することにより正確な EGJ の組織学的同定が可能になると述べている．切除標本では同定が可能かもしれないが，生検標本では粘膜筋板直下の血管構造をみることは少なく，生検組織で EGJ を決めることは困難である．

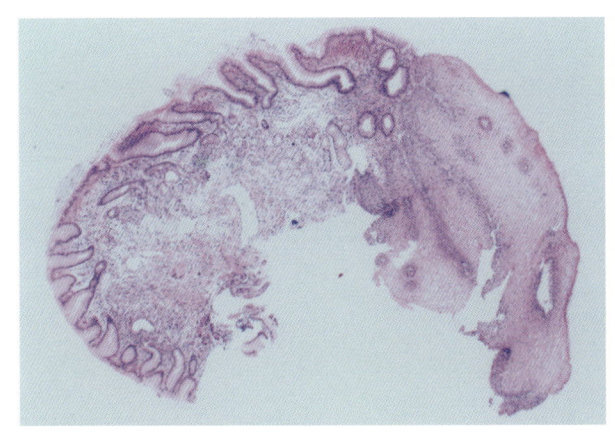

図 1-40 食道胃接合部の生検標本．食道扁平上皮と胃粘膜が連続性に移行してみられる．

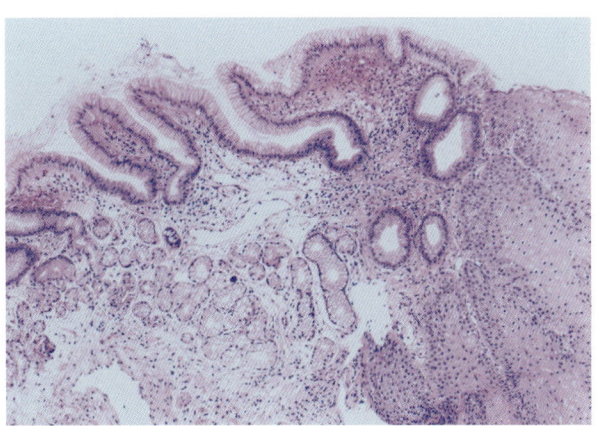

図 1-41 図 1-40 の拡大．扁平上皮と噴門腺が移行し，さらに萎縮した胃底腺がみられる．食道上皮は乳頭が延長し，炎症性変化に伴う増生所見を示している．噴門腺粘膜の腺窩上皮は反応性の腫大を軽度に示し，粘膜固有層には小円形細胞が浸潤する．

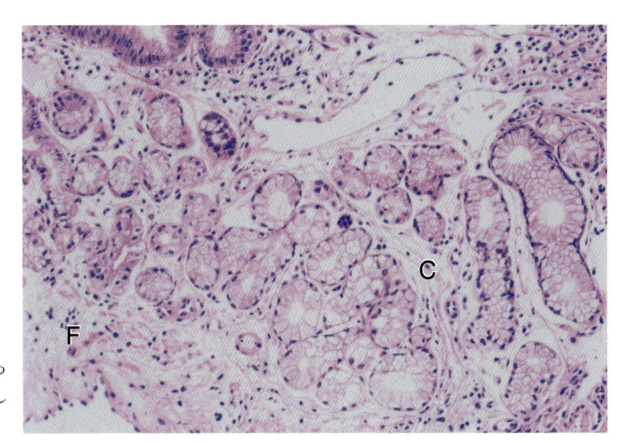

図 1-42 図 1-41 の腺上皮の拡大．胃粘膜は粘液分泌細胞からなる噴門腺（C）と固有腺が高度に萎縮した胃底腺（F）が移行してみられる．

2 食道胃接合部の組織所見

　　食道扁平上皮と胃の腺上皮が移行する SCJ を組織学的に診断することは容易であるが，その部位は EGJ と一致するものではない．胃の粘膜の萎縮が高度な場合，Barrett 食道がみられる場合は，EGJ を正確に診断することが困難なことが多い．田久保[5)]は，食道胃接合部には，扁平上皮と円柱上皮が突然に移行する場合，円柱上皮と扁平上皮が重なっている場合，Barrett 上皮の存在する場合があり，胃の噴門腺が連続的に重層扁平上皮下の粘膜固有層に入り込んでいるものが 74% と最も多いとしている．

　　図 1-40〜42 は食道胃接合部から採取された生検標本である．食道扁平上皮と連続して幽門腺に類似した粘液分泌細胞からなる噴門腺がみられる．その一部には細胞質が好酸性の細胞を散見する高度に萎縮した胃底腺が認められる．

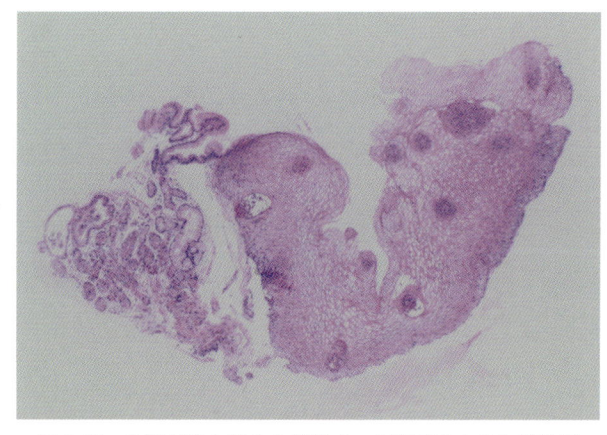

図 1-43 食道胃接合部の生検標本．食道扁平上皮と胃粘膜が連続性に移行してみられる．

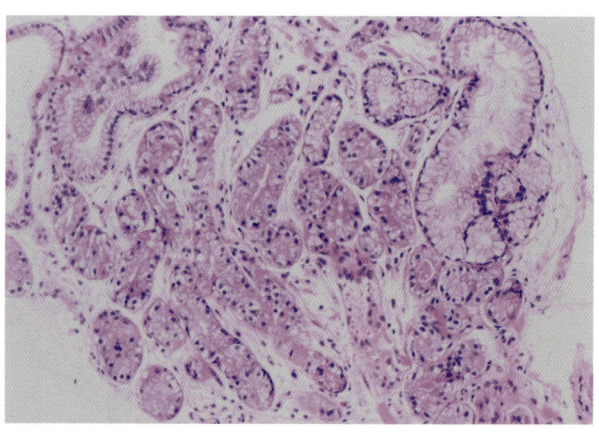

図 1-44 図 1-43 の腺上皮の拡大．胃粘膜は萎縮の少ない胃底腺粘膜である．噴門腺がわずかに認められる．

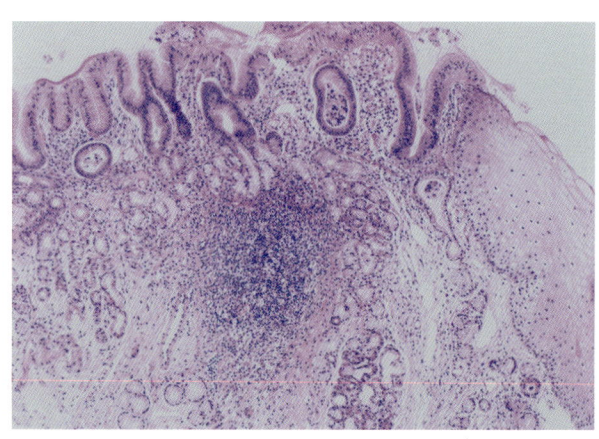

図 1-45 食道胃接合部の生検標本．食道扁平上皮と胃粘膜が連続性に移行してみられる．

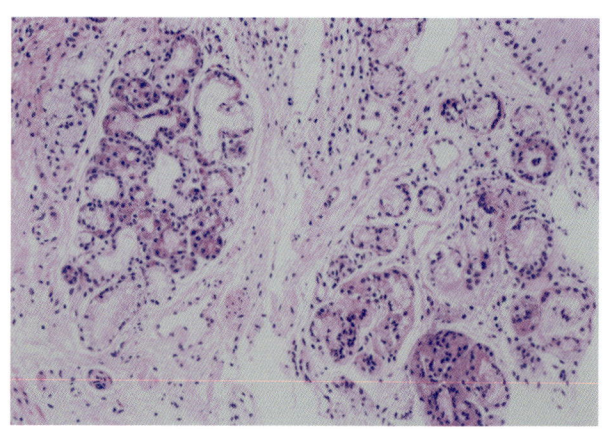

図 1-46 図 1-45 の腺上皮の拡大．胃粘膜は萎縮した胃底腺粘膜である．噴門腺に類似した腺組織がわずかに認められる．

　図 1-43，44 は，食道胃接合部から採取された生検標本である．萎縮の少ない胃底腺粘膜が食道扁平上皮と移行し，噴門腺がわずかに認められる．萎縮のない胃底腺粘膜が食道扁平上皮と連続する症例の頻度は多くないが，稀ではない．このような場合，噴門腺は存在しないか，あってもごくわずかである．

　図 1-45，46 は食道胃接合部から採取された生検標本である．萎縮しつつある胃底腺粘膜が食道扁平上皮と移行してみられる．胃底腺粘膜の萎縮の程度が**図 1-40** と**図 1-43** の間にある．

［噴門腺と円柱上皮化生］

　噴門腺は噴門部にみられる粘液腺をいう．組織解剖学的には，幽門腺より小さな腺であり，分布領域は食道と胃の上皮の境界線を含む 1 cm くらいの幅に限られていると記載されている[6]．

　噴門腺の存在については今なお議論のあるところである．Hayward[7] は，食道胃接合部から食道側および胃側に 2 cm 以内の領域にみられる粘液腺を噴門腺と定義しているが，データは

示されていない．Kilgore[8]らは解剖例を検索し，狭い領域ではあるが，生下時から存在する固有粘膜としている．彼らのように存在を認める研究者の方が多い[9-12]．

一方，Chandrasomaら[13]は，食道胃接合部にみられる粘膜を，stratified squamous epithelium, pure oxyntic mucosa(OM), pure cardiac mucosa(CM), oxyntocardiac gland mucosa(OCM), intestinal metaplastic mucosa(IM)に分類し，CMとOCMは逆流性食道炎に伴い扁平上皮が腺上皮に変化したものであるとしている．しかし，噴門腺の存在を認める立場からは，CMには固有粘膜としての噴門腺と腺上皮に変化した腺が混在しているとの捉え方もできる．また従来から定義されている噴門腺という用語を異なる意味で用いたために研究者間で混乱がみられている．

筆者も食道胃接合部の検索からChandrasomaらと基本的には同様の見解をもっている．噴門腺は胃底腺にみられる偽幽門腺化生に類似し，また，Barrett食道にみられる円柱上皮化生に類似している．図1-44のように萎縮の少ない胃底腺粘膜が食道扁平上皮に移行していることが，頻度は少ないものの認められる．それらのことからは，噴門腺粘膜は胃固有の腺組織とするよりは化生粘膜と捉えるのがよいと考えている．この点は今後さらなる検討が必要である．

食道の重層扁平上皮が円柱上皮に置き換わる変化を円柱上皮化生と呼ぶ．円柱上皮は円柱状の丈の高い細胞からなる上皮である．胃や腸にみられるものは細胞が一層に並ぶ単層円柱上皮である．化生とは，後天的に起こる細胞の分化形質の異常である．すなわち，分化成熟したある細胞が他の分化成熟した細胞の形態に変化することであり，可逆的な変化である．円柱上皮化生の主な成因として逆流性食道炎が挙げられる．長期間にわたり胃酸あるいは胆汁などにさらされて，びらん，潰瘍化をきたしやすい重層扁平上皮に代わって，耐酸性の腺上皮に置換する生体の適応現象と捉えられている．Barrett食道でみられる組織でもある．

円柱上皮化生は胃の幽門腺に類似した淡明な細胞質を有する腺組織として認められる．粘膜下層に食道固有腺あるいは導管が認められる場合，粘膜内に扁平上皮島の存在する場合，円柱上皮に置き換わりつつある扁平上皮を認めた場合は，円柱上皮化生と捉えることができる．しかし，扁平上皮との移行部では噴門腺との判別は容易ではない．

図1-47, 48は食道上皮の円柱上皮化生がみられる食道胃接合部の生検検体である．扁平上皮が腺上皮を置換し，深部には噴門腺に類似した腺組織が認められる．円柱上皮であるが，噴門腺との鑑別は困難である．

図1-49, 50は食道固有腺導管がみられる食道胃接合部の生検検体である．導管周囲には高度に萎縮した胃底腺と噴門腺に類似した腺が混在してみられる．導管の存在からは食道粘膜であった部位からの採取と判断され，噴門腺に類似した腺は円柱上皮化生と捉えられる．このように萎縮した胃底腺粘膜がみられると，胃底腺粘膜との境界の判断も難しくなる．

食道上皮下の粘膜固有層内にも噴門腺に類似した腺管が認められ，それらは食道噴門腺と呼ばれている[9, 11, 12]．胃噴門腺と連続し食道側に進展した腺を食道噴門腺と呼ぶことは問題が少ないが，食道胃接合部から離れた部位に孤在性に認められるものを噴門腺と呼ぶのには疑問をもたざるをえない．食道胃接合部の近傍に存在する食道噴門腺においても，扁平上皮に覆われている場合はよいが，粘膜表面に露出し粘膜を全層性に置き換えた腺組織が孤在性にみられる

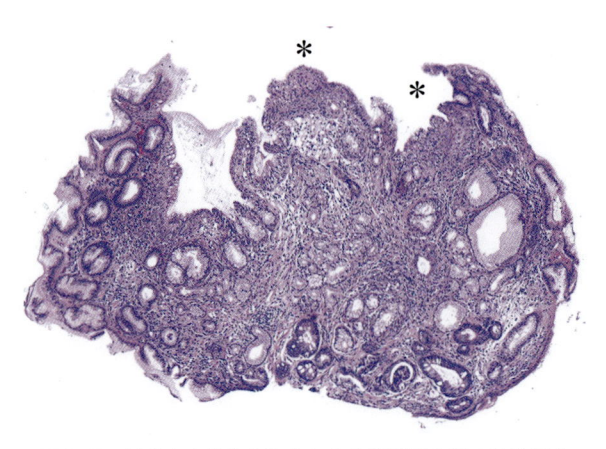

図 1-47 円柱上皮化生がみられる食道胃接合部の生検標本．噴門腺に類似した腺組織がみられる粘膜であり，腸上皮化生を伴っている．中央部の表層部分には扁平上皮がわずかに認められる（＊）．扁平上皮が存在する部分は食道粘膜と判断される．

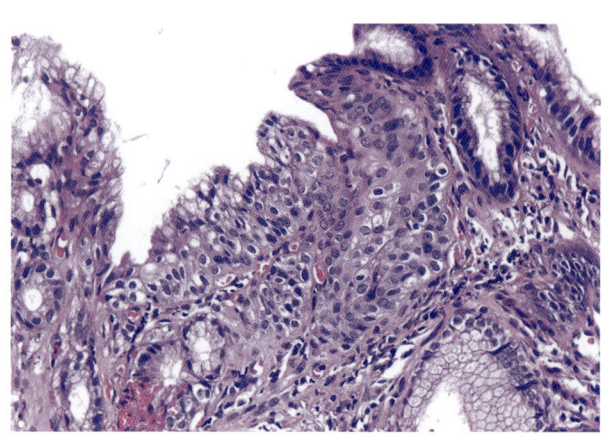

図 1-48 図 1-47 の拡大．扁平上皮が認められた部分の拡大である．扁平上皮が細胞内粘液を有する腺上皮に置換しつつある所見が認められる．食道扁平上皮の円柱上皮化生の所見である．周囲には成熟した腺組織がみられる．

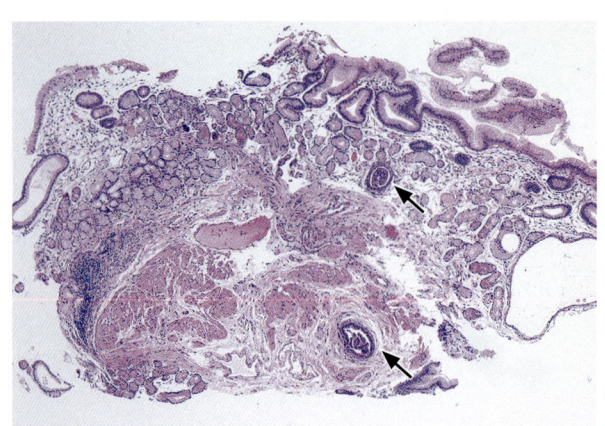

図 1-49 食道固有腺導管が認められる食道胃接合部の生検標本．高度に萎縮した胃底腺と噴門腺に類似した腺が混在してみられる粘膜であり，粘膜筋板を介在して食道固有腺導管が認められる（矢印）．

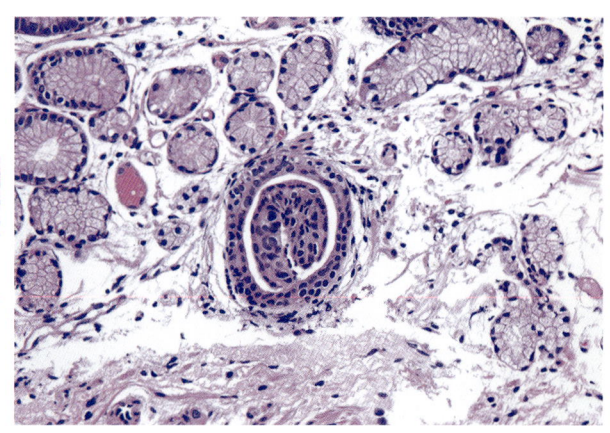

図 1-50 図 1-49 の拡大．粘膜固有層内の食道固有腺導管が認められる部分の拡大である．導管の存在から，その周囲は食道扁平上皮が円柱上皮化生を示す粘膜と判断される．

場合には異所性胃粘膜との区別が難しくなる．また，食道噴門腺が胃粘膜から連続性，かつ全層性にみられるようになると Barrett 上皮と称されるようになるのも不思議なことである．以上のように，食道噴門腺という表現には問題が少なくない．

　すでに述べたように噴門腺と円柱上皮化生を形態学的に区別することは難しい．食道胃接合部は炎症による上皮の化生変化が起こりやすい場であること，萎縮をきたしやすい粘膜であることなどからは，噴門腺と呼ばれているものの多くは化生粘膜の可能性が高い．一方，食道噴門腺とされているものを胃化生粘膜と捉えるならば，Barrett 食道の成り立ちは理解しやすいものになる．したがって，食道噴門腺という用語は用いるべきではないと考えている．

3 食道胃接合部領域

　食道胃接合部は円柱上皮化生を含むために，組織学的に明確な境界線を引くことは困難なことが多い．食道領域で噴門腺に類似した腺管がみられる場合には円柱上皮化生と捉えることができるが，胃粘膜の萎縮が高度な場合には胃底腺が偽幽門腺化生をきたし，円柱上皮化生との境界を示すことが難しくなる．Chandrasoma らは gastric OM（胃底腺と同じ）の近位端をもって食道胃接合部を組織学的に正確に診断できると述べている[14]．図 1-43（30頁）のように胃粘膜の萎縮が少ない場合には診断ができるが，萎縮した胃底腺と OCM や CM，あるいは偽幽門腺化生と CM を形態学的に区別することは困難であり，萎縮の高度な胃では gastric OM の近位端より口側に胃が存在することになる．一方，下田らは噴門腺が存在する範囲を接合帯とするのがよいとしている[12]．多くの場合問題はないが，胃粘膜が高度に萎縮した症例，食道噴門腺が不規則に広く進展する症例，さらには Barrett 食道でどのように領域を捉えるのかが不明である．

　食道胃接合部を正確に決めることが難しいことから，食道胃接合部は領域で表されている[15,16]．食道癌取扱い規約では，食道胃接合部癌の定義を西分類に従い，「病理組織型にかかわらず，食道胃接合部の上下 2 cm 以内に癌腫の中心があるものを食道胃接合部癌」としている[1]．しかし，食道胃接合部とする領域は狭い範囲であり，食道胃接合部の定義を食道胃接合線の上下 1 cm 以内にする方がよいとの意見が出されている[9,12]．食道胃接合部癌を食道癌取扱い規約に従って解析したが，狭い領域を支持する結果である[17]．

4 Barrett 食道

　1950 年に Barrett[18] は円柱上皮に囲まれた慢性食道潰瘍を報告している．同様の食道潰瘍についてはそれまでにも報告があるが，Allison ら[19] はその病態を Barrett ulcer と呼ぶように提唱している．また，Barrett[20] は 1957 年に Barrett 食道を下部食道が円柱上皮で被われた状態であるとしている．それ以降 Barrett's esophagus の名称が定着した．

　Allison ら[19] は，Barrett 食道の定義を，①円柱上皮で被われた部の固有筋層が食道である，②固有筋層は漿膜に被われていない，③円柱上皮下の粘膜下層に食道腺が存在する，④円柱上皮内部に扁平上皮の遺残があるとしている．Savary ら[21] は，円柱上皮が下部食道括約筋の上端を越えて認められること，円柱上皮が全周性にみられることを加えている．その当時は，食道胃接合部から 3 cm 以上の範囲にわたって円柱上皮で被われたものを Barrett 食道とし，3 cm 以下のものを columnar lined esophagus としていた．また，Takubo らは円柱上皮下の粘膜筋板の二重構造の存在を報告している[22]．

　食道癌取扱い規約[1] では，Barrett 粘膜は胃から連続性に伸びる円柱上皮で，腸上皮化生の有無は問わないとされている．さらに，Barrett 食道は Barrett 粘膜の存在する食道と定義され，

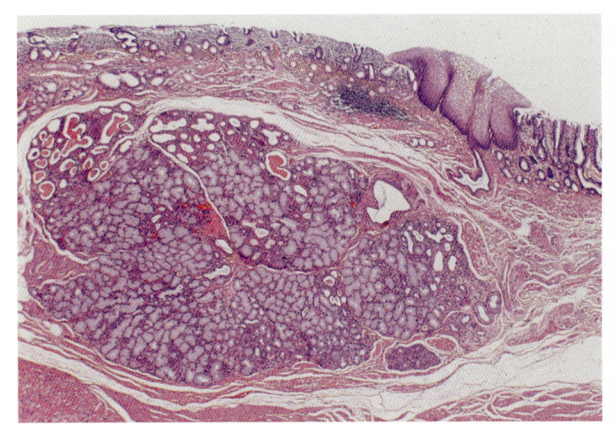

図 1-51 Barrett 食道の組織標本．円柱上皮が進展する中に食道扁平上皮島がわずかに残存し，食道固有腺導管が直下に認められる．また，肛門側の粘膜下層には食道固有腺が認められる．食道本来の組織が認められることから，食道扁平上皮が円柱上皮化生を示した Barrett 食道と診断することができる．

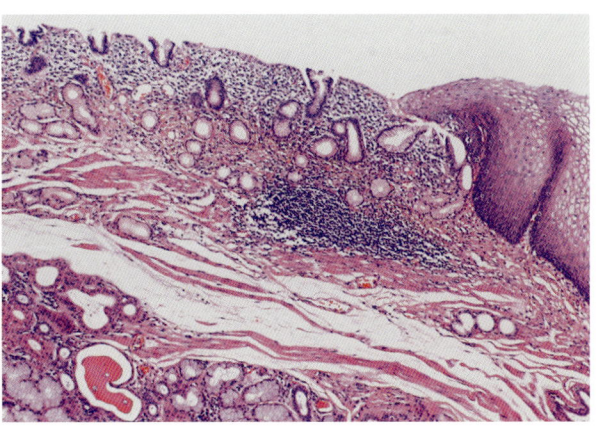

図 1-52 図 1-51 の拡大．粘膜内には食道扁平上皮がみられ，その肛門側には噴門腺に類似した円柱上皮が進展している．円柱上皮がみられる部分の粘膜下層には食道固有腺が認められる．粘膜筋板は軽度の肥厚を示している．

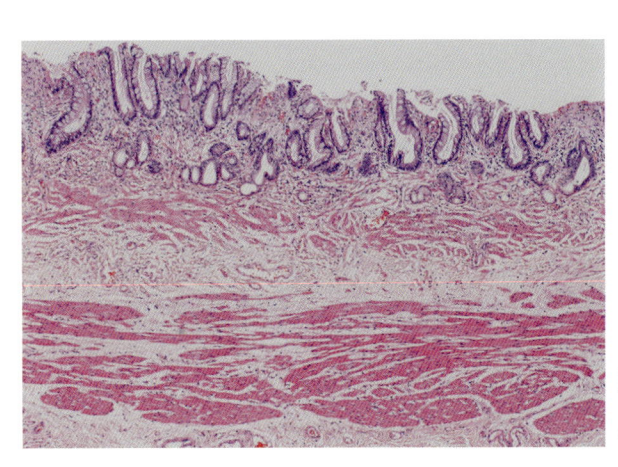

図 1-53 粘膜筋板の二重構造を示す Barrett 食道．腸上皮化生を伴う円柱上皮（特殊円柱上皮）の直下に平滑筋束が認められるが，本来の粘膜筋板とは離れている．

①円柱上皮粘膜領域内の食道固有腺，②円柱上皮内の扁平上皮島，③粘膜筋板の二重構造，の所見が挙げられている．

　Barrett 食道は Barrett 粘膜の広がりで亜分類され，全周性に 3 cm 以上の Barrett 粘膜を認める場合を long-segment Barrett esophagus（LSBE）と呼び，Barrett 粘膜の一部が 3 cm 未満であるか，または非全周性のものを short-segment Barrett esophagus（SSBE）と呼ぶ[1]．LSBE は欧米で多くみられ，SSBE は日本で多く認められる．

　欧米では，腸上皮化生を示す特殊円柱上皮 specialized columnar epithelium（SCE）を Barrett 上皮と定義する傾向が強い[23]．腸上皮化生が認められる円柱上皮を Barrett 上皮とし，腸上皮化生が認められない場合は columnar-lined mucosa（CLM）と区別して呼ばれている．しかし，SSBE では認められないことが多く，食道癌取扱い規約では Barrett 上皮の定義に腸上

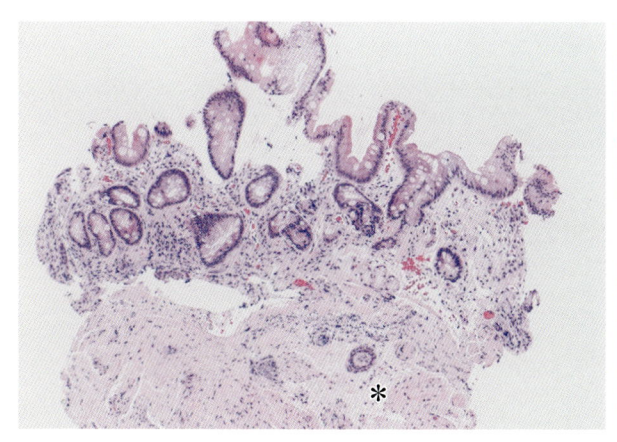

図1-54 LSBEから採取された生検標本．腸上皮化生が高度にみられる粘膜であり，粘膜筋板内には食道固有腺導管が認められる（＊）．粘膜固有層の一部には線維増生がみられ，再生性変化の所見を示している．導管の存在からBarrett食道と診断される．

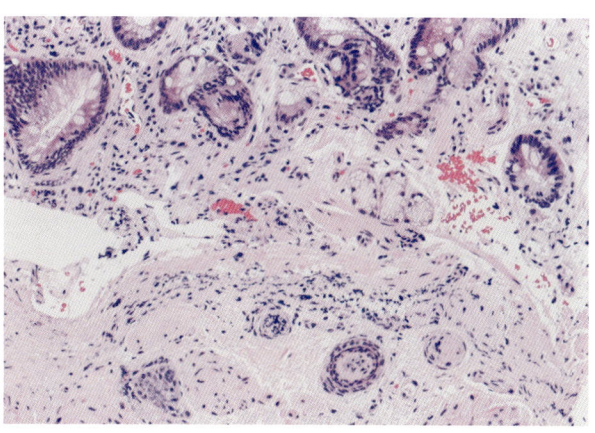

図1-55 図1-56の拡大．食道固有腺導管が認められる部分の拡大である．腸上皮化生腺管だけでなく，円柱上皮がわずかに認められる．

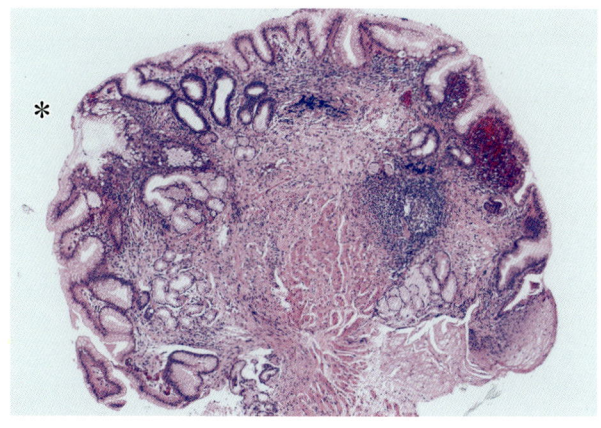

図1-56 SSBEから採取された生検標本．円柱上皮が進展する粘膜であり，その左側には胃底腺が，右側には扁平上皮が認められる．円柱上皮中には食道扁平上皮の円柱上皮化生がわずかに認められる（＊）．その食道側には粘膜筋板の二重構造が認められる．

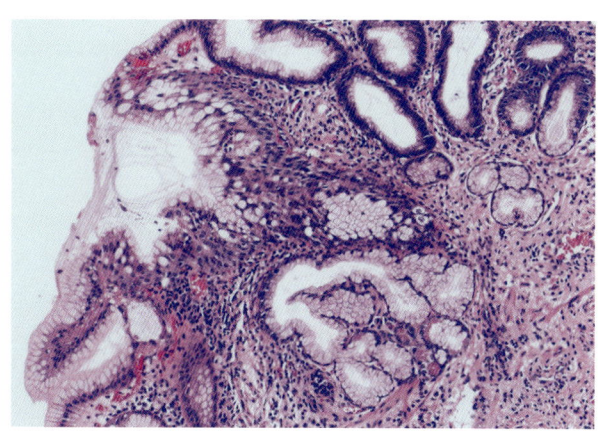

図1-57 図1-56の拡大．食道扁平上皮の円柱上皮化生の拡大である．周囲には噴門腺に類似した円柱上皮がみられる．

皮化生の有無を問わないと記載されている．

　図1-51～53はBarrett腺癌手術検体の組織標本である．**図1-51，52**では円柱上皮粘膜領域内の食道固有腺および円柱上皮内の扁平上皮島が認められる．**図1-53**では粘膜筋板の二重構造がみられ，粘膜には特殊円柱上皮が認められる．

　食道癌取扱い規約で挙げられているBarrett食道の組織所見はいずれも出現する頻度が多いものではない．切除標本でそれらがみられない場合には，EGJを仮想して判断することになる．伊藤[25]らは，Barrett食道の診断の決め手になる所見は，円柱上皮部の粘膜，粘膜下層に食道

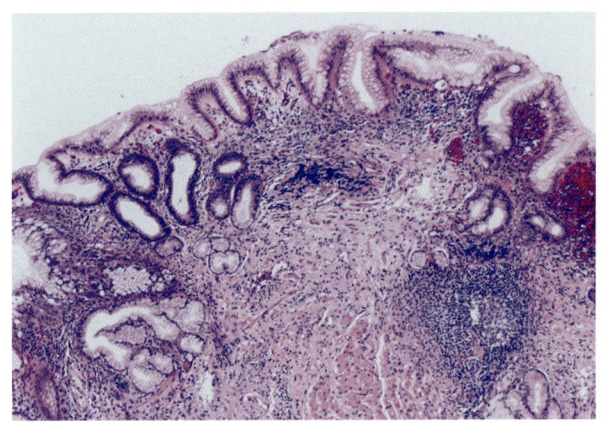

図 1-58　図 1-56 の拡大．粘膜筋板の二重構造が認められる部分の拡大である．

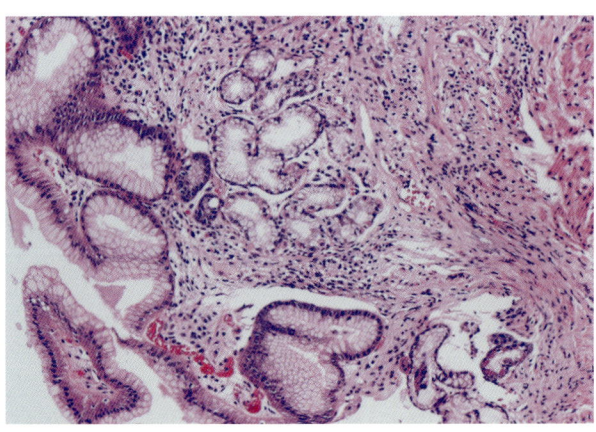

図 1-59　図 1-56 の拡大．高度に萎縮した胃底腺が認められる左側辺縁部の拡大である．

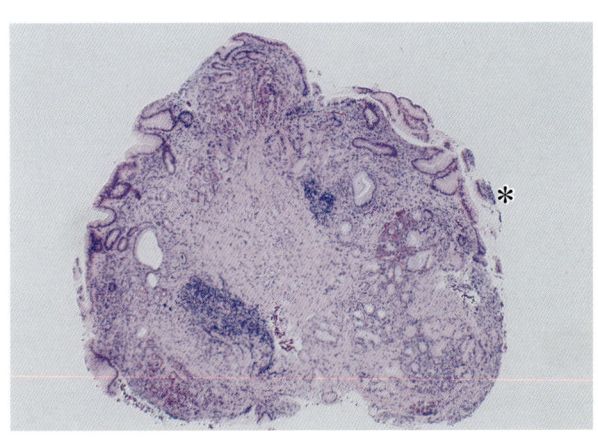

図 1-60　SSBE から採取された生検標本．円柱上皮が進展する粘膜であるが，食道を示す組織所見は認められない．膵腺房様細胞がみられ（*），Barrett 上皮から採取された可能性が疑われる．

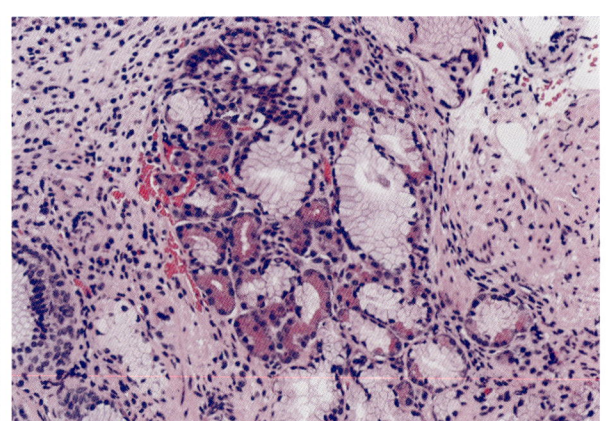

図 1-61　図 1-60 の拡大．膵腺房様細胞の拡大である．好酸性の細胞質を有する小型な腺組織が認められる．膵臓の腺房細胞に類似したところがある．円柱上皮を伴っている．

腺導管や食道腺がみられることくらいであろうと述べている．採取量が少ない生検標本では，Barrett 食道の組織所見を認める確率はより少なくなる．食道疾患研究会 Barrett 委員会報告では，内視鏡的に Barrett 粘膜と診断された部位の生検で，病理学的に円柱上皮が認められた場合としている[24]．

　図 1-54，55 は，臨床的に LSBE と診断された症例の生検標本である．粘膜は腸上皮化生が高度にみられる円柱上皮であり，粘膜下層に食道固有腺の導管が認められる．

　図 1-56〜59 は，臨床的に SSBE と診断された症例の生検標本である．円柱上皮が進展し，その左側には高度に萎縮した胃底腺がみられ，右側には扁平上皮が認められる．円柱上皮の中に食道扁平上皮の円柱上皮化生がわずかにみられる．その食道よりの粘膜固有層には粘膜筋板の二重構造が認められる．SSBE と判断される検体である．

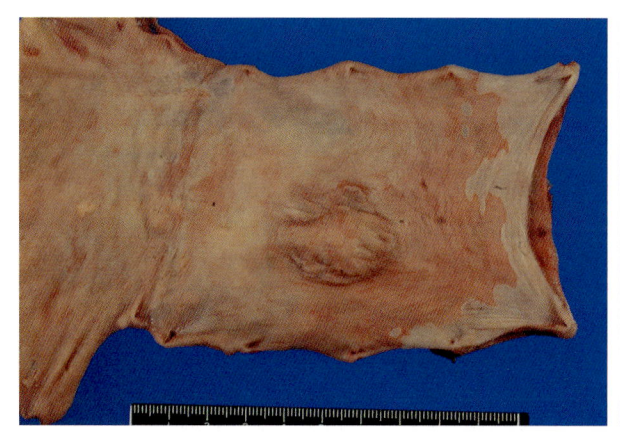

図1-62 Barrett腺癌の切除検体. 9.0 cm長のBarrett食道がみられ, その中央部に3.2×2.5 cm大の0-Is型癌が認められる.

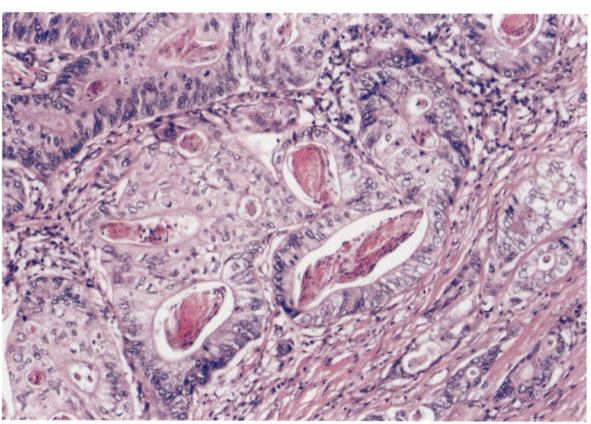

図1-63 Barrett腺癌の組織所見. 腫大した楕円形核が重層性を示し不規則に配列する異型管状腺管が不規則な分岐の増生を示す. 腺管の大小不同がみられ, 間質には線維増生がみられる.

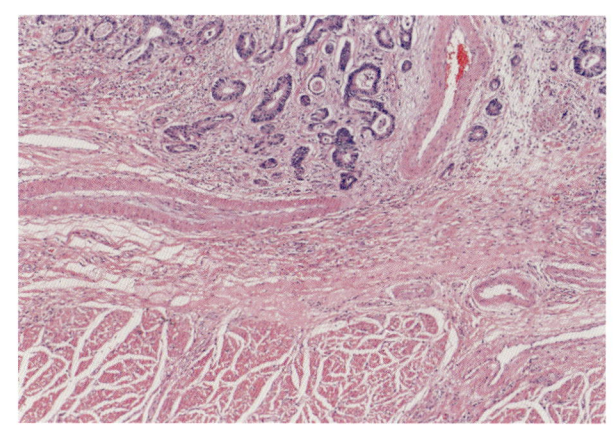

図1-64 Barrett腺癌の浸潤部の組織所見. 不整形な管状腺癌が粘膜下層の2/3層を越えて浸潤する.

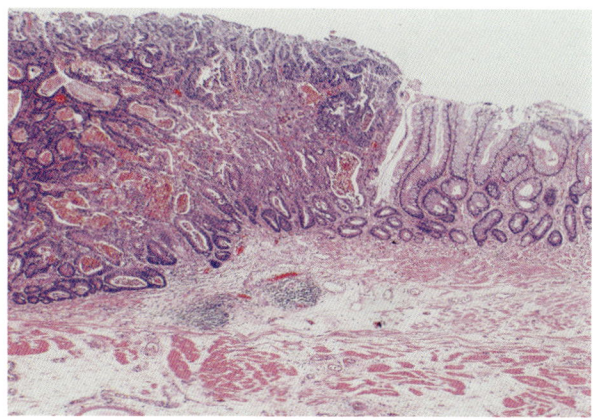

図1-65 Barrett腺癌辺縁部の組織所見. 管状腺癌が密在し, 限局性の隆起を示す. 背景粘膜は腸上皮化生が高度にみられる. 粘膜筋板の二重構造が認められる.

図1-60, 61は, 臨床的にSSBEと診断された症例の生検標本である. 円柱上皮とともに膵腺房細胞様細胞が認められる. 特異的なものではないが, Barrett食道に比較的みることが多い組織所見である. Doglioniら[26]は化生性の変化であるとしている.

5 Barrett腺癌

Barrett食道には腺癌が発生しやすいことが知られている. 頻度は0〜46%とばらつきがあるが, 8%前後の報告が多い[27]. 欧米では, Barrett食道からの腺癌の発生率は年間0.5%とされている. 米国では過去40年間で3〜5倍に増加している. 白人男性に高頻度に発生し, 食道

癌全体の半数以上を占めている．

わが国では頻度が少ないが，欧米と同様に増加傾向を示している．わが国 455 病巣の集計では，平均年齢は 63.5 歳（19～95 歳），男女比 5：1 であり，表在癌が 76％と多い[28]．

加藤はその特徴を，分化型癌で多発する傾向がある，周囲に dysplasia や SCE を伴うことが多い，癌の発生箇所は，Barrett 上皮の口側端あるいは口側が多い，と述べている[29]．

図 1-62～65 は Barrett 腺癌の手術症例である．9.0 cm 長の Barrett 食道がみられ，その中央部に 3.2×2.5 cm 大の 0-Is 型癌が認められる．組織型は中分化管状腺癌であり，背景は腸上皮化生が高度にみられる特殊円柱上皮である．深達度は pSM3 である．

【文献】
1) 日本食道学会（編）：食道癌取扱い規約，第 10 版．金原出版，2007
2) Spechler SJ, Goyal RK：Barrett's esophagus. N Engl J Med 315：362-371, 1986
3) 星原芳雄，小暮 喬，福地創太郎，ほか：下部食道縦走血管の内視鏡的観察とその臨床的意義．Gastroenterol Endosc 28：941-946, 1986
4) 佐藤貴弘，加藤 洋：切除標本において食道胃接合部をどのように決めるか—柵状血管下端の組織学的同定の試み．消化器内視鏡 19：1401-1410, 2007
5) 田久保海誉：食道の病理，第 2 版．pp10-14，総合医学社，1996
6) 藤田尚男，藤田恒夫：標準組織学各論，第 3 版．p123，医学書院，1992
7) Hayward J：The lower end of the esophagus. Thorax 16：36-41, 1961
8) Kilgore SP, Ormsby AH, Gramlich TL, et al：The gastric cardia：fact or fiction? Am J Gastroenterol 95：921-924, 2000
9) 渡辺英伸，田邊 匡，山羊一芳，ほか：食道胃接合部癌の病理学的特徴—組織発生の面から Barrett 食道癌と比較して．胃と腸 36：634-650, 2001
10) Sarbia M, Donner A, Gabbert HE：Histopathology of the gastroesophageal junction：a study on 36 operation specimens. Am J Surg Pathol 26：1207-1212, 2002
11) De Hertogh G, Van Eyken P, Ectors N, et al：On the existence and location of cardiac mucosa：an autopsy study in embryos, fetuses, and infants. Gut 52：791-796, 2003
12) 下田忠和，九嶋亮二，瀧沢 初：食道胃接合部腺癌の病理学的特性．胃と腸 44：1083-1094, 2009
13) Chandrasoma PT, Der R, Ma Y, et al：Histology of the gastroesophageal junction: an autopsy study. Am J Surg Pathol 24：402-409, 2000
14) Chandrasoma P：Controversies of the cardiac mucosa and Barrett's oesophagus. Histopathology 46：361-373, 2005
15) 西 満正，加治佐隆，阿久根務，ほか：噴門癌について—食道胃境界部癌の提唱．外科診療 15：1328-1338, 1973
16) Siewert JR, Stein HJ：Carcinoma of the gastroesophageal junction-classification, pathology and extent of resection. Dis Esophagus 9：173-182, 1996
17) 大倉康男，守永広征，五十嵐誠治，ほか：食道胃接合部腺癌の病理学的特徴—早期癌を胃上部癌と比較して．胃と腸 44：1095-1103, 2009
18) Barrett NR：Chronic peptic ulcer of the oesophagus and oesophagitis. Br J Surg 38：175-182, 1950
19) Allison PR, Johnstone AS：The esophagus lined with gastric mucous membrane. Thorax 8：87-101, 1953
20) Barrett NR：The lower esophagus lined by columnar epithelium. Surgery 41：881-894, 1957
21) Sarvary MM：Diagnosis, pathophysiology and adenocarcinogenesis of Barrett's esophagus. In：De Meester TR, et al（eds）：Esophageal Disorders：Pathophysiology and Therapy. pp101-108, Raven Press, NewYork, 1985
22) Takubo K, Sasajima K, Yamashita K, et al：Double muscularis mucosa in Barrett's esophagus. Hum Pathol 22：1158-1161, 1991
23) Trier JS：Morphology of the epithelium of the distal esophagus in patients with midesophageal peptic strictures. Gastroenterology 58：444-461, 1970
24) 青木輝明，川浦幸光，神津照雄，ほか：バレット食道（上皮）の定義検討委員会．日本食道疾患研究会研究調整委員会（編）：日本食道疾患研究会報告（1999 年）pp20-23, 2000
25) 伊藤栄作，滝澤登一郎：Barrett 腺癌の病理診断．消化器内視鏡 14：1151-1158, 2002

26) Doglioni C, Laurino L, Dei Tos AP, et al : Pancreatic (acinar) metaplasia of the gastric mucosa. Histology, ultrastructure, immunocytochemistry, and clinicopathologic correlations of 101 cases. Am J Surg Pathol 17 : 1134-1143, 1993
27) Haggitt RC, Dean PJ : Adenocarcinoma in Barrett's epithelium. In : Spechler SJ, Goyl RK (eds) : Barrett's Esophagus. Elsevier, New York, pp153-166, 1985
28) 幕内博康：日本における Barrett 食道癌の現状と今後の展望. 日消誌 105：1299-1308, 2008
29) 加藤 洋：病理から見た Barrett 上皮と Barrett 腺癌. 日消誌 102：153-159, 2005

G 良性上皮性病変

　良性上皮性病変 benign epithelial lesion には，正常上皮が増殖する過形成性病変と良性腫瘍性病変がある．過形成性病変としては糖原過形成がよくみられるものであり，また乳頭腫も比較的頻度が高い．良性腫瘍性病変としては扁平上皮由来のものと腺上皮由来の腺腫が挙げられるが，扁平上皮由来のものは dysplasia あるいは上皮内腫瘍と称されてはいるものの，その本態についてはこれまでに様々な議論がなされてきている．そのようなことから別項目で記述している．

1 糖原過形成

　糖原過形成 glycogenic acanthosis は比較的よくみられる病変であるが，成因は不明である．かつては leukoplasia や hyperkeratosis と呼ばれていたようである[1]．1970年に，Rywlin らによって leukoplasia 説は否定されている[2]．細胞質内にグリコーゲンを多量に有し，表皮肥厚を示す良性病変である．

[肉眼所見]
　白色の扁平隆起性病変であり，ヨード染色で濃染を示す．

[組織所見]
　有棘層の細胞が腫大し，腫層を形成する明るい細胞質を呈する．細胞質内に多量のグリコーゲンを含むとされ，その名称が付けられている．PAS 染色でグリコーゲンが確認される．通常，上皮の過角化はみられない．細胞異型も認められない．
　図1-66, 67は糖原過形成の生検標本である．図1-66では有棘層の細胞が腫大し，集簇する所見がみられる．細胞質は明るく，淡明な桃色を呈する．核は中央部にみられるが，大きく腫大した細胞では認められないことがある．図1-67は同部位のPAS染色であり，紫色に染色される．細胞内のグリコーゲンが陽性を示すといわれている．
　若年者で本病変が多発する場合には，Cowden 病を疑う必要がある．Cowden 病は全身諸臓器に過誤腫性病変が多発する常染色体優性の遺伝性疾患である．多発する糖原過形成が内視鏡検査でCowden 病を疑う手がかりとなることは Weinstock ら[3]が報告している．また，生検組織所見は Ortonne ら[4]が示している．
　稀ではあるが，白板症 leukoplakia との判別が問題になることがある．白板症は過角化による表皮肥厚であり，顆粒層の出現がみられる．表皮細胞の過形成による糖原過形成の肥厚とは異なるものである．

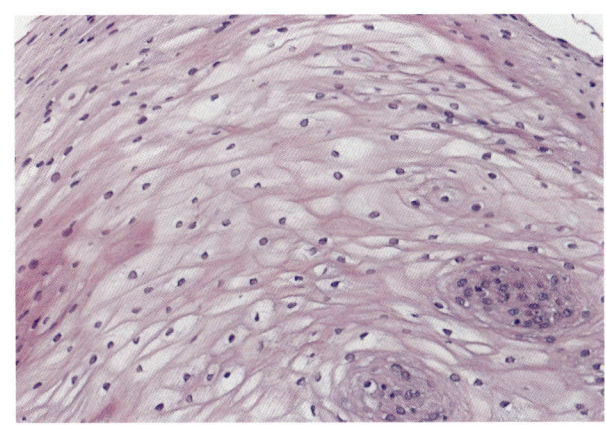

図 1-66　糖原過形成の生検標本．上側に扁平化した角質層がみられ，右下に乳頭が 2 個認められる．それらの間に位置する有棘層の細胞が腫大し，集簇する．細胞質は淡明である．

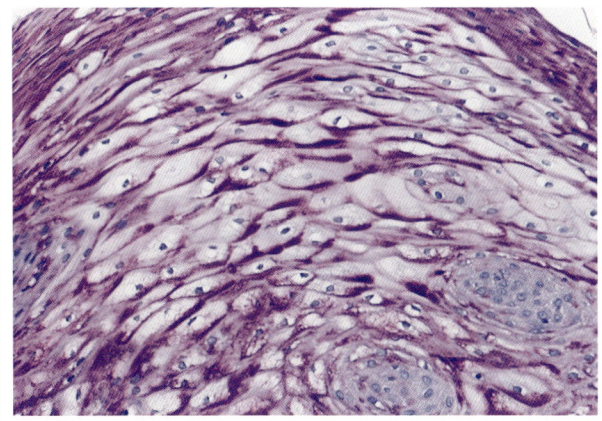

図 1-67　糖原過形成の生検標本（PAS 染色）．細胞内のグリコーゲンが PAS 染色で紫色を呈している．

2　乳頭腫

　乳頭腫 papilloma は病理組織学的に，錯角化症，角化症を伴い粘膜の増殖を示す良性病変である．組織学的に確証された報告例は，1959 年に Adler らによるものが初めとされている[5]．しかし，これ以前にも報告例はある．

　頻度は 0.1％以下とされているが，イタリアでは 0.12～0.45％と高い[6]．わが国では 0.05～0.31％と報告されている[7]．男女差に有意な違いはなく，年齢は 18～82 歳（平均 47.8 歳）と幅広い[8]．胸部下部食道にやや多くみられるが，中部あるいは上部食道にも認められる[8]．単発が 90％である．

　良性上皮性腫瘍に分類されることが多いが，腫瘍性については確定されていない．

　癌の合併は数例の報告を認めるだけである．

[成因]

　成因は食道炎の慢性刺激によるものが多いとされている．逆流性食道炎あるいは食道裂孔ヘルニアなどとの関係が挙げられているが，否定的な見解もある．子宮頸部の乳頭腫と類似したところがあることから HPV 感染との関係も挙げられているが，HPV の DNA 検出率は低いとする報告が多い．Takeshita らは HPV 陽性率が 10.5％と報告している[6]．

[肉眼所見]

　半球状あるいは亜有茎性の隆起性病変であり，表面は桑実状・半球状を示すものが多い．大きさは 5 mm 未満のものが多い．表面は平滑であり，柔らかい隆起である．白色調あるいは白っぽい桃色を呈する．小隆起の内部には細い血管が観察される．

　Odze ら[9] は，① exophytic type，② endophytic type，③ spike type に分類しているが，多くは exophytic type であり，結節状小隆起が集合した所見である．Endophytic type は鼻腔

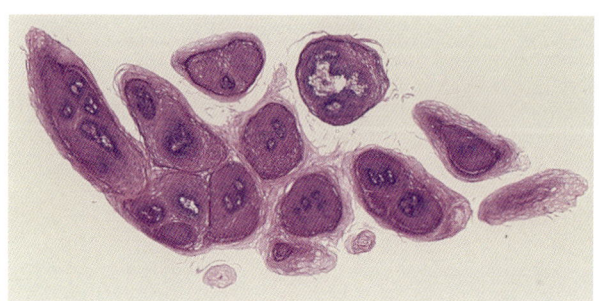

図1-68 乳頭腫の生検標本．先端が尖った肥厚した扁平上皮が多数認められ，内部には乳頭が数多くみられる．水平断に近い面で薄切された部分では孤立性の上皮片としてみられる．

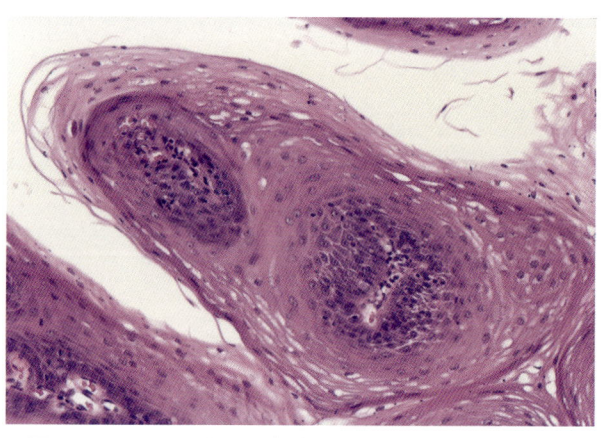

図1-69 図1-68の拡大．角質層の増生による表皮肥厚がみられ，先端は尖った形状を示す．伸び出した上皮の内部には乳頭が数多く認められる．過角化は認められない．

粘膜などの inverted papilloma に類似しているが，稀である．Spike type はイソギンチャク状を呈し，先端が尖った分枝が集合している．

[組織所見]

粘膜固有層由来の血管結合織を有する扁平上皮の乳頭状増殖がみられる．扁平上皮の表面が尖ったような形態を示して表皮肥厚を示す．表層に近い部分の細胞は細胞質が比較的明るく，肥大を示す．過角化のないものが多く，あってもわずかである．核周囲に空胞（halo）がみられるいわゆるコイロサイトーシスを認めることがある．核異型はみられない．

図1-68，69は乳頭腫の生検標本である．図1-68は生検標本の全体像である．乳頭状と呼ばれる肉眼像に合致する，先端が尖った扁平上皮の伸び出しが多数認められる．図1-69は拡大像である．角質層の増生による表皮肥厚がみられ，先端は尖った形状を示す．伸び出した上皮の内部には乳頭が数多く認められる．

稀ではあるが，verrucous carcinoma との鑑別が問題になることがある．

3 腺腫

腺腫 adenoma は管状構造を示す異型円柱上皮からなる良性腫瘍である．1879年に Weigert が剖検例で初めて報告しているとされている[10]．しかし，報告例は現在の日本の組織診断基準では上皮内癌と判定されるものが少なくない．また，浸潤所見で癌と診断する欧米では，dysplasia あるいは intraepithelial neoplasia とされていることが多い．異所性胃粘膜，固有食道腺，Barrett 上皮などが発生母地として考えられている．その多くは Barrett 上皮に発生したものであり，それ以外の症例は稀である．

【文献】
1) 小林世美：食道の白斑，いわゆる "glycogenic acanthosis". 胃と腸 18：692, 1983
2) Rywlin AM, Ortega R：Glycogenic acanthosis of the esophagus. Arch Pathol 90：439-443, 1970
3) Weinstock JV, Kawanishi H：Gastrointestinal polyposis with orocutaneous hamartomas (Cowden's disease). Gastroenterology 74：890-895, 1978
4) Ortonne JP, Lambert R, Daudet J, et al：Involvement of the digestive tract in Cowden's disease. Int J Dermatol 19：570-576, 1980
5) Adler RH, Carberry DM, Ross CA：Papilloma of the esophagus. Association with hiatal hernia. J Thorac Surg 37：625-635, 1959
6) Takeshita K, Murata S, Mitsufuji S, et al：Clinicopathological characteristics of esophageal squamous papillomas in Japanese patients with comparison of findings from western countries. Acta Histochem Cytochem 39：23-30, 2006
7) 有馬美和子，多田正弘，相田順子：食道乳頭種2切除例. 胃と腸 43：305-309, 2008
8) Kuwamura Y：Squamous cell papilloma of the esophagus：report of 17 cases and review of the literature. Esophagus 2：161-164, 2005
9) Odze R, Antonioli D, Shocket D, et al：Esophageal squamous papillomas. A clinicopathologic study of 38 lesions and analysis for human papillomavirus by the polymerase chain reaction. Am J Surg Pathol 17：803-812, 1993
10) Moersch HJ, Broder AC：Adenoma of the esophagus. Arch Otolaryngol 21：168-171, 1935

H 食道癌

食道癌取扱い規約は1969年に初版が出されているが，その組織基本分類案は，①類表皮癌，②腺癌，③単純癌，④腺類癌，⑤雑癌であった[1]．その後，**表1-4**のような組織学的分類が作成されている[2]．1992年に発表された第8版において，**表1-5**のように癌組織型分類が改訂され，癌以外の腫瘍性病変も加えられている[3]．さらに，2007年の第10版では，良悪性を問わず，臨床で接するすべての食道腫瘍，腫瘍様病変が記載されたが，その中で癌組織型分類は**表1-6**のように改訂されている[4]．

WHO規約では**表1-7**のような組織型分類が現在用いられている[5]．

表1-4 当初の食道癌取扱い規約における組織型分類（1969年）．

扁平上皮癌
 高分化型
 中分化型
 低分化型
腺癌
腺表皮癌
未分化癌

その他の癌
 a）"癌肉腫"
 b）基底細胞癌
 c）腺様嚢胞癌
 d）類表皮癌
 e）その他
分類不能癌

表1-5 食道癌取扱い規約第8版における悪性腫瘍の組織型分類（1992年）．

Ⅰ．上皮性悪性腫瘍
 1．扁平上皮癌
 2．腺癌
 3．腺扁平上皮癌
  a．腺癌・扁平上皮癌共存型
  b．粘表皮癌
 4．腺様嚢胞癌
 5．類基底細胞（扁平上皮）癌
 6．未分化癌
  a．小細胞型
  b．非小細胞型
 7．その他の癌

Ⅱ．非上皮性悪性腫瘍
Ⅲ．その他の悪性腫瘍
 1．"癌肉腫"
  a．いわゆる癌肉腫
  b．偽肉腫
  c．真性癌肉腫
 2．悪性黒色腫
 3．その他

表1-6 食道癌取扱い規約第10版における上皮性悪性腫瘍の組織型分類（2007年）．

1．扁平上皮癌
 a．高分化型
 b．中分化型
 c．低分化型
2．類基底細胞（扁平上皮）癌
3．癌肉腫
4．腺癌
 a．高分化型
 b．中分化型
 c．低分化型
5．腺扁平上皮癌
6．粘表皮癌
7．腺様嚢胞癌
8．内分泌細胞癌
 a．カルチノイド腫瘍
 b．内分泌細胞癌
9．未分化癌
10．その他の分類不能の癌腫

表1-7 WHO分類における上皮性悪性腫瘍の組織型分類（2000年）．

Epithelial tumours
 Carcinoma
  Squamous cell carcinoma
  Verrucous (squamous) carcinoma
  Basaloid squamous cell carcinoma
  Spindle cell (squamous) carcinoma
  Adenocarcinoma
  Adenosquamous carcinoma
  Mucoepidermoid carcinoma
  Adenoid cystic carcinoma
  Small cell carcinoma
  Undifferentiated carcinoma
  Others

本書では現行の食道癌取扱い規約に従って記載する．なお，食道癌の大部分が扁平上皮癌であり，その生検診断を中心に解説している．

1 扁平上皮癌

わが国においては，食道癌の大部分は扁平上皮癌 squamous cell carcinoma である．それ以外の組織型においても扁平上皮癌の成分が混在して認められるものが少なくない．したがって，食道癌の診断においては扁平上皮癌について十分習熟しておく必要がある．

食道癌取扱い規約では，「充実性の胞巣を形成し，重層扁平上皮への分化を示す癌である．角化あるいは層状分化傾向を示し，細胞間橋を認めることが多い．」と記載されている[4]．

a. 進行癌の生検診断

早期食道癌の診断学が確立するまでは，発見される食道癌のほとんどは進行癌であった．その大部分が扁平上皮癌であり，組織診断は皮膚，頭頸部領域，子宮頸部などの浸潤性の扁平上皮癌と同様の基準で行われていた．そのようなことから，喜納（1980）は「食道癌の生検組織は，その診断に困難を覚えるものは少ない」と述べている[6]．

緒方・三田村の病理学総論[7]では，「扁平上皮癌とはその実質の構造が扁平上皮に類似を求め得るやうな癌腫をいふ．……扁平上皮癌の典型的な癌巣を組織学的に見ると，その最も周邊部，即ち基質に接した部分に所謂基底細胞に相当する層があり，それから中心部に向つて，丁度扁平上皮の各層に相当する種々の細胞層を順々に認めることが出来る．即ち基底細胞に相当する部分は，大体一層の円柱状或は紡錘形の細胞からなり，その内側に胚層に相当する多角形の特異の棘細胞があつて，棘状の突起を以て互いの細胞が連つていて，扁平上皮癌を特徴づけている．多くの場合この層が癌巣の大部分を占めている．この部分に核の分裂像を見るのが普通である．更にその内側には扁平な紡錘形をなした角硝子質の顆粒を持つている細胞が認められる，これは扁平上皮に於ける顆粒層に相当するものである．そして癌巣の中心には同心性の層状の構造を呈する角化物質を認める．これは表皮に於ける角化層に相当する．この角化物の断面は丁度玉葱の横断面のやうで，極めて特異のものであるから，昔から注意されて，癌眞珠などといふ言葉もある．上述のやうに扁平上皮の各層に相当するものが全部具つている癌巣はむしろ稀であつて，その構成分の量的の差が存する．」と記載されている．これ以上に詳細な記述はみられていない．

図1-70，71は進行癌から採取された生検標本である．腫大した核が不規則に配列する不整形な扁平上皮の胞巣がみられる．扁平上皮癌であり，細胞内角化を示す好酸性の細胞が認められる．周囲の間質には線維増生がみられる．そのような間質反応を desmoplastic reaction と呼び，浸潤癌で認められる．

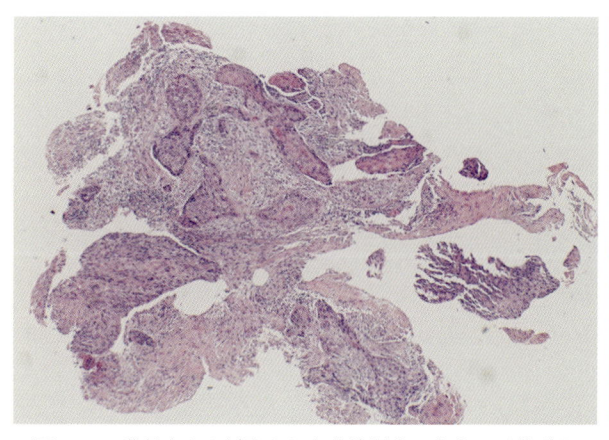

図1-70 進行癌から採取された生検標本．大小の不整形な異型扁平上皮の胞巣がみられ，間質には線維増生を伴っている．

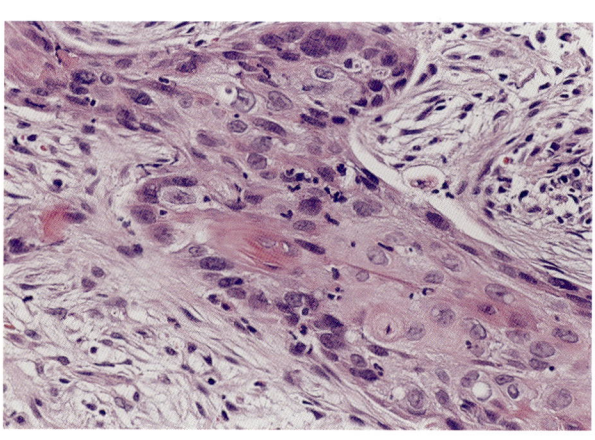

図1-71 図1-70の拡大．核の腫大，大小不同，核・細胞質比の増加を示す不整形な扁平上皮癌の胞巣である．角化を示す細胞質が好酸性の腫瘍細胞が認められる．周囲の間質には線維増生がみられる．

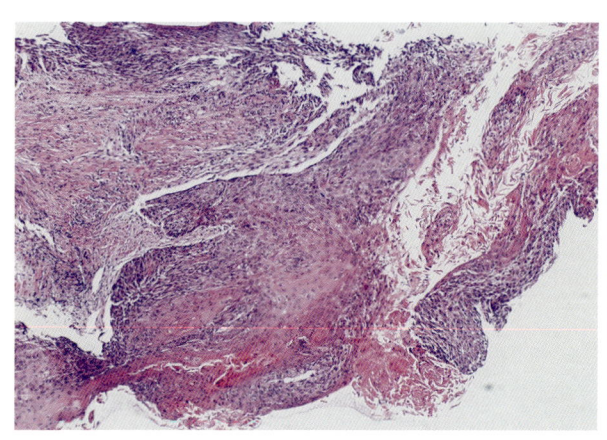

図1-72 進行癌から採取された生検標本．大型で不整形な異型扁平上皮がみられ，角化を示す好酸性の細胞が認められる．間質には線維増生がみられる．

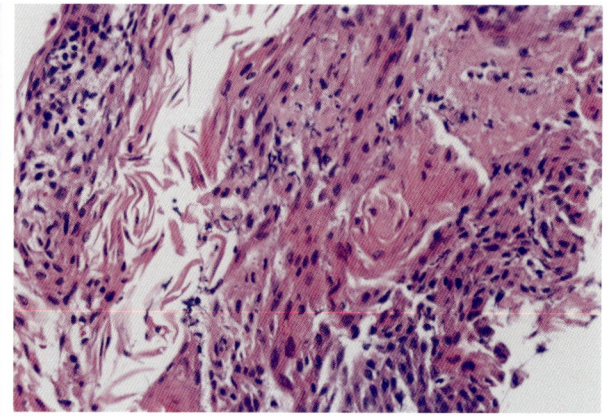

図1-73 図1-72の拡大．軽度から中等度に腫大した核が密在し，核を示す扁平上皮癌の胞巣である．角化を示す細胞質が好酸性の腫瘍細胞が多数認められる．角化細胞が同心円状にみられる癌真珠も認められる．角化傾向が高度な扁平上皮癌である．

図1-72，73は進行癌から採取された生検標本である．浸潤を示す扁平上皮癌である．図1-70，71に比べると角化傾向が目立つ．角化が高度な場合には核異型が低めな傾向が高く，標本によっては癌との診断が難しくなることがある．

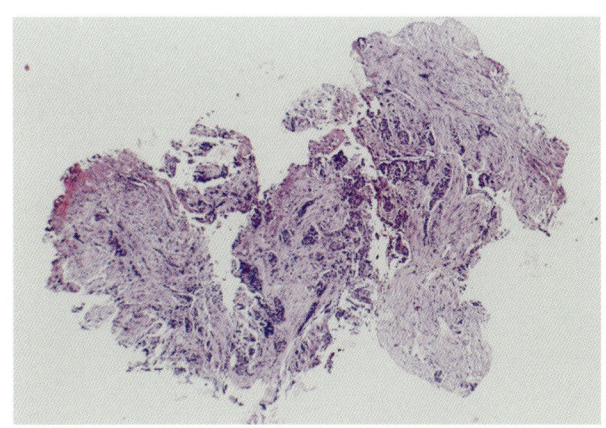

図1-74　進行癌から採取された生検標本．線維増生を示す間質内に小型で不整形な腫瘍胞巣の浸潤が認められる．

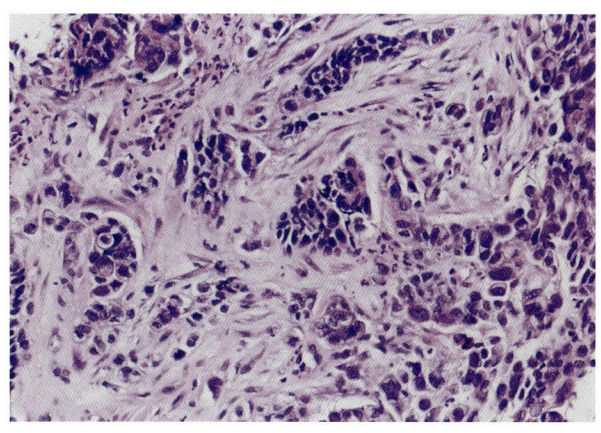

図1-75　図1-74の拡大．クロマチンに富む異型核が密在する小型で不整形な腫瘍胞巣がみられる．核の大小不同がみられる．細胞質は少なく，核・細胞質比は高度の増加を示す．孤立性に浸潤する癌細胞も認められる．角化は認められない．

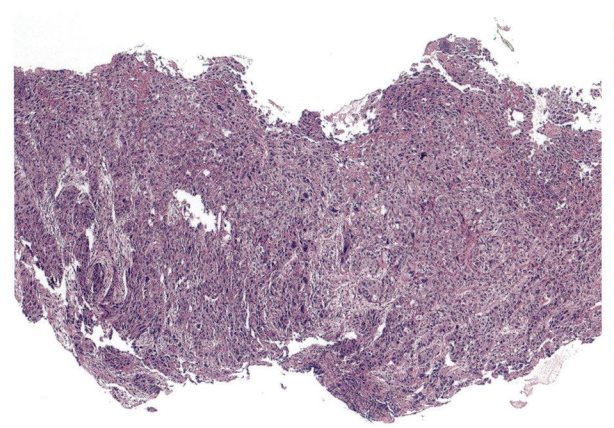

図1-76　進行癌から採取された生検標本．不整形な腫瘍胞巣が増生し，密在している．

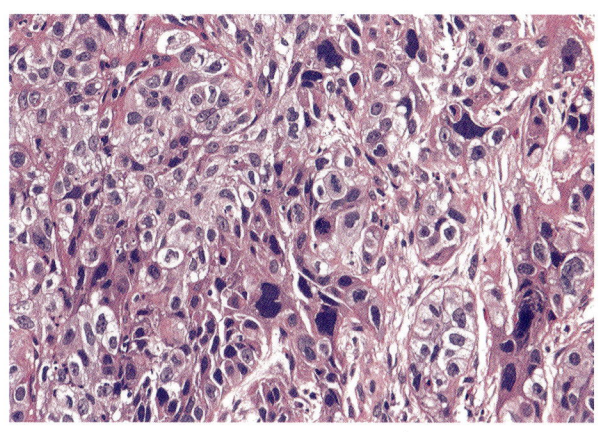

図1-77　図1-76の拡大．核が腫大した大小様々な腫瘍胞巣が密在する．核の大小不同がみられ，大型で不整な核が認められる．腫大した核は核質が粗造であり，核小体が認められる．核分裂像も認められる．細胞質は腫大しているが，核・細胞質比は高度の増加を示す．角化は認められない．

　図1-74，75は進行癌から採取された生検標本である．腫大した核が不規則に配列する小型で不整な腫瘍胞巣がみられる．周囲の間質には線維増生がみられる．浸潤を示す扁平上皮癌であり，角化傾向はみられない．

　図1-76，77は進行癌から採取された生検標本である．腫大した核が不規則に配列する腫瘍胞巣が密在している．大型で不整形な核も認められる．扁平上皮癌であり，角化傾向はみられない．

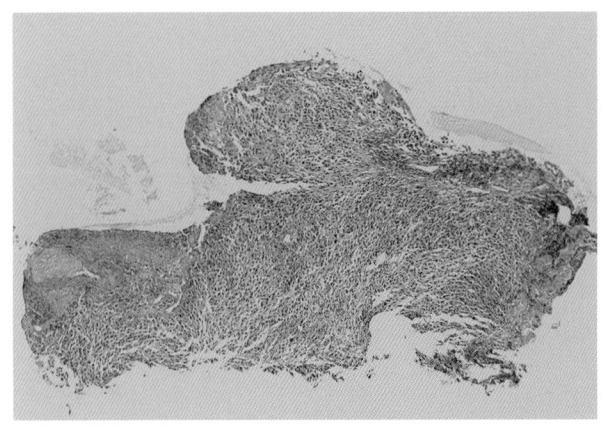

図 1-78 進行癌から採取された生検標本．結合性が弱い腫瘍細胞がびまん性に増生している．扁平上皮に類似した所見は認められない．

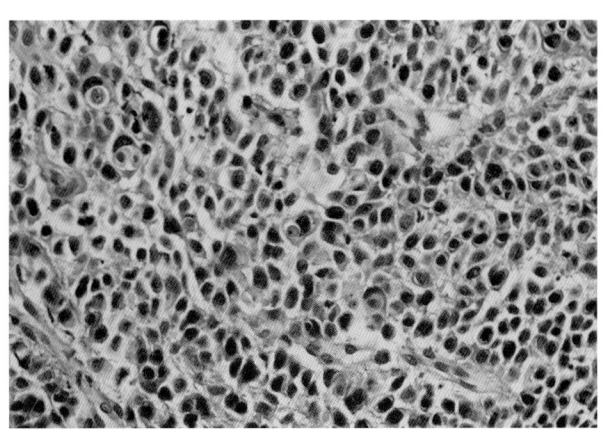

図 1-79 図 1-78 の拡大．クロマチンに富む異型核の腫瘍細胞が，胞巣を形成しないで増生する．核は比較的小型であるが，不整形であり，大小不同がみられる．細胞質に乏しい腫瘍細胞であり，核・細胞質比は高度の増加を示す．角化は認められない．

図 1-78，79 は進行癌から採取された生検標本である．腫大した核を有する細胞がびまん性に増生している．結合性は弱いが，胞巣状あるいは索状に配列する像が認められる．核分裂像も認められる．扁平上皮癌であり，角化傾向はみられない．

b．分化度

扁平上皮癌の分化度は角化巣を指標として，高・中・低分化癌に亜分類される．これまでの食道癌取扱い規約では，高分化癌とは広範囲にわたり（例えば腫瘍面積の 3/4 以上），角化の認められる癌であり，低分化癌とは角化を一部（例えば 1/4 以下）にしか認めない癌であり，中分化癌とはそれらの中間に位置する癌である，と記載されていた[3]．他臓器の扁平上皮癌における分化度の亜分類と同じ定義である．

2007 年に改訂された食道癌取扱い規約では変更され，高分化型とは，広範囲にわたり層状分化と角化の認められる癌であり，低分化型とは，明らかな層状分化と角化を認めない癌である．中分化型とは，その中間に位置する，と記載されている[4]．具体的な角化量の記載がなくなり，高分化型の基準があいまいになった感がある．一方，低分化型は角化のない癌だけに用いられることになり，中分化型の範囲がやや広くなっている．

癌の組織型は，量的に優勢な組織型で表すと定義されており，腫瘍のごく一部しか採取されない生検標本で腫瘍全体の分化度を明らかにすることは困難である．採取された生検標本について基準にしたがった亜分類を記載することはできるが，腫瘍全体を表すものではない．生検標本では角化量の正確な判定が難しいことから，あえて記載する場合は組織異型度を加味して中分化型とされるものが多い．

上皮内癌の分化度については，その存在が少なかった時代には，浸潤癌と区別されずに取り扱われていた．上皮内癌では角化を認めることはほとんどなく，低分化型と診断する病理医が

少なくなかった．食道扁平上皮癌は浸潤癌で角化を認めるものが少なくないことから，上皮内癌では分化が悪く，癌が進行すると分化度がよくなるという病理総論と矛盾するような事象が生ずることになる．そのようなこともあり，1992年に改訂された食道癌取扱い規約第8版からは，上皮内癌の分化度は表示しなくてもよい，という文章が記載されるようになっている[3]．なお，2007年に改訂された食道癌取扱い規約第10版では，上皮内癌が後述する高異型度上皮内腫瘍に含まれることになり，分化度についての文章はなくなっている[4]．しかし，微小浸潤癌での取り扱いが問題になる．

扁平上皮癌の角化は，癌組織の分化傾向の1つを示すものである．角化量の違いで治療効果に差があると考えられた時代もあったが，角化量による予後の違いは明らかにされていない．一般的に，腫瘍組織の分化度は組織異型度で分けられることが多い．食道扁平上皮癌も細胞異型ならびに構造異型の所見で分化度を決め，角化量については付記するのがよいのではないかと考えている．

c. "早期癌の定義"の変遷

食道癌取扱い規約における早期癌の定義は，時代とともに変遷している．発見される症例数が増えるにつれて，その病態が明らかになってきたからである．初版では胃の早期癌に準じて，「癌浸潤が粘膜下層までに止まる癌」で，リンパ節転移の有無は問わないとされていた[1]．しかし，その後の検討で，第3版では「癌浸潤が粘膜下層までに止まる癌」で，リンパ節転移のないものとされている[8]．そして，リンパ節転移の有無は問わないものを表在癌と称することとしている．

食道早期癌の症例が数多くになると，粘膜下層に浸潤する癌はリンパ節転移の頻度が高く，5年生存率が胃癌に比べてよくないことが明らかにされた．そのことから，1999年に改訂された第9版では，早期食道癌の定義が「原発巣の壁深達度が粘膜層にとどまり，リンパ節転移を認めない食道癌」と大きく変わっている[9]．さらに，2007年に改訂された第10版では，「原発巣の壁深達度が粘膜層にとどまる食道癌で，リンパ節転移の有無を問わない」と定義されている[4]．なお，表在癌については変わっていない．

d. 早期癌の生検診断

臨床医の熱意と努力によって，食道早期癌は1980年代になると少しずつ発見されるようになった．しかし，食道癌のほとんどが進行癌であった時代に作り上げられた扁平上皮癌の組織診断基準で，経験することが少ない早期癌，特に上皮内癌の診断は病理医にとって難しいことであった．切除方法は手術しか選択肢がなく，身体への侵襲が大きな治療法をわずかな生検標本で決定しなければならないことが，癌との診断を控えさせてしまう要因の1つであった．

そのような食道早期癌の診断基準を大きく変えたのが中村である．1985年に表在癌17例，および組織学的に癌浸潤は固有筋層であるが，癌の大部分は表在癌である3例を解析し，組織診断基準を明らかにしている[10]．その診断学は腫瘍総論に準じたものであり，卓越したものである．癌の捉え方としては，「細胞水準における異型の程度，つまり核の大小不同と核・細胞

表 1-8 癌の組織所見.

- 核の腫大
- 核の大小不同
- 核・細胞質比の増加
- 基底細胞配列の乱れ
- 分化勾配の乱れ，消失
- 巨大な異型核の出現(核の多形性)
- 紡錘形細胞からなる fusocellular pattern の出現
- 癌上皮の肥厚
- 癌上皮の乳頭状下方進展
- 癌上皮の水滴様下方進展
- フロント形成(oblique line)

質比の増加の所見が強ければ，われわれは容易に悪性であると認識できるが，その程度が良性悪性境界領域とみなされる場合には，他の所見に注目せねばならなくなる．それは何かというと，組織水準での構造異型である」としている．そして，癌診断のための必要十分条件としては，核の大小不同，核・細胞質比の増加，および oblique line or lateral invasion であるとし，付加条件としては，細胞形態の多様化，基底細胞列の乱れ，上皮の乳頭状突出，上皮内角化が認められると述べている．

　食道癌の組織所見としては，表 1-8 のようなものが挙げられる．しかし，実際の診断においては，組織所見をどのように捉えるか，各所見をどのように数量化するか，所見の重み付けをどのようにするかは病理医によって違いがある．同じように捉えたとしても，良悪性を判断するという行為において差が出てきてしまう．境界領域の幅が病理医によって異なることも診断が一致をみない要因である．また，癌組織診断基準は主観的であり，経験に基づくものであり，病理医自身の中でも変わりうるものである．食道扁平上皮"dysplasia"を容認していた渡辺は，1991 年に食道異型扁平上皮は反応性幼若上皮，低異型度癌，高異型度癌に分類でき，用語"dysplasia"は不要になったと，組織診断基準を大きく変更している[11]．

　筆者は 1991 年に 40 例の表在癌切除検体とそれらの生検標本 205 個を用いて早期癌の組織所見について検討している[12,13]．生検検体では，浸潤像や進行癌に類似した高異型度の組織所見が認められれば癌との診断に悩むことはないが，上皮内癌は異型度が低めであり，良悪性の判定に苦慮することがある．癌と診断するための組織所見としては，核の大小不同，核・細胞質比の増加，基底細胞を中心とした核配列の乱れ，フロント(oblique line)に注意する必要がある．核異型の所見は浸潤癌と比べると低いものであり，異型度判定の基準を変える必要がある．また，紡錘形細胞などの異型度が低い所見がみられることにも習熟する必要がある．

　早期の扁平上皮癌の組織像は一般的な概念で捉えられている以上に多様である．その多様性に習熟しなければならないが，経験を積み重ねる以外には方法がない．診断した標本の見直し，切除検体と生検標本との対比を常に行わなければならない．判断に悩む場合には消化管を専門とする病理医の意見を聞くこと，経験豊富で診断精度の高い臨床医との意見交換も重要である．

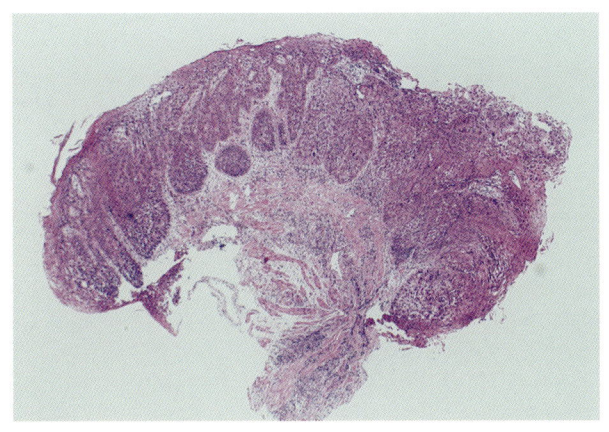

図1-80　早期食道癌から採取された生検標本．腫大した核が増生する異型扁平上皮が肥厚し，乳頭状下方進展を示す．腫瘍上皮は粘膜筋板近傍まで進展している．表層上皮と連続性がみられない腫瘍胞巣も認められる．

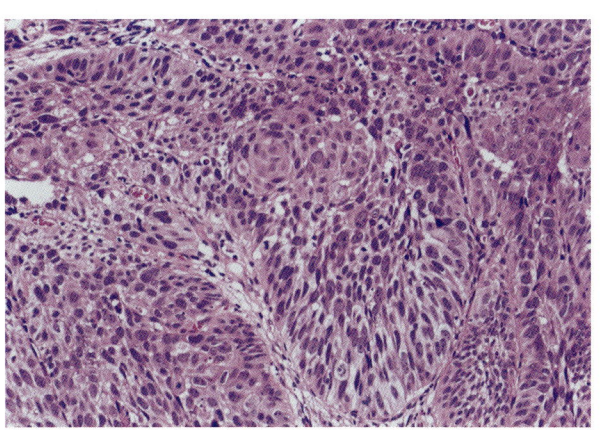

図1-81　図1-80の拡大．核の大小不同，配列の乱れ，核・細胞質比の増加がみられる異型扁平上皮である．扁平上皮癌の所見である．角化は認められない．

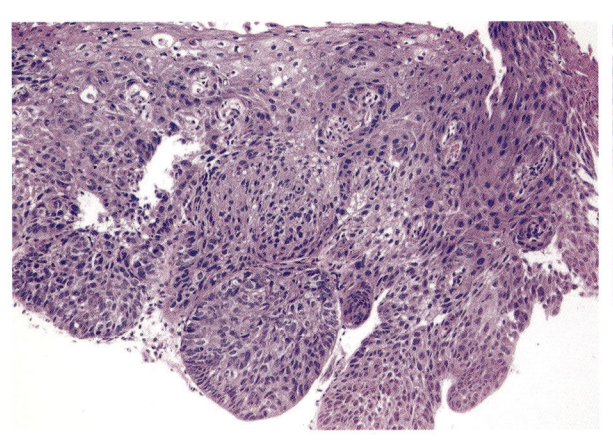

図1-82　早期食道癌から採取された生検標本．図1-80と同様に腫大した核が増生する異型扁平上皮が肥厚し，乳頭状下方進展を示す．多くは表層上皮と連続性を有する．また，粘膜筋板は認められない．

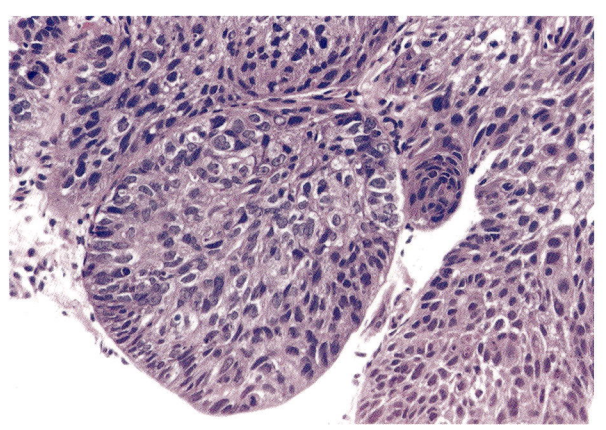

図1-83　図1-82の拡大．核の大小不同，配列の乱れ，核・細胞質比の増加がみられる異型扁平上皮である．扁平上皮癌の所見である．角化は認められない．

　図1-80，81は，早期癌から採取された生検標本である．核の腫大，大小不同，核・細胞質比の増加，配列の乱れを示す扁平上皮癌の腫瘍胞巣が粘膜固有層に浸潤している．癌組織は粘膜筋板に接したところがあり，深達度M3が疑われる．

　図1-82，83は，早期癌から採取された生検標本である．核の腫大，大小不同，核・細胞質比の増加，配列の乱れを示す扁平上皮癌の腫瘍胞巣が粘膜固有層に浸潤している．粘膜筋板は採取されていないが，深達度M2が疑われる．

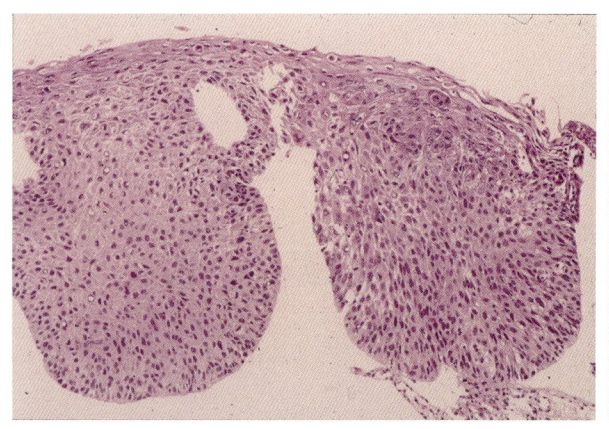

図 1-84 浸潤像がみられない粘膜癌の生検標本．軽度に腫大した核が増生し，不規則に配列する異型扁平上皮が肥厚し，乳頭状下方進展を示す．表層上皮と連続しており，浸潤を示す腫瘍胞巣は認められない．乳頭状下方進展が目立つ場合には，切除標本では粘膜固有層へのわずかな浸潤が認められることが多い．

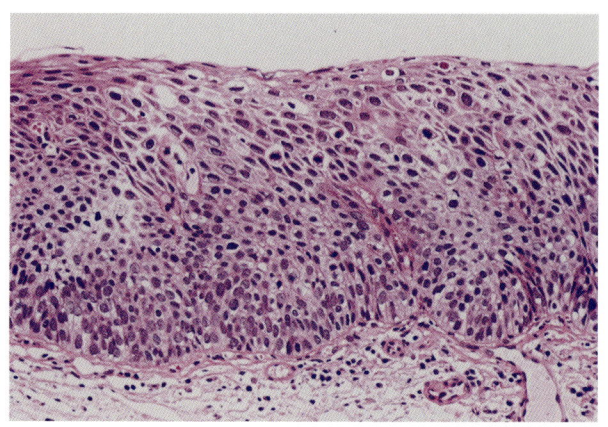

図 1-85 浸潤像がみられない粘膜癌の生検標本．軽度に腫大した核が上皮のほぼ全層に増生する異型扁平上皮である．核の大小不同，配列の乱れが軽度にみられ，核・細胞質比は増加を示す．乳頭状下方進展がわずかに認められる．上皮内癌の所見である．

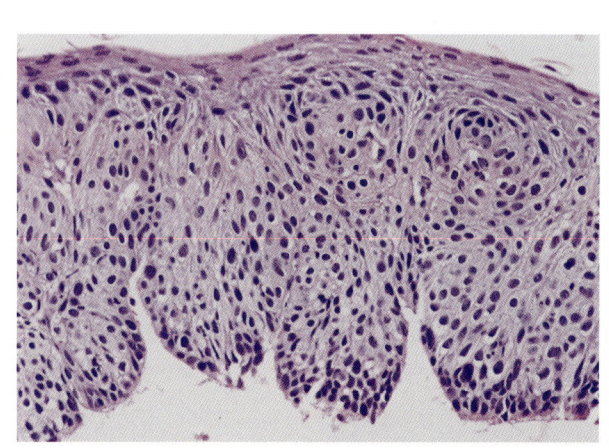

図 1-86 浸潤像がみられない粘膜癌の生検標本．軽度に腫大した核が上皮のほぼ全層に増生する異型扁平上皮である．核の大小不同，配列の乱れが軽度にみられる．核・細胞質比は増加を示すが図 1-85 に比べると低めである．乳頭状下方進展がわずかに認められるが，浸潤像は認められない．核の大小不同，配列の乱れ，核・細胞質比の増加が診断上重要な所見である．

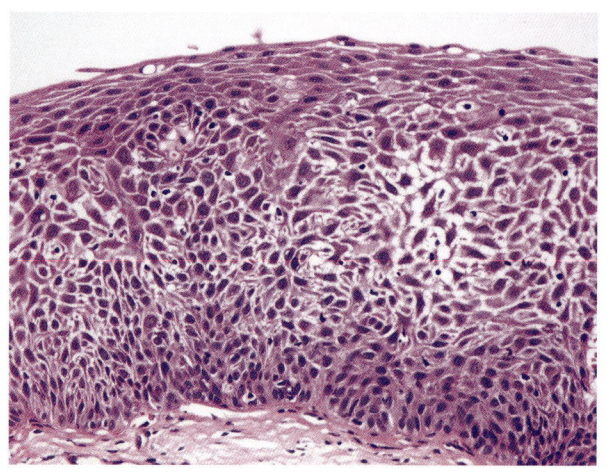

図 1-87 浸潤像がみられない粘膜癌の生検標本．軽度に腫大した核が上皮のほぼ全層に増生する異型扁平上皮である．核の大小不同，配列の乱れが軽度にみられる．核・細胞質比は増加を示すが図 1-85 に比べると低めである．紡錘形になりつつある異型細胞がみられ，その部分は細胞間橋が開大し，浮腫状である．乳頭状下方進展がごくわずかに認められるが，浸潤像は認められない．核の大小不同，配列の乱れ，核・細胞質比の増加が診断上重要な所見である．

図 1-84〜87 はいずれも粘膜固有層への浸潤が認められない扁平上皮癌の生検標本である．浸潤癌と比べると核の異型度が低めである．

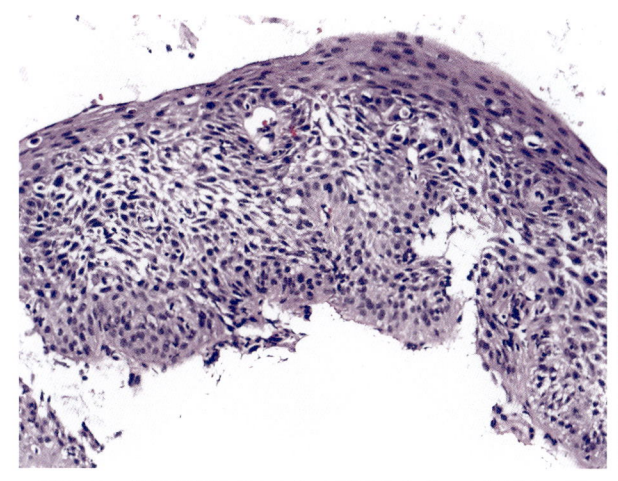

図1-88 紡錘形細胞がみられる扁平上皮癌の生検標本．図1-87の一部にみられるような紡錘形になりつつある異型細胞や紡錘形細胞が認められる異型扁平上皮である．核の大小不同，配列の乱れが軽度にみられる．浮腫状であり，核・細胞質比は低めに捉えられるが，増加を示している．浸潤像は認められない．

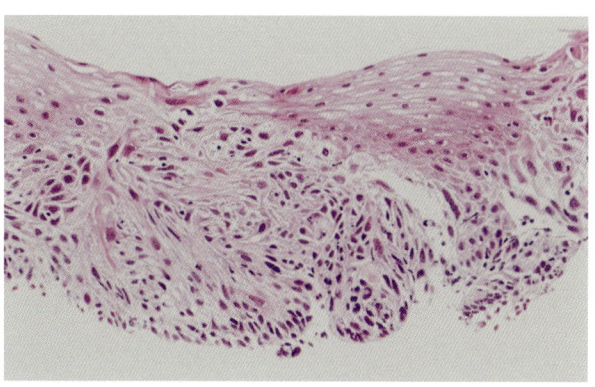

図1-89 紡錘形細胞がみられる扁平上皮癌の生検標本．紡錘形細胞が認められる異型扁平上皮である．表層には正常上皮がみられ，フロントの形成が認められる．浸潤像は認められない．核は小型であるが，大小不同，配列の乱れが軽度にみられる．核・細胞質比も低めにみえるが，増加を示している．特徴的な細胞形態に注意を払う必要がある．

図1-88，89はいずれも紡錘形細胞がみられる扁平上皮癌の生検標本である．核の大小不同，配列の乱れが認められる．浸潤像は認められない．

図1-90～93は扁平上皮癌が粘膜上皮の下半層にとどまる生検標本である．組織異型度は低めであるが，フロント形成，細胞異型所見から癌と診断するが，WHO分類では低異型度上皮内腫瘍と診断されてしまう．食道癌取扱い規約では癌と診断するように書かれているが，具体的な記載方法は示されていない．

組織診断が主観的なために，病理医間の診断基準に違いがみられることは必然的な問題である．消化管を専門とする病理医による症例検討が行われているが，1996年[14]に比べると2007年の検討[15]では病理医間の違いは少なくなってきている．かつてはdysplasiaとしていた病変を癌と診断するようになったが，その背景には内視鏡あるいはX線における診断精度の向上がある．また，身体への侵襲が少ない内視鏡的治療法が選択できるようになったことが大きく影響している．

e．生検採取部位と標本の切れ方

全身諸臓器の癌と同様に食道癌も病変の中央部は辺縁部に比べて組織異型度が高い．辺縁部ではフロント（oblique line）がみられることが多く，癌が粘膜上皮内で占める部分が少なく，異型度は低めに捉えられる．表1-9は食道表在癌生検標本の採取部位と診断の関係をみたものである[13]．中央部に比べて辺縁部からの標本では癌と診断する頻度が少なくなる．したがって，病変の中央部から採取が行われればよいが，食道粘膜癌は生検採取によって肉眼形態の形態変化を示すことや，複数の病変になってしまうことがあるために，食道癌の診断・治療を専門にする施設では生検標本を病変の辺縁部から1～2個しか採取しないことが通例である．その場

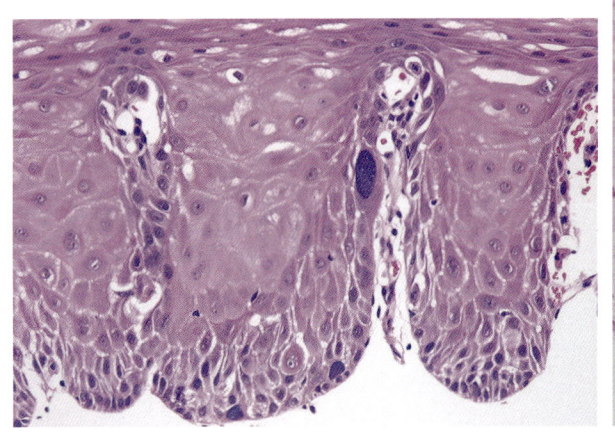

図 1-90 粘膜の下半層にとどまる扁平上皮癌の生検標本．軽度に腫大した核が大小不同を示す異型扁平上皮が粘膜の下 1/4 から 1/3 層にみられる．大型で不整な核も認められる．異型上皮と表層の正常上皮との間にはフロント形成がみられる．

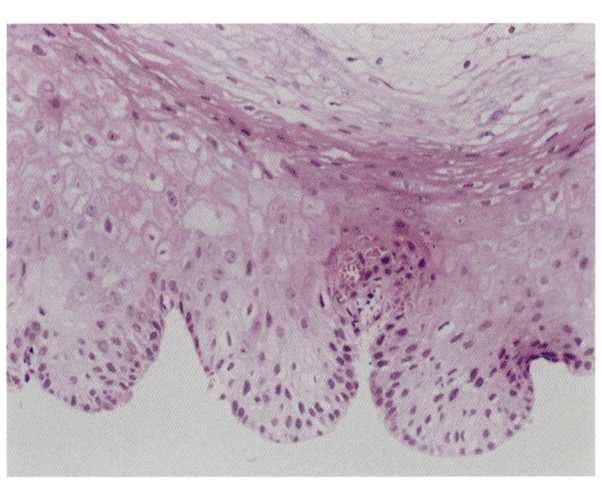

図 1-91 粘膜の下半層にとどまる扁平上皮癌の生検標本．軽度に腫大した核が大小不同を示し，不規則に配列する異型扁平上皮が粘膜の下 1/3 層にみられる．異型上皮の乳頭状下方進展が軽度にみられる．フロント形成は目立たない．核異型の所見から扁平上皮癌と診断される．

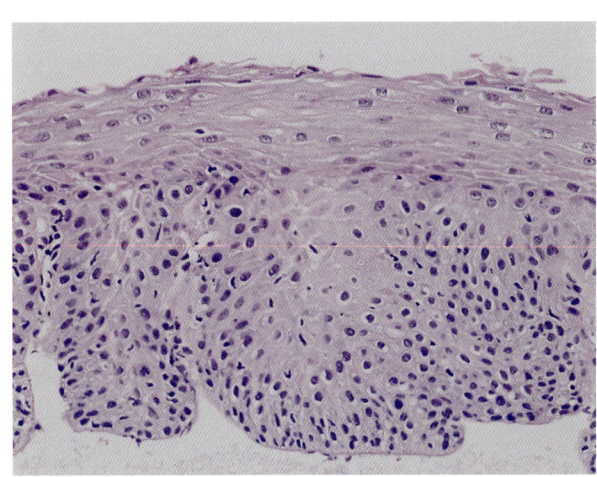

図 1-92 粘膜の下半層にとどまる扁平上皮癌の生検標本．軽度に腫大した核が大小不同を示し，不規則に配列する異型扁平上皮が粘膜の下 1/3 層にみられる．核・細胞質比は増加を示す．異型上皮の乳頭状下方進展が軽度にみられる．フロント形成は目立たない．核異型の所見から扁平上皮癌と診断される．

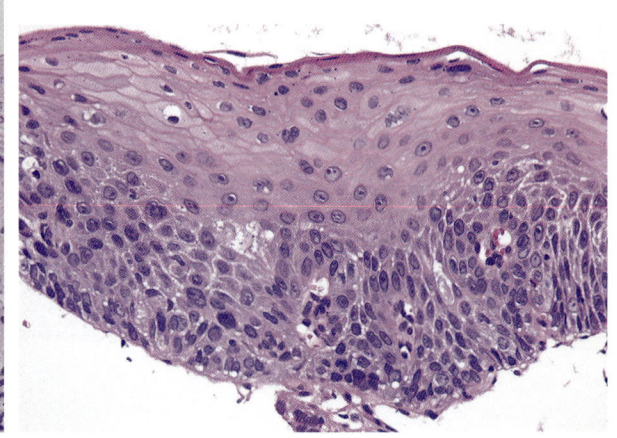

図 1-93 粘膜の下半層を主体にしてみられる扁平上皮癌の生検標本．軽度に腫大した核が大小不同を示し，密在する異型扁平上皮が粘膜の下 1/2 層にみられる．核異型の所見から扁平上皮癌と診断される．異型核は表層近くまでみられ，腫瘍細胞が 1/2 層を越えているかどうかの判定に悩む症例である．

合にはフロント（oblique line）が認められるかどうかが重要な所見になる．また，採取部位による組織異型度の違いを認識しておく必要がある．

　生検標本が垂直に薄切されていれば，切除検体の標本と同様の所見になり，壁構造を捉えることは容易である．しかし，小さな採取材料を垂直に切り出すことは難しく，斜めに薄切されることや，場合によっては水平に近い面で薄切されることがある．表 1-10 は食道表在癌生検

表1-9 食道表在癌生検標本の採取部位と組織診断.

	癌	組織診断 中等度異型	高度異型
採取部位			
中心部分	86%	14%	0%
中間部分	63%	32%	5%
辺縁部分	35%	47%	18%

表1-10 食道表在癌生検標本の薄切方向と組織診断.

	癌	組織診断 高度異型	中等度異型
薄切方向			
垂直方向	60%	32%	8%
斜め方向	75%	22%	3%
水平方向	38%	50%	12%

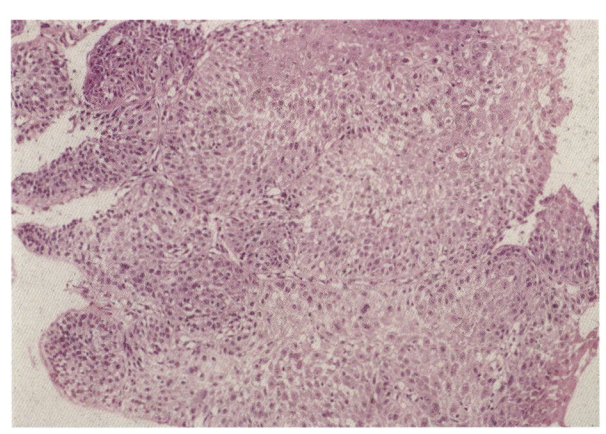

図1-94 水平に近い面で薄切された扁平上皮癌の生検標本. 検体が水平に近い方向で薄切されたために扁平上皮の層構造が捉えにくくなっている. 正常上皮との境界も不明瞭である. 軽度に腫大した核が密在するが, 細胞異型度は軽度である. 上皮内癌の診断に習熟していれば, 核の大小不同, 不規則な配列, 軽度の乳頭状下方進展などの所見を捉えて癌と診断することができる.

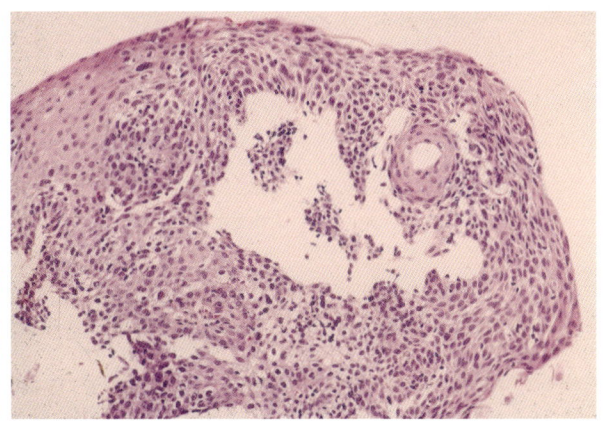

図1-95 水平に近い面で薄切された扁平上皮癌の生検標本. 図1-94と同様に水平に近い方向で薄切された検体である. 基底層側の所見は不明瞭であるが, 正常上皮との間にフロントがみられること, 核異型の所見から扁平上皮癌と診断することができる.

標本の薄切面の方向と診断の関係をみたものである[13]. 垂直に薄切されたものに比べて, 水平に薄切された標本は癌と診断する頻度が少なくなる. できるだけ垂直な面が出るような標本作製が必要であるが, 水平な面で切り出された場合には薄切面を変えることも試みるべきである. 癌の診断に悩む場合には, 無理をせず低めに診断し, 再生検を依頼すべきである.

　図1-94, 95はいずれも水平に近い面で作製された生検標本である. 異型所見から癌と診断できるが, 経験が少ない場合には判定に悩むことがある. 生検標本がどのように採取され, どのように薄切されたのかを類推し, 病変を捉えていくことも必要である.

　異型を示す上皮が標本上に十分表れていない生検標本が作製されたために, 良悪性の診断が難しいことがある. そのような場合には深切り標本を追加作製すべきである. 情報量が増えるとともに, 切片の面が変わることで良悪性の判定が容易になることがある.

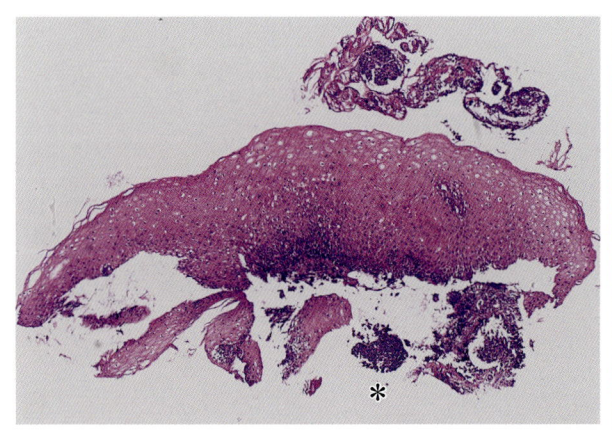

図 1-96 異型扁平上皮の微小組織片が認められた生検標本．大きな組織片である扁平上皮には異型はみられないが，異型扁平上皮の微小組織片を認める（＊）．

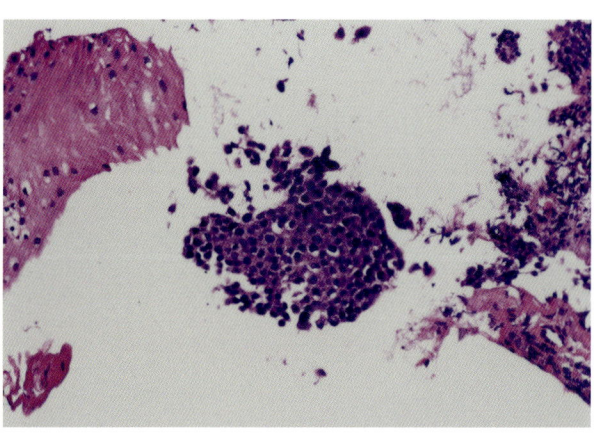

図 1-97 図 1-96 の拡大．軽度の腫大した核が密在する異型扁平上皮である．良悪性の判別は難しい．

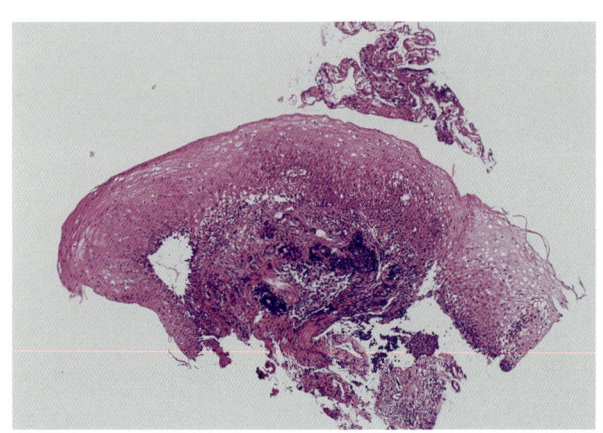

図 1-98 図 1-96 の深切り標本．追加作製した深切り生検標本である．図 1-96 の異型上皮と類似した癌組織の浸潤が粘膜固有層内に認められる．

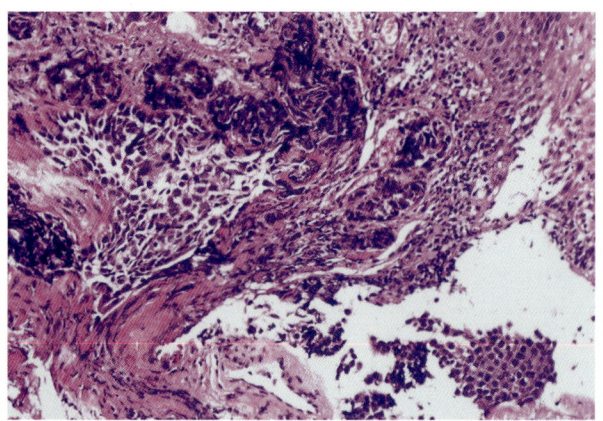

図 1-99 図 1-98 の拡大．軽度に腫大した核が密在し，不規則に配列する異型扁平上皮が粘膜固有層内にみられる．扁平上皮癌である．癌組織には部分的に挫滅が加わっている．

　　　図 1-96～99 は深切り標本の追加作製で癌と診断された検体である．当初の検体では核異型がみられる上皮片がわずかに認められる程度であるが，深切り標本では粘膜固有層内に癌組織の浸潤が認められる．

f．疣状癌

　　　乳頭状発育を示す，きわめて高分化な扁平上皮癌である．疣状癌 verrucous carcinoma とも呼ばれる．1948 年に Ackerman は口腔内の疣状癌を初めて報告している[16]．食道では，1967 年に Minielly らが 5 例報告している[17]．きわめて稀な癌であり，報告は 20 例ほどである[18]．細胞異型に乏しく，浸潤傾向が少ないことから，癌との診断が難しい場合が多い．

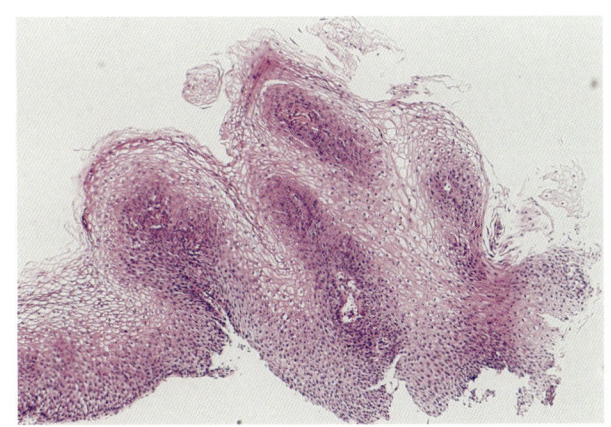

図 1-100　疣状癌から採取された生検標本．乳頭腫に似た増殖を示す扁平上皮であり，基底層側の核は軽度に腫大し，増生する．

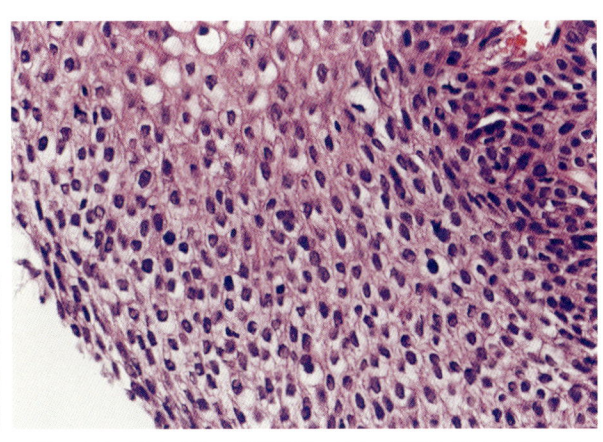

図 1-101　図 1-100 の基底層側の拡大．軽度に腫大した核がやや不規則な配列を示し，密在する．生検診断では低異型度上皮内腫瘍と診断されたが，ESD 切除標本との対比では疣状癌と見なおされる．

　　図 1-100，101 は深達度 M の疣状癌から採取された生検標本である．乳頭腫に類似した扁平上皮の増殖がみられ，基底層側に軽度に腫大した核が密在して認められる．核の大小不同はみられず，生検診断は低異型度上皮内腫瘍と診断されていた．

2　類基底細胞（扁平上皮）癌

　　類基底細胞（扁平上皮）癌 basaloid (-squamous) carcinoma は，1986 年に Wain らによって下咽頭，舌，喉頭を主とする，稀ではあるが進行性の腫瘍として報告されている[19]．食道では Tsang らが報告しているが[20]，それまでは腺様囊胞癌と診断されている．食道癌の 1％程度の頻度と報告されていたが，疾患概念と診断基準が一定化してきたことにより最近では 3.2％との報告がある[21]．
　　比較的なだらかな立ち上がりを示す隆起性病変が多く，粘膜下腫瘍様の形態を示すものが少なくない．
　　組織学的には，基底細胞に類似した小型の腫瘍細胞が，大小の充実性胞巣を形成して，あるいは索状に増殖する．腫瘍細胞は細胞質に乏しく，核・細胞質比が高い．核は濃染し，クロマチンは増加を示すが，核小体は不明瞭である．胞巣の内外に硝子様（基底膜様）物質の沈着が認められる．腫瘍組織は上皮に接するように増殖し，狭い範囲で基底層と連続性を示すことが多い．腫瘍の表面は正常上皮あるいは上皮内癌で覆われている．浸潤部に扁平上皮癌が混在することもある．類基底細胞癌は組織像が多彩であるが，扁平上皮，基底細胞，食道腺の導管，食道腺への分化を示すためと推定されている[21]．
　　癌胞巣内，胞巣間には硝子様の好酸性沈着物がしばしばみられる．PAS 染色，Ⅳ型コラーゲン，ラミニンの免疫染色で陽性を示す．基底膜物質に由来すると考えられている．

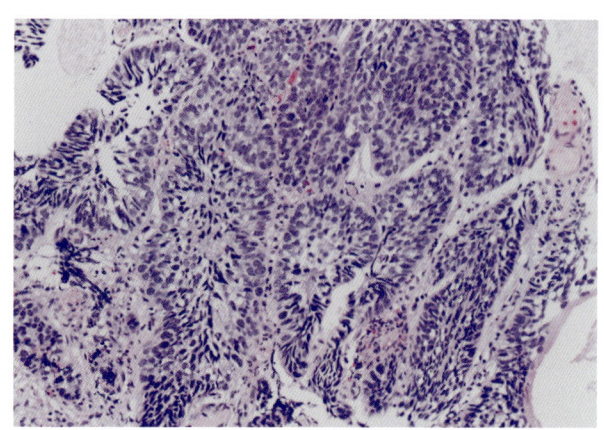

図 1-102 類基底細胞（扁平上皮）癌の生検標本．基底細胞に類似した小型の腫瘍細胞が充実性胞巣を形成して浸潤する．核は濃染し，クロマチンの増加を示し，核・細胞質比が高い．

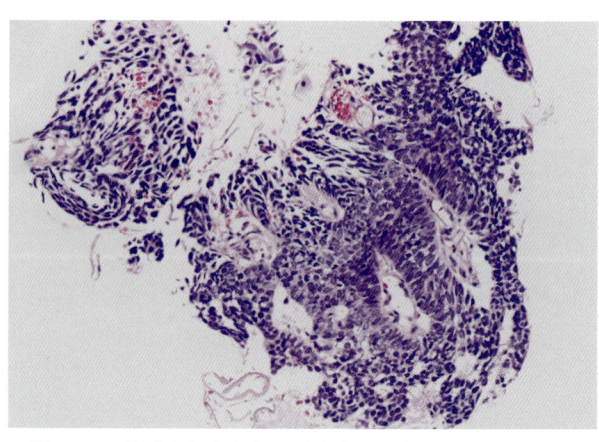

図 1-103 類基底細胞（扁平上皮）癌の生検標本．図 1-102 と同様の腫瘍細胞が索状構造を示し増生する．

　浸潤部の癌胞巣には不規則な腺様あるいは小囊胞様構造がみられ，腺様囊胞癌との鑑別が問題になる．腺様構造の内腔には PAS あるいは alcian blue 染色に染まる粘液様の好塩基性物質が認められる．腺様囊胞癌のような腫瘍細胞の二層性は認められない．また，筋上皮細胞で陽性になる S-100，SMA などの免疫染色は陰性である[22]．硝子様物質がみられる場合は，Ⅳ型コラーゲン，ラミニンの免疫染色が有用である．

　低分化扁平上皮癌との鑑別も問題になるが，癌胞巣内部に紡錘形の腫瘍細胞や，角化を伴った細胞，あるいはわずかながらの癌細胞の分化傾向を認めれば，扁平上皮癌である．一方，基底細胞に類似した多角形の腫瘍細胞が一様に増殖し，篩状構造，硝子様物質の沈着などがみられれば，類基底細胞癌と容易に診断できる．扁平上皮癌が陽性を示す CK5，6，10，13，14，18，19 のうち，類基底細胞癌は CK14，19 が陽性，CK5，6，8，10，13 が陰性であり，参考になる場合がある[23]．

　粘膜下腫瘍様の形態を示す病変では，表面を正常な扁平上皮が覆うために，生検で腫瘍組織が捉えにくいことがある．

　図 1-102〜105 は類基底細胞（扁平上皮）癌の生検標本である．図 1-102 は，基底細胞に類似した小型の腫瘍細胞が大小の充実性胞巣を形成し，浸潤している．図 1-103 は，腫瘍細胞が索状に配列している．図 1-104 は，腫瘍細胞が食道上皮の基底層にわずかに認められ，粘膜固有層内に浸潤，増殖した像を示す．図 1-105 は，腫瘍細胞の充実性胞巣とともに腺様あるいは小囊胞様構造が認められる．

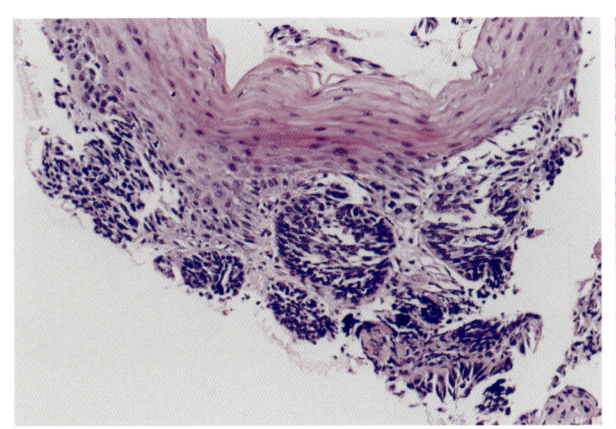

図 1-104 類基底細胞（扁平上皮）癌の生検標本．図 1-102 と同様の腫瘍細胞が食道上皮の基底層にわずかに認められ，粘膜固有層内への浸潤，増殖がみられる．腫瘍胞巣には食道上皮の基底層との連続性が追えないところもある．

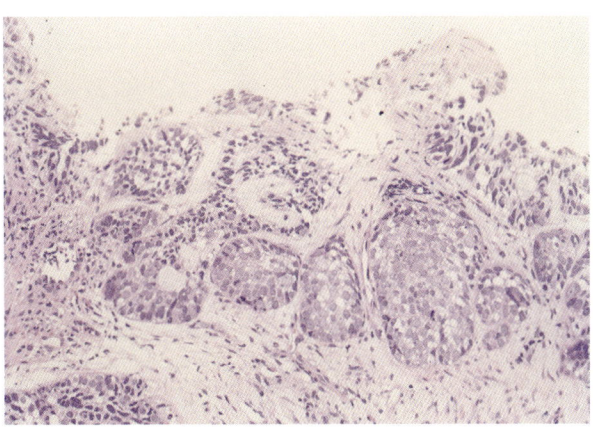

図 1-105 類基底細胞（扁平上皮）癌の生検標本．図 1-102 と同様の腫瘍細胞からなる充実性胞巣とともに，腺様あるいは小嚢胞様構造がみられる．嚢胞様構造が目立つ場合には，腺様嚢胞癌との鑑別が問題になる．

3 癌肉腫

　上皮性の癌腫と腫瘍性あるいは腫瘍類似の像を示す間葉系成分の両者からなる腫瘍をいう．1865 年に Virchow が記載したとされている．食道の癌肉腫 carcinosarcoma は 1904 年に Hausemann[24]が初めて記載し，Stout ら[25]が初めて報告している．しかし，癌肉腫に関する用語は混乱しており，pseudosarcoma, polypoid squamous carcinoma, spindle cell squamous carcinoma, polypoid carcinoma with pseudosarcomatous features, spindle cell carcinoma, carcinoma with prominent spindle cells, carcinoma with sarcomatoid changes, polypoid carcinoma, metaplastic carcinosarcoma, polypoid spindle cell carcinoma など様々なものがあった．

　食道癌取扱い規約では，"癌肉腫"はこれまでいわゆる癌肉腫 so-called carcinosarcoma, 偽肉腫 pseudosarcoma, 真性癌肉腫 true carcinosarcoma に亜分類されていた[3]．いわゆる癌肉腫は，"間葉系"にみえる紡錘形細胞は癌細胞の"紡錘形化"によると考えられるもので，上皮性部分と"間葉系"部分に移行像がみられるものとされている．偽肉腫は，間葉系成分は線維芽細胞などの間質細胞の異常な反応性の増殖によると考えられるもので，上皮性部分は上皮内癌ないし微小浸潤癌として認められることが多く，両成分の混在はあっても移行像は認められないものとされている．真性癌肉腫は，間葉系成分は真の間葉系腫瘍で，癌腫成分との間に移行はみられないものとされている．間葉系成分中に，骨，軟骨，筋などへの分化が認められれば，診断は容易であると記載されている．しかし，板橋は癌肉腫の組織発生を上皮一元説とし，偽肉腫あるいは真性癌肉腫の存在に否定的な見解であった[26]．癌腫と間葉系腫瘍との移行が問題にされているが，いわゆる癌肉腫でも上皮の広範な欠落などのために移行像が捉えられないものもあり，間葉系成分が腫瘍性か反応性かの判定が難しい症例が少なくないのが実際で

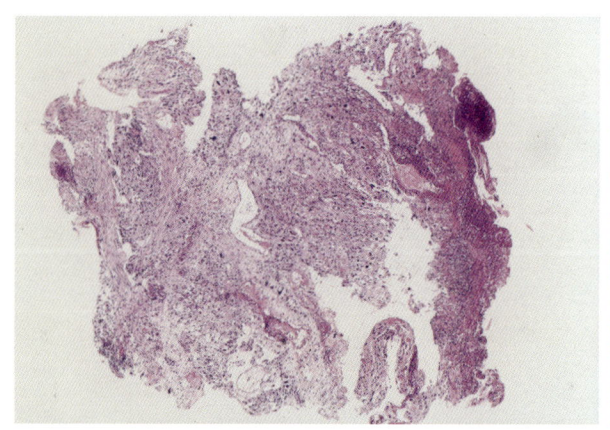

図1-106 癌肉腫の生検標本．扁平上皮癌と核異型のみられる間質細胞が増生する．

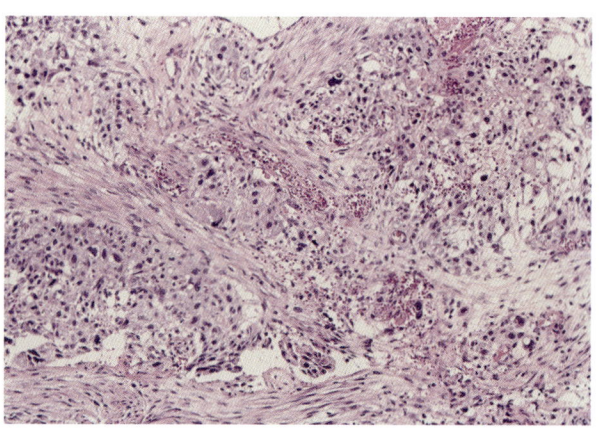

図1-107 図1-106の拡大．扁平上皮癌の浸潤がみられ，腫瘍胞巣の辺縁には結合性を失った孤在性の癌細胞が認められる．それらの中には紡錘形の形態を示すものがみられる．一方，間質には腫大した異型核を有する紡錘形細胞が増生する．不整形で大型の核も認められる．低分化傾向を示す扁平上皮癌と核異型を示す紡錘形細胞との間には移行が疑われるところがある．

あった．癌肉腫の組織発生を上皮一元説とする病理医が多くなり，2007年に改訂された食道癌取扱い規約では，間葉系成分が腫瘍性かどうかの判定が病理医によって異なること，真性癌肉腫はきわめて稀なことなどから，癌肉腫として1つにまとめている[4]．

WHOの規約では，扁平上皮癌が紡錘形細胞に変化したものとして，spindle cell (squamous) carcinomaと記載し，軟骨，骨，横紋筋などの異所性の成分が認められるものだけを癌肉腫としている[5]．また，AFIPでは，紡錘形細胞は扁平上皮癌がmetaplasiaを起こし，上皮細胞の性質を失ったものとする研究者の考えを支持し，それらは骨，軟骨，骨格筋などの特殊な間葉細胞に成熟していくとして，pseudosarcomatous squamous carcinomaと組織分類している[27]．

頻度は，本邦報告例では0.2〜2.8%であり，1%以下のものが多い．50〜60歳代の男性に多く，好発部位は胸部中部食道である．肉眼的形態は特徴的であり，有茎性あるいは亜有茎性のポリープ状を呈するものが90%以上を占める．

組織学的には，扁平上皮癌と間葉系組織の性格を有する紡錘形ないし多形性の腫瘍細胞が移行する．上皮系ならびに間葉系マーカーの染色が補助診断として用いられることが多い．上皮系マーカーとしてはEMA，CAM 5.2，AE1/AE3が，間葉系マーカーとしてはvimentinが陽性になるものが多い．Vimentinが有用なマーカーとされていたが，未分化癌や低分化扁平上皮癌で陽性になることもあり，評価が難しいことが少なくない．

図1-106，107は癌肉腫の生検標本である．核異型が高度にみられる扁平上皮癌の胞巣が認められ，その周囲には核異型を示す紡錘形細胞が増生している．

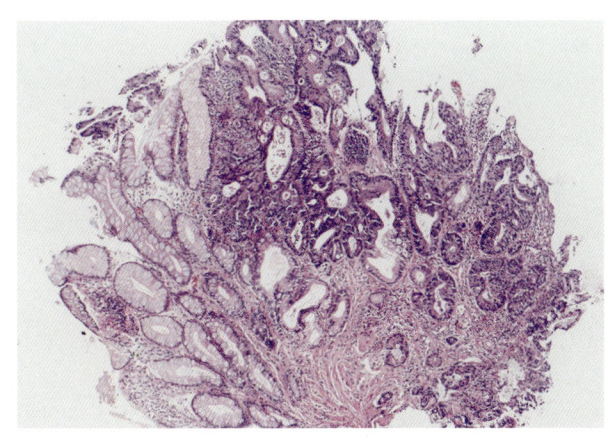

図 1-108 Barrett 腺癌の生検標本．腺管の大小不同，不整な分岐，癒合を示す異型管状腺管が増生する．周囲には腸上皮化生を伴う円柱上皮（特殊円柱上皮）がみられる．

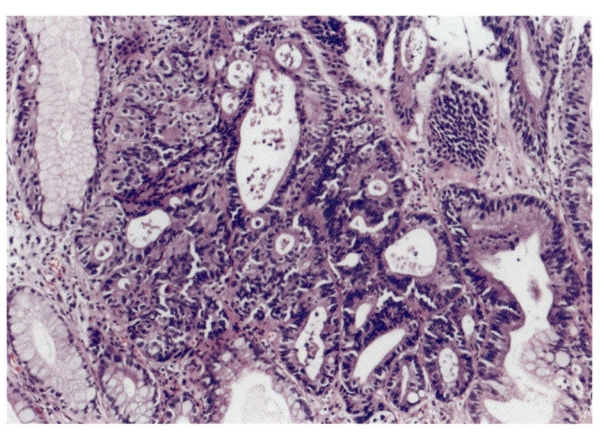

図 1-109 図 1-108 の拡大．不規則な分岐，癒合を示す異型管状腺管が密在する．腫大した核は重層性を示し，配列の乱れが認められる．中分化腺癌である．周囲には不完全型腸上皮化生がみられる．

4 腺癌

　腺癌 adenocarcinoma の記載は古典的な教科書にも認められる．その頻度は稀とされている．
　発生母地としては食道固有腺，食道噴門腺，異所性胃粘膜，胎生期初期の未分化円柱上皮の遺残，Barrett 上皮などが挙げられている．Barrett 上皮に発生する腺癌が多く，それ以外のものは稀である．また，Barrett 上皮は不完全型腸上皮化生がみられるもの（SCE）に腺癌が発生する危険性が高いとされている．近年欧米では Barrett 食道が増加し，腺癌の頻度が扁平上皮癌を上回るようになってきている．
　組織学的には胃の腺癌と同様の組織像である．管状構造を示す癌が多いが，乳頭状構造を示す癌や印環細胞癌などの報告がある．食道癌取扱い規約では，腺管ないし乳頭構築を指標として，高・中・低分化癌に亜分類と註が加えられている．
　図 1-108，109 は LSBE に認められた Barrett 腺癌の生検標本である．楕円形に腫大した核が重層性を示す異型管状腺管が不規則な分岐，癒合を示している．中分化腺癌の所見である．背景粘膜は腸上皮化生がみられる SCE である．食道粘膜を示す所見はなく，採取部位の記載がなければ，胃の管状腺癌と判断されてしまう．

5 腺扁平上皮癌

腺扁平上皮癌 adenosquamous carcinoma は腺癌と扁平上皮癌の両成分からなる腫瘍である．稀な腫瘍であり，頻度は食道癌の数%である．1947年にMcPeakら[28]が最初の記載をしたといわれている[29]．Takuboらは，178例の食道癌を検索し，5例(2.8%)が粘表皮癌を含めた腺扁平上皮癌であったと報告している[30]．

腺扁平上皮癌は扁平上皮癌の上皮内癌が表層にみられることが多く，その基底層から腺癌が分かれて発生し，浸潤あるいは扁平上皮を置換している．食道癌取扱い規約では，それぞれの成分が容易に認識できる癌に限定するとされている．いずれかの成分が小範囲(およそ20%以下)に限局している場合は，広範囲を占める像を主診断とし，小範囲を占める像を付記すると定義されている．

腺扁平上皮癌は腺管構造の判定基準が明確ではないために粘表皮癌との判別が難しいとされる．これまでの食道癌取扱い規約では腺癌・扁平上皮癌共存型(衝突癌を含む)と粘表皮癌を合わせて腺扁平上皮癌とされていた[3]．しかし，2007年に改定された食道癌取扱い規約ではWHO分類に準じて，粘表皮癌が独立している[4]．

生検標本では腺癌成分が的確に採取されないこともあり，Yachidaらは18症例中11例(61%)が扁平上皮癌，7例(39%)が腺扁平上皮癌と診断されたと報告している[31]．

6 粘表皮癌

粘表皮癌 mucoepidermoid carcinoma は扁平上皮癌の一部に粘液を含有する腺癌細胞を含む腫瘍であり，通常明瞭な腺管構造は認められない．2007年に改訂された食道癌取扱い規約ではWHO分類に準じて，腺扁平上皮癌から独立させている[4]．1961年にDodgeが初めて報告し[32]，1968年にKayが粘表皮癌 mucoepidermoid carcinoma として報告している[33]．わが国からはOsamuraらが1978年に報告している[34]．

唾液腺の粘表皮癌に似た組織像とされているが，腺癌細胞の形態が異なっている．頻度は食道癌の0.6〜3.1%と稀である．食道腺の固有腺あるいは導管，Barrett食道の円柱上皮，重層扁平上皮などからの発生が推定されている．

組織学的には，腺癌細胞は印環細胞型あるいは細胞内小囊胞を有する印環細胞型を示すもの，2層から数層の上皮細胞からなる導管様の構造を示すものがある．導管様構造の最表層には粘液を含む立方状や円柱状の細胞となることが多く，拡張した内腔に粘液や壊死組織が認められる．しかし，腺扁平上皮癌と同様に生検標本で腺癌細胞を含む部分が採取されることは少ない．

図 1-110，111は類表皮癌の生検標本である．扁平上皮癌の一部に腺腔様構造が認められ，導管に類似した所見を示している．

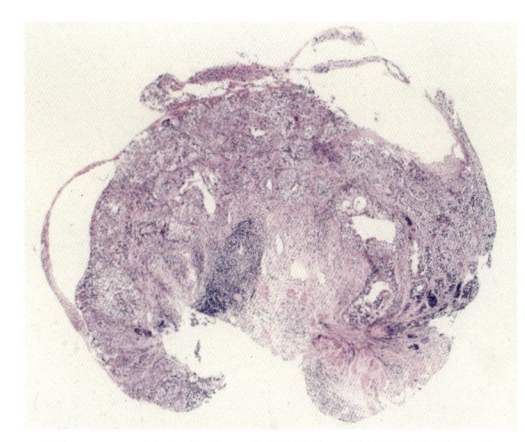

図1-110 粘表皮癌の生検標本．管腔様構造を有する扁平上皮癌が粘膜固有層に浸潤する．

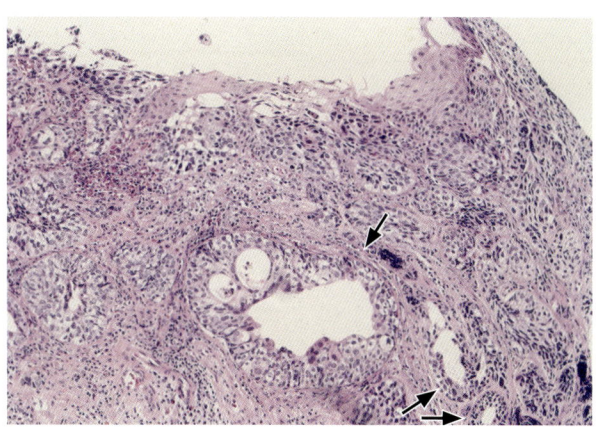

図1-111 図1-110の拡大．腫大した核が増生し，不規則に配列する扁平上皮癌の浸潤がみられ，腫瘍胞巣の中には管腔様構造がみられるが，拡張した導管に類似した所見がみられるところがある（矢印）．

7 腺様囊胞癌

　腺様囊胞癌 adenoid cystic carcinoma は唾液腺の同名の腫瘍と同様の組織形態を示す癌である．1954年に United States Naval Medical School の Color Atlas of Pathology に掲載されているようである[35]が，報告例は1958年の Bergmann らの論文が初めてである[36]．頻度は稀である．

　組織学的には細胞質のきわめて乏しい小型な細胞が，篩状構造，充実性胞巣，あるいは索状構造を形成して増殖する．導管細胞様細胞と筋上皮細胞からなり，二層性を示す．導管様構造の内腔にはムチカルミン染色陽性あるいは alcian blue-PAS 染色で淡青色に染まる上皮性の粘液が含まれる．組織診断では類基底細胞（扁平上皮）癌との鑑別が問題となる．

　食道の腺様囊胞癌はその存在に疑問がもたれている．Epstein らは，唾液腺原発のものと異なる病理組織所見であることから，carcinoma with adenoid cystic differentiation と呼称している[37]．Tsang らは食道の腺様囊胞癌は上気道領域に発生する類基底細胞癌と同じものではないかと疑問視している[20]．Rosai は食道の腺様囊胞癌と診断されるきわめて予後の悪い一群の癌に対して，類基底細胞癌の名称を用いることを勧めている[38]．AFIP の教科書では類基底細胞癌の項に misnamed adenoid cystic carcinoma と附記されており，食道の腺様囊胞癌には唾液腺原発のものに類似したものと，それとは生物学的態度が異なる進行の速い病変が含まれているとしている[27]．そして，後者の組織異型度は高く，上皮部分には異型扁平上皮が認められることから，扁平上皮癌の特殊型ではないかと述べている．小林らは類基底細胞癌の多彩な組織像を解析し，その中で腺様囊胞癌は食道腺へ分化した類基底細胞癌の部分像であると述べている[21]．

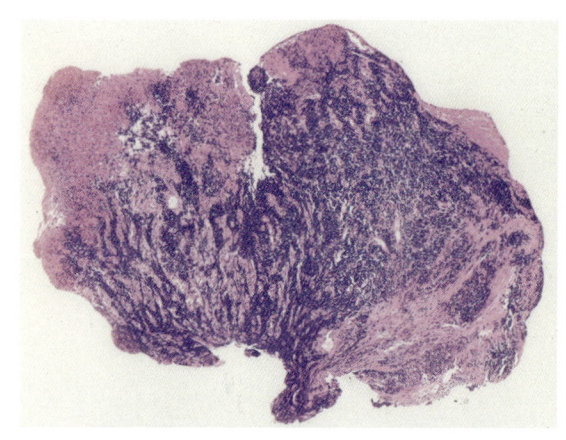

図1-112　内分泌細胞癌（小細胞型）の生検標本．クロマチンに富む腫瘍細胞がびまん性に浸潤する．表面には壊死物が付着している．

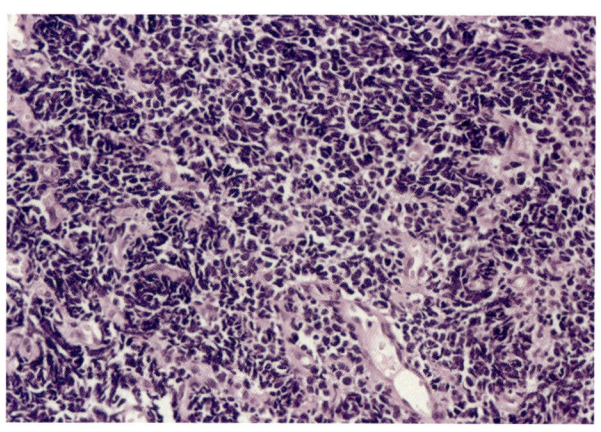

図1-113　図1-112の拡大．小型で細胞質に乏しく，クロマチンに富む類円形核を有する腫瘍細胞が大小の胞巣を形成して浸潤する．腫瘍細胞は肺の小細胞癌に類似している．本例は免疫染色で内分泌腫瘍であることを確かめている．

8　内分泌細胞癌

　これまで小細胞型未分化癌と診断されていたものには内分泌顆粒を有するものが多く，小細胞癌とも呼ばれていた．2007年に改訂された食道癌取扱い規約では内分泌細胞癌 endocrine cell carcinoma に分類している[4]．

　1952年にMckeownがoat cell carcinomaとしたのが初報告とされている[39]．わが国では1973年に谷口らが報告しているが，ACTH産生腫瘍であった[40]．稀な腫瘍であり，頻度は0.05～4％である．わが国の食道癌全国登録では2％に満たない．進行癌が多いが，食道表在癌では0.2％の頻度である．肉眼的には，粘膜下腫瘍様の形態を示すものが多いが，癌巣表面が崩れると，0-Ⅲ型あるいは2型を呈する．

　組織学的には，腫瘍細胞が大小の胞巣を形成し，ときに不規則な索状ないしはリボン状配列，ロゼット形成などの組織像を示す．腫瘍細胞の大きさから，小細胞型と非小細胞型に分けられるが，後者は稀である．小細胞型の腫瘍細胞は，比較的小型で細胞質に乏しく，円形から類円形の核はクロマチンに富み，核小体は目立たない．採取時の挫滅が加わりやすく，生検診断が難しいことがある．

　確定診断にはGrimelius染色により好銀性顆粒を証明するか，あるいは免疫染色でchromogranin A，synaptophysin，CD56（N-CAM）など内分泌腫瘍マーカーの陽性を確認する必要がある．Synaptophysinの陽性率は高く，chromogranin Aは70～80％ほどであるが，CD56の陽性率は研究者により異なり，すべて陰性であったとの報告もある．

　形態学的には，低分化な扁平上皮癌，悪性黒色腫，悪性リンパ腫，類基底細胞癌などが鑑別に挙げられる．

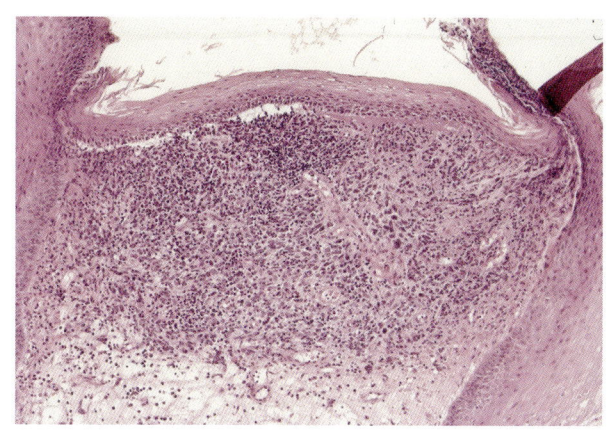

図 1-114　悪性黒色腫の生検標本．粘膜固有層に大型で不整形な核を有する腫瘍細胞がびまん性に浸潤している．

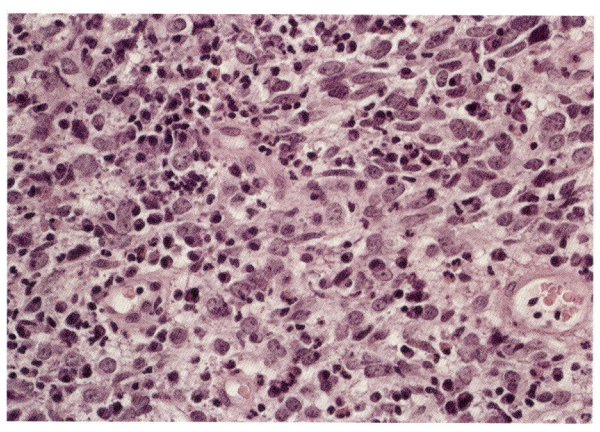

図 1-115　図 1-114 の拡大．大型で核質が粗造な不整形核を有する腫瘍細胞がびまん性に浸潤する．メラニン顆粒は認められない．HMB-45 染色で陽性を示し，amelanotic melanoma と診断されている．

　　　図 1-112，113 は内分泌細胞癌（小細胞型）の生検標本である．クロマチンに富む円形から類円形の核が大小の胞巣を形成し，浸潤する．

9　未分化癌

　未分化癌 undifferentiated carcinoma は，食道癌取扱い規約では分化の方向が決め難い癌とされている[4]．これまでは，肺の小細胞癌に類似した小細胞型と，それに分類することができない非小細胞型に亜分類され，小細胞型には神経内分泌顆粒を有するものがあると記載されていた[3]．しかし，小細胞型未分化癌は内分泌細胞癌に分類されることになり，これまでより狭義の意味で用いられることになった．かなり稀な組織型になるが，他臓器との整合性を考えるのであれば，新しい組織型分類の方が適切である．

　組織学的には，小ないしは大型の腫瘍細胞が特定の構造や細胞分化を示さず，充実性に増殖する腫瘍であり，免疫染色を含む種々の検索で細胞分化の方向性が決め難い癌である．

10　悪性黒色腫

　食道原発の悪性黒色腫 malignant melanoma は，1906 年に Baur が初めて報告したとされている[41]．組織学的な症例報告は 1952 年に Garfinkle らが初めてしている[42]．稀な疾患であり，国内で約 40 例，世界的には約 140 例の報告がある．中下部食道に好発し，男女比は 2：1，平均年齢は 60 歳である．

広基性ポリープ状を呈するものが多い．割面では黒色部分がみられることが多い．腫瘍辺縁には黒色調のしみ出しが認められる．

　組織学的には，腫瘍細胞は多稜形や紡錘形で大型の核を有し，核小体が目立つ．相互封入像や，ときに核内に細胞質の陥入（核内偽封入体）がみられる．細胞質内にメラニン顆粒が観察されるが，amelanotic melanomaでは認められない．腫瘍細胞は粘膜上皮内の基底層を進展するが，そのような所見をjunctional activityと呼ぶ．この所見が認められれば原発とされ，転移性病変と鑑別される．

　S-100，NSE，HMB-45，Melan-Aなどの免疫染色が陽性を示す．発色剤のDABで発赤した場合に，後染色としてギムザ染色を用いるとメラニン色素との鑑別が容易になる．

　メラノサイトーシスが前癌病変の1つとして考えられている．

　図1-114，115は悪性黒色腫の生検標本である．大型の核を有する腫瘍細胞が粘膜固有層内でびまん性に浸潤している．メラニン顆粒はみられず，amelanotic melanomaである．

【文献】
1) 日本食道学会（編）：食道癌取扱い規約，第1版．金原出版，1969
2) 日本食道学会（編）：臨床・病理 食道癌取扱い規約，第2版．金原出版，1972
3) 日本食道学会（編）：臨床・病理 食道癌取扱い規約，第8版．金原出版，1992
4) 日本食道学会（編）：臨床・病理 食道癌取扱い規約，第10版．金原出版，2007
5) Gabbert HE, Shimoda T, Hainaut P, et al : Squamous cell carcinoma of the esophagus. In : Hamilton SR, Aaltonen LA (eds) : World Health Organization Classification of Tumours, Pathology and Genetics of Tumours of the Digestive System. p10, IARC, Lyon, 2000
6) 喜納 勇：食道癌．中村恭一，喜納 勇（編）：消化管の病理と生検組織診断，pp10-12，医学書院，1980
7) 緒方知三郎，三田村篤志郎，緒方富雄：第六章 腫瘍 第三 腫瘍の各型 第三 未熟の上皮性の腫瘍（癌腫）癌腫の各型 扁平上皮癌（類癌）．病理解剖學總論（下の巻）．pp968-972，南山堂，1933
8) 日本食道学会（編）：臨床・病理 食道癌取扱い規約，第3版．金原出版，1973
9) 日本食道学会（編）：臨床・病理 食道癌取扱い規約，第9版．金原出版，1999
10) 中村恭一，西沢 護，牧野哲也，ほか：早期食道癌の病理組織学的所見―その診断と発育・進展について．胃と腸 20：1275-1284，1985
11) 渡辺英伸，多田哲也，岩渕三哉，ほか：食道"dysplasia"の存在意義はあるのか．胃と腸 26：133-140，1991
12) 大倉康男，中村恭一，細井董三，ほか：生検による経過観察からみた食道の早期癌と"dysplasia"―癌組織発生と生検組織診断基準について．胃と腸 26：141-152，1991
13) 大倉康男，中村恭一，神野伸司：食道表在癌の生検組織診断．病理と臨床 10：618-626，1992
14) 渡辺英伸，松田圭二：症例検討：食道dysplasia（異形成）の組織診断．胃と腸 31：705-761，1996
15) 大倉康男：症例検討：食道扁平上皮dysplasiaの組織診断―特集のまとめ．胃と腸 42：187-218，2007
16) Ackerman LV : Verrucous carcinoma of the oral cavity. Surgery 23 : 670-678, 1948
17) Minielly JA, Harrison EG Jr, Fontana RS, et al : Verrucous squamous cell carcinoma of the esophagus. Cancer 20 : 2078-2087, 1967
18) Osborn NK, Keate RF, Trastek VF, et al : Verrucous carcinoma of the esophagus : clinicopathophysiologic features and treatment of a rare entity. Dig Dis Sci 48 : 465-474, 2003
19) Wain SL, Kier R, Vollmer RT : Basaloid-squamous carcinoma of the tongue, hypopharynx, and larynx : report of 10 cases. Hum Pathol 17 : 1158-1166, 1986
20) Tsang WY, Chan JK, Lee KC, et al : Basaloid-squamous carcinoma of the upper aerodigestive tract and so-called adenoid cystic carcinoma of the oesophagus : the same tumour type? Histopathology 19 : 35-46, 1991
21) 小林 豊，下田忠和，中西幸浩，ほか：食道類基底細胞癌における組織像の多彩性について．胃と腸 40：371-379，2005
22) 田久保海誉，沢部元司，江崎行芳：特殊な原発性悪性腫瘍の病理．病理と臨床 12：576-581，1994
23) 大橋健一：食道原発の類基底細胞癌について．病理と臨床 20：471-478，2002

24) Hansemann D : Das gleichzeitige Vorkommen verschiedenartiger Geschulste bie derselben Person. Z Krebsforschung, 1904
25) Stout AP, Humphreys GH, Rottemberg LA : A case of carcinosarcoma of the esophagus. Am J Roentgenol 61 : 461-469, 1949
26) 板橋正幸，王卓婭，回愛民，ほか：Ⅲ．悪性腫瘍 癌肉腫．下里幸雄，井手博子，板橋正幸（編）：取扱い規約に沿った腫瘍鑑別診断アトラス 食道．pp110-115，文光堂，1994
27) Lenin KJ, Appelman HD : Tumor of the Esophagus and Stomach. pp88-90, Armed Forces Institute of Pathology, Washington DC, 1995
28) McPeak E, Arens WL : Adenoacanthoma of esophagus. Report of one case with consideration of tumor's resemblance to so-called salivary gland tumor. Arch Pathol Lab Med 44 : 385-390, 1947
29) Bell TJ, Haggitt RC, Ellis FH : Mucoepidermoid and adenoid cystic carcinomas of the esophagus. J Thorac Cardiovas Surg 79 : 438-446, 1980
30) Takubo K, Sasajima K, Yamashita K, et al : Morphological heterogeneity of esophageal carcinoma. Acta Pathol Jpn 39 : 180-189, 1989
31) Yachida S, Nakanishi Y, Shimoda T, et al : Adenosquamous carcinoma of the esophagus ? Clinicopathological study of 18 cases. Oncology 66 : 218-225, 2004
32) Dodge OG : Gastro-oesophageal carcinoma of mixed histological type. J Pathol Bacteriol 81 : 459-471, 1961
33) Kay S : Mucoepidermoid carcinoma of the esophagus. Report of two cases. Cancer 22 : 1053-1059, 1968
34) Osamura RY, Sato S, Miwa M, et al : Mucoepidermoid carcinoma of the esophagus. Report of an unoperated autopsy case and review of literature. Am J Gastroenterol 69 : 467-470, 1978
35) US Naval Medical School : Color Atlas of Pathology. p234, JB Lippincott, Philadelphia, 1954
36) Bergmann M, Charnas RM : Tracheobronchial rests in the esophagus. Their relation to some benign structures and certain types of cancer of the esophagus. J Thorac Surg 35 : 97-104, 1958
37) Epstein JI, Sears DL, Tucker RS, et al : Carcinoma of the esophagus with adenoid cystic differentiation. Cancer 53 : 1131-1136, 1984
38) Rosai J : Basaloid carcinoma. Ackerman's Surgical Pathology, 7th ed. pp480-481, CC Mosby, St Louis, 1989
39) Mckeown F : Oat cell carcinoma of the esophagus. J Pathol Bacteriol 64 : 889-891, 1952
40) 谷口健三，岩永 剛，神前五郎，ほか：ACTH 産生食道癌の2例．最新医学 28：1834-1837, 1973
41) Baur EH : Ein Fall von Primaerem Melanom de Oesophagus. Arb Geb Pathol Anat Inst Tuebingen 5 : 343-354, 1906
42) Garfinkle JM, Cahan WG : Primary melanocarcinoma of the esophagus : first histologically proved case. Cancer 5 : 921-926, 1952

I 長期経過観察された食道粘膜癌の生検診断

　内視鏡診断と治療法の進歩により，生検検査を行わずに診断と治療を兼ねた内視鏡的治療を粘膜内病変に対して行う内視鏡医がみられる時代に変わってきているが，一般的には病変の確定診断のために生検診断が行われている．生検診断で癌が強く疑われる場合には，期間をおかずに再生検が行われるか，確定診断をつける目的を含めて内視鏡的切除が行われる．一方，腫瘍性異型を認めるものの，癌が強く疑われない場合には，経過観察され，数か月後に再生検が行われる．また，炎症性異型がより考えられる場合も経過観察が行われるが，再生検はすぐには行われず，半年あるいは1年後というように経過観察期間はより長いものになる．現在では内視鏡診断がより精緻になり，病理医も上皮内癌の診断に習熟してきているが，上皮内癌の診断に経験が少ない施設では確定診断がつきづらい症例や腫瘍性病変が見逃されてしまうことがある．それと同様のことが，食道表在癌の発見，診断に苦慮していた時代にみられている[1]．

　確定診断がつかないために経過観察され，最終的に切除された癌症例は，発育進展過程における肉眼型，大きさなどの形態変化や組織所見の変化を知ることができる貴重なものである．そのような症例には癌と診断されたのにもかかわらず，切除を拒否された症例[2-5]や，他臓器の疾患で治療が行えない症例[6]があり，また，生検診断で癌との確定がつかないために経過観察となった症例がある[7-10]．さらには，短期間の間に形態変化を示した症例，過去の検査時点では病変に気づかず，retospective に検討されるものもある．病理診断の立場からは，生検診断で癌との確定がつかないために経過観察となった症例は経過観察中の生検診断を切除標本の病変の組織像と比較して見直すことができ，組織異型所見の変化を知ることや，また癌組織診断基準の確立に役立つものである．

　筆者は，東京都がん検診センターで生検検査を行いながらも3年以上の経過観察となり，最終的に切除された粘膜癌を6例経験している（**表 1-11**）．いずれも1980年代から1990年代に

表 1-11　長期経過観察症例．

	年齢	肉眼型	深達度	最大径	観察期間
YY	65歳	0-Ⅱa＋Ⅱb	m1	1.5 cm	10年6か月
HY	77歳	0-Ⅱc	m2	3.0 cm	6年11か月
IK	77歳	0-Ⅱc	m3	2.5 cm	5年6か月
SK	69歳	0-Ⅱc	m1	1.0 cm	5年5か月
IH	69歳	0-Ⅱc＋Ⅱb	m1	3.0 cm	4年10か月
TT	72歳	0-Ⅱc	m1	5.7 cm	4年5か月

性別は全員男性．

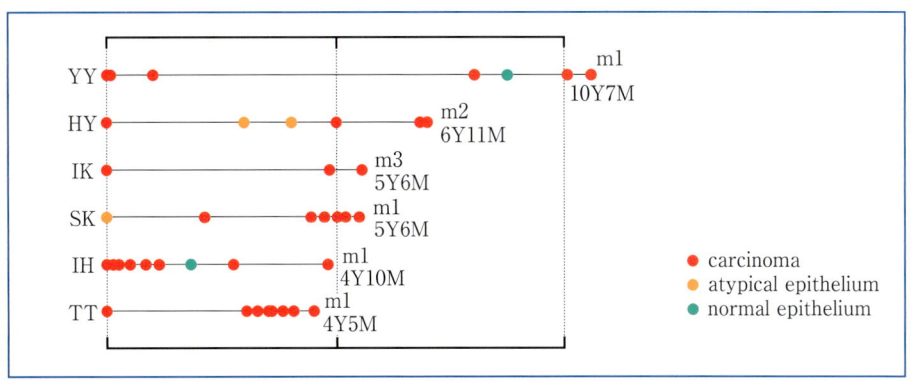

図 1-116 長期経過観察された食道粘膜癌症例の見直した生検診断.

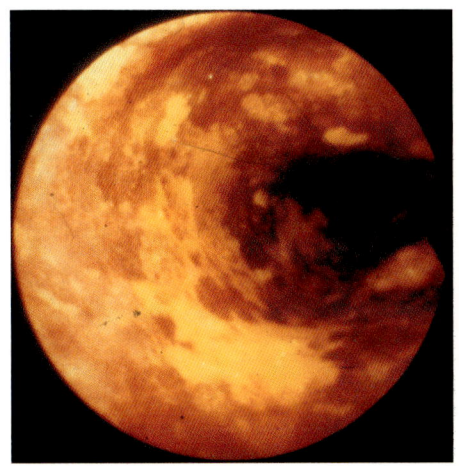

図 1-117 初回検査から 3 か月後の内視鏡検査のヨード染色像. 食道の左側から後壁側にかけて, 境界不明瞭で不均一なヨード不染帯がみられる.

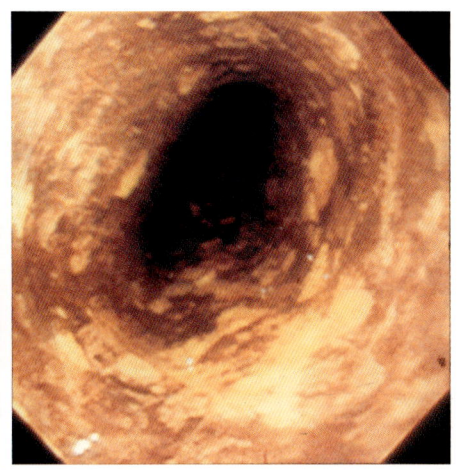

図 1-118 1 年 2 か月後の内視鏡検査のヨード染色像. 図 1-117 とほぼ同様の境界不明瞭で不均一なヨード不染帯がみられる.

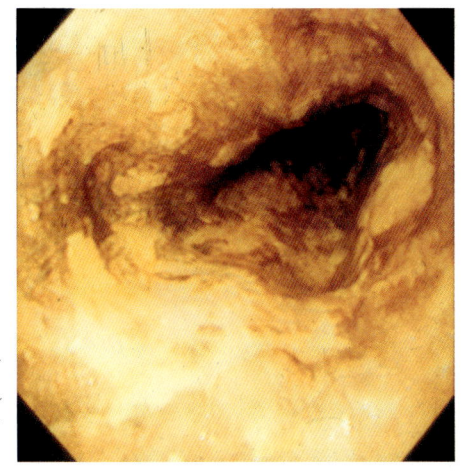

図 1-119 4 年 10 か月後の内視鏡検査のヨード染色像. 図 1-117 とほぼ同様の不染帯がみられる. 不染帯はわずかな拡がりと染色性の変化を示す.

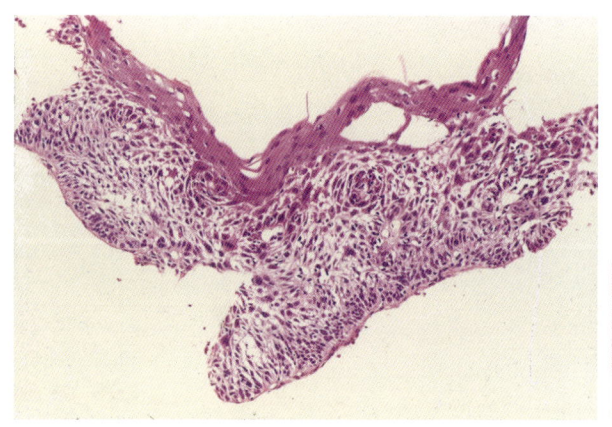

図 1-120　再検査時の生検標本．軽度から中等度に腫大した核が増生し，不規則に配列する異型上皮がみられる．核の大小不同，核・細胞質比の増加がみられる．表層の正常上皮との間にフロントがみられ，上皮内癌の所見である．

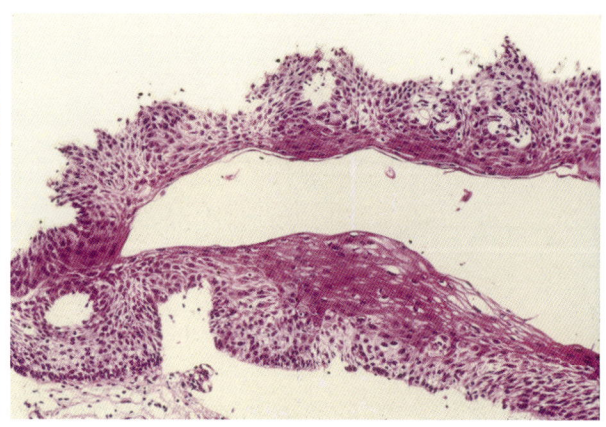

図 1-121　1 年 2 か月後の検査の生検標本．図 1-120 とほぼ同様の異型所見が認められる．

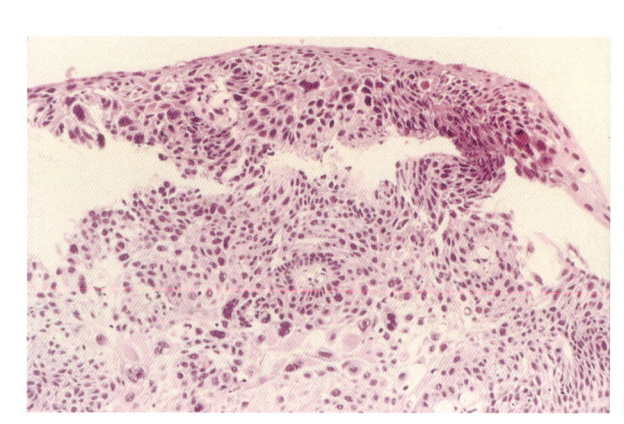

図 1-122　最終検査時の生検標本．核の大小不同，不規則な配列，核・細胞質比の増加，大型で不整な核がみられる．

　経過観察された症例であり，生検標本で上皮内癌との確定診断が難しい時期のものである．生検標本の見直し診断では，そのほとんどが癌と診断される（図 1-116）．上皮内癌といえども治療法として手術が選択される時代であり，癌と診断することを控える傾向があったことも経過観察された一因としてある．

　図 1-117～119 は，4 年 10 か月経過観察された症例[11]の初回検査から 3 か月後，1 年 2 か月後と最終検査の内視鏡写真のヨード染色像である．まだら不染を背景にして，境界がやや不明瞭な不染帯が認められる．不染帯のわずかな拡がりと染色性の変化がみられる．図 1-120～122 は経過観察中の生検標本の組織像である．図 1-120 は初回生検後 2 か月で再検された生検標本である．図 1-121 は 1 年 2 か月後，図 1-122 は最終診断時の生検標本である．図 1-120 では軽度から中等度に腫大した核が増生し，不規則に配列する異型上皮がみられる．核の大小不同，核・細胞質比の増加がみられる．表層の正常上皮との間にフロントがみられる．図 1-121

図1-123 切除標本のヨード染色像．内視鏡と同様に，境界不明瞭で不均一なヨード不染帯がみられる．組織学的検索では，大きさ3.0×2.5 cmの0-Ⅱc＋Ⅱb型病変と，大きさ0.5×0.3 cmの0-Ⅱb型病変が認められる．

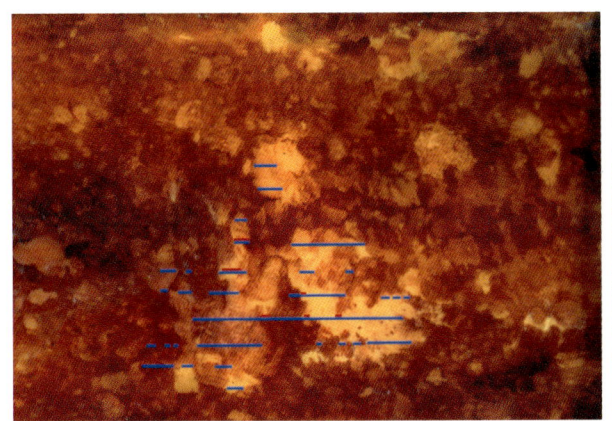

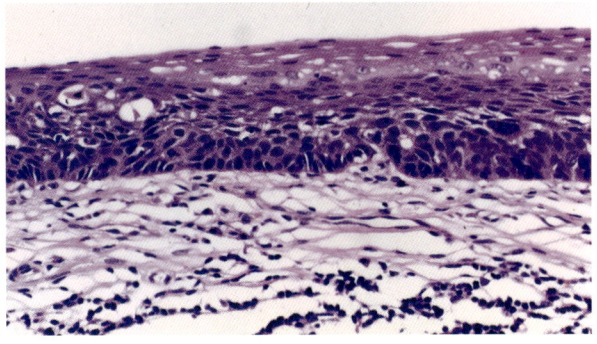

図1-124 切除標本の組織所見．軽度に腫大した核が増生し，密在する異型上皮が粘膜の下1/2層に認められる．表層の正常上皮との間にフロントがみられる．核の大小不同が軽度にみられ，核配列の乱れも認められる．上皮内癌の所見である．

は図1-120とほぼ同様の異型所見である．図1-122は核の大小不同，不規則な配列，核・細胞質比の増加，大型で不整な核がみられる．扁平上皮癌と診断している．図1-123は手術標本のヨード染色像であり，大きさ3.0×3.0 cmのまだらで，一部境界が不明瞭な不染帯を認める．0-Ⅱc＋Ⅱb型，深達度pT1a-EP(Tis)の扁平上皮癌である（図1-124）．生検標本を振り返れば，初回生検から癌と診断される症例である．

図1-125～128は，10年6か月と長期間経過観察された症例の内視鏡像である．図1-125は初回内視鏡像であり，図1-126はその1年1か月後，図1-127は8年1か月後，図1-128は最終検査時の内視鏡像である．小不染帯として捉えられた病変は少しずつ大きくなり，最終的には境界明瞭で不整な大きさ1.0 cmの不染帯として認められる．それぞれの検査で採取された生検標本は図1-129～132のとおりである．図1-129では上皮の基底側に核の軽度腫大，大小不同，核・細胞質比の増加が認められる．図1-130は採取が不十分な検体であり，軽度に腫大した異型核が認められる．図1-131では図1-129に類似した異型核がより密在して認められる．図1-132は図1-131に類似した異型核がやや不規則に配列する異型上皮が乳頭状下方進展を示す．表層の正常上皮との間にフロントが認められる．上皮内癌と最終診断し，内視鏡的粘膜切除術が行われている．図1-133は切除標本のヨード染色像である．分割切除であるが，大きさ1.0 cmの0-Ⅱc型病変が認められる．組織学的には，軽度に腫大した核が不規則に配列し，密在する（図1-134）．核の大小不同が軽度に認められ，核・細胞質比の増加がみられる．深達度pT1a-EP(Tis)の扁平上皮癌である．生検標本を振り返れば，図1-129の核異型は癌と捉えるべきであり，初回生検から癌と診断される症例である．

これらの2症例を含めて，すべての検体とも初回検査時から上皮内癌あるいは上皮内癌を疑う生検標本である．また，経過観察中の生検標本のほとんどが上皮内癌あるいは上皮内癌を疑うものであった．組織異型所見としては，軽度の核腫大，大小不同，核・細胞質比の増加がみられる．さらに，核配列の乱れ，フロントの形成，乳頭状下方進展などがみられれば癌との診

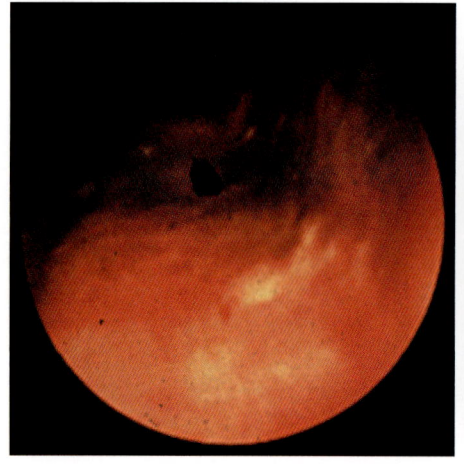

図 1-125 初回内視鏡検査の所見.境界不明瞭な小不染帯が認められる.

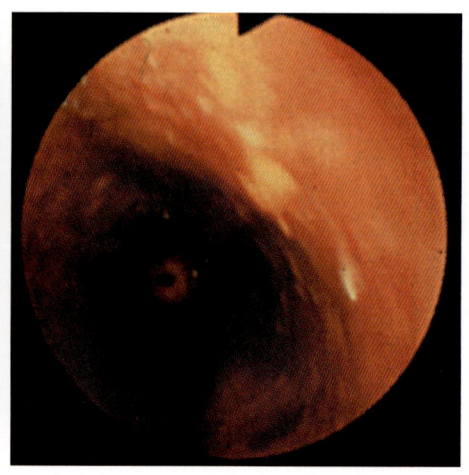

図 1-126 1年1か月後の内視鏡検査の所見.初回検査とほぼ同様の境界不明瞭な小不染帯が認められる.

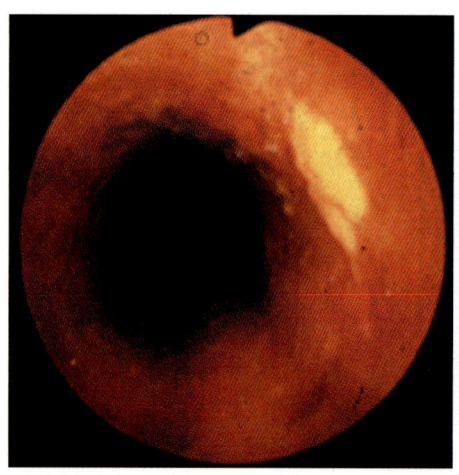

図 1-127 8年1か月後の内視鏡検査の所見.不染帯はやや大きくなり,境界が明瞭である.辺縁はやや不整形である.

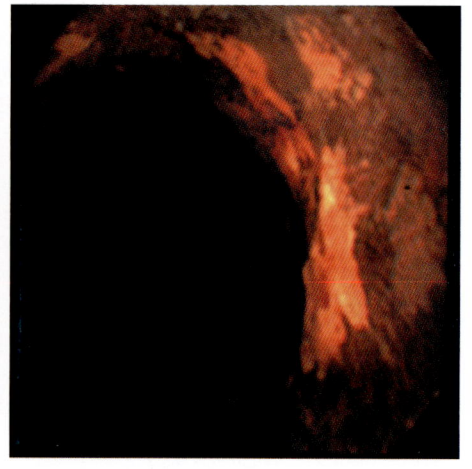

図 1-128 10年6か月後の内視鏡検査の所見.不染帯はさらに大きくなり,境界明瞭で,辺縁の不整さがより目立っている.

断は容易になる.核異型の程度が低めな場合には癌の確定が難しいが,癌と診断した標本と同じ核異型を示していることからは,見直し診断では癌と診断すべきである.いずれの標本とも見直し診断の際にp53染色を行っているが,大部分が陽性を示す結果であった.長期経過観察された粘膜癌の検討からは,dysplasiaからの癌化は少ないものである.石黒ら[12]は,同様の結果を多施設の症例を検討し報告している.

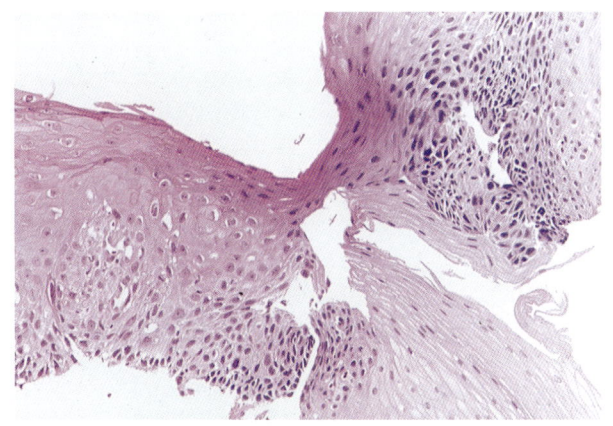

図1-129 初回検査時の生検標本．上皮の基底側に核の軽度腫大，大小不同，核・細胞質比の増加が認められる．核異型の所見からは癌が疑われる．

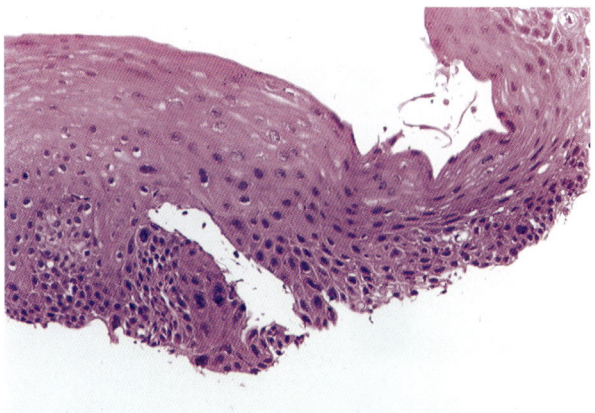

図1-130 1年1か月後の検査の生検標本．軽度に腫大した異型核が認められる．採取が不十分な検体である．

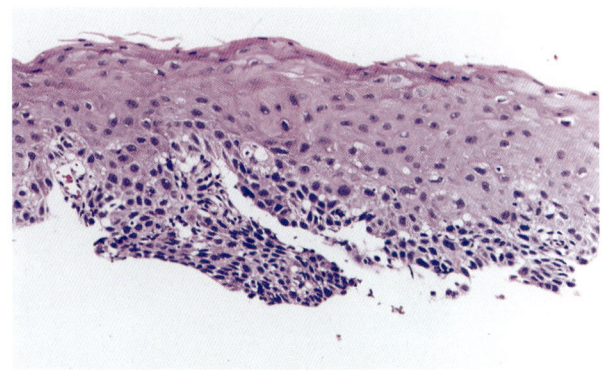

図1-131 8年1か月後の検査の生検標本．初回検査時の生検標本に類似した異型核が基底側により密在して認められる．

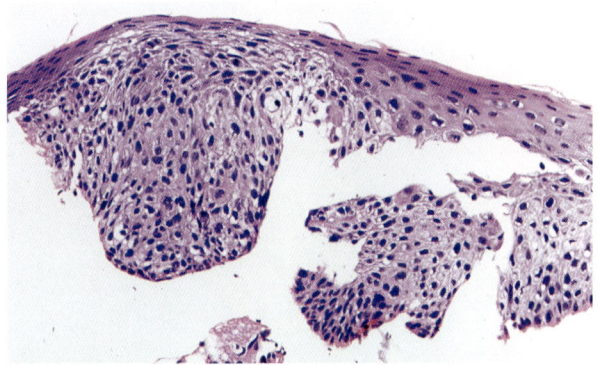

図1-132 10年6か月後の検査の生検標本．初回検査時の生検標本に類似した異型核がやや不規則に配列する異型上皮が乳頭状下方進展を示す．表層の正常上皮との間にフロントが認められる．上皮内癌と診断される．

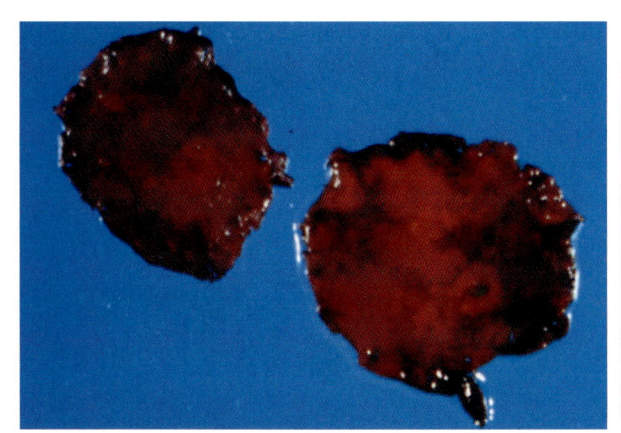

図1-133 内視鏡的粘膜切除標本のヨード染色像．分割切除標本であるが，大きさ1.0 cmの0-IIc型病変が不染帯として認められる．

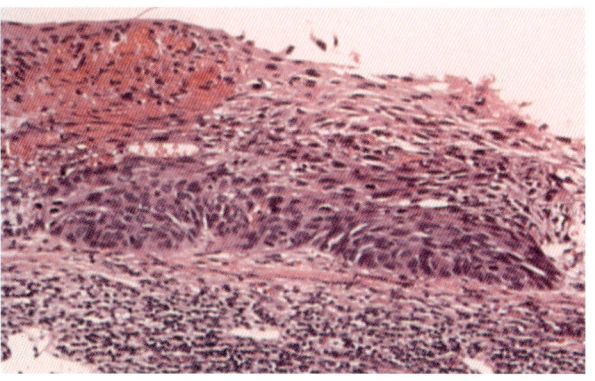

図1-134 内視鏡的粘膜切除標本の組織所見．軽度に腫大した核が不規則に配列し，密在する．核の大小不同が軽度に認められ，核・細胞質比の増加がみられる．上皮内癌の所見である．

I 長期経過観察された食道粘膜癌の生検診断

【文献】

1) 大倉康男, 中村恭一, 細井董三, ほか：生検による経過観察からみた食道の早期癌と "dysplasia"―癌組織発生と生検組織診断基準について. 胃と腸 26：141-152, 1991
2) 西沢　護, 野本一夫, 細井董三, ほか：食道癌の発育・進展― prospective and retrospective study. 胃と腸 23：1229-1237, 1988
3) 林　恒男, 武雄康悦, 今里雅之, ほか：内視鏡的に8年4か月間経過観察しえた食道表在癌の1例. 胃と腸 30：1357-1363, 1995
4) 安藤伸浩, 丹羽康正, 後藤秀実, ほか：粘膜内癌から進行癌への発育進展が内視鏡的に観察された食道癌の1例. 胃と腸 35：579-582, 2000
5) 高木靖寛, 松井敏幸, 八尾恒良, ほか：遡及的検討を含む5年6か月の内視鏡的経過観察で表在癌から進行癌に進展した食道扁平上皮癌の1例. 胃と腸 35：597-600, 2000
6) 千野　修, 島田英雄, 西　隆之, ほか：進行癌への発育進展が経過観察された食道表在癌の1例. Gastroenterol Endosc 45：241-246, 2003
7) 長野正裕, 池田　卓, 豊原時秋, ほか：Retrospective に経過観察可能であった食道癌の3例. 胃と腸 23：1243-1371, 1988
8) 名川弘一, 瀬戸泰之, 武藤泰彦, ほか：生検病理診断が経時的に変化したヨード不染帯の1例. 胃と腸 29：947-950, 1994
9) 島田英雄, 幕内博康, 町村貴郎, ほか：ヨード不染病巣の経過追跡例に認めた食道表在癌の2例. 胃と腸 30：1365-1371, 1995
10) 細井董三, 山村彰彦, 岡田利邦, ほか：長期間逆追跡しえた食道表在癌の2例. 胃と腸 30：1372-1378, 1995
11) 長浜隆司, 北野伸浩, 松下郁男, ほか：4年10か月間内視鏡的に経過観察をしえた食道粘膜癌の1例. 胃と腸 29：951-955, 1994
12) 石黒信吾, 春日井務, 星田義彦, ほか：追跡例からみた食道異形成(dysplasia)―第33回食道色素研究会「食道 dysplasia(異形成)を考える」のまとめを中心に. 胃と腸 31：695-704, 1996

J 上皮内腫瘍

1 異形成から上皮内腫瘍への移行

　異形成 dysplasia とは，1977 年に出された WHO 分類の初版では異型上皮と記載され，mild, moderate, severe に 3 分類されている[1]．そして，dysplasia は上皮内癌と区別されなければならないと述べられている．その後，1990 年に出された WHO 分類第 2 版では，Epithelial Abnormalities (Precancerous) の項に示され，子宮頸部のそれと類似していると解説されている[2]．

　一方，第 7 版までの食道癌取扱い規約では dysplasia の記載はなかったが，1992 年に出版された第 8 版から掲載されている．異形成 dysplasia は腫瘍様病変とされ，「細胞異型および構造異型を示す上皮内病変であり，上皮内癌と診断するには異型度が十分でない病変をいう．その大多数は重層扁平上皮の病変であるが，腺上皮の異形成も存在しよう．異型の程度に応じて，軽度・中等度・高度異形成に分けることができる．高度異形成と上皮内癌の鑑別は時に困難である」と記載されている[3]．組織図が掲載されているが，異形成上皮（高度）は現在では上皮内癌と診断されるものである．その後，1999 年に改訂された食道癌取扱い規約第 9 版では図が削除されている[4]．粘膜全層に異型細胞がみられない，あるいは粘膜の深層を這うように広がる上皮内癌が存在することが認識され[5,6]，さらに層構造による異型度判定ができないことが明らかにされたためである[7]．

　異形成 dysplasia は国際的に広く用いられてきた用語であるが，再生性，反応性異型などの非腫瘍性異型上皮，良悪性の判別がつかない異型上皮，癌と診断しえない腫瘍性異型上皮，上皮内癌などが含まれ，その用語が示す範囲は病理医によって異なっていた．さらには大腸では異型度を表す表現にも用いられていた．また，疾患名としてだけでなく，前癌病変という意味にも用いられたために，用語の統一性がなく，様々な混乱が生ずることになった．

　そのようなことから，2000 年に改訂された WHO の規約では，腫瘍と判定される病変を上皮内腫瘍 intraepithelial neoplasia と新たに定義している[8]．日本では 2007 年に食道癌取扱い規約が改訂され，WHO に準じた定義がなされている[9]．すなわち，「上皮の構造ならびに細胞の異常から腫瘍と判定される病変のうち，上皮内に限局するもの（非浸潤性の上皮内腫瘍性病変）を指す」と記載されている．

　上皮内腫瘍は，低異型度上皮内腫瘍 low grade intraepithelial neoplasia と高異型度上皮内腫瘍 high grade intraepithelial neoplasia に亜分類される．低異型度上皮内腫瘍は，基底層や傍基底層の細胞に類似した腫瘍細胞が上皮内の深層 1/2 までにとどまるものである．高異型度上

皮内腫瘍は腫瘍細胞が上皮内の深層1/2以上を占めるものであり，上皮内癌が含まれる．

食道癌取扱い規約第10版の定義は基本的にはWHOの規約と同様である．しかし，上皮内癌を組織異型度で定義してきた日本では癌細胞が上皮内の深層1/2までにとどまる上皮内癌の取り扱いが問題となる．WHO規約では低異型度上皮内腫瘍と判断されるが，日本では上皮内癌と診断され，診断が大きく異なることになる．そのようなことから，食道癌取扱い規約では上皮内腫瘍の説明3に「低異型度上皮内腫瘍に類似する上皮内癌があるので注意する」と記載されている．しかし，そのような病変をどのように記載するのかは示されていない．

2 組織標本における上皮内腫瘍の実態

新たに定義された上皮内腫瘍について切除標本および生検標本を見直し検討すると，切除標本では上皮内腫瘍と診断されるものはきわめて少なく，数例であった．それらはいずれも胃や大腸の良性腺腫のような病変として捉えられるものではなく，癌を疑うものの確定が難しい病変である．2007年に食道扁平上皮dysplasiaの組織診断について症例検討が行われている[10]が，半数以上の病理医がdysplasiaと診断した症例は6例であり，それらの中には腫瘍性病変かどうか判定が難しいものも含まれている[12]．それらのことからは，上皮内腫瘍とする病変は稀であり，また疾患として確立したものではない．

一方，生検標本では病変の採取量や標本の薄切面などの問題があり，癌と確定できないために上皮内腫瘍と診断されることが少なくない．杏林大学医学部付属病院（以下，杏林大）における2004〜2008年の5年間に採取された856症例1,680検体の生検組織標本と早期胃癌検診協会（以下，早胃検）における1999〜2008年の10年間に採取された1,110症例1,374検体の生検組織標本を見直して検討すると，**表1-12**のとおりである．組織診断は，正常および非腫瘍性病変，indefinite for neoplasia，低異型度上皮内腫瘍，高異型度上皮内腫瘍，上皮内癌，扁平上皮癌に分類した．食道癌取扱い規約では上皮内癌は高異型度上皮内腫瘍に含めているが，狭義の上皮内腫瘍を明らかにする目的でここでは別に分類している．検体自体の問題で癌が確定できない標本は，癌が疑われることから高異型度上皮内腫瘍とした．また，基底層側の所見が捉えられない検体で組織異型度から癌と判断されるものは，上皮内癌とはせずに扁平上皮癌とした．

杏林大では進行癌が検査される頻度が高いことから，扁平上皮癌の割合が高い．また，放射線療法や化学療法後の経過観察例が多く，その頻度は312検体（18.6％）である．Indefinite for neoplasiaの頻度がやや高いが，放射線療法や化学療法などの治療による異型が多いことが1つの要因である．低異型度上皮内腫瘍の頻度は，杏林大14検体（0.8％）であり，早胃検5検体（0.4％）である．高異型度上皮内腫瘍の頻度は，杏林大10検体（0.6％）であり，早胃検2検体（0.1％）である．上皮内腫瘍としては1％前後と少ないものである．上皮内癌の頻度は，杏林大70検体（4.2％）であり，早胃検46検体（3.3％）である．食道癌取扱い規約第10版の定義に従い上皮内癌を加えてみると，上皮内腫瘍は4〜6％になる．また，WHO分類では低異型度上皮内腫瘍

表1-12 扁平上皮から成る食道生検標本の組織診断と頻度．

	杏林大 (2004〜2008年)	早胃検 (1999〜2008年)
正常および非腫瘍性病変	1,083 (64.5%)	1,211 (88.1%)
indefinite for neoplasia (IFN)	45 (2.7%)	19 (1.4%)
低異型度上皮内腫瘍 (L-IN)	14 (0.8%)	5 (0.4%)
高異型度上皮内腫瘍 (H-IN)	10 (0.6%)	2 (0.1%)
上皮内癌	70 (4.2%)	46 (3.3%)
扁平上皮癌	458 (27.3%)	91 (6.6%)
計	1,680 検体	1,374 検体

〔大倉康男：食道癌取扱い規約に定義された上皮内腫瘍の病理組織学的検討—食道小扁平上皮癌と上皮内腫瘍．胃と腸 44：1735-1740, 2009 より〕

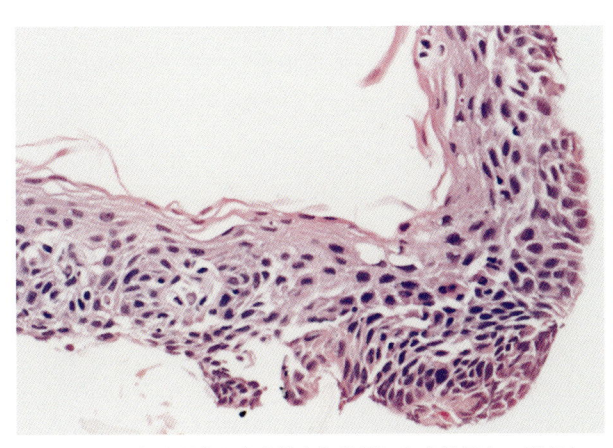

図1-135 高異型度上皮内腫瘍と診断した生検標本．軽度から中等度に腫大した核が大小不同を軽度に示し，上皮の下2/3層で増生してみられる．基底細胞の核配列の乱れが軽度にみられるが，核の重層性は目立たない．正常上皮との境界が不明瞭ではあるものの，認められる．

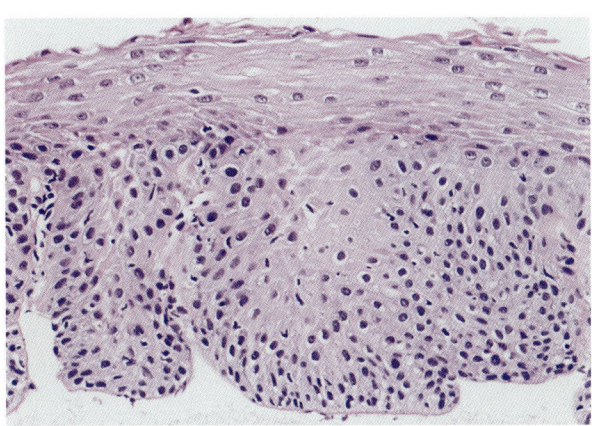

図1-136 低異型度上皮内腫瘍と診断した生検標本．軽度から中等度に腫大した核が上皮の下1/2層で軽度の増生を示す．核の大小不同や配列の乱れが軽度にみられる．核・細胞質比の増加はそれほど高くはない．異型が少ない表層部の上皮との間の境界が認められない．

と診断される上皮内癌は少なくなかった．

　生検標本においても，上皮内腫瘍は良性腫瘍と診断するようなものではなく，いずれも癌が疑われるという病変であった．図1-135は高異型度上皮内腫瘍と診断した検体である．軽度から中等度に腫大した核が大小不同を軽度に示し，上皮の下2/3層で増生してみられる．基底細胞の核配列の乱れが軽度にみられるが，核の重層性は目立たない．正常上皮との境界が不明瞭ではあるものの，認められる．しかし，高異型度上皮内腫瘍にこのような症例は少なく，多くは病変の採取量や標本作製面などの検体自体の問題で癌と確定できないものであった．図1-136は低異型度上皮内腫瘍と診断した症例である．軽度から中等度に腫大した核が上皮の下1/2層で軽度の増生を示す．核の大小不同や配列の乱れが軽度にみられる．核・細胞質比の増加はそれほど高くはない．癌を疑うが，高異型度上皮内腫瘍とするほどには異型度が高くない病変である．これらのように，高異型度上皮内腫瘍と低異型度上皮内腫瘍は異型上皮層の厚さだけでなく，組織異型度を加えて判別する必要がある．

3 上皮内腫瘍の問題点

a. 形態診断による腫瘍の判定

　　　上皮内腫瘍は，組織の異型所見から腫瘍と判定されるものとされ，「構造異常は細胞密度，細胞分化，細胞極性から判断され，細胞異常は核の大小・不整の程度，核クロマチン量，極性，核分裂数，核小体，核/細胞質比などで判断される」と食道癌取扱い規約第10版に記載されている[9]．しかし，食道扁平上皮の腫瘍性病変のほとんどは癌であり，胃や大腸の腺腫のような良性腫瘍とするような病変はなかった．上皮内腫瘍と診断したものはいずれも癌が疑われる病変であった．食道癌取扱い規約第10版の上皮内腫瘍についての説明1には「従来，本病変は異形成dysplasiaと呼ばれ」とある．新たな用語になったが，本質的なところは変わっていないように捉えられる．したがって，形態学的な上皮内腫瘍の判定は，腫瘍と診断するものではなく，癌を疑う病変ということになる．

b. 異型上皮の厚さによる亜分類

　　　上皮内腫瘍は異型細胞が粘膜内に占める層の厚さで低異型度上皮内腫瘍と高異型度上皮内腫瘍に分類される．図1-136の低異型度上皮内腫瘍は腫大した異型核が上皮の下側に密在して認められるが，上皮内癌と診断する標本と比べると，正常上皮との境界が不明瞭である．よくみると腫大した核は表層近くまで捉えることができる．異型細胞の部分をどこまでとるのかは病理医間で違いがある．また，核異型を示す上皮は乳頭状下方進展を示しているが，そのような部分で1/2層を決めることは難しいものである．それらのことからは共通した組織学的判定が行えるかどうかは疑問である．

　　　また，癌細胞が上皮内の深層1/2までにとどまる上皮内癌は低異型度上皮内腫瘍にしないようにとの説明が食道癌取扱い規約第10版に加えられているが，具体的な取り扱いの記載はない．上皮内癌であれば高異型度上皮内腫瘍に含まれることになるが，高異型度上皮内腫瘍と診断すると，層構造で分類するという定義との間に矛盾が生ずることになる．さらに，癌と認識できない病理医が低異型度上皮内腫瘍と診断してしまうと，病理医間で診断の大きな違いがみられ，臨床医の取り扱いに混乱が生ずることになる．同様に，組織異型度から癌を疑うものの異型上皮層の厚さが深層1/2までにとどまる病変は，高異型度上皮内腫瘍ではなく，低異型度上皮内腫瘍と診断されることになる．そのようなことからは，上皮内腫瘍の診断は組織異型度を総合的にみて判断されるべきであるが，異型上皮の厚さだけで異型度判定を行うことには無理があると言わざるをえない．

c. 高異型度上皮内腫瘍に上皮内癌を含める問題

　　　上皮内腫瘍の定義をつきつめると，癌が疑われる病変となる．高異型度上皮内腫瘍に上皮内癌を含めることは癌が疑われる病変に癌を入れることであり，癌の定義が不明瞭になる．また，

癌かどうかが上皮内腫瘍と上皮内癌を診断する基準になるが，高異型度上皮内腫瘍に上皮内癌を含めてしまうと両者の正確な判別が行われなくなり，癌組織診断基準が不明瞭になる．

　扁平上皮癌と診断される生検標本には，基底層の所見が認められず，上皮内癌か浸潤癌かの判別が困難なものがある．浸潤像が捉えられないことから上皮内癌としてしまうと，扁平上皮癌と診断すべきものを高異型度上皮内腫瘍としてしまうことになる．さらに，同一病変から採取された癌生検標本の中に上皮内癌の標本が含まれる場合は，高異型度上皮内腫瘍と記載すると，上皮内腫瘍由来の癌というような誤った組織発生が導き出されることも危惧される．

4　上皮内腫瘍の取り扱い方

　食道の上皮内腫瘍を胃や大腸の腺腫と同様の病変として捉えることは今のところ難しいものである．その実態は癌を疑う病変として位置づけられるものである．そのことは異形成と類似したところがある．しかし，新たに腫瘍性と定義したことで異形成に生じた問題の一部は解決されたといえる．

　上皮内腫瘍が癌を疑うものということになると，その診断には明確な上皮内癌の組織診断基準が必要である．その基準があいまいであれば，上皮内腫瘍の診断ができないことになる．一般の病理医は高異型度上皮内腫瘍と上皮内癌を一緒にすることで診断が容易になる利点を挙げるが，両者をまとめてしまうことで，判別点である癌組織診断基準が不明瞭になる．上皮内癌が不明瞭であれば，上皮内の深層1/2までにとどまる上皮内癌が低異型度上皮内腫瘍とされてしまうという問題が生ずることになる．

　粘膜の深層1/2にとどまる上皮内癌は，WHO分類では低異型度上皮内腫瘍と診断されるが，食道癌取扱い規約では高異型度上皮内腫瘍と診断される．癌組織診断基準が日本と欧米とでは異なるにもかかわらず，同じ分類方法を用いたために生ずる問題である．上皮内癌の存在を認めてきた日本独自の癌組織診断基準の上に上皮内腫瘍の分類を築くためには，上皮内癌を含めるべきではない．

　また，上皮内癌は悪性腫瘍であるにもかかわらず，扁平上皮癌に含まれていた記載がなくなり，高異型度上皮内腫瘍に含められたために，癌の定義が不明瞭なものになってしまっている．深達度の項では癌として扱われる病変が，組織型では上皮内腫瘍に分類されることから，規約上の取り扱いにも混乱が生じている．上皮内癌は上皮内腫瘍と分けて扱うべきである．

　以上のような問題を解決するためには，上皮内癌の組織診断基準を確立することが最優先される．そして，上皮内腫瘍の亜分類は癌を疑う程度で分類されるべきである．異型細胞が上皮内で占める割合だけでなく，組織異型度の所見を合わせて診断すべきである．一方，治療の立場からは高異型度上皮内腫瘍と上皮内癌を一緒に取り扱うことは問題がない．したがって，高異型度上皮内腫瘍と上皮内癌を一緒にするという事項は癌取扱い規約にではなく，治療ガイドラインに記載すべきである．

【文献】
1) Oota K, Sobin LH : Histological Typing of Oesophageal and Gastric Tumours. Springer-Verlag, Berlin, 1977
2) Watanabe H, Jass IP, Sobin LH : Histological Typing of Oesophageal and Gastric Tumours, 2nd ed. Springer-Verlag, Berlin, 1990
3) 日本食道学会（編）：臨床・病理 食道癌取扱い規約，第8版．金原出版，1992
4) 日本食道学会（編）：臨床・病理 食道癌取扱い規約，第9版．金原出版，1999
5) 渡辺英伸，岩渕三哉，井手博子：表在食道癌の病理組織診断における問題点．胃と腸 20：1285-1292, 1985
6) 板橋正幸，廣田映五，森浦滋明，ほか：表在食道癌の病理学的診断—肉眼的および組織学的診断と問題点．胃と腸 20：1293-1302, 1985
7) 渡辺英伸，中川 悟，遠藤泰志，ほか：食道扁平上皮の上皮内癌と異形成の組織診断．胃と腸 30：407-416, 1995
8) Gabbert HE, Shimoda T, Hainaut P, et al : Squamous cell carcinoma of the esophagus. In : Hamilton SR, Aaltonen LA (eds) : World Health Organization Classification of Tumours, Pathology and Genetics of Tumours of the Digestive System. p10, IARC, Lyon, 2000
9) 日本食道学会（編）：臨床・病理 食道癌取扱い規約，第10版．金原出版，2007
10) 大倉康男：症例検討 食道扁平上皮 dysplasia の組織診断—特集のまとめ．胃と腸 42：187-218, 2007

K 良悪性の鑑別診断

　食道生検標本における異型は基本的に炎症性異型か腫瘍性異型かに分けられる．腫瘍性異型の多くは癌である．癌が疑われるが確定できない腫瘍性異型は上皮内腫瘍と診断される．良性病変としての上皮内腫瘍はきわめて稀である．それ以外のものは異型上皮巣 atypical epithelium あるいは indefinite for neoplasia と診断される．生検検体で認められる異型組織の多くは炎症性異型か腫瘍性異型であることからは，それぞれの判定基準を確立しておくことが病理診断では重要になる．

　炎症性変化が加わった食道扁平上皮では，上皮の肥厚，延長がみられ，基底層側の核は軽度から中等度の腫大を示す．それらの異型と腫瘍性病変を判別しなければならないが，炎症性変化によって延長した上皮は先が尖ったような形態をとることが多い．核はほぼ均一な大きさであり，重なりが少なく，細胞間橋が明瞭なことが多い．また，基底層側の核配列の乱れも少ない．

　一方，上皮内の腫瘍性病変には様々な程度で炎症性変化が加わることが多く，炎症性異型との判別に悩むことがある．腫瘍性を判定するためにはフロントの有無に注意を払う必要がある．

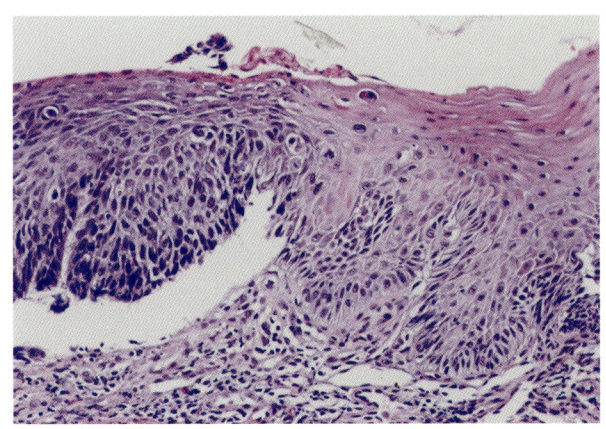

図 1-137　炎症性異型を示す上皮と癌上皮が移行する生検標本．左側には腫大した異型核が密在する癌上皮が認められ，乳頭状下方進展を示す．右側には炎症性変化に伴う増生を示す上皮がみられる．基底層側の核が軽度に腫大した上皮が表皮突起の延長を示している．いずれも類似した上皮の下方進展の所見がみられるが，核異型の所見が異なるとともに，両上皮間にはフロントが認められる．

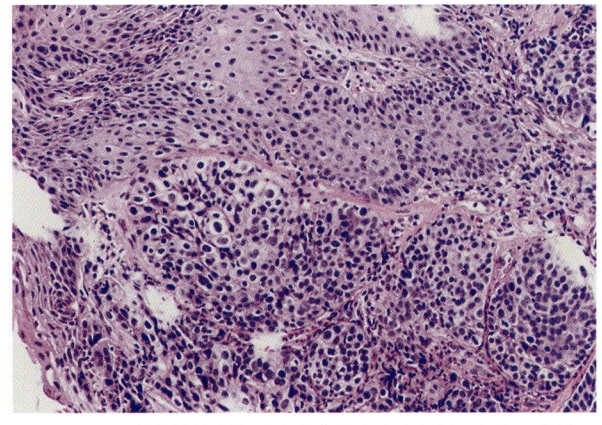

図 1-138　炎症性異型を示す上皮と癌上皮が認められる生検標本．上側には軽度の腫大を示す上皮がみられ，下側には軽度から中等度に腫大した核が密在する癌上皮の胞巣が認められる．核腫大の程度，大小不同，核・細胞質比が異なっている．

フロントが認められれば，腫瘍性病変と判断できる．その所見とともに，基底層側の核の大小不同，重層性，配列の乱れに注意する必要がある．

　図1-137，138はいずれも炎症性変化に伴う核異型がみられる扁平上皮と扁平上皮癌が認められる生検標本である．腫瘍性異型を示す上皮と炎症性異型を示す上皮との間に境界が認められる．核はほぼ同様の腫大を示すが，腫瘍性上皮では大小不同，重層性がみられ，核・細胞質比は増加を示す．核配列の乱れも認められる．炎症性異型を示す上皮では細胞間橋を認識しやすく，核の重層性は少ない．さらには上皮内で異型核がみられる領域が腫瘍性上皮の方が広い．異型上皮は乳頭状に下方進展を示すが，炎症性異型では先端が尖るような形態を示すものが多いのに対して，腫瘍性上皮はbulkyと呼ばれるような膨らんだ形態を示すことが多い．

　良悪性を形態学的に判別することは可能なことが多いが，難しい場合にはKi-67およびp53染色を行い，診断の参考にすべきである．たとえ質的診断が難しいものであっても，炎症性異型を疑うのか，腫瘍性異型を疑うのかを臨床医に報告することが大切である．

L 非上皮性腫瘍

　非上皮性腫瘍は粘膜下腫瘍の形態をとり，正常上皮に覆われていることから生検検査で診断がつかないことが少なくない．比較的頻度の多い病変について解説する．また，生検で診断することが多い病変を図示した．

1 平滑筋腫

　食道の平滑筋腫 leiomyoma は，良性粘膜下腫瘍の中で最も頻度が高いが，剖検例での頻度は 0.006～0.1% である[1-4]．男女比は 2：1 であり，男性に多い．占拠部位は，下部食道 60%，中部食道 30% が大部分を占める．粘膜筋板あるいは固有筋層から発生し，稀に血管平滑筋から発生する．固有筋層の内輪筋由来が 74%，粘膜筋板由来が 18%，固有筋層の外輪筋由来が 8% と報告されている[3]．壁内性に発育するものが多いが，壁外性に発育するものもある．前者は粘膜筋板由来が多く，後者は固有筋層由来が多い．孤立性にみられるものが多いが，多発例は稀ではない．びまん性にみられるものは leiomyomatosis と呼ばれ，稀な病変である．

[肉眼所見]
　結節状の粘膜下腫瘍として捉えられる．小さなものがほとんどであるが，大きなものも稀に認められる．大きさが 10 cm 以上の病変を巨大平滑筋腫と呼ぶ[4]．

[組織所見]
　紡錘形腫瘍細胞が束を形成し，それらが交錯する．核は両端が鈍となった棍棒状あるいは両切りタバコ状の核と好酸性細線維状の胞体を有している．好酸性あるいは明るい胞体を有した類円形細胞が胞巣状に配列する類上皮型もある．
　免疫染色では α-smooth muscle actin，desmin が陽性であり，KIT 陰性である．
　良悪性の判別は，細胞密度，核異型，核分裂の有無でなされる．
　図 1-139，140 は食道粘膜下腫瘍の生検標本である．食道扁平上皮とともに好酸性の紡錘形細胞が密に増生する結節が認められる．核異型や核分裂像はみられず，平滑筋腫と診断される．

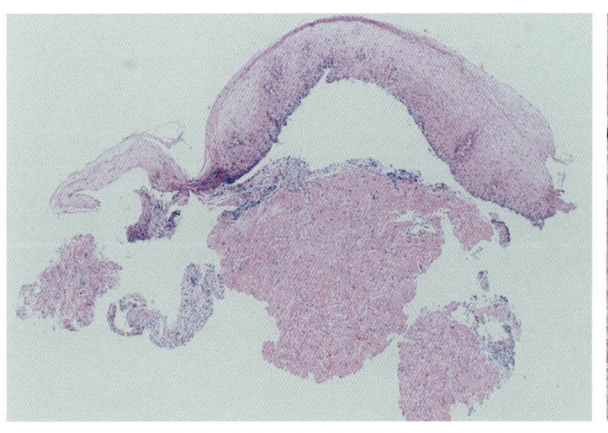

図1-139 平滑筋腫の生検標本．食道粘膜下腫瘍と診断され，生検された標本である．食道扁平上皮下に好酸性の細胞からなる結節が認められる．

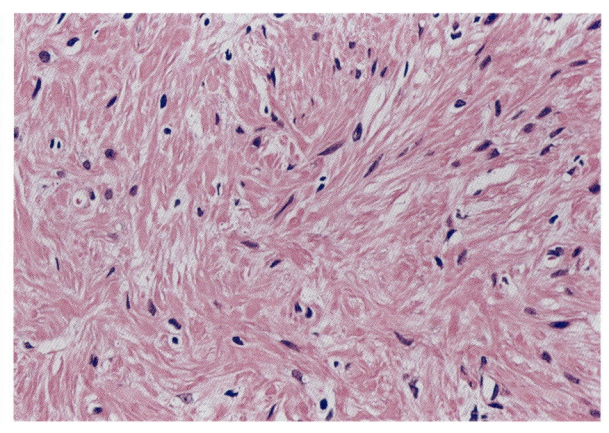

図1-140 図1-139の拡大．好酸性の紡錘形細胞が密在し，錯綜する．核異型，核分裂像は認められない．

2　顆粒細胞腫

顆粒細胞腫 granular cell tumor は全身のいかなる部位にも発生するが，食道顆粒細胞腫は1931年に Abrikossoff が初めて報告している[5]．頻度は，食道良性腫瘍中1.2％程度である．男性に多く，40歳代が中心である．胸部下部食道，次いで胸部中部食道に多い．

[肉眼所見]

粘膜下腫瘍様の形態を示す隆起性病変であり，頂上が平坦なものや，大臼歯状にやや陥凹するものがある．黄白色調を呈し，大きさは1cm前後のものが多い．

[組織所見]

扁平上皮下に，大型類円形細胞が充実胞巣ないしは小型胞巣を形成して増殖する．したがって，的確に採取されれば生検で確定診断をつけることができる．細胞質は豊富で，好酸性顆粒を含む．核は小型である．細胞内顆粒は PAS 染色陽性である．また，細胞質は S-100 染色で陽性を示し，Schwann 細胞由来と考えられている[6]．

図1-141，142は食道粘膜下腫瘍の生検標本である．菲薄化した食道扁平上皮の直下に，好酸性顆粒を含む大型の細胞が集簇してみられる．胞巣を形成しているところも認められる．顆粒細胞腫である．図1-143，144は同一病変の辺縁部から採取された標本である．好酸性の腫瘍細胞が索状に配列している．

3　その他の非上皮性腫瘍

平滑筋腫や顆粒細胞腫以外の非上皮性腫瘍としては，脂肪腫，血管腫，リンパ管腫，gastrointestinal stromal tumor (GIST)，神経鞘腫などがある．また，悪性の病変としては平滑筋

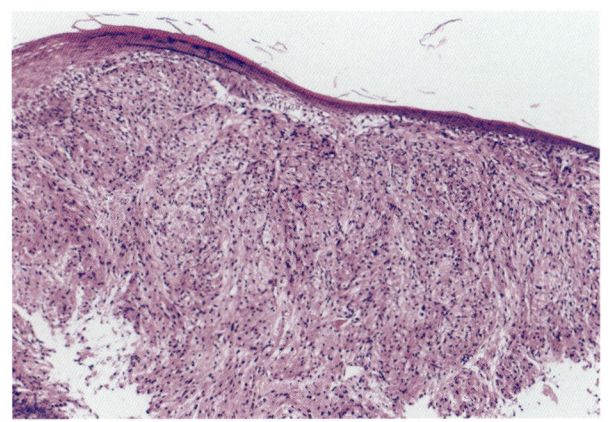

図 1-141 顆粒細胞腫の生検標本．食道粘膜下腫瘍と診断され，生検された標本である．平坦化した食道扁平上皮の直下に好酸性の細胞が集簇している．

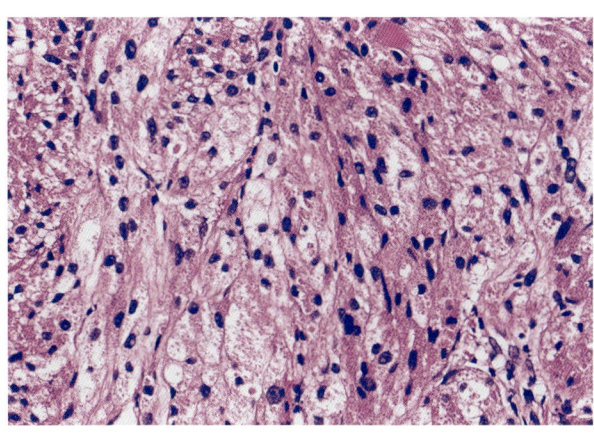

図 1-142 図 1-141 の中央部分の拡大．細胞質内に好酸性顆粒がみられる腫大した淡明な細胞が密在する．核は小型で，クロマチンに富み，類円形あるいは短楕円形を示す．

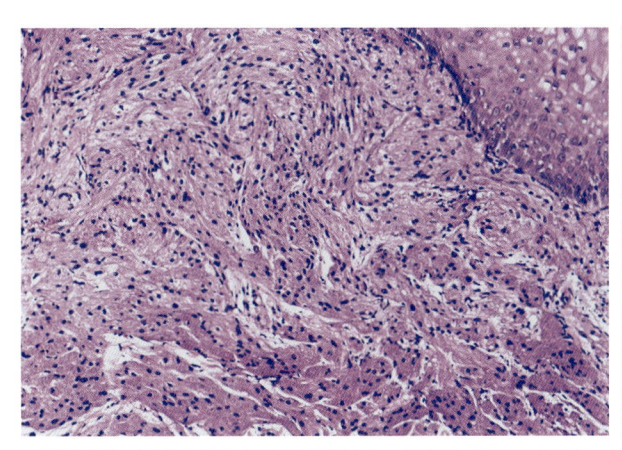

図 1-143 図 1-141 の辺縁部の弱拡大．好酸性の腫瘍細胞が索状構造を示し，神経束に類似した形態を示す．

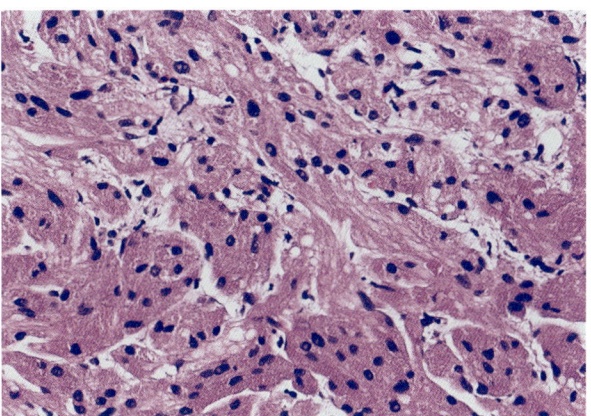

図 1-144 図 1-143 の拡大．好酸性の腫瘍細胞が索状構造を示して増生する．図 1-142 の細胞に比べるとやや小型であり，細胞質の好酸性が強い．

肉腫などが挙げられる．いずれも稀な疾患である．組織所見は他臓器のそれと違いはない．

【文献】

1) Seremetis MG, Lyons WS, deGuzman VC, et al : Leiomyomata of the esophagus. An analysis of 838 cases. Cancer 38 : 2166-2177, 1976
2) 島津久明, 小堀鷗一郎, 団野　誠, ほか：食道平滑筋腫と平滑筋肉腫—自験 9 例の報告と本邦文献上報告例の分析．日外会誌 84：355-368, 1983
3) 田久保海誉：食道の病理，第 2 版．pp99-106, 総合医学社，1996
4) Hatch GF Ⅲ, Wertheimer-Hatch L, Hatch KF, et al : Tumors of the esophagus. World J Surg 24 : 401-411, 2000
5) Abrikossoff A : Weiter Untersuchunger uber Myoblastemyome. Virchow's Arch Pathol Anat 280 : 723-740, 1931
6) Stefansson K, Welfmann RL : S-100 Protein in granular cell tumor. Cancer 49 : 1834-1838, 1982

M 全身性疾患の食道病変

　全身性疾患に伴い食道病変がみられることがある．食道病変の頻度が高い疾患としては，全身性強皮症，天疱瘡および類天疱瘡，Cowden 病，Crohn 病などが挙げられる．

　全身性強皮症は皮膚や内臓の硬化を特徴とし，慢性に経過する疾患である．わが国での患者数は 6,000 人以上と推定されている．男女比は 1：9 であり，30～50 歳代の女性に好発する．全消化管に病変がみられるが，食道病変が最も頻度が高い．消化管病変の病態は，固有筋層における結合組織および膠原線維の増生，筋組織の萎縮・変性による消化管の拡張と蠕動の低下である．胃食道逆流症や逆流性食道炎がみられ，そのうちの 40％に食道狭窄が合併する[1]．欧米では，Barrett 食道や腺癌の発生も報告されている．

　[天疱瘡]　皮膚・粘膜に病変が認められる自己免疫性水疱性疾患であり，病理組織学的に表皮細胞間の接着が障害される結果生じる棘融解 acantholysis による表皮内水疱形成を認め，免疫病理学的に表皮細胞膜表面に対する自己抗体が皮膚組織に沈着するあるいは循環血中に認められることを特徴とする疾患と定義される．わが国での患者数は 3,500～4,000 人と推定される．男：女＝1：1.36 と女性にやや多い．40 歳代に発症のピークを認め，次いで 50 歳代が多い．類天疱瘡は水疱性類天疱瘡とも呼ばれ，多くの場合 60～70 歳以上の高齢者に発症する．何らかの原因で自己抗体（抗表皮基底膜部抗体）ができ，その結果，表皮と真皮がはがれて表皮下に水ぶくれ状態を引き起こすものと考えられている．両者を合わせて水疱症と呼ぶこともある．

　水疱症における消化管病変は，主として食道に認められる[2]．1967 年に Foroozan らは水疱性類天疱瘡の食道粘膜吐出例を報告している[3]．1970 年に Raque ら[4]は尋常性天疱瘡の食道病変を報告している．

　[Cowden 病]　顔面丘疹，口腔内乳頭腫，四肢角化性丘疹などの皮膚粘膜病変と全身諸臓器の過誤腫性ないし腫瘍性病変による多彩な臨床像を呈する常染色体優性遺伝性疾患である．1963 年に Lloid と Dennis が初めて報告している[5]．1996 年に International Cowden Consortium の診断基準が提唱され，2000 年に Eng らによって改訂が加えられている[6]．また，1997 年には原因遺伝子として PTEN 遺伝子が同定されている[7]．

　Cowden 病では全消化管にポリープが発生するが，食道に好発する[8]．白色調で 1～3 mm の扁平小隆起が食道全体にびまん性に認められることが多い．組織学的には，glycogenic acanthosis の所見を呈する．

　[Crohn 病]　主として若年者にみられ，潰瘍や線維化を伴う肉芽腫性炎症性病変からなり，消化管のどの部位にも起こりうる原因不明の疾患である．消化管以外（特に皮膚）にも病変が起こることがある．小腸や大腸に多いが，上部消化管にも病変が認められる[9, 10]．生検検査で非

乾酪性類上皮肉芽腫細胞が認められる頻度は20％くらいと報告されているが，浜田らは5％と報告している[11]．

【文献】
1) 中村昌太郎，中村滋郎，松本主之，ほか：3．膠原病，免疫・アレルギー性疾患4）強皮症（全身性硬化症）．胃と腸 38：535-541, 2003
2) 藤谷幹浩，斉藤裕輔，渡 二郎，ほか：1．皮膚疾患2）天疱瘡，類天疱瘡．胃と腸 38：473-480, 2003
3) Foroozan P, Enta T, Winship DH：Loss and regeneration of the esophageal mucosa in pemphigoid. Gastroenterology 52：548-558, 1967
4) Raque CJ, Stein KM, Samitz MH：Pemphigus vulagis involving the esophagus. Arch Dermatol 102：371-373, 1970
5) Lloyd KM II, Dennis M：Cowden's disease. A possible new symptom complex with multiple system involvement. Ann Intern Med 58：136-142, 1963
6) Eng C：Will the real Cowden syndrome please stand up：revised diagnostic criteria. J Med Genet 37：828-830, 2000
7) Liaw D, Marsh DJ, Li J, et al：Germline mutations of the PTEN gene in Cowden disease, an inherited breast and thyroid cancer syndrome. Nat Genet 16：64-67, 1997
8) 藤澤 聖，松本主之，中村昌太郎，ほか：1．皮膚疾患1）Cowden病．胃と腸 38：465-472, 2003
9) Schmitz-Moormann P, Malchow H, Pittner PM：Endoscopic and bioptic study of the upper gastrointestinal tract in Crohn's disease patients. Pathol Res Pract 179：377-387, 1985
10) 勝又伴栄，本間二郎，山本佳正，ほか：クローン病における上部消化管病変の生検と経過．Gastroenterol Endosc 29：2798-2803, 1987
11) 浜田 勉，近藤健司，高添正和，ほか：Crohn病における食道病変．胃と腸 42：403-416, 2007

第II部

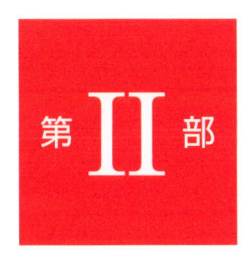

胃疾患の病理と生検診断

A 胃の正常組織構造

　胃粘膜を表面から観察すると，前庭部の粘膜は平坦であるが，胃体部の粘膜面には粘膜ひだ gastric fold，gastric rugae が多数みられる（図 2-1）．さらに注意深く粘膜面を観察すると，粘膜が細い溝によって直径数 mm の胃小区 areae gastricae によって区分されているのが認められる．胃小区は特に前庭部で明瞭に観察される．

　胃壁は粘膜 mucosa，粘膜筋板 muscularis mucosae，粘膜下層 submucosa，固有筋層 muscularis propria，漿膜下組織 subserosa，および漿膜 serosa の 6 層から成り立っている（図 2-2，3）．なお，粘膜固有層 lamina propria mucosae，粘膜筋板および粘膜下層をまとめて粘膜としている場合があるので，癌深達度に関しては注意する必要がある．平滑筋層である固有筋層は幽門において厚みを増して，幽門輪 pyloric ring を形成し，輪状に内腔を狭窄させている．幽門輪は幽門括約筋 pyloric sphincter とも称され，胃から十二指腸への食物の移行を制御している．

1 胃の組織像

a. 粘膜

　胃粘膜は上皮と粘膜固有層間質とから成り立っている．粘膜表面は高円柱状粘液上皮 mucous epithelium によって覆われているが，表面上皮は粘膜固有層深部に陥入して，管状の胃腺窩 gastric foveolae or pits を形成する．胃腺窩は噴門部と前庭部においては表層粘膜固有層の約 1/2 を，また胃体部においては表層の 1/3 を占め，深部には固有胃腺が発達している．固有胃腺は胃の部位によって異なり，噴門部の噴門腺 cardiac gland，胃体部と底部の胃底腺 fundic gland，そして前庭部の幽門腺 pyloric gland に区別される．胃粘膜は固有胃腺の種類によって，噴門腺粘膜 cardiac gland mucosa，胃底腺粘膜 fundic gland mucosa，幽門腺粘膜 pyloric gland mucosa と呼ばれている．それら異なる固有胃腺の粘膜が接する部位を腺境界 boundary，あるいは移行帯 transitional zone と呼んでいる（図 2-4）．この腺境界の位置と形は定常的ではなく，腸上皮化生によって変化する．

1）表面上皮と腺窩

　表面上皮 surface epithelium は 1 層の高円柱状細胞より成り，核は基底膜に沿って並び，細胞質は粘液を容れている．表面上皮は深部に向かって陥凹して連続的に腺窩上皮に移行する（図

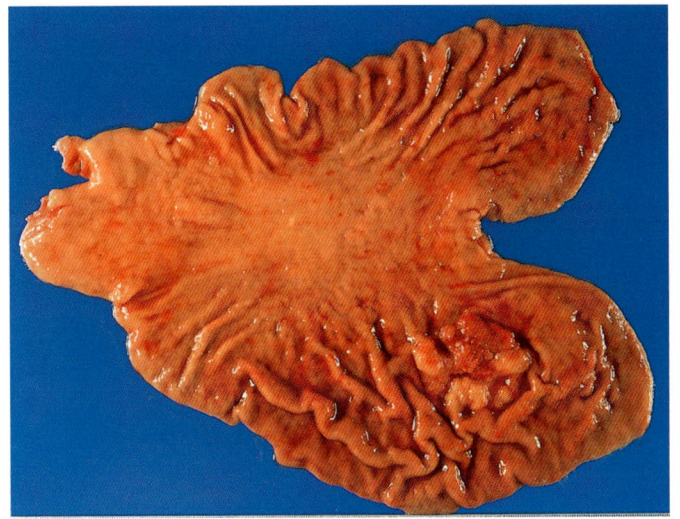

図2-1 胃粘膜肉眼像．全摘出された胃を大彎に沿って切り開いた写真．左側が肛門側で十二指腸に，右側が口側で食道に連続する．左側1/3の幅の狭い部分が胃前庭部，右側2/3の広い部分が胃体部である．前庭部の粘膜は平坦であるが，体部の粘膜は厚く，波打つような多数の粘膜ひだが観察される．図は胃癌の肉眼像であり，中央下部に境界不明瞭なBorrmann 3型腫瘍が認められる．

図2-2 前庭部胃壁の割面．胃壁は粘膜・筋層・漿膜の3層より成る．この3層構造は小腸や大腸においても共通している．幽門部では固有筋層が著明に肥厚して幽門括約筋 pyloric sphincter (ps) として内腔を狭窄させ，胃から十二指腸への食物の移行を制御している．図は前庭部胃癌の割面像であり，中央の白色部分が癌病変である．

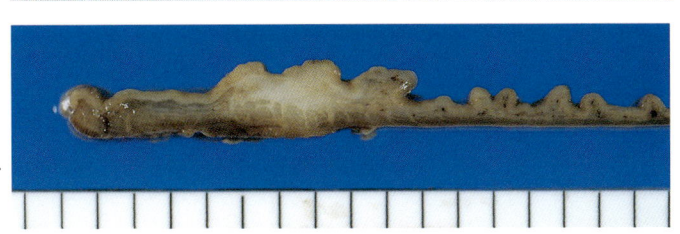

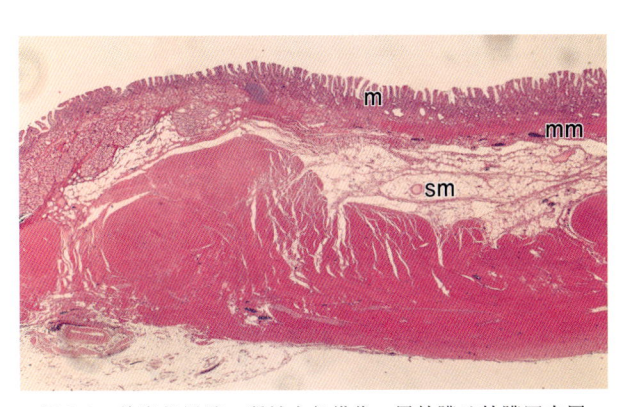

図2-3 前庭部胃壁の弱拡大組織像．胃粘膜は粘膜固有層 mucosa (m)，粘膜筋板 muscularis mucosae (mm)，および粘膜下層 submucosa (sm) に区別される．粘膜固有層には上皮細胞より成る表面上皮，腺窩，および固有胃腺が認められる．粘膜筋板は固有胃腺直下の薄い平滑筋層であり，粘膜下層は疎な結合組織である．

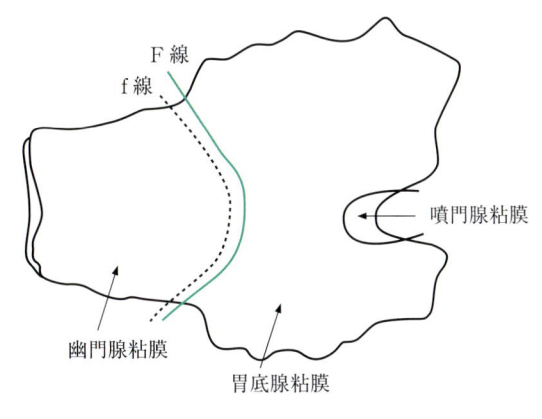

図2-4 固有胃腺の分布と腺境界．胃の前庭部は幽門腺粘膜，胃体部は胃底腺粘膜により，また噴門部は噴門腺粘膜によって覆われている．異なる粘膜の間の境界は移行帯あるいはF境界線(104頁参照)と呼ばれている．

2-5)．表面上皮や腺窩上皮は粘液分泌や吸収機能を有しており[1]，核上部細胞質内にはPAS (periodic acid Schiff)染色により赤紫色に染色される中性粘液が貯留している(図2-6)．腺窩上皮は深部に向かうにつれて丈が低くなり，かつ腺窩 foveolae or gastric pit の内腔も狭まり，深層に位置する固有胃腺に連続的に移行するが，この狭まった部位を腺峡部 isthmus という

A 胃の正常組織構造

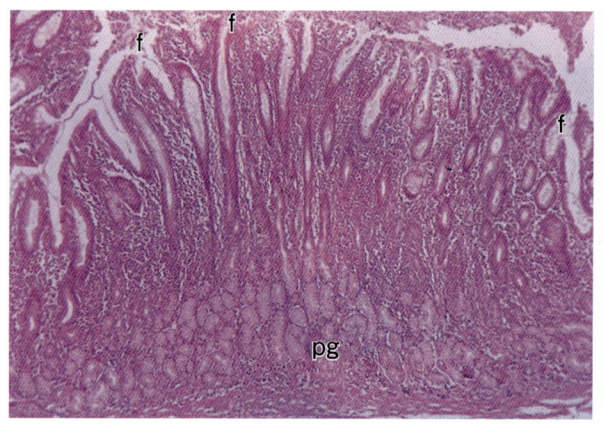

図 2-5　胃前庭部粘膜の弱拡大像．胃前庭部の粘膜固有層は表層 1/2 は表面上皮と管腔状で深部に伸びる腺窩 foveolae (f) であり，深層 1/2 は腺房を形成する幽門腺 pyloric gland (pg) である．表面上皮と腺窩上皮は 1 層の高円柱状細胞であり，幽門腺は細胞質の明るい粘液細胞である．

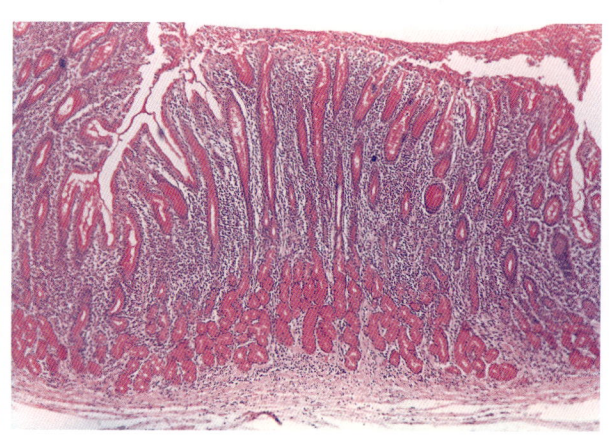

図 2-6　腺窩上皮の PAS (periodic acid Schiff) 染色．腺窩上皮の細胞質は中性粘液を染色する PAS により赤紫色に染色される．粘膜深部に位置する幽門腺の粘液細胞も細胞質全体が中性ムチンのために赤紫色に染色されている．

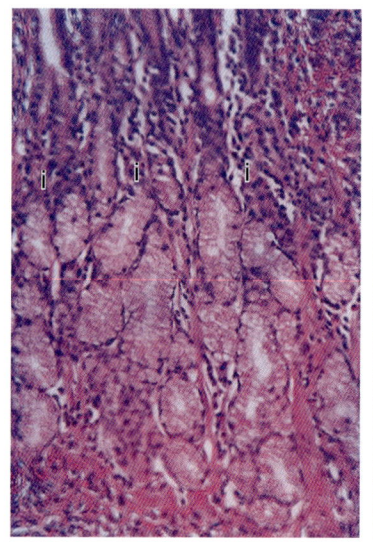

図 2-7　腺峡部の強拡大像．腺窩上皮は高円柱状細胞より成るが，深部で腺窩が幽門腺に移行する部分では管腔が狭まり，上皮の丈も低くなり，腺峡部 isthmus (i) と称されている．峡部の細胞は分裂能のある幹細胞である．

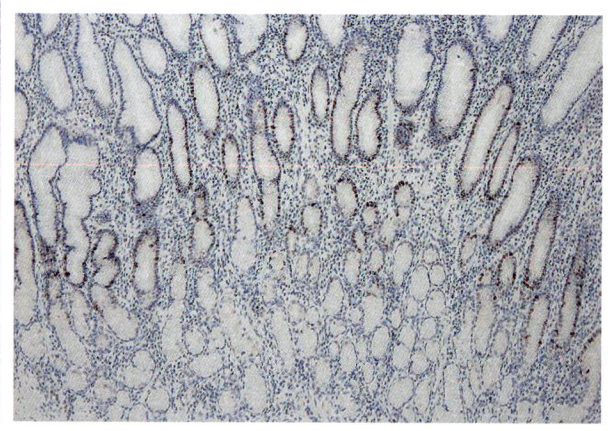

図 2-8　幽門腺粘膜の分裂細胞帯 (Ki-67 免疫染色)．腺窩が深部の幽門腺に移行する腺峡部は細胞増殖帯あるいは分裂細胞帯と称せられ，増殖能を有する幹細胞より成っている．黒褐色に染色されている．

(図 2-7)．腺峡部を構成する細胞は丈が低く核質も濃く細胞分裂能を有していることから，この部位を分裂細胞帯 mitotic cell zone と称している[2]．

　　　proliferative cell nuclear antigen (PCNA) あるいは Ki-67 などの増殖細胞マーカーに対する抗体を用いることにより，免疫組織化学的に増殖細胞を観察することが可能である (図 2-8)．

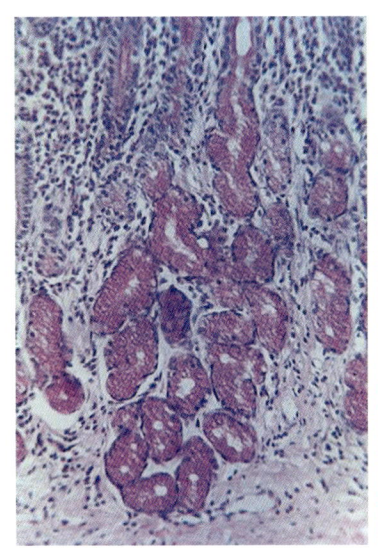

図2-9 幽門腺の強拡大（PAS染色）．細胞質は赤色に染色されている．

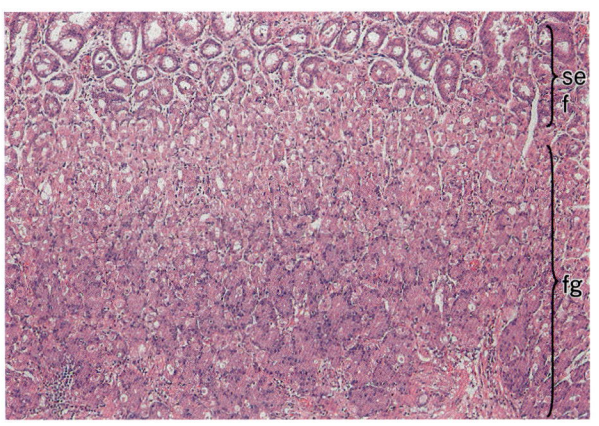

図2-10 胃体部粘膜の弱拡大像．胃体部の粘膜固有層の表層1/3は表面上皮 surface epithelium (se) と腺窩 foveolae (f)，深層2/3は胃底腺 fundic gland (fg) より成っている．表面上皮と腺窩は前庭部と同様であるが，深部の胃底腺は幽門腺より量的に多く，そのため胃体部粘膜は前庭部より厚い．

腺峡部の増殖能のある幹細胞 stem cell は盛んに分裂を繰り返すが，分裂後の細胞は上方に向かって移動しながら腺窩や表面の円柱上皮細胞に分化し，やがて死滅して先端から脱落していく（apoptosis）．腺窩上皮細胞の寿命は3〜5日といわれている[3,4]．

2) 幽門腺，胃底腺，および噴門腺

　胃前庭部の幽門腺 pyloric gland は粘液腺 mucus gland であり，細胞質の明るい立方状細胞が腺房を形成している．幽門腺の腺房細胞は中性粘液 neutral mucin を産生し，PAS染色に強陽性に染色される（図2-6，9）．胃体部粘膜の表層1/3は幽門腺領域と同じく表面上皮と腺窩とより成るが，深部の約2/3は胃底腺 fundic gland より成る（図2-10）．胃底腺は主細胞 chief cell，壁細胞 parietal cell および副細胞 mucous neck cell の3種類の細胞から成り立っている（図2-11）．胃底腺の腺峡部に連続する浅い部位は腺頸部 neck，中間部分は腺体部 body，粘膜筋板に近い深部は腺底部 fundus と呼ばれていて，腺頸部には副細胞，腺体部には壁細胞，そして腺底部には主細胞が多く分布している．最も数の多い主細胞はペプシン分泌細胞であり，細胞質には粗面小胞体が多く，ヘマトキシリン・エオジン hematoxylin-eosin (HE) 染色で赤紫色に染色される．

　一方，壁細胞は主細胞より基底膜側に位置し，細胞質は明るく好酸性のためにHE染色で桃色に染色される．壁細胞は塩酸とビタミンB_{12}の内因子 intrinsic factor を分泌する．壁細胞は幽門腺にも少量認められる場合がある．副細胞は幽門腺と同様の粘液産生細胞であるが，中性粘液（図2-12）とともに酸性のシアロムチン sialomucin を産生するため，pH 2.5 の alcian blue

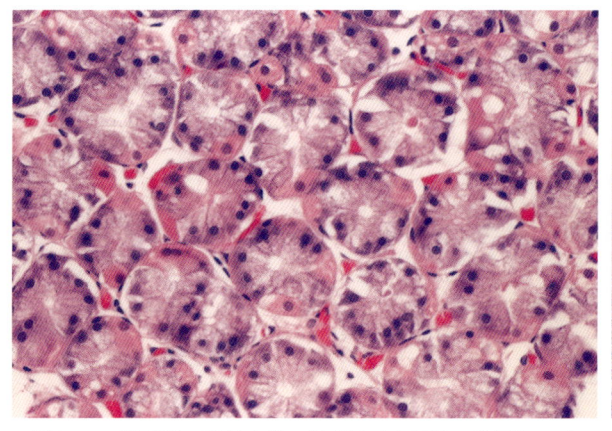

図 2-11　胃底腺の強拡大像．胃底腺は主細胞，壁細胞，副細胞の 3 種類の細胞より成る．腺峡部に連続する胃底腺の腺頸部には副細胞が多く，中間部分の体部には壁細胞が，また深層の腺底部には主細胞が多く分布している．副細胞は細胞質の明るい粘液細胞であり，壁細胞は腺房の基底側に位置していて細胞質は HE 染色で桃色に染色されている．主細胞は細胞質が HE 染色で赤紫色に染色されている．

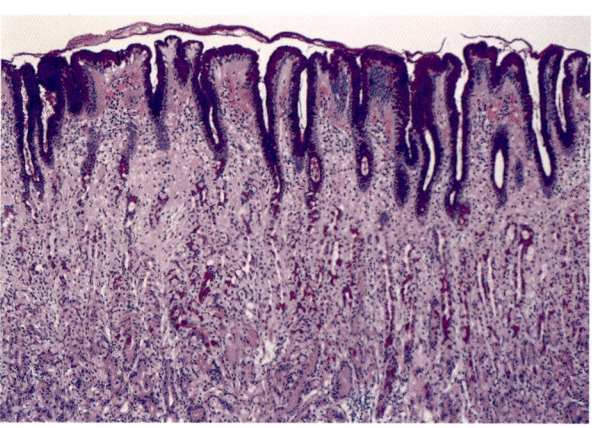

図 2-12　胃底腺の粘液．胃底腺の副細胞は中性粘液を産生するため，PAS 染色にて赤紫色に染色される．表層の腺窩上皮の細胞質も染色されている．

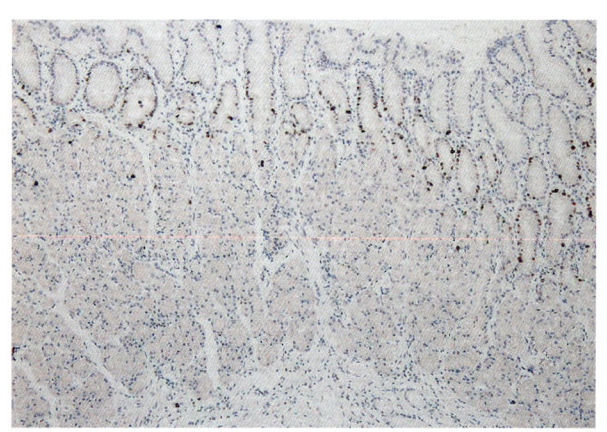

図 2-13　胃底腺腺管の分裂細胞帯(Ki-67 免疫染色)．

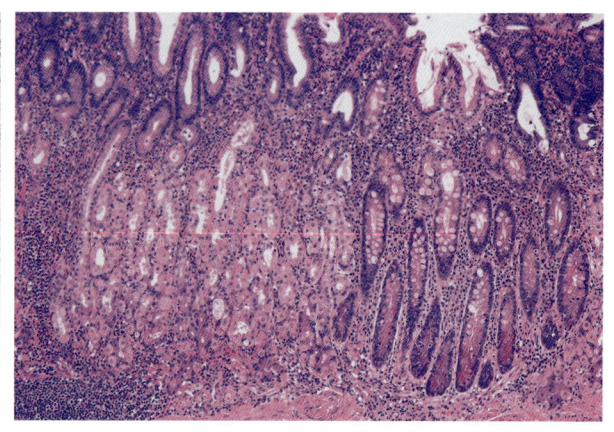

図 2-14　腺境界部．幽門腺粘膜から胃底腺粘膜への移行帯では腸上皮化生上皮と胃底腺が入り混じって観察される．

染色にて青色に染色される．胃底腺管の細胞新生のための分裂細胞帯は，幽門腺管と同様に腺頸部である(図 2-13)．

　腺峡部の分裂細胞帯で新生した細胞のあるものは幽門腺や胃底腺細胞に分化しながら腺管の深部方向へ向かう．これらの細胞の寿命は，幽門腺の粘液細胞では 10〜15 日，壁細胞と主細胞では 200〜250 日といわれている．噴門腺 cardiac gland は幽門腺と同様の粘液腺であるが，量的には少ない．表面上皮や腺窩上皮，幽門腺，噴門腺，および胃底腺副細胞から分泌される粘液は，塩酸やペプシン pepsin の影響から胃壁を保護する役割を負っている．

　腺境界部(移行帯)では幽門腺粘膜と胃底腺粘膜，あるいは胃底腺粘膜と噴門腺粘膜が入り混

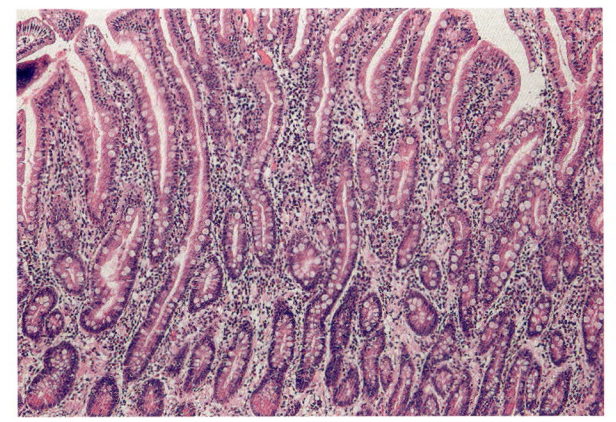

図2-15 腸上皮化生拡大像．腸上皮化生上皮は表面に刷子縁を有する高円柱状細胞より成り，粘液の貯留のために細胞質が明るく抜けたようにみえる杯細胞 goblet cell を多数混じえている．

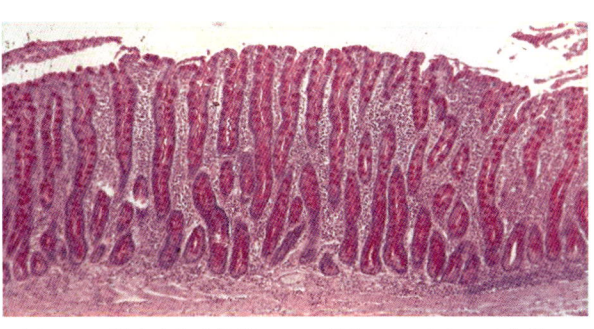

図2-16 腸上皮化生粘膜のPAS染色．HE染色で空胞状にみえた杯細胞の細胞質がPAS染色で濃い赤紫色に染色されている．

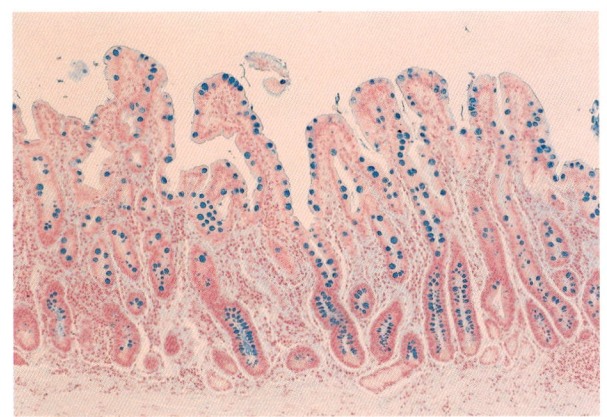

図2-17 腸上皮化生粘膜の粘液染色．腸上皮化生における杯細胞はPAS染色陽性の中性粘液とともに酸性粘液も分泌するため，pH 2.5 の alcian blue 染色にて青色に染色される．

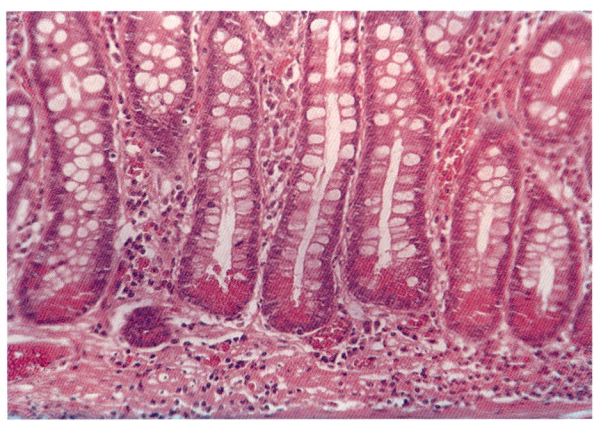

図2-18 完全型腸上皮化生にみられる Paneth 細胞．正常の小腸粘膜と同様，腺管深部の一部の細胞の細胞質に赤色顆粒が観察される．

じり，次第に一方の腺に移行していくのが観察される（図2-14）．

3）腸上皮化生上皮

若年者の胃粘膜は腺窩上皮や幽門腺，あるいは胃底腺の細胞より構成されているが，加齢とともに腸上皮に類似した上皮に置き換えられていき，この現象は腸上皮化生 intestinal metaplasia と称せられている（図2-15）．腸上皮化生細胞は小腸の吸収細胞に類似して内腔側表面に刷子縁 brush border を有する高円柱状上皮細胞と，細胞質内に alcian blue 染色にて青色に染色されるシアロムチンやスルホムチン sulphomucin などの酸性粘液を溜めこんだ杯細胞 goblet cell とから成り立っている（図2-15〜18）．

腸上皮化生上皮 metaplastic epithelium of intestinal type は完全型と不完全型とに分類され

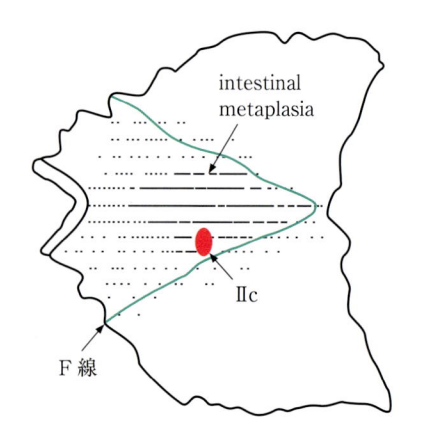

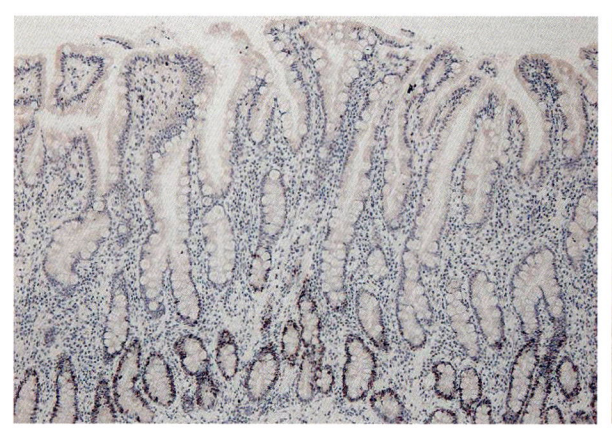

図 2-19 腸上皮化生の分布図．前庭部の早期癌（IIc）のために胃の部分切除が行われた．全割標本を作製して腸上皮化生の分布を調べたところ，腸上皮化生は前庭部小彎を中心に既にかなりの程度に進行していた．線状あるいは点状の部分が腸上皮化生の認められた粘膜である．緑の線は腺境界（F 境界線），赤は IIc 型早期胃癌である．

図 2-20 腸上皮化生上皮の分裂細胞帯（Ki-67 免疫染色）．腸上皮化生上皮の分裂細胞帯は粘膜筋板に近い腺底部に位置している．分裂細胞帯では杯細胞の数が少なく，細胞の丈は低く，核は濃染している．

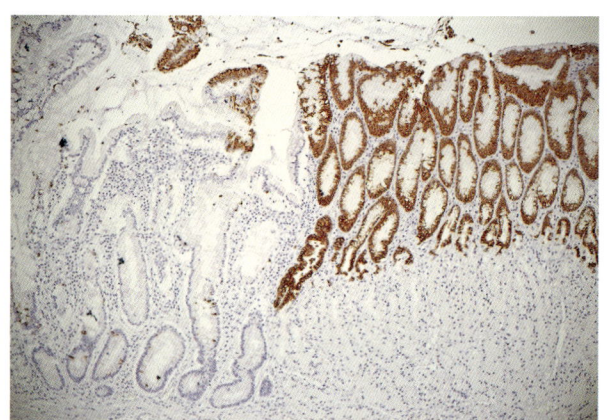

図 2-21 MUC5AC 染色．腺窩上皮の細胞質内粘液が明瞭に染色されている．

ている．完全型の上皮は形態的にも生化学的にも小腸上皮とほとんど同じであり，刷子縁も明瞭で，多数の杯細胞とともに Paneth 細胞も出現する．それに対して，不完全型は高円柱状粘液細胞が主体で，刷子縁は目立たず，杯細胞の数も少ない．

腸上皮化生は 30 歳代から前庭部の小彎を中心に始まり，次第に体部方向に進行する（図 2-19）．腸上皮化生は慢性胃炎の結果として障害を受けた胃型の腺窩上皮細胞が，腸型上皮細胞に置き換えられる現象であるとの考え方がある．腸上皮化生の進行とともに幽門腺や胃底腺は萎縮し消失していく．腸上皮化生腺管の分裂細胞帯は粘膜筋板に近い腺底部に位置している（図 2-20，103 頁も参照）．

4）粘液性状の差異

胃粘膜を構成する腺窩上皮，幽門腺，胃底腺，腸上皮化生上皮の産生する粘液の性状は細胞によって異なっている．MUC1，MUC5AC，MUC6，MUC2 などの粘液に対する特異抗体を

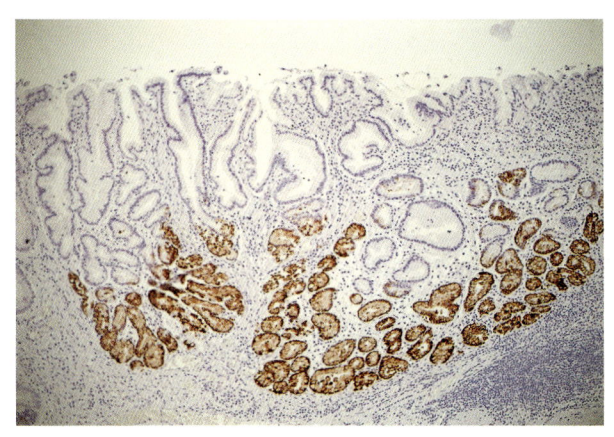

図 2-22　MUC6 染色．幽門腺の粘液細胞の細胞質内粘液が染色される．

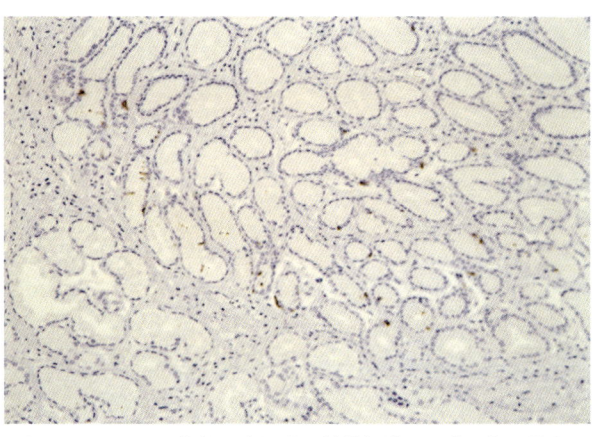

図 2-23　MUC1 染色．幽門腺の粘液細胞のごく一部が染色されている．

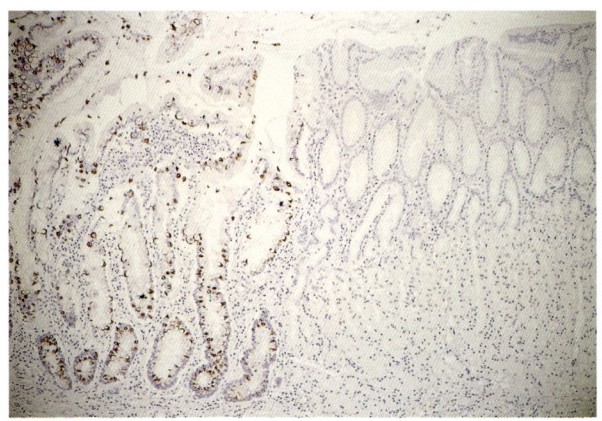

図 2-24　MUC2 染色．左半分が腸上皮化生，右半分が腺窩上皮であるが，腸上皮化生の杯細胞の粘液が特異的に染色されている．

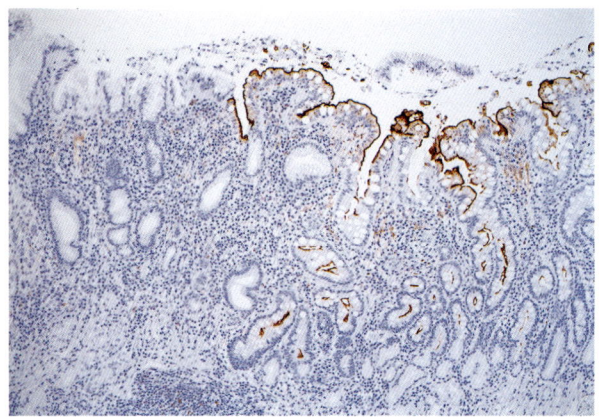

図 2-25　CD10 染色．腸上皮化生上皮の刷子縁が線状に染色されている．

用いることにより，これらの細胞を識別することが可能である．MUC5AC は腺窩上皮（図 2-21）に，MUC6（図 2-22）と MUC1（図 2-23）は粘液細胞に，MUC2 は腸上皮化生の杯細胞に陽性に染色される（図 2-24）．またリンパ球マーカーである CD10 は腸上皮化生細胞の刷子縁を特異的に染色することが知られている（図 2-25）．

5）内分泌細胞

腺窩上皮，腸上皮化生上皮あるいは幽門腺や胃底腺の腺房細胞に混じって，好銀染色の一種である Grimelius 染色や Masson-Fontana 染色，あるいはクロモグラニン免疫染色にて黒褐色に染色される小型の内分泌細胞 endocrine cell が散見される（図 2-26, 27）．これらの細胞は通常，上皮細胞や腺房細胞の基底膜側に圧排されるように位置している．前庭部においては内分泌細胞の約 50％はガストリン gastrin（G cell）（図 2-28）を，30％はセロトニン serotonin〔en-

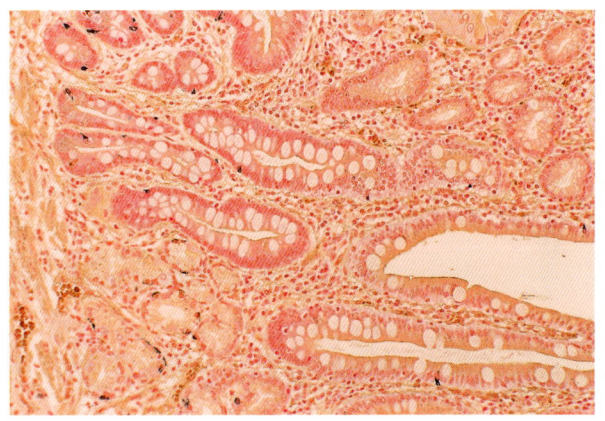

図 2-26 幽門腺粘膜における内分泌細胞の分布．腺窩上皮や腸上皮化生上皮，あるいは幽門腺や胃底腺の腺房細胞に混じって少量の内分泌細胞が分布している．内分泌細胞は腺管や腺房の基底細胞側に位置する小型の細胞であり，Grimelius 染色にて黒色に染色される．

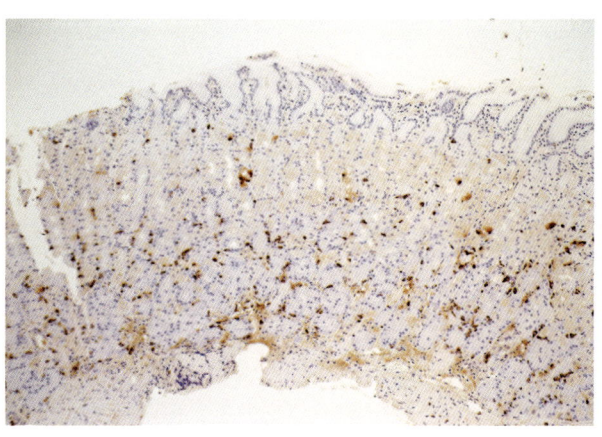

図 2-27 クロモグラニン A 染色．クロモグラニン A 抗体を用いた免疫染色にて内分泌細胞は陽性に染色される．

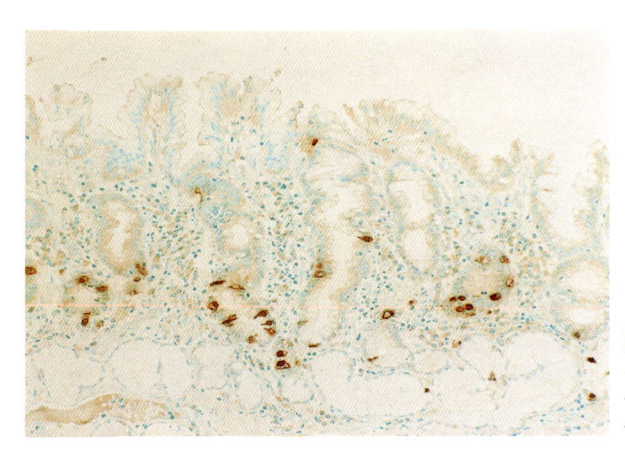

図 2-28 ガストリン分泌細胞．前庭部に分布する内分泌細胞の多くはガストリン分泌細胞 (G cell) であり，抗ガストリン抗体を用いた免疫染色にて明瞭に観察することができる．腺峡部付近の茶褐色に染色された細胞が陽性細胞である．

terochromaffin (EC) cell〕を，また 10％はソマトスタチン somatostatin (D cell) を分泌していることが明らかにされている．また胃体部における内分泌細胞は主としてヒスタミン histamine〔enterochromaffin-like (ECL) cell〕を分泌しているといわれている．内分泌細胞が管腔側ではなく基底膜側に位置していることから，これらの内分泌物質は粘膜の間質に分泌され，その内部環境の調節に重要な役割を果たしているものと考えられている (paracrine effect)．

6) 食道胃境界と胃十二指腸境界

　食道・胃移行部 esophago-gastric junction で胃粘膜は食道扁平上皮と接しているが，この移行部は胃粘膜が褐色調をしているのに対し，扁平上皮は白色であることから肉眼的にも明瞭に区別できる (図 2-29, 30)．一方，幽門から十二指腸への移行部 gastroduodenal junction でも幽門腺粘膜が十二指腸粘膜に変化するが，こちらは肉眼的には区別できない．

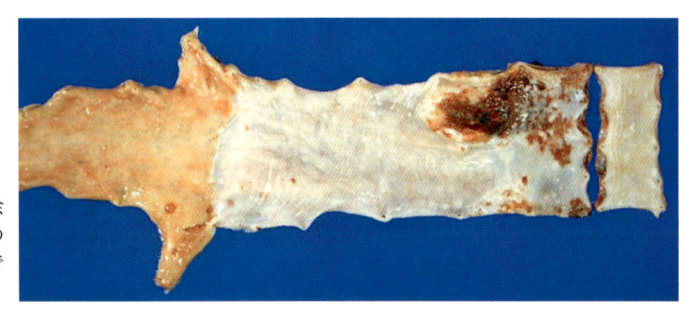

図 2-29 食道・胃移行部の肉眼写真．食道癌にて切除された標本であるが，食道粘膜は白色で光沢があるのに対し，胃粘膜は褐色調である．両者の境界は明瞭である．

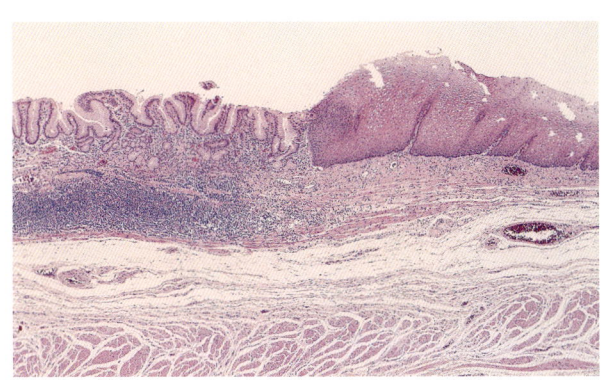

図 2-30 食道・胃移行部の組織像．図の左側半分には噴門腺粘膜が，右半分には食道の重層扁平上皮が認められる．

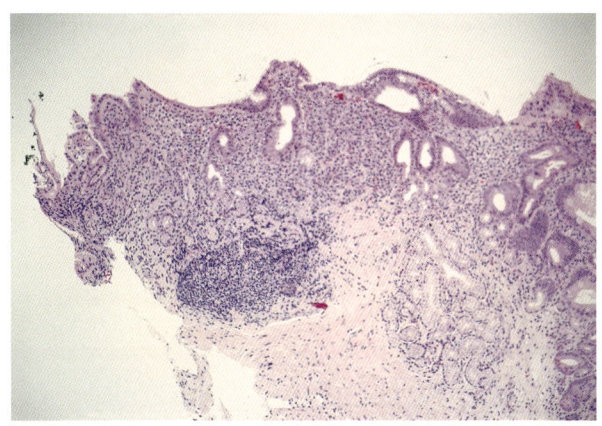

図 2-31 粘膜固有層間質にはリンパ球を主体とする炎症細胞浸潤が認められ，リンパ濾胞もしばしば形成されている．

7) 粘膜固有層間質

　粘膜固有層間質 lamina propria mucosae は疎な結合組織より成り，血管，リンパ管，および自律神経の末端が分布している．間質の量は表層の腺窩層に多く，通常リンパ球や形質細胞を中心とした炎症細胞が浸潤し，所々に孤立リンパ小節が形成されている．胃粘膜内に常時みられる炎症細胞は，*Helicobacter pylori*（*H. pylori*）や食物中の各種抗原刺激，あるいは物理化学的刺激に対して反応しているものと推測される．間質にびまん性に浸潤するリンパ球の多くはT細胞であり，リンパ小節を形成する細胞の多くはB細胞である（図 2-31〜35）．またT細胞の多くはCD4陽性の helper T-cell であり，CD8陽性の killer T-cell も散在性に浸潤している．形質細胞の多くはIgAを分泌している．また前庭部幽門腺周囲の粘膜固有層内には，粘膜筋板から伸び出した平滑筋細胞がしばしば観察される．

b. 粘膜以外の胃壁各層（粘膜筋板，粘膜下組織，固有筋層，漿膜下組織，漿膜）

　粘膜固有層と粘膜下組織を隔てる粘膜筋板は厚さ 30〜210 μm の薄い平滑筋層であり，この層を貫いて血管やリンパ管が出入りする．粘膜下層は疎な結合組織より成り，動静脈や粘膜下神経叢 Meisner's plexus が認められる．粘膜下組織には脂肪細胞もしばしば認められる（図 2-36）．

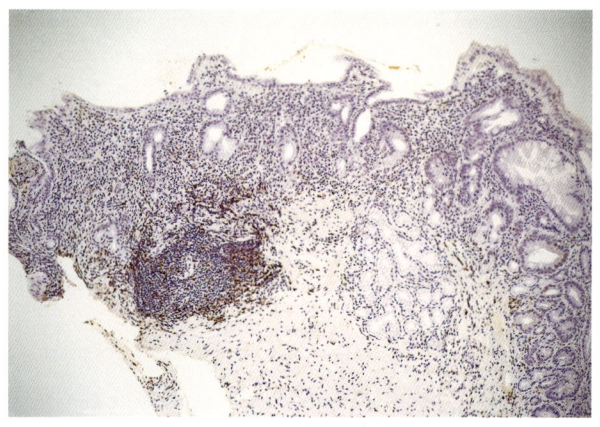

図 2-32　T 細胞．CD45 RO 免疫染色．胃粘膜間質にびまん性に浸潤する小型リンパ球は主として T 細胞より成る．

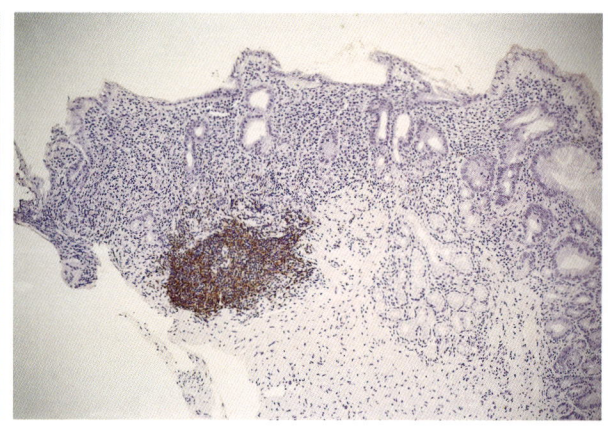

図 2-33　B 細胞．CD20 染色（CD4）．孤立リンパ小節は B 細胞を主体としているが，T 細胞も外側にかなり多数認められる．T 細胞の多くは CD4 陽性の helper T-cell であり，その分泌するサイトカイン cytokine によって B 細胞が分化誘導されるものと考えられている．

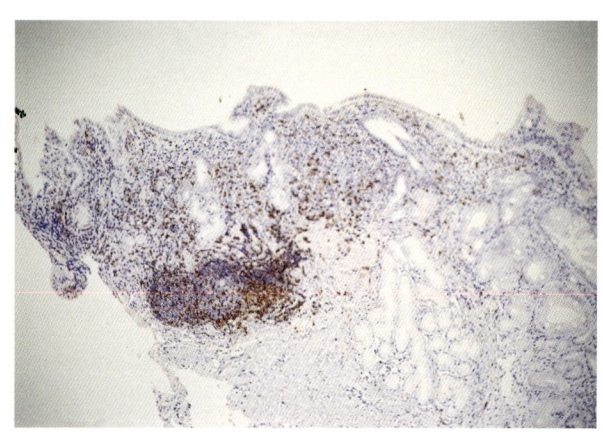

図 2-34　CD4 陽性の helper T-cell はリンパ濾胞を取り囲むように分布している．

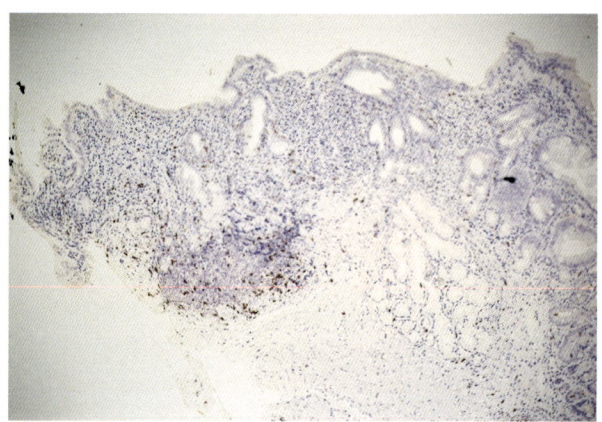

図 2-35　CD8 陽性の killer T-cell の数は少ない．

　　固有筋層は数 mm の厚い平滑筋層であり，胃の多くの部分では内輪筋層と外縦筋層の 2 層構造を成しているが，噴門部のみ内輪筋のさらに内側に斜めに走行する 1 層を有する 3 層構造を示している．内輪筋層は幽門部では著明に肥厚して幽門括約筋 pyloric sphincter を形成している．内輪筋と外縦筋の間に神経線維と大型の神経細胞 ganglion cell より成る筋層間神経叢 Auerbach's plexus が多数観察される（**図 2-37**）．S-100 蛋白や neuron specific enolase に対する抗体を用いて免疫染色を行うと，神経叢以外にも平滑筋層内に多数の神経線維が観察される．これらの自律神経の末端は catecholamines, bombesin, substance P, enkephalins などを分泌しており，平滑筋の運動を調整しているものと推定される．
　　漿膜は疎な結合組織である漿膜下層と，腹腔表面を覆う 1 層の中皮細胞 mesothelial cell より成る．小網や大網の付着部の漿膜下層は厚く，豊富な脂肪組織が認められる．中皮細胞は剝

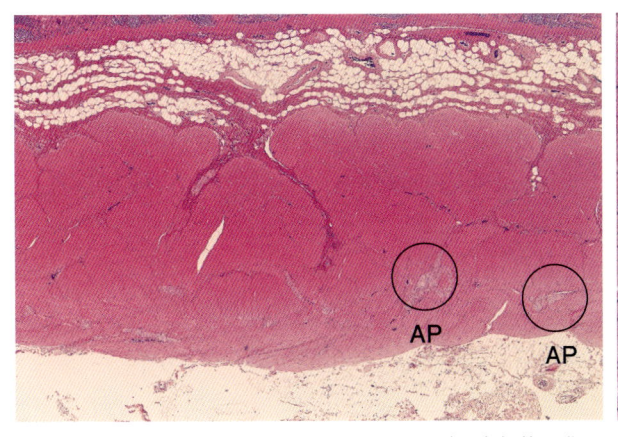

図 2-36　固有筋層内の Auerbach 神経叢．厚い内輪筋と薄い外縦筋の間にいくつかの Auerbach 神経叢（AP）が観察される．粘膜下組織には脂肪細胞浸潤がみられる．

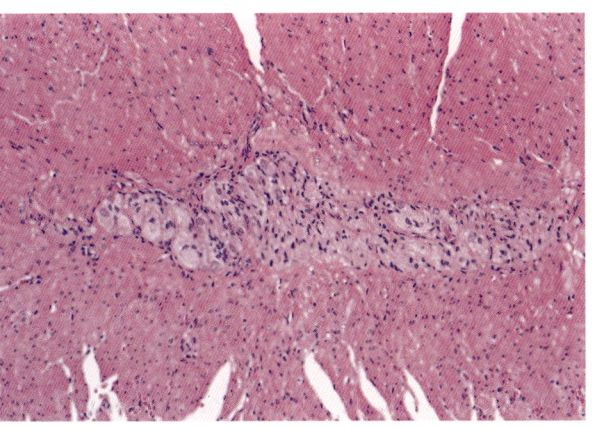

図 2-37　Auerbach 神経叢の拡大．神経叢は神経線維と少数の大型の神経細胞より成る．

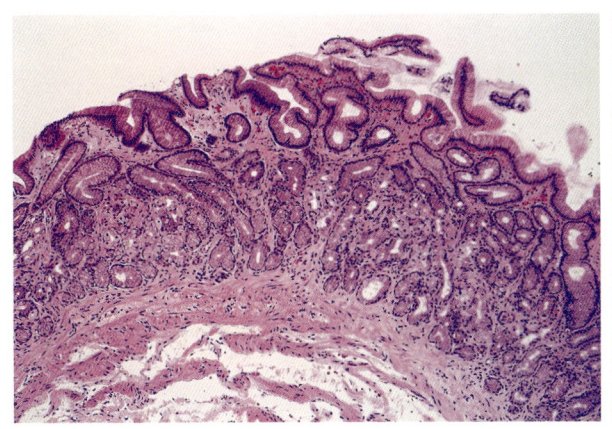

図 2-38　幽門腺粘膜から採取された生検粘膜組織片．表層の腺窩上皮と深部の幽門腺より成る．腺窩上皮は高円柱状細胞より成り，管状配列を示している．幽門腺は細胞質内に粘液を含む明るい細胞より成り，腺房を形成している．腺窩上皮や幽門腺の萎縮と，間質の炎症細胞浸潤はほとんどみられず，正常範囲内の幽門腺粘膜である．

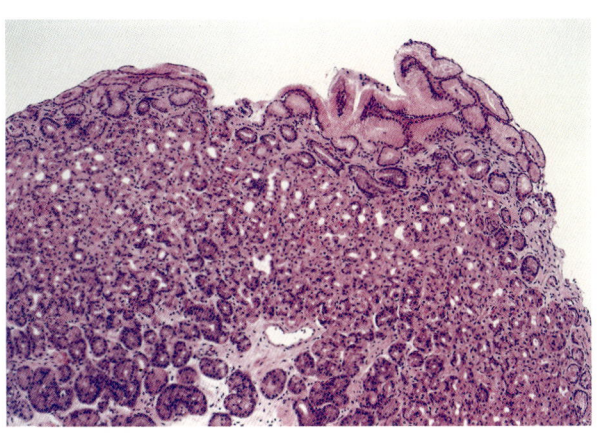

図 2-39　胃底腺粘膜から採取された生検粘膜組織片．表層の腺窩上皮と深部の胃底腺より成る．胃底腺の浅層から中層にかけては細胞質の明るい壁細胞が多く，深層では細胞質が塩基好性で暗い主細胞が多数を占めている．腺窩上皮が軽度に萎縮性であるが，胃底腺はよく保たれており，また炎症細胞浸潤はほとんど認められず，正常範囲内の胃底腺粘膜である．

離しやすいため，手術標本では陥入した部分を除き，通常は観察できないが，炎症に伴って過形成を示すことがある．腹膜炎や癌の浸潤がある場合，漿膜下層は線維性に肥厚する．

2　生検胃粘膜組織の観察

　生検で採取された胃粘膜は直径 1～2 mm の小片であり，かつ採取時の破砕，あるいは挫滅のために，必ずしも胃粘膜の全層を観察できるわけではない．したがって，病理組織診断の依

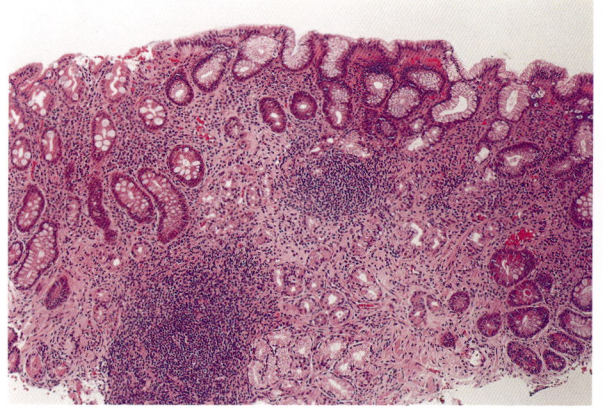

図 2-40 幽門腺粘膜．腺窩と幽門腺が減少し，左側と右端には腸上皮化生が認められる．間質にはリンパ球が浸潤しており，2か所でリンパ濾胞が形成されている．慢性胃炎の所見である．

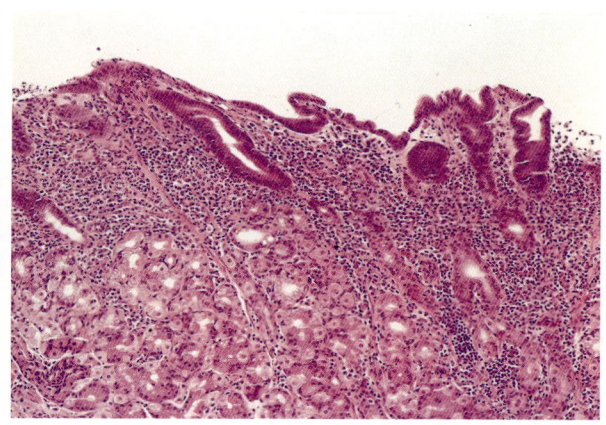

図 2-41 胃底腺粘膜．腺窩が減少し，粘膜表層の間質にかなり高度のリンパ球浸潤が認められる．胃底腺は比較的よく保たれている．

頼用紙に記載されている臨床的記載内容，すなわち採取部位，病変の内視鏡像，大きさ，色調，合併病変の有無に注意を払って観察する必要がある．

顕微鏡観察に当たっては，幽門腺粘膜か胃底腺粘膜か，粘膜の萎縮や腸上皮化生の程度，リンパ球や好中球の浸潤の程度，びらんに相当する粘膜表層の変性脱落，潰瘍を示唆する炎症性滲出物や壊死組織あるいは線維化の確認，そして特に異型細胞や癌細胞の有無に注意を払わねばならない．

生検粘膜組織が粘膜筋板の近傍まで，あるいは粘膜筋板の一部を含んで採取されている場合には，幽門腺粘膜，胃底腺粘膜，腸上皮化生粘膜あるいは幽門腺・胃底腺粘膜に腸上皮化生粘膜が混合しているといった粘膜の質的診断は容易である（図 2-38〜41）．ただし，幽門腺粘膜から採取された組織片と噴門腺粘膜からの組織片とは，採取部位の情報がない限り区別はできない．採取された粘膜組織片が正常範囲内であると判断するのは，腺窩上皮や幽門腺あるいは胃底腺の密度の減少，つまり萎縮がないこと，粘膜固有組織における炎症性円形細胞集積が軽微である場合であるが，"正常胃粘膜"という判断は難しい．

【文献】

1) Owen DA : Stomach. *In* Sternberg SS (ed) : Histology for Pathologist, 2nd ed. pp481-494, Lippincott-Raven, Philadelphia, 1997
2) 藤田哲也：細胞動態からみた胃癌の発生と分化．日病会誌 70：23-54, 1981
3) 服部隆則，藤田哲也：胃粘膜の細胞動態．代謝 14：877-891, 1977
4) Lipkin M, Sherlock P, Bell B : Cell proliferation kinetics in the gastrointestinal tract of man. II. Cell renewal in stomach, ileum, colon and rectum. Gastroenterology 45 : 721-729, 1963

B 腸上皮化生

　化生 metaplasia とは，同一胚葉起源の組織の間での形態変化と定義されている．化生は刺激に対する組織の適応現象であり，組織が本来の分化方向を辿らずに別の分化の方向に変わることである．原因としては慢性の刺激であり，炎症，物理的・化学的刺激，あるいは機能要求の変化が挙げられている．組織は化生によって，原因に対してより適応した細胞形態となる．消化管上皮には，腸上皮化生と扁平上皮化生がみられる．胃においては，何らかの原因で胃固有粘膜が腸の上皮で置き換えられる場合がある．その置き換えを腸上皮化生 intestinal metaplasia といい，置き換えられた上皮は腸上皮化生上皮 metaplastic epithelium of intestinal type，その上皮から成る粘膜は腸上皮化生粘膜 metaplastic mucosa of intestinal type である．

1 腸上皮化生粘膜の組織所見

　この腸上皮化生粘膜は，形態学的ならびに酵素学的に2つの型，すなわち小腸型と大腸型(安部，1968，1981)[1,2]，あるいは完全型と不完全型(松倉・河内，1978)[3] とに亜分類されている．それらの形態的な区別は，腺管における Paneth 細胞の有無をもってなされている．

　腸上皮化生は，はじめは小彎側の幽門腺粘膜と噴門腺粘膜に出現し，漸次，胃底腺粘膜そして幽門腺粘膜の前後壁へと波及していく傾向がある．腸上皮化生上皮の拡がり方は，連続的に既存の腺管上皮を置き換えていくのではなく，胃固有粘膜に腺管単位で腸上皮化生腺管が巣状に発生して，やがてはそれらが癒合して広い腸上皮化生粘膜の局面を形成するようになる．同一胃内での腸上皮化生の分布は一様均一ではなく，腸上皮化生の程度は一般的に大彎側よりも小彎側において著しい．

　組織学的に，幽門腺管と胃底腺管は数本に分岐した複分岐管状腺管であるのに対して，腸上皮化生腺管は単管状腺管あるいは二分岐管状腺管である．したがって，幽門腺管あるいは胃底腺管が腸上皮化生腺管に変化する過程においては，幽門腺細胞，壁細胞・主細胞の萎縮・消失とあいまって腺管構造の改築が起こっていることになる(中村ら，1981)[4]．

　腸上皮化生上皮は主として吸収細胞 absorptive cell と杯細胞の2種類の細胞で構成されていて，それらの細胞から成る腺管腺底部に Paneth 細胞がある腺管とない腺管とがあり，前者は小腸型あるいは完全型，後者は大腸型あるいは不完全型と呼ばれている．しかし一方では，大腸上皮にも Paneth 細胞が出現する．吸収細胞の腺腔側の自由面には刷子縁 brush border があり，PAS 染色で細胞表面に赤い線条として認められる(図 2-42)．杯細胞は核上部細胞質に粘液があり，粘液は PAS 染色，alcian blue 染色で強く染色される(95頁の図 2-16 参照)．

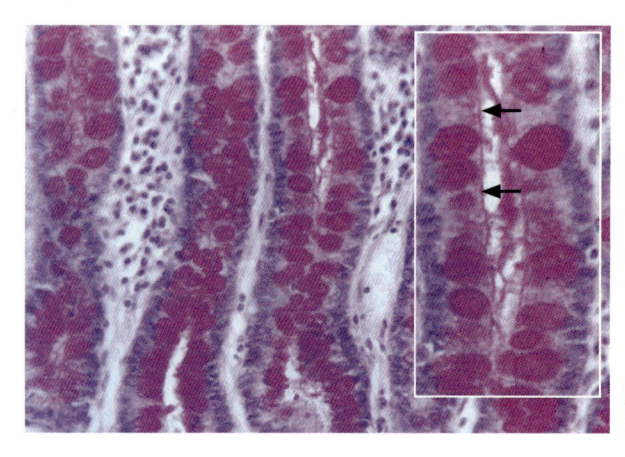

図 2-42 腸上皮化生上皮にみられる刷子縁．挿入図の拡大した腺管表面に赤い線条がみられる（矢印）．これが刷子縁である．

Paneth 細胞は腺底部に限局して認められ，細胞質はエオジン好性の顆粒で満たされている（95 頁の図 2-18 参照）．

2 F 境界線の定義と型分類

　腸上皮化生の拡がり方を知るために，全割切片を作製した切除胃上で（96 頁の図 2-19 参照），顕微鏡的に腸上皮化生のない胃底腺粘膜の辺縁を結んだ線を F 境界線 F boundary line と定義して，F 境界線の胃における形をみると，本質的に大きくは 2 つの型に分けられる（図 2-43）．1 つの型は 2 本の F 境界線からなる型で，F 境界線はそれぞれ腸上皮化生を伴う／あるいは伴わない幽門腺粘膜面と，腸上皮化生のない胃底腺粘膜面とが接する部位，そして腸上皮化生を伴う／あるいは伴わない噴門腺粘膜と，腸上皮化生のない胃底腺粘膜とが接する部位に存在している．それら 2 本の F 境界線はそれぞれ胃壁を取り巻いている単純閉曲線である（図 2-44）．他の型は 1 本の F 境界線から成る型であり，その線は腸上皮化生のない胃底腺粘膜面と腸上皮化生を伴う粘膜が接する部位に存在し，その 1 本の線は胃壁上における単純閉曲線である（図 2-44）．

　F 境界線の 2 つの型は，**表 2-1** に示すように，本質的に異なっている．腸上皮化生のない胃固有腺粘膜から成る胃においては 2 本の F 境界線があり，これが胃本来の粘膜像であるから，これを通常型 ordinary pattern と呼ぶことにする．これに対して 1 本の F 境界線であるものは，腸上皮化生のない胃底腺粘膜面の広さは通常型のそれよりも狭くなっている，つまり縮小しているから萎縮型 atrophic pattern と呼ぶ．萎縮型の腸上皮化生のない胃底腺粘膜の面の広さは大小様々で，その面が広いものは F 境界線が胃体部の小彎を挟んで認められ，そして面が小さいものは胃体部大彎側に小さな閉曲線，つまり腸上皮化生のない胃底腺粘膜は小さな斑状面として存在する．その面の広さをもって萎縮型の程度を，便宜的に軽度，中等度，著明の 3 段階に分けることができる．

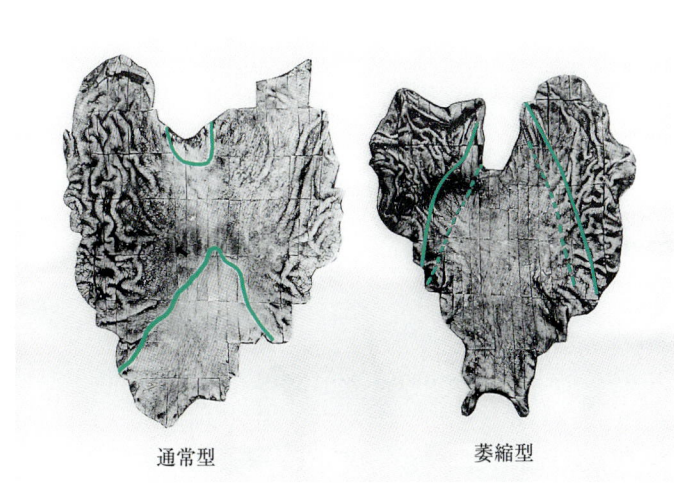

図 2-43 F 境界線の型.

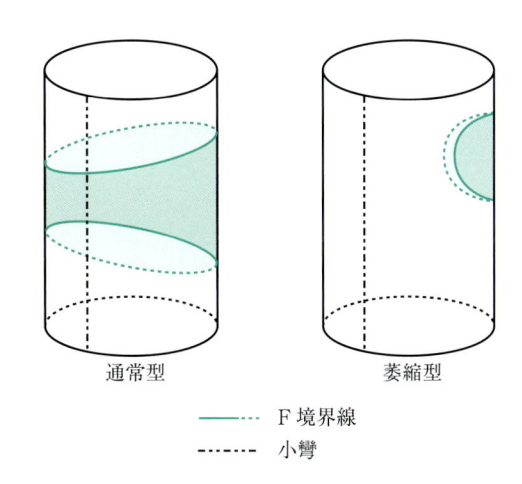

図 2-44 胃壁を円筒面として単純化した場合の F 境界線の位相.
（中村恭一：胃癌の構造 第 3 版．p75, 医学書院, 2006 より）

表 2-1　F 境界線の通常型と萎縮型との違い．

F 境界線	通常型	萎縮型
数	2 本	1 本
位置	胃壁を取り巻く単純閉曲線	胃壁面上に描かれた単純閉曲線

3　F 境界線の加齢に伴う移動

　F 境界線は生来固定されているものではなく，加齢によって変化している．F 境界線の通常型と萎縮型との比（通常型/萎縮型）を各年代別にみると，**図 2-45** に示すように，加齢とともにその比は一方的に小さくなる，つまり加齢とともに通常型の頻度は減少し，萎縮型のそれは増加している．F 境界線の定義からは，F 境界線の型は腸上皮化生の程度と関係している．すなわち，腸上皮化生の程度が無〜軽度である場合の F 境界線は通常型であり，その程度が中等度〜著明であるものは萎縮型である（**表 2-2**）．

　腸上皮化生の程度が中等度〜著明で F 境界線が萎縮型である症例の頻度は加齢とともに高くなり，そして通常型/萎縮型の比は一方的に減少している．それらのことから，加齢に伴う F 境界線の移動は**図 2-46** に示すように，「**加齢とともに通常型は萎縮型に変化し，さらにその萎縮型の程度は軽度萎縮型から高度萎縮型へと変化する．そして，それら一連の加齢に伴う F 境界線の変化は不可逆的である**」と結論することができる．不可逆的であるということは，加齢に伴う通常型/萎縮型の比の変化が凹凸を示すことなく一方的に減少していることからである．この変化を腸上皮化生のない胃底腺粘膜面の大きさと位相とをもって表現すれば，通常型 F 境界線によって限界付けられているその面は，はじめは胃壁を取り巻く帯状面である．その帯状面は腸上皮化生の進行によって，連続的に胃壁面上における大彎に対称軸を有する広い斑

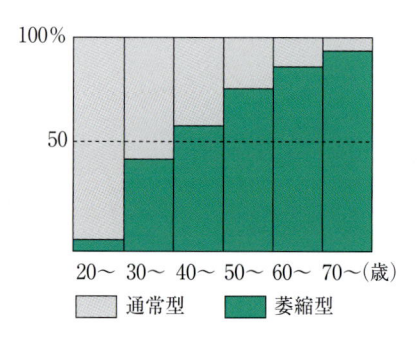

図 2-45 年齢別にみた F 境界線の型の比.
(中村恭一:胃癌の構造 第 3 版. p79, 医学書院, 2006 より)

表 2-2 腸上皮化生の程度と F 境界線の型との関係.

腸上皮化生の程度	F 境界線の型		合計
	通常型	萎縮型	
無～軽度	175 (75.9)	75 (174.1)	250
中等度～著明	57 (156.1)	457 (357.9)	514
合計	232	532	764

( ):理論的期待値　$\chi^2 = 276.2$
$\chi^2(1, 0.01) = 6.635$
$P < 0.01$

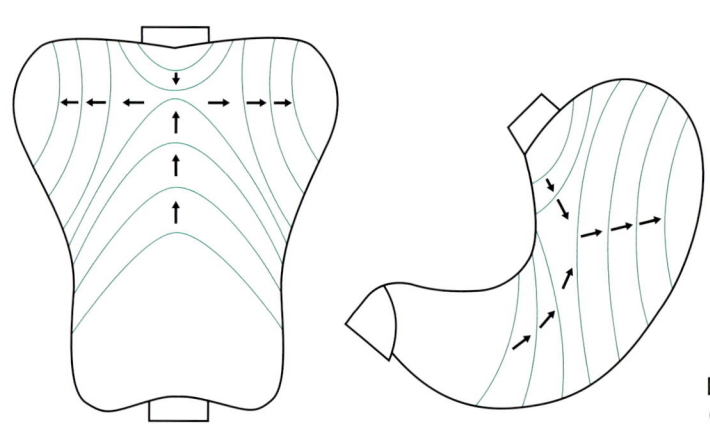

図 2-46 加齢に伴う F 境界線の移動.
(中村恭一:胃癌の構造 第 3 版. p80, 医学書院, 2006 より)

状面へと変化し(図 2-46),腸上皮化生の程度がさらに進行するにつれて,その斑状面は胃体部上部大彎側に向かって収縮していく.

　この加齢に伴う F 境界線の移動を性別に眺めてみよう.まず,年齢別にみた F 境界線の型の比を男女別にみると,図 2-47 に示すように,通常型/萎縮型の比が 1 となるのは男性では 30～40 歳代の間,女性では 40～50 歳代の間である.同様に,腸上皮化生の程度の比については,図 2-48 に示すように,F 境界線の型の比と同じ傾向である.これらのことから,一般的に腸上皮化生は男性では女性よりも約 10 年早く始まり,腸上皮化生の程度は同年代では男性は女性よりも強いということができる.

4　F 境界線からみた腸上皮化生の原因

　腸上皮化生の原因としては,2 つの考え方を挙げることができる.1 つは,化生性胃炎 metaplastic gastritis といわれているように,慢性胃炎あるいはその結果であるとする考え方

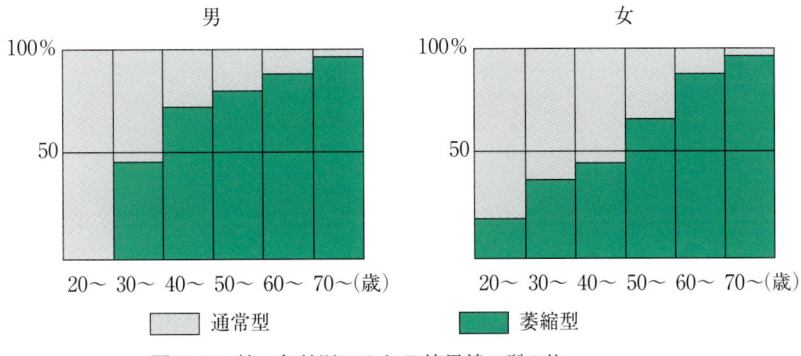

図 2-47 性・年齢別にみた F 境界線の型の比.
(中村恭一:胃癌の構造 第3版. p82, 医学書院, 2006 より)

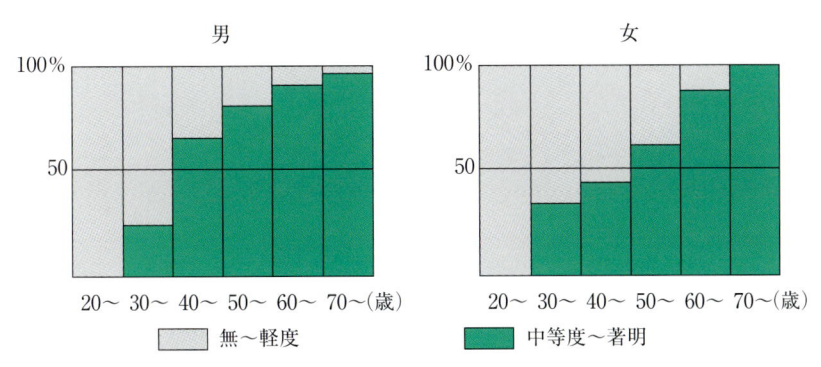

図 2-48 性・年齢別にみた腸上皮化生の程度の比.
(中村恭一:胃癌の構造 第3版. p83, 医学書院, 2006 より)

である．他の考え方は，加齢による適応現象，つまり臓器の老化現象の1つであるとする考え方である．従来から腸上皮化生は慢性胃炎の一所見とされているが，この2つの観点からF境界線の加齢に伴う移動を考察すると，腸上皮化生は慢性胃炎あるいはその結果であるとするよりも，生活習慣からくる慢性的に持続する刺激と老化による適応現象であるとみなすのがより整合性があるように思われる．

すなわち，腸上皮化生腺管の早期における出現は幽門腺粘膜の小彎側と噴門腺粘膜の部分であり，胃底腺粘膜に出現する頻度は非常に低い．この出現傾向を化生の原因からみると，胃の小彎側は飲食物が頻回に通るところであり，物理的・化学的な刺激に常に曝されている．そのような刺激に対して，粘膜固有層に炎症性円形細胞浸潤も生じる．このような環境が胃にとっては正常状態であり，病的状態ではなく，いわば生理的胃炎ともいうべき状態である．病的であるとは，自覚症状があって日常生活を快適に過ごすことができない不愉快な状態，さらにはその状態を放置しておけば生命維持に不都合が生じる状態のことである．もし，腸上皮化生を病的な慢性胃炎あるいはその結果であるとすると，多くの高齢者は胃炎を繰り返し患っているということになる．なぜならば，加齢に伴って腸上皮化生の程度が著明となっているからであ

る．しかし，彼らの多くは何ら自覚症状もなく，つつがなく毎日を送っているのが現状である．

腸上皮化生粘膜には，必ずしも炎症性円形細胞浸潤が強くみられるということはない．また化生とは"環境の変化に適応した組織形態の変化"であるということから，もし腸上皮化生の原因が持続する炎症刺激に対する適応であるとすると，慢性胃潰瘍の辺縁にみられる上皮の再生は腸上皮化生上皮によることが多くなければならないが，ほとんどの場合，それは粘液細胞から成る腺窩上皮の再生性上皮である．

一方，腸上皮化生の頻度とその程度は加齢とともに増加し，年齢と腸上皮化生とは正の相関がある（図2-48）．性・年齢別に腸上皮化生の始まりとその強さをみると，男性では女性よりも約10年早くから腸上皮化生が生じ，同年代では男性は女性よりもその程度が一般的に強いという傾向がある．これらのことに加えて，女性は男性よりも長寿であることを考慮すると，腸上皮化生は老化現象の1つ，つまり機能適応あるいは環境適応であるとみなすことができる．もちろん，80歳以上の高齢者で胃底腺粘膜の萎縮がみられず，F境界線が通常型である場合もある．このような高齢者の場合には，一般的に全臓器の萎縮が弱い傾向がみられている．つまり臓器・組織の老化傾向が弱いとみなすことができよう．

以上のように，化生の定義と生体にみられる種々の化生の原因，胃の生理的な環境，そして胃の腸上皮化生の加齢に伴う変化という点からは，腸上皮化生の原因を慢性胃炎のみに求めるよりも，持続する慢性刺激に対する生体の適応現象と老化によるとみなす方がより整合性が得られる．

粘膜固有層における炎症性円形細胞浸潤は組織学的に炎症の所見ではあっても，病的胃炎とするには炎症性細胞浸潤の程度と浸潤の広さ，そして自覚症状の有無が問題となる．すなわち，胃炎の組織学的な定義が問題である．胃炎は生理的胃炎と病的胃炎に分けて定義することが必要であり，さらには胃炎の組織学的分類をそれに基づいてなすべきであろう．一般的に腸上皮化生があると化生性胃炎 metaplastic gastritis とする傾向があるが，腸上皮化生を伴う胃粘膜に対して太田（邦夫）は腸上皮化生性胃症 metaplastic gastropathy という用語を用いている．

5 腸上皮化生粘膜の生検診断

生検組織の腸上皮化生の同定は容易である．生検組織片において観察される腸上皮化生腺管の量は腸上皮化生腺管が1個認められるものから，生検組織片全体が腸上皮化生腺管である場合と様々である．胃体部からの生検組織が腸上皮化生を伴う胃底腺粘膜片であった場合には，F境界線の型は萎縮型であることがわかる．腸上皮化生腺管に軽度異型が認められ腸型異型上皮巣（腸型腺腫）との鑑別が問題となることがあるが，この場合には腺管の大小不同はなく，また軽度異型のある上皮から粘膜表面の上皮を辿って観察していくと，表面の異型のない腸上皮化生上皮へと漸次移行が認められる．

稀ではあるが，肉眼的に隆起性あるいは陥凹性病変から採取された生検組織片の細胞異型度が軽度で，杯細胞およびPaneth細胞があり，一見，腸上皮化生粘膜であるような分化型癌が

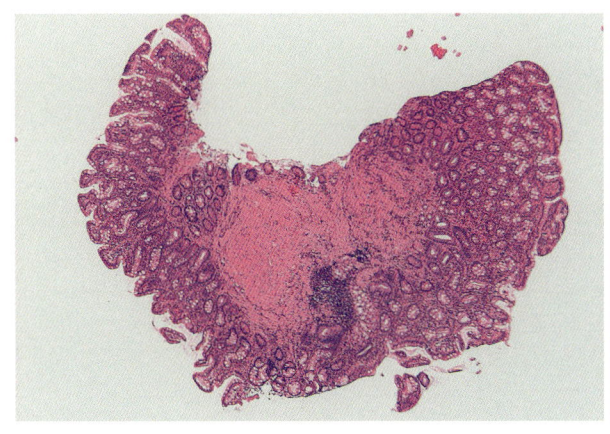

図 2-49　腸上皮化生粘膜の生検組織．腺管の大きさと分布には規則性が認められ整然としている．

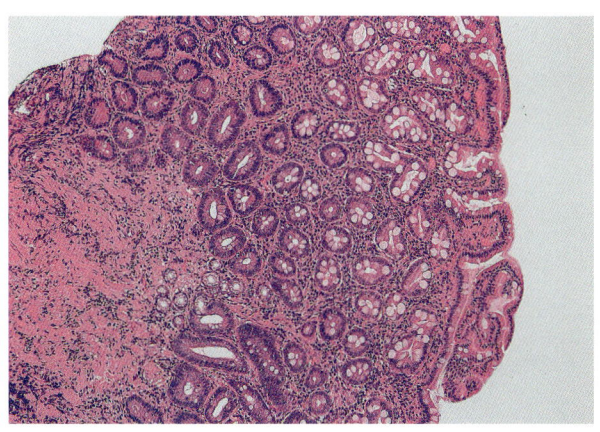

図 2-50　図 2-49 の拡大．杯細胞を有する腺管に大小不同はなく，腺管の分布は規則的である．

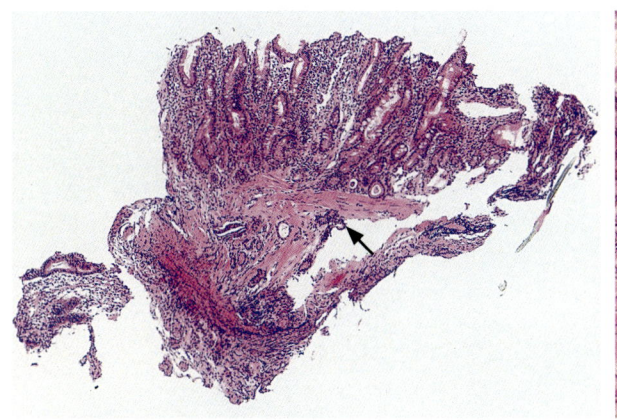

図 2-51　1 型癌から採取された生検組織．粘膜下組織に癌腺管の浸潤がみられる（矢印）．粘膜内の腺管分布に不規則性がみられるが，癌としての明らかな細胞異型は認められない．

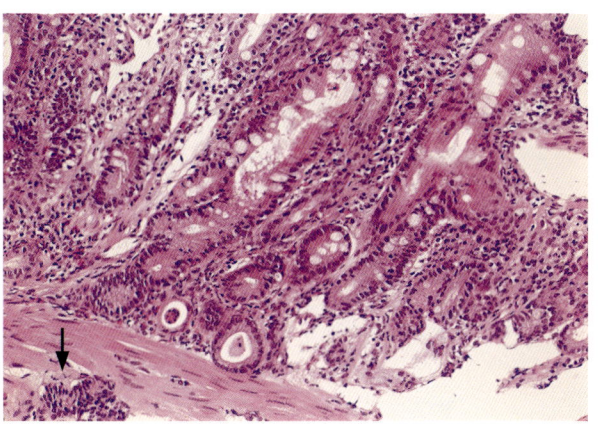

図 2-52　図 2-51 の粘膜部の拡大．不規則形腺管と腺管の大小不同の構造異型が認められるが，細胞異型は中等度であり，細胞異型のみで癌と診断することができない．矢印は粘膜下組織浸潤部．

存在する．このような場合には，腸上皮化生粘膜は腺管の大小不同はなく腺管の分布も規則的であることを念頭に置いて観察する．つまり構造異型に着目する必要がある．その構造異型とは，不規則形腺管，腺管の間隔の不規則性，腺管の異常吻合，腺管密度の極端な増加あるいは減少である（図 2-49〜52）．

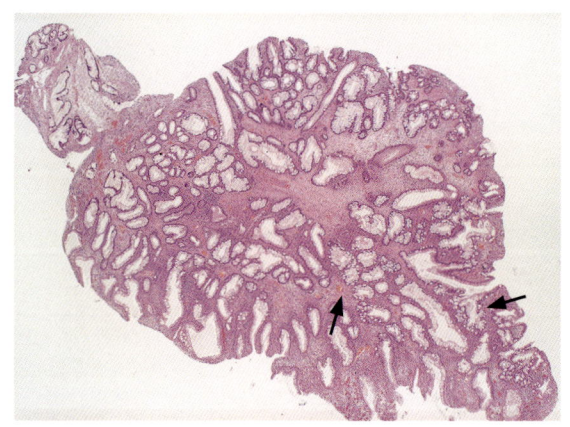

図 2-53a 杯細胞化生の噴門腺粘膜組織片．表面腺窩上皮は過形成性を呈している．腺管上皮には部分的に杯細胞が介在している（矢印）．

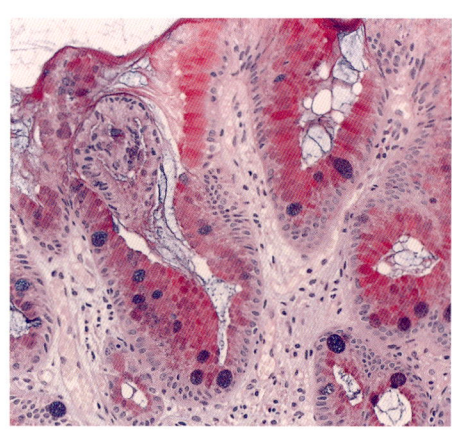

図 2-53b 腺窩上皮の PAS-alcian blue 染色．腺窩上皮の粘液は PAS で赤色に染色されている．その上皮の間に青色に染色されている細胞が杯細胞である．

　　幽門腺あるいは噴門腺粘膜組織片の腺窩上皮に杯細胞がみられる場合がある．これを喜納（1980）は杯細胞化生 goblet cell metaplasia と呼んでいる（図 2-53a, b）．したがって，上皮に杯細胞があるからといってそれを腸上皮化生上皮とすることはできない．腸上皮化生上皮とするためには，粘液産生のない刷子縁を有する吸収細胞から成る上皮と，その上皮に介在する杯細胞という所見が必要である（104 頁の図 2-42 参照）．

【文献】
1) 安部宗顕，ほか：慢性胃炎における腸上皮化生の酵素化学的特徴．最新医学 23：2121-2133, 1968
2) 安部宗顕，中原國廣：胃の腸上皮化生の酵素組織化学．竹本忠良，川井哲市，井田和徳，ほか（編）：胃の腸上皮化生．pp98-108, 医学図書出版，1981
3) 松倉則夫，河内 卓：腸上皮化生．日本臨牀 36：2096-2097, 1978
4) 中村恭一，加藤 洋，菅野晴夫：胃の腸上皮化生の病理および癌との関係．竹本忠良，川井啓市，井田和徳，ほか（編）：胃の腸上皮化生．pp48-65, 医学図書出版，1981

C 胃潰瘍

　胃潰瘍は胃壁の部分欠損の総称で，その欠損組織は粘膜下組織から漿膜と種々様々である．通常単発性であるが，5〜20%は多発する．また，組織学的にみた炎症所見から，急性潰瘍と慢性潰瘍とに大別されている．病理組織学的検索の俎上にあがる潰瘍の多くは単発性の慢性潰瘍で，消化性潰瘍 peptic ulcer とも呼ばれている．急性潰瘍と消化性潰瘍とは，**表 2-3** に示すように，臨床病理学的に種々の点で異なっている．

　急性潰瘍 acute ulceration は臨床的に急性胃粘膜病変 acute gastric mucosal lesion（AGML）という概念の中に包括されている．細菌感染，機械的損傷や薬剤刺激，あるいは食物によるアレルギーによって急速に潰瘍が生ずる病変で，ストレスが誘因となることもある．急速に発生するが治癒も早く，組織欠損は粘膜下組織までの場合が多く，胃壁の線維化・瘢痕の程度は軽い（**図 2-54，55**）．脳の腫瘍や出血に伴う胃潰瘍（Cushing's ulcer），広範囲の熱傷に合併する胃十二指腸潰瘍（Curling's ulcer）も急性潰瘍に含まれる．

　胃潰瘍の大多数を占めるのは慢性潰瘍あるいは消化性潰瘍であり，様々な原因・誘因が引き金となり，胃液の作用で胃壁が消化されることによって潰瘍が形成されるものである．消化性潰瘍は治癒しにくく，数か月以上，あるいは何年にもわたって持続，あるいは再燃を繰り返す（五の井ら，1978）[1]．経過が長く，再発，再燃を繰り返すため胃壁の線維化が高度であり，胃の変形を伴うことが多い（**図 2-56**）．40〜60 歳に多く発症し，好発部位は胃角，前庭部の小彎側，

表 2-3　急性胃潰瘍と消化性胃潰瘍の比較．

	急性胃潰瘍	消化性胃潰瘍
原因	機械的損傷，薬剤刺激，細菌感染，ストレスなど	消化性
症状	急性激痛，吐血	食後あるいは空腹時の鈍痛
好発部位	胃体部に好発するが，接吻潰瘍として幽門前庭部の前後壁に	幽門前庭部小彎側，特に F 線の幽門側（胃角部）
潰瘍の形態： 　数 　大きさ 　形 　深さ	 一般的に多発 様々 不規則形，地図状 浅い，一般的に Ul-II	 単発 2 cm 以下 円形または楕円形 種々（Ul-II，Ul-III，Ul-IV）
経過	原因が除去されると治癒	慢性に経過．大出血，穿孔性腹膜炎の危険あり．再発する

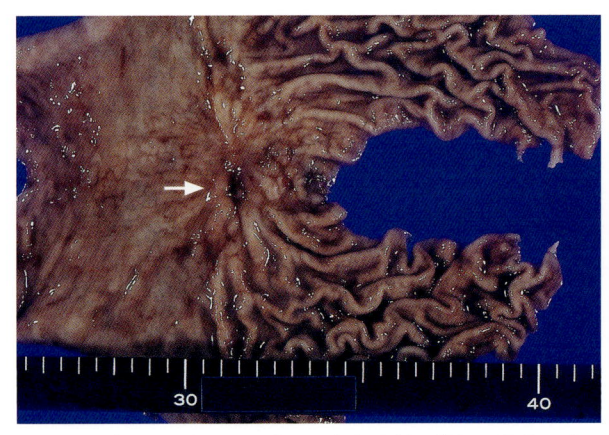

図 2-54 急性潰瘍の肉眼像．胃角部小彎に境界不明瞭な浅い潰瘍が認められる（矢印）．

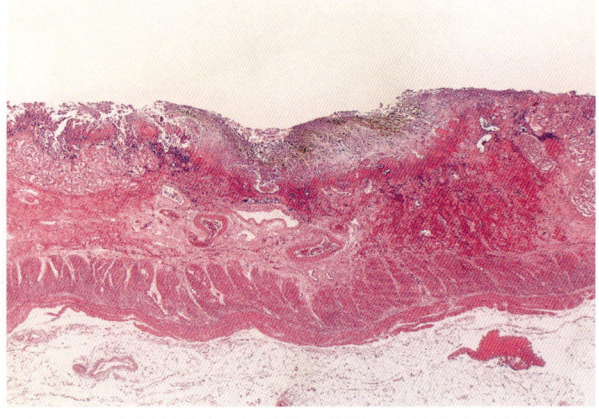

図 2-55 急性胃潰瘍の組織像．粘膜の変性壊死と粘膜下層の出血が認められる．肉芽や線維組織の増生は軽く，時間的に新しいことが示唆される．組織の壊死と欠損，および炎症反応は粘膜固有層内にとどまっており，粘膜下層には及んでいない（Ul-I 潰瘍）．

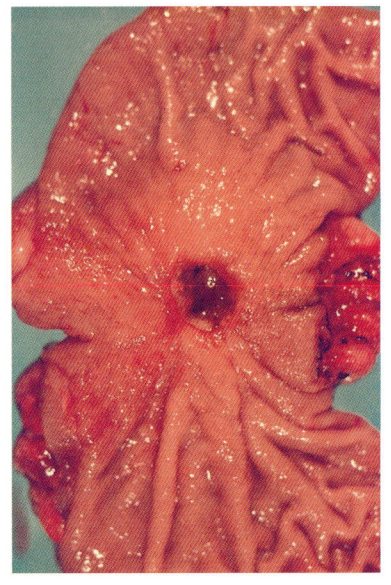

図 2-56 慢性胃潰瘍の肉眼像．前庭部に 2×3 cm の大きな開放性潰瘍が認められる．幽門前庭部は潰瘍の線維化巣の収縮によって小彎が短縮している．

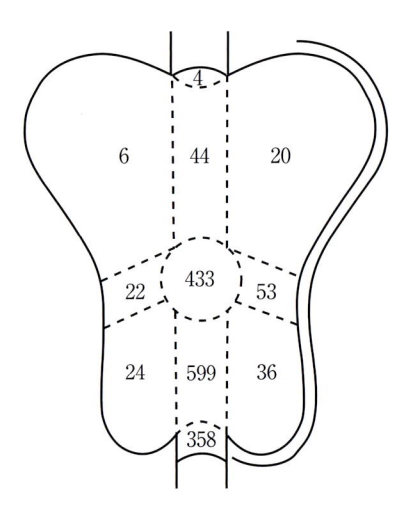

図 2-57 胃内における潰瘍の部位別発生頻度（太田）[2]．胃潰瘍の大多数は胃角と前庭部の小彎線上に発生する．

およびF線（腺境界）の幽門側粘膜の前後壁である（図 2-57）．胃潰瘍患者の 90％ほどは *H. pylori* の感染者であり，Helicobacter gastritis が潰瘍の誘因と推測されている．

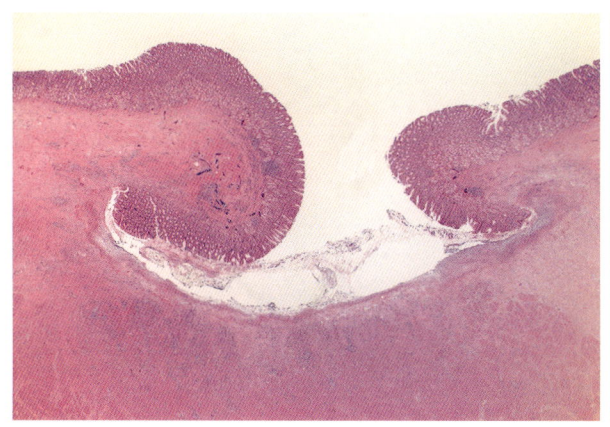

図 2-58　胃潰瘍の弱拡大組織像．粘膜固有層と粘膜下層が深く欠損し，潰瘍底は固有筋層である（Ul-Ⅲ）．周辺の粘膜が覆い被さるように残っている（下掘れ潰瘍）．

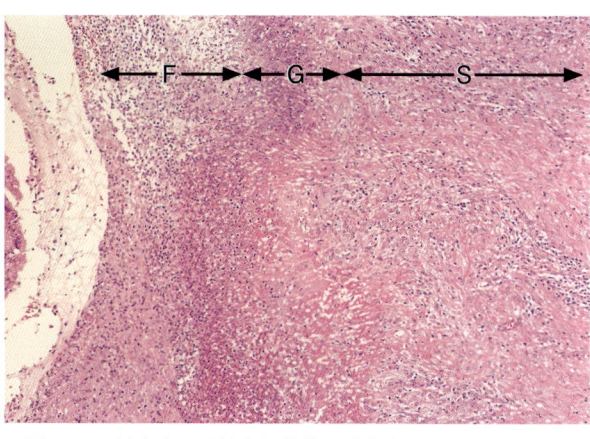

図 2-59　胃潰瘍の強拡大組織像．潰瘍底は表面から順に炎症性滲出層，フィブリノイド壊死層（F），肉芽層（G），ならびに瘢痕層（S）より成っている．

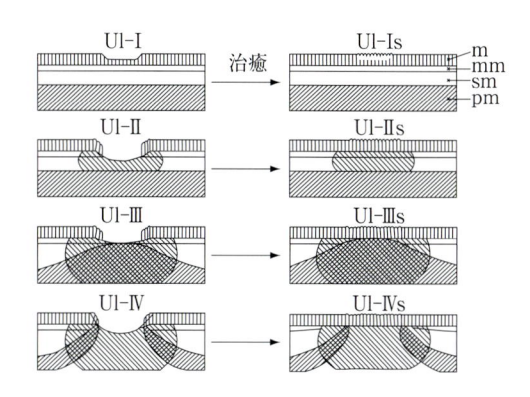

図 2-60　胃潰瘍の深さによる分類（村上）．胃潰瘍はその深さによって分類すると理解しやすい．粘膜固有層のみ，粘膜下層まで，固有筋層まで，さらに漿膜までの組織の欠損をそれぞれ Ul-Ⅰ，Ul-Ⅱ，Ul-Ⅲ，Ul-Ⅳ とする．また治癒して表面が再生粘膜で覆われた潰瘍瘢痕（scar）を，それぞれの深さによって Ul-Ⅰs，Ul-Ⅱs，Ul-Ⅲs，Ul-Ⅳs と表記する．

1　胃潰瘍の病理

　　単発の消化性胃潰瘍は，通常直径 1～2 cm の円形または卵円形，周囲との境界が明瞭な組織欠損である．組織が欠損し，粘膜がえぐれた部分を潰瘍底，粘膜欠損の辺縁を潰瘍縁と呼ぶ．潰瘍縁において組織欠損が横に深く，粘膜が欠損部に覆い被さるように残っている場合を，下掘れ潰瘍と称する（図 2-58）．組織学的には，粘膜や固有筋層が変性壊死により欠損し，潰瘍底は表面から炎症性滲出層 fibrinopurulent exudate，フィブリノイド壊死層 fibrinoid necrosis，肉芽層 granulation tissue，瘢痕層 scar or fibrosis より形成されている（図 2-59）．炎症性滲出層は析出したフィブリンと好中球を主体とする炎症細胞，壊死層は粘膜や滲出物の凝固壊死物質，肉芽層は幼若な血管結合組織とリンパ球やマクロファージなどの炎症細胞，瘢痕層は成熟した膠原線維より成る．

　　村上（1959）[3] は胃潰瘍を組織欠損の深さによって4つに分類している．この分類は，潰瘍の治癒した状態との間に1対1の対応が成り立つので有用である（図 2-60）．すなわち，潰瘍底

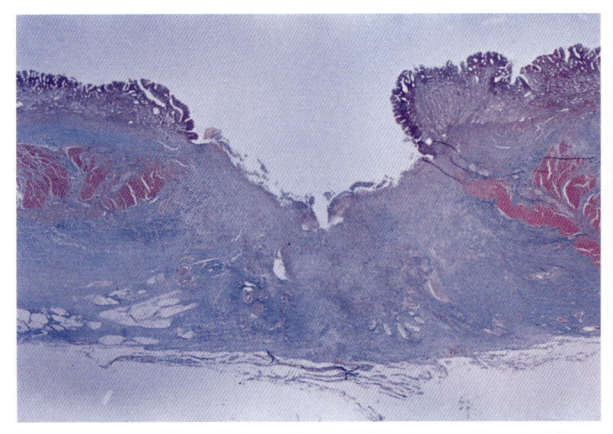

図 2-61 八の字型潰瘍．固有筋層は切断されて八の字型となっている．赤色に染色されているのが固有筋層で，青色に染色されているのが線維性組織（Masson trichrome 染色）．

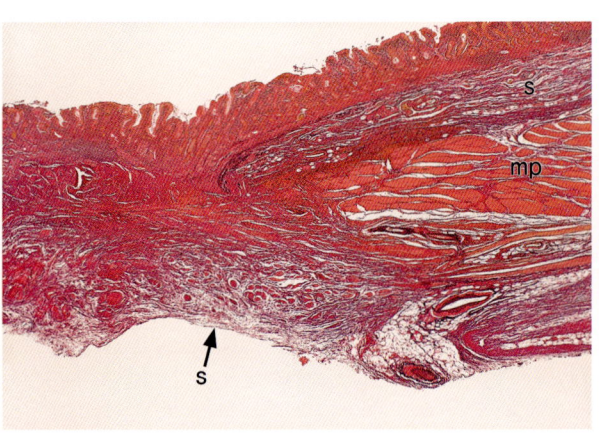

図 2-62 Ul-IVs の深い潰瘍の特殊染色像．平滑筋や上皮細胞を赤く，線維組織を青く染色する Masson trichrome 染色を用いると，固有筋層（mp）の断裂と線維化（s）の程度や範囲が明瞭に観察される．mp：muscularis propria, s：scar

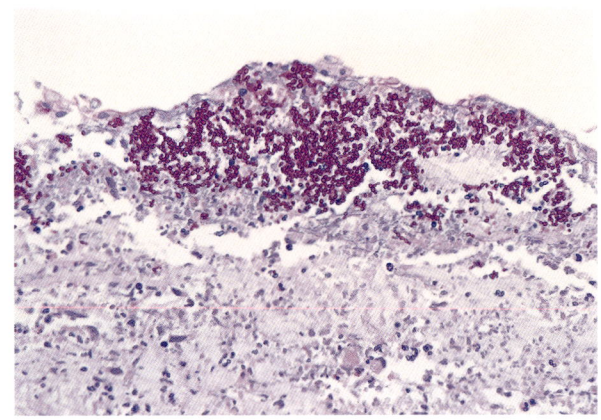

図 2-63 潰瘍底のカンジダ．潰瘍底の壊死組織や炎症性滲出物中にカンジダの胞子が観察される．

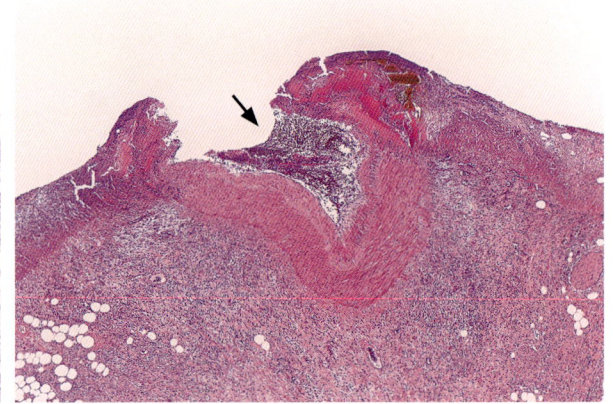

図 2-64 潰瘍底の破綻動脈の組織像．潰瘍底に破綻した動脈が露出し（矢印），大量の吐血の原因となった．

が粘膜固有層にとどまるものが Ul-I，粘膜下層までのものが Ul-II，組織欠損が固有筋層の表層に及んで固有筋層と粘膜筋板とが潰瘍辺縁で癒合しているものが Ul-III，そして固有筋層が断裂して「八の字」型に切れ上がって固有筋層の断端と粘膜筋板とが癒合しているものが Ul-IV 潰瘍である（図 2-61）．Ul-I 潰瘍はびらんに相当する（図 2-55）．Ul-IV 潰瘍では固有筋層が断裂消失し，瘢痕組織によって置き換えられている（図 2-62）．

Ul-I の潰瘍，つまりびらん以外の潰瘍が治癒すると，そこにはそれぞれの組織学的特徴を残している瘢痕治癒像をみることができる．すなわち，Ul-IIs は粘膜下組織の小さな線維化巣として，Ul-IIIs は粘膜下組織の線維化巣の中における粘膜筋板と固有筋層との癒合，そして Ul-IVs は表面が再生粘膜で覆われている線維化巣の中における固有筋層の「八の字」型断裂像をみることができる（図 2-62）．潰瘍の治癒した状態に対しては，それぞれの潰瘍の深さの

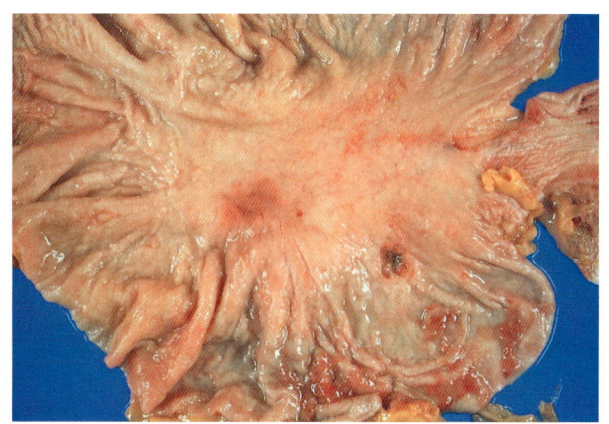

図 2-65 Dieulafoy 潰瘍の肉眼像．死亡する 2 日前より大量下血がみられ，緊急搬送された．緊急上部内視鏡検査にて胃出血を発見し，止血を試みるも成功せず，死亡に至った．剖検にて体中後壁に出血を伴う小さなびらん状病変が認められた．

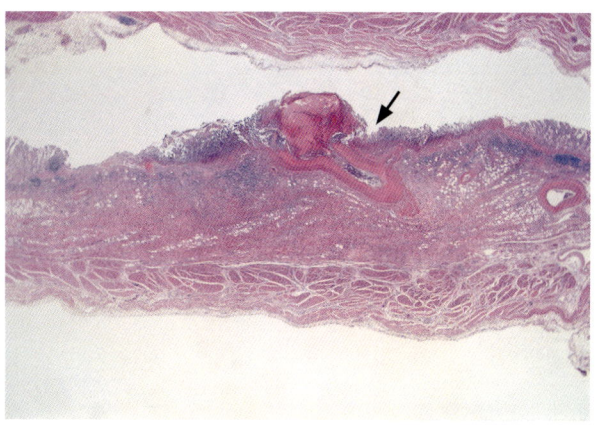

図 2-66 Dieulafoy 潰瘍の組織像．粘膜下層から粘膜表層に貫通する太い動脈の破綻が認められる（矢印）．周囲の粘膜は保たれており，潰瘍性機転はほとんど認められない．

記号に s（瘢痕 scar）を付けている．

　Ul-Ⅱの潰瘍は，以前から容易に瘢痕治癒することが認められていたが（五の井，1978，1982）[1,4]，Ul-ⅣあるいはUl-Ⅲの潰瘍は一般的に難治である（村上ら，1959）[3]．この傾向は，治療法が進歩している現在においても同じである．すなわち，早期胃癌などで切除された胃の全割組織検査で，Ul-ⅣsあるいはUl-Ⅲsの潰瘍と遭遇することは少なく，Ul-Ⅱsの潰瘍と遭遇する機会は多い．潰瘍の治療効果については，潰瘍の深さを無視して論ずることはできない．

　潰瘍の進行過程において，潰瘍縁の上皮は変性あるいは再生機転によってしばしば配列が乱れ，かつ細胞の大小不同や核の腫大化，あるいは核質の濃染化など，あたかも腫瘍細胞のごとき異型性を示すことがある．この変化を再生異型 regenerative atypia と呼んでいるが，癌と紛らわしく，生検診断においては特に注意が必要である．

　潰瘍底の壊死層，あるいは滲出層内にはカンジダ Candida albicans や細菌のコロニーがしばしば観察されるが，これらは原因菌ではなく，二次的に感染したものである（図 2-63）．潰瘍底の肉芽，または瘢痕組織内には閉塞あるいは狭窄した太い閉塞性動脈内膜炎 endoarteritis obliterans が観察されるが，時には潰瘍底に露出し，大量出血の原因となる（図 2-64）．浅い小潰瘍にもかかわらず大出血をきたした潰瘍を，特に Dieulafoy 潰瘍と称している（図 2-65〜67）[5]．潰瘍底の瘢痕層の形成が不良である場合はしばしば穿孔し，化膿性腹膜炎を発症させる．幽門輪に近い前庭部の潰瘍の治癒による瘢痕形成が著しい場合は，幽門狭窄を生ずる．これらはいずれも胃潰瘍の重要な合併症であり，外科的手術の対象となる．

　小彎をまたいで前後壁に及ぶ細長い潰瘍を線状潰瘍 linear ulcer と呼び，また，前壁と後壁の対照的な一対の潰瘍を接吻潰瘍 kissing ulcer と呼んでいる．接吻潰瘍の多くは急性潰瘍の場合が多い（高木ら，1969）[6]．

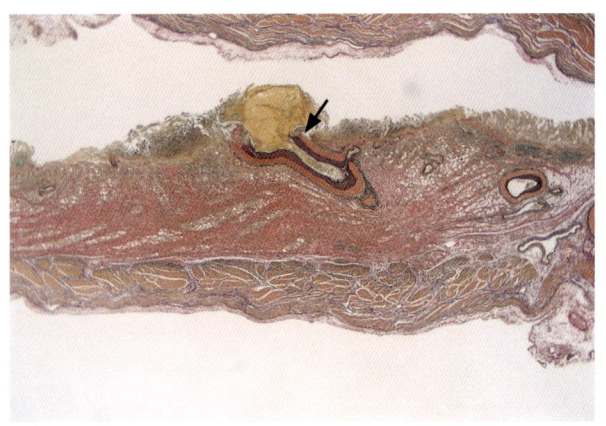

図 2-67 Dieulafoy 潰瘍の組織像. Elastica van Gieson 染色により粘膜下から粘膜表層に貫通する動脈の破綻が明瞭に観察される（矢印）.

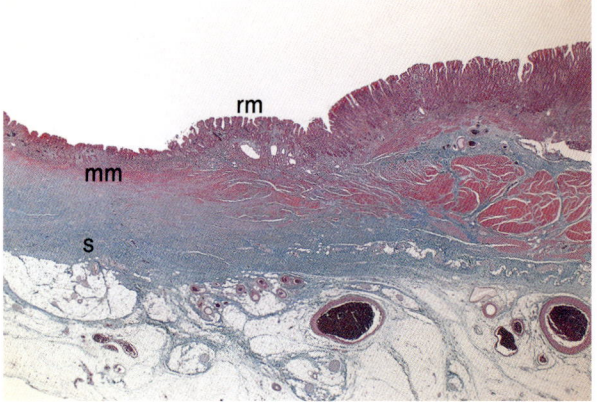

図 2-68 潰瘍瘢痕 (Ul-IVs) の組織像. 固有筋層が断裂消失し, 粘膜下層から漿膜にかけて瘢痕組織が増生している. 瘢痕組織 (s) の表面は再生した粘膜 (rm) によって覆われている. 粘膜筋板 (mm) も再生したものと推測される. mm：muscularis mucosae, rm：regenerated mucosa, s：scar

表 2-4 胃潰瘍の組織欠損の深さによる分類と頻度.

	潰瘍期	瘢痕期
I 型 (Ul-I)	—	—
II 型 (Ul-II)	7 (14%)	40 (86%)
III 型 (Ul-III)	25 (16%)	132 (84%)
IV 型 (Ul-IV)	153 (68%)	72 (32%)

（村上忠重, 松井 勉, 小出 仁, ほか：胃潰瘍の手術適応―病理学的立場から. 最新医学 14：107-111, 1959 より）

2 胃潰瘍の治癒

　時間を経て治癒機転が進行すると, 炎症性滲出層や壊死層は消失し, 肉芽組織も血管成分や炎症細胞が減少し, 潰瘍底は主として瘢痕組織から形成されるようになる. それとともに潰瘍縁から再生上皮が潰瘍底の表面に伸び出し, 最終的には潰瘍底は完全に再生上皮によって覆われるようになる. 潰瘍底に壊死組織や炎症性滲出層がまだ残っていて, 活動性炎症の持続している状態を開放性潰瘍 open ulcer と呼び, 再生上皮によって完全に覆われたものを治癒性潰瘍 healing ulcer と称する. また, さらに時間が経って治癒機転が完了した状態を瘢痕性潰瘍 scarred ulcer, あるいは潰瘍瘢痕 ulcer scar と称している（**図 2-68**）. 瘢痕性潰瘍はもとの潰瘍の深さによって, Ul-Is, Ul-IIs, Ul-IIIs, Ul-IVs と記載する（113 頁の図 2-60 参照）. 潰瘍瘢痕上の再生した粘膜には腺窩とともに幽門腺の再生も観察されることがある. また, 潰瘍瘢痕が腸上皮化生上皮によって覆われていることも多い.

　胃潰瘍の深さ別にみた治癒傾向は, **表 2-4** にみられるように, Ul-IV の潰瘍の治癒率は低く, Ul-II の潰瘍のそれは高い（村上ら, 1959）[3]．

表 2-5 胃潰瘍の原因因子.

急性潰瘍	精神的ストレス 機械的損傷 薬剤 胃炎(*H. pylori*) アレルギー 脳病変(脳腫瘍,出血) Cushing's ulcer(1930) 広範な熱傷 Curling's ulcer(1930)
慢性潰瘍	胃酸の過剰分泌(副交感神経の緊張)(Gunsburg, 1923) 循環障害(胃壁内の動脈硬化,塞栓症)(Virchow, Hauser, 1860) 血管攣縮説(交感神経の緊張)(Rossle, Berkmann, Cushing, Rokitansky) 病原微生物(カンジダ,*H. pylori*)
促進因子	部位(胃角,前庭部小彎) 腺境界部(大井の二重規制説)

3 胃潰瘍の発生機序

　胃潰瘍の発生は最終的には胃液の消化作用によるものと推測されているが,そこに至るまでの機序は必ずしも明瞭ではない.しかし,大筋では感染症や機械的損傷,薬剤,あるいはアレルギーなどの外来の攻撃因子 offensive factor が,胃粘膜の防御因子 defensive mechanism を凌駕したとき,粘膜の損傷が生じ,胃液の消化作用によってさらに深い潰瘍が形成されていくものと推測されている[7-9].精神的ストレスや中枢神経疾患が誘因になることや,広範な熱傷やアレルギーによって潰瘍が形成されることも知られている.かつて唱えられた血管の閉塞や攣縮による循環障害は,直接の原因ではないものと推測されている.また近年,*H. pylori* 感染による潰瘍形成が注目されている(表 2-5).

4 胃潰瘍の生検診断

　胃潰瘍からの生検は癌を否定するために行われる場合が多い.潰瘍の組織学的特徴である炎症性滲出物,壊死組織,肉芽組織や線維組織および潰瘍辺縁における房状再生粘膜を生検組織中に認めることによって潰瘍の診断が可能である(図 2-69〜71).しかし,臨床診断が胃潰瘍であっても,組織標本は炎症所見のみであり,潰瘍の組織学的特徴がみられないことも多い.それは粘膜組織が必ずしも潰瘍底や潰瘍辺縁から採取されないからである.また,潰瘍瘢痕から採取された組織には,粘膜固有層内の線維化が認められる.

　潰瘍縁では,しばしば変性や再生により腺管の変形や上皮細胞の核の腫大と濃染化が生ずる.このような場合は再生異型であり,通常は細胞異型の程度は軽く,癌細胞との鑑別は容易である.しかし,時に癌細胞との区別が困難な場合があり,癌と診断されていることが稀ならず存

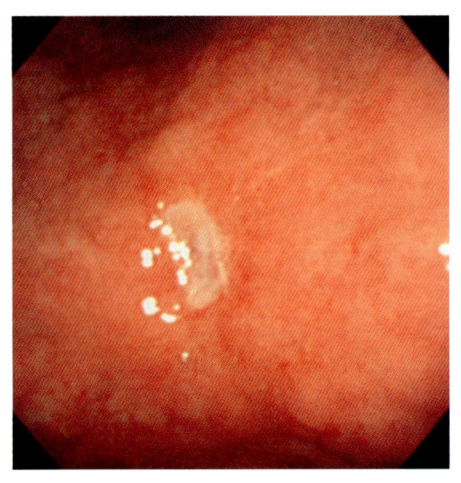

図 2-69　胃潰瘍の内視鏡像．体下部小彎上の開放性潰瘍．楕円形で深く，潰瘍底に白苔が付着している．

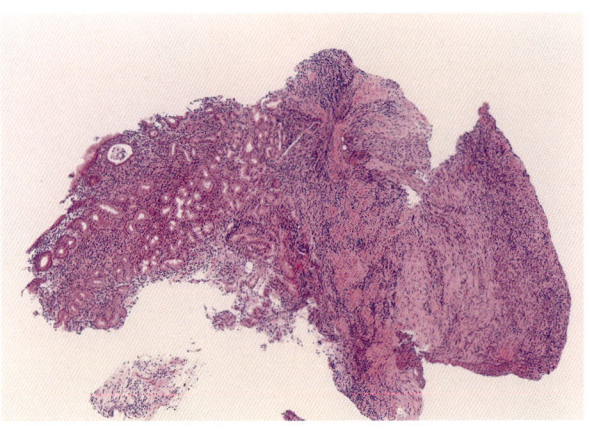

図 2-70　胃潰瘍辺縁から採取された生検組織片．写真の左半分には胃粘膜が，右半分には潰瘍底の壊死組織と肉芽組織が認められる．

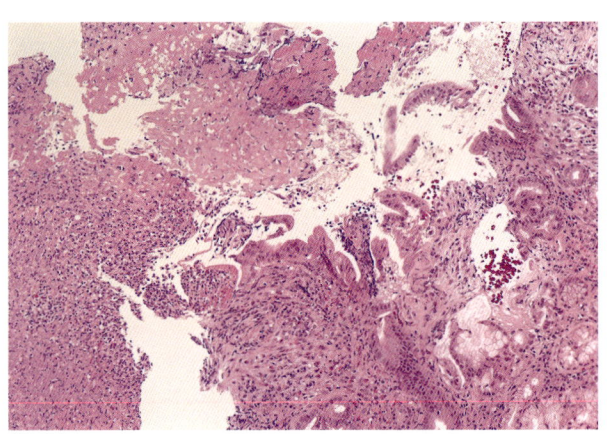

図 2-71　胃潰瘍の拡大像．潰瘍底の壊死組織と線維組織の間に，少量の腺窩上皮と幽門腺の残存が観察される．

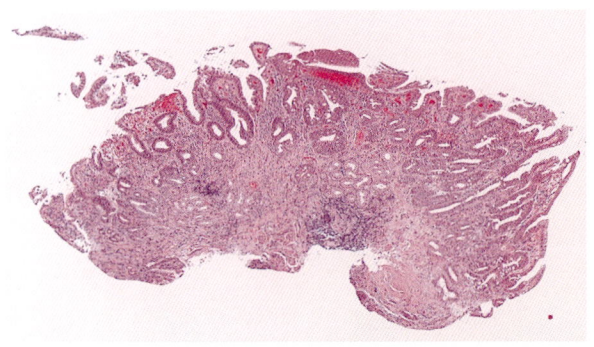

図 2-72　潰瘍辺縁部の粘膜から採取された粘膜組織片．粘膜固有組織における中等度の炎症細胞浸潤がみられる．立方状細胞から成る腺管が比較的均等に分布していて，腺管密度は高くはない．

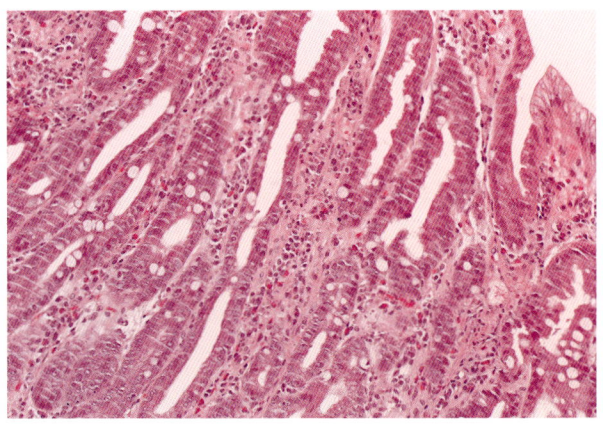

図 2-73　図 2-72 の拡大．腺管の上皮細胞は立方状で，N/C 比はやや高いが大小不同は軽度．Group II である．

118　第II部　胃疾患の病理と生検診断

在する．再生異型が考えられるが，癌を完全に否定できないような症例では"Group Ⅱ or Ⅳ"と表記し，一定期間後の再検を勧めることが重要である（図 2-72, 73）．"Group Ⅱ or Ⅳ"というのは一般的ではない表現であるが，Group Ⅲ は一般的に良性腺腫性病変に用いられ，Group Ⅳ は異型度著明な腺腫か異型度軽度の癌（低異型度癌）かの良性悪性境界病変に用いられているからである．

　潰瘍の生検診断において注意しなければならないのは，胃癌であるにもかかわらず，癌細胞が採取されていない場合である．癌組織は潰瘍化しやすいが，潰瘍化によって癌組織も部分的に消失してしまうことがある．そのような部位から生検が行われると，癌病変であるにもかかわらず，癌細胞は認められないことになる．したがって，内視鏡像が悪性を示唆している場合は，1 回の生検だけで良性潰瘍と断定せず，再検を勧めることが重要である．

【文献】
1) 五の井哲朗，五十嵐勤，児玉健夫：胃潰瘍の Natural History．胃と腸 13：751-759, 1978
2) 太田邦夫：胃癌の発生．日病会誌 53：3-16, 1964
3) 村上忠重，松井 勉，小出 仁，ほか：胃潰瘍の手術適応—病理学的立場から．最新医学 14：107-111, 1959
4) 五の井哲朗：疫学からみた胃潰瘍発生の背景．胃と腸 17：765, 1982
5) 並木正義：Dieulafoy 潰瘍の概念と病態をめぐって．胃と腸 22：1109-1112, 1987
6) 髙木国夫，熊倉賢二，丸山雅一，ほか：胃幽門前庭部の急性対称潰瘍—痙攣にもとづく出血性ビランおよび急性潰瘍の提唱．癌の臨床 15：887-896, 1969
7) Morson BC, Dawson IMP, Day DW, et al : Morson & Dawson's Gastrointestinal Pathology, 3rd ed. Blackwell Scientific, 1990
8) Feldman M, Scharschmidt BF, Sleisenger MH : Sleisenger & Fordtran's Gastroitestinal and Liver Disease, 6th ed. WB Saunders, 1998
9) Haubrich WS, Schaffner F : Bockus Gastroenterology, 5th ed. WB Saunders, 1995

D 胃の上皮性隆起性病変
過形成性ポリープ，腺腫，癌腫，そして異型上皮巣

　粘膜面からみた肉眼的な限局性隆起を一般的にポリープpolypと呼んでいる．そして，このポリープの肉眼形態は，ポリープの構成成分である組織とは無関係に，大きくは茎の有無をもって有茎性ポリープpedunculated polypと無茎性ポリープsessile polypとに分けられている．胃と腸に発生するポリープには組織学的に上皮性と非上皮性の2種類があるが，大部分は上皮性ポリープであり，非上皮性ポリープは少ない（表2-6）．したがって，胃あるいは腸のポリープといった場合，一般的には上皮性ポリープの意味で用いられていることが多い．

　胃の上皮性ポリープは，腫瘍病理総論の腫瘍の分類に従って，増殖しているポリープ上皮の異型性の程度をもって，組織学的に，①過形成（再生性）hyperplastic（regenerative），②腺腫性（腺腫）adenomatous（adenoma），③癌腫carcinomaの3つの類に分けている[1-4]．そして，ポリープの中で腺腫性ポリープは比較的高い頻度をもって癌化するとされていた[2,3]．

　1964年，高木らによってファイバースコープ直視下胃生検による胃病変の生検組織診断が行われ，それとともに小さな隆起性病変から米粒大の生検組織が採取されるようになった[5]．その中には分化型腺癌との鑑別診断が難しい異型上皮から成る生検組織があり，ここに至ってその異型上皮の生検組織診断が大きな問題として浮上した．なぜなら，現在は胃の生検組織診断が一般的になされていて微小胃癌も稀ならず診断されている時代であるが，1960年以前の胃癌といえば大部分が進行癌で粘膜内癌は稀であり，癌の組織診断においては異型性の程度を問うまでもなく，その粘膜下組織以深への浸潤所見をもって容易に癌の診断がなされていたからである．そのために，腺腫と分化型腺癌との上皮の異型度による鑑別については，ほとんど"細胞異型が強いから癌である"という表現のみであった．そのために，異型性とは抽象的な概念であると人口に膾炙されていた．

　上皮に異型性が認められるが悪性ではない限局性上皮性隆起性病変，そのような病巣を実際面からみれば，それは上皮の増殖であり，そして上皮に軽度〜中等度異型が認められたとしても宿主にとっては良性の病変であるので，現在では腺腫として分類されている．

　以上のように，腫瘍病理総論では，胃の上皮性限局性隆起性病変は異型性をもって3つの類に分類されていたのであるが，胃生検が行われるようになって，改めて浸潤所見によらない異型度診断が問題となった．そして，上皮の過形成，腺腫，腺癌の異型度による診断基準がある程度明確にされるようになった．ここに至るまでの短い歴史的なことは，別項で記述してある（139頁参照）．

表2-6 胃ポリープの組織成分別にみた分類.

上皮性：
　　過形成性ポリープ
　　腺腫性ポリープ，腺腫　　　　　　　　異型上皮巣，Ⅱa-subtype
　　Ⅰ型癌，Ⅱa型癌
　　異所性膵 heterotopic pancreas
非上皮性：
　　平滑筋腫・肉腫　　　　　　　　　　GIST（gastrointestinal stromal tumor）
　　神経鞘腫・悪性神経鞘腫
　　炎症性類線維ポリープ inflammatory fibroid polyp

1 上皮性ポリープの組織学的分類

　腫瘍病理組織学の大前提『腫瘍はそれが発生した臓器・組織の構造・機能を多少とも模倣している』からは，ポリープもまた組織学的に胃固有粘膜上皮および腸上皮化生上皮に類似を求めることができる[6,7]．一方，腫瘍病理総論では，限局性の上皮性増殖性病変を上皮の異型性の程度をもって3つの類，すなわち大きく過形成 hyperplasia と腫瘍 neoplasia とに，さらに腫瘍は良性である腺腫 adenoma と悪性である癌腫 carcinoma とに分類している．

　胃の限局性上皮性隆起性病変は腫瘍病理学の大前提と腫瘍の定義との2つのことを前提として，つまり上皮類似性（胃固有粘膜上皮，腸上皮化生粘膜上皮）と異型度によって定義づけられた病変の質（過形成，腺腫，癌腫）との組み合わせをもって，組織学的に大きく6つの類に分類することができる（表2-7）．すなわち，胃にある粘膜は本質的に胃に固有な粘膜と，胃の腸上皮化生粘膜とに分けられるから，限局性上皮性隆起性病変は上皮の性質から大きく胃固有上皮と腸上皮化生上皮の2つの系列に分けられる（中村，1972）[6]．

　それぞれの系列においては，隆起性病変は上皮が呈する異型性の程度をもって過形成，腺腫，癌腫の3つの類に分けられる（図2-74）．そして，それぞれの病変においてはさらに異型性の程度（軽度，中等度，著明）をもって，腺腫では軽度異型腺腫 adenoma with mild atypia，中等度異型腺腫 adenoma with moderate atypia，そして異型度著明な腺腫 adenoma with severe atypia のように表現している．癌腫では異型度を分化度に置き換えて，高分化型 well differentiated，中分化型 moderately differentiated，低分化型 poorly differentiated と表現している（表2-7，図2-74）．

　胃固有上皮系列の隆起性病変では，腺管を形作る上皮細胞は，主として腺窩上皮の粘液細胞に類似が求められ，幽門腺細胞に類似する細胞もみられる．稀に壁細胞も存在する．一方，腸上皮化生上皮系列の隆起性病変では，腺管は主として刷子縁を有する吸収細胞に類似していて，それら細胞に杯細胞，そして Paneth 細胞が混在している（表2-7）．

表 2-7 異型度と異型上皮性病変の分類と名称.

異型度	胃固有粘膜上皮系列 （腺窩上皮型）	腸上皮化生粘膜上皮系列 （腸上皮化生上皮型）
軽度 中等度 著明	過形成性ポリープ，腺窩上皮型 腺腫（異型上皮巣），腺窩上皮型 未分化型癌	過形成性ポリープ，腸上皮化生上皮型 腺腫（異型上皮巣），腸上皮化生上皮型 分化型癌
正常細胞 との類似	腺窩上皮の粘液細胞 幽門腺細胞	吸収細胞，杯細胞 Paneth 細胞

(中村恭一：胃癌の病理—微小癌と組織発生．金芳堂，1972 より引用)

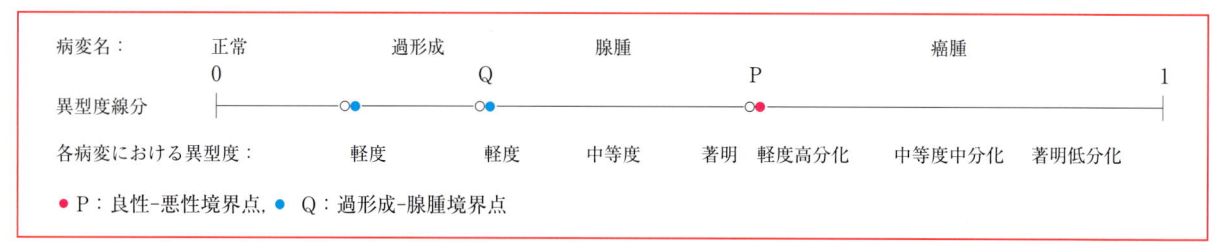

図 2-74 異型度による過形成，腺腫，癌腫の分類および異型度の表現.

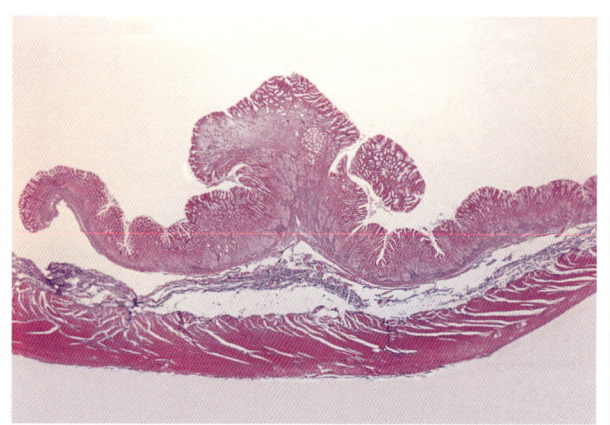

図 2-75 大きさ 8 mm の腺窩上皮の過形成性ポリープ．

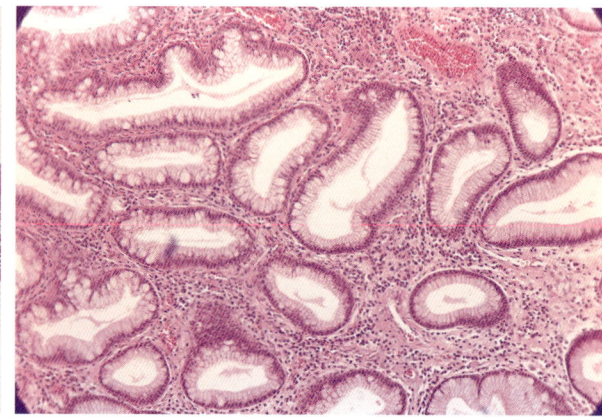

図 2-76 図 2-75 の拡大．腺管上皮は円柱状細胞から成り，HE 染色で細胞質は明るい．腺窩上皮の過形成である．腺管の大きさと分布は規則的である．

2 限局性上皮性隆起性病変の組織所見と頻度

a. 過形成性ポリープ

過形成性ポリープ hyperplastic polyp は胃固有粘膜上皮系列の腺窩上皮の増殖によるものが多く（図 2-75，76），腸上皮化生粘膜上皮系列のそれは少ない（図 2-77）．腺窩上皮の過形成性ポリープの上皮に杯細胞が介在していることがあるが，これは腸上皮化生上皮系列ではなく腺窩上皮の杯細胞化生（喜納）[8] による（図 2-78）．腺窩上皮過形成性ポリープ hyperplastic polyp

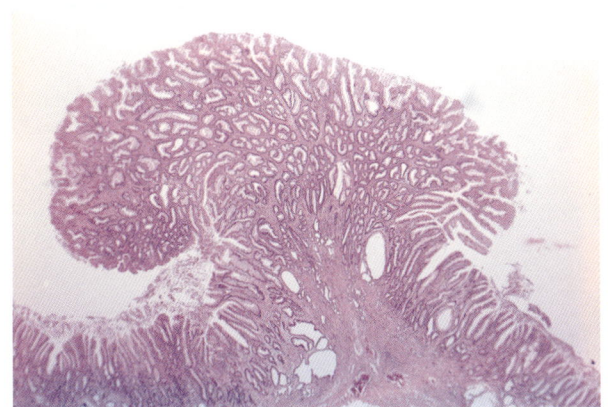

図 2-77　腸上皮化生の過形成性ポリープ．腺管の分布は規則的である．腺管上皮には多数の杯細胞が介在している．

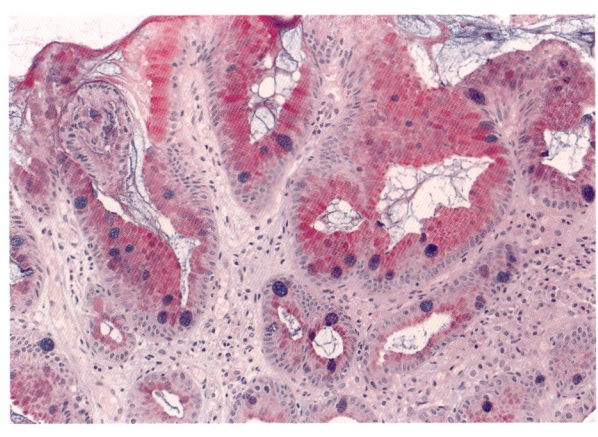

図 2-78　過形成性腺窩上皮の杯細胞化生．腺窩上皮の細胞質の粘液は alcian blue・PAS 染色で赤色に，そして杯細胞のそれは紫色に染色されている．

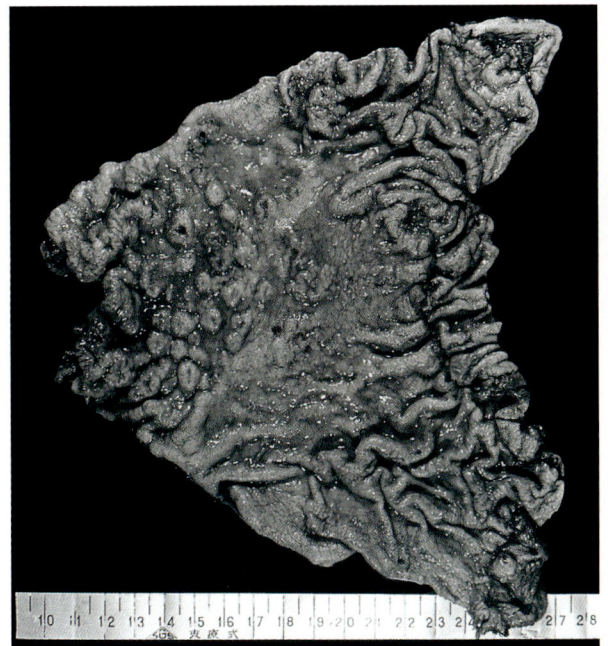

図 2-79　幽門前庭部における，びらんを有する過形成性ポリープの多発．通称"タコイボびらん"と呼ばれている．

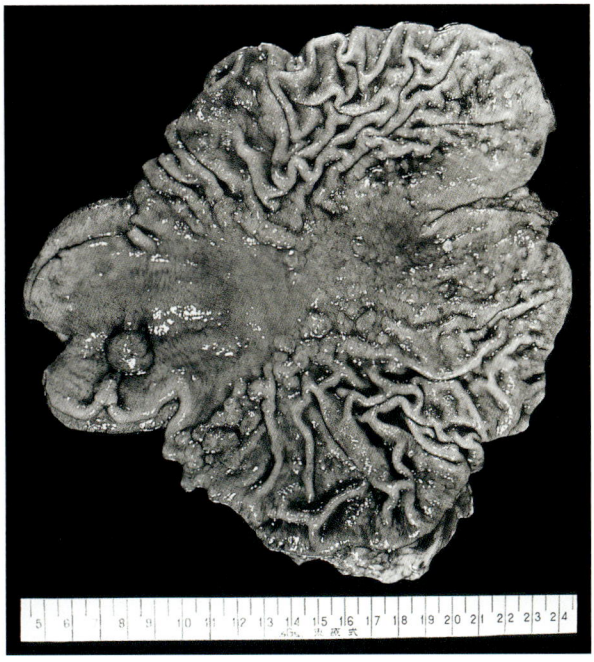

図 2-80　F 境界線に沿った幽門腺粘膜側における，びらんを有する過形成性ポリープの多発．

of foveolar epithelium type は，びらん修復による大きさ米粒大〜小豆大の腺窩上皮の過形成によるものから，大きさ 1〜2 cm の幽門腺増殖を伴う無茎性・有茎性ポリープまであり，隆起性病変の中で最も頻度の高い病変である．びらんの修復過程で，中心部に小びらんを伴う腺窩上皮の過形成による大きさ 5〜10 mm 程度の無茎性隆起がみられるが，それは一般的に"タコイボ"と呼ばれている．幽門前庭部に，あるいは F 境界線の幽門腺粘膜側に沿って多発する場合がある（図 2-79，80）．

D　胃の上皮性隆起性病変

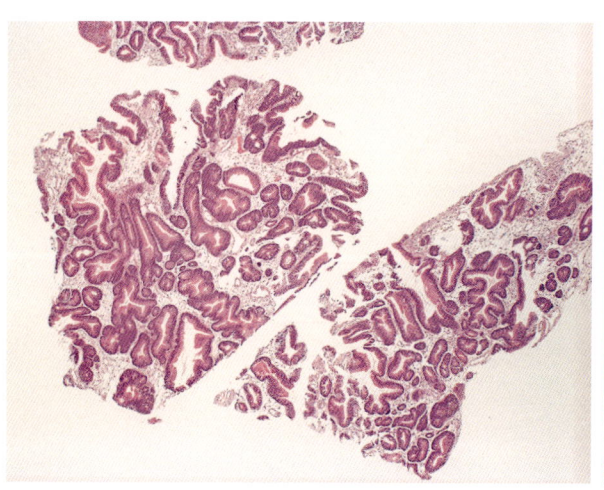

図 2-81　軽度異型を呈する過形成性腺窩上皮から成るポリープ．

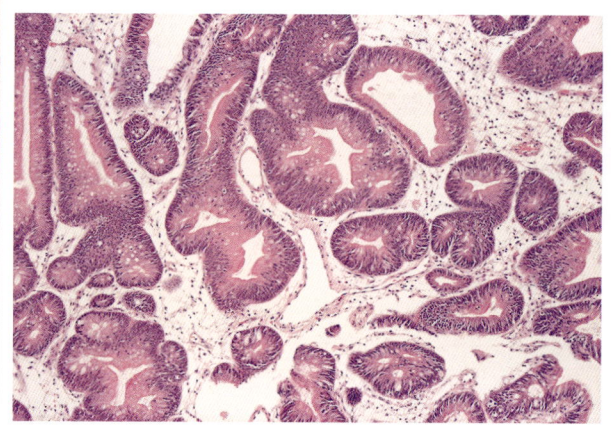

図 2-82　図 2-81 の拡大．軽度異型の過形成か腺腫かの鑑別が困難である．いわゆる過形成-腺腫境界のポリープ．

　大きさ 2 cm 前後あるいはそれ以上で軽度異型の腺窩上皮型過形成とされるポリープが存在するが，それには過形成性であるのか腺腫性であるのかの問題がある．過形成は『組織修復過程で一時的に過剰増殖した組織』と定義されている．この定義からは，小さな過形成性ポリープが消失しているように，大きさ 2 cm 前後の過形成性ポリープも組織修復のための過形成であるならば消失するはずである．しかし，大きさ 2 cm 前後の軽度異型を示すポリープが消失するとは思えない．すなわち，軽度異型の比較的大きな上皮性ポリープの中には，それが過形成性であるのか腺腫性であるのかの判断が困難な場合がある（図 2-81，82）．

　過形成性か腺腫性かは上皮が呈する異型度をもって判断されているが，その異型度からそれらの区別が難しいような場合には，便宜的・姑息的に，病変の大きさを考慮するのも 1 つの考え方であろう．すなわち，大きさ 2 cm 前後の軽度異型を示す過形成性ポリープは軽度異型の腺窩上皮型腺腫であるとみなすことである．なぜなら，過形成性は『組織修復過程における一時的な過剰な増殖』と定義されており，その過剰増殖には限度があるからである．また，腺窩上皮性ポリープが組織学的に再生性あるいは過形成性である場合は，一般的に腺管分布が粗である．腺腫性である場合は，腺管がやや密である．びらん修復による再生性あるいは過形成性の腺窩上皮性ポリープか，あるいは異型度軽度の腺窩上皮性腺腫であるのかの鑑別は，過形成-腺腫境界領域病変の組織学的パターン認識の問題として残っている（122 頁の図 2-74 の Q 点近傍の異型度参照）．しかしながら，そのような境界病変の癌化はきわめて低いこともあって，実際においてはほとんど問題にされていない．また，腺腫癌化率の推定にあたっては，腺腫-癌の境界となる異型度はもちろんのこと，過形成-腺腫境界領域の異型度をも定義しておく必要があるのであるが，その定義は示されていないのが現状である．

表2-8 上皮系列別にみた各限局性隆起性病変の相対的頻度.

病変の名称	限局性上皮性病変	
	胃固有粘膜上皮系列 （腺窩上皮型）	腸上皮化生粘膜上皮系列 （腸上皮化生上皮型）
過形成性ポリープ	多い	少ない
腺腫（異型上皮巣）	少ない	多い
癌腫	少ない	多い

表2-9 胃の異型上皮増殖性病変の名称.

発表年	発表者	名称
1962	松本[9]	平板状隆起
1962	中村(卓)[10, 11]	Ⅲ型ポリープ
1965	長与[12]	異型増殖
1965	中村(恭), 菅野, 高木, 熊倉[13, 14]	異型上皮巣
1966	山田, 福富[15]	Ⅲ型
1968	佐野[17]	扁平ポリープ
1972	望月, 福地[21]	Ⅱa-subtype

b. 腺腫

腺腫 adenoma の系列別頻度は，胃固有粘膜上皮系列の腺窩上皮型腺腫 adenoma of foveolar epithelium type よりも，腸上皮化生粘膜系列の腸型腺腫 adenoma of intestinal type の頻度が高い(表2-8)．実際上で問題となるのは，腸型腺腫と分化型癌の中の高分化型管状腺癌 well differentiated tubular adenocarcinoma との鑑別診断であり(122頁の表2-7参照)，特に生検組織診断において問題となる(145頁参照)．

1) 腸型腺腫

この腸型腺腫あるいはそれに類似する病変は，表2-9に示すように，いろいろな名称で呼ばれていた．狭義の"異型上皮巣 atypical epithelium lesion"である典型的な腸型腺腫の所見を描いてみると，存在部位は大部分が幽門前庭部で，肉眼的に大きさ2cm以下，粘膜面から1～3mmくらい高く，そして表面平滑，辺縁平滑な円形～楕円形の扁平隆起（無茎性ポリープ）である(図2-83, 表2-10～12)．組織学的には，隆起の表層1/2は異型上皮，そして深層1/2は既存の幽門腺管で構成されているといった2層構造を呈し，その下層の既存の腺管あるいは異型上皮腺管は部分的に囊胞状に拡張している(図2-84, 85)．異型上皮は HE 染色で濃染する円柱状細胞が比較的大型の腺管を形成し，核は短紡錘状で基底側に配列している．それら腺管の分布は規則的均等であり，腺管の大小不同はないか，あっても軽度である(図2-86)．このような病変は胃癌切除胃の随伴病変として存在してはいたものの，軟性内視鏡の出現以前にはあまり問題視されてはいなかった病変であった．1964年以後から直視下内視鏡生検が行われるようになり，小さな分化型癌の発見が徐々に増加するとともに異型上皮巣から採取される生

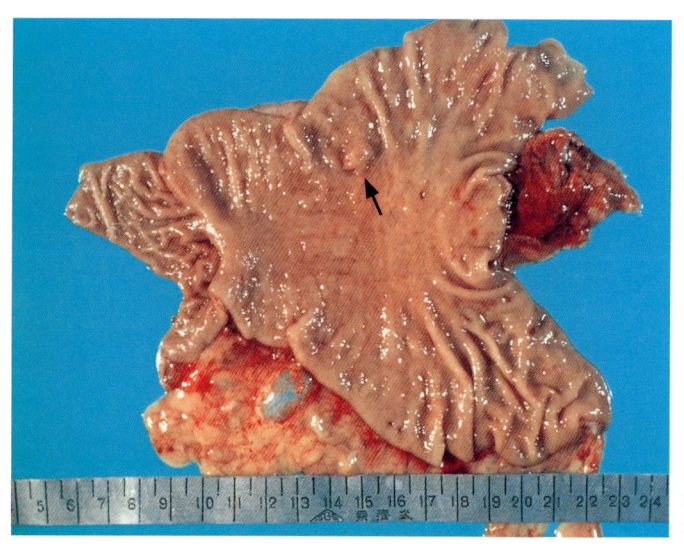

図 2-83　胃幽門前庭部前壁における大きさ 18 mm の楕円形の扁平隆起（矢印）．隆起の表面および辺縁は平滑である．

表 2-10　Ⅱa 型分化型癌と腸型異型上皮巣（腸型腺腫）との比較 Ⅰ．大きさ[18]．

病変	最大径（cm）			合計
	～1.0	1.1～2.0	2.1～4.0	
粘膜内癌，分化型	127（ 51%）	99（ 76%）	141（ **95%**）	367
管状腺腫，腸型	124（ 49%）	31（ 24%）	8（ 5%）	163
合計	251（100%）	130（100%）	149（100%）	530

表 2-11　Ⅱa 型分化型癌と腸型異型上皮巣（腸型腺腫）との比較 Ⅱ．隆起表面の性状[18]．

病変	表面の性状		合計
	結節状	平滑	
粘膜内癌，分化型	116（ **72%**）	13（ 17%）	129
管状腺腫，腸型	46（ 28%）	62（ **83%**）	108
合計	162（100%）	75（100%）	237

表 2-12　Ⅱa 型分化型癌と腸型異型上皮巣（腸型腺腫）との比較 Ⅲ．隆起辺縁の形状[18]．

病変	辺縁の形状		合計
	不規則	平滑	
粘膜内癌，分化型	95（ **73%**）	34（ 32%）	129
管状腺腫，腸型	36（ 27%）	72（ **68%**）	108
合計	131（100%）	106（100%）	237

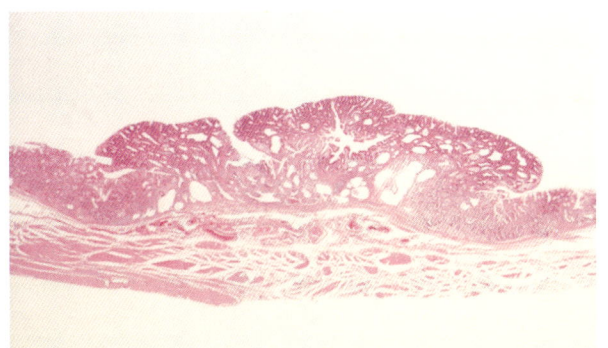

図 2-84 図 2-83 の割面（HE 染色）．表層 1/2 は異型上皮，深部は主として既存の幽門腺管である．隆起の深部 1/2 には拡張した腺管が散在性にみられる．

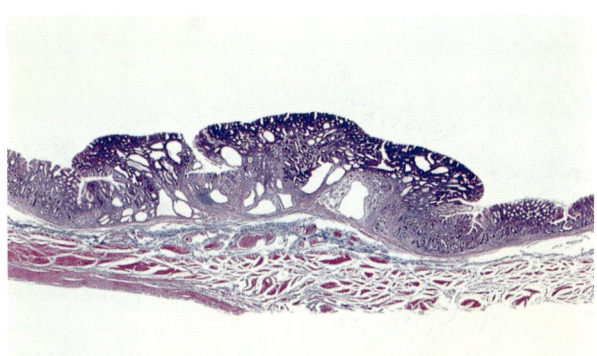

図 2-85 図 2-83 の割面（Masson trichrome 染色）．

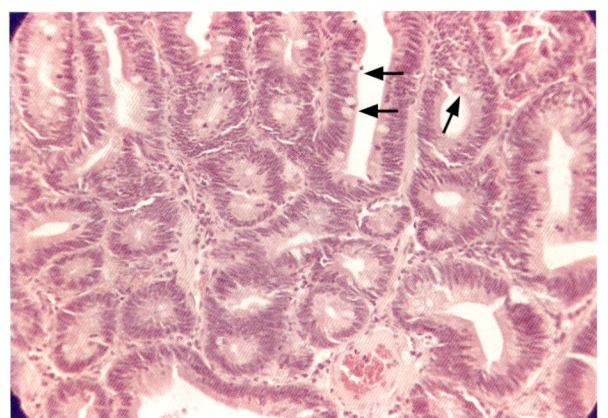

図 2-86 図 2-84 の異型上皮腺管の拡大．HE 染色で濃染する比較的大型の腺管が比較的均一に分布していて，腺管の大小不同はない．腺管は円柱状上皮から成り，核は短紡錘形で細胞基底側に位置していて配列の乱れはみられない．核の大小不同は軽度．異型度中等度の腸型腺腫である．杯細胞がみられる（矢印）．

表 2-13 最大径 5 mm 以下の微小異型上皮巣の近傍粘膜の性状．

近傍粘膜の腸上皮化生の程度	微小異型上皮巣の数
著明（腸上皮化生粘膜）	15
中等度	2
軽度	13
合計	30

（癌研病理，1969）

検組織が病理組織診断の俎上にのぼるようになった．当時は良性悪性境界領域病変として取り扱われていた（202 頁参照）．

　この腸型異型上皮巣あるいは腸型腺腫の組織発生について，中村（恭）ら（1965，1966，1969）[13, 14, 19)]は次のような所見から，腸型異型上皮巣（腸型腺腫）の組織発生『腸型異型上皮巣は，腸上皮化生粘膜あるいは幽門腺粘膜の腸上皮化生の過程で発生する』を報告している．それは次の 3 つの所見から導かれた結論である．すなわち，① 大きさ 5 mm 以下の微小異型上皮巣の近傍粘膜をみると，**表 2-13** に示すように，腸上皮化生粘膜と幽門腺粘膜とが約 1/2 である．② 最大径 6 mm 以上の異型上皮巣を含む切除胃の腸上皮化生の程度は著明であるものが大部分である．そして ③ 異型上皮は光学・電子顕微鏡的に腸上皮化生上皮の吸収細胞に類似し（**図 2-86, 87**），さらには異型上皮に杯細胞・Paneth 細胞が介在している．

D　胃の上皮性隆起性病変

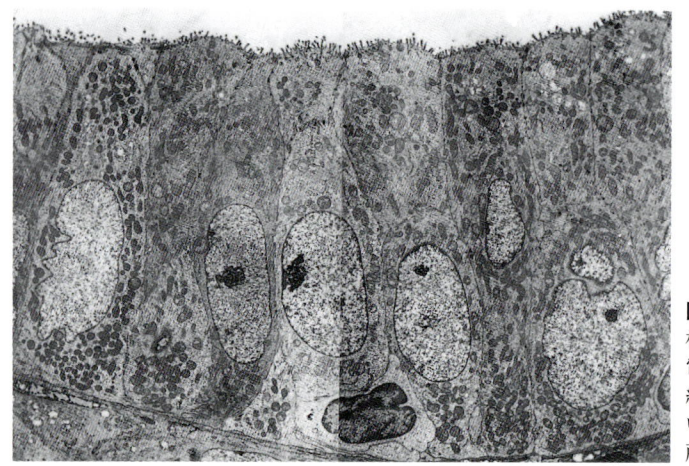

図 2-87　腸型腺腫の電子顕微鏡像．細胞は高円柱状で，核は基底側に位置している．細胞質には楕円形をした電子密度の高いミトコンドリアが多数存在している．細胞自由面にはフィラメントを有する絨毛が密生している．それらは腸上皮化生の吸収細胞に類似している所見である．

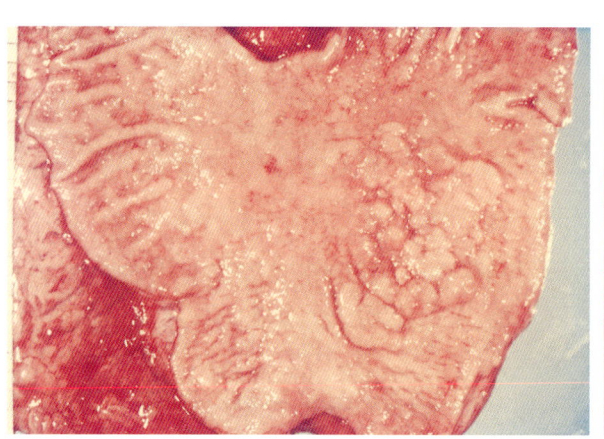

図 2-88　幽門前庭部における大きさ 4 cm の扁平隆起性病変．

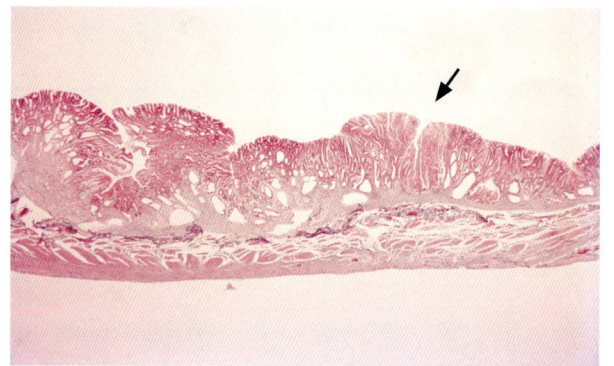

図 2-89　図 2-88 の一割面．隆起性病変の粘膜表層は異型上皮から成り，深層 1/2 には既存の幽門腺管と囊胞状に拡張した腺管がみられる．異型上皮巣の一部に，周囲異型上皮腺管とはよく境された大きさ 3 mm の微小癌がみられる（矢印）．

　腸型腺腫の癌化については，腺腫の癌化症例の組織所見を次のように定義することができる．すなわち，腺腫の癌化の組織学的基準『異型上皮巣（腺腫）内に存在する微小癌で，微小癌と異型上皮の異型度には明らかな差があり，癌と腺腫との境界が明瞭である』（図 2-88～92）[18, 19]．この定義の中の「境界が明瞭である」ことの所見は重要である．もし，境界が不明瞭で異型度が漸次移行しているような場合は，全体が分化のよい癌であるのか，あるいは良性の異型上皮巣の一部が炎症による変性によって部分的に異型度が修飾された病変であるのかの鑑別ができないからである．

　微小癌の発生母地病変をみると，腺腫の癌化例の頻度は 1.4％（2 例）であり（153 頁参照），また良性悪性境界領域異型上皮巣を除いた腸型腺腫 170 例のうち癌を伴っていた症例は 7 例（4％），これらの大きさは 2 cm 以上であった[6, 19, 20]．福地ら（1975）[16, 21, 22]は IIa-subtype 43 例の

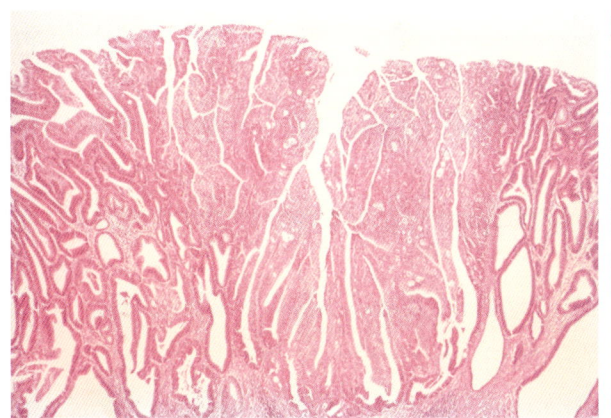

図 2-90 図 2-89 の微小癌の拡大．微小癌は周囲異型上皮腺管とはよく境されている．

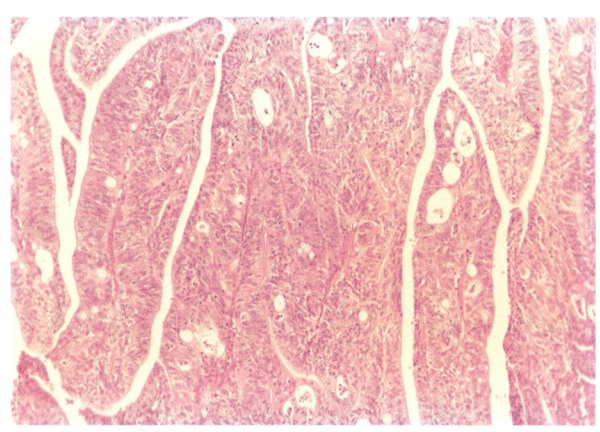

図 2-91 図 2-89 の微小癌の拡大．高分化型管状腺癌．

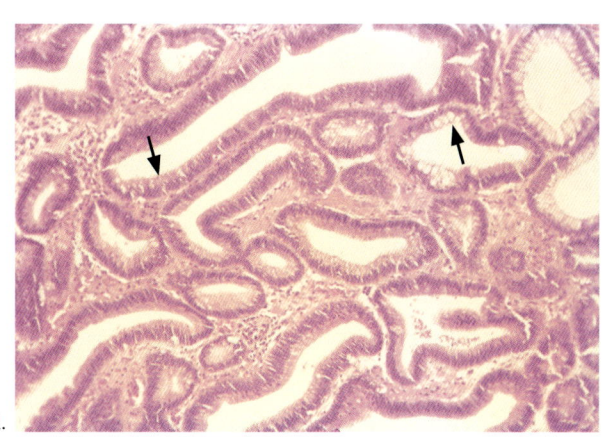

図 2-92 図 2-89 の異型上皮巣の拡大．腸型腺腫．矢印は杯細胞．

内視鏡観察で癌化例は1例もなかったと報告している．また，菅野(1980)[23]，高木ら(1980)[24]は，腸型腺腫の生検を伴う内視鏡的経過観察では，腸型腺腫の大部分は大きさ2cmでその発育が停止していて，癌化例は認められていないと報告している(**表 2-14**)．すなわち，腸型腺腫の癌化は稀であり，癌化の問題よりもその良性悪性の鑑別診断が問題となる[25]．

Ⅱa型の分化型癌と腸型腺腫との鑑別診断は，当然のことながら組織学的に異型度をもってなされるが，その組織学的な良性悪性の振り分けは良性悪性境界領域においては難しい．異型度をもって良性と悪性とに分けるときには，必然的に良性悪性境界領域病変が生じてくる(143頁参照)．したがって，境界領域病変の良性悪性の鑑別においては，異型性以外の所見を考慮する必要がある．

組織学的には，異型上皮から成る腺管群が粘膜全層を占めているか，あるいは粘膜表層の1/2であるかの所見が参考となる．すなわち，Ⅱa様の腸型腺腫の多くは腺腫腺管が粘膜表層の1/2を占めているという2層構造であるが，分化型粘膜内癌の大部分は粘膜全層を占めている傾向があるからである(**表 2-15**)[6]．

D 胃の上皮性隆起性病変

表 2-14 異型上皮巣の経過追跡成績[23].

追跡時間(年)	病巣数	異型上皮巣の変化		
		変化なし	増大	縮小・消失
0.5～1	17	15	0	2
～2	12	12	0	0
～3	6	5	1	0
～4	7	6	1	0
～5	2	1	0	1
5.1～	6	5	1	0
合計	50	44	3	3

(癌研病院, 1979)

表 2-15 最大径 5 mm 以下の分化型癌と異型上皮巣の粘膜内における深達度[6].

病変	粘膜内深達度		合計	全層の割合
	全層	表層		
分化型癌	19	4	23	83%
異型上皮巣	13	22	35	37%
合計	32	26	58	

(癌研病理, 1969)

　肉眼的所見について両者を比較すると，大きさについては表 2-10（126 頁参照）に示してあるように，分化型癌はその大きさが大きくなればなるほどその頻度が増加している．一方，腸型腺腫の大部分は大きさ 2 cm 以下である．このことから，大きさ 2 cm 以上であるような腸型異型上皮巣は高分化の腺癌，あるいは微小癌を含んでいる可能性のある病変とみなされる．腸型腺腫の癌化例 2 症例の腺腫の大きさは径 4 cm である．また，良性悪性境界領域の異型度を呈する大型の扁平隆起性病変が存在する（図 2-93～95）．したがって，大きさ 2 cm 以上の異型上皮から成る扁平隆起性病変の場合には，微小癌を含んでいる，あるいは全体が分化のよい腺癌である確率が高いから，たとえ生検が Group III あるいは Group IV であっても切除の適応があるものと考えられる．

　表 2-11（126 頁参照）は腸型腺腫と IIa 型分化型癌の隆起表面の性状について示したものであるが，IIa 型分化型癌の約 70％が顆粒状・結節状であるのに対して，腸型腺腫のそれは約 70％が平滑である．同様に，隆起の辺縁については表 2-12（126 頁参照）に示したように，IIa 型分化型癌の約 70％が不規則で菊花状と表現されているのに対して，腸型腺腫のそれは約 70％が平滑で円形～楕円形である．すなわち，肉眼的に扁平隆起性病変の大きさが 2 cm 以上で，辺縁が不規則な菊花状，そして表面が結節状・顆粒状の病変は癌であることの相対的頻度が高いということができる（図 2-96～102）．良性か悪性かの鑑別診断の参考になる所見である．

　腸型の扁平腺腫あるいは異型上皮巣と IIa 型分化型癌の鑑別診断において，細胞・構造異型度以外について考慮すべき点をまとめると，次のようになる．すなわち，① 隆起の大きさが

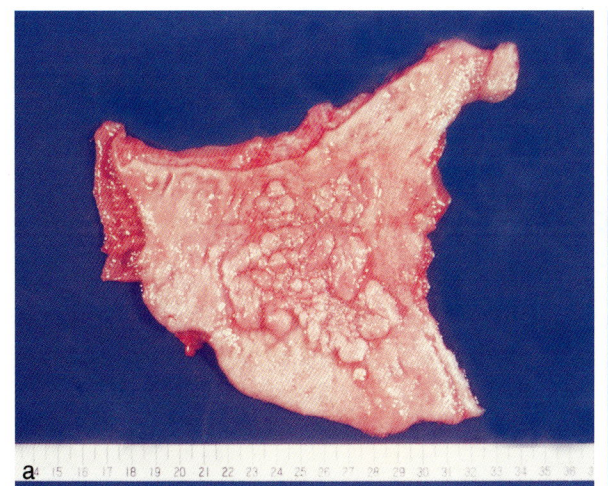

図2-93a　幽門前庭部における大きさ径10 cmの隆起性病変．隆起表面は顆粒・結節状で辺縁は不規則である．

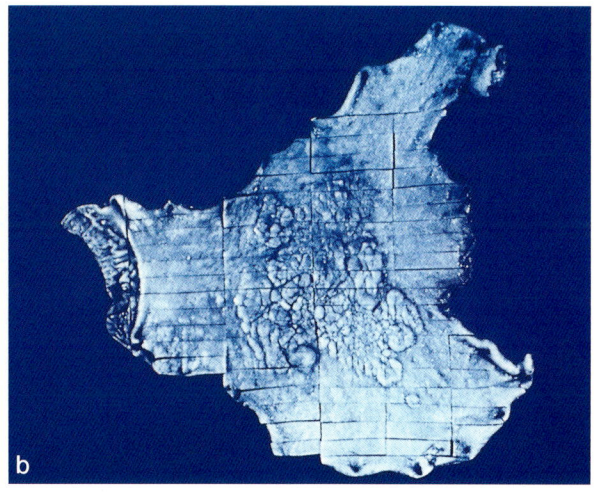

図2-93b　図2-93aのホルマリン固定標本．図のように全割を行って組織検査を行った．

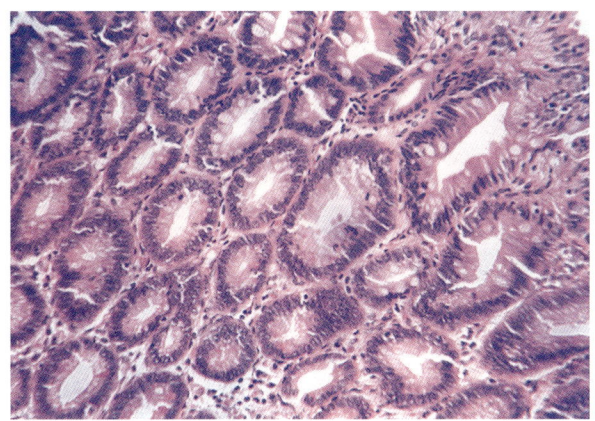

図2-94　図2-93の隆起性病変の組織．円柱状細胞が比較的大型の腺管を形成し，腺管密度は高い．細胞の核は円形化していてN/C比がやや大きい．高分化型管状腺癌である．切除胃の全割（図2-93b）による病理組織学的検査では，癌は粘膜内に限局していたが，1個の所属リンパ節に転移が認められた．

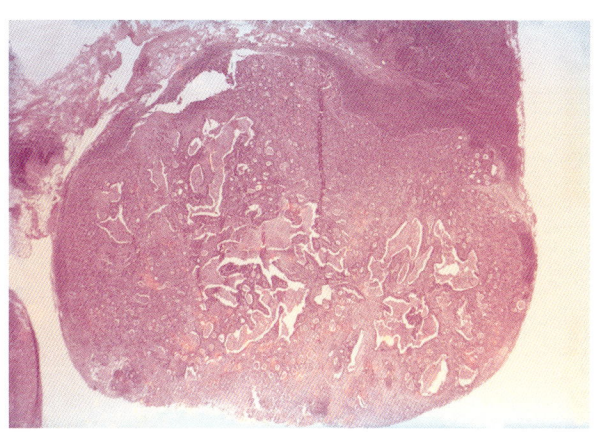

図2-95　図2-93の所属リンパ節転移．粘膜内癌であるのに所属リンパ節転移が認められたことは，粘膜内癌であっても稀にはリンパ節転移を示すのか？　あるいはさらに標本を作製して検索すれば粘膜下組織への浸潤が確認されるかもしれない．

2 cm以上であるかどうか，②隆起の表面が平滑か顆粒状か，③隆起の辺縁が滑らかか不規則か，そして，④異型上皮が粘膜の全層を占めているか2層性か，の4点である．Paneth細胞・杯細胞の有無は良性悪性の鑑別の絶対的な指標とはならない．腫瘍病理組織学の大前提から，癌もまたPaneth細胞・杯細胞へ分化している場合があるからである〔図2-103，219頁の図2-268も参照〕．分化型腺癌においては，杯細胞への分化がよく観察されている．

D　胃の上皮性隆起性病変

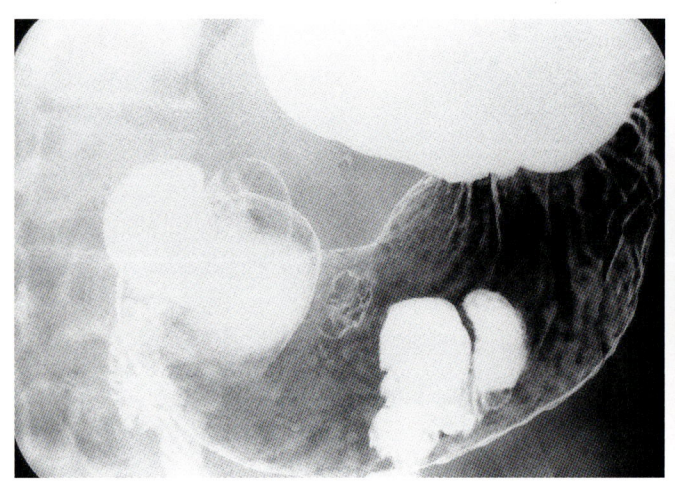

図2-96　胃角部小彎側における大きさ約2 cmの扁平隆起性病変の二重造影X線写真．表面は結節状で辺縁は不規則である．

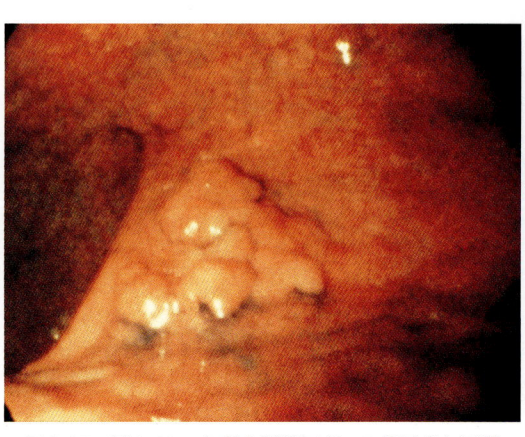

図2-97　図2-96の色素内視鏡写真．X線写真と同様の所見である．

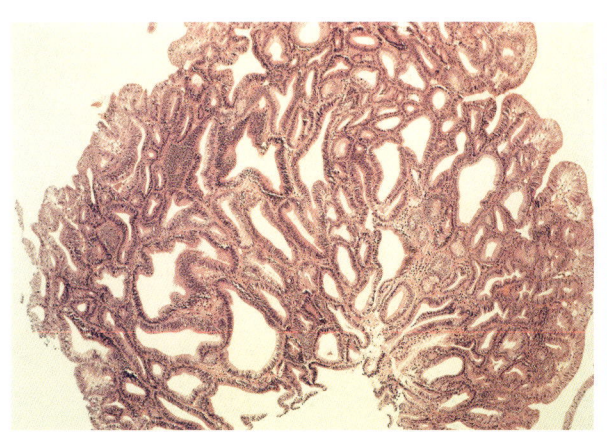

図2-98　図2-97の病変からの生検組織．HE染色で濃染する大小不同の腺管が密に存在し，不規則形腺管もみられる．

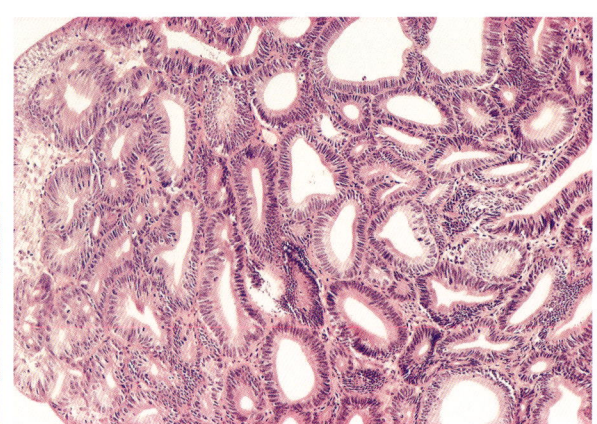

図2-99　図2-98の拡大．異型腺管は円柱状細胞から成り，核は短棍棒状を呈していて細胞基底側に配列しているが，配列の乱れがある．N/C比はやや増加している．Group Ⅳあるいは高分化型管状腺癌である．

2) 腺窩上皮型腺腫

　腺窩上皮型腺腫は，胃型腺腫 adenoma of gastric type とも呼ばれている[26, 27]．組織学的に異型を示す腺窩上皮の増殖から成り，その粘膜筋板側には幽門腺の増殖を伴っている場合もある．腺窩上皮に類似する比較的大型の腺管が密に存在し，腺管を形成する細胞は高円柱状でHE染色で濃染している．核は過形成性腺窩上皮に比べてやや大きく，円形化がみられる．腺管の大小不同および不規則形腺管の出現もみられる（図2-104, 105）．肉眼的に，大きさが2 cm以上の大型の有茎性～亜有茎性ポリープ状である場合が多い．小さなポリープも存在するが，前述したように，一般的に腺腫とはされずに過形成性ポリープと診断されているのが現状である．細胞・構造異型度が著明となると，腺窩上皮型管状腺癌 tubular adenocarcinoma

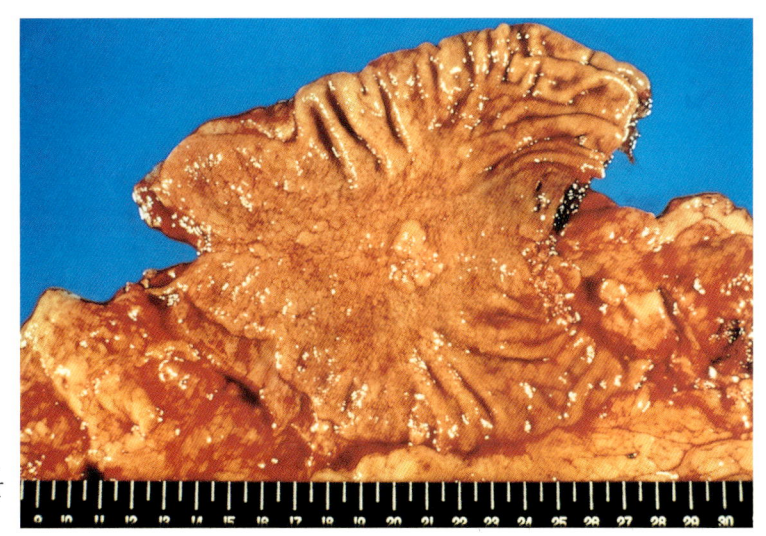

図2-100　図2-96の切除胃．大きさ約2cm，辺縁不規則，表面大小不同の結節状を呈している扁平隆起性病変．

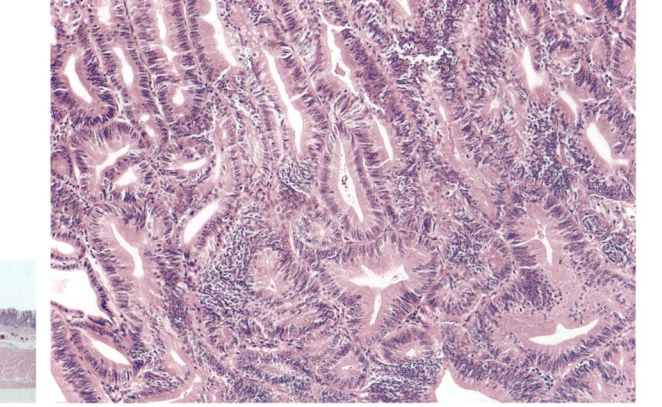

図2-101　図2-100の割面．癌腺管は粘膜全層を占めている．

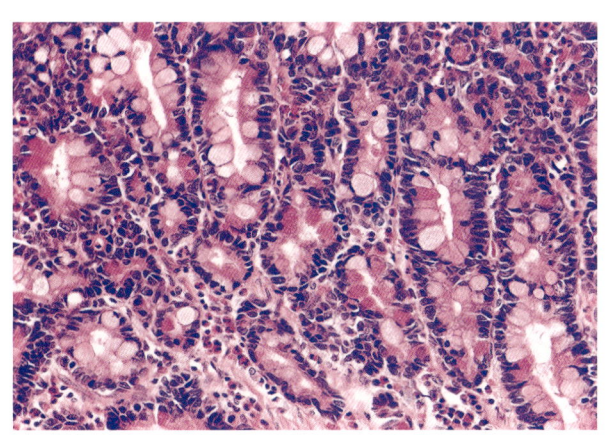

図2-102　図2-101の拡大．大小不同の癌腺管が密に存在している．高分化型管状腺癌である．

図2-103　Paneth細胞および杯細胞への分化を示している分化型腺癌．

D　胃の上皮性隆起性病変

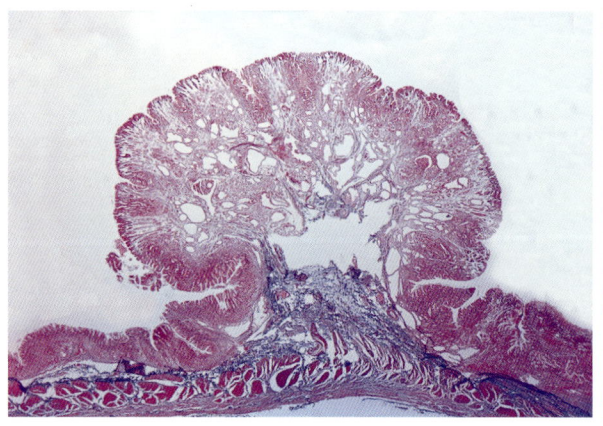

図 2-104　腺窩上皮型腺腫の割面.

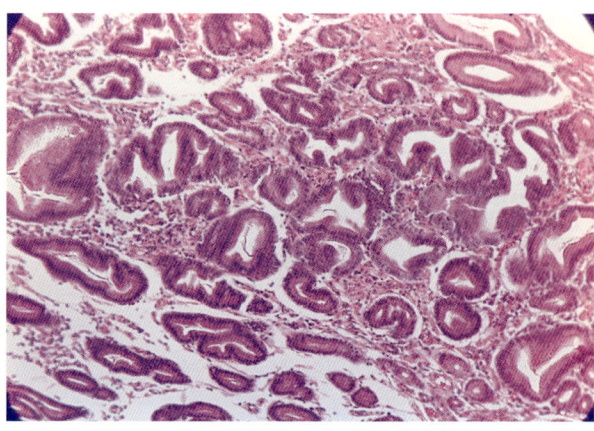

図 2-105　図 2-104 の拡大.

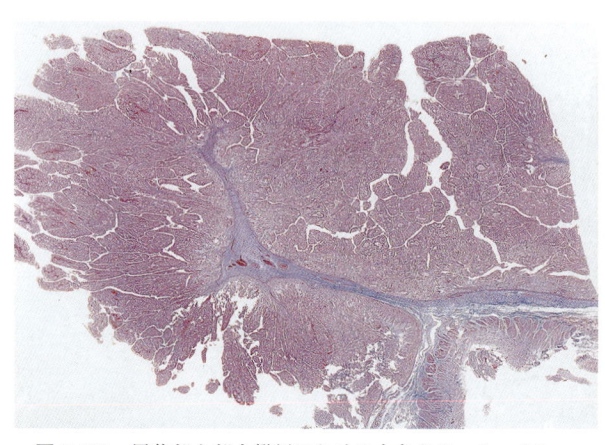

図 2-106　胃体部上部大彎側における大きさ 8 × 6 × 3.5 cm の有茎性ポリープの割面.

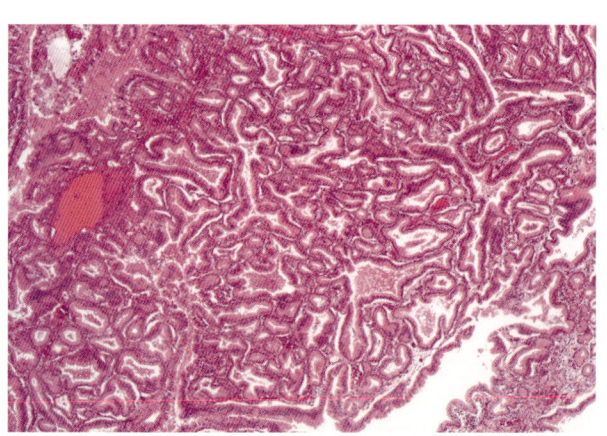

図 2-107　図 2-106 の拡大. 大型の腺管が密に存在し, 不規則形腺管もみられる.

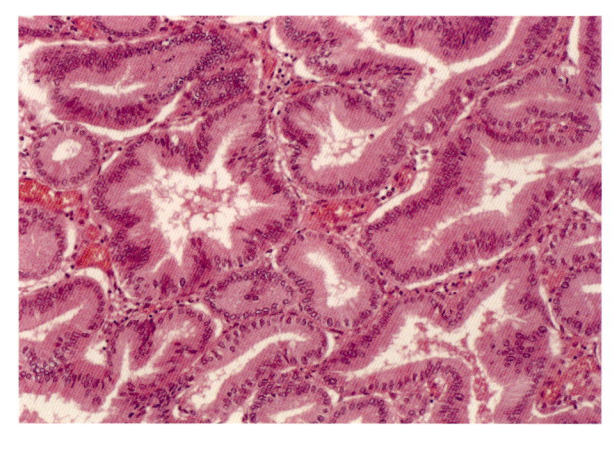

図 2-108　図 2-107 の拡大. 腺管を形成している細胞は高円柱状で, 核は円形で基底側に配列していて核配列の乱れと核の大小不同は中等度, 細胞質は比較的明るく, 中等度異型を呈する腺窩上皮類似の腫瘍. 腫瘍の大きさと構造異型が著明であることからは, 腺窩上皮型の腺癌である.

表2-16 早期胃癌の肉眼形態.

組織型	肉眼形態		合計
	隆起型 （Ⅰ, Ⅱa, Ⅱa＋Ⅱc）	陥凹型 （Ⅱc, Ⅱc＋Ⅲ）	
分化型癌	46（ 94%）	59（ 27%）	105（ 39%）
未分化型癌	3（ 6%）	161（ 73%）	164（ 61%）
合計	49（100%）	220（100%）	269（100%）

of foveolar epithelium type との鑑別診断が問題となる（図2-106〜108）．大きさが2cm以上で組織学的に異型度が中等度とみなされたときは，腸型腺腫の場合と同様に，高分化型腺癌である可能性が高いので，切除においては取り残しに注意しなければならない．

c. 隆起型（Ⅱa, Ⅰ型）の癌腫

　早期癌を大きく隆起型と陥凹型とに分けて，癌組織発生の観点からそれらの組織型をみると，表2-16に示すように，隆起型癌の組織型は大部分が分化型癌であり，粘液細胞性腺癌型，索状腺癌型あるいは小管状腺癌型を呈する未分化型癌はわずか3例で早期癌全体の約1%である．

　頻度は低いが癌組織発生の点で胃固有粘膜から発生する癌の中には，大型の腺管を形成する腺窩上皮型管状腺癌があり，それは肉眼的にⅡa型・Ⅰ型癌である場合が多い（図2-109, 110）．腺窩上皮型管状腺癌の中には，粘膜内で部分的に粘液細胞性腺癌型を呈している場合がある（図2-111〜113）．この癌細胞が粘膜下組織以深に浸潤すると，線維性組織の増生 desmoplasia を伴う小管状腺癌のびまん性浸潤を呈する．

　胃固有粘膜系列の隆起型である腺窩上皮型管状腺癌と腺窩上皮型腺腫との鑑別が問題となることは，腺窩上皮型腺腫の項で述べてあるとおりである（図2-106〜108参照）．

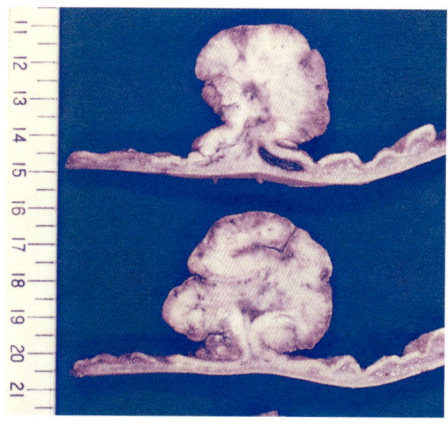

図 2-109 大きさ約4cmの有茎性ポリープ状の粘膜内癌の割面.

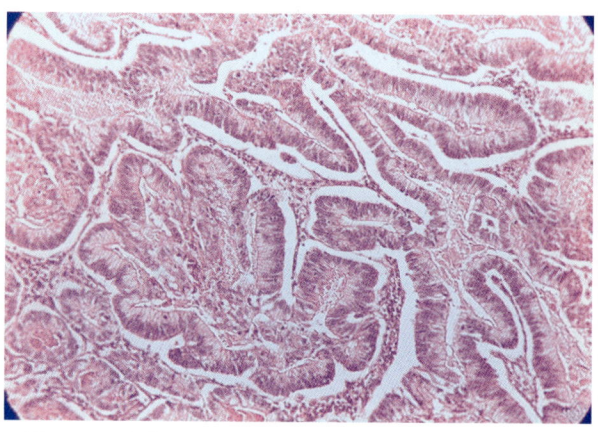

図 2-110 腺窩上皮に類似する細胞質の明るい高円柱状細胞から成る,異型上皮の乳頭管状の増殖である.核の大小不同と配列の乱れが著明である.腺窩上皮型乳頭管状腺癌である.

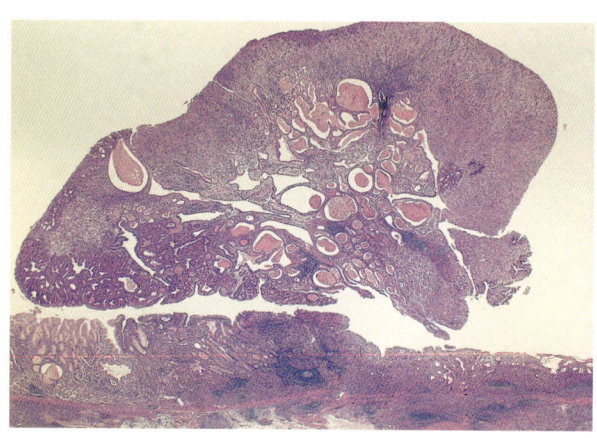

図 2-111 有茎性ポリープ状癌の割面.組織学的に異型性のある大型腺管群と粘液細胞性腺癌とから成るポリープである.

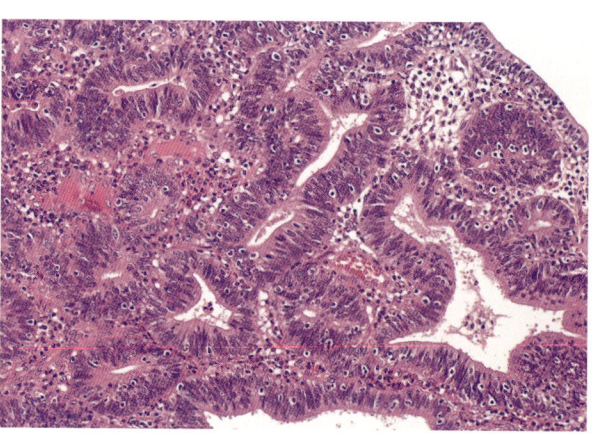

図 2-112 図 2-111 の大型腺管の拡大.高円柱状の異型細胞が大型の不規則形腺管を形成している.核の大小不同と配列の乱れが著しい.腺管表面には刷子縁が認められない.腺窩上皮型管状腺癌である.

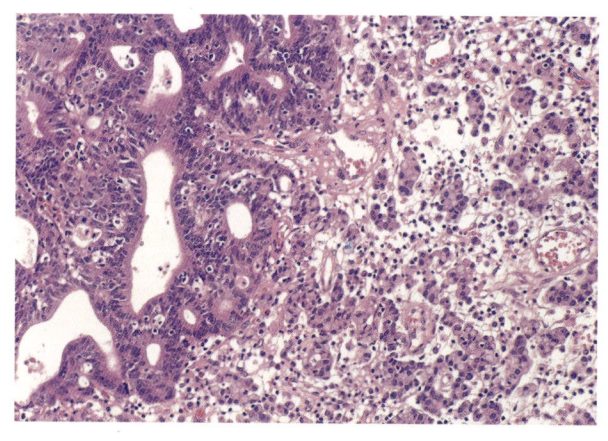

図 2-113 図 2-111 の腺窩上皮型管状腺癌型と索状・粘液細胞性腺癌型との移行部の拡大.

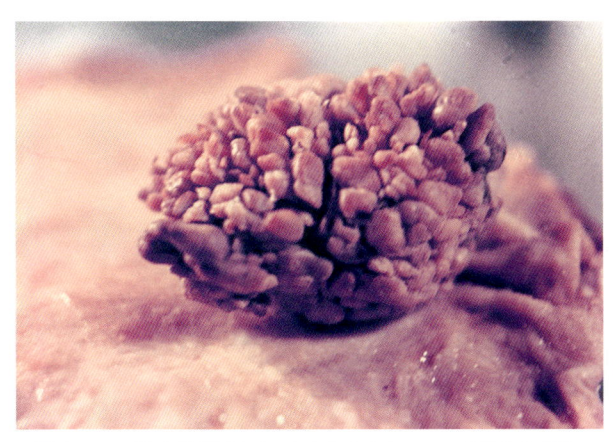

図2-114　胃中部前壁における大きさ7 cmの"松かさ状"のポリープ.

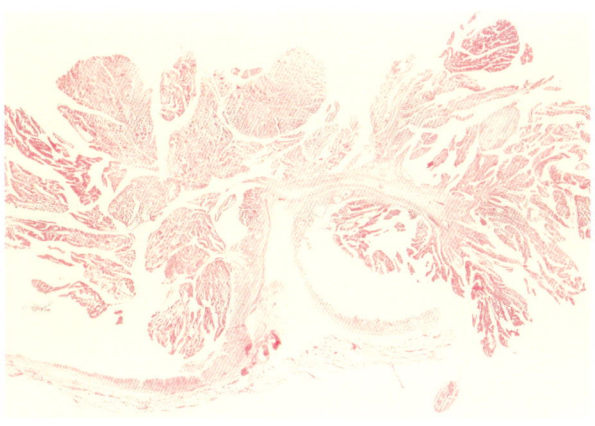

図2-115　図2-114の割面. 異型上皮が粘膜筋板から立ち上がっている絨毛状増殖である.

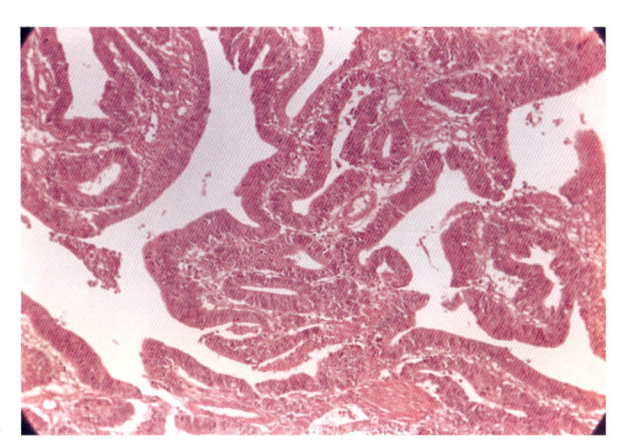

図2-116　図2-115の拡大. 高分化型腺癌である.

d. その他の上皮性隆起性病変

1) 絨毛状腫瘍

　　胃には稀に組織学的に絨毛状を呈する上皮性腫瘍がある(絨毛状腫瘍 villous tumor). 絨毛状構造は正常胃粘膜にはみることのできない組織構造であり, 正常構造からの形態的なかけ離れの程度は大きい. 腫瘍の良性悪性の組織診断は細胞異型と構造異型の程度をもってなすという原則からは, 絨毛状構造は構造異型度著明であるとしなければならない. したがって, 絨毛状腫瘍の細胞異型度から明らかな癌とすることができなくとも, あるいは異型度中等度～著明腺腫とみなされても, 構造異型度を考慮して分化のよい癌であると診断すべきであろう(図2-114～116).

2) 陥凹型腺腫

　　異型上皮巣あるいは腺腫の大部分は隆起型であり陥凹型は少ない. しかし, 頻度は低いが,

表 2-17　異型上皮巣の肉眼形態と大きさ[18].

肉眼形態	最大径(cm)			合計
	〜1.0	1.1〜2.0	2.1〜4.0	
隆起型	87	28	8	123 (75%)
平坦型	19	0	0	19 (12%)
陥凹型	18	3	0	21 (13%)
合計	124	31	8	163 (100%)

(癌研病理, 1974)

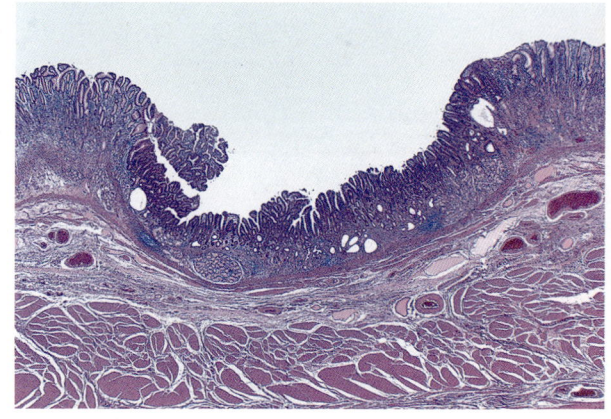

図 2-117　大きさ約 6 mm の陥凹型病変の割面. 病変の辺縁は軽度隆起している(IIc + IIa 型).

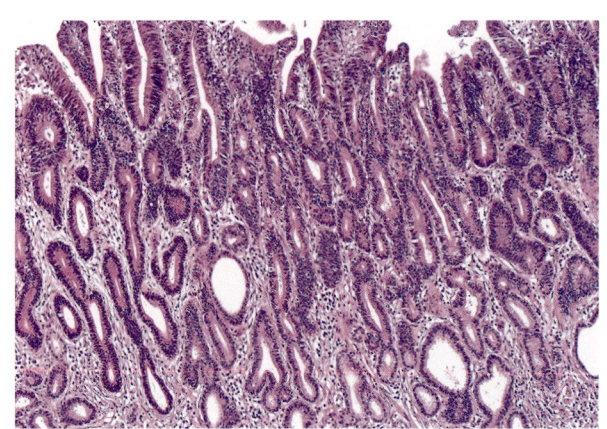

図 2-118　図 2-117 の拡大. 陥凹部分に異型上皮から成る腺管が粘膜全層を占めている. それら腺管の密度は高く, 腺管分布の不整, 異常分岐を呈する腺管もみられる. 腺管の大小不同がやや認められる. 構造異型度からは高分化型癌が疑われる.

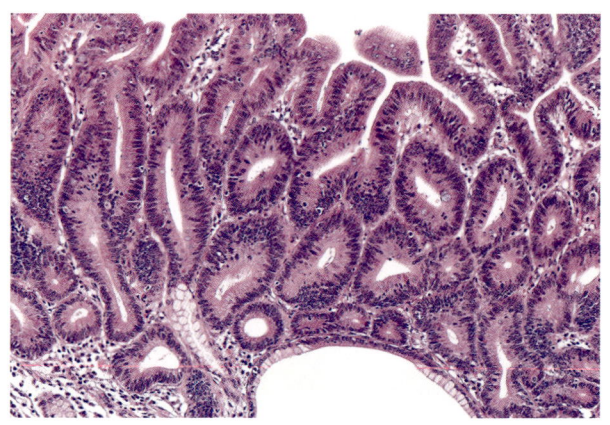

図 2-119　図 2-117 の拡大. 異型上皮に核配列の乱れが軽度みられる. 核の円形化と N/C の増加は軽度. 核分裂像が多数認められる. 高分化型管状腺癌である.

　肉眼的に IIc 型あるいは IIc + IIa 型を呈する腸型腺腫が存在する(**表 2-17**). この陥凹型の腸型腺腫は, 大部分が 1 cm 以下と小さい(**図 2-117〜119**). 稀ではあるが, 大きさが 2 cm 以上の陥凹型病変から採取された生検組織が Group III と診断され, 切除胃では高分化型管状腺癌であった症例がある(天野ら, 1971)[28]. すなわち, たとえ陥凹型病変からの生検組織診断が Group III であっても, その大きさが 2 cm 以上の陥凹型異型上皮巣の場合には, 高分化型管状腺癌を強く疑って対処すべきである. なお, 陥凹型腺腫とされている病変のすべては腸型であり, 腺窩上皮型はほとんど認められない. このことは, 陥凹型の腸型腺腫とされている病変は高分化型腺癌であるということの傍証となり得ることである. なぜならば, 腺腫という類の中で腸型においてのみ陥凹型が認められて, 腺窩上皮型にはそれがないということはあり得ないからである.

3　胃の広義の異型上皮巣についての歴史と考え方の変遷

　本項では"胃の上皮性ポリープ"をより深く理解するために，現在の概念に至るまでの短い歴史的変遷，および実際において腫瘍を組織学的に良性と悪性との2つに振り分けるのに用いている異型性の性質について述べる．

a. 異型上皮巣に関する短い歴史

　胃には異型性の点で管状腺癌と診断できないが，異型上皮から成る限局性隆起病変がある．そのような病変に対してKonjetzny(1928)[29]は，"慢性胃炎にみられる腺腫様病変"と報告している．松本ら(1962)[9]はそのようなポリープを胃の前癌病変として報告している．中村(卓)(1964)[11]は，胃ポリープを4型に分類していて，その分類のⅢ型ポリープが腺癌との鑑別が問題となる病変であるとしている．Ming and Goldman(1965)[2]は胃ポリープを再生性regenerativeと腺腫性adenomatousとに分類し，腺腫性は癌化すると述べている．このように，異型性は認められるが，その程度からは癌とは診断できない上皮性隆起性病変の存在は文献的に指摘されていて，腺腫あるいは腺腫性とされていた．しかし，それらと分化型腺癌との異型度による鑑別診断については，具体的には述べられてはいなかった[2,3,29]．なぜならば，病理組織学的検索の俎上にのぼってくる胃癌の大部分は進行癌で粘膜内癌は稀であり，また大きさ2cm以下の小さな病変の臨床診断がほとんどなされていなかった時代には，そのような隆起性病変と癌との組織学的鑑別診断はほとんど問題視されることがなかったからである．異型性という概念は存在してはいたものの具体性に乏しく，一般的に異型性とは抽象的な概念であると受け止められていた．

　1960年頃から，グラスファイバーを用いた胃内視鏡による検査によって小さな隆起性病変が発見されるようになった．高木ら(1964)[5]はグラスファイバーを用いた胃内視鏡の横に生検鉗子を装着して，小さな病変から米粒大の組織を採取して病理組織学的検査を行うという，現在では胃病変の診断に欠かすことのできない検査となっている直視下胃内視鏡的生検を行った．その生検組織片の大部分は粘膜部分から採取されるものであり，癌から採取される生検組織の大部分には粘膜下組織以深への浸潤所見は認められない．ここに至って，前述したように，粘膜下組織以深への浸潤所見以外の，粘膜内における異型上皮の細胞・構造異型の所見によって，異型上皮から成る隆起性病変と管状腺癌とを組織学的に鑑別診断しなければならなくなり，粘膜内に存在している異型腺管の良性悪性組織診断が問題となってきた．このような問題に対して中村(恭)(1965)[30]は，直視下胃生検組織とその手術胃の病理組織学的比較検討を行って，異型腺管の良性悪性の鑑別診断について報告している．

　このような時期に，長与(1966)[12]は切除胃の異型性を示す前述の病変に対して胃粘膜の"異型増殖"として，異型度分類を報告している．時を同じくして，中村(恭)・菅野ら(1965,1966)[13,14]は，小さな高分化型管状腺癌と，それとの組織学的鑑別が問題となる異型性のある限局性上皮性病巣とから成る集まりを広義の"異型上皮巣"と定義して，その中で良性と悪性

とに振り分ける良性悪性鑑別診断を報告している．広義の異型上皮巣から分化のよい管状腺癌を除外した病変の集まり，つまり狭義の"異型上皮巣"が一般的に異型上皮巣と呼ばれるようになった．

　小さな隆起型分化型腺癌との鑑別が問題となる病変の大部分は，肉眼的に扁平な隆起である．山田・福富(1966)[15]はX線・内視鏡的観点からポリープを4型に分類しているが，その分類による山田・福富Ⅲ型ポリープが内視鏡的に分化型癌との鑑別診断が問題となる病変である．一方，高木ら(1967)[31]は，この異型上皮巣と分化型癌との内視鏡的鑑別診断を報告している．また福地・望月(1967)[16]は，臨床的な観点からそのような病変をⅡa-subtypeとしている．

　中村(恭)ら(1969)[19]は，微小な異型上皮巣を対象として，狭義の異型上皮巣の組織発生について，『異型上皮巣は腸上皮化生の過程において，あるいは腸上皮化生粘膜から発生し，その癌化率は低い』と報告している．福地ら(1969)[7]は，胃隆起性病変の診断における直視下胃生検の意義について報告している．

　直視下胃生検が普及し，多くの施設で胃生検組織が採取されるようになるにつれて，生検組織診断のばらつき，つまり癌を異型上皮巣と診断したり，あるいはその逆の場合が多くなり，組織学的鑑別診断が問題となった．そこで，1969年に胃癌研究会(現在の胃癌学会)は組織診断を統一するために"癌診断のための生検グループ分類"を提唱した[32]．その分類作成の過程では5分類にするか3分類にするかの討論がなされたが，細胞診のPapanicolaouによるClass分類になぞらえて5分類とし，Papanicolaou分類と区別するためにGroup分類とした．このGroup分類規約は，その後の何回かの小改訂がなされて現在に至っている[33]．

　異型上皮巣といった場合には，一般的に狭義の異型上皮巣を意味するようになったのであるが，福地・望月(1972, 1975)[16,22]は，このような病変は早期胃癌のⅡa型に類似することからⅡa-subtypeと呼んだ．このように，組織学的あるいは肉眼的形態をもった呼び名が一般的に用いられていた．異型上皮巣の大部分は，肉眼的に隆起型であるが，頻度は低いが陥凹型も存在する．この陥凹型異型上皮巣の良性悪性の診断について天野ら(1971)[28]は，陥凹型異型上皮巣の大部分は分化型腺癌であるから，陥凹性病変から採取された生検組織が良性悪性境界領域とみなされた場合には，分化のよい腺癌として対処する必要があると報告している．

　限局性の上皮性増殖巣に対して，異型の程度をもって"過形成，腺腫，そして癌腫とに大きく3つの類に分類する"という腫瘍病理学総論に基づくならば，広義の異型上皮巣は腺腫と癌であり狭義では異型上皮巣ということになる．しかし，異型上皮から成る小さな扁平な隆起性病変の良性悪性の組織診断が問題となっていた時代においては，当然のことながら，「それが分化のよい癌なのかどうか？」そして，「その本態は？」の問題についてはあまり論じられていなかった．それを腺腫と呼ぶのか異形成dysplasiaと呼ぶのかは問題ではなく，小さな粘膜内癌がX線・内視鏡的に，そして病理組織学的に目の前に現れ始めた時代において実際に問題となったことは，異型上皮から成る小さな隆起型の限局性病変(分化型管状腺癌と異型上皮巣あるいはⅡa-subtype)の良性悪性の組織学的鑑別診断と癌化の頻度についてであった．

　福地・望月(1972, 1975)[16,22]はⅡa-subtypeの内視鏡的経過観察を行い，悪性変化は認められなかったと報告している．遠藤ら(1975)[18]は狭義の異型上皮巣と隆起型分化型管状腺癌との

肉眼的鑑別について報告し，異型上皮巣の癌化率は5%以下であるとしている．また，菅野ら（1980）[23]は異型上皮巣の経過観察により，異型上皮巣の癌化率は低いと述べている．一方，長与（1975）[34]は，異型増殖巣の癌化率は高いとしている．この癌化率は，当然のことながら癌化の組織学的定義と異型度の認識によって左右される．

この異型上皮巣の本態については，腫瘍病理総論では組織学的に異型性を示す上皮の過剰増殖であることから腺腫とされていたのであるが（117頁の表2-5を参照）[2-4]，菅野（1972）[35]は類臓器性過形成 organoid hyperplasia であるとしている．長与は異形成 dysplasia としている（1975, 1976）[34, 36]．遠城寺・渡辺（1975）[37]，谷口ら（1975）[38]，石館（1975）[39]，広田ら（1987）[40]，喜納ら（1976, 1987）[26, 41]は腺腫であるとしている．また喜納・加藤ら（1976）[20, 26]は，組織学的肉眼的な特徴を捉えて扁平腺腫 flat adenoma と呼んでいる．

"異型上皮巣"の名称は，病変の質とは無関係に異型度軽度〜中等度の異型上皮巣，分化のよい管状腺癌との鑑別診断が問題となる良性悪性境界領域病変である限局性上皮性病変を一括した総称である．したがって，分化のきわめてよい癌あるいは異型性の弱い癌も含まれている．言い換えるならば，異型上皮から成る限局性病変と条件付けられた病変全体の集合の名称である[6]．そして，狭義には異型上皮巣は異型性のある上皮の限局性隆起で，経過観察によって大部分は大きさ2 cm以下で発育が停止すること，そして，異型度は中等度で癌ではなく良性腫瘍であることから，腫瘍病理総論では腺腫の範疇に属する病変であることになる．そして上皮は腸上皮化生上皮に類似する病変，つまり腸型腺腫である[6]．

以上は生検組織診断が行われ始めた時代から現在に至るまでの，いわゆる胃の異型上皮巣に関する組織診断，呼び名，癌化の頻度，そしてその本態についての考え方の短い歴史である．呼び名がどのようであれ，問題となることは，組織学的に異型性の程度をもって如何に良性と悪性とに振り分けるかということである．

b. 異型上皮巣の概念と腺腫

歴史的に，異型上皮から成る限局性隆起性病変は腫瘍のカテゴリーに属する病変であり，そのうち異型度が癌に比べて軽度である病変は良性腫瘍，つまり腺腫とみなされていたのである．しかし，異型上皮から成る生検組織は，内視鏡的に，隆起性病変のみならず陥凹性病変からも採取されるようになると，"情報量の少ない小さな生検組織片にみられる異型の程度をもって如何に良性悪性の組織診断をするか？"が問題となる．この問題を解決するためには，肉眼形態とは無関係に異型上皮から成る限局性病変という集合の中で，良性と悪性（管状腺癌）とに振り分けるための組織所見を見出すことが必要となる．その集合の要素は，炎症などによる軽度異型の再生性または過形成性腺管群，腺腫性腺管群，そして管状腺癌から成る．それら病変の集まりは"異型性のある上皮性限局性病変"ということで条件付けられた集合である．いわば，広義の異型上皮巣である．実際において重要なことは，良性悪性の組織学的鑑別つまり腺腫性か癌かの鑑別であるから，広義の異型上皮巣から再生性または過形成性腺管群を除外した残りの亜集合である狭義の異型上皮巣が実際において問題となる（図2-120）．

腺腫性病変と管状腺癌とを，なぜ異型上皮巣という類に一括する必要があるのか？　という

異型性のある限局性病変：H, B, M
　　ただし，過形成性，炎症性　　　　H
　　　　　良性腫瘍性（＝腺腫）　　　B
　　　　　悪性腫瘍性（＝癌腫）　　　M
　　　　　正常粘膜（含，腸上皮化生粘膜 N）
胃粘膜に存在する異型上皮の種類，そのすべての集まり（E）：
　　E⊇（H∪B∪M）
広義の異型上皮巣：H∪B∪M
狭義の異型上皮巣：E−（H＋M）＝B−（H∩B）
過形成性腫瘍性境界領域病変：（H∩B）
腫瘍の良性悪性境界領域病変：（B∩M）

図 2-120　異型性のある限局性上皮性病変の表現.

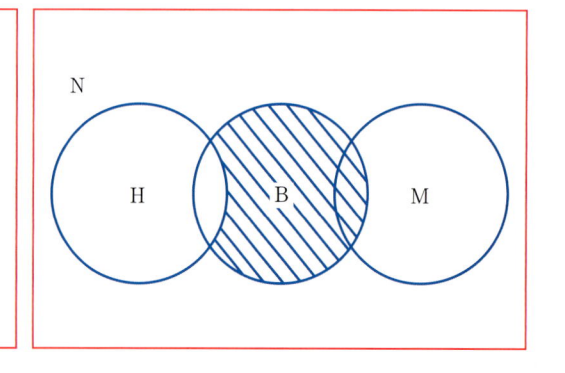

　疑問を抱くかもしれない．早期癌が術前に診断されて切除される症例が少なかった時代においては，胃癌切除材料のほとんどは進行癌であり，その組織学的診断は胃壁浸潤所見をもって何ら躊躇することなく癌と診断することができた．しかし，粘膜内癌の診断が一般的になされていなかった1960年代には，粘膜内に限局している粘液細胞性腺癌が稀ならずキサントーマ xanthoma と診断されていたのである．このことからもわかるように，良性悪性鑑別のための組織診断所見である異型性・異型度に関しては，あまり議論がなされていなかった．すなわち，従来から異型性という概念はあるものの，進行癌においては肉眼的に胃壁浸潤所見をもって容易に癌の診断をなすことができたために，癌組織診断のための究極的な所見としての異型性・異型度は付随的な所見でしかなかった．つまり，浸潤が著明であるから癌であり，その異型度は著明であるとしていて，異型度から癌であるとの診断がなされていなかったのである．したがって，粘膜内に限局している隆起性病変が，現在では分化のよい管状腺癌とされる病変であっても，壁浸潤がなくその異型度は進行癌に比べて軽度であることから，一般的にそれは腺腫性ポリープであるとされ，異型度に関する討論はあまりなされなかったのである．

　ところが，胃癌のX線・内視鏡診断学の進歩に伴い，粘膜内に限局している小さな良性病変や癌が術前に数多く発見されるようになり，異型性の程度をもって良性悪性の組織診断をしなければならなくなった．ここにおいて，前に述べた異型上皮巣の集合の中で良性悪性振り分けのための組織学的な異型所見を，異型上皮巣の集合の中で見出すことが必要となってきたのである．現在，異型上皮巣といった場合には，図 2-120 の斜線部分に示すように，狭義の異型上皮巣から明らかな管状腺癌を除外した残り，つまり良性異型上皮巣と良性悪性境界領域病変とを一括したものを異型上皮巣あるいは腺腫としている．

　異型上皮巣と腺腫の用語についての混乱を避けるために，ここでまとめておこう．腫瘍の中で放置しておけば宿主を死へと至らしめる悪性腫瘍，つまり"癌腫"に対して，"腺腫"はその生物学的振る舞いによってそのようなことのない良性の腫瘍に与えられた名称である．それを組織学的にみれば，腺腫の上皮には異型性が認められるが，その程度は癌に比べれば軽度であるということである．すなわち，腺腫と癌腫とは生物学的振る舞いによって定義された腫瘍の名称であり，それらを組織学的にみれば，腺腫の異型度は癌よりも一般的に軽度であるとい

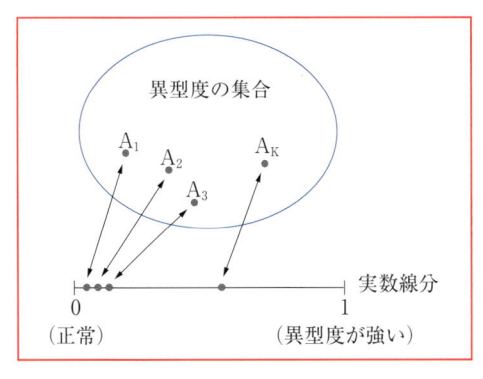

図2-121 異型度線分と異型度の集まりと実数線分上の点との1対1対応の図.
(中村恭一：胃癌の構造 第3版, p37, 医学書院, 2006より)

うことである.

　胃のX線・内視鏡診断学の進歩に伴って小さな癌が発見されるようになり，それとともに異型度の点で分化のよい小さな管状腺癌と紛らわしい異型上皮巣の発見も増加した．それらの病変には粘膜下組織への浸潤所見がないため，異型性の程度によって組織学的鑑別診断をしなければならなくなった．このようなことから，分化のよい管状腺癌を含む異型上皮巣の中で，腫瘍の良性悪性の鑑別を異型度をもって定義する必要性が生じた．そのような集合を異型上皮巣と呼び，その集合は異型の程度から良性異型上皮巣，良性悪性境界領域病変，そして悪性異型上皮巣の3つの亜集合から成る．生物学的振る舞いの違いによる腺腫と癌とは，それぞれ良性異型上皮巣と悪性異型上皮巣とに対応する．

c. 異型性の性質：連続体

　ここで，異型 atypia の性質について触れておこう．組織学的な異型とは"正常とは異なった形態"のことである．そして，組織構造および細胞形態の点で正常とは異なっている場合に，それぞれ構造異型 structural atypia，細胞異型 cellular atypia と呼んでいる．その異型の程度，つまり正常からの形態的な"かけ離れ"の程度は様々で，その"かけ離れ"の程度を"異型度 grade of atypicality"と呼んでいる．したがって，異型度には構造水準と細胞水準での異型度があるのであるが，一般的には両水準での異型度を総合して異型度と呼んでいる場合が多い．

　異型度の判断は，複雑な組織模様を顕微鏡で観察することによってなされる．顕微鏡下に切り取られた1視野の組織像には，その視野固有の異型度がある．その視野を少し移動することによって別の組織模様が得られ，その視野にも移動前とは異なった固有の異型度があることになる．このようなことを繰り返すことによって，われわれは1枚の組織標本から無数の互いに異なっている組織模様，すなわち無数の異型度を得ることができる．それら無数の異型度には同一のものは決して存在しないから，われわれは思考上で，それら異型度を正常からかけ離れの大きさの順に並べることができる．そして，正常組織を異型度0とした，いわば異型度実数線分上の各点と，無数の異型度とを1対1に対応付けることができる（図2-121）．同一組織模様は決して存在しないから，対応が重なることはなく，それは稠密である．すなわち，異型性

とは連続体である(図 2-121，122 頁の図 2-74 も参照)．

　組織学的に良性悪性を振り分ける病理組織診断は，複雑な組織模様を眺めて異型度を決定するというパターン認識である．異型度は連続的な性質のものであるから，組織学的に良性悪性を区別することが難しい領域，つまり良性悪性境界領域病変が存在するようになり，それは必然である．なぜならば，ヒトのパターン認識能には限界があるからである．例えば，図 2-121 の異型度線分上に良性と悪性とを振り分ける異型度の点 P があるとしよう．そうすると，点 P の近傍には点 P に限りなく近づく無数の点，つまり異型度があり，われわれはそれら無数の点を思考上で区別することはできても，実際においては区別することができない．すなわち，良性悪性の組織診断は，異型の性質が連続体であることから，良性の組(腺腫)，悪性の組(癌)，そしてそれら 2 つの組の間の良性悪性境界領域の 3 つの組に振り分けることであって，3 つ以上の類としなければならない必然性は何もないのである．なお，"異型性"については，その詳細が記述されている(176 頁を参照)．

d．異型上皮巣の臨床病理

　異型上皮巣の発生部位は幽門前庭部に多く，胃体部に発生するものは少ない．40 歳以上の男性に多くみられる．肉眼的に限局性の扁平隆起を呈する場合が多いが(126 頁の図 2-83 参照)，中心陥凹を伴う扁平隆起あるいは陥凹である病変も存在する．異型上皮巣の大きさは大部分が 2 cm 以下で，組織学的に腸上皮化生中等度〜著明な粘膜に存在している場合が多い．

　異型上皮巣は，表 2-8(125 頁)に示したように，組織学的に腺窩上皮に類似する胃型異型上皮巣 atypical epithelium lesion, gastric type(腺窩上皮型)と，腸上皮化生上皮に類似する腸型異型上皮巣 atypical epithelium lesion, intestinal type とに分けられ，胃型よりも腸型の発生頻度が高い．

　組織発生については，腸型異型上皮巣は腸上皮化生粘膜あるいは胃固有粘膜の腸上皮化生の過程で発生する．したがって，その発生部位は F 境界線の加齢に伴う変化から理解できるように，幽門前庭部に多い．一方，胃型異型上皮巣は胃固有粘膜から発生する．したがって，胃型異型上皮巣は胃底腺粘膜領域からも発生する．

　腸型異型上皮巣の多くは，大きさ 2 cm 以下の表面平滑な円形〜楕円形の扁平隆起で，組織学的に病変部の表層 1/2 は異型上皮，その下部 1/2 は既存の幽門腺管群から成り立っている(126〜128 頁の図 2-83〜87 参照)．その幽門腺管群には，嚢胞状に拡大した腺管が認められる場合がある．異型上皮の自由面には刷子縁が認められ吸収細胞に類似し，HE 染色で濃染している．その細胞の間には一般的に杯細胞が介在している(127 頁の図 2-86，129 頁の図 2-92 参照)．また，Paneth 細胞が介在している場合もある．細胞水準では，異型上皮の細胞は高円柱状，核は紡錘状で細胞基底側に配列している．構造水準での腸上皮化生粘膜との比較では，異型上皮が形作る腺管は大型であり腺管の大小不同はあまりなく，腺管密度は高い．

　このような典型的腸型異型上皮巣の異型度は一般的に中等度とされていて良性であり，経過観察でも大きさ 2 cm 以下でその発育を停止し，癌化頻度も 5% 以下と低い．大きさ 2 cm 前後の腸型異型上皮巣で，細胞異型の所見である N/C の増加，核の円形化，核配列の乱れ，そし

表 2-18　胃癌診断のための胃生検組織分類— Group 分類.

Group Ⅰ：
　正常および異型を示さない良性病変
Group Ⅱ：
　軽度の異型を示す良性病変
Group Ⅲ：
　良性悪性境界領域病変
Group Ⅳ：
　強く癌を疑う病変
Group Ⅴ：
　癌

表 2-19　病変の質と異型度との対応.

病変の質	異型度						
	無	→	軽度	→	中等度	→	著明
正常	◎	–	–	–	–	–	–
過形成	–	○	◎	○	–	–	–
過形成-腺腫境界	–	–	○	◎	○	–	–
腺腫	–	–	–	○	◎	○	–
腺腫-癌境界	–	–	–	–	○	◎	–
癌	–	–	–	–	–	○	◎

て構造異型性の所見である腺管密度の増加，腺管の小型化と大小不同，不規則形腺管の出現があると，分化のよい管状腺癌との鑑別が問題となる．つまり，良性悪性境界領域病変である（122頁の図 2-74 の P 点近傍参照）．このような場合には，良性悪性の鑑別において細胞・構造水準における異型度判断が重要であるのは当然であるが，それを具体的に詳細に記述することは難しい．いや，むしろ不可能である．異型性は連続体であり，良性悪性の診断は異型度線分をある 1 点で良性の組と悪性の組とに分割することだからである．ではどうするかということになるが，異型上皮から成る腺管が，粘膜の一部あるいは全体を全層性に置き換えているかどうか，そして大きさが径 2 cm 以上であるかどうかが，良性悪性の振り分けのための 1 つの指標となる．

　胃型異型上皮巣については，胃ポリープの腺窩上皮型腺腫の項で詳述してあるので参照されたい（132 頁参照）．

e. 異型上皮巣の生検診断と Group 分類

　胃内視鏡による生検組織採取が一般的になされるようになると，その米粒大の組織をもって良性悪性の組織診断をしなければならなくなり，その組織診断の中には明らかな癌を良性腺腫と診断して経過観察したり，あるいは良性腺腫が癌と診断されて切除されていた症例が稀ならず存在していた．このような時期に，生検組織による良性悪性組織診断のための組織所見あるいは異型度所見が問題となり，生検組織診断基準を統一する目的をもって，1969 年，胃癌研究会によって"胃癌診断のための胃生検組織分類—Group 分類"が提唱された[32]．

　この分類が細胞診断分類の Papanicolaou 分類になぞらえたものであることは前述した．現在においても一般的に広く用いられている．Group 分類は異型度と病変の質をもって 5 つの類にまとめ，それぞれの類を表 2-18 に示すように定義している．異型度に関しては写真で呈示しているが，軽度異型，良性病変，強く癌を疑う，といった表現であり，また説明においても具体的ではない．

　生検組織片から得られる異型度［軽度，中等度，著明］と，その病変の質［過形成，腺腫，癌］との対応を示すと表 2-19 のようになる．異型度判断のための細胞・組織所見としては，表 2-20 に示す所見が挙げられる．この各所見についての異型度判断は，正常および明らかな癌

表 2-20 生検組織における異型所見とその異型度.

異型所見	異型度	
	無 → 軽度 →	中等度 → 著明
細胞水準:		
核細胞質比(N/C)の増加	なし	50%以上
核の大小不同	なし	あり
核腫大と円形化	なし	あり
核配列の乱れ	整然と基底側に配列	乱れ
構造水準:		
腺管密度の増加	なし	増加
腺管分布の規則性	均一	乱れ
腺管の大小不同	なし	大小不同
不規則形腺管の出現	なし	出現

については容易であるが，異型度が軽度，中等度，あるいは良性悪性境界ともなると難しい場合がある．しかし，軽度・中等度異型度は所詮良性であるから，実際においては重要ではなく，問題となるのは良性悪性境界である．すなわち，実際における生検組織の診断において必要となることは，良性，良性悪性境界，そして悪性の3分類なのである[33]．

　組織学的に，明らかに良性あるいは明らかに悪性である場合の診断は，ある程度の経験を積むことによって容易になされる．それらは一般的に，細胞異型度によってなされている．細胞異型度をもって良性悪性の区別が難しい良性悪性境界領域の病変に遭遇した場合には，構造異型度を考慮することによって良性か悪性かに振り分けることができる．この場合，胃生検組織において考慮すべき構造異型所見としては，腺管密度の増加，腺管分布の不規則性，腺管の大小不同，そして不規則形腺管の出現を挙げることができる．

【文献】
1) Monaco AP, Roth SI, Castleman B, et al : Adenomatous polyps of the stomach. Cancer 15 : 456-467, 1962
2) Ming Si-C, Goldman H : Gastric polyps. Cancer 18 : 721-726, 1965
3) Elster K : Histologic classification of gastric polyps. In Morson BC (ed) : Current Topics in Pathology 63, Pathology of the gastrointestinal tract. pp77-93, Springer-Verlag, 1976
4) Marshak RH, Feldman F : Gastric polyps. Am J Dig Dis 10 : 909-935, 1965
5) 黒川利雄，淵上在弥，高木国夫，ほか：ファイバースコープによる直視下胃生検法．消化器病の臨床 6 : 927-934, 1964
6) 中村恭一：胃癌の病理—微小癌と組織発生．金芳堂, 1972
7) 福地創太郎，檜山 護，望月孝規：胃隆起性病変の診断における FGS 生検の意義．Gastroenterol Endosc 9 : 105-107, 1969
8) 喜納 勇：胃ポリープ．中村恭一，喜納 勇：消化管の病理と生検組織診断．医学書院, 1980
9) 松本道也，ほか：消化器の前癌状態．老年病（臨増号）6 : 158-164, 1962
10) 中村卓次：胃ポリープの病型—腺腫を中心に．最新医学 36 : 5-20, 1981
11) 中村卓次：胃ポリープ．日本臨牀 22 : 1979-1987, 1964
12) 長与健夫：胃粘膜上皮の異型増殖について．癌の臨床 12 : 400-405, 1966
13) 中村恭一，ほか：早期胃癌の病理組織学的研究：II型の分化癌および異型上皮について．第24回日本癌学会総会記事, p185, 1965
14) Nakamura K, Sugano H, Takagi K, et al : Histopathological study on early carcinoma of the stomach :

Criteria for diagnosis of atypical epithelium. GANN 57：613-620, 1966
15）山田達哉, 福富久之：胃隆起性病変. 胃と腸 1：145-150, 1966
16）福地創太郎, 望月孝規：胃ポリープの癌化—生検による経過観察から. 臨床科学 8：1362, 1972
17）佐野量造：胃腺腫性ポリープの分類とその癌化について. 胃と腸 3：725-728, 1968
18）遠藤次彦, 中村恭一, 菅野晴夫：胃の異型上皮巣と分化型癌の病理組織学的比較. 癌の臨床 21：1242-1253, 1975
19）中村恭一, 菅野晴夫, 高木国夫, ほか：胃の異型上皮巣の組織発生. 微小異型上皮巣を中心とした光顕的ならびに電顕的研究. 癌の臨床 15：955-969, 1969
20）加藤 洋, 柳沢昭夫, 菅野晴夫：胃の良性悪性境界領域病変. 最新医学 36：21-30, 1981
21）望月孝規, 福地創太郎：胃粘膜のIIa様の境界領域病変（IIa-subtype）の臨床的経過観察について. 癌の臨床 18：870-873, 1972
22）福地創太郎, 檜山 護, 望月孝規：胃のIIa様境界領域病変（IIa-subtype）の内視鏡診断. 胃と腸 10：1487-1493, 1975
23）菅野晴夫：ヒト癌の自然史. 日病会誌 69：27-57, 1980
24）高木国夫：胃の早期癌および境界病変の自然史. シンポジウムI：早期癌および境界領域病変. 癌と化学療法（Suppl）：第38回日本癌学会総会特集号, pp3-15, 1980
25）望月孝規, 常岡健二, 芦沢真六, ほか：座談会『胃ポリープの癌化をめぐって』. 胃と腸 10：311-324, 1975
26）喜納 勇, 加藤 洋, 保坂茂文：胃扁平腺腫の病理組織学的ならびに電顕的研究. 日病会誌 65：211, 1976
27）喜納 勇, 武藤徹一郎, 加藤 洋, ほか：胃の腺腫性病変についての病理組織学的研究. 日本癌学会総会記事 35：172, 1976
28）天野育造, 中村恭一, 菅野晴夫, ほか：胃生検と切除胃の病理組織学的対応. 癌の臨床 17：517-528, 1971
29）Konjetzny GE：Die Entzundungen des Magens. In Henke-Lubarsch：Handbuch de. spez. path. Anatomie und Histologie, IV/2. Springer-Verlag, 1928
30）中村恭一：生検による胃癌の早期診断：直視下胃生検材料とその手術胃の病理組織学的比較. 癌の臨床（別冊）：癌・早期診断. pp153-159, 医歯薬出版, 1965
31）高木国夫, 熊倉賢二, 菅野晴夫, ほか：胃隆起性病変. 良性悪性の境界病変, 異型上皮を中心に. 癌の臨床 13：809-817, 1967
32）長与健夫, 望月孝規, 佐野量造, ほか：胃癌診断のための胃生検組織分類試案. 癌の臨床 15：937-952, 1969
33）中村恭一：胃生検組織診断におけるGroup分類の運用. 胃と腸 34：1170-1182, 1999
34）長与健夫：胃の良性・悪性境界領域病変. 胃と腸 10：1437-1441, 1975
35）菅野晴夫, 中村恭一, 高木国夫, ほか：消化管境界病変の病理形態. 胃の異型上皮. 癌の臨床 18：834-842, 1972
36）長与健夫：胃癌発生に関する組織学的, 実験的研究. 日病会誌 56：3-25, 1976
37）遠城寺宗知, 渡辺英伸：胃の良性・悪性境界領域病変. 胃と腸 10：1443-1447, 1975
38）谷口春生, 和田 昭, 建石竜平, ほか：胃の良性・悪性境界領域病変. 胃と腸 10：1449-1454, 1975
39）石館卓三：胃の良性・悪性境界領域. 胃と腸 10：1465-1469, 1975
40）広田映五, 滝沢千晶, 金 乗琪, ほか：胃の腺腫-私はこう考える. 胃と腸 22：657-664, 1987
41）喜納 勇：胃の腺腫—私はこう考える—定義と亜分類. 胃と腸 22：641-645, 1987

E 胃癌組織発生とそれからみた胃癌の臨床病理

　1970年ごろまでは胃癌は"不治の病"とされていたが，日本においては胃のX線二重造影法[1,2]と生検を伴う内視鏡検査法[3]の著しい進歩とその普及によって早期胃癌が日常診療で容易に発見されるようになり，現在では外科的切除あるいは内視鏡的粘膜切除によって完全に治癒する病気となっている．しかし，早期胃癌の発見数の増加とその治療法の進歩によって胃癌の死亡率は低下しているとはいうものの，日本人の高齢化傾向もあってまだその罹患率は高く，胃癌は相も変わらず死因の上位を占めている．胃癌の臨床病理学的なことを熟知して，より正確な診断（癌の質的診断，癌の拡がりの診断）と適切な治療法の選択が要請されていることには変わりはない．

1 胃癌の肉眼形態

　胃癌の好発年齢は40～60歳代で，性別では男性にやや多く発生している．好発部位は幽門前庭部であり，中でもその小彎側に多く発生している（図2-122）[4]．

a. 肉眼型分類

　各臓器に発生した癌腫は一般的にいくつかの肉眼型に分類されている．胃癌も例外ではなく，胃癌の肉眼型分類はいくつか提唱されている．なぜ，胃癌の肉眼形態分類を行うのであろうか？それは肉眼型を分類することによってX線・内視鏡による画像診断に資するためであり，そして肉眼型は癌の生物学的振る舞いと関連しているからである．したがって，肉眼型分類は実際において臨床病理学的な意義を見出すことのできる分類が望ましい．

　日本では胃癌学会による「胃癌取扱い規約」（1962）の肉眼型分類が一般的に用いられている[5]．この分類法は，胃癌の所属リンパ節転移の有無とは無関係に，癌の壁深達度が粘膜下組織までのものを早期癌 early carcinoma，固有筋層以深の癌を進行癌 advanced carcinoma と大きく2つに分類している．そしてそれら2つの類の肉眼型がさらに細分類されていた[6]．しかし，早期類似進行癌，つまり癌の壁深達度が肉眼的には早期癌であると判断されるが組織学的には進行癌である症例，あるいはその逆の進行類似早期癌が少なからず存在することから，現在では肉眼型分類を癌深達度とは無関係に，粘膜面からみた癌の肉眼的な"かたち"をもって0～5型の計6型に分類することになっている（表2-21）．表在型（0型）は癌の粘膜面から観察される形態変化が通常にみられる進行癌のそれに比べて軽度であるものとしている．表在型の肉眼型はさらに亜分類されていて，それは早期胃癌肉眼型分類をそのまま用いている．0型の肉眼型

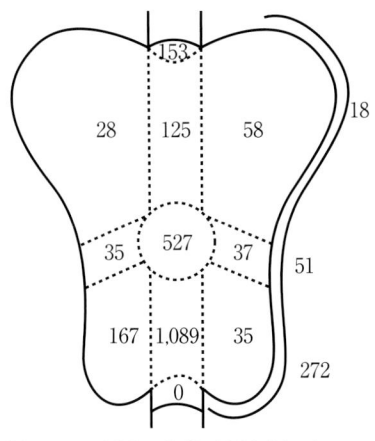

図 2-122　胃癌の部位別頻度（太田）.

表 2-21　胃癌学会の「胃癌取扱い規約」による胃癌肉眼型分類[5]．

基本分類：
　0 型　表在型
　1 型　腫瘤型
　2 型　潰瘍限局型
　3 型　潰瘍浸潤型
　4 型　びまん浸潤型
　5 型　分類不能
0 型の亜分類：
　Ⅰ 型　　　隆起型　　protruded type　　　　　　Type Ⅰ
　Ⅱ 型　　　表面型　　superficial type　　　　　　Type Ⅱ
　　Ⅱa 型　表面隆起型　elevated type　　　　　Type Ⅱa
　　Ⅱb 型　表面平坦型　flat type　　　　　　　Type Ⅱb
　　Ⅱc 型　表面陥凹型　depressed type　　　　Type Ⅱc
　Ⅲ 型　　　陥凹型　　excavated type　　　　　　Type Ⅲ

の亜分類については，それに癌深達度を併記するという条件が付されている．

　この「胃癌取扱い規約」による癌肉眼型分類については，"形態変化の著しい"とされている 1～5 型の癌は一般的に大きくて癌の壁深達度が深く，"形態変化の軽度な"とされている 0 型の癌は一般的に小さくその深達度は浅いということを，われわれは経験的に知っている．その経験的なことを前提として，0 型を 1～5 型から区別して 1 つの独立した類としているのである．しかし，それは"かたち"の肉眼型分類とはなっていない．"形態変化の著しい"というきわめて主観的な条件をもって"かたち"を 0 型と 1～5 型の類との 2 つの類に分類すべきではない．なぜならば，"かたち"の分類の原則は相似則であり，分類するときはそれを前提としなければならないからである．

　0 型の癌を近づいて肉眼的に観察すればその形態変化は著しいと感じ，進行癌を離れて観察すれば形態変化は軽度であると感じる．2 型癌（潰瘍限局型）とⅡc＋Ⅱa 型癌とは，癌の壁深達度と大きさは異なってはいるが"かたち"は同じである，つまり，それら 2 つは相似である（図 2-123）．胃癌肉眼型分類という"かたち"の分類において，2 型癌とⅡc＋Ⅱa 型癌は同じ類に属しているにもかかわらず異なった類に分類されている（図 2-124）．ここにおいても，まだ，2 型類似Ⅱc＋Ⅱa 型癌が存在していることになる．われわれが実際においてある肉眼型分類を用いて癌症例の肉眼型を決定する場合には，癌の大きさとは無関係にその分類の定義と典型例に類似性を求めて分類している，すなわち無意識のうちに相似則に従っているにもかかわらずである．

　そもそも，すべての"かたち"の分類は相似則が前提となっているので，胃癌の肉眼型分類もまたそうでなければならない．癌の大きさと壁深達度とは無関係に"かたちが似ている"ということ，つまり肉眼型分類は相似則を前提として，必要最小限のいくつかの類に分けたものでなければならない．

　ここで何を主張したいのかというと，癌の原発巣の状態は 3 つの要素（肉眼型，大きさ，深達度）で表されるから，肉眼型分類からは大きさと形態変化の程度という量的な要素をはずした，相似則に基づいた形態分類とすることが必要であるということである．そうすることに

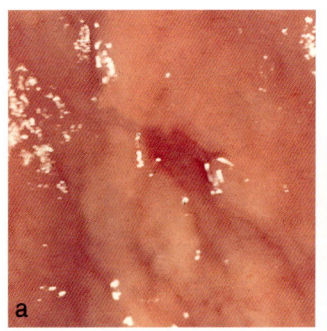

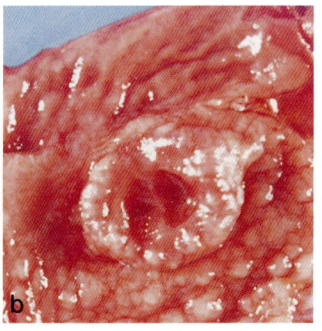

図 2-123　2 型癌と IIc + IIa 型微小癌の肉眼型の比較．a：大きさ 5 mm の IIc + IIa 型微小癌で粘膜内に限局している．b：大きさ径 3 cm の 2 型進行癌で壁深達度は漿膜下組織である．2 つの癌は大きさと壁深達度は異なるが，肉眼形態は同じ類に属する．

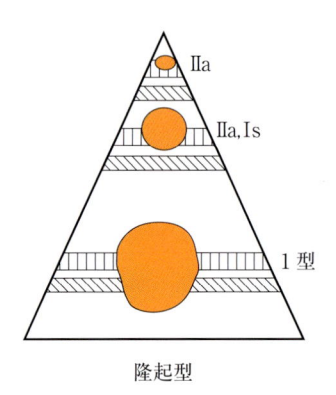

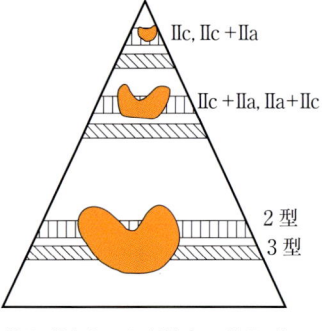

図 2-124　相似則による肉眼型分類．2 型癌と IIc + IIa 型癌は相似である．また，IIa 型と Is 型も相似である．

　よって，肉眼型分類はより単純化され，さらには主観をまじえた経験による肉眼型分類の食い違いもなくなる．肉眼的に同型とみなされる 2 つの癌が，大きさが異なることによって異なった肉眼型に分類されることを避けるためにも，肉眼形態分類の基本に戻って再分類することが必要であろう．

　それでは，具体的にどのようにすればよいのかということになるが，治療上において癌の"かたち"が重要な意味をもつのは，それが限局性であるか，癌の正常組織との境界が不明瞭であるかであろう．梶谷[7]は胃癌の肉眼型を癌浸潤様式の点で大きく限局型，中間型，びまん浸潤型としている．癌の発育が肉眼的に限局型である場合は，癌の大きさと癌深達度とは無関係に，1，2 型を 0 型の亜分類で表現できる．中間型は 3 型に，そしてびまん浸潤型は 4 型に相当する．

2 胃癌組織発生の概観

a. 胃癌発生母地病変，特に胃潰瘍癌

　1970年前半までは胃潰瘍，ポリープ，慢性胃炎が胃癌の発生母地病変として重要視され，それら病変における癌発生機序が議論されていた[8-13]．特に，胃潰瘍は前癌病変として重要視され，潰瘍から発生した癌，すなわち潰瘍癌 ulcer-carcinoma の組織診断基準が提唱されていた．この潰瘍癌組織診断基準はUl-Ⅳ度の潰瘍辺縁における癌の存在で（Hauser の基準）[8-10]，Ul-Ⅱ，Ul-Ⅲの潰瘍には適用されてはいなかった．一方では，潰瘍の悪性化による潰瘍癌が存在することは認めても，潰瘍癌の組織学的診断基準については否定的な潰瘍癌懐疑派が少数ながら存在していた[14,15]．潰瘍癌の組織学的判定基準の真偽については，何ら決定的な証明および証拠もないままに，潰瘍癌説が一般的に受け入れられていた[8,9]．

　胃癌発生頻度の高いわが国においては，胃潰瘍が発癌に関与しているとみなされる潰瘍辺縁における粘膜の欠損と再生，その繰り返しは，Ul-Ⅱ，Ul-Ⅲの潰瘍においてもUl-Ⅳの潰瘍と同じであるとの理由で，胃潰瘍癌の組織診断基準がUl-Ⅱ，Ul-Ⅲの潰瘍にまで拡大解釈された（村上，太田）（表 2-22，23）[11,12]．そして，それらの潰瘍癌組織診断基準が一般的に受け入れられていた．そのために，わが国における胃潰瘍癌の頻度は諸外国に比べて高かった（表 2-24）[12]．胃潰瘍の3大合併症として，大出血，穿孔，癌化が挙げられていて，そして，胃潰瘍の多くは癌化するという理由で切除されていたのは，つい最近までの出来事である．

　1960年代後半になると，白壁・熊倉・市川ら（1956～）[2,3]によって胃のX線二重造影法が開発され，高木ら（1964）[4]によってファイバースコープ直視下胃生検が普及し，胃早期癌の症例が増加するようになった．このような時期に，岡部（1965，1968）[16,17]は，内視鏡的に胃粘膜内癌における潰瘍性病変が治癒・再燃を繰り返していることを観察し報告した．この報告がなされるまでは，癌の潰瘍性病変は治癒しないとされていたのであるが，ここに至って潰瘍癌の組織診断基準が問題となってきた．

　一方，中村ら（1966，1967，1968）[18-20]は，①胃潰瘍を病理組織学的に検索しても潰瘍辺縁における微小癌の存在はきわめて稀であること，②潰瘍癌は潰瘍に癌が発生するという因果関係であるにもかかわらず，潰瘍癌の組織学的判定基準には潰瘍発生と癌発生の時間的前後関係を示す所見が含まれていない，という2つの問題点を指摘して，潰瘍と癌の因果関係についての再検討を行った．すなわち，潰瘍癌とは癌よりも潰瘍が前に存在していて，そこに癌が発生するという因果関係を意味するものであるから，潰瘍癌の組織学的判定基準の真偽の検討には癌発生からの経過時間の指標となる所見を取り入れた解析をしなければならない．癌発生からの経過時間を示す客観的な指標となる所見は癌の大きさしかない．

　粘膜内癌の大きさは癌発生からの粗な経過時間とみなすことができるから，潰瘍癌の組織学的判定基準が真であるとすると，命題『粘膜内癌の大きさ別にみた潰瘍癌の頻度は近似値を示す』が派生する．なぜならば，癌の粘膜内における発育速度は多少の遅速はあるものの，癌の

表 2-22 潰瘍癌の組織学的診断基準[11].

1. 固有筋層の断裂と切れ上がり
2. 潰瘍底の癌浸潤のない胼胝
3. 潰瘍縁における粘膜筋板と固有筋層の融合
4. 潰瘍底の断端神経腫
5. 潰瘍底に埋没された異物および異物巨細胞
6. 閉塞性動脈内膜炎
7. 再生性腺腔よりの癌発生点
8. 筋層断端に対する直角方向の癌浸潤

注:1を基本条件,その他を付加条件とし,(基本)+(付加2項目以上)を必要とする.

表 2-23 良性潰瘍の組織学的判定基準および潰瘍癌と癌の潰瘍化との鑑別[12].

	Ul-I	Ul-II	Ul-III	Ul-IV
1. 潰瘍縁における房状再生粘膜	(+)	(+)	(+)	(+)
2. 粘膜筋板の断裂と再生	(−)	(+)	(+)	(+)
3. 粘膜下組織の線維化	(−)	(+)	(+)	(+)
4. 粘膜筋板と固有筋層の癒合	(−)	(−)	(+)	(+)
5. 固有筋層内層の断裂	(−)	(−)	(+)	(+)
6. 固有筋層外層の断裂	(−)	(−)	(−)	(+)
7. 漿膜下組織の線維化	(−)	(−)	(−)	(+)

癌の潰瘍化による組織欠損との鑑別:
1. きわめて安定した粘膜筋板・固有筋層内層間の癒合
2. 安定した粘膜下層線維症
3. 表層が癌浸潤を示した場合にも,なお再生粘膜底部に残存する再生の特徴,ことに再生腺管
4. 特有な房状形態を有する再生粘膜の存在
5. 肉眼的および組織学的に証明されるひだ収斂像

表 2-24 早期胃癌における潰瘍癌の頻度[12].

報告者	早期癌総数	潰瘍癌総数	潰瘍の深さ別による潰瘍癌の頻度		
			Ul-II	Ul-III	Ul-IV
長与健夫	322	255(79%)	76(30%)	84(33%)	96(38%)
佐野量造	170	114(67%)	56(49%)	32(28%)	26(23%)
今井 環(1962〜66)	69	40(58%)	21(53%)	11(28%)	8(20%)
石川浩一(1960〜65)	71	37(52%)	14(38%)	13(35%)	10(27%)
村上忠重(1952〜66)	46	18(39%)	3(17%)	6(33%)	9(50%)
太田邦夫(1964〜66)	77	30(39%)	9(30%)	12(40%)	9(30%)
望月孝規(1963〜66)	51	19(37%)	5(26%)	7(37%)	7(37%)
菅野晴夫(1964〜66)	144	46(32%)	21(46%)	17(37%)	8(17%)

粘膜内進展部が同じ大きさの癌は,癌発生からの経過時間も大体同じであるとみなされるからである[18, 19].それを証明するために粘膜内癌の大きさ別に潰瘍癌の頻度をみると,**表 2-25** に示すように,癌が大きくなるに従って潰瘍癌あるいは潰瘍を伴っている癌の頻度が高くなる傾向がある.この所見は,癌が大きくなるに従って二次的に潰瘍化した粘膜内癌が加わっていることを示すものであり,潰瘍癌の組織学的判定基準は潰瘍が癌に先行して発生し,そこに癌が発生したという因果関係を意味するものではないことを物語っている.この病理組織学的に導かれた潰瘍癌に関する結論は,岡部らによる内視鏡的観察と一致するものであった.

以上のように,潰瘍癌の組織学的判定基準は粘膜内癌の二次的潰瘍化による病巣においても成り立つことからその基準は否定された.次には,『潰瘍癌は存在するか? 存在するとすればその組織所見は? そして,潰瘍癌の頻度は?』という命題が派生する.**表 2-25** からは,小さな粘膜内癌ほど癌の二次的潰瘍化が加わっていないことになるから,潰瘍癌の頻度は微小癌における潰瘍癌,つまり潰瘍病変と微小癌とが重なっている症例の頻度ということになる.そこで,微小癌を最大径 5 mm 以下と定義して,それが存在する場,すなわち癌発生母地をみ

表 2-25 粘膜内癌の大きさ別にみた潰瘍と癌の重なりの頻度[18, 19].

最大径 (cm)	粘膜内癌 潰瘍(+)	粘膜内癌 潰瘍(−)	合計	潰瘍(+)の頻度
0.6〜1.0	6	22	28	21%
〜2.0	26	37	63	41%
〜4.0	82	37	119	69%
4.1〜	66	9	75	88%
合計	180	105	285	63%

(癌研病理, 1964〜1967)

表 2-26 微小癌の発生母地病変[20, 21].

発生母地	癌組織型 管状腺癌	癌組織型 粘液細胞性腺癌	合計
異型上皮巣(腸型腺腫)	2	0	2(1%)
潰瘍,潰瘍瘢痕	1	2	3(2%)
いわゆる正常粘膜	120	20	140(97%)
合計	123	22	145(100%)

(癌研病理, 1969)

ると,**表 2-26**に示すように,大部分の微小癌(97%)はいわゆる正常粘膜あるいは萎縮性粘膜に存在していて,潰瘍と重なっているいわゆる潰瘍癌の微小癌はわずか3個(2%)である[20, 21].しかしながら,その中の2個は潰瘍辺縁の粘膜における微小癌,つまりHauserの潰瘍癌であり(**図 2-125〜127**),このような癌は粘膜内癌の大部分が二次的潰瘍化によって脱落した場合にも形成されるから,その癌が潰瘍辺縁から発生した潰瘍癌であるのか,あるいは粘膜内癌の二次的潰瘍化であるのか,癌と潰瘍の重なり方からそのどちらであるかを決定することはできない.残り1個の微小癌はUl-Ⅲ度の潰瘍瘢痕上の再生粘膜内に限局している(**図 2-128〜130**).このような微小癌は潰瘍が先行してそこに癌が発生したことが組織形態的に明らかである.これは潰瘍を母地として発生した癌"潰瘍癌 ulcer-cancer"ということができる.このような潰瘍癌の頻度は早期癌の1%以下ときわめて低い.このことから,潰瘍癌の発生頻度はきわめて低く,潰瘍を伴っている粘膜内癌のほとんどすべては癌の二次的潰瘍化によるものであると結論することができる.さらに,**表 2-25**からは癌組織発生に関する命題『大部分の胃癌は良性限局性病変—潰瘍,ポリープ—とは無関係に,いわゆる正常粘膜あるいは萎縮性粘膜から発生する』が派生する.

b. 胃癌組織発生:微小癌から導かれる癌組織発生

胃癌の組織発生,すなわち『どのような粘膜上皮から,どのような癌が発生するのか』という問いに対して,腫瘍病理組織学の大前提『腫瘍は,それが発生した臓器・組織の形態・機能

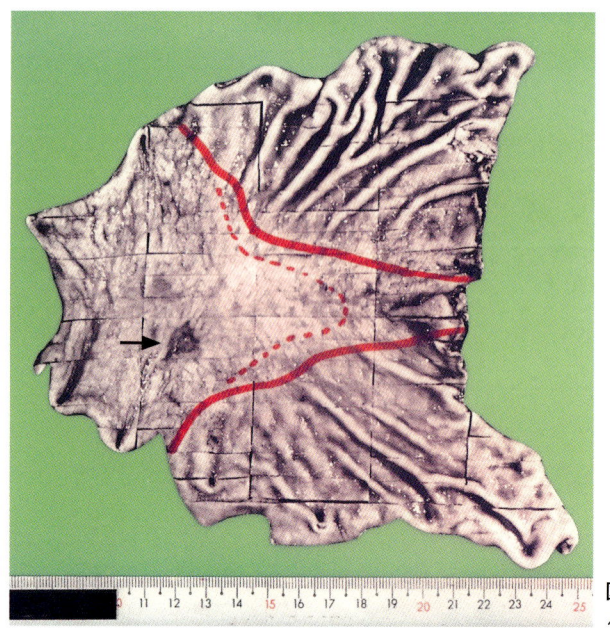

図 2-125 潰瘍の一辺縁における微小癌の症例．Ⅲ＋Ⅱc 型あるいはⅢ型癌に分類される．

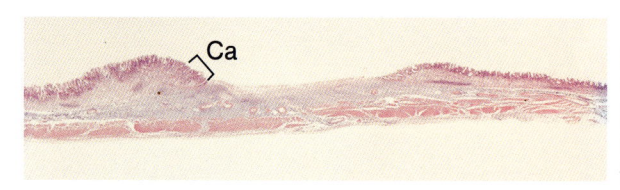

図 2-126 図 2-125 の微小癌の割面．微小癌は潰瘍の幽門輪側の辺縁粘膜に限局している(Ca)．この潰瘍と微小癌との位置的関係からは，粘膜内癌の大部分が潰瘍化によって脱落して癌が潰瘍の一縁に残存した"癌の潰瘍化"であるのか，あるいは潰瘍の一辺縁粘膜に癌が発生したのかの区別はできない．

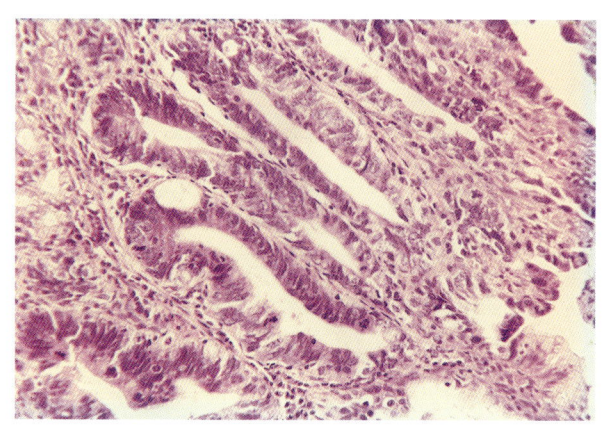

図 2-127 図 2-126 の微小癌の拡大．管状腺癌．

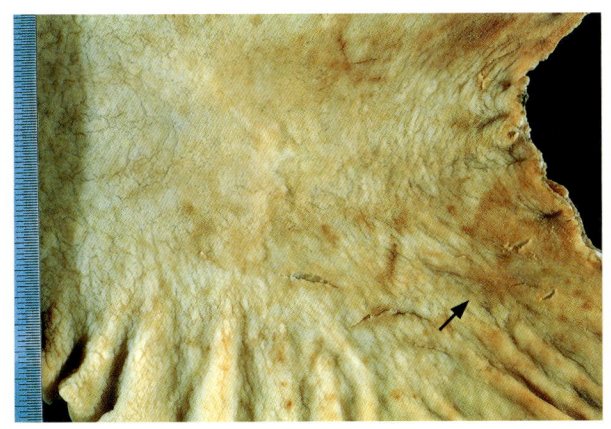

図 2-128 潰瘍瘢痕上の再生粘膜における微小癌．胃体下部後壁に粘膜ひだ集中を伴う潰瘍瘢痕がみられる（矢印）．

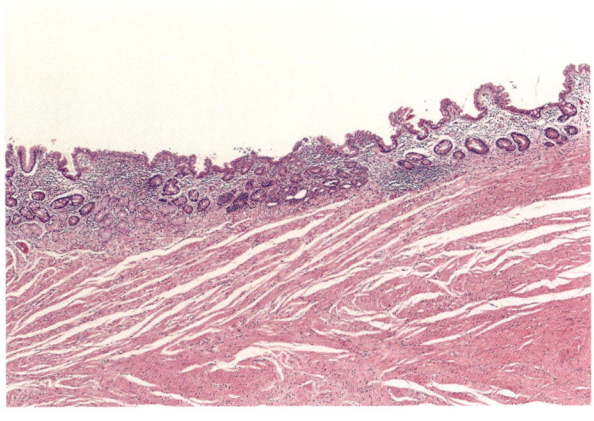

図 2-129 図 2-128 の微小癌の割面．潰瘍は Ul-Ⅲs の潰瘍瘢痕で，大きさ約 3 mm の癌が，粘膜筋板と固有筋層とが癒着している瘢痕上の再生粘膜内に存在している．すなわち，潰瘍が癌発生よりも時間的に先に生起していることを物語っている．

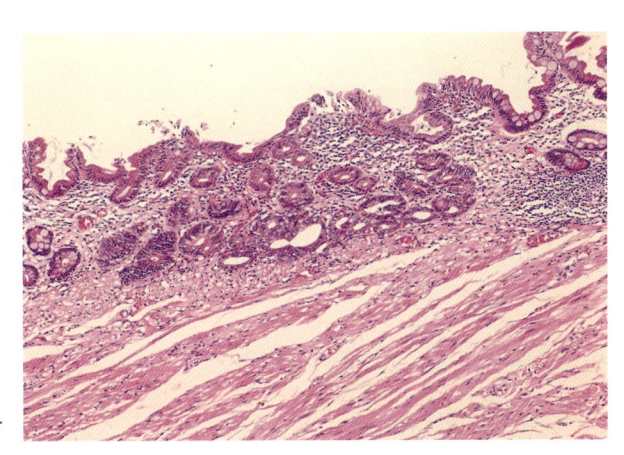

図 2-130 図 2-129 の微小癌の拡大．管状腺癌．

を多少とも模倣する』からは，癌細胞の構造・機能と，正常細胞のそれとの類似性を求めることによってその答が得られる．さらに，小さな癌の存在する場の性状と癌の性状との関係からも癌の組織発生が得られる．この場合，癌が小さければ小さいほど，癌とその近傍粘膜は癌が発生した時点での状態をよりよく保存しているとみなされるから，癌の大きさは微小であることが必要である．

E 胃癌組織発生とそれからみた胃癌の臨床病理

表 2-27　胃癌の組織型分類.

Mulligan RM and Rember RR(1954)[25]
1. Intestinal cell carcinoma
2. Mucous cell carcinoma
3. Pylorocardiac carcinoma

Lauren P(1965)[26] and Järvi(1974)[27]
1. Intestinal-type carcinoma
2. Diffuse gastric carcinoma
3. Others

Nakamura K and Sugano H(1967, 1968, 1969)[19-21]
1. Differentiated carcinoma(Intestinal type)
2. Undifferentiated carcinoma(Gastric type)

Ming Si-C(1977)[28]
1. Expanding carcinoma
2. Infiltrative carcinoma

表 2-28　微小癌の組織型とその近傍粘膜の性状との関係.

近傍粘膜の腸上皮化生の程度	癌組織型		合計
	管状腺癌	粘液細胞性腺癌	
中等度〜著明	130 (105)	4 (29)	134
無〜軽度	23 (48)	38 (13)	61
合計	153	42	195

( )：理論的期待値
$\chi^2(1, 0.01) = 6.635$
$\chi^2 = 83.78$
$\chi^2 > \chi^2(1, 0.01)$, $P < 0.01$

　胃癌の組織発生に関しては，Järvi and Lauren(1951)[22]が進行癌の細胞の刷子縁と粘液性状から，胃の腸上皮化生粘膜から発生する癌の存在を報告している．また，村上(1951)[23]は管状腺癌の発生について，その発生点を報告している．Morson(1955)[24]は腸上皮化生粘膜に存在する小さな癌5例を報告し，腸上皮化生粘膜から発生する癌の存在を報告している．Mulligan and Rember(1954)[25]は，進行癌の組織・細胞と正常細胞との形態・機能的類似性から胃癌を表 2-27 に示すように3つに分類している．また，Lauren(1965)[26]および Järvi(1974)[27]は，癌細胞の刷子縁と粘液組織化学的所見とから，表 2-27 に示すように，大きくは2つの型に分類している．このように，胃癌組織発生に関しては，いずれも進行癌あるいは表在癌を対象として，癌細胞と正常細胞との類似性という所見のみから，腸上皮化生粘膜から発生する癌が存在するであろうと推測していた.

　以上のように，胃の腸上皮化生粘膜から発生する癌の存在は指摘されてはいたものの，いわゆる正常胃固有粘膜から発生する癌の存在は指摘されてはいなかった.

　潰瘍癌の研究および異型上皮巣(腸型腺腫)の癌化についての研究の結論からは，胃癌組織発生に関する命題『大部分の胃癌は良性限局性病変—潰瘍，ポリープ—とは無関係に，いわゆる正常粘膜あるいは萎縮性粘膜から発生する』が派生する(153頁の表 2-26 参照)．この命題を証明するためには，癌が発生した時点での状態をよりよく保存しているとみなされる微小癌を対象とした検討が必要となる．その検討にあたって，腫瘍病理学の大前提からは微小癌の存在する近傍粘膜および癌細胞の性状と癌組織型との関係を解析すればよいことになる.

　良性限局性病変—潰瘍，ポリープ—とは無関係に，胃粘膜に存在している微小癌の組織型とその近傍粘膜の性状との関係をみると，表 2-28 に示すように，粘膜内で腺管形成傾向の弱い粘液細胞性腺癌は正常あるいは萎縮性の胃固有粘膜に(図 2-131〜134)，そして粘膜内で腺管を形成している管状腺癌は腸上皮化生粘膜に存在している傾向がある(図 2-135〜138)．それら癌組織型とその近傍粘膜の性状との2属性間におけるカイ二乗検定で，関係があると言明し

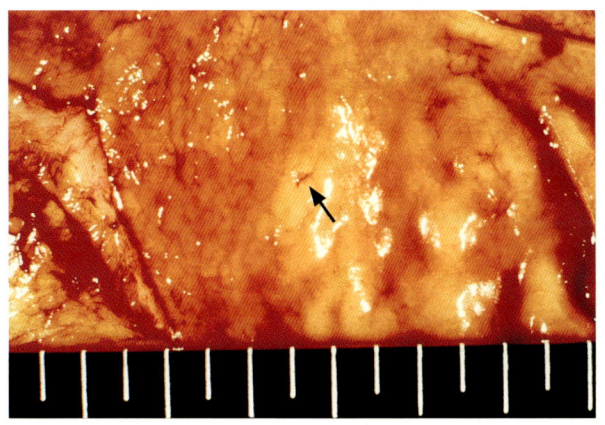

図 2-131　大きさ 4 mm の未分化型微小癌の肉眼所見．辺縁明瞭な微小陥凹面としてみられる．IIc 型微小癌である（矢印）．

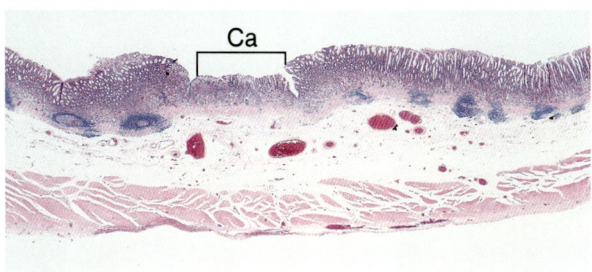

図 2-132　図 2-131 の癌の割面．癌は腸上皮化生のない幽門腺粘膜の表面 1/2 に限局していて，癌表面は陥凹している（Ca）．

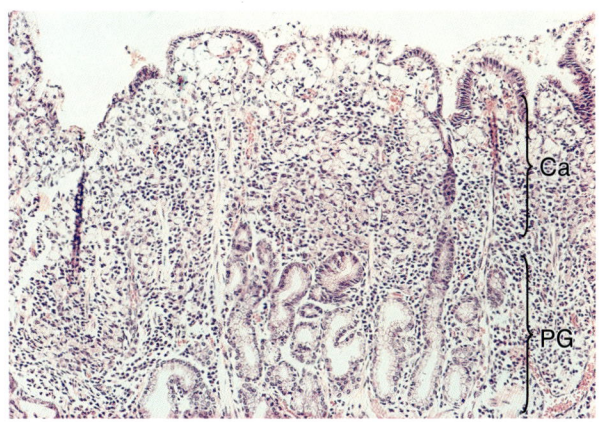

図 2-133　図 2-132 の癌の拡大．未分化型癌（粘液細胞性腺癌）．粘膜の深部 1/2（PG）には既存の幽門腺管がみられる．HE 染色．

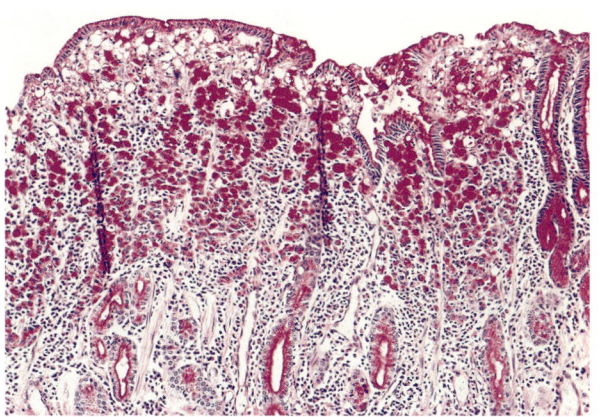

図 2-134　図 2-133 の PAS 染色．癌細胞および腺窩上皮の粘液細胞は PAS 染色でよく染色されている．

て誤る率はきわめて低い（$P < 0.01$）[20, 21, 29]．

　この結果からは，胃癌の組織発生『粘膜内で腺管形成のない粘液細胞性腺癌は胃固有粘膜から，一方，腺管を形成している管状腺癌は胃の腸上皮化生粘膜から発生する』を導くことができる．ここで，癌の組織型を粘膜内における腺管形成の有無という形態的な統一観点から，分化型癌 differentiated carcinoma と未分化型癌 undifferentiated carcinoma と命名する．形態的な分化・未分化とは，正常粘膜上皮は腺管を形成しているからそれを基準とすると，腺管を形成している癌は形態的に分化していることになり，一方，腺管形成のない癌は未分化ということになる[20, 21, 44]．

　この微小癌から導かれた胃癌組織発生『未分化型癌は胃固有粘膜から，一方，分化型癌は胃の腸上皮化生粘膜から発生する』は，癌の大きさという点で微小癌という特殊な癌を対象とし

E　胃癌組織発生とそれからみた胃癌の臨床病理

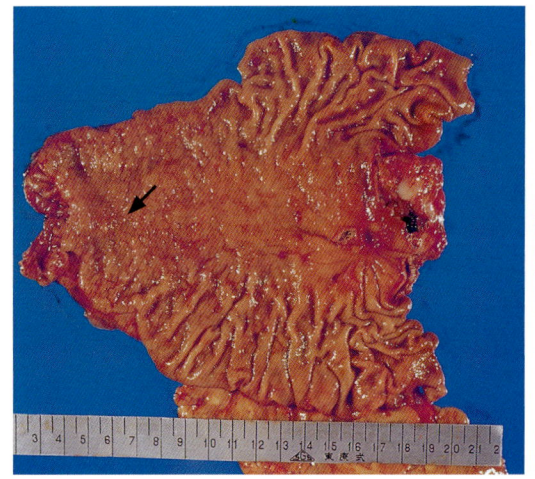

図 2-135　大きさ 5 mm の分化型微小癌の肉眼所見．微小陥凹面の辺縁はやや隆起している（矢印）．IIc 型．

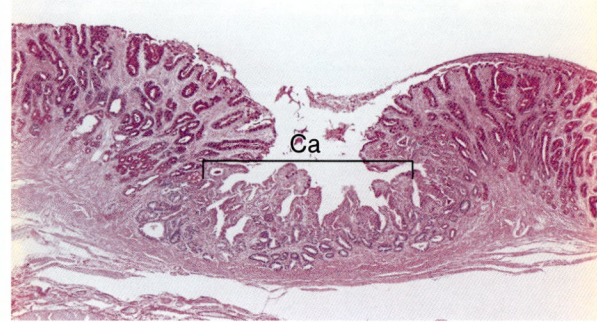

図 2-136　図 2-135 の癌の割面．癌表面は陥凹している（Ca）．

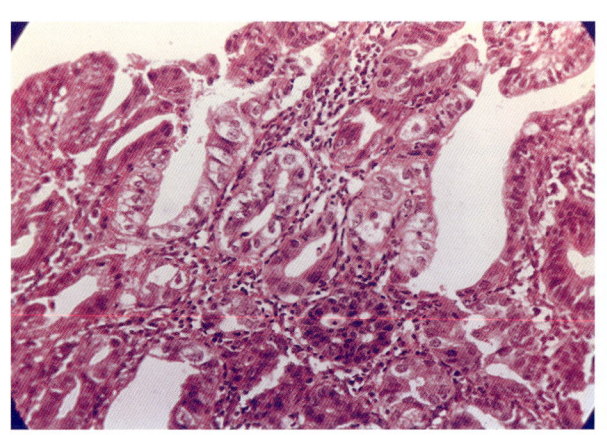

図 2-137　図 2-136 の癌の拡大．分化型癌（管状腺癌）．

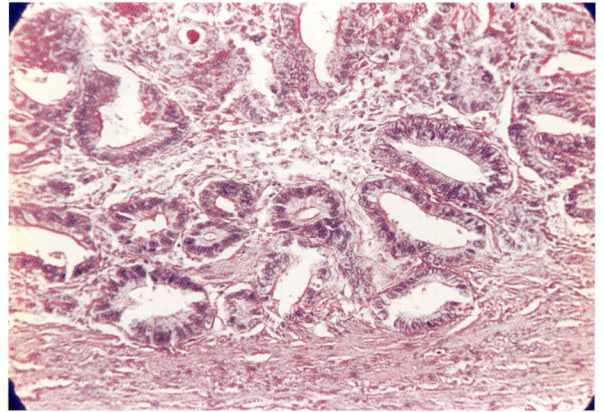

図 2-138　図 2-137 の PAS 染色．癌腺管の内腔表面には刷子縁が一条の赤い縁取りとして認められる．

て導かれた結論である．したがって，この癌組織発生が一般的な大きさの癌においても成り立つかどうかの検討が必要となる．もし，導かれた癌組織発生が成り立たないとすると，この癌組織発生の学説は無意味なものとなってしまうからである．

表 2-29 大きさ 0.6~4.0 cm の粘膜内癌：癌組織型と担癌胃粘膜の腸上皮化生の程度．

担癌胃粘膜の腸上皮化生の程度	癌組織型		合計
	未分化型癌	分化型癌	
無~軽度	69 (37.8)	8 (39.2)	77
中等度~著明	75 (106.2)	141 (109.8)	216
合計	144	149	293

( ) 理論的期待値　　　　　　　　　　　　　　（癌研病理，1970）
$\chi^2 = 68.62$
$\chi^2(1, 0.01) = 6.635$，$P < 0.01$

c. 胃癌組織発生の検討(1)：一般的大きさの粘膜内癌で

　　高木（1959）[30]，長与ら（1961）[31] は，粘膜内癌の組織型と担癌胃粘膜性状との関係について，粘液細胞性腺癌の胃粘膜は一般的に腸上皮化生が軽度で，管状腺癌のそれは腸上皮化生が著しいと報告している．癌の大きさ 0.6~4.0 cm の粘膜内癌の組織型とそれが存在する胃粘膜の腸上皮化生の程度との関係については，表 2-29 に示すように，分化型癌が存在する胃粘膜の腸上皮化生は著明であるというこれまでの文献報告と同じである．また，腸上皮化生が無~軽度な担癌胃 77 例における癌組織型については，未分化型癌 69 例（90％）が分化型癌 8 例（10％）よりもかなり多く，この傾向は胃癌組織発生とは矛盾しない．一方，未分化型癌 144 例の担癌胃粘膜の腸上皮化生の程度をみると，無~軽度である症例が 69 例，そして中等度~著明である症例が 75 例と近似していて，一見，癌組織発生とは矛盾するようにみえる．胃癌組織発生からは，未分化型癌は一般的に腸上皮化生の無~軽度な胃粘膜に存在していることが予測されるからである．しかし，この傾向は至極当然のことであり，癌組織発生とは矛盾しない．なぜならば，癌は時間の経過とともに大きくなり，一方では癌の存在する場である胃粘膜も変化している．すなわち，F 境界線の経時的移動からは，時間の経過とともに腸上皮化生の程度も進行しているからである（106 頁の図 2-46 参照）．もし，多くの未分化型癌が腸上皮化生軽度の粘膜に存在しているということになると，F 境界線の経時的移動あるいは未分化型癌の組織発生のいずれかが誤りであることになる．しかし，癌組織型と担癌胃の腸上皮化生の程度との 2 属性間のカイ二乗検定では統計的有意差（$P < 0.01$）があり，この所見は胃癌組織発生を支持するものである．

d. 胃癌組織発生の検討(2)：胃底腺粘膜から発生した癌

　　胃癌の好発部位は幽門前庭部であり，胃癌組織発生を導くための対象となった微小癌の大部分もまた，その幽門前庭部を裏打ちしている腸上皮化生がないか，あるいは腸上皮化生を伴っている幽門腺粘膜に存在しているものであった．したがって，微小癌から導かれた胃癌組織発

表 2-30 腸上皮化生のない胃底腺粘膜に存在する癌の組織型[32].

未分化型癌	196 例	(**99%**)
分化型癌	2 例	(1%)
合計	198 例	(100%)

表 2-31 胃底腺粘膜から発生した癌の組織型.

報告者(発表年)	未分化型癌	分化型癌	合計
岩下明徳, ほか(1987)[33]	15(94%)	1(6%)	16(100%)
馬場保昌, ほか(1994)[34]	101(98%)	2(2%)	103(100%)
石黒信吾, ほか(1994)[35]	12(92%)	1(8%)	13(100%)
下田忠和, ほか(1994)[36]	443(96%)	19(4%)	462(100%)
合計	571(**96%**)	23(4%)	594(100%)

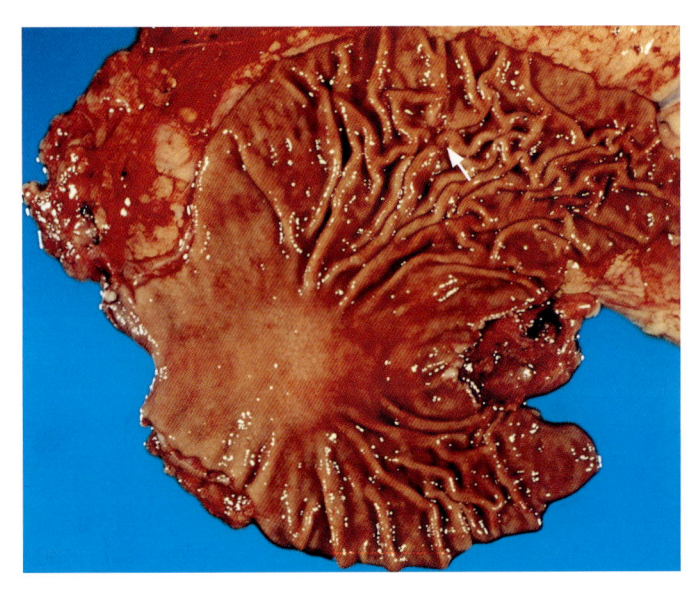

図 2-139 胃底腺粘膜から発生した癌症例(20歳, 男性). 胃体部前壁における大きさ約1cmの陥凹性病変が粘膜ひだのある面に存在している(矢印).

　生が，胃体部を裏打ちしている胃底腺粘膜に存在している微小癌についても成り立たなければならない．なぜならば，胃底腺粘膜もまた胃固有粘膜の１つであるからである．すなわち，微小癌を用いて導かれた胃癌組織発生からは，命題『腸上皮化生のない胃底腺粘膜領域に存在する癌は未分化型癌である』が派生する．

　この命題を証明するためには，２つの方法がある．すなわち，１つは胃底腺粘膜に存在する微小癌をより多く見出してその癌組織型が未分化型癌であることを証明することである．この方法は微小癌を発見するための多くの労力と時間が必要である．もう１つは，癌の大きさと深達度とは無関係に，粘膜内進展部が腸上皮化生のない胃底腺粘膜に囲まれて存在する癌，別の表現ではF境界線に囲まれているF境界線内部領域に存在する癌，その癌組織型が未分化型癌であることを証明することである．なぜならば，腸上皮化生のない胃底腺粘膜領域を限界づけるF境界線の加齢に伴う移動は不可逆的であるから(106頁の図2-46参照)，その粘膜内進展部が胃底腺粘膜に囲まれて存在している癌は，癌の大きさと深達度とは無関係に『癌が発生した時点もまたその部位は胃底腺粘膜であった』ということができるからである．

　腸上皮化生のない胃底腺粘膜領域に存在する癌の組織型をみると，**表2-30, 31**に示すように，

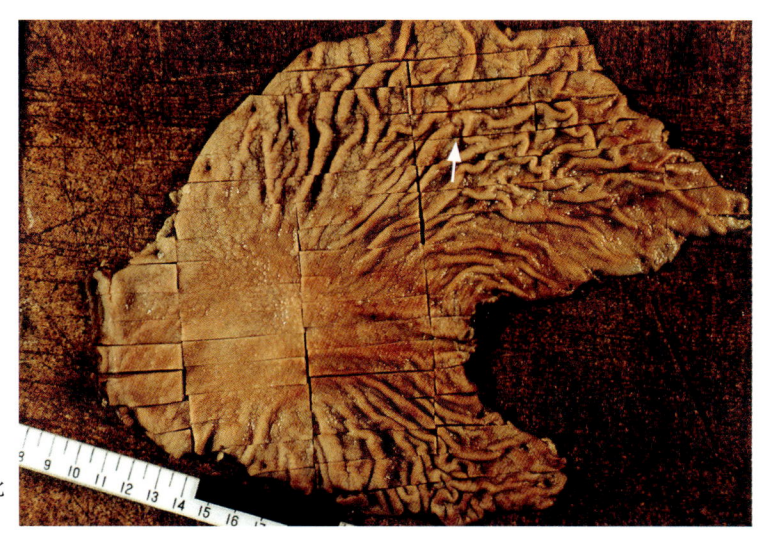

図2-140 図2-139の再構築図．癌は腸上皮化生のない胃底腺粘膜に存在している（矢印）．

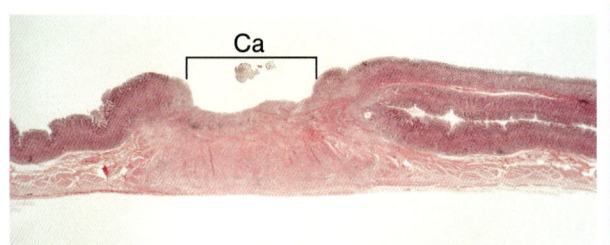

図2-141 図2-140の癌の割面．癌の表面は陥凹している（Ca）．癌周囲の粘膜は正常範囲内の胃底腺粘膜である．粘膜下組織，固有筋層および漿膜下組織には線維化がみられ，この部分は未分化型癌細胞がびまん性に浸潤している硬性腺癌 scirrhous adenocarcinoma（por2）の部分である．

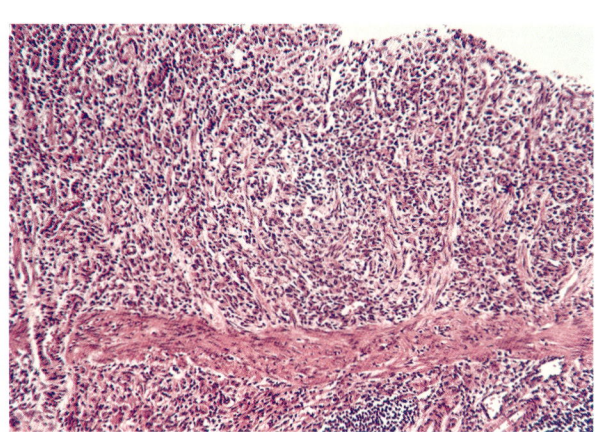

図2-142 図2-141の癌の拡大．粘膜内は組織学的に粘液量の少ない粘液細胞性腺癌または索状腺癌型を呈している．胃底腺粘膜から発生した未分化型癌である．

そのほとんどは未分化型癌である（99％）（**図2-139～142**）[32]．この所見は胃癌組織発生の1つである『未分化型癌は胃固有粘膜から発生する』を強く支持する．

　胃底腺粘膜から発生した癌の組織型を文献的にみても，その96％は未分化型癌である（**表2-31**）[33-36]．生物学的事象の多くが確率事象であるのに対して，この胃底腺粘膜から発生する癌の組織型が未分化型癌であることは確実事象ともいうことができ，胃癌組織発生を強く支持する．

　なお，この腸上皮化生のない胃底腺粘膜領域に存在する癌からは，再び潰瘍癌に関する命題が派生する．すなわち，この領域に発生する良性潰瘍の発生はきわめて稀（0.3％）であるにもかかわらず（**表2-32**）[37]，胃底腺粘膜から発生した癌の70～90％は潰瘍病変を伴っていて，大

E　胃癌組織発生とそれからみた胃癌の臨床病理

表 2-32　良性胃潰瘍の組織学的にみた発生部位[37].

腸上皮化生のない胃底腺粘膜領域(F 線内部領域)	2 例(0.3%)
上記領域以外の粘膜領域(F 線外部領域)	772 例
合計	774 例

(癌研, 1959〜1969)

表 2-33　腸上皮化生のない胃底腺粘膜領域に存在する癌が潰瘍病変と重なっている頻度.

	潰瘍病変		合計	潰瘍(+)の頻度
	(+)	(−)		
早期癌	62	32	94	66.0%
進行癌	93	11	104	89.4%
合計	155	43	198	78.3%

部分の癌は潰瘍癌の組織学的判定基準を満足している(表 2-33)[37]. もし, 潰瘍癌の組織学的診断基準が真であるとすると, 命題『きわめて稀にしか発生しない胃底腺粘膜領域の潰瘍の癌化率はきわめて高い』が派生する. 幽門腺粘膜領域に発生した潰瘍の癌化率はきわめて低いにもかかわらず, 胃底腺粘膜領域に発生したそれは非常に高いという, 同じ狭い胃の中で部位が異なることで癌化率が大きく異なるということが実際にあり得るだろうか！ このようなことは, まずあり得ない. また胃底腺粘膜に存在している微小癌すべては, 潰瘍・ポリープとは無関係に正常あるいは萎縮性の胃底腺粘膜に存在している(表 2-34). すなわち命題は成り立たない.

e. 胃癌組織発生から導かれる癌細胞発生

　形態的な認識という観点からは, 癌腫とは『細胞分裂時に突然変異細胞が発生し, それが生体から排除されずに生体内で分裂を繰り返し, 顕微鏡下で観察される大きさに発育した細胞塊で(腫瘍発生の基本概念), それを放置しておくならば宿主を死に至らしめるもの』と定義することができる. 一方, 胃粘膜上皮は上皮細胞分裂の繰り返しによって常に上皮の若返りが行われている. その細胞分裂の行われている部位, つまり分裂細胞帯は胃固有粘膜では腺頸部に, そして腸上皮化生腺管では腺管下部 1/2 に存在している[38,39].

　この癌腫の定義, つまり細胞分裂時に発生した突然変異細胞, 細胞新生のための分裂細胞帯の位置, そして胃癌組織発生『未分化型癌は胃固有粘膜から, 一方, 分化型癌は胃の腸上皮化生粘膜から発生する』の 3 つのことからは, 次の命題が派生する. すなわち, 命題『癌細胞発生の初期においては, 未分化型癌細胞は固有胃腺の腺頸部近傍の粘膜表層 1/2 に局在し, 一方, 分化型癌の癌腺管は主として腸上皮化生粘膜の下部 1/2 を占拠している』.

　この命題を証明するために, 癌細胞発生初期状態を癌の大きさ 2 mm 以下と定義して(極微小癌), その癌細胞の粘膜における占拠部位を検討した[40,41]. なぜ大きさ 2 mm 以下を極微小

表 2-34　大きさ 2 mm 以下の極微小癌の組織型と粘膜性状と粘膜における局在部位.

【未分化型癌】

粘膜における 癌細胞の局在部位	胃固有粘膜		合計
	胃底腺粘膜	幽門腺粘膜	
表層 1/2	14(100%)	4(57%)	18(86%)
表層 2/3〜全層	0(0%)	3(43%)	3(14%)
合計	14(100%)	7(100%)	21(100%)

【分化型癌】

粘膜における 癌腺管の局在部位	腸上皮化生粘膜	合計
深層 2/3〜全層	15	15
表層 1/2	0	0

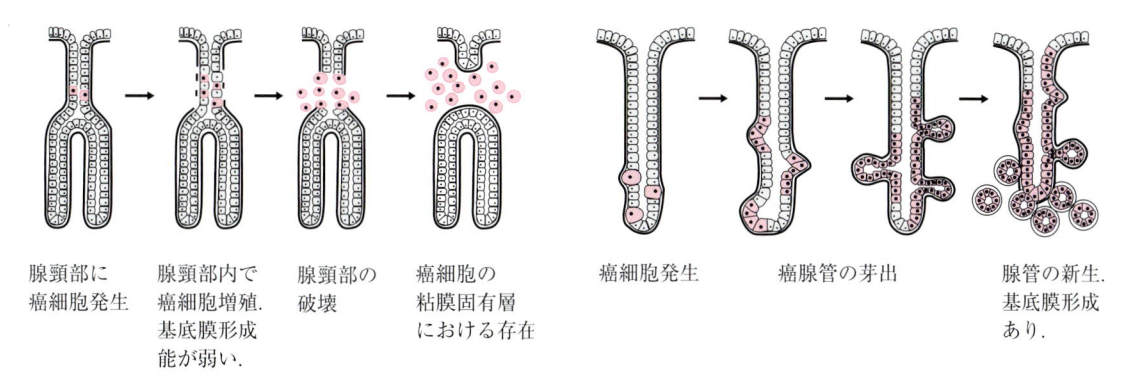

腺頸部に癌細胞発生　腺頸部内で癌細胞増殖．基底膜形成能が弱い．　腺頸部の破壊　癌細胞の粘膜固有層における存在

癌細胞発生　癌腺管の芽出　腺管の新生．基底膜形成あり．

図 2-143　未分化型癌細胞発生と発生初期における生体生着様式[40,41].

図 2-144　分化型癌細胞発生と発生初期における生体生着様式[40,41].

癌と定義したかというと，ほとんどの極微小癌の表面にはびらんが認められないので[45]，癌が発生した時点での状態をよりよく保存しているとみなされるからである．極微小癌は，**表 2-34** に示すように，未分化型癌細胞の大部分は粘膜表層 1/2 つまり腺頸部近傍に限局して存在し，分化型癌腺管は主として粘膜深層 1/2 に多く存在していた．これらのことからは，胃癌細胞発生『未分化型癌細胞は固有胃腺の腺頸部の分裂細胞帯から，一方，分化型癌細胞は腸上皮化生腺管下部 1/2 の分裂細胞帯で発生する』が導かれる．そして，それら極微小な癌の組織学的所見からは，**図 2-143，144** に示すような，胃癌細胞発生初期における癌細胞の発育様式が導かれる[40,41,46].

f. 胃癌組織発生のまとめ

　胃癌発生母地病変とされていた潰瘍癌とポリープ癌の否定から，癌組織発生『大部分の胃癌は良性限局性病変—潰瘍，ポリープ—とは無関係に，いわゆる正常粘膜あるいは萎縮性粘膜から発生する』という命題が派生した．この命題を証明するために，癌細胞が発生した時点における状態をよりよく保存しているとみなされる微小癌から，胃癌の組織発生『未分化型癌は胃固有粘膜から，一方，分化型癌は胃の腸上皮化生粘膜から発生する』が導かれた．この癌組織発生は癌の大きさという点で"微小な"という特殊な癌を対象として導かれた結論である．したがって，一般的に診断されている大きさの癌を対象とした場合に成り立つかどうかの検討が必要となる．

　そこで，大きさ0.6～4.0 cmの粘膜内癌で，癌の組織型と担癌胃の粘膜における腸上皮化生の程度との関係については，一般的に，未分化型癌では腸上皮化生の程度が無～軽度，分化型癌でのそれは中等度～著明であり，癌組織発生とは矛盾しない．また，このような傾向は文献的にも認められている[30,31]．

　胃癌組織発生を強く支持する所見として，腸上皮化生のない胃底腺粘膜領域に存在する癌の99％が，その大きさとは無関係に未分化型癌であり，文献的にも95％の癌が未分化型癌である．このことは生物学的事象においては確実事象ともいうべきものであり，胃癌の組織・細胞発生を考えるうえで決して無視してはならない事象である．

　さらには，癌細胞は正常細胞分裂時における突然変異によって発生するから，その発生初期においては上皮細胞若返りのための分裂細胞帯近傍，つまり胃固有粘膜腺管ではその腺頸部近傍に未分化型癌細胞が，腸上皮化生腺管では腺管下部1/2近傍に分化型癌の癌腺管が限局しているという命題が派生し，その命題も極微小癌によって証明された．

　以上のようなことから，胃癌の細胞・組織発生を次のようにまとめることができる．すなわち，

〔胃癌の細胞・組織発生〕
① 大部分の胃癌は良性限局性病変—潰瘍，ポリープ—とは無関係に，いわゆる正常粘膜あるいは萎縮性粘膜から発生する．
② 胃癌細胞発生『未分化型癌細胞は固有胃腺の腺頸部の分裂細胞帯から，一方，分化型癌細胞は腸上皮化生腺管の下部1/2で発生する．』
③ 胃癌組織発生『未分化型癌は胃固有粘膜から，一方，分化型癌は胃の腸上皮化生粘膜から発生する．』
④ 癌細胞発生後は，癌細胞は正常上皮細胞の分化の過程を模倣する．『未分化型癌細胞は胃固有粘膜上皮を構成する細胞への分化の過程を，一方，分化型癌細胞は腸上皮化生粘膜上皮を構成する細胞への分化の過程を模倣する．』

表 2-35　胃癌の組織型分類[5].

一般型 Common Type
　　乳頭腺癌 Papillary adenocarcinoma(pap)
　　管状腺癌 Tubular adenocarcinoma(tub)
　　　　高分化型 well differentiated type(tub 1)
　　　　中分化型 moderately differentiated type(tub 2)
　　低分化腺癌 Poorly differentiated adenocarcinoma(por)
　　　　充実型 solid type(por 1)
　　　　非充実型 non-solid type(por 2)
　　印環細胞癌 Signet-ring cell carcinoma(sig)
　　粘液癌 Mucinous adenocarcinoma(muc)
特殊型 Specific Type
　　腺扁平上皮癌 Adenosquamous carcinoma
　　扁平上皮癌 Squamous cell carcinoma
　　カルチノイド腫瘍 Carcinoid tumor
　　その他の癌 Miscellaneous carcinomas

3　胃癌の組織型分類

a. 優勢な癌組織像をもってなす組織型分類

　胃癌の組織像は多種多様であり，1つの癌の中で2種類以上の組織像を呈している症例は決して少なくない．胃癌組織型分類はいくつか提唱されており，それら胃癌組織型分類の適用にあたっては『1つの癌において，面積的に優勢な癌組織像をもってその癌の組織型とする』という条件が付されている．わが国では胃癌学会による「胃癌取扱い規約」の分類が一般的に用いられていて，この分類を適用するにあたっても優勢な癌組織像をもって癌の組織型とするという付帯条件がある（表 2-35）[5]．優勢な組織像をもって癌の組織型とするのは，癌の優勢な組織像を知らせるための共通用語としての意義はあるが，多数の癌組織型に分類したところで臨床病理学的意義があるわけではなく，また癌組織型別にみた予後にも有意な差はない[42]．このようなことから，胃癌組織型をいくつかに分類することの必要性は何もなく，ただ単に組織学的に「胃癌」というだけですむことである．

　さらには，癌組織型分類において『優勢な癌組織像をもってその癌の癌組織型とする』という条件があることによって，同一の癌に異なる癌組織型の名が与えられることにもなる．胃生検組織は一般的に粘膜内進展部から採取され，一方，進行癌の手術胃標本では優勢な癌組織像は一般的に癌の胃壁浸潤部であるからである（表 2-36〜38）．すなわち，胃癌を深達度別に粘膜内癌とそれ以外の癌（sm癌と進行癌）とに分けて，それぞれについて優勢な組織像をもって癌組織型分類を行うと，表 2-36，38 に示すように，粘液癌，髄様癌，硬性腺癌および腺扁平上皮癌は粘膜内癌においては認められず，進行癌においてのみ認められる癌組織型である．一方，それら癌組織型の粘膜内進展部をみると，表 2-37，38 に示すように，腺管を形成している管状腺癌・乳頭管状腺癌および粘液細胞性腺癌に限られている．胃粘膜内進展部から採取さ

表 2-36　粘膜内癌と粘膜内癌以外の癌(sm癌と進行癌)の組織型の頻度[46,47].

	粘膜内癌	粘膜内癌以外の癌 (sm癌と進行癌)
乳頭管状腺癌(pap)	40	215
管状腺癌(tub1, tub2)	109	238
粘液細胞性腺癌(sig)	144	116
硬性腺癌(por2)	—	377
粘液癌(muc)	—	40
髄様癌(por1)	—	33
腺扁平上皮癌	—	2

(癌研病理,1970)

表 2-37　面積的に優勢な組織像をもって分類された粘液癌,髄様癌,腺扁平上皮癌,その粘膜内進展部の癌組織型.

面積的に優勢 な癌組織型	粘膜内進展部の癌組織型		合計
	未分化型癌	分化型癌	
粘液癌	34(61%)	22(39%)	56(100%)
髄様癌	31(34%)	60(66%)	91(100%)
腺扁平上皮癌	1	1	2

表 2-38　未分化型癌の粘膜下組織浸潤による癌組織型の変貌.

粘膜内	→	(胃壁浸潤)	→	粘膜下組織以深への浸潤部
未分化型癌	559例 (100%)		硬性腺癌(por2) 粘液癌(muc) 髄様癌(por1) 腺扁平上皮癌	493例(88.2%) 34例(6.1%) 31例(5.5%) 1例(0.2%)

れた生検組織が粘液細胞性腺癌である進行癌の手術標本の癌組織型は,その約 90% が硬性腺癌と診断されている(表 2-38).

　すなわち,粘膜内での粘液細胞性腺癌(sig)と,浸潤部の硬性腺癌(por2)との間には 1 対 1 対応が成り立っている.このことを知らないと,同一の癌であるにもかかわらず異なった 2 つの癌,つまり重複癌と誤解しかねない.また,このようなことが問題視されていないということは,癌組織型分類がなくとも実際において不都合はなく,ただ「胃癌」とすればよいということを暗黙のうちに認めていることにもなる.胃癌をいくつかの癌組織型に分類するからには,分類のための分類ではなく,何らかの臨床病理学的意義を見出すことのできる分類とすることが望ましい.

b. 胃癌組織発生の観点からの組織型分類

　胃癌の細胞・組織発生『未分化型癌は固有胃腺の腺頸部で,一方,分化型癌は腸上皮化生腺管の下部 1/2 で発生する』からは,粘膜内進展部における腺管形成の有無をもって,腺管形成

表 2-39 粘膜内における癌の組織形態と組織発生.

癌組織発生	粘膜内における癌組織形態	
	腺管を形成	腺管形成なし
胃固有粘膜	稀(5%)	大部分(95%)
腸上皮化生粘膜	大部分	稀

傾向のきわめて弱い癌は胃固有粘膜から発生した未分化型癌, 腺管形成の癌は腸上皮化生粘膜から発生した分化型癌という, 胃癌組織発生と胃癌組織形態との間の1対1対応が成り立つ(表2-36〜38). この対応関係は胃底腺粘膜から発生した癌の組織型(160頁の表2-30, 31参照)の所見からは95%の確率をもって成り立つ. 組織発生的に胃固有粘膜から発生した未分化型癌の約5%は粘膜内で腺管を形成していることについては, 腫瘍病理組織学の大前提『腫瘍は, それが発生した臓器・組織の形態・機能を多少とも模倣する』を考慮すれば至極当然のことである. 胃固有粘膜を構成している上皮は腺管を形成しているから, そこから発生する癌もまた腺管を形成しないわけはなく, ただ腺管形成傾向がきわめて弱いという特徴があるのである(表2-39).

胃固有粘膜から発生した腺管を形成している癌は, 低頻度ではあるが, 組織発生的には未分化型癌であり, 組織形態的には腺管を形成しているので分化型癌ということになる. 下田ら(1994)[36]は一般的な大きさの癌に比べて微小癌には腺管を形成しない未分化型癌の頻度が低いこと, さらには粘液の点で胃型を呈する腺管形成の癌が存在することをもって, 分化型癌が大きくなると未分化型癌になるものが存在すると主張し, 胃癌組織発生の再検討が必要であるとしている. しかし, この主張は癌の組織形態認識と癌組織発生とを混同している. もし, そうであるならば, 腫瘍病理組織学の大前提からは, 胃の腸上皮化生粘膜が再び胃固有粘膜に変化することを証明しなければならない. また, 微小癌に腺管形成のない未分化型癌の発見が少ないのは, 比較的低年齢層の胃の組織学的検索が少ないためである.

胃固有粘膜から発生する未分化型癌は, 粘膜内では基本的に表層から深層に向かって印環細胞癌型, 粘液細胞性腺癌型, そして索状腺癌型を呈している. この所見は胃癌組織発生に基づくならば, 未分化型癌細胞の"分化の過程の模倣"である[46]. この層構造に対して, 久保田ら(1977)[48]はそれぞれ C 型細胞, B 型細胞, A 型細胞としている.

Mulligan and Rember (1954)[25] および Lauren (1965)[26], Järvi (1974)[27] による胃癌組織発生, そして Ming (1977)[28] による生物学的振る舞いの観点からの胃癌組織型分類は, 表 2-27 (156頁参照) に示してあるように, 2つ, あるいは3つの類に分類し, それぞれの特徴をもって命名している. 中村ら(1967, 1968)[19, 20]は, 粘膜内における癌細胞の腺管形成の有無という形態的な統一観点から命名している. すなわち, 形態的分化・未分化は正常構造からのかけ離れの程度であることからである. 正常粘膜は腺管を形成しているから, 腺管形成癌は組織形態の点で正常腺管により近いから分化型であり, 一方, 腺管形成のない癌は形態的にかけ離れているので未分化型である. この命名法に関して, 未分化型癌細胞は粘液を産生しているから分化した

癌であるとの反論もあった．しかし，分化型癌細胞には刷子縁という構造があり，機能の異なる2つのこと，つまり粘膜と刷子縁を比較して，いずれがより分化しているかという比較はできないから，腺管形成の有無という単純な所見をもって分類するのがより容易であり，かつより客観的であろう．さらには，胃癌組織発生の観点から癌組織型を分類することによって，それら2つの癌には臨床病理学的な癌の生物学的振る舞いの差を認めることができる（表2-40）．

4 胃癌組織発生の観点からの癌組織型分類，その臨床病理学的意義

胃癌の粘膜内における組織型を未分化型癌と分化型癌とに分けてそれらの生物学的な振る舞いについて眺めると，種々の点で差異をみることができる（表2-40）．

a. 癌の発育様式と肉眼型

胃癌の肉眼型は一般的に，表面からみた形状（潰瘍形成，びらん），そして癌発育様式（腫瘤形成，平板状）の組み合わせによって表現されている．粘膜内における癌の水平方向の拡がり方は未分化型癌も分化型癌も同じであるが，未分化型癌はその癌組織発生からも理解できるように，腸上皮化生の弱い胃に存在していることが多く，そこは胃酸度が高い場であるためにびらん化，潰瘍化しやすい傾向がある．したがって，未分化型癌が粘膜内を浸潤している部分の粘膜表面はびらん化し，そのびらん面には癌の間に残存している正常上皮の再生による再生粘膜島が認められる．一方，分化型癌は粘膜内ではびらん化の傾向は弱く，そのために隆起性発育がみられ，また，陥凹している場合ではその程度は浅く，周辺粘膜との高低差は一般的に未分化型癌よりも少ない（図2-145）．

粘膜内癌が粘膜下組織とそれ以深へ浸潤すると，未分化型癌の大部分は浸潤性発育 infiltrative growth を示すので，肉眼的に癌浸潤の範囲が不明瞭となり，腫瘤を形成することなく胃壁に平板状の拡がりを呈する（4型，3型）．一方，分化型癌は粘膜下組織以深では一般的に限局性あるいは膨張性発育 expansive growth を示すので，周囲正常組織からは比較的よく境されている腫瘤を形成する（2型，1型，3型）．未分化型癌は分化型癌に比べてリンパ行性の拡がりを示す傾向が強い．

b. 肝転移様式と黄疸

未分化型癌の肝への転移は，一般的にリンパ行性浸潤による．すなわち，未分化型癌細胞は門脈・総胆管を含む肝十二指腸靱帯をリンパ行性に肝門から肝内に入り，Glisson 鞘をびまん性に浸潤する．その癌浸潤によって肝細胞索が圧排・破壊されることは少なく，また癌細胞浸潤によって細胆管が閉塞することも少ないので，黄疸の発現は一般的に弱い．

一方，分化型癌は胃粘膜下組織へ浸潤すると静脈内に浸潤して門脈経由で肝に到達し，そこで多数の結節状転移巣を形成する．結節状転移巣の発育により周囲肝細胞索は圧排・破壊されて胆汁うっ滞が生じ，強い黄疸が発現する．

表 2-40 未分化型癌と分化型癌の臨床病理学的差異.

			未分化型癌（胃型）	分化型癌（腸型）
発生母地			胃固有粘膜	腸上皮化生粘膜
癌組織型			粘液細胞性腺癌，硬性腺癌	管状腺癌，乳頭管状腺癌
癌組織型の単純化			点または線分	単純閉曲線
進展様式			びまん性	限局性
肉眼型	早期癌		陥凹型（IIc，IIc＋III）	陥凹型（IIc，IIc＋III） 隆起型（IIa，IIa＋IIc，I）
	進行癌		Borrmann 4，3 Borrmann 2，1 は稀	Borrmann 2，1，3 Borrmann 4 は稀
早期癌肉眼所見	隆起型		ほとんどなし	腸型異型上皮巣（腺腫）との鑑別必要
	陥凹型	辺縁	明瞭	不明瞭
		陥凹の深さ	比較的深い	浅い
		陥凹面	びらん状，再生粘膜島（＋）	平滑，再生粘膜島（－）
肝転移			頻度低い リンパ行性 Glisson 鞘にびまん性	頻度高い 血行性（経門脈） 結節状
肺転移			リンパ行性（肺門部から逆行性に） 血管・気管支周囲リンパ管と胸膜リンパ管にびまん性に（癌性胸膜炎） X 線：肺紋理の増強	血行性（静脈角リンパ管→上大静脈→心→肺動脈） 結節状 X 線：結節状の撒布巣
腹膜播種			（＋）癌性腹膜炎	（－）後腹膜リンパ節への転移
腹水			（＋＋＋）癌性腹膜炎による	（＋）肝転移による門脈圧亢進による
黄疸			（±）Glisson 鞘における胆管狭窄による	（＋＋＋）肝細胞索の圧排・破壊による
術後5年生存率（癌研外科1969）	早期癌		95％	85％ sm 浸潤癌の肝転移による
	進行癌（大きさ4cm以下）	深達度 mp，ss	85％	60％
		深達度 s	58％	50％
	進行癌（大きさ4cm以上）	深達度 mp，ss	78％	65％
		深達度 s	27％	38％
年齢			若年者に多い	高年者に多い
性			女性に多い	男性に多い
時代的変遷（日本）			相対的に増加傾向	相対的に減少傾向

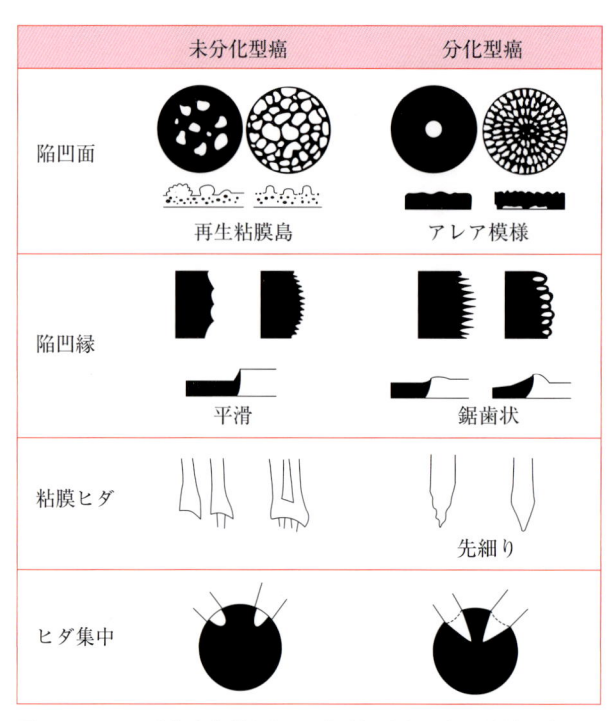

図 2-145　IIc 型未分化型癌と IIc 型分化型癌の肉眼所見の違い．
（馬場保昌，田尻祐二，岡村泰賢：X 線診断─見落としと誤診をなくすには．図説臨床〔癌〕シリーズ No.14 胃癌 p.48，メジカルビュー社，1987 より引用）

　　早期癌で，未分化型癌の術後 5 年生存率が約 95％ であるのに対して分化型癌のそれが 85％ と不良である[42]．その原因は分化型癌の粘膜下組織浸潤の血行性肝転移によるものである．

c．腹膜播種と腹水

　　未分化型癌が漿膜に到達すると腹膜表面に無数の播種巣 dissemination を形成し（図 2-146），また，漿膜下組織のリンパ管の中で増殖し，腹膜の漿膜下にリンパ管が白い網目状となって観察される癌性リンパ管炎 lymphangitis carcinomatosa となる．この状態を癌性腹膜炎 peritonitis carcinomatosa あるいは腹膜癌症 peritoneal carcinomatosis という．このために，腹腔には多量の腹水が貯留するようになる．

　　一方，分化型癌の腹膜への拡がり方は，未分化型癌においてみられる播種巣の形成，腹膜の癌性リンパ管炎は少なく，逆行性リンパ行性の腹膜あるいは腹膜下のリンパ節転移である場合が多い．分化型癌による腹水の貯留は一般的に未分化型癌の腹膜播種によるものよりも少量であり，その原因は分化型癌の肝転移による門脈圧亢進による場合が多い．

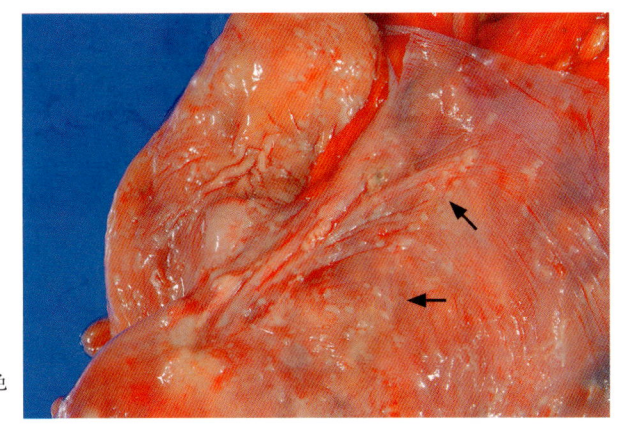

図 2-146 癌性腹膜炎または腹膜癌症．腹膜面に粟粒大の白色結節が多数みられる(矢印)．癌播種巣である．

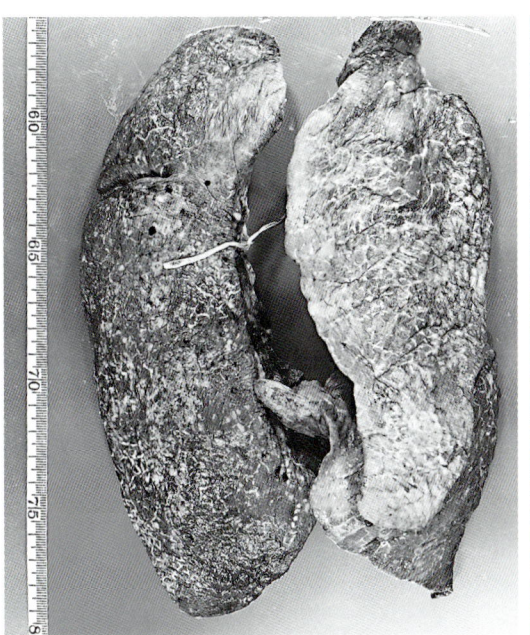

図 2-147 癌性胸膜炎の肉眼所見．白色網目模様．

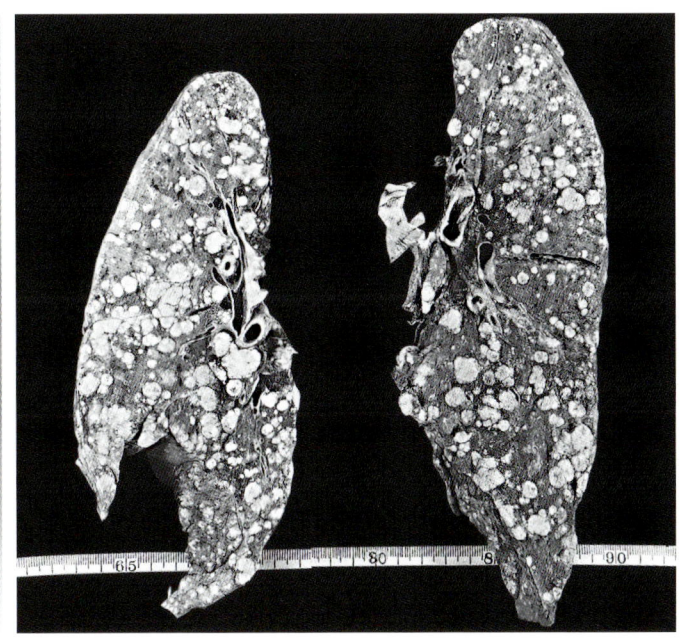

図 2-148 肺転移による結節状撒布巣．

d. 肺転移様式と胸水

　　未分化型癌はリンパ行性に傍食道・傍気管を上行し静脈角リンパ節に到達して腕頭静脈に入る一方，肺門から逆行性に血管・気管支周囲リンパ管経由で肺内に進展し，また，胸膜下リンパ管に拡がって癌性リンパ管炎となり，胸膜表面からは白色網目模様として認められ(図2-147)，癌性胸膜炎 pleuritis carcinomatosa あるいは胸膜癌症 pleural carcinomatosis と呼ばれる状態となる．このために，胸水が多量に貯留する．また，X線的には肺紋理の増強として認められる．一方，分化型癌は静脈角から静脈に入り，心臓から肺動脈経由で肺に多数の撒布巣を形成する(図 2-148)．したがって，X線所見は多数の結節状陰影として認められる．

e. 術後5年生存率

　癌深達度が粘膜下組織であるsm浸潤癌，固有筋層であるmp癌，そして漿膜下組織であるss癌では，癌の大きさとは無関係に，未分化型癌の術後5年生存率が分化型癌のそれよりも10～20％良好であるが，この差は，分化型癌は未分化型癌よりも肝への血行性転移を生じやすい傾向があることによる[43]．

　一方，癌深達度が漿膜であるs癌の術後5年生存率は未分化型癌が分化型癌よりも約10％不良である．この原因は癌性腹膜炎によるものである．

【文献】
1) 白壁彦夫：所謂前癌状態の診断の可能性．臨内小 12：1431-1443, 1957
2) 三輪清三, 白壁彦夫：胃ポリープのX線診断．臨床消化器病学 4：325-335, 1956
3) 黒川利雄, 淵上在弥, 高木国夫, ほか：ファイバースコープによる直視下胃生検法．消化器病の臨床 6：927-934, 1964
4) 太田邦夫：胃癌の発生．日病会誌 53：3-16, 1964
5) 日本胃癌学会(編)：胃癌取扱い規約 第13版．金原出版, 1999
6) 日本胃癌研究会(編)：胃癌研究会 69回のあゆみ．1998
7) 梶谷 鐶：胃癌の臨床的分類とその意義．癌 41：76-78, 1950
8) Newcomb WD : The relationship between peptic ulcerations and gastric carcinoma. Brit J Surg 20 : 279-308, 1932
9) Hauser G : Ulkus-karcinom. *In* Henke-Lubarsch : Handbuch der spez. Path Anat. u Histol. vol. IV/I. Springer-Verlag, Berlin, 1926
10) Warthin AS : Etiology of cancer of the stomach. A review of 116 consecutive cases of Cancer of the stomach with particular relation to etiology. Ann Surg 82 : 86-108, 1925
11) 村上忠重, 中村暁史：胃潰瘍と癌．最新医学 11：1836-1846, 1956
12) 太田邦夫, ほか：胃潰瘍癌の再検討：がん特別研究"胃癌の組織発生"班会議から．癌の臨床 13：464-490, 1967
13) 長与健夫：胃癌発生に関する組織学的，実験的研究．日病会誌 65：3-25, 1976
14) Stromeyer F : Die Pathogenese des Ulcus ventriculi, zugleich ein Beitr zur Frage nach dem beziehungen zwischen Ulcus und Carcinoma. Zieglers Beitr 54 : 1912
15) 今井 環：胃潰瘍癌について．日病会誌 51：484-485, 1962
16) 岡部治弥, ほか：胃癌の経過に関する研究（第3報）．悪性潰瘍の表面変化について．第7回日本内視鏡学会総会講演．Gastroenterol Endosc 7 : 94-96, 1965
17) 岡部治弥：良性潰瘍として経過観察中に発見された胃癌の分析．胃と腸 3：705-710, 1968
18) 中村恭一, 菅野晴夫, 高木国夫, ほか：早期胃癌の病理学的研究．初期癌の発生母地について．第25回日本癌学会総会記事（大阪），p125, 1966
19) Nakamura K, Sugano H, Takagi K, et al : Histopathological study on early carcinoma of the stomach : Some considerations on the ulcer-cancer by analysis of 144 foci of the superficial spreading carcinomas. GANN 58 : 377-387, 1967
20) Nakamura K, Sugano H, Takagi K : Carcinoma of the stomach in incipient phase : Its histogenesis and histological appearanes. GANN 59 : 251-258, 1968
21) 中村恭一, 菅野晴夫, 高木国夫, ほか：胃癌の組織発生．原発性微小胃癌を中心とした胃癌の光顕, 電顕的ならびに統計的研究．癌の臨床 15：627-647, 1969
22) Järvi O, Lauren P : On the role of heterotopias of the intestinal epithelium in the pathogenesis of gastric cancer. Acta path. et microbiol Scand 29 : 26-44, 1951
23) 村上忠重：胃癌の組織発生に関する 2, 3の考察．綜合医学 9：422-427, 1952
24) Morson BC : Intestinal metaplasia of the gastric mucosa. Brit J Cancer 9 : 365-376, 1955
25) Mulligan RM, Rember RR : Histogenesis and biologic behavior of gastric carcinoma. Am Arch Path 58 : 1-25, 1954
26) Lauren P : The two histological main types of gastric carcinoma ; Diffuse and so-called intestinal-type carcinoma. An attempt at a histo-clinical classification. Acta Pathol Microbiol Scand 64 : 31-49, 1965

27) Järvi O : Histogenesis of gastric cancer. XI International Cancer Congress. Abstracts 1 : 105, Florence, 1974
28) Ming Si-C : Gastric carcinoma. A pathobiological classification. Cancer 39 : 2475-2485, 1977
29) 中村恭一, 菅野晴夫, 高木国夫, ほか：胃癌組織発生の概念. 胃と腸 6：849-861, 1971
30) 高木国夫：胃粘膜癌の病理組織学的研究. 癌の臨床 5：737-754, 1959
31) Nagayo T, Komagoe T : Histological studies of gastric mucosal cancer with special reference to relationship of histological pictures between the mucosal cancer and the cancer-bearing gastric mucosa. GANN 52 : 109, 1961
32) 中村恭一：高位の胃癌の組織発生. 胃と腸 5：1111-1119, 1970
33) 岩下明徳, ほか：胃底腺領域の陥凹型早期癌に関する病理組織学的検索―分化型癌と未分化型癌の比較. 胃と腸 22：1047, 1987
34) 馬場保昌, ほか：胃底腺粘膜領域の分化型癌の臨床. 胃と腸 29：1031, 1994
35) 石黒信吾, ほか：胃底腺領域の分化型癌の特徴. 病理学的特徴と組織発生. 胃と腸 29：1025, 1994
36) 下田忠和, ほか：胃底腺内に存在する分化型癌の病理学的特徴. 胃と腸 29：997, 1994
37) 中村恭一, 菅野晴夫, 高木国夫, ほか：胃の潰瘍と癌の因果律. 陥凹性早期胃癌の問題点. 胃と腸 6：145-156, 1971
38) Lipkin M, Sherlock P, Bell B : Cell proliferation kinetics in the gastrointestinal tract of man. II. Cell renewal in stomach, ileum, colon and rectum. Gastroenterology 45 : 721-729, 1963
39) 服部隆則, 藤田哲也：胃粘膜の細胞動態. 代謝 14：877-891, 1977
40) 斉藤洋子, 中村恭一, 牧野哲也, ほか：胃未分化型癌細胞発生とそれに引き続く癌細胞の生体生着様式. 胃と腸 22：1061-1071, 1987
41) 中村恭一, 斉藤洋子, 石堂達也, ほか：胃の前癌状態と潜伏癌. 胃癌の組織発生とその発生初期における発育進展から. 臨床科学 23：294-303, 1987
42) 第55回胃癌研究会抄録；主題Ｉ：SS胃癌の病理, 治療, 予後. 1990年6月（新潟）
43) 馬場保昌, ほか：陥凹性早期胃癌のＸ線所見と病理組織所見との比較. 胃と腸 10：37-49, 1975
44) 中村恭一：胃癌の病理―微小癌と組織発生. 金芳堂, 1972
45) 篠原直宏, 中村恭一, 菊地正教, ほか：微小胃癌における癌発生初期の発育様式. 胃と腸 20：431-439, 1985
46) 中村恭一：胃癌の構造 第3版. 医学書院, 2005
47) 中村恭一, 菅野晴夫, 高木国夫, ほか：胃癌の組織発生とその立場からみた胃癌の基本型. 日本癌学会合同シンポジウム記録. pp64-70, 1970
48) 久保田洌, 山田靖治, 伊藤正夫, ほか：胃印環細胞癌の組織・化学的研究. 胃と腸 12：819-824, 1977

F 胃癌と上皮性ポリープの生検診断

1 胃内視鏡的生検とGroup分類の目的

　1950年代前半，胃カメラ，X線二重造影法，集団検診の導入により，早期胃癌症例の発見数が増加するようになり[1]，1964年にはファイバースコープ直視下胃生検による早期胃癌の組織診断がなされるようになった（**図2-149**）[2]．それとともに，癌か良性かの診断に困るような異型上皮から成る生検組織が採取されることが多くなり，そのような組織と癌との組織学的鑑別診断が問題となった[3-5]．一方では，早期胃癌の診断がまだ一般的ではなく，X線・内視鏡的に早期癌とみなされても，情報量の少ない小さな胃生検組織で癌を癌と診断されない症例が増加し始めた．このように，早期胃癌の診断・治療が一般的になるまでの過渡期においては，この異型上皮と早期癌との病理組織学的鑑別診断の問題を解決することが臨床側から強く要請され，1962年に設立された胃癌研究会（2000年より胃癌学会となる）で胃癌生検組織診断のための基準づくりがなされた．

　胃癌研究会によるGroup分類（1971）は，情報量の少ない胃生検組織片では病変の質的診断

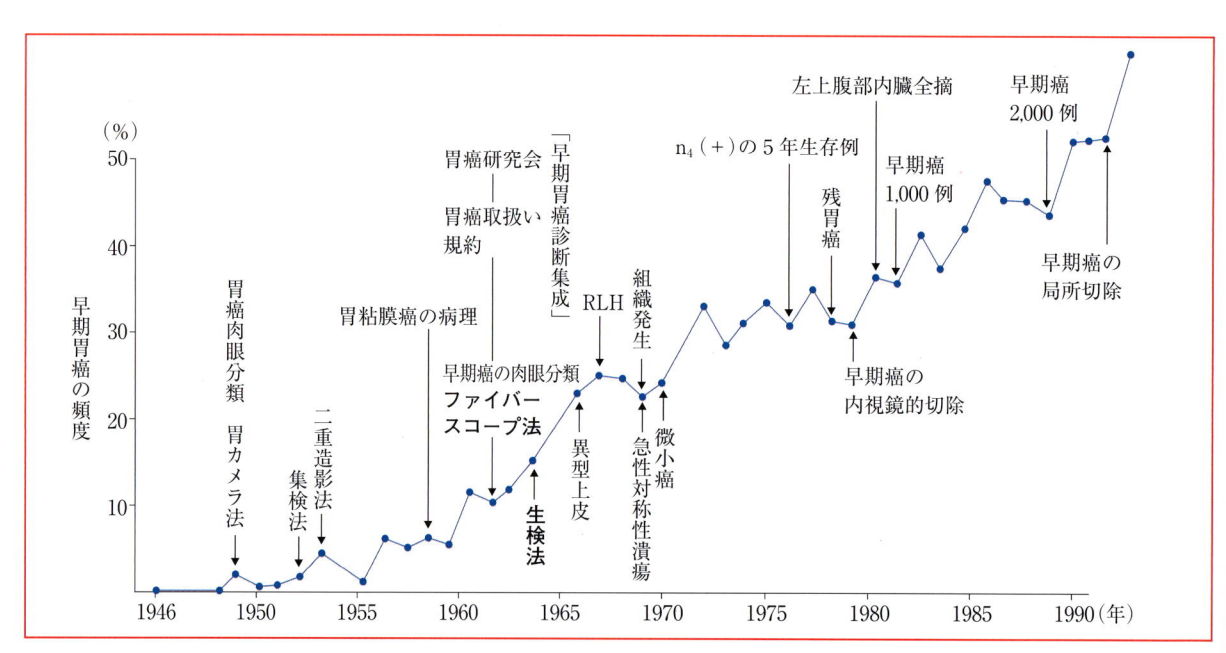

図2-149 胃癌の早期診断と治療の変遷．
（高木国夫：早期の癌に挑んで．クニ企画，1990より引用）

が困難な場合があること，そして病変のごく一部分しか組織学的に観察できないということを前提として作られた．それゆえに，Group分類は病変の質的診断の分類ではなく，異型度による分類となっている．どのような小さな生検組織片であっても，その質的診断は可能であるということを前提とすれば，Group分類は不要となるが，誰もが情報量の乏しい小さな生検組織片によって質的診断ができるとは限らない．このような理由から，生検組織片が呈する異型度をいくつかの部分集合に分け，それぞれの集合の異型度とそれに属する病変を記述した分類，Group分類としたのである（図2-150）．このようなことがあるから，Group分類に質的診断を付記すべきとの意見もあったが，規約でそれを強制することはできないとされた．以上がGroup分類を提唱するようになった時代背景と分類の基本である．

　Group分類を提唱するにあたって，3分類（良性，良性悪性境界，悪性）とするか，あるいはPapanicolaou分類に準じて5分類（正常，良性異型，良性悪性境界，悪性を強く疑う，悪性）とするかが問題となったが，5分類のほうが適用しやすいということから現在のような5分類法となっている（図2-150）．1971年に提唱された胃癌取扱い規約の胃生検組織診断基準（Group分類）の緒言に『本分類の目的は，日常の臨床検査において，直視下生検法によって得られた胃粘膜小片の組織学的所見を簡潔な方法で表現しようとするものである．この分類はその主眼を癌か否かの鑑別に置いており，胃癌またはそれと類似の変化を示す境界領域の病変の群別が中心となっている』とGroup分類の目的が明記されていて，この原則は現在でも変わってはいない[6]．

　良性か悪性かの振り分けを目的とするGroup分類，その良性悪性境界領域と定義されているGroup Ⅲの異型度の幅はかなり広く設定されていて，経過観察の必要な病変とされている．Group Ⅲには良性とみなされる異型度の病変も含まれている．どうしてGroup Ⅲの異型度の幅を広くしてあるのかというと，1つにはヒトによる異型度パターン認識の違いの幅はかなり広いということを考慮してのことである．良性悪性境界領域（Group Ⅲ）の異型度の幅を広くしておかないと，Group Ⅲである病変を癌と診断して手術してしまう可能性があり，逆に良性と

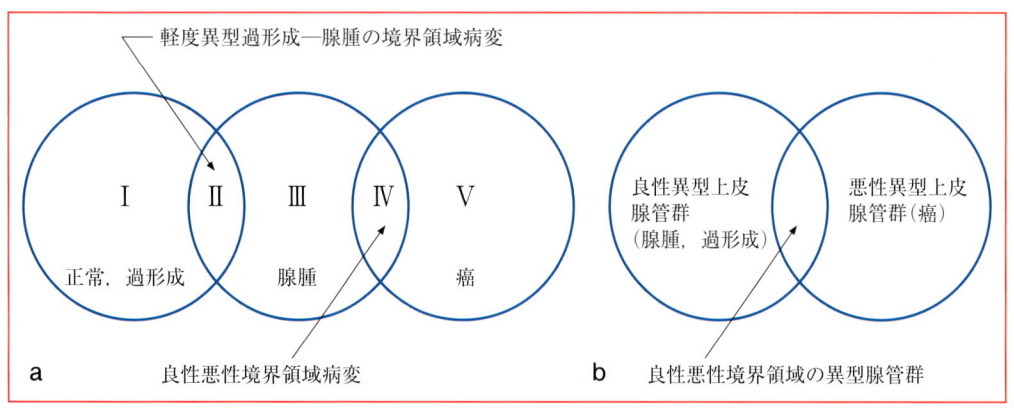

図2-150　胃生検組織の分類．
a：Group分類，b：胃生検組織の2分類法

診断されて病変が放置されてしまう危険性があるからである．質的に良性とみなされても，Group Ⅲとすることによって経過観察がなされる．このように，Group 分類は Group Ⅲ の異型度の幅を広く定義することによって，確定診断に至るまでの fail-safe system の役割をも果たしている．

現在，Group 分類は広く一般的に用いられていてあまり不都合はなく，そして Group 分類規約の提唱初期に比べれば，Group 分類の一致率は相当に高くなっていて，Group Ⅲ の幅も狭くなっている．Group 分類を用いることによって臨床的に混乱あるいは不都合があるとすれば，それは生検組織診断をする側の異型度パターン認識の問題である[7,8]．Group 分類の適用が問題となる根底には，病理組織診断における異型度パターン認識の問題が大きく横たわっている．

2 Group 分類と異型度パターン認識

Group 分類は小さな生検組織片を組織学的に良性と悪性とに振り分けることを目的とした分類である．であるからには，その分類は2分類法となる．良性の類と悪性の類とにである（図2-150b）[9,10]．胃生検組織片を病理組織学的に2つの類に分けようとする場合，それは病変の異型性によってなされる．その異型性は細胞水準と構造水準に分けられ，癌であることの診断はそれぞれの水準における異型度の総和をもってなされる．過形成性か良性腫瘍かもまた異型度の総和をもってなされる．炎症性変化としての異型上皮もあるが，それは腺管の分布と形態（構造異型性），そして炎症性細胞浸潤の所見で容易に鑑別できる．すなわち，それら病変の質，つまり良性腫瘍，悪性腫瘍，過形成上皮，そして炎症による変性上皮の判断は，細胞異型と構造異型という異型性に依存している．さらには，異型度とそれら病変の質とはある程度相関している．このようなことから，生検組織を良性と悪性の2つの類に分ける場合には，異型という物差しをもって振り分けることになる．一体，"異型"あるいは"異型性"とはどのようなことなのであろうか．ここでは"異型"の性質について述べ，それから派生する帰結について若干の考察を行う．

a. 異型性，異型度とは

異型 atypia あるいは異型性とは抽象的な概念であると受け止められているが，決してそうではない．胃粘膜の上皮性病変について例を挙げれば，病理組織学的にその病変に"異型性がある"とは，顕微鏡下に切り取られたその病変の組織模様が正常粘膜模様とは異なっているということである．すなわち，異型とは『細胞・構造水準における正常からの形態的かけ離れ』であり，そのかけ離れの程度が『異型度』なのである．ある上皮性病変が組織学的に構造・細胞水準で正常粘膜とは似ても似つかぬ組織模様である場合には，異型度が"著明""強い"あるいは"高い"と表現している．その異型についての組織所見は一般的に，細胞水準と構造水準とに分けられていて，それぞれの組織所見の異型性には程度の異なる異型度が存在する（表

表 2-41　腺上皮における異型性の組織所見 (i).

細胞水準	構造水準
核細胞質比（N/C）	腺管密度の増加
核の大小不同	腺管の大小不同
核配列の乱れ	腺管分布の不規則性
核クロマチン量の増加	不規則形腺管の出現
核の肥大・円形化	腺の異常分岐・吻合
⋮	⋮

良性悪性不確実性域

良性域　　　　P　　　　悪性域

0　　　　$B_1\ B_2\ B_3$　$M_1\ M_2\ M_3$　　　　1

思考上では，$B_3 < P < M_1$
実際のヒトのパターン認識能では $B_3 = P$，$P = M_1$ であるから，$B_3 = M_1$

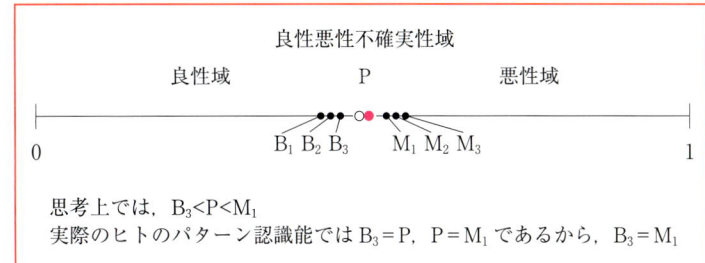

図 2-151　良性悪性境界領域の存在は必然であること．

2-41）．例えば，核の大小不同が軽度あるいは著明のようである．

　ここで上皮性腫瘍の良性悪性の組織診断に至るまでの思考過程を記述してみよう．まずはじめには，腫瘍の組織標本の顕微鏡観察において，顕微鏡下に切り取られている 1 つの視野の組織模様を眺めて，脳というブラックボックス内で次のような順で思考が行われる．すなわち，異型性を呈しているいくつかの組織所見 i ($i = 1, 2, 3, \cdots n$)（表 2-41）を見出してそれぞれの異型度 x_i を決定する．それら組織所見の異型度に重み付け a_i がなされ，そして各組織所見の重み付けされた異型度が総和され（$a_1 x_1 + a_2 x_2 + a_3 x_3 + \cdots$），その総和された異型度をもって良性か悪性かの診断がなされる．

　この異型度すなわち形態的なかけ離れの程度の判断は，個々のパターン認識によってなされる．そのパターン認識能は学習と経験とによって形成され，その異型度は連続した性質のものである．すなわち，異型を呈する組織とは，正常粘膜と比較して細胞・構造水準で形態的に異なっている，つまり形態的に乱れており，その乱れの度合いが異型度である．顕微鏡下で切り取られた視野の組織像には，それ自体の固有の異型度がある．そして，顕微鏡下でその組織標本を少し移動することによって別の組織模様が得られ，その組織模様もまた固有の異型度を有している．同一である 2 つ以上の組織模様，すなわち異型度は決して存在しない．組織標本の移動を少しずつ繰り返すことによって，われわれは無数の視野の組織模様，つまり無数の異型度を得ることができる．このように，異型度は無数に存在し，そして同一である 2 つ以上の異型度は決して存在しない．われわれはそれら無数の異型度を思考上でその異型の強さの順に並べることができ，そして，それら無数の異型度を実数線分上の各点に 1 対 1 の対応付けができ，それは稠密である（図 2-151）．つまり，異型性は連続体としての性質を有している．

b. 連続的性質の"異型度物差し"による Group 分類，そこから生じる境界領域

　異型度をもって良性の類と悪性の類とに振り分ける癌組織診断は，連続している異型度線分をある 1 点 P で分割することである（図 2-151）．しかし，点 P の近傍には無数の点，つまり無数の異型度が存在し，それら無数の点を思考上では区別することはできても，ヒトのパターン認識能ではそれらの点を区別することはできない．

　図 2-151 において，異型度線分を点 P で良性と悪性とに切断したとしよう．そうすると，良性と悪性の各組には，それぞれ P 点に限りなく近づく無数の点（異型度）B_1，B_2，B_3，$\cdots$と

M_1, M_2, M_3, …が存在する．思考上ではそれらの各点を区別することができるが，実際上は不可能である．思考上では異型のかけ離れの距離の長短関係つまり異型度は$B_3 < P < M_1$であるが，実際には隣り合う異型度を区別することができず，それらは同じ異型度としてしか認識することができない．すなわち，$B_3 = P$，$P = M_1$である．ヒトのパターン認識能には限界があるからである．そうすると$B_3 = M_1$となり，同様のことが各点で生じ，すべての点がつながってしまう．このことが，実際の体験あるいは認識から生ずる連続性ということである．したがって，良性と悪性とを"異型度の物差し"をもって決定しようとする場合には，必然的にその間に良性悪性を決定することのできない境界領域が存在するようになるのである．

ここにおいて，異型度をもって良性と悪性とに分けようとする場合には良性悪性境界領域が生じ，それは必然である．すなわち，異型度物差しをもって良性と悪性との2つに類別することは，それらの間にはある幅をもった境界領域が必ず生じるから，良性，良性悪性境界領域，そして悪性の3つの類が存在することを意味している．

さて，Group分類基準の作成過程においては，前述したように，細胞診のPapanicolaou分類になぞらえて異型度を5段階に分類することになり，Group Ⅲを良性悪性境界領域と定義した[16]．これが現在用いられているGroup分類である．このように，異型度を5つの類に分類すると，異型度の連続性からはそれぞれの類の間に境界領域が生じ，境界領域の数は4つとなる（図2-150a参照）．その結果として，5つのGroupと4つの境界領域の合計9つの類が存在することを意味する．分類することによって派生する境界領域の数は少ない方がよい．境界の数が多いのは煩雑であり，また実際において意義のない境界領域—Group ⅠとGroup Ⅱ，Group ⅡとGroup Ⅲの間の境界領域—が含まれる．Group分類の目的が腫瘍の良性悪性の判別にあるからには，良性と良性悪性境界領域と悪性の3分類であるべきである[9]．

Group分類が提唱されたころのGroup Ⅲは，異型上皮巣[4,5]あるいはⅡa-subtype[12]を対象とし，現在でもそのようになっている．当時，それらの病変については癌化および分化型癌との鑑別診断が問題となっていた[4,5,12]．このようなことがあったので，Group Ⅲを良性悪性境界領域と定義したのである．その後，異型上皮巣はその経過観察により，大部分は大きさ2 cm以下で発育が停止し，癌化の頻度は低いことがわかってきた[13,14]．生検でGroup Ⅲと診断された病変の経過観察で癌化した症例報告が散見されていたのであるが，それらの大部分は最初から分化型癌の症例であった．したがって，5分類に固執する限りは，現時点ではGroup Ⅲを良性腫瘍性病変とし，良性悪性境界病変をGroup Ⅳとすべきであろう（**表2-42**）．このように定義すれば，良性腫瘍性病変（Group Ⅲ），良性悪性境界領域病変（Group Ⅳ），癌（Group Ⅴ）の3つの類とすることによって良性悪性の振り分けを目的とする分類となり，各Group間の境界領域も単純化される．Group分類にfail-safe systemの役割を付与しておくならば現行のGroupの定義付けでもよいと思われるが，経験の蓄積が豊富な現在においては境界の定義を変える必要がある（**表2-42**）．

表 2-42　胃生検組織診断のための Group 分類：病変の質による定義.

	胃癌取扱い規約（改訂第 12 版）	病変の質による定義
Group Ⅰ	正常組織および異型を示さない良性病変	正常，過形成性
Group Ⅱ	異型を示すが良性と判定される病変	非腫瘍性腫瘍性境界
Group Ⅲ	良性と悪性の境界領域の病変	良性腫瘍性（腺腫）
Group Ⅳ	癌が強く疑われる病変	良性悪性境界領域病変
Group Ⅴ	癌	悪性腫瘍性（癌腫）

表 2-43　異型度の程度の表現と病変の組み合わせ.

病変の質	異型度の程度		
	軽度	中等度	著明
過形成	軽度異型を伴う過形成	—	—
腺腫	軽度異型腺腫	中等度異型腺腫	異型度著明の腺腫
癌腫	高分化型癌	中等度分化型癌	低分化型癌
	低異型度癌	中異型度癌	高異型度癌
	軽度異型腺癌	中等度異型腺癌	異型度著明な腺癌

c. 異型度の表現について

　　ここで，異型度の程度の用語について述べておく必要があろう（表 2-43）．連続体としての異型度全体については，一般的に軽度 mild，中等度 moderate，著明 severe の 3 段階に分けられていて，異型度の程度と病変の質（過形成，腺腫，腺癌）とを対応させることによってそれぞれの病変を表現している．さらに，それぞれの病変の中で，軽度異型腺腫 adenoma with mild atypia，中等度異型腺腫 adenoma with moderate atypia，異型度著明な腺腫 adenoma with severe atypia のように表現，あるいは分類している．一方，異型度と病変の質との組み合わせによる統一的な表現からは，癌腫は軽度異型腺癌，中等度異型腺癌，異型度著明な腺癌ということになる．ところが，腺癌においてはその異型度の程度を高分化型 well differentiated，中分化型 moderately differentiated，低分化型 poorly differentiated というように，異型度を分化度に置き換えて表現している．また，異型の程度を高低，つまり低異型度 low grade，中異型度 moderate grade，高異型度 high grade と表現している場合がある．

　　そもそも異型とは前述したように"正常構造からのかけ離れ"であり，異型度とは"正常構造からの形態的かけ離れの程度"である．そうであるからには，その程度に関する表現としては"かけ離れの程度"の高低ではなく，分化の度合いでもない．病理組織形態でいう分化とは，対象とする組織が形態的に粘膜を構成する腺管に類似しているかどうかということであり，分化している，あるいは分化していない未分化ということである．もし，分化の度合いと異型度とは形態的に同じ所見であるとすると，腺管の大きさが正常腺管よりも小さい腺管を形成している癌，腺管を形成していないで索状に配列している癌，そして癌細胞が腺管を形成していないで個々にばらばらである癌は，それぞれ中分化あるいは低分化癌であるとすることはできる．

しかしながら，正常腺管よりも大型腺管を形成している癌を高分化であるとすることはできない．癌腺管が大型であることも癌腺管が小型であることと同様に，形態的に正常からかけ離れているから，大型腺管を形成している腺癌は高分化腺癌ではなく中分化あるいは低分化腺癌とすべきである．

このように，腺管形成の癌はさらに組織学的に亜分類がなされていて，一般的に高分化，中分化，低分化のように分化の度合いをもって表現されているのであるが，それがどのような基準をもってなされるのかがあいまいなのが現状である．異型度"かけ離れ"の程度は，軽度，中等度あるいは著明である，のかである．

3 異型度パターン認識と病変の質と Group 分類と

ある生検組織が病変の質の点で，あるいは Group 分類で，どの類に属するかの判断は個々人の脳に潜んでいる"異型度物差し"をもってなされ，そしてその"異型度物差し"の目盛りは個々に異なる．そのため，良性悪性境界領域での異型度判断において診断の不一致が生ずることになり，それは必然である．異型度とは前述したように実体のある概念ではあるが，いまだ客観化が不十分であるからである．異型度判断で問題となることは，この異型度物差しの目盛りが大きく異なる，つまり明らかな悪性を良性としてしまう場合あるいはその逆の場合である．このような場合には，個々に学習と体験を通して"異型度物差し"の目盛りの修正をしてもらう以外に方法はない．

一方，上皮の限局性増殖性病変は過形成，良性腫瘍（腺腫），悪性腫瘍（癌腫）の3つの類に分けられ，それらに共通することは上皮の増殖性病変であるということである．そして，それら増殖上皮が呈する異型の程度と生物学的振る舞いは異なっている．このように，病変の質的診断，つまり腫瘍性か否か，そして腫瘍性であれば良性か悪性かの組織診断は，構造異型・細胞異型の度合い（異型度）をもってなされている．したがって，各 Group に属する病変の質と異型度とはある程度相関している．言い換えるならば，病変の質は病変が呈する異型度によってある程度規定されているということができる（122頁の図2-74参照）．このようなことがあるから，規約では Group 分類の説明の項に具体的な病変がかなり記載されている．すなわち，Group 分類は異型性という観点に立って，癌から他の異型性のある上皮性病変を除外することにあるから，Group V 以外の各 Group はいろいろな病変を包含している類として説明されている．Group 分類は異型度による類別とされてはいるものの，その背景には病変の質が考慮されているのである．

Group 分類の適用にあたっては，ある程度体験を通して各病変が呈する異型度の幅を知っておくことが必要となる．なぜならば，過形成性と腫瘍性病変，腫瘍性であれば良性と悪性が呈する異型度を客観的に完全に記述することは不可能なことであるからである．構造・細胞異型度と病変の質と Group 分類との関係は，一般的には**表2-44**と**表2-45**に示すように，構造・細胞異型度ともに軽度は過形成性で Group II，構造・細胞異型度ともに中等度は良性腫瘍性

表 2-44 異型度と病変の質との対応.

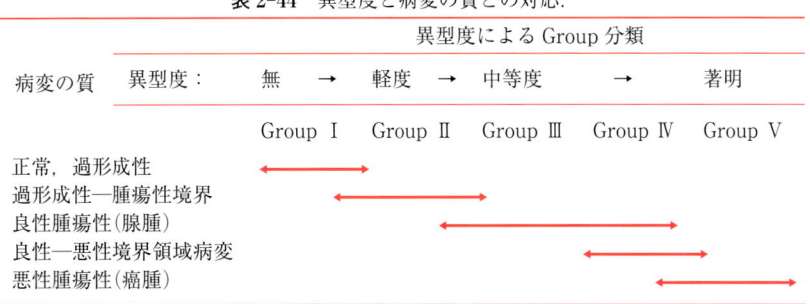

病変の質	異型度による Group 分類					
	異型度：	無 →	軽度 →	中等度 →		著明
		Group Ⅰ	Group Ⅱ	Group Ⅲ	Group Ⅳ	Group Ⅴ
正常，過形成性		←——→				
過形成性―腫瘍性境界			←———→			
良性腫瘍性(腺腫)				←———→		
良性―悪性境界領域病変					←——→	
悪性腫瘍性(癌腫)					←———→	

病変の質を異型度をもって類別する場合には，異型度において重なりが生じる．

表 2-45 胃癌の構造異型度と細胞異型度の組み合わせによる Group 分類.

構造異型度	細胞異型度		
	軽度	中等度	著明
軽度	Ⅱ	Ⅲ	Ⅱ or Ⅳ
中等度	Ⅲ	Ⅲ	Ⅴ
著明	Ⅱ or Ⅳ	Ⅴ	Ⅴ

で Group Ⅲ，そして構造・細胞異型度ともに著明は悪性腫瘍性で Group Ⅴと理解しておくと便利である．

　Group 分類の適用にあたって問題となることは，Group Ⅳ，つまり良性悪性境界領域病変の組織診断を如何になすかということである．それは Group Ⅳの診断とそれらの再生検の時期の問題，そして Group Ⅱか Group Ⅳか迷うような生検組織の診断ということになる．ここでは，Group Ⅲを良性腫瘍性病変，つまり腺腫として，各 Group がどのような病変であるかを知るために概観してみよう．

a. Group Ⅱの生検診断

　『軽度異型を示すが良性と判定される病変』と定義されている生検組織は，多くの場合，炎症性変化によって上皮が変性している粘膜組織片であるか(図 2-152，153)，あるいは軽度異型を伴う過形成性上皮か腺窩上皮型腺腫かである(図 2-154，155)．正常上皮に比較して細胞が HE 染色で濃染している過形成性上皮が軽度異型とされる場合が多い．一般的に，細胞異型が軽度で構造異型は認められないか，あっても軽度であるような組織がこの Group Ⅱに属する．

　これら Group Ⅱに属する生検組織のうち，炎症などの影響によって腺管群が変性に陥って軽度細胞異型を呈している場合には，炎症性細胞浸潤の所見に加えて腺管の分布が正常のそれと同じで整っている，つまり構造異型が認められないから容易に腫瘍性ではないと判断することができる(図 2-153)．ところが，そのような生検組織に構造異型が加わっていると，それを Group Ⅱとすべきか Group Ⅳとすべきか迷うような場合，つまり Group Ⅱ or Ⅳという類が

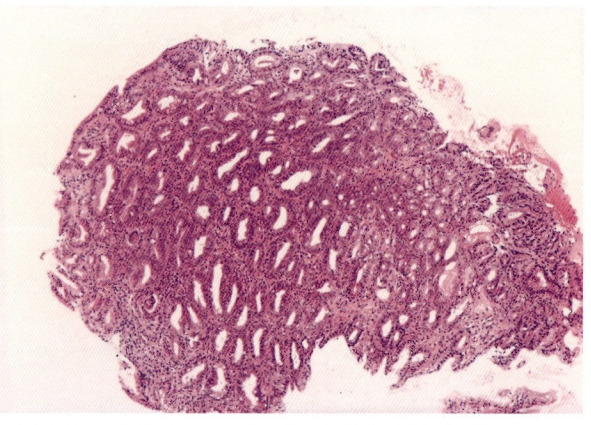

図 2-152　炎症による上皮の変性を呈する生検組織．Group Ⅱ．大きさの揃った腺管群から成る粘膜片で，腺管の分布は一様で整っている．軽度の炎症性円形細胞浸潤が粘膜固有組織にみられる．腺管上皮は HE で濃染している．

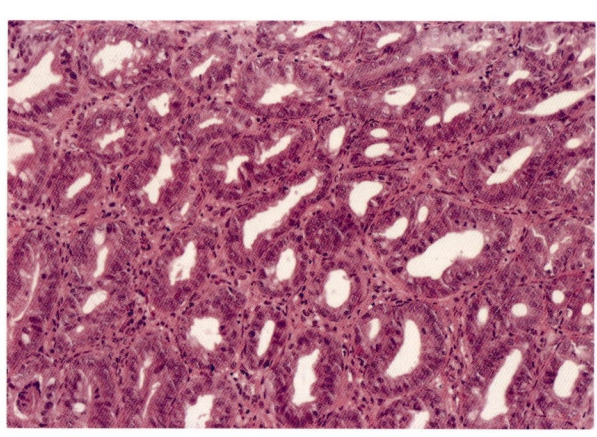

図 2-153　図 2-152 の拡大．核の大小不同はなく核配列の乱れが若干認められる．腺管の分布は一様で規則的である．構造異型は認められず，細胞異型は軽度．腺窩上皮の炎症による変性で，Group Ⅱ である．

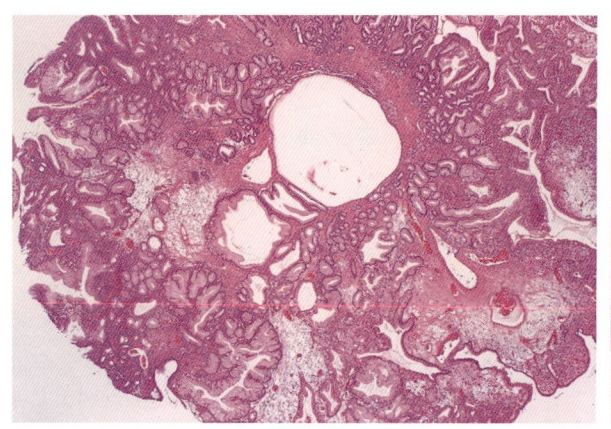

図 2-154　ポリープから採取された生検組織．Group Ⅱ か Group Ⅲ（腺窩上皮型）か？　過形成性腺窩上皮が大型腺管を形成している．細胞は HE でやや濃染している．核の大小不同は認められない．細胞異型度は軽度である．

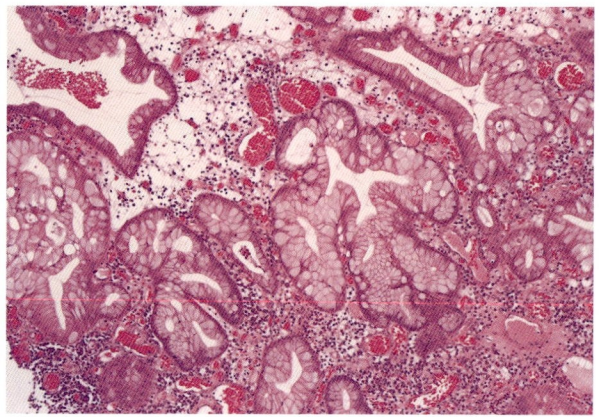

図 2-155　図 2-154 の拡大．高円柱状粘液細胞が大型の腺管を形成し，その腺管上皮内に腺管を形成している部分，そして腺管が部分的に小さな篩状構造を呈している．構造異型の所見である．上皮細胞は HE で軽度濃染し，核の大小不同は認められない．異型度は軽度であり，この上皮が過形成性であるのか，あるいは異型度軽度の腺窩上皮型腺腫であるのかの鑑別が問題となる．すなわち，過形成性・腺腫性境界領域病変である．

ある（189 頁参照）．

　　高円柱状の粘液細胞が大型の腺管を形成している生検組織は，腺窩上皮の過形成性ポリープ，そしてびらん・潰瘍修復による再生性腺窩上皮から採取されるが，それらの組織所見は同じ腺窩上皮であり，内視鏡所見がない限りはそれらを組織学的に区別することはできない．過形成性と再生性とされている腺窩上皮は形態的に類似しているからである．過形成性あるいは再生性の用語は，生検組織が採取された病変の形態—ポリープ状か，潰瘍辺縁か—によって使い分けられている．また，そのような過形成性とされる上皮に軽度異型が認められた場合には，そ

れが非腫瘍性なのか腫瘍性であるのか，つまり炎症などによる軽度異型を伴う腺窩上皮の過形成であるのか，軽度異型を伴う腺腫であるのかの区別は難しい（図2-154, 155）．

いずれにせよ，この類に属する病変は良性であり，炎症性変化であっても軽度異型を伴う腫瘍性病変であっても，実際にはあまり問題とはならないのであるが，Group ⅡかGroup Ⅳかの判断が問題となる場合があるので注意しておく必要がある．

b. Group Ⅲの生検診断

Group Ⅲに属する腺管上皮の細胞異型度は中等度で，病変の質は腫瘍性，腺腫であるとされている．腺腫とは限局性発育を呈する上皮の増殖で，その上皮は組織学的に細胞異型度から癌とすることのできない中等度異型の腺管群から成る病変である．

この腺腫は一般的に大きさ2 cm以下の扁平隆起性病変で，組織学的に異型上皮腺管群は粘膜表層1/2を占めている場合が多く，その深層1/2には既存の幽門腺管がある．その既存の幽門腺腺管のいくつかは囊胞状に拡大しているのが特徴的である．このような所見は生検組織片においてもみられることがある（図2-156）．異型上皮は一般的にHE染色で濃染していて，正常上皮とは容易に区別することができる．異型上皮から成る腺管は比較的大型の腺管を形成し，異型腺管の分布は一様で，規則的あるいは整っていると表現できる．それら異型腺管は円柱状の細胞から成り，核は紡錘状で，核の大小不同・配列の乱れは軽度〜中等度で細胞基底側に配列している（図2-157）．N/Cの増加は軽度〜中等度で1/2以下である．多くの場合，上皮の自由面には刷子縁が線条としてみられる．また，腺管上皮には杯細胞が介在していることが多く（図2-158, 159），Paneth細胞が介在している場合もある．このような病変は，胃の腸上皮化生上皮に類似しているので，腸型異型上皮巣 atypical epithelium lesion of intestinal type あるいは腸型腺腫 intestinal type adenoma である．生検組織でこのような病変が認められた場合にはGroup Ⅲとして，規約では経過観察を行うとしている．しかし，その悪性化の頻度はきわめて低い（106頁参照）．

このGroup Ⅲと診断されるような病変が肉眼的に大きさ2 cm以上であるか，あるいは陥凹型である場合は，頻度は低いが高分化型腺癌である場合があるので，再生検を行って悪性でないことを再確認する必要がある．

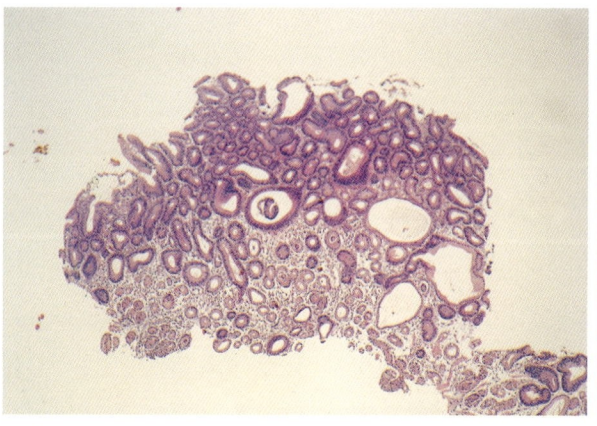

図 2-156　幽門前庭部における径 2 cm の隆起性病変から採取された生検組織片．その組織片の粘膜表層 1/2 は異型上皮腺管群，深層 1/2 は既存の幽門腺腺管から成り立っている．嚢胞状に拡張した腺管が数個みられる．腺管の大きさに軽度の大小不同が認められるが，腺管の分布は比較的整っている．構造異型度は軽度である．

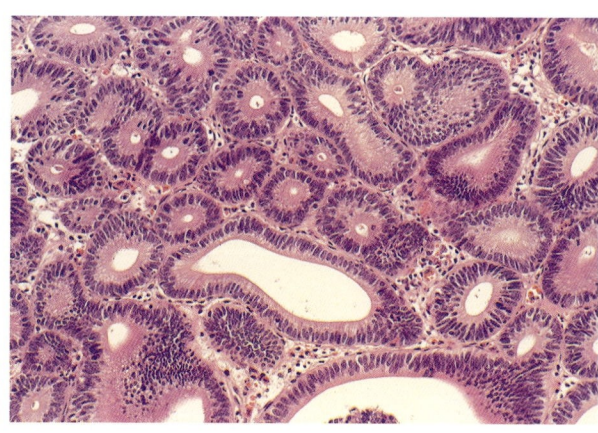

図 2-157　図 2-156 の拡大．HE 染色で濃染する腺管は高円柱状細胞から成り，核は紡錘状で，核の大小不同・核配列の乱れは認められない．腺管の自由面には線条の刷子縁がみられる．この線条は PAS 染色で明瞭となる．細胞異型度は中等度であり，腸型の異型上皮から成る病変で良性である．すなわち，腸型腺腫あるいは良性腸型異型上皮巣である．

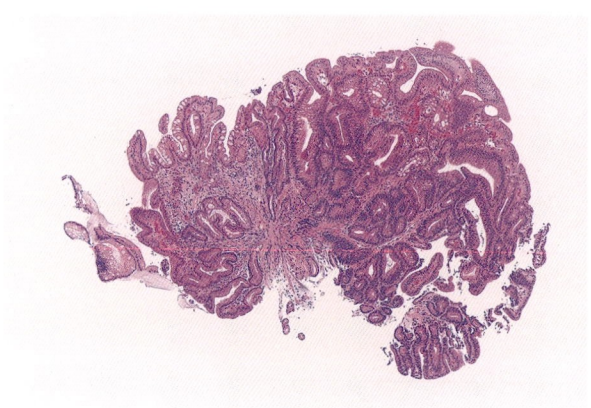

図 2-158　大きさ約 2 cm の扁平隆起性病変から採取された生検組織．HE に濃染する比較的大型の腺管から成る粘膜で，既存の腺管はみられない．腺管の分布は比較的規則的である．

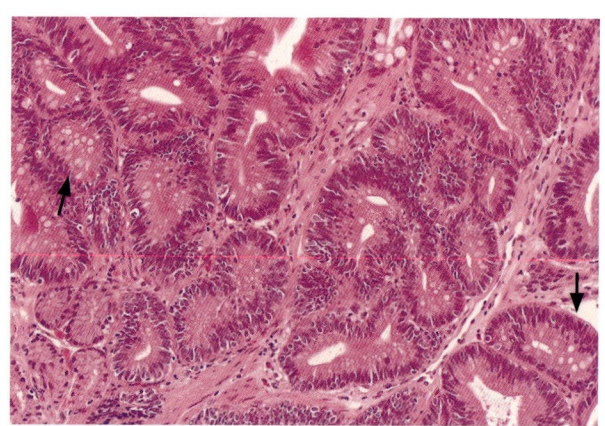

図 2-159　図 2-158 の拡大．腺管は高円柱状細胞から成り，核はやや大きく棍棒状で細胞基底側に配列していて乱れはなく，核の大小不同も認められない．N/C の増加は軽度である．細胞質が明るい杯細胞（矢印）が散在性にみられる．Group Ⅲ：腸型腺腫である．

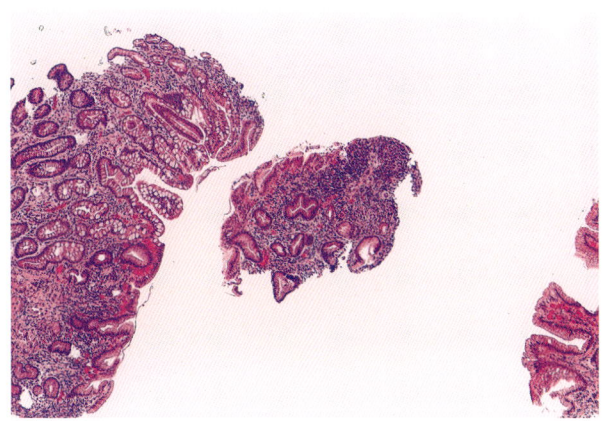

図2-160　Group Ⅳとした生検組織片．微小陥凹から採取された生検組織．分離している小さな組織片に異型細胞が含まれている．

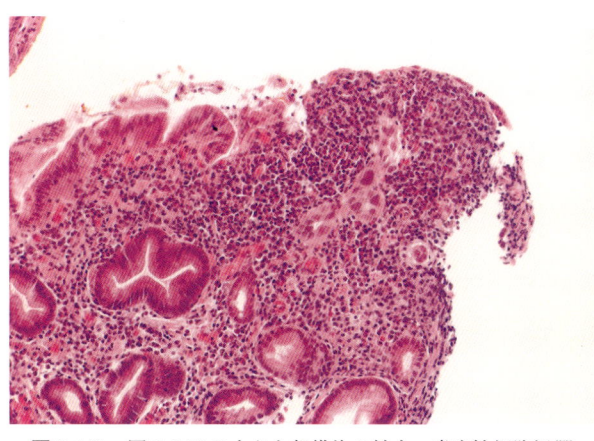

図2-161　図2-160の小さな組織片の拡大．炎症性細胞浸潤の強い粘膜固有組織に少量の異型上皮性細胞がみられる．異型度からそれらの異型上皮細胞は癌細胞とみなされるが，周囲には炎症性細胞浸潤が著明であるため，その異型性が炎症による変化であることを完全に否定することができない．Group Ⅳとしてパラフィンブロックの"深切り"を行った．

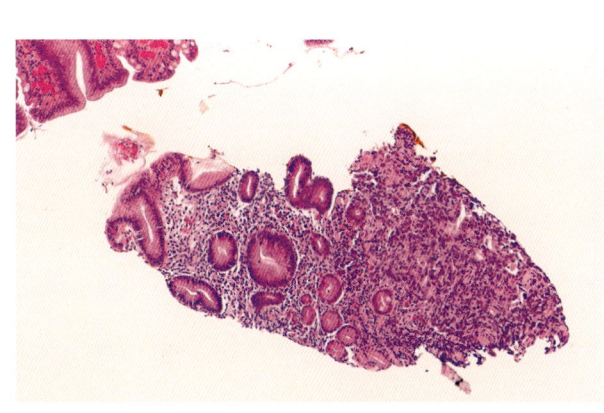

図2-162　図2-161の"深切り"の組織片．図2-161の炎症性細胞浸潤部分の面は多数の異型上皮細胞が占めていて，明らかに癌であることがわかる．Group Ⅴ．

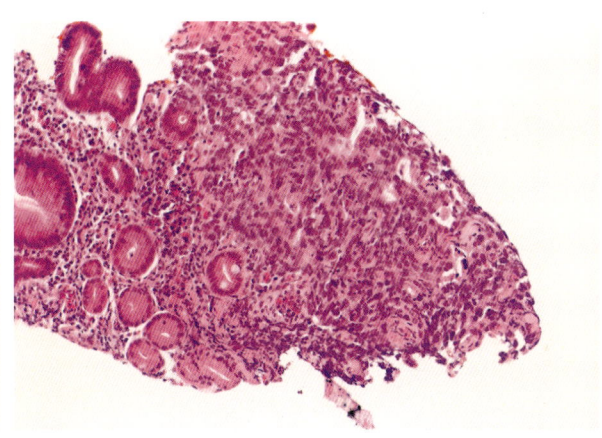

図2-163　図2-162の拡大．異型細胞が小型腺管を形成している．Group Ⅴで管状腺癌である．この症例は大きさ3mmの微小癌である．

c. Group Ⅳの生検診断

　　Group Ⅳは癌が強く疑われる病変とされていて，この群に分類される生検組織には2つの場合がある．1つは異型の強い細胞あるいは腺管が認められ，細胞・構造異型度から癌であることの確率が高いが，生検組織量が非常に少ないために癌と診断することに躊躇する場合である（図2-160〜163）．もう1つは，生検組織の量は十分であるが，異型度の点，つまり質的に癌であることが強く疑われるが100％確実ではない場合である（図2-164〜167）．すなわち，構造異型度と細胞異型度とがともに良性悪性境界であるような生検組織である．

　　以上の2つの場合には，できるだけ早く再生検を行い，情報量を増加することによって確定

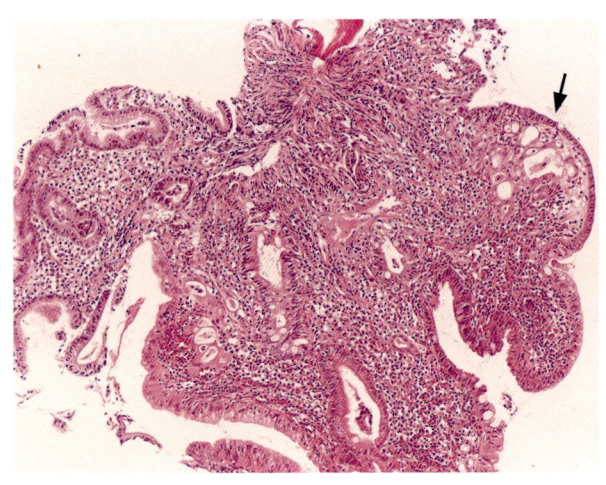

図2-164 Group Ⅳとした生検組織片．陥凹面より採取された生検組織．炎症性細胞浸潤の著明な再生性粘膜片に異型腺管が少数みられる(矢印)．

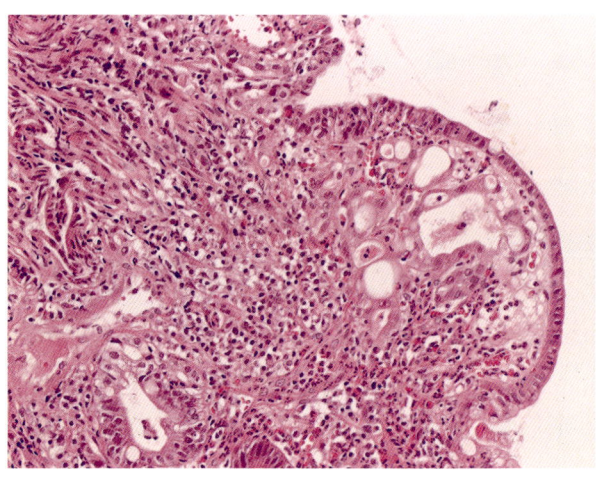

図2-165 図2-164の異型腺管の拡大．変性に陥っている異型腺管が炎症の著明な房状再生粘膜の粘膜固有組織表層にみられる．このような腺管は一般的に癌腺管であるが，炎症による腺管の変性である場合があるので，Group Ⅳと診断し，確診をなすために早急に再生検を行った．

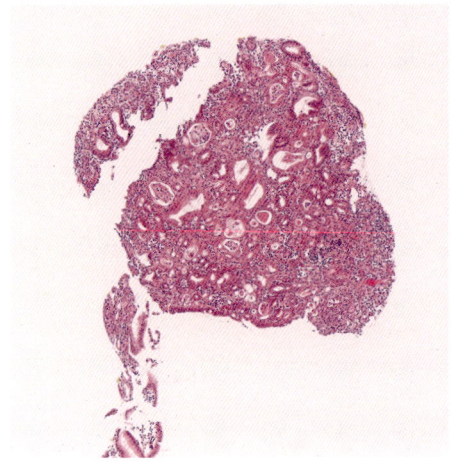

図2-166 図2-165と同じ病変からの再生検組織片．異型腺管が多数みられる．

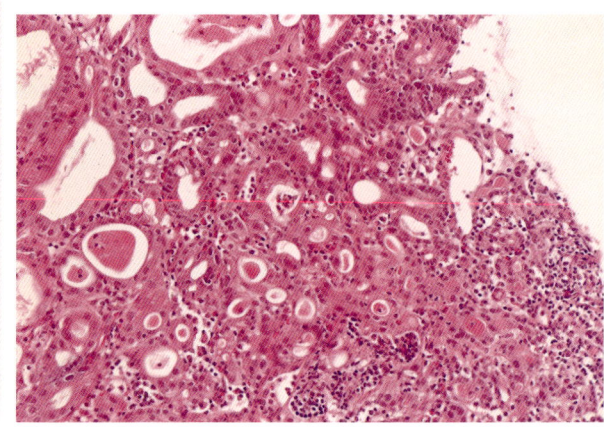

図2-167 図2-166の拡大．細胞異型度，構造異型度ともに著明な管状腺癌．Group Ⅴ．

診断にもっていくことが必要である．

一方，癌が強く疑われる組織が量的に少ない場合には，パラフィンブロックからさらに2～3枚の組織標本を作製することによって組織量が増加することがあり，情報量を増やす1つの手段となる(パラフィンブロックの"深切り"と称している)．また，生検組織量は十分であるが異型所見から癌が強く疑われる場合には，パラフィンブロックを包埋し直して標本の面を変えた標本を作製することも診断のための情報量を増加させる方法である．

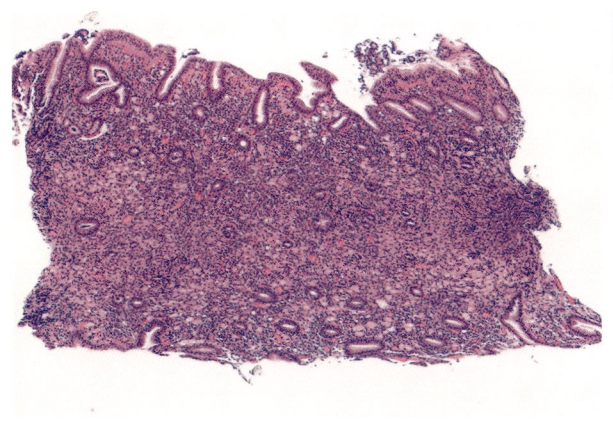

図 2-168　粘液細胞性腺癌の生検組織．粘膜の大部分は癌細胞から成り，正常上皮・腺管は少ない．

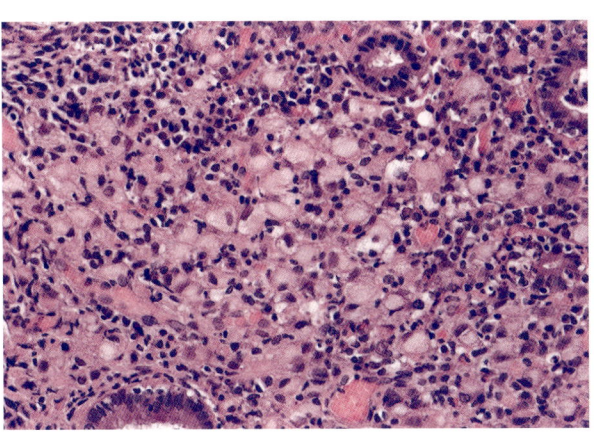

図 2-169　図 2-168 の拡大．粘液細胞が腺管を形成することなく，充実性に増殖している．

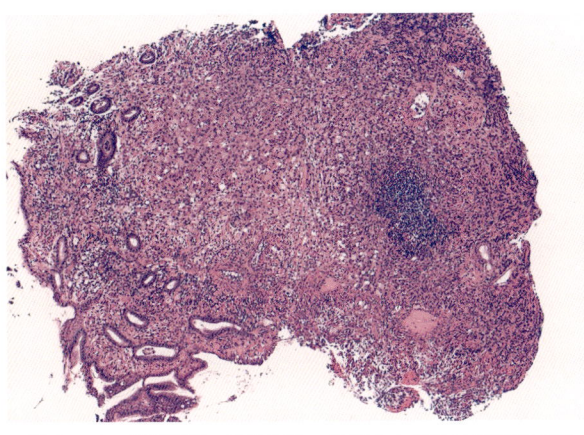

図 2-170　索状腺癌の生検組織．粘膜の大部分は癌細胞で充満している．

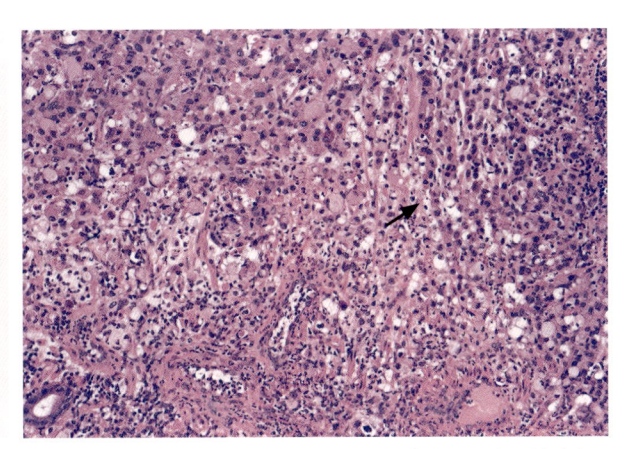

図 2-171　図 2-170 の拡大．異型細胞が索状に配列し（矢印），また小型腺管を形成している．

d. Group Vの生検診断

　癌診断のための生検組織は，一般的に癌の粘膜内進展部から採取される．したがって，生検組織上に現れてくる癌組織型の種類は限られている．すなわち，大部分が粘液細胞性腺癌（sig）（図 2-168，169），索状腺癌 trabecular adenocarcinoma（図 2-170，171），そして管状腺癌である．

　粘液癌（muc）（図 2-172，173），硬性腺癌（por2）（図 2-174～176），髄様癌は，癌が粘膜以外の胃壁を浸潤することによって現れてくる癌の二次的修飾型であるから，進行癌の潰瘍底あるいは粘膜下組織浸潤部から生検組織を採取しない限り，それらの組織型をみることはできない（166 頁の表 2-36 参照）．生検組織の粘膜が構造異型度・細胞異型度ともに著明である場合は，容易に Group V と診断することができる（181 頁の表 2-45 参照）．この場合の癌組織型の大部分は粘液細胞性腺癌，索状腺癌，そして中分化型管状腺癌（tub2）（図 2-177，178）である．構造

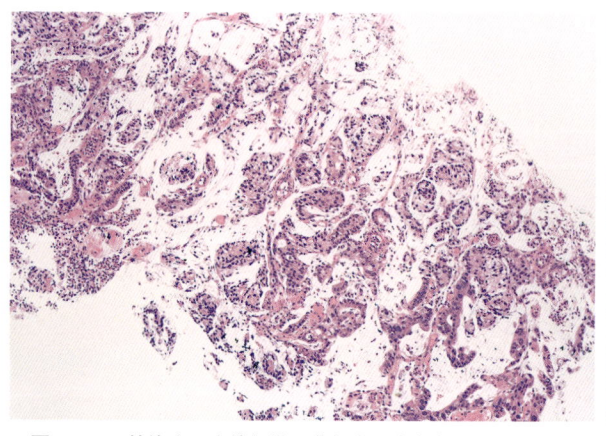

図 2-172 粘液癌の生検組織．進行癌の潰瘍底から採取された．

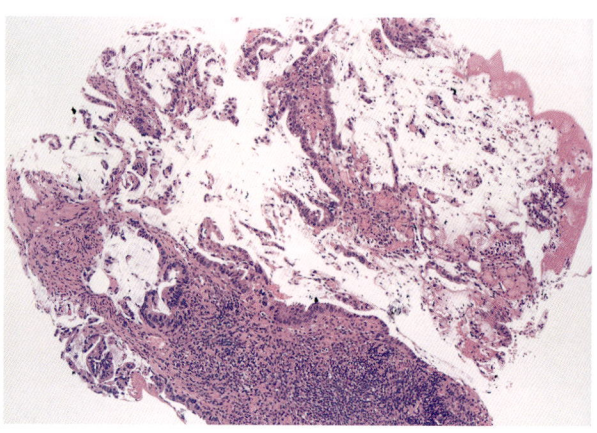

図 2-173 図 2-172 の拡大．粘液塊の中に癌上皮片が浮遊している．

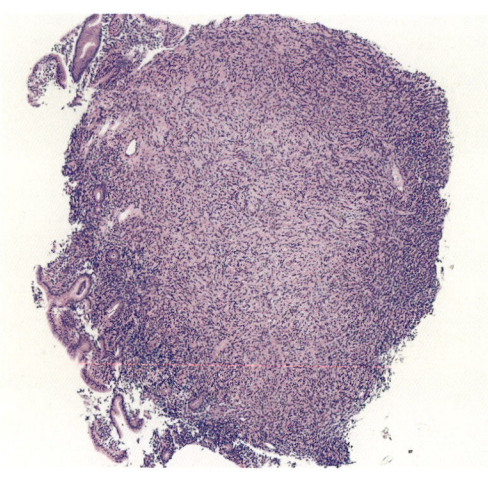

図 2-174 硬性腺癌の生検組織．粘膜下組織に線維化があり，そこに癌細胞がびまん性に浸潤している．

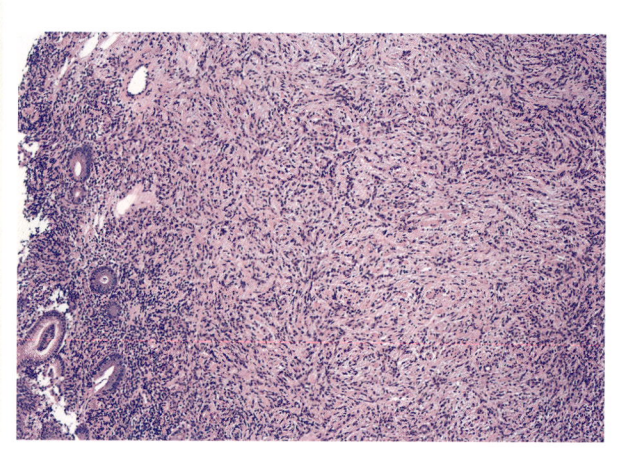

図 2-175 図 2-174 の拡大．癌細胞は小型で腺管を形成することなく，びまん性に浸潤している．

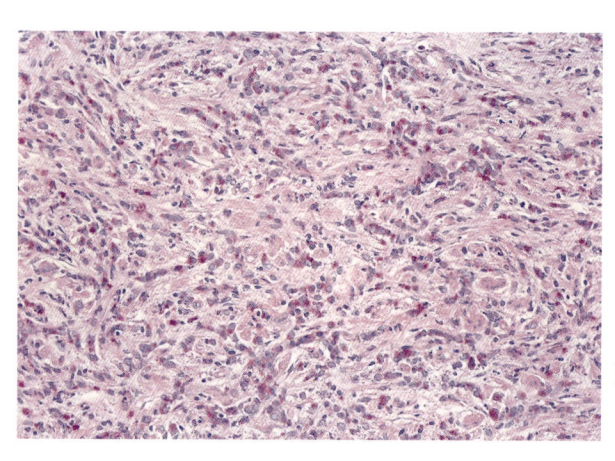

図 2-176 図 2-174 の PAS 染色．小型癌細胞は索状配列を示し，線維性組織内をびまん性に浸潤している．癌細胞質は粘液を有しているので赤色に染色されている．

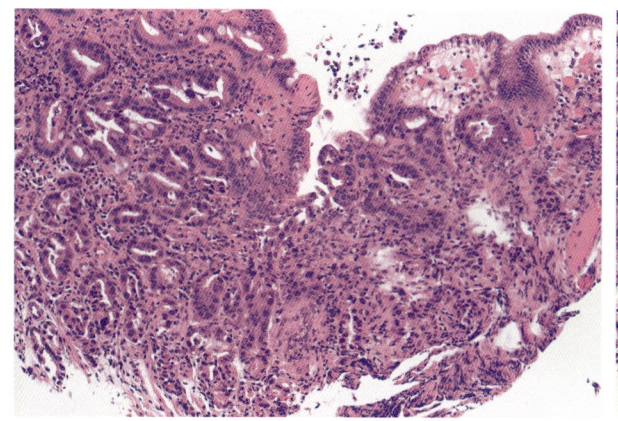

図 2-177　中分化型管状腺癌(tub2)の生検組織.

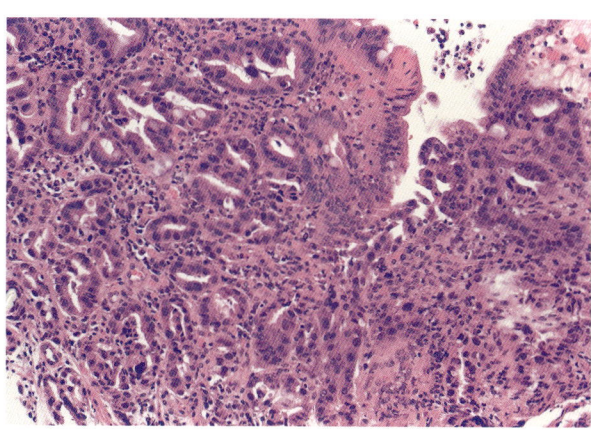

図 2-178　図 2-177 の拡大.

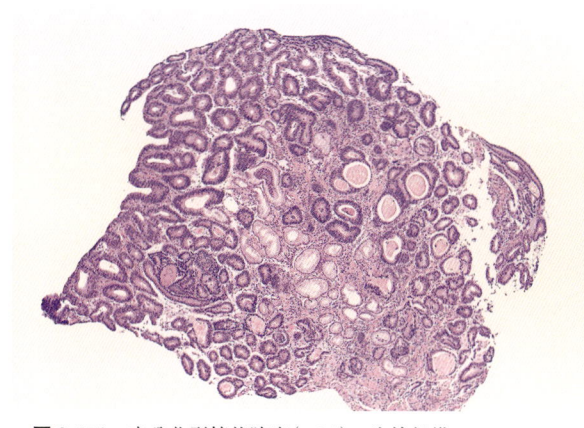

図 2-179　高分化型管状腺癌(tub1)の生検組織.

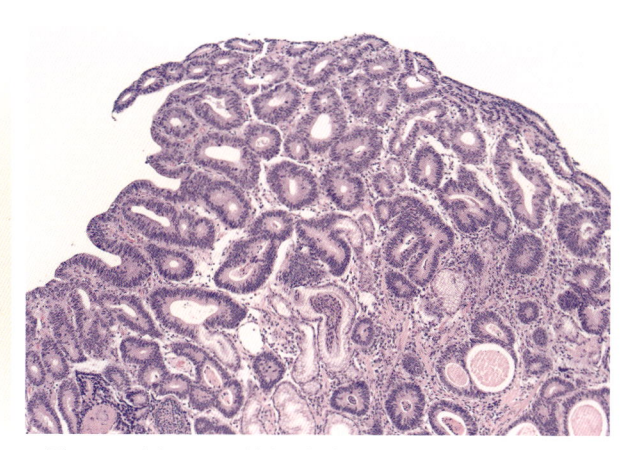

図 2-180　図 2-179 の拡大. 細胞異型度は癌としては軽度である. 不規則形腺管の出現多数, 腺管分布の不規則性が認められるので, 構造異型度は中等度である.

異型中等度・細胞異型度著明である場合, あるいは異型度の度合いが逆である場合には高分化型管状腺癌(tub1)(図 2-179, 180)である(181 頁の表 2-45 参照).

e. Group Ⅲ と Group Ⅳ の再生検の時期

　　胃癌取扱い規約における Group 分類の説明では, Group Ⅲ と Group Ⅳ については『できるだけ再生検などによってその判定の適否を確かめる必要がある』としている. しかし, その再生検の時期については記載されていない. なぜ再生検の時期を規約に記載していないかというと, 癌が Group Ⅲ と診断された場合には, 規約で指定した時間の経過観察がなされてしまい, 経過観察の原因が Group Ⅲ の診断にあるにもかかわらず規約に原因が求められかねないからである. このようなことがあるので, 再生検の時期を規約では示していない(図 2-181～184).

　　Group Ⅲ と Group Ⅳ の再生検の時期については, Group Ⅲ は文献的ならびに筆者の経験によれば, 個々人の異型度パターン認識に幅があることを考慮しても 6 か月ないし 1 年に 1 回の

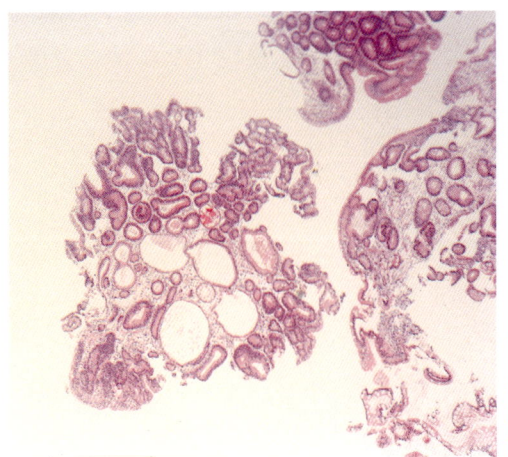

図 2-181 隆起性病変から採取された生検組織．Group Ⅲと診断された．

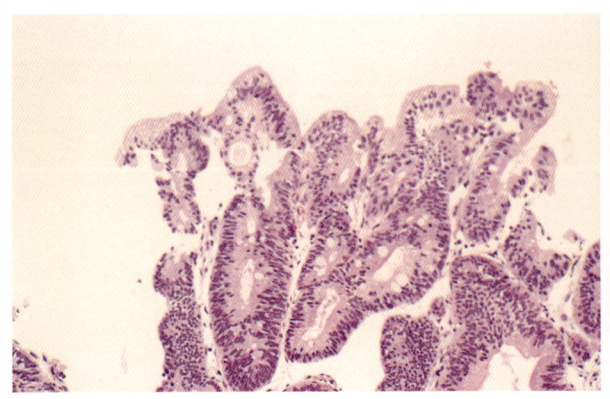

図 2-182 図 2-181 の拡大．核の大小不同はあまりみられないが，核配列の乱れが著しい．構造異型としての腺管の大小不同，不規則形腺管および異型腺管密度の増加があり，細胞異型度・構造異型度から Group Ⅴと診断すべきであるが，Group Ⅳとしてできるだけ早い時期に再生検を行うべきである．しかし，Group Ⅲと診断されて経過観察がなされた．

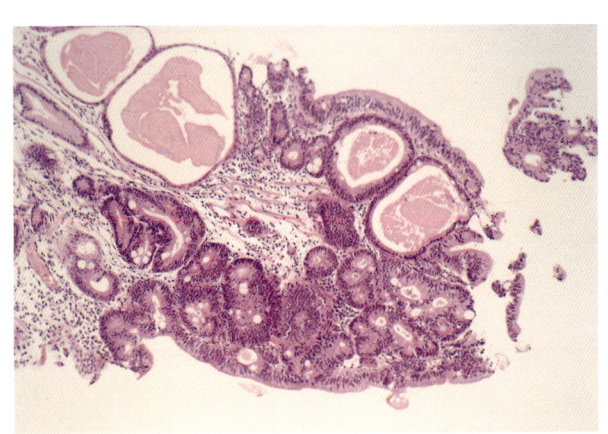

図 2-183 図 2-181 の症例の 1 年後の生検組織．Group Ⅴである．

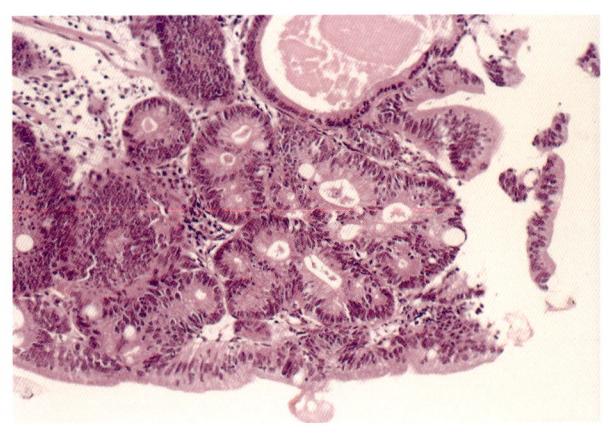

図 2-184 図 2-183 の拡大．細胞異型度については 1 年前とあまり変わりはないが，構造異型としての篩状構造がみられる．癌としての構造異型度・細胞異型度から，高分化型管状腺癌である．

　生検による経過観察で十分である．Group Ⅲとされる病変の大部分は良性であり，一般的には大きさ 2 cm までにしか発育しないからである．
　Group Ⅳはできるだけ早く再生検を行って診断を確実なものとする必要がある．一方では，さらにパラフィンブロックから薄切面の方向を変えて組織標本を数枚作製するか，あるいは深切りを行って診断のための情報量を増加させることも必要である（185 頁の図 2-160～163 参照）．このような 2 つの方法を実行することによって，確定診断を得ることができる（186 頁の図 2-164～167 参照）．

表 2-46　胃癌組織発生と優勢な癌組織像による胃癌の組織型分類.

癌組織発生(粘膜内)	優勢な癌組織像(胃壁浸潤部) (胃癌学会分類規約)
未分化型癌 　粘液細胞性腺癌 　索状腺癌 　小管状腺癌	硬性腺癌 scirrhous adenocarcinoma(por2) 粘液細胞性腺癌 mucocellular adenocarcinoma(sig) 髄様癌 medullary adenocarcinoma(por1) 小管状腺癌 microtubular adenocarcinoma(tub2) 粘液腺癌 mucinous adenocarcinoma(muc)
分化型癌 　管状腺癌	管状腺癌 tubular adenocarcinoma(tub1) 小管状腺癌 microtubular adenocarcinoma(tub2) 髄様癌 medullary adenocarcinoma(por1) 粘液腺癌 mucinous adenocarcinoma(muc)

例）　未分化型癌，硬性腺癌型　　undifferentiated carcinoma, scirrhous type, por2
　　　未分化型癌，髄様癌型　　　undifferentiated carcinoma, medullary type, por1
　　　分化型癌，管状腺癌型　　　differentiated carcinoma, tubular type, tub1, tub2
　　　分化型癌，小管状腺癌型　　differentiated carcinoma, microtubular type, tub2

4　胃癌組織発生別にみた生検診断と Group 分類

　胃癌の生検組織は一般的に癌の粘膜内進展部から採取されるから，われわれはその生検組織から癌組織発生を知ることができる．癌組織発生を知ることができれば，その癌の発育・進展に関する生物学的振る舞いがわかり，以後に続く診断・治療に対して最善の策を講ずることが可能となる．したがって，切除標本の癌組織型の記述は，生検組織の診断と対応させるためにも，まず粘膜内の癌所見から癌組織発生による分類である未分化型癌，分化型癌を記載し，その後に浸潤部の優勢な癌組織型を修飾像として記載することが望ましい(表 2-46)．そうすることによって，胃における癌組織像全体の姿かたち，そして生物学的振る舞いと癌組織の性質とを知ることができる．さらには，同じ胃癌でありながら，その組織型において，生検組織診断と手術胃組織診断とが異なることによって生じる重複癌の誤解も避けることができる．

a. 生検診断に至る順序

　腫瘍の病理組織診断は，腫瘍病理組織学の大前提『腫瘍はそれが発生した臓器・組織の形態・機能を多少とも模倣している』ということを基盤としてなされている．すなわち，腫瘍組織が呈する構造と機能について，正常組織のそれに類似を求めることによって，それが発生した母地となっている臓器・組織を同定し，続いて腫瘍組織が呈する細胞・構造異型の程度をもって良性か悪性かを診断している．例えば，非上皮性腫瘍の病理組織診断がそのよい例である．すなわち，ある腫瘍の組織が血管増殖を呈していて，その異型度が軽度であれば，腫瘍は血管の腫瘍化した血管腫 hemangioma であり，その異型度が著明であれば血管肉腫 hemangiosarcoma である．これが腫瘍とその関連病変についての病理組織診断である．胃の上皮性腫瘍の場合も例外ではない(図 2-185)．

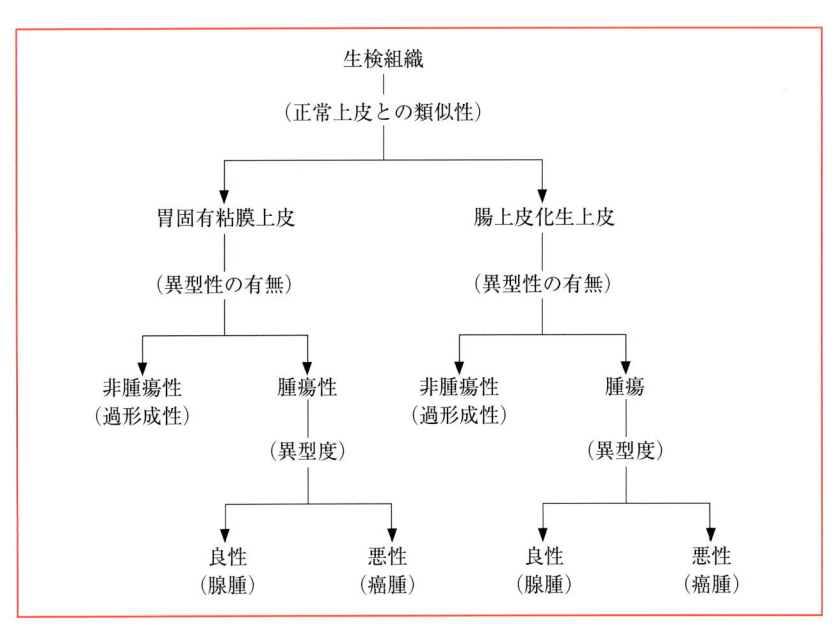

```
                    生検組織
                (正常上皮との類似性)
           ┌────────────┴────────────┐
      胃固有粘膜上皮              腸上皮化生上皮
      (異型性の有無)              (異型性の有無)
      ┌─────┴─────┐              ┌─────┴─────┐
   非腫瘍性    腫瘍性          非腫瘍性     腫瘍
   (過形成性)  (異型度)         (過形成性)   (異型度)
            ┌──┴──┐                     ┌──┴──┐
           良性   悪性                  良性   悪性
          (腺腫) (癌腫)                (腺腫) (癌腫)
```

図 2-185 生検組織診断に至る順序.

　胃の上皮性限局性病変は異型性とその程度によって，過形成 hyperplasia，腺腫 adenoma，癌腫 carcinoma と大きく 3 つの病変に分けられている．これら 3 つの病変の頻度は異なるが，それぞれ胃固有粘膜上皮と腸上皮化生粘膜上皮とに類似が求められる．すなわち，胃の上皮性限局性病変は大きく胃固有粘膜上皮系列と腸上皮化生上皮系列とに分けられ，それら 2 系列はそれぞれ異型度をもって過形成，腺腫そして癌腫の類に分けられる(**表 2-47, 48**)[9,10].

　胃の粘膜上皮は，胃固有粘膜を構成する上皮細胞と腸上皮化生粘膜を構成する上皮細胞の 2 種類から構成されているから(95 頁参照)，腫瘍病理組織学の前提からは，胃の異型上皮性病変の上皮の性質は胃固有粘膜上皮に，あるいは腸上皮化生上皮に類似が求められ，またそのように類似性を求めるべきである．したがって，生検組織診断にあたっては異型を呈する生検組織が構造・機能の点で胃固有粘膜上皮に，あるいは腸上皮化生粘膜上皮に類似が求められるかを，まず第一に同定することが必要である(**図 2-185**)．異型性のある病変がどの粘膜上皮系列に属するかによって，その異型度に関する見方が多少異なり，また病変の質の頻度が異なるからである(**表 2-47, 48**).

　胃固有粘膜上皮に類似を求める場合は腺窩上皮の粘液細胞と幽門腺細胞にであり，胃底腺を構成する細胞に類似が求められる異型細胞は壁細胞が稀に認められるのみで主細胞はほとんどみられない．腸上皮化生粘膜上皮に類似が求められる場合は，主として吸収細胞であり，その細胞の間に杯細胞あるいは Paneth 細胞が介在している．吸収細胞には，その細胞の自由面には刷子縁 brush border がみられる(95 頁参照).

　以上が上皮性腫瘍性病変の基本的な分類である.

　生検組織の上皮が胃固有粘膜上皮あるいは腸上皮化生上皮に類似しているかが求められた次には，それら上皮が質的に非腫瘍性か腫瘍性か，ということになる．それは異型性つまり構造

表 2-47 異型度と Group 分類と病変の質，そしてそれら各病変の相対的頻度．

異型度（Group 分類）	病変の質	上皮の質	
		胃固有粘膜上皮系列 （腺窩上皮型）	腸上皮化生上皮系列 （腸上皮化生上皮型）
なし（Group Ⅰ） ↓	正常	幽門腺粘膜	腸上皮化生粘膜
軽度（Group Ⅱ) ↓	過形成性ポリープ 萎縮再生性粘膜 炎症による異型腺管群 過形成-腺腫境界領域病変	頻度高い 少ない	頻度低い 少ない
中等度（Group Ⅲ） ↓	腺腫または異型上皮巣	頻度低い	頻度高い
（Group Ⅳ）	腺腫-癌境界領域病変	頻度低い	頻度高い
著明（Group Ⅴ）	癌腫	未分化型癌	分化型癌

表 2-48 異型度と異型上皮性病変の名称．

異型度	胃固有粘膜上皮系列 （腺窩上皮型）	腸上皮化生上皮系列 （腸上皮化生上皮型）
なし ↓	幽門腺粘膜	腸上皮化生粘膜
軽度 ↓	過形成性ポリープ， 腺窩上皮型	過形成性ポリープ， 腸上皮化生上皮型
中等度 ↓	腺腫，腺窩上皮型	腺腫，腸上皮化生上皮型
著明	未分化型癌	分化型癌

異型と細胞異型の有無とそれらの程度によってなされる．一般的に，限局性上皮性病変に異型性がないか，あるいは軽度である場合は過形成性または再生性，軽度〜中等度異型であれば腫瘍性で良性(腺腫)，そして異型度著明であれば悪性(癌)あるいは良性悪性境界の腺腫である(図2-185)．このように，異型性をもって病変のカテゴリーを類別することが実際に行われていて，ほとんど不都合はない．しかしながら，前述したように，異型度という連続的性質の物差しをもって分類する限りにおいては，過形成性と腺腫との間，そして腺腫と癌との間に境界病変が存在し，またその存在は必然である．

一方，それら連続している異型度によって分類された類の境界部分（過形成性-腺腫，腺腫-癌）以外に，病変が軽度異型と認識されるような癌が存在し，その鑑別が困難である場合がある．すなわち，生検組織では Group Ⅱ か Group Ⅳ か迷う病変が存在する．このような病変に対して，Group Ⅱ と Group Ⅳ の中間をとって Group Ⅲ とすべきとの意見もあるが，それは誤りである．Group 分類の目的は癌診断のための分類であり，たとえ結果的に Group Ⅱ で良性となったとしても，癌を疑う部分がある以上は Group Ⅳ として早急に再生検を行って良悪性を確認すべきであるからである．このような生検組織のために，便宜的に胃生検組織診断にお

ける1つのカテゴリー"Group II or IV"を設定し，たとえ結果が再生性あるいは変性異型で良性となったとしても，できるだけ早く再生検を行うことが必要な病変であるとしたのである[10]．

　一般的に，非腫瘍性か腫瘍性かの判断においては，細胞異型よりも構造異型に重みづけが大きく，腫瘍性の中で良性か悪性かの判断においては，構造異型よりも細胞異型に重みづけが大きい．例えば，炎症などによって再生性あるいは変性粘膜上皮が軽度異型性を呈することがあるが，この場合には上皮の細胞異型度が軽度～中等度であって構造は正常粘膜あるいは再生性上皮そのものであり，構造異型性は認められない．

　なぜ細胞・構造異型度が軽度なものは再生性あるいは変性性で，中等度は腺腫である場合が多いのかという根本的な問題がある．これは，細胞・構造水準でより軽度な異型を呈する上皮は，びらん・潰瘍の修復において観察される再生粘膜上皮に類似しているからである．また，細胞・構造異型が軽度～中等度の比較的一様均一な分布を示す異型腺管群が周囲正常粘膜とはよく境されている腫瘍で，宿主にとって良性であるものを腺腫と定義している．胃と大腸の腺腫は一般的に大きさ2cm以下であり，大きさ2cm以上の腫瘍は悪性である場合が多いから，たとえ異型度が中等度で良性とみなされても，いったんは悪性を疑って追加組織切片の作製，再生検あるいは経過観察を行うことによって，組織診断のための情報量を増加することが望ましい．

　次に，各系列における病変とGroup分類について概観してみよう．

b. 胃固有粘膜上皮系列の生検診断とGroup分類

1) Group II

　Group IIの生検組織は非腫瘍性であり，このGroupに属する生検組織の大部分は過形成性腺窩上皮であるか(図2-186～188)，または炎症による軽度異型を伴う過形成性上皮である(図2-189, 190)．異型度をもって表現すれば，一般的に細胞異型度は無～軽度，構造異型度は軽度である(181頁の表2-45参照)．過形成性に軽度構造異型があるとは，一般的に腺管が正常腺管よりも大であるからである．過形成性腺窩上皮に軽度細胞異型がある場合には，それが軽度異型を伴う再生性過形成であるのか，あるいは腺窩上皮型腺腫(adenoma with slight atypia, foveolar epithelium type)であるのかの診断が問題となるのであるが，その問題は実際においては問題視されてはいない．なぜならば，それは生体にとって良性であることが明らかであるからである．炎症によって上皮に変性が生じると異型性の程度が中等度～著明と判断されるような場合があり，この場合にはGroup IIかGroup IVか迷うことがある(212頁参照)．

　過形成性である場合の上皮は，大部分が粘液細胞から成る腺窩上皮であり，組織学的に高円柱状の細胞が大型腺管を形成していて間質量が多く，腺管密度は粗である(図2-186)．それら高円柱状細胞の自由面に刷子縁はなく，細胞質には粘液が認められる(図2-187)．その粘液は多くの場合，PAS陽性・alcian blue陰性である(図2-188)．このような所見を呈する生検組織は，びらんあるいは潰瘍の辺縁の再生粘膜あるいは小さなポリープから採取され，細胞異型はないが構造異型が軽度であるということでGroup IIである(図2-186～188)．細胞異型がないかあるいは軽度で，Group IIとされるような過形成性腺窩上皮性ポリープは，一般的にその

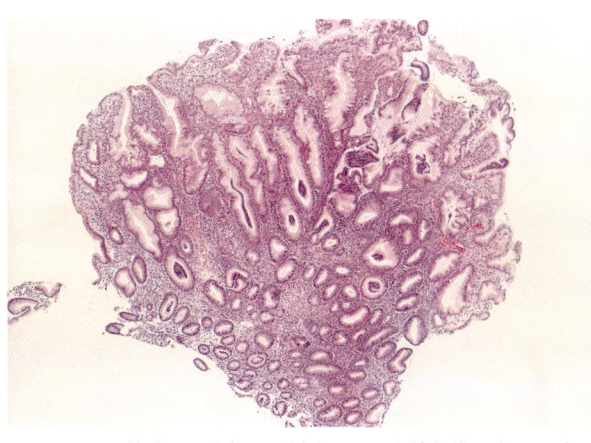

図2-186 粘膜の小隆起から採取された生検組織．大型の腺管から成る粘膜片である．

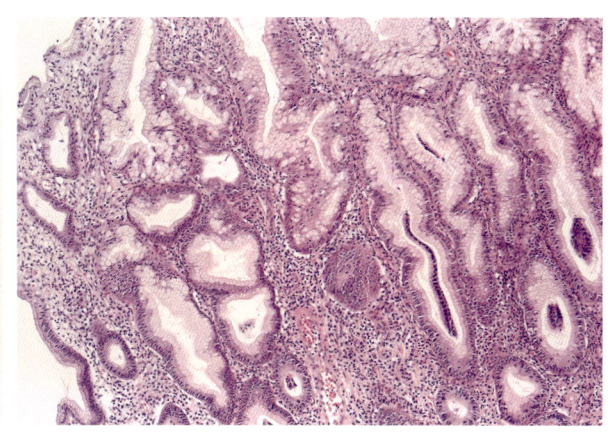

図2-187 図2-186の拡大．高円柱状細胞が大型の腺管を形成している．核の大小不同，配列の乱れはない．Group Ⅱ．

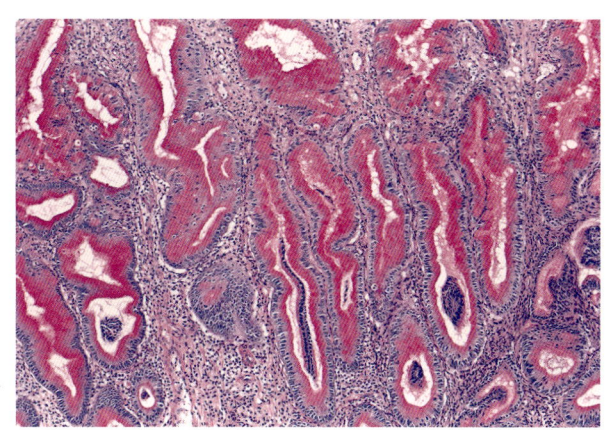

図2-188 図2-187のPAS染色．細胞質には粘液があるので赤色を呈している．

大きさが径2cm以下である．

　炎症によって上皮に細胞水準での軽度異型，つまり上皮がHE染色で上皮細胞の濃染と軽度の核の大小不同が認められる場合があるが，この場合には腺管の大きさと分布は正常粘膜のそれに類似していて，腺管の大小不同と分布の不均一性，腺管密度の増加はなく，構造異型性が認められない（図2-189，190）．また，細胞異型の認められる腺管とその周囲粘膜固有組織における炎症性円形細胞の集積が認められる（図2-189）．このような所見を呈する生検組織はGroup Ⅱである．細胞異型度が多少強い場合には，Group Ⅲとされていることもあるが，ある時間をおいて同じ部位から再生検すると異型所見が得られない場合が多い．つまり，非腫瘍性であるからである．

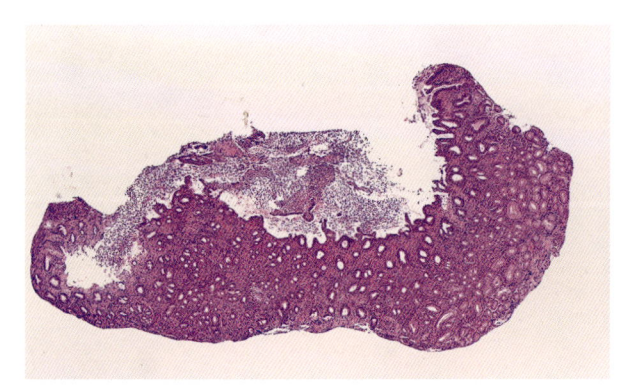

図2-189 炎症による軽度異型を呈する腺窩上皮から成る生検組織．腺管の分布は正常粘膜腺管のそれと類似している．つまり，構造異型は認められない．粘膜固有組織における炎症性細胞の集積が中等度に認められる．

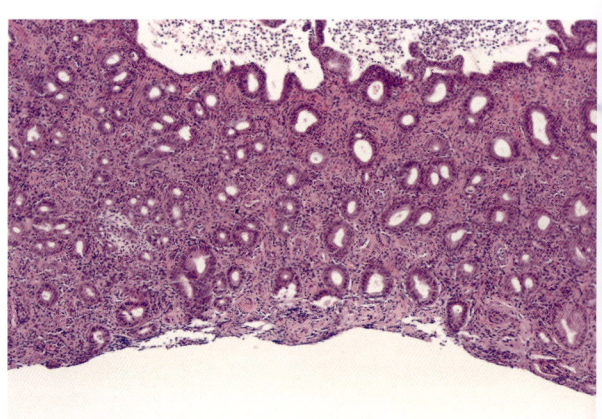

図2-190 図2-189の拡大．腺管の上皮細胞はHEに濃染していて，多少核の大小不同がみられる．しかし，それら細胞が形づくる腺管群の大きさ・分布は正常腺管のそれと類似している．Group Ⅱ．

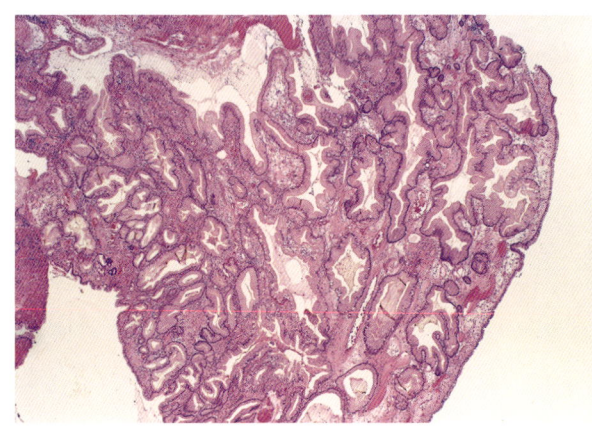

図2-191 隆起性病変から採取された生検組織．HE染色でやや濃染している高円柱状細胞が大型腺管を形成し，その腺管密度はやや高い．腺窩上皮型のGroup Ⅲ．

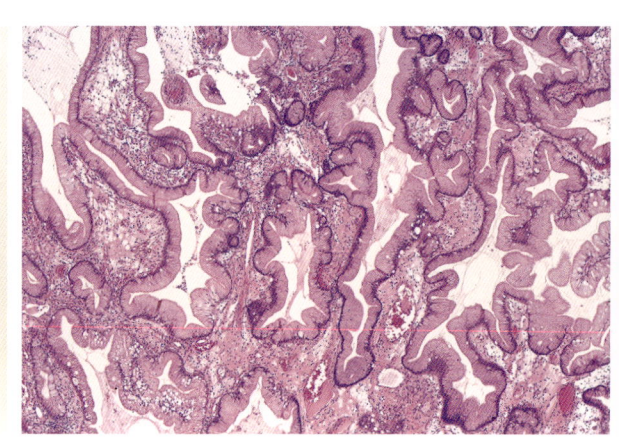

図2-192 図2-191の拡大．核の配列の乱れ，大小不同はみられないが，核の円形化がみられる．

2）Group Ⅲ

　Group Ⅲとされる大部分の病変は良性腫瘍性病変，すなわち良性腺腫と定義されている．そして，このGroup Ⅲの異型度を呈する生検組織の大部分は腸上皮化生上皮系列であり，胃固有粘膜上皮系列ではその頻度は低い．腺窩上皮型腺腫は，肉眼的には胃体部の胃底腺粘膜に存在するポリープとして認められる場合が多く，組織学的には高円柱状細胞が大型の腺管を形成し，過形成性ポリープとは異なり腺管密度がやや高い．高円柱状細胞はHE染色で濃染し，細胞質には粘液形成が認められるがその量は少なく，刷子縁は認められない．核は大型で円形を呈している（図2-191, 192）．

　過形成性あるいは再生性とされている腺窩上皮に細胞異型，つまりHE染色で濃染し粘液産生がないかきわめて微量であるような場合，そして核の円形化とN/Cの増加がみられると，

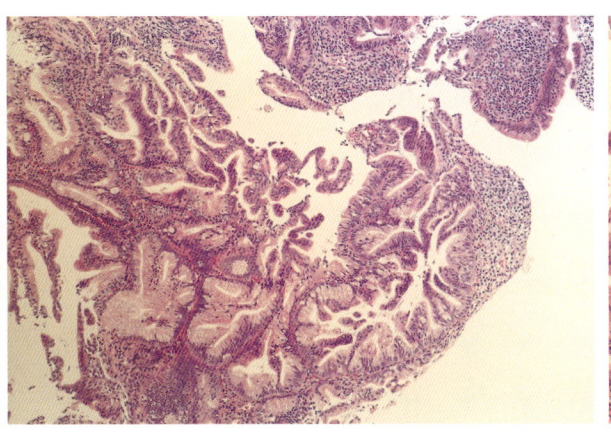

図2-193 良性腺窩上皮型腺腫か腺窩上皮型腺癌か？ Group Ⅳ.

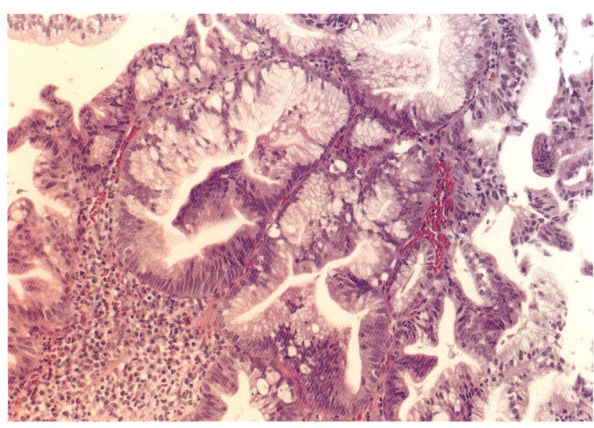

図2-194 図2-193の拡大.

それは腫瘍性であるのか，過形成性に炎症性変化が加わった異型性であるのかが問題となる．すなわち，病変の質の点で過形成性・腫瘍性境界領域病変であるのか，あるいは軽度異型を伴う腺窩上皮型腺腫（adenoma with slight atypia, foveolar epithelium type）であるのかである．Group 分類で Group Ⅱ とするか Group Ⅲ とするかが問題となるが，組織学的に区別することは難しい．便宜的に，腫瘤の大きさを参考にして振り分けるのも1つの方法である．すなわち，腫瘤の大きさが2 cm 以上であれば腫瘍性である．一般的に，過形成性病変は大きさ2 cm 以上には発育しないからである．

この腺窩上皮型腺腫の腺管の核の円形化に核の大小不同と配列の乱れが加わると，つまり細胞異型度がさらに中等度異型～著明となると，それが異型度中等度～著明な腺窩上皮型腺腫であるのか，あるいは胃固有粘膜上皮系列の腺窩上皮型管状腺癌 tubular adenocarcinoma of foveolar epithelium type であるのかの鑑別が問題となる．すなわち，この場合は Group Ⅳ，腺腫-癌境界領域病変である．

3) Group Ⅳ

高円柱状細胞から成る腺管が比較的密に存在し，核の円形化，核の大小不同と配列の乱れ，つまり細胞異型度が著明となると，それが異型度著明な腺窩上皮型腺腫であるのか，あるいは腺癌であるのかの鑑別が困難となる．胃固有粘膜上皮系列の Group Ⅳ に属する病変の頻度は腸上皮化生上皮系列のそれに比べれば低く，一般的には腺腫とされている傾向がある．これが癌である場合には，組織発生の点では胃固有粘膜から発生した腺管形成の癌である．このような癌には局所的に粘液細胞性腺癌型が認められる場合があるから，病変の大きさが2 cm 前後である場合には，異型度が Group Ⅲ であると判断されても Group Ⅳ として直ちに再生検を行う必要がある（図2-193，194）．

図 2-195　粘膜表層における未分化型癌．印環細胞癌型．

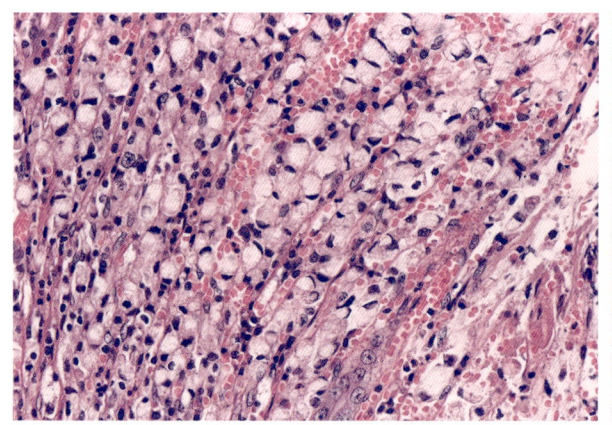

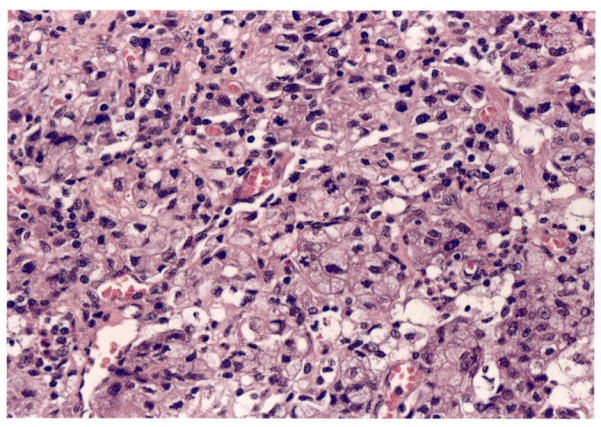

図 2-196　粘膜内における未分化型癌．粘液細胞性腺癌型．

4) Group V

　胃癌組織発生の観点から，胃固有粘膜から発生する癌の大部分（約 90％）は粘膜内で腺管を形成しない印環細胞癌，粘液細胞性腺癌あるいは索状腺癌と呼ばれている組織型であり，それらを一括して未分化型癌としている．しかし，一部（約 10％）は粘膜内で腺管を形成する．未分化型癌は粘膜内では基本的に，表層から深層にかけて量の多少はあるが印環細胞型 signet-ring cell type，粘液細胞型 mucocellular type，索状型 trabecular type を呈している．それら細胞は量の多少はあるが PAS 陽性の粘液を産生している．粘液量は表層の印環細胞型（図 2-195）に多く，そのために癌細胞質に粘液が多量に貯留して核が細胞質の一端に圧排されて三日月状になっている状態の細胞である．索状腺癌では粘液は細胞質に顆粒状に染色される．未分化型癌は一般的に粘膜内進展部では粘液細胞型が多く，そこに部分的に索状型あるいは印環細胞型が混在している．

　生検組織における印環細胞癌（図 2-195），粘液細胞性腺癌（図 2-196）および索状腺癌（図 2-197）の組織診断は容易である．ただし，癌細胞数が少ない場合には見逃す危険があるので注意を要する（図 2-198〜202）．この場合，PAS 染色標本で未分化型癌細胞は，その細胞質が赤色〜桃色に染色されるので，微量の異型細胞が癌細胞であることの確認のために PAS 染色を行うことである（図 2-200）．また，パラフィンブロックの深切りをした組織標本を作製することによって，癌組織量が多くなることがある（図 2-201, 202）．

　胃癌の組織発生『胃固有粘膜からは未分化型癌，一方，腸上皮化生粘膜からは分化型癌が発生する』の未分化型癌についてであるが，胃固有粘膜から発生する癌の大部分は粘膜内では癌細胞が腺管を形成することなく個々にばらばらである粘液細胞性腺癌であるので，組織構造の点で未分化型癌と命名されたのである．粘膜内における癌のパターン認識と癌組織発生との関係を簡潔に確率的に表現するとそうなるのであって，胃固有粘膜から発生した癌は腺管を形成しないということを意味するものではない．もし，胃固有粘膜から発生する癌は腺管を形成しないということになると，腫瘍病理組織学の大前提に反することになる．その大前提からは，胃固有粘膜から発生する癌もまた腺管を形成しないわけではなく，ただ，その頻度が非常に低

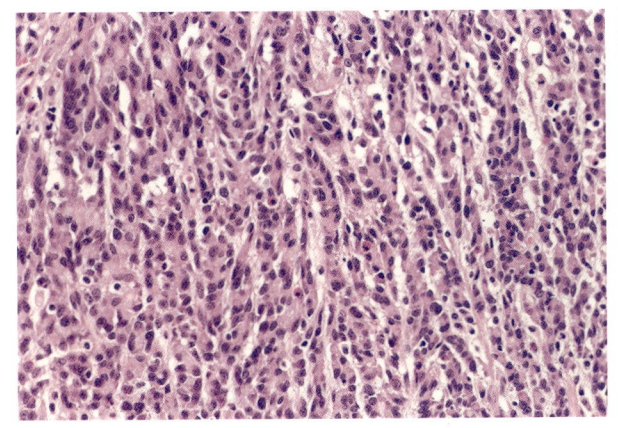

図 2-197　粘膜内における未分化型癌．索状腺癌型．

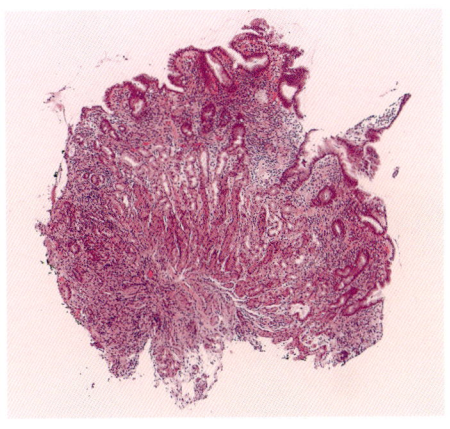

図 2-198　内視鏡的に広範なびらん様の所見を呈する部分から採取された生検組織．

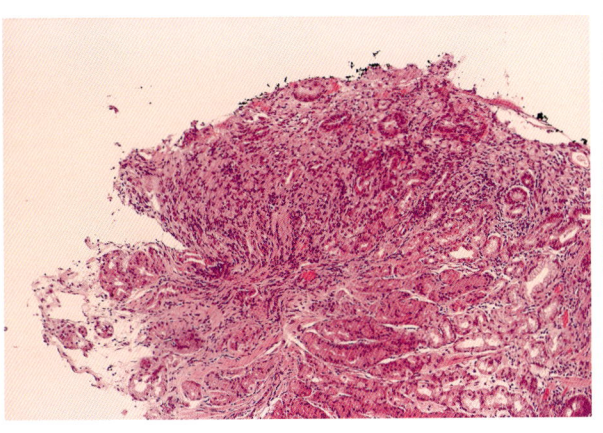

図 2-199　図 2-198 の拡大．挫滅組織の部分に異型細胞がみられ，癌細胞の疑いがある．

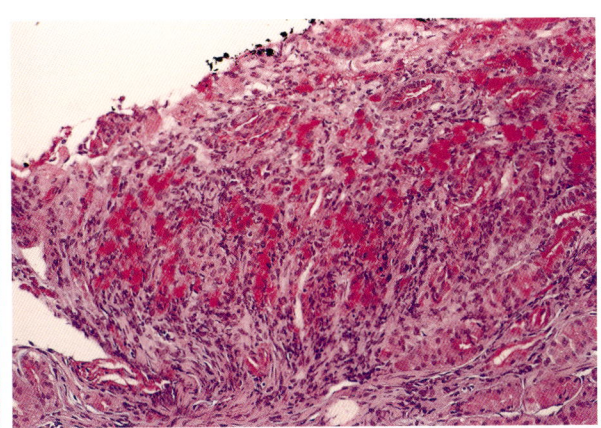

図 2-200　図 2-199 の PAS 染色．PAS 染色によって多数の粘液細胞性腺癌の細胞が認められる．

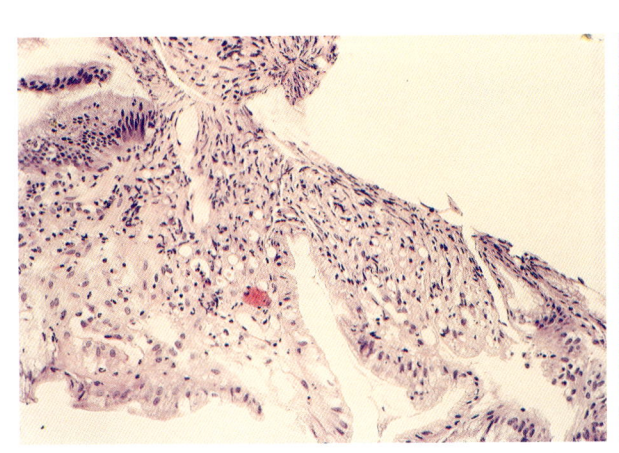

図 2-201　胃炎と診断された生検組織であるが，異型細胞が少数認められたので，パラフィンブロックを薄切した．

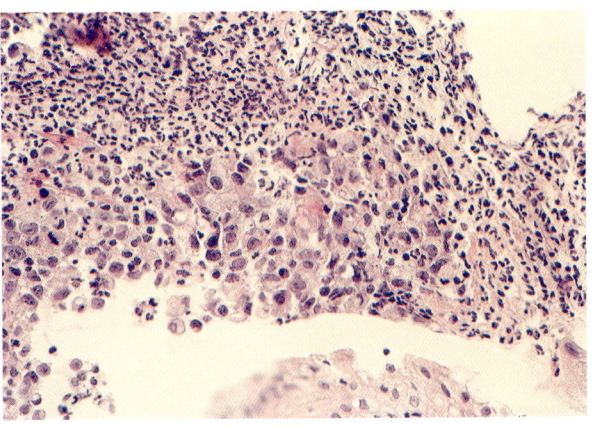

図 2-202　図 2-201 の深切り標本．粘液細胞性腺癌の細胞が多数認められる．

F　胃癌と上皮性ポリープの生検診断

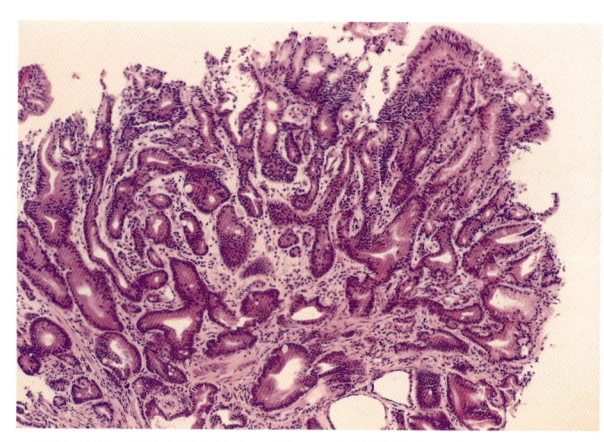

図 2-203　胃固有粘膜から発生した腺管形成の癌.

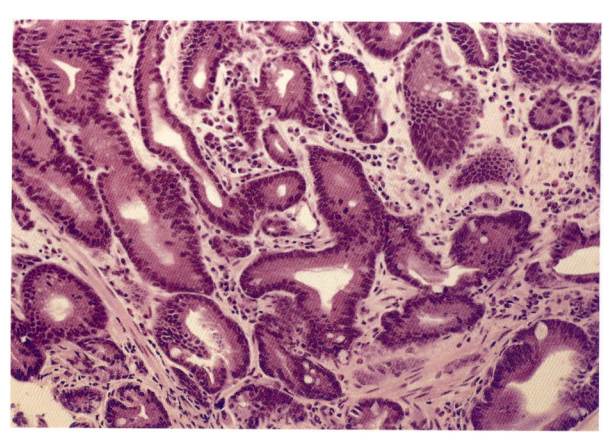

図 2-204　図 2-203 の拡大．不規則形腺管形成がみられる．腺管の細胞質は比較的明るく，細胞表面には刷子縁形成はみられない．

いということなのである．したがって，癌組織発生の点では胃固有粘膜から発生した癌の中には，腺管形成の癌も頻度は低いが存在している（図 2-203, 204）．胃固有粘膜から発生した腺管形成の癌の組織形態は，小型腺管を形成する管状腺癌中分化型（tub2）（図 2-205〜207），そして大型腺管形成を呈する腺窩上皮型腺癌と呼ばれている乳頭腺癌（pap）と管状腺癌高分化型（tub1）の一部である．

　胃固有粘膜上皮系列の癌の 90% は粘膜内では粘液細胞性腺癌型および索状腺癌型であるが，約 10% は小管状腺癌あるいは中分化型管状腺癌（tub2）を呈している．その小管状腺癌が粘膜下組織以深へ浸潤すると，粘液細胞性腺癌の場合と同様に大部分が硬性腺癌型を呈する．

　そうすると，このような癌と腸上皮化生粘膜から発生した分化型癌との組織学的鑑別が問題となる．この場合の鑑別点は，粘膜内進展部における癌の粘液と刷子縁の有無が参考となる．何ゆえに粘膜内進展部なのかということになるが，癌が大きくなる，あるいは癌が粘膜下組織より深部へ浸潤すると，癌細胞が置かれた環境の変化によって癌の組織形態，さらには粘液の性質が変化するからである．例えば，胃固有粘膜から発生した小さな未分化型癌細胞の粘液は胃型粘液の性質を示す傾向が強いが，大きな癌，さらには粘膜下浸潤部では腸型粘液を有するようになる．このように，癌細胞の粘液染色の態度は癌組織発生を決定するための絶対的指標となるものではなく，腫瘍病理学の大前提を考慮するならば，この現象は癌の腸上皮化生とみなすべきである．

　小型癌細胞が索状に配列しているいわゆる索状腺癌と呼ばれる癌組織型は粘液細胞性腺癌型と混在している．粘液細胞性腺癌型よりも細胞が小型で粘液量が少ない（図 2-208, 209）．

　未分化型癌は頻度は低いが腺管を形成する．その腺管の大きさは小型である場合と大型である場合とがある．小型腺管を形成している場合は，癌細胞は小型立方状細胞であり，一般的に構造異型は著明で，それら小腺管の異常分岐・吻合をみることができる．この異常分岐・吻合は二次元の組織標本上では X，Y の構造異型として認められ，粘液産生があるので細胞質は

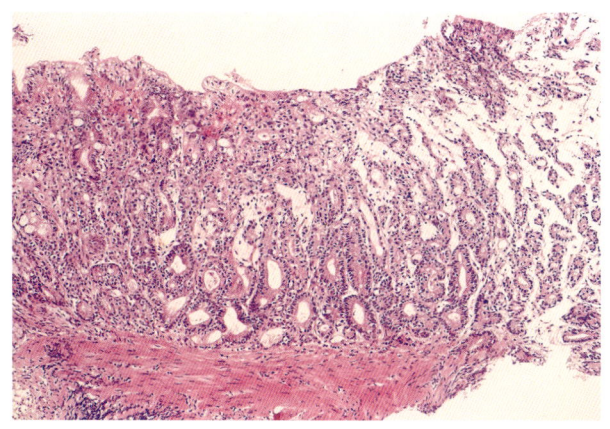

図 2-205 小型腺管の管状腺癌（tub2）．胃固有粘膜の腺窩上皮に類似している．胃固有粘膜から発生した癌である．

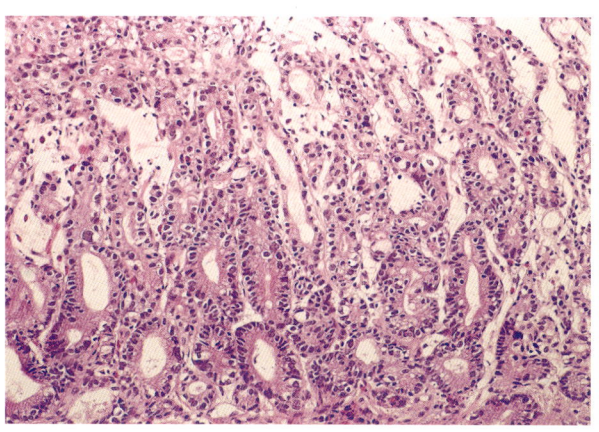

図 2-206 図 2-205 の拡大．腺管は比較的小型で，その細胞質は比較的明るい．

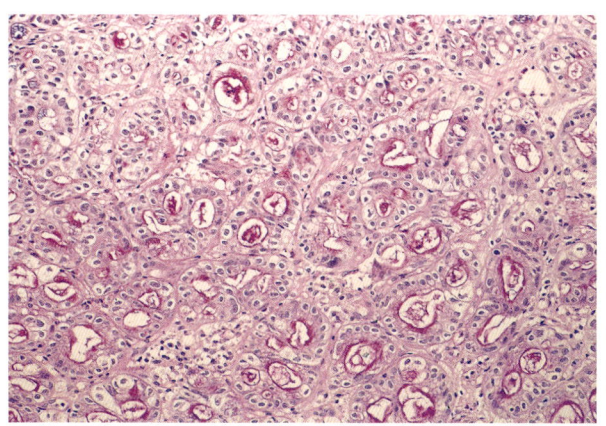

図 2-207 図 2-205 の PAS 染色．小型腺管の細胞質の表面に粘液産生がみられる．

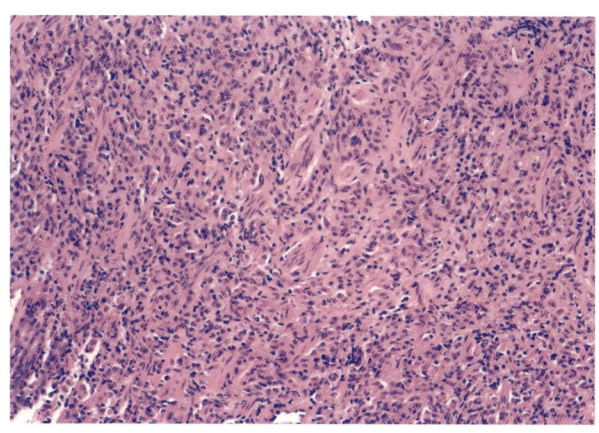

図 2-208 胃生検組織．索状腺癌．癌細胞の多くは索状に配列し，部分的に小型腺管の形成がみられる．

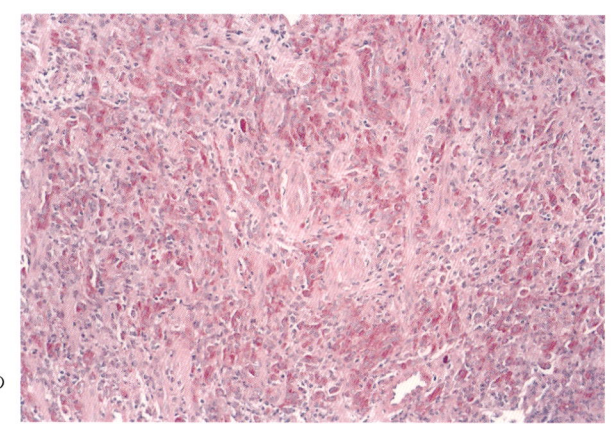

図 2-209 図 2-208 の PAS 染色．細胞質には小さな顆粒状の粘液滴がみられる．

F　胃癌と上皮性ポリープの生検診断

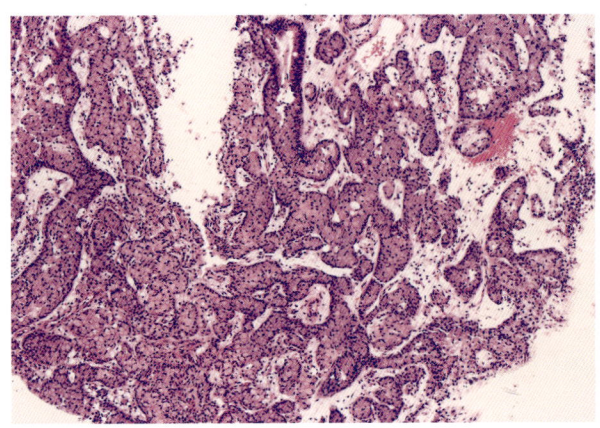

図 2-210　腺窩上皮型腺癌.

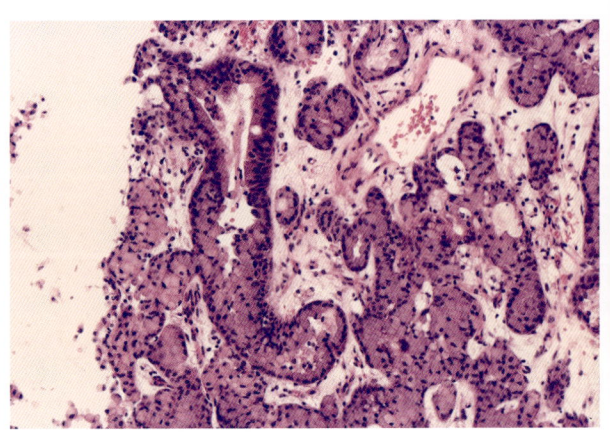

図 2-211　図 2-210 の拡大. 粘液細胞から成る癌で, 大小の腺管を形成し, それらが索状に結合している.

PAS 陽性である. このような癌は一般的に細胞異型が軽度〜中等度であるために癌とは診断されずに放置されている場合がある[15]. したがって, 細胞異型度のみからは癌と診断できないある広さの局面が組織標本上にあって, その局面の構造異型が強い場合には癌であることを強く疑って(Group Ⅳ), すぐに再生検によって情報量を増加して最終組織診断をすることが必要である.

　一方では, 円柱状癌細胞が大型の腺管を形成して管状乳頭状を呈する場合がある(図 2-210). この癌は一般的に胃体部にみられ, ポリープ状発育をする傾向がある. 癌細胞は高円柱状で大型の腺管を形成し, 細胞質は PAS 陽性である. 粘膜内では癌細胞が腺管を形成せずに個々にばらばらとなっている, つまり粘液細胞性腺癌とされる部分が認められる場合があり, また粘膜下組織以深への浸潤部には硬性腺癌を呈している部分がある. このような癌は腺窩上皮型腺癌, 胃固有粘膜由来のいわゆる腺窩上皮型腺腫 adenoma of foveolar epithelium type (gastric type) との鑑別が問題となる.

　粘膜内進展部分で腺管を形成している癌は一般的に腸上皮化生粘膜から発生した分化型癌であるが, 前述したように, 未分化型癌も頻度は低いが腺管を形成する場合がある. 粘膜内進展部における癌細胞が小型立方状で小型腺管を形成している場合には, 癌組織発生的に未分化型癌である(図 2-211). このような癌が粘膜下組織以深の浸潤部では硬性腺癌型を示す.

c. 腸上皮化生粘膜上皮系列の生検診断と Group 分類

　腸上皮化生粘膜上皮系列の生検組織診断で問題となる頻度が高いのは, 異型度著明な腺腫と分化のよい管状腺癌との鑑別診断である.

1) Group Ⅱ

　腸上皮化生上皮のみから成る過形成性病変の頻度はきわめて低い. 多くの場合, 過形成性腺窩上皮から成るポリープの一部に過形成性腸上皮化生腺管がみられるか, あるいは過形成腺

窩上皮から成る過形成性ポリープの腺管に杯細胞が介在している場合である．この過形成腺窩上皮に杯細胞が介在している所見を喜納（1980）[10]は杯細胞化生 goblet cell metaplasia と呼んでいる．

2) Group Ⅲ

　異型度の点で粘膜内癌とは診断できないが，異型性のある腸上皮化生の腺管から成る限局性隆起性病変があり，そのような病変と分化型癌との鑑別，そして癌化が問題となる．異型上皮巣，Ⅱa-subtype，腺腫様ポリープ，腺腫と呼ばれている病変である．Group 分類の主目的は，このような病変から採取される生検組織の良性悪性鑑別にあった．この Group 分類が提唱された当時の Group Ⅲ の異型度の幅は，現在のそれに比べればかなり広かった．その後の経過観察などの症例の積み重ねなどによって，現在の Group Ⅲ の異型度の幅は狭まっている[13-15]．

　腸型の異型上皮巣，Ⅱa-subtype，腺腫と呼ばれている病変の典型像を描いてみると，肉眼的には大きさ 2 cm 以下の円形または楕円形の限局性扁平隆起あるいはイボ状ポリープで，表面は平滑である（126 頁の図 2-83 参照）．組織学的には，異型度は様々であるが比較的大型の腺管が粘膜の表層 1/2 に存在し，その深層には既存の幽門腺腺管が占めていて嚢胞状に拡張した腺管を伴っている．すなわち，異型腺管群と既存腺管群とが 2 層構造を呈している（127 頁の図 2-84，85 参照）．異型腺管の大きさと分布は比較的規則的である．異型腺管の上皮細胞は高円柱状で HE 染色で濃染し，上皮細胞表面には刷子縁が認められ，腸の吸収上皮に類似する．核は一般的に紡錘状〜棍棒状で大小不同と核配列の乱れの程度は軽度〜中等度である．それらの細胞の間には杯細胞あるいは Paneth 細胞が介在している．

　このような隆起性病変の経過観察の結果からは，2 cm 以上に発育する頻度は低く，また癌化の頻度も稀であり，腸型腺腫は良性である[13, 14]．この病変から生検組織片が採取されると，粘膜面に垂直に薄切された組織標本上で病変の 2 層構造が観察され，構造・細胞異型が前述のようであれば，Group Ⅲ と診断できる（図 2-212，213）．

　良性の腸型腺腫であるにもかかわらず，なぜ Group 分類では良性悪性境界（Group Ⅲ）なのかということになるが，これは前述したように異型度パターン認識の問題と Group 分類に fail-safe system の役割を付与しているからである．この典型 Group Ⅲ の生検組織片の所見を熟知して，それを基準として分化型癌との鑑別を行うことが必要である．

　2 層構造が観察されない異型腺管から成る生検組織片，あるいは粘膜筋板の一部が採取されていて異型腺管が粘膜全層を占めているような生検組織片では，腺管の大小不同と分布の不規則性，核の円形化と核配列の乱れ，そして N/C 比の増加といった所見の異型度をもって良性悪性の診断をすることになるが，細胞異型度から Group Ⅲ とするか Group Ⅳ とするか迷うような場合がある．この場合，腺管密度の増加および不規則形腺管の出現という構造異型が参考となる（図 2-214，215）．異型上皮から成る腺管に杯細胞あるいは Paneth 細胞が存在していると，分化しているから癌ではないとされがちであるが，それら細胞の存在は良性悪性鑑別のための絶対的な指標とはならない．腫瘍病理組織学の大前提にあるように，癌も正常上皮細胞の分化の過程を模倣しているからである（図 2-216）．

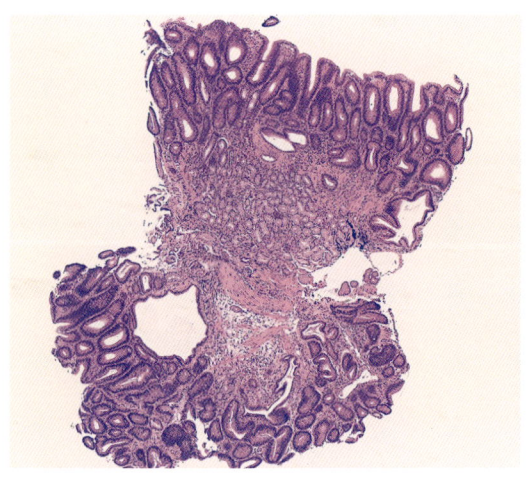

図2-212　腸型異型上皮巣の生検組織．異型上皮の下に既存の幽門腺管が存在している（2層構造）．嚢胞化した既存の幽門腺管がみられる．

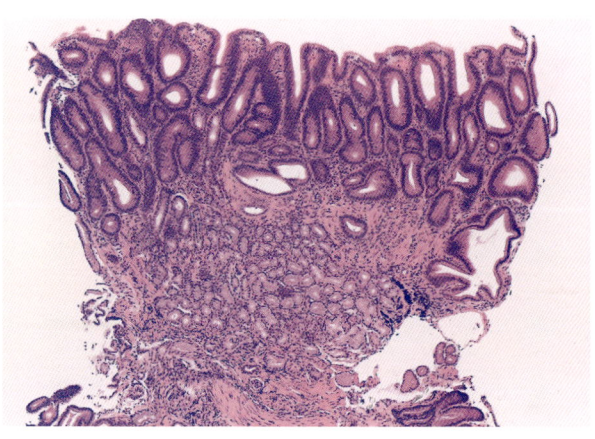

図2-213　図2-212の拡大．異型上皮から成る腺管にPaneth細胞および杯細胞が介在している．異型上皮の異型度は中等度である．

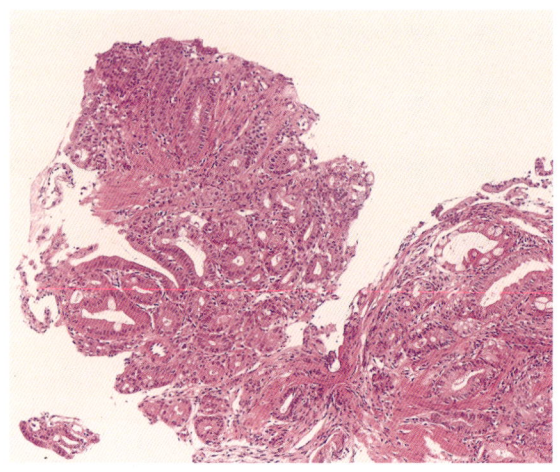

図2-214　腸型異型上皮巣からの生検組織．細胞異型度からGroup ⅢかGroup Ⅳか迷う異型上皮巣．

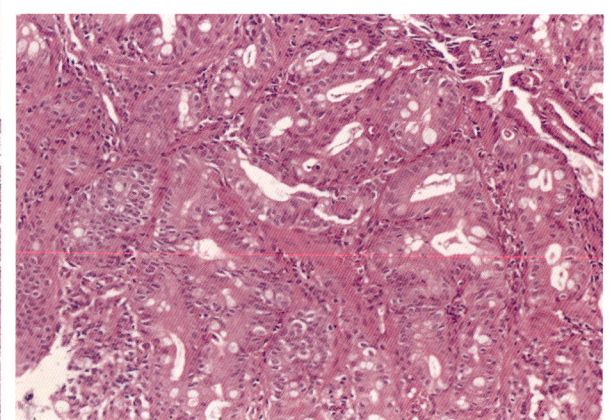

図2-215　図2-214の拡大．腺管密度の増加と不規則形腺管の出現がみられる．分化型癌である．

3) Group Ⅳ

立方状～円柱状の異型細胞が形づくる腺管の大きさと分布とが揃っていて，構造異型の点では良性とみなされるが，炎症などの影響によって細胞異型がやや強く，その病変をGroup Ⅲとするのに躊躇する場合がある（**図2-217～220**）．逆に，異型細胞から成る腺管群に大小不同と分布の乱れがあることから，構造異型が著明であるが細胞異型は良性腺腫と判断されるような病変がある．このように，構造異型と細胞異型の2つの水準での異型度の判断がGroup Ⅲと同じでない場合には，強く癌を疑ってGroup Ⅳと診断し，再生検をすぐに行って確定診断をする必要がある．高分化型腺癌である可能性があるからである．再生検を行う一方，パラフィンブロックの深切りによって組織標本を作製し情報量を増加することも必要である．

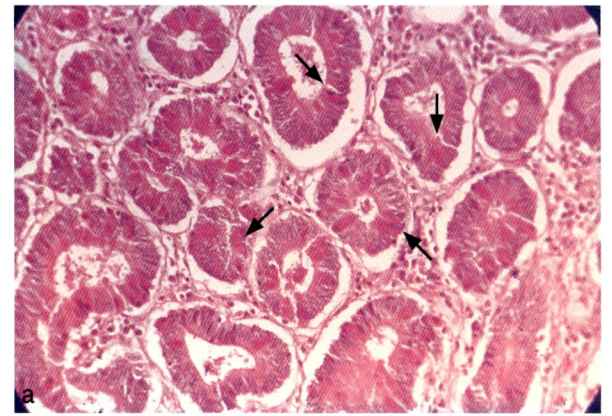

図 2-216a 粘膜内で Paneth 細胞，杯細胞を有する分化型癌．細胞質が濃赤色を呈しているのが Paneth 細胞（矢印）である．

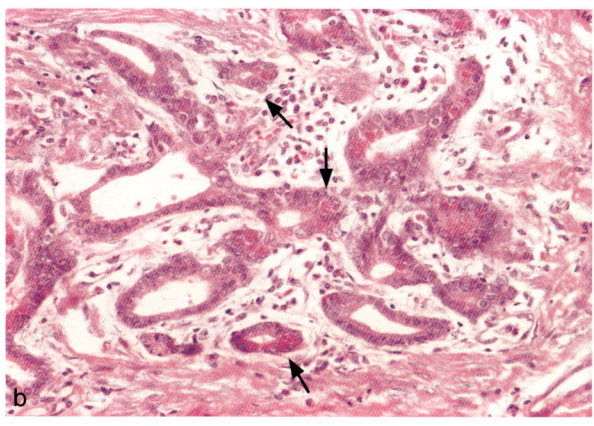

図 2-216b 図 2-216a の癌の粘膜下組織浸潤．癌腺管に Paneth 細胞（矢印）がみられる．

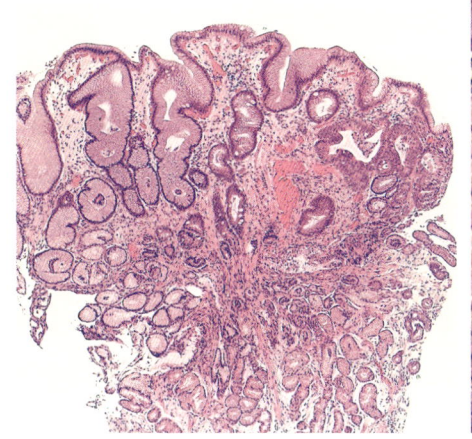

図 2-217 構造異型の点では良性，細胞異型は炎症が加わっていて Group Ⅲ とするのに躊躇する病変．

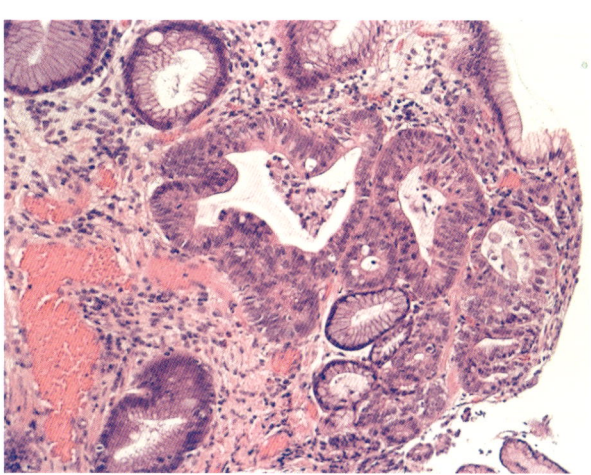

図 2-218 図 2-217 の拡大．Group Ⅳ とした．

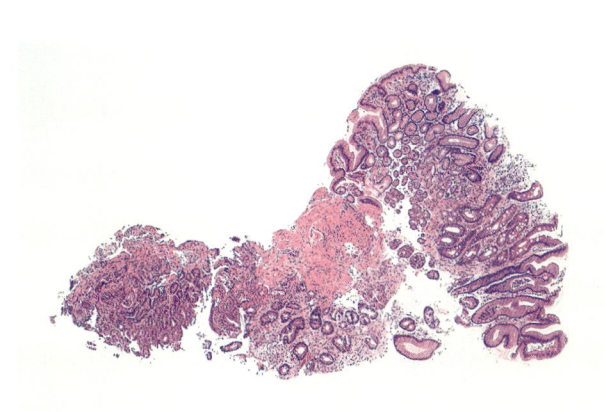

図 2-219 図 2-217 と同じ症例の再生検．Group Ⅴ である．

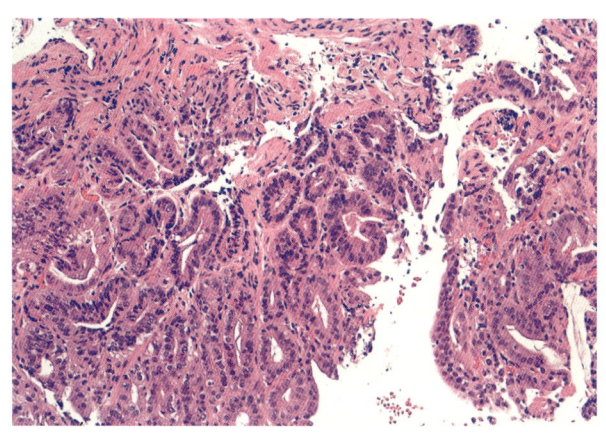

図 2-220 図 2-219 の拡大．

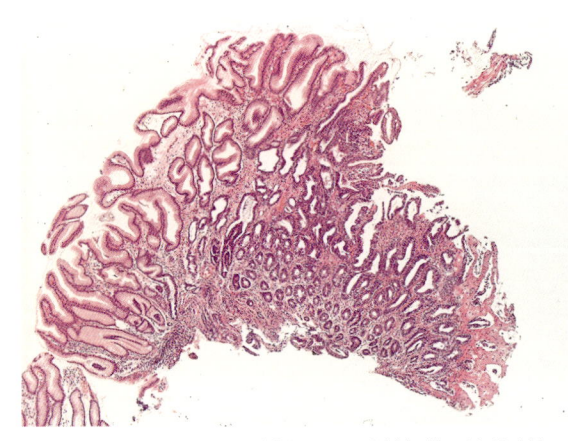

図 2-221 びらん面から採取された生検組織．異型腺管がみられ，一見，分化型癌のようである．

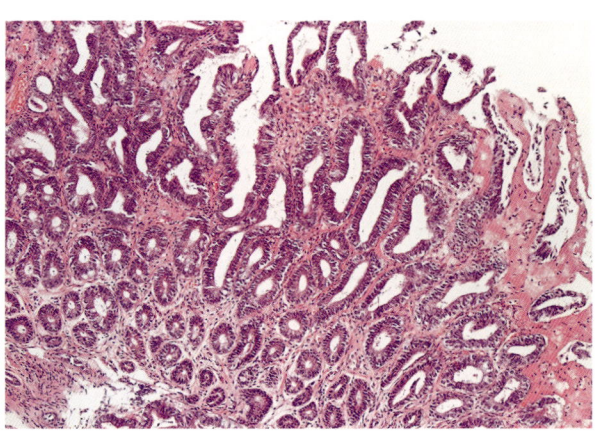

図 2-222 異型腺管の分布は均一で，正常腺管分布と類似している．炎症による異型で，Group Ⅱである．

　びらん面あるいは潰瘍辺縁から採取された生検組織に異型腺管がみられる場合がある（図2-221）．この異型性は炎症による変化であり，一般的に細胞異型の程度は軽度でGroup Ⅱであるが，時に中等度〜著明でGroup ⅢまたはGroup Ⅳとされるような場合がある．このような場合，構造異型の所見である異型腺管の分布が参考となる．すなわち，異型腺管群の分布は不均一ではなく，正常腺管分布に類似している（図2-222）．

4）Group Ⅴ

　腸上皮化生粘膜から発生する分化型癌の大部分は，粘膜内および粘膜下組織以深で腺管を形成している．癌腺管の大きさは一般的に大きく，小型立方状細胞が小型腺管を形成している管状腺癌は少ない．この小型腺管を形成している癌は未分化型癌である場合もあるので，このような小型腺管形成の癌ではその組織発生が問題となる．この場合には癌細胞の粘液の性質と腺管表面の刷子縁の有無をもって，分化型癌と未分化型癌との鑑別を行う．また，粘膜内で小型腺管形成の癌が粘膜下組織以深へ浸潤した場合，癌組織発生が未分化型癌であると，粘膜下組織以深で癌細胞が個々にばらばらに浸潤し，線維組織増生を伴う硬性腺癌型を呈することがある．

　粘膜から採取された分化型癌の生検組織診断は，異型細胞から成る腺管群をもってなされる．肉眼的に明らかな癌から採取された生検組織は，不規則で不均一な乱れた組織模様を呈しているから，顕微鏡で一見して癌と診断することができる．すなわち，HE染色で濃染した異型腺管群は，細胞異型としての核の大小不同および核・細胞質比（N/C）の増加が著明であり，構造異型としての腺管密度の増加，腺管の大小不同と不均一な分布がみられる（図2-223）．癌腺管の自由面にはPAS染色で刷子縁を認めることができる（図2-224）．構造異型の所見として不規則形腺管，例えばX，Y，H形の腺管の出現も挙げられている．しかし，それらの所見は組織標本が粘膜面に対して垂直の割面である場合のみ構造異型の所見とすることができるが，組織標本の割面方向が一定でない生検組織では参考とはならない．

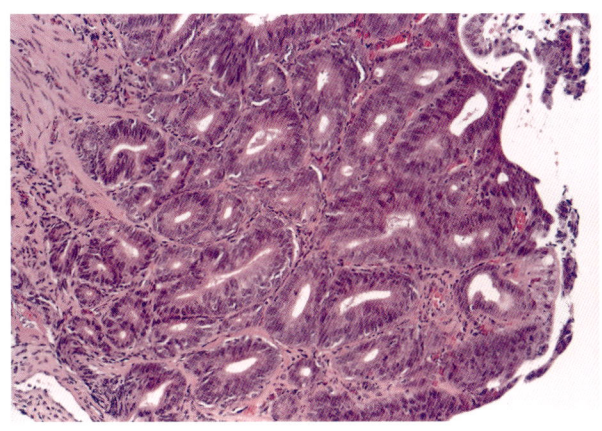

図 2-223　分化型癌の生検組織．腺管の HE 染色に濃染した腺管の大小不同と分布の不均一性，および腺管密度の増加がみられる．

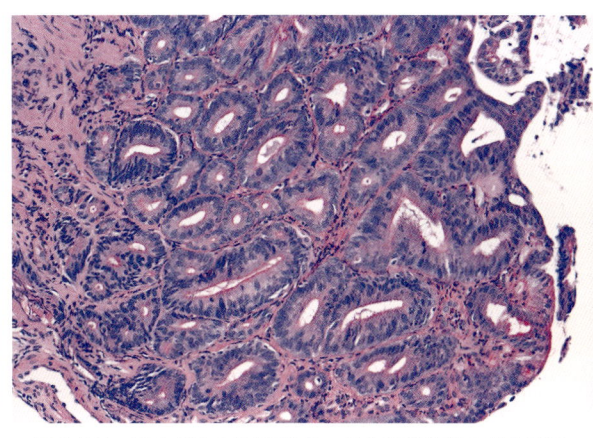

図 2-224　図 2-223 の PAS 染色．分化型癌腺管の自由面に，刷子縁が赤い 1 条の線としてみられる．

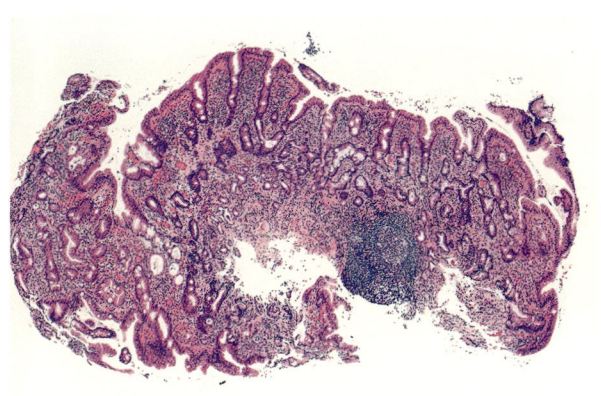

図 2-225　細胞異型度は中等度であるが，構造異型の著明な分化型癌．異常分岐・吻合がみられる．

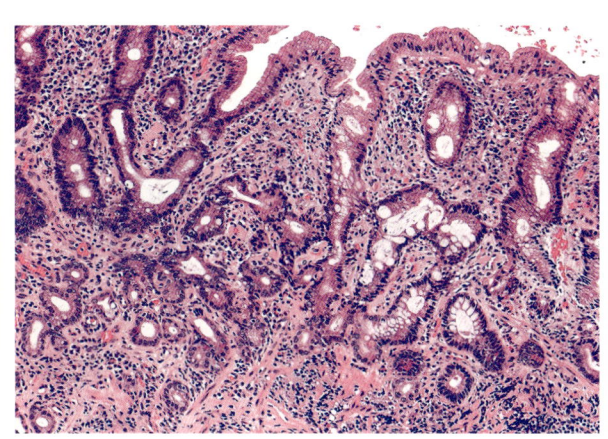

図 2-226　図 2-225 の拡大．腺管の異常吻合がみられる．癌腺管上皮に杯細胞が介在している．

　　構造異型度が著明であるが細胞異型が中等度と認識されるような分化型癌が稀ならず存在する．すなわち，小型立方状の癌細胞が比較的小型の腺管を形成し，その癌腺管上皮には杯細胞が介在している．それら腺管は粘膜面に水平方向に横たわっている腺管，不規則形腺管，そして腺管の不規則分岐・吻合といった著明な構造異型を呈している（図 2-225, 226）．このような癌の生検組織診断が，異型腺管を伴う慢性胃炎あるいは異型上皮 Group III と診断されている場合がある．生検組織診断に際しては細胞異型度を重要視して構造異型の観察がなおざりにされがちであるが，構造異型にも注意を払わなければならない．

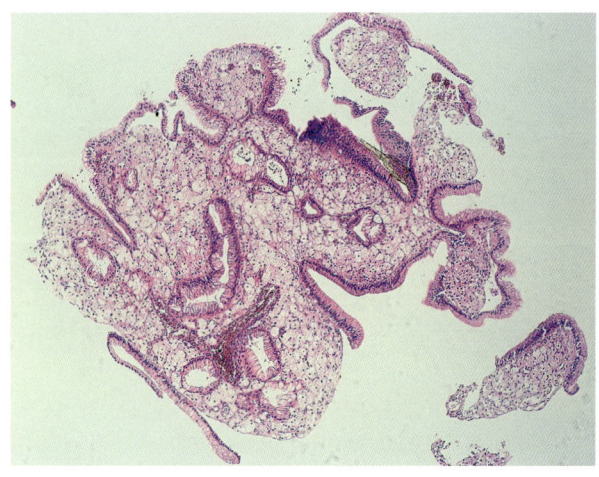

図 2-227　胃生検組織．キサントーマ細胞（HE 染色）．明るい細胞質の円形細胞．核は小型で細胞の中心に位置している．

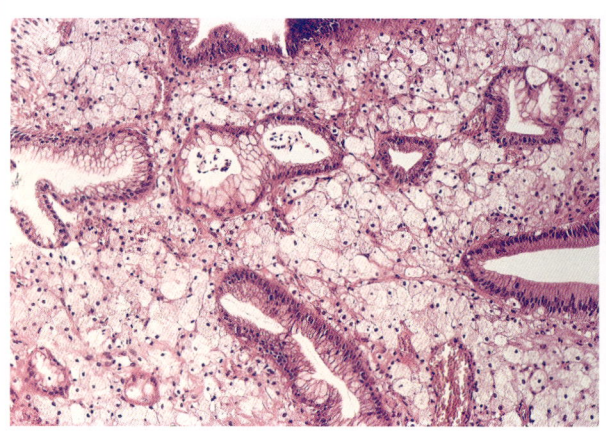

図 2-228　図 2-227 の拡大．HE 染色．粘膜固有層にキサントーマ細胞が充満している．

5　癌か良性病変か紛らわしい生検組織の診断

a．キサントーマ細胞と粘液細胞性腺癌

　　粘膜固有組織には脂質を貪食している組織球が集簇して出現することがあり，それをキサントーマ細胞 xanthoma cell と呼んでいる．キサントーマ細胞と粘液細胞性腺癌細胞とを間違わないように注意しなければならない．それら細胞の組織学的鑑別点として，当然のことながらキサントーマ細胞には核の大小不同などの細胞異型は認められない（図 2-227，228）．キサントーマ細胞は粘液細胞性腺癌細胞よりやや大きく，核は円形小型で細胞質の中心に位置している場合が多く，さらには PAS 染色で染色されない．したがって，生検組織の HE 染色標本作製時に，粘液細胞性腺癌細胞が少ない場合の見逃しの防止，およびキサントーマ細胞との鑑別を容易にするために，PAS 染色標本を同時に作製しておくことを勧める．

b．炎症性細胞浸潤の著明な粘膜における未分化型癌

　　潰瘍を伴う未分化型癌の潰瘍近傍から採取される粘膜組織片の中には，粘膜固有組織量が多く炎症性細胞浸潤の著明な再生性粘膜である場合がある（図 2-229）．そこに未分化型癌細胞が浸潤していると，癌細胞が炎症性細胞と混在していて癌細胞を見出すことが難しく，癌細胞を見逃して慢性胃炎と診断されている場合がある（図 2-230）．このような場合，すなわち生検組織が腺管の少ない粘膜固有組織量の多い粘膜組織片で，そこに炎症性細胞浸潤などによって粘膜固有組織の細胞密度が高い場合には，未分化型癌細胞の有無を確認するために PAS 染色を行うことが必要である．そうすることによって，容易に癌細胞の有無を知ることができる（図 2-231〜236）．

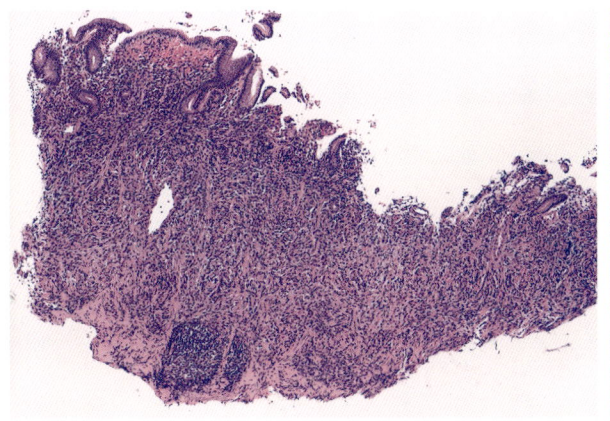

図2-229 潰瘍近傍から採取された粘膜組織片．粘膜固有組織量が多く炎症性細胞浸潤などによって細胞密度が高い．粘膜表面の一部は再生性上皮で覆われている．この拡大では炎症性細胞浸潤の著明な再生性粘膜と診断される．

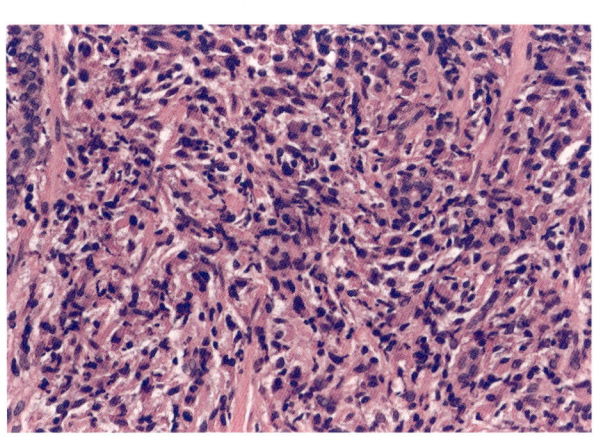

図2-230 図2-229の拡大．炎症性細胞浸潤の著しい粘膜固有組織である．炎症性細胞は主としてリンパ球であり，そこにリンパ球に比べてやや細胞質量の多い細胞が混在している．しかし，この所見から未分化型癌と診断するのは困難である．

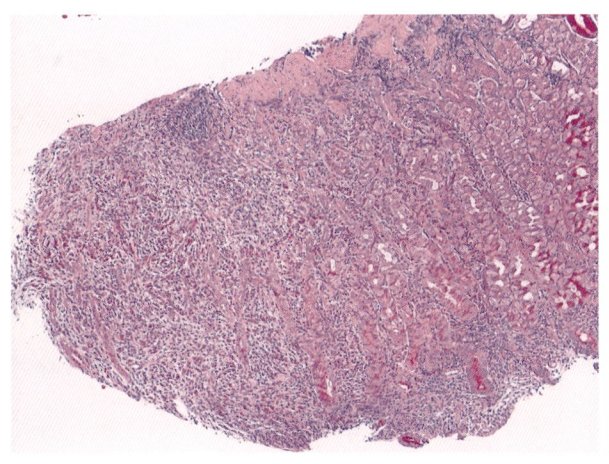

図2-231 図2-230の生検組織のPAS染色．著明な炎症性細胞浸潤によって細胞密度の高い粘膜固有組織に，赤く染色されている未分化型癌細胞が散在性にみられる．

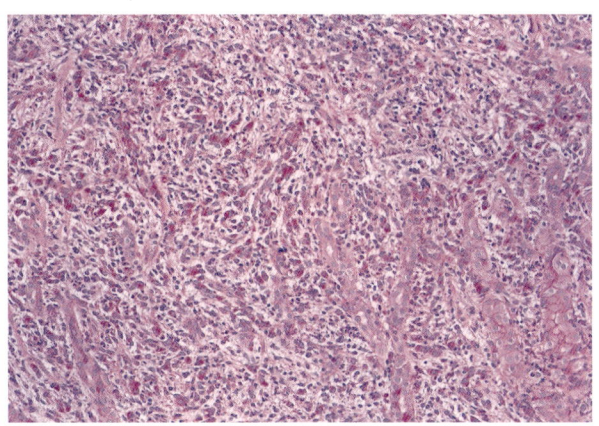

図2-232 図2-231の拡大．炎症性細胞浸潤の著しい粘膜固有組織に細胞質が赤く染色されている未分化型癌細胞がみられる．

c. 炎症性細胞浸潤の著明な粘膜における分化型癌

　　生検粘膜組織片の腺管に異型性があり，粘膜固有組織に著明な炎症性細胞浸潤があると，その腺管上皮の異型性は炎症による変性性変化あるいは再生異型と判断される場合がある．この炎症による上皮の異型性は，一般的に，腺管の分布は規則的であり不規則形腺管の出現はない．つまり，構造異型は認められず，細胞異型度が軽度〜中等度である（図2-237，238）．

　　それに対して，分化型癌が著明な炎症性細胞浸潤を伴う胃固有粘膜組織に存在している場合は，細胞・構造異型性ともに著明であることが多い（図2-239〜241）．したがって，炎症性細胞浸潤の著明な粘膜に細胞・構造異型度著明な腺管が存在している場合には，炎症による変性

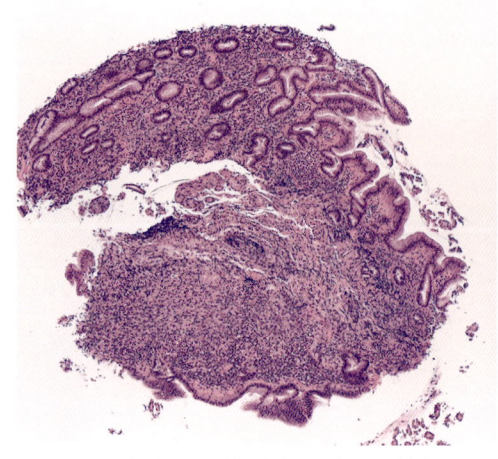

図 2-233 胃体部潰瘍性病変の辺縁から採取された生検組織片．炎症性細胞浸潤が著明な胃底腺粘膜である．

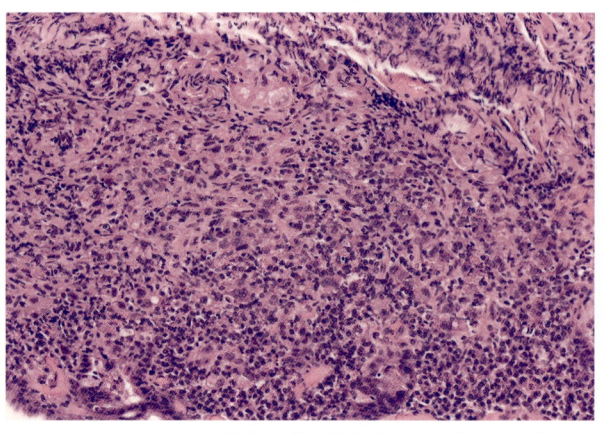

図 2-234 図 2-233 の拡大．炎症性細胞浸潤が著明で，未分化型癌細胞の同定が困難である．HE 染色標本では，炎症の著明な胃底腺粘膜組織片としか診断できない．しかし，胃体部の胃底腺粘膜領域の潰瘍性病変から採取された生検組織であるから，未分化型癌であることの可能性が高い．

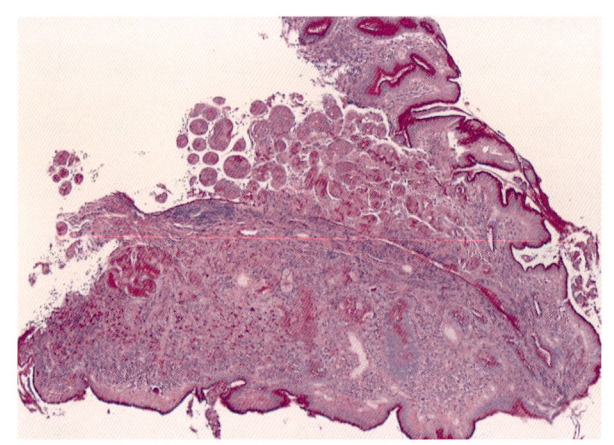

図 2-235 図 2-234 の PAS 染色．炎症性細胞浸潤に混じって比較的大きな PAS 陽性細胞がみられる．

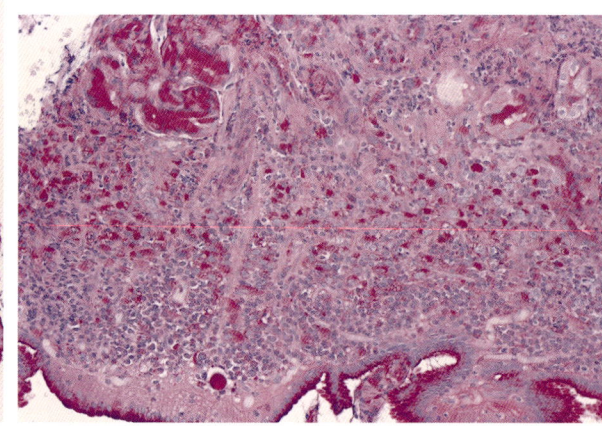

図 2-236 図 2-235 の拡大．未分化型癌（粘液細胞性腺癌）である．

性変化あるいは再生異型 Group Ⅱ を考慮する必要はなく，Group Ⅴ あるいは Group Ⅳ として直ちに再生検を行う必要がある．

d. 炎症性の肉芽組織あるいは線維性組織における未分化型癌

内視鏡的・X 線的診断が癌であって，潰瘍底の炎症性肉芽組織あるいは炎症性線維性組織から成る生検組織が採取された場合，そこにおける未分化型癌細胞と毛細血管新生の血管内皮細胞あるいは組織球との鑑別が問題となることがある．この場合も PAS 染色によって，未分化型癌細胞は赤色に染色され，血管内皮細胞・組織球は染色されないことで鑑別が容易となる（図

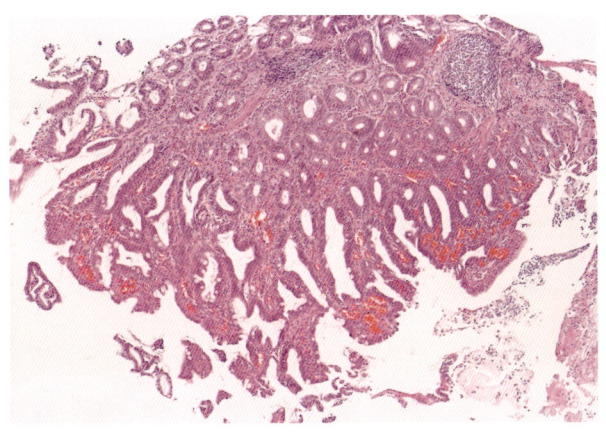

図 2-237　陥凹性病変から採取された粘膜組織片．粘膜固有組織には炎症性円形細胞浸潤が著しい．腺管上皮は HE 染色で濃染している．腺管の分布は規則的で腺管の大小不同はない．

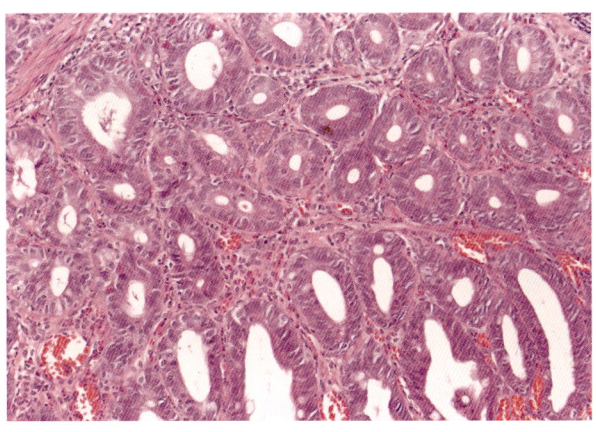

図 2-238　図 2-237 の拡大．HE 染色で濃染している腺管の核は一般的に小型で配列の乱れはない．核の大小不同が認められるが，その程度は軽度である．炎症による上皮の変化であり，Group Ⅱである．

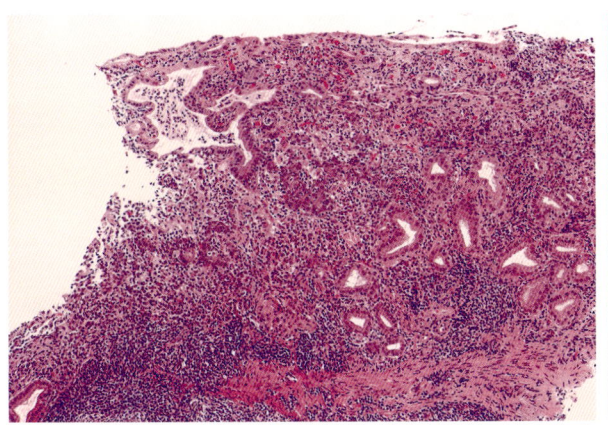

図 2-239　陥凹性病変から採取された粘膜組織片．粘膜固有組織に炎症性細胞浸潤が著明である．腺管数は減少していて，その分布は不規則である．異型上皮から成る腺管の破壊像が認められる．

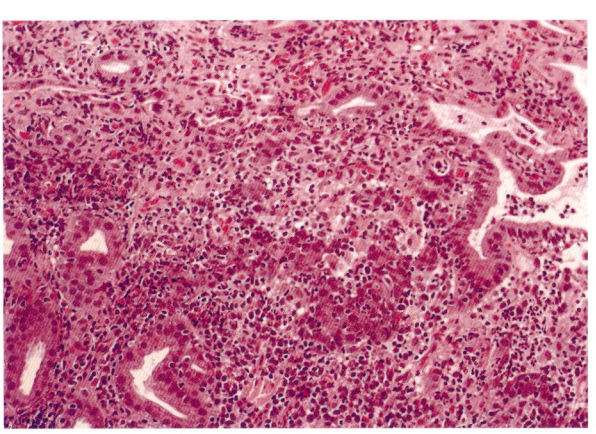

図 2-240　図 2-239 の拡大．異型上皮から成る腺管は大小不同，および不規則形を呈し，構造異型度著明である．

2-242〜244)．

　潰瘍からの生検で，潰瘍底から炎症性細胞浸潤を伴う壊死組織塊が採取されることがある．その中に印環細胞が混じている場合があるが，印環細胞であるからそれは未分化型癌細胞であると即断してはならない．この印環細胞は未分化型癌細胞である場合と，腺窩上皮から剥離した細胞である場合とがある．いずれの細胞質も PAS 染色陽性であるから粘液染色をもって区別することはできない．鑑別点としては，未分化型癌細胞は腺窩上皮粘液細胞よりも大きく，核も大きく，そして N/C 比も当然大きい．剥離した腺窩上皮粘液細胞の核は小型円形である．しかし，胃生検で炎症性細胞浸潤を伴う壊死組織塊のみに印環細胞が見出された場合には，組

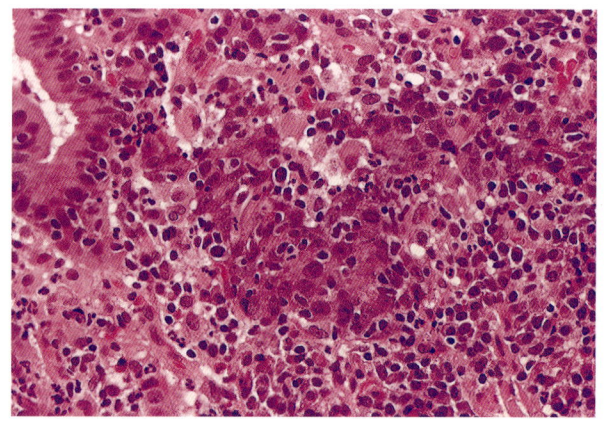

図 2-241 異型上皮細胞の核には大小不同がみられる．細胞異型度は著明．管状腺癌（分化型癌）である．

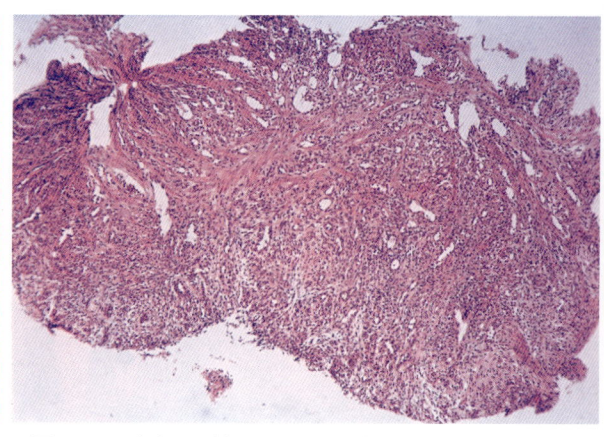

図 2-242 潰瘍から採取された胃生検組織．炎症性肉芽組織である（HE）．

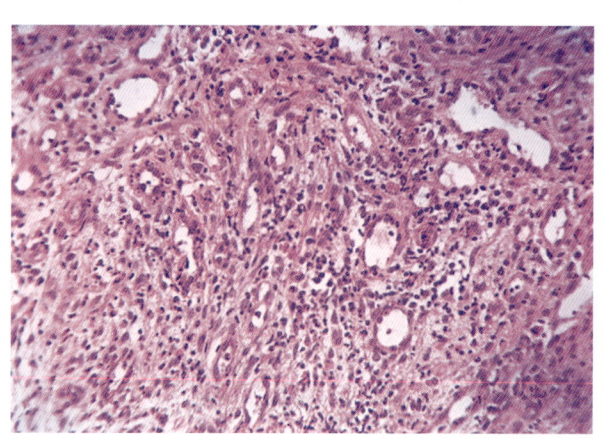

図 2-243 図 2-242 の拡大．炎症性細胞浸潤のある肉芽組織に血管内皮細胞増生が目立ち，ここに未分化型癌細胞が存在しているかどうか，HE 染色標本で癌細胞を同定することは困難である．

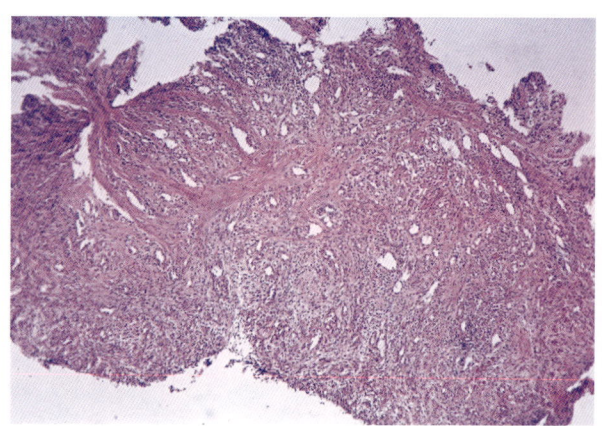

図 2-244 図 2-243 の炎症性肉芽組織の PAS 染色．毛細血管内皮細胞は PAS 陰性であり，PAS 陽性の未分化型癌細胞はみられない．

織診断を確実にするために再生検を行うことが必要である．

　胃粘膜ひだのある胃中・上部に存在する潰瘍の辺縁あるいは潰瘍底から採取された生検組織の組織診断にあたっては，未分化型癌であることを強く疑って検鏡する必要がある．特に，患者が女性で若年・中年の場合はそうである．なぜならば，粘膜ひだのある面は胃底腺粘膜領域であり，そこに存在する潰瘍は未分化型癌である可能性が高いからである（223 頁参照）．生検組織が潰瘍底から採取された炎症性線維性組織である場合には，必ず PAS 染色を行って未分化型癌細胞の有無を確認しておく必要がある（図 2-245〜248）．

e. Group Ⅱか Group Ⅳか迷う生検組織

　生検組織がその異型度から癌であることが強く疑われる Group Ⅳは，①生検組織に異型細胞が少ない場合，および②生検組織量は十分であるがその細胞・構造異型度がともに良性悪

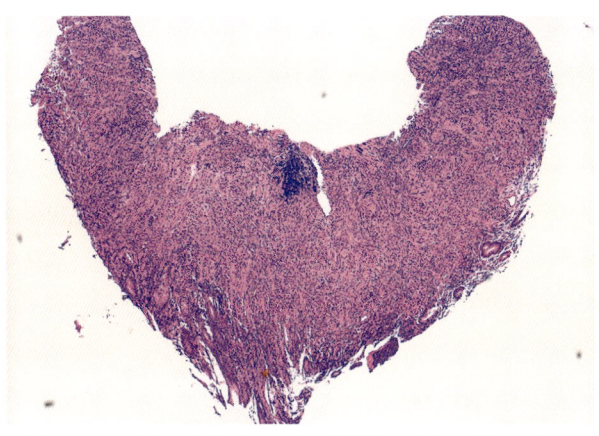

図 2-245　胃体部大彎側における潰瘍性病変から採取された生検組織片．炎症性線維性組織である．

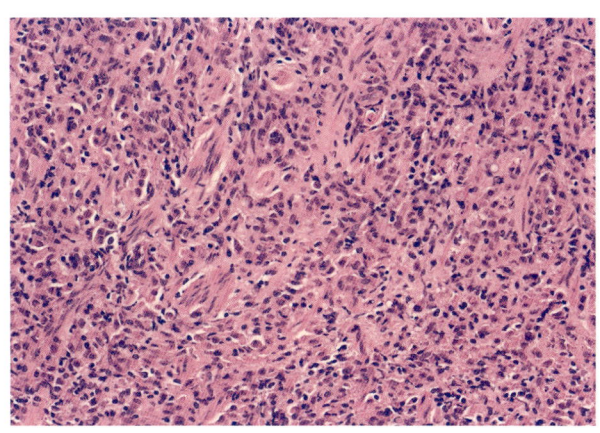

図 2-246　図 2-245 の拡大．炎症性線維性組織の中における癌細胞の同定は難しい．

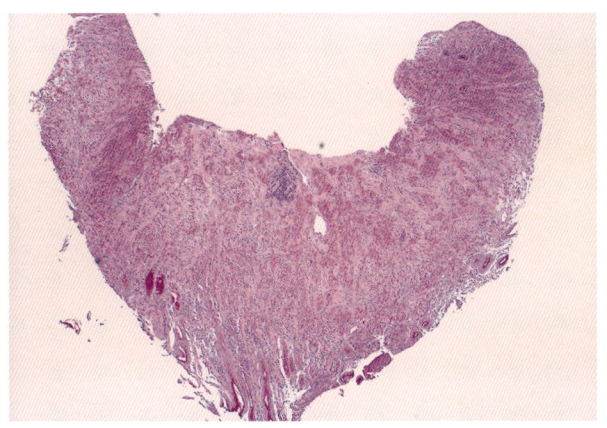

図 2-247　図 2-246 の PAS 染色．PAS 陽性細胞が線維性組織の中にみられる．

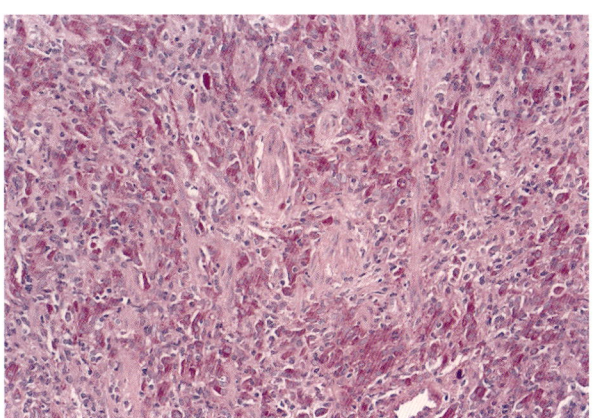

図 2-248　図 2-247 の拡大．炎症性線維性組織の中に PAS 陽性の未分化型癌細胞がみられる．

性境界であるような腫瘍性病変の場合である．これらは再生検によって癌となる確率の高い場合である．

　それに対して，構造異型度から癌を強く疑うが，しかし細胞異型度からは良性病変であることを完全に否定できない場合が稀ならず存在する．つまり，Group Ⅱ か Group Ⅳ か迷うような病変である．喜納・中村によって提唱されたこのカテゴリー "Group Ⅱ or Group Ⅳ" は，腸上皮化生粘膜上皮系列に属する病変よりも胃固有粘膜上皮系列の病変であることが多く，それは腺窩上皮型管状腺癌の場合である．

　このカテゴリーは，一般的に構造異型度が著明であるが，相対的に細胞異型度が軽度と判断されるような病変である．癌か否かの病理組織診断は細胞・構造異型度の総和をもってなされるが，一般的には構造異型度よりも細胞異型度を重要視している傾向がある．癌の多くは細胞異型度で明らかに癌であると認識することができるために，その癌の構造異型にはほとんど着

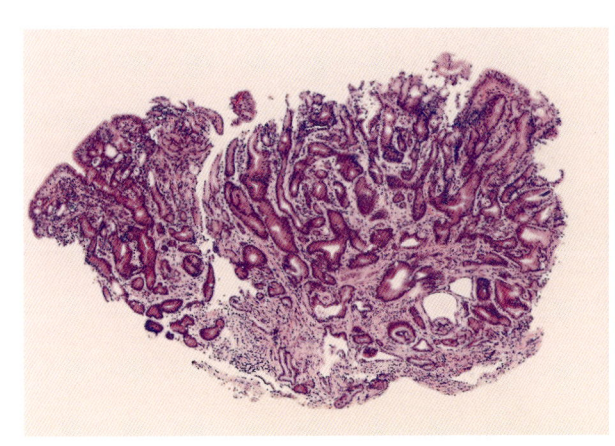

図 2-249 陥凹性病変から採取された生検組織．粘膜全層に腺窩上皮が大小不同の不規則形腺管を形成し，それら腺管の不規則吻合がみられる．腺管密度は比較的高い．

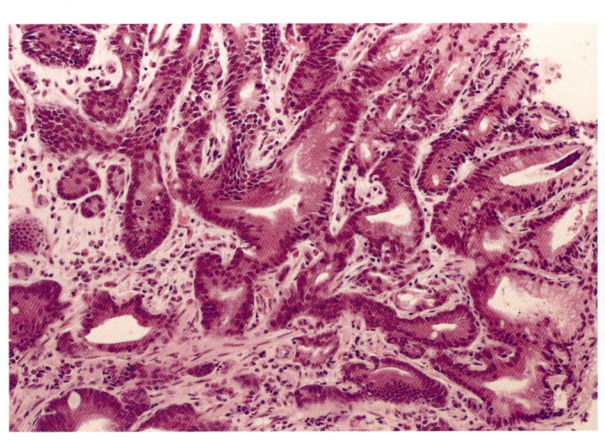

図 2-250 図 2-249 の拡大．腺窩上皮から成る不規則吻合・分岐が著明，つまり構造異型度著明である．それら腺窩上皮細胞の N/C 比は低く核の大小不同は軽度で細胞異型度は軽度と判断される．しかし，癌組織発生の観点からは胃固有粘膜から発生した腺管を形成している癌，腺窩上皮型管状腺癌，癌組織発生の点では未分化型癌である．このような癌の多くは粘膜下組織以深へ浸潤すると硬性腺癌型となる．

目することがない．細胞異型度から明らかに癌であるとすることができないような場合に，構造異型度によって癌と診断することができる．しかし多くの場合，構造異型度は無視され，良性病変あるいは良性悪性境界領域と診断される．このような傾向は特に西欧においてみられる．

異型の定義からは，構造異型は良性悪性の組織診断において重要な所見である．異型度の画像解析で，確率的に良性悪性を振り分ける 2 変量判別関数からは，組織診断における構造異型度と細胞異型度との重みの割合は約 4：6 であり，構造異型度は良性悪性の組織診断においては決して無視することのできない所見である．ここでは，生検組織診断において，構造異型度が如何に重要であるかを眺めてみよう．

1) 胃固有粘膜上皮系列の構造異型度著明，細胞異型度軽度であるような生検組織

一般的には構造異型と細胞異型の程度は大体において一致しているが，それがかけ離れている場合である（表 2-45 参照）．このような場合の生検組織は，細胞異型度が軽度で構造異型度が著明であることが多い（図 2-249〜252）．腺管の構造異型は生検粘膜組織片が粘膜の接平面として薄切されると，腺管の異常分岐・吻合として組織標本上に現れてくる場合がある．生検組織片が粘膜表面の接平面として薄切された場合には，その粘膜組織片の全周が粘膜表面として認められる．粘膜組織片の一部が粘膜表面である場合は，粘膜が垂直方向に切られた面であるから，腺管の異常分岐・吻合は構造異型である（図 2-253〜256）．

細胞異型度が著明で構造異型度が軽度である場合は，Group Ⅲ か Group Ⅴ かの問題，つまり Group Ⅳ の問題である（181 頁の表 2-45 参照）．

炎症によって上皮細胞に変性が生じ，上皮細胞が異型を呈する場合がある．この場合の細胞異型度は癌のように著明となることはなく，一般的に軽度あるいは中等度である．炎症性の生

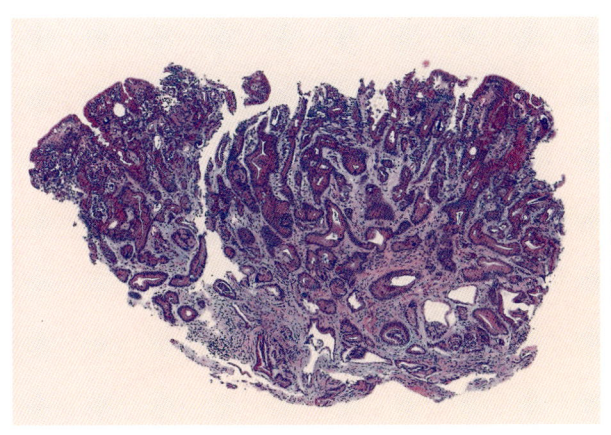

図 2-251　図 2-249 の PAS 染色．腺窩上皮型癌細胞は PAS 陽性である．

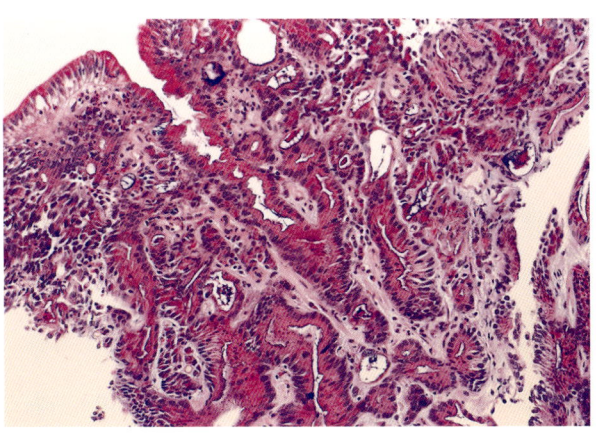

図 2-252　図 2-251 の拡大．

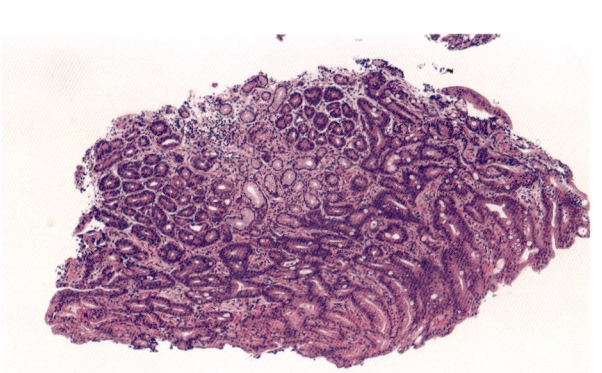

図 2-253　陥凹性病変から採取された生検組織片．大小不同の不規則形腺管が分岐・吻合している．この腺管の異常な分岐・吻合は，粘膜片の辺縁の一部が粘膜表面であることから，組織標本作製が粘膜表面の接平面で薄切されたことによって現れてきた組織模様ではなく，癌そのものの構造異型性である．

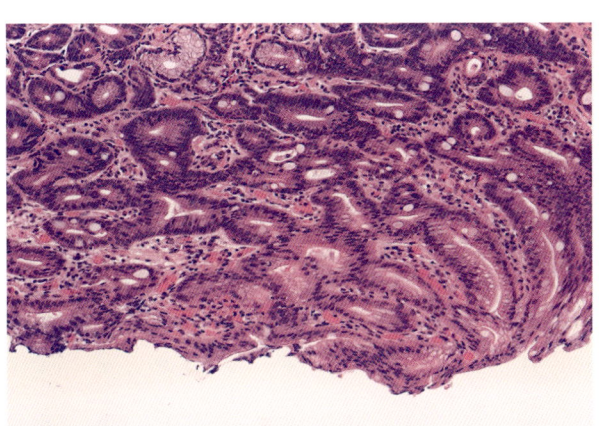

図 2-254　図 2-253 の拡大．大小不同の不規則形腺管の異常な分岐・吻合がみられる．細胞異型度は軽度〜中等度と判断され，構造異型度が著明でないと，細胞異型度からは癌と診断することができない．腺窩上皮型管状腺癌である．

検組織における上皮細胞異型度が著明である場合は Group Ⅴか Group Ⅳであり，炎症による上皮細胞の変性あるいは再生性である Group Ⅱではない．炎症を伴う粘膜組織片に細胞異型のある上皮細胞があると，炎症による上皮の異型と判断しがちであるが，炎症によっては細胞異型度が著明となることはほとんどない（図 2-45 参照）．この"Group Ⅲ or Group Ⅳ"の場合，直ちに再生検を行って癌であるのか良性病変であるのか，組織診断を確実にする必要のあることはいうまでもない．

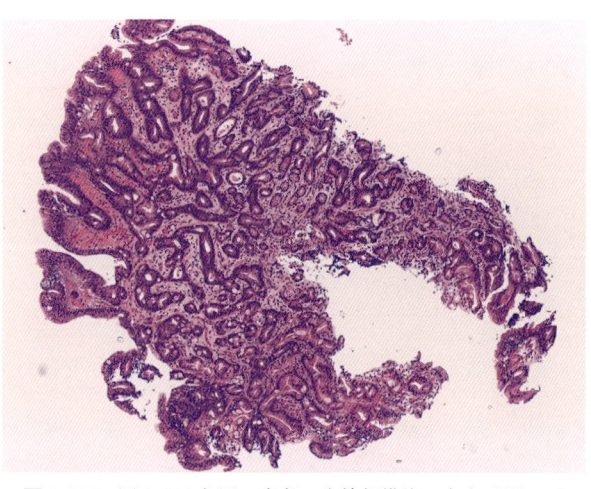

図 2-255 図 2-253 と同一患者の生検組織片．大小不同の不規則形腺管の異常分岐・吻合が著しい．この組織模様は，粘膜組織片の一部が粘膜表面であるから，粘膜の接平面ではなく，癌の構造異型である．

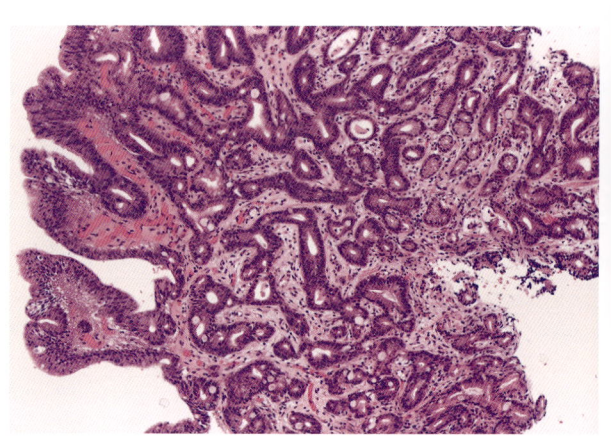

図 2-256 図 2-255 の拡大．不規則形腺管の異常分岐・吻合．

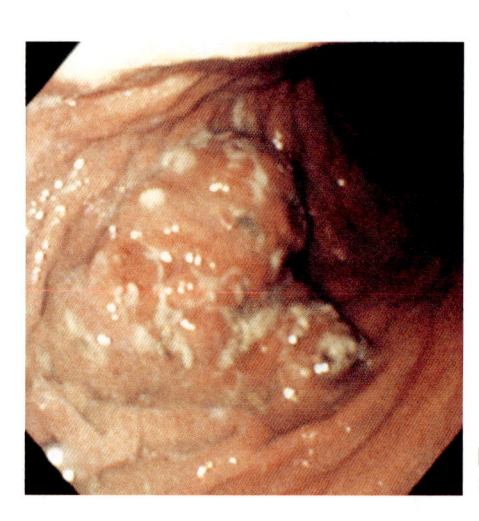

図 2-257 胃体部後壁における大きさ 5 cm の隆起性病変．表面には多数のびらんがある．

2）腸上皮化生粘膜上皮系列の構造異型度著明，細胞異型度軽度であるような生検組織

〔症例〕65 歳，男性

　内視鏡検査で胃体部後壁における大きさ 5 cm の表面びらん状の隆起性病変が発見され（図 2-257），そこから生検組織が採取され，病理組織学的に「腸上皮化生粘膜」と診断された（図 2-258, 259）．その後 3 回生検が行われたが，いずれも病理組織診断は「腸上皮化生粘膜」であった（図 2-260, 261）．内視鏡的に悪性腫瘍が強く疑われたので，胃壁部分切除が行われた（図 2-262）．なお，患者には肝硬変と食道静脈瘤がある．

　図 2-258 と図 2-259 は腸上皮化生粘膜と診断された第 1 回目の生検組織である．粘膜固有組織には炎症性細胞浸潤が中等度に認められ，正常腸上皮化生粘膜に比べて腺管がやや大型で腺管密度がやや高いとはいうものの，一般的には腸上皮化生粘膜と判断されるであろう．図

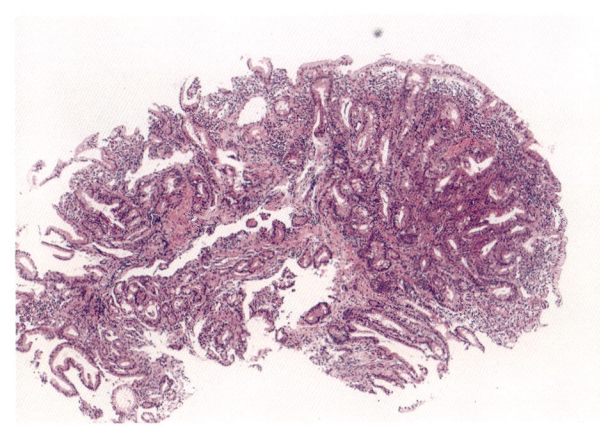

図 2-258 第1回目の生検組織．腸上皮化生粘膜である．粘膜固有組織には炎症性細胞浸潤が中等度に認められ，正常腸上皮化生粘膜に比べて腺管はやや大型で腺管密度はやや高い．

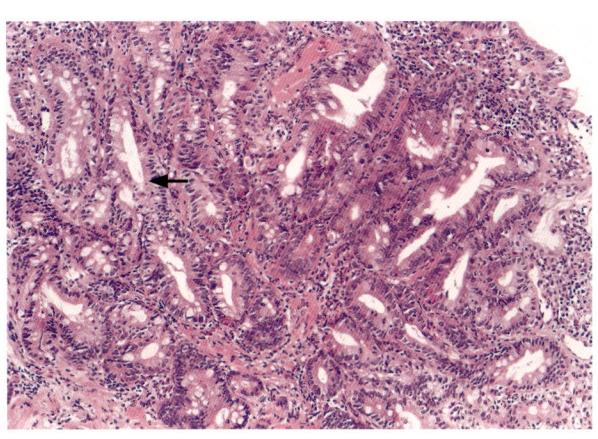

図 2-259 図 2-258 の拡大．腺管密度はやや高く，腺管はやや大型，横走する腺管および異常分岐・吻合があり（矢印），構造異型度は中等度～著明である．核配列の乱れはないが，大型核が散在性に認められる．構造異型度著明そして細胞異型度軽度，すなわちカテゴリー"Group Ⅱ or Group Ⅳ"の生検組織である．

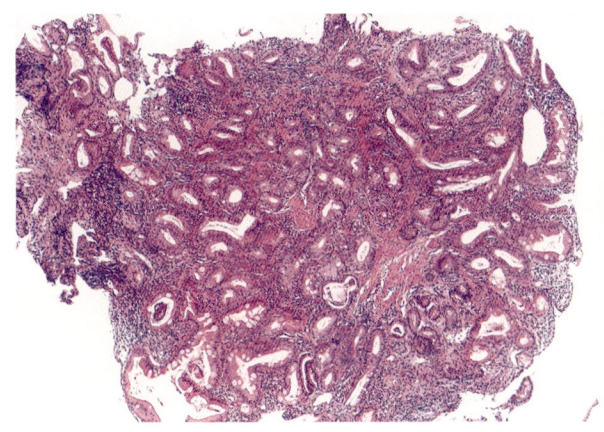

図 2-260 第4回目の生検組織．正常腸上皮化生腺管よりも大型の腺管が密に存在している．腺管の大小不同，腺管分布の不規則性がみられる．

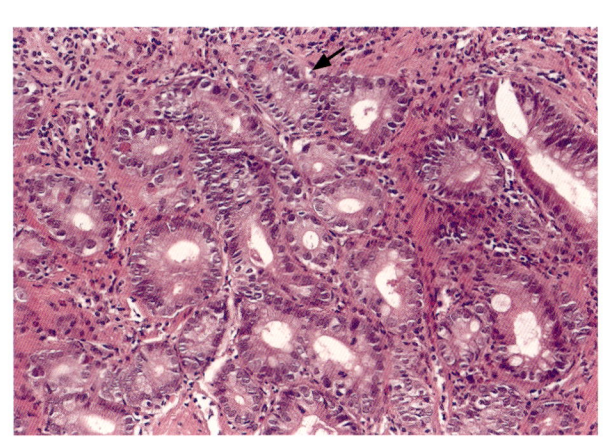

図 2-261 図 2-260 の拡大．腺管の異常吻合がみられる（矢印）．異型上皮からなる腺管の大小不同，分布の不規則性がみられる．

　2-259 は図 2-258 の拡大である．腺管密度はやや高く，腺管はやや大型，横走する腺管および異常分岐・吻合があり，構造異型度は中等度～著明である．上皮細胞は円柱状，細胞質はエオジン好性で核配列の乱れは認められない．核は比較的大きく，細胞基底側に配列している．それら細胞が比較的大型の腺管を形成している．腺管上皮には杯細胞が介在していて，腸上皮化生腺管であるが，正常のそれよりもやや大型である．核配列の乱れはないものの大型核が散在性に認められる．構造異型度著明で細胞異型度軽度といった所見であり，カテゴリー"Group Ⅱ or Group Ⅳ"の生検組織である．Group Ⅳと診断して，直ちに再生検を行う必要がある．

　この隆起性病変からの再生検は合計4回行われたが，組織所見は第1回生検と同じであり，

F　胃癌と上皮性ポリープの生検診断

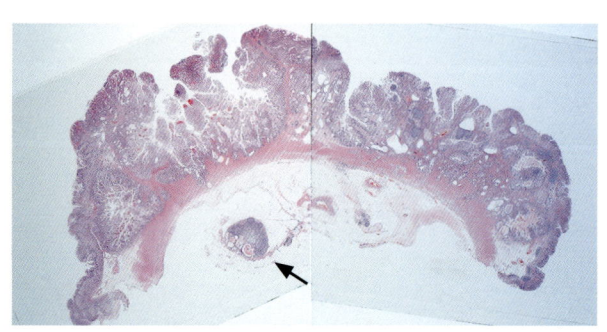

図 2-262 胃壁部分切除の割面. 大きさ5 cmの1型癌である. 癌浸潤は漿膜下組織に及んでいて, 所属リンパ節1個に転移がみられる(矢印).

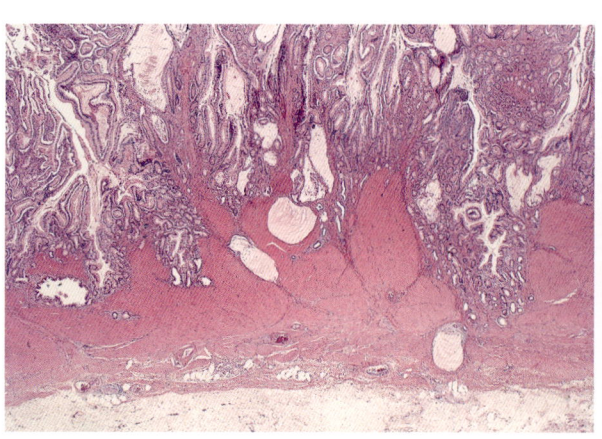

図 2-263 図 2-262 の拡大. 癌の粘膜内進展部がそのまま層状に固有筋層内に浸潤している.

　いずれも病理組織学的診断は腸上皮化生粘膜であった. 図 2-260 と図 2-261 は第4回目の生検組織で, 第1回生検組織と同様の所見である.
　内視鏡的に, 隆起性病変の大きさが5 cmと大型であり, びらんが多発している汚らしい腫瘍の表面といった所見からは悪性腫瘍が強く疑われる. さらには, 生検組織は正常腸上皮化生粘膜に一見類似していてGroup IあるいはGroup IIとされがちであるが, 構造異型が著しいことから癌を強く疑うGroup IVと診断すべきである. この生検組織診断は"Group II or Group IV"のGroup IVである.
　図 2-262 は胃壁部分切除された隆起性病変の割面である. 隆起性発育を呈している癌は漿膜下組織に浸潤する分化型癌で(図 2-263～265), 所属リンパ節に転移している(図 2-266). 粘膜内進展部の癌は層状に固有筋層にまで連続的に浸潤している部分があり(図 2-263), その部分はあたかも正常腸上皮化生粘膜のような様相を呈している(図 2-264). 粘膜内進展部は比較的大型の腸上皮化生腺管が密に存在していて, 腺管の異常な分岐・吻合がみられ, 構造異型度は著明で細胞異型度は軽度である. 粘膜下組織浸潤部でも不規則形腺管の出現, そして上皮にはPaneth細胞もみられる(図 2-267, 図 2-268). 漿膜下組織における癌組織(図 2-269)と原発巣である粘膜内における癌のそれ(図 2-259, 260, 264)とを比較すると相当に異なった像である.
　癌の組織像は発育の場が異なることによって変貌する. この症例は, 原発巣は腸上皮化生粘膜と間違うような癌が, 漿膜下組織に浸潤して, 明らかな癌の組織像に変貌した癌である. 生検組織診断に際して, 内視鏡所見と生検組織の構造異型に着目していたならば, Group IVあるいはカテゴリー"Group II or Group IV"の診断に至っていたであろう.

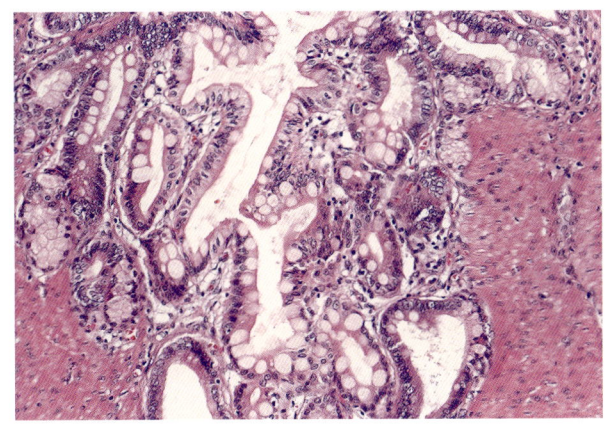

図2-264　図2-263の拡大．癌の固有筋層への浸潤．癌腺管上皮には多数の杯細胞があり，一見，腸上皮化生腺管のようであるが，構造異型がみられる．

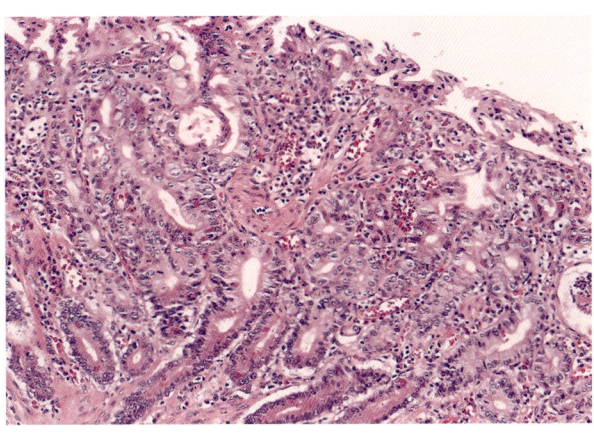

図2-265　図2-262の癌の粘膜内進展部の拡大．腺管の大小不同と腺管密度の増加がみられる．

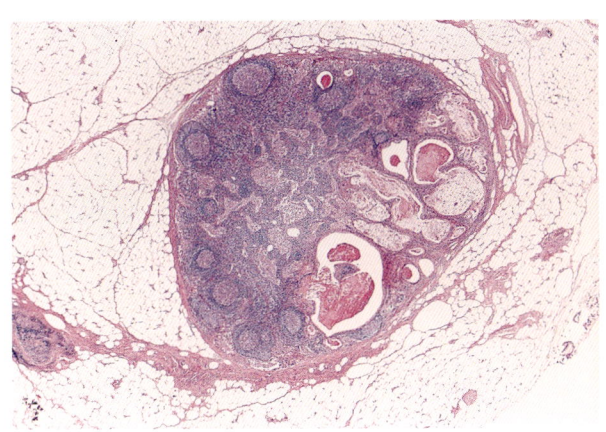

図2-266　リンパ節転移．

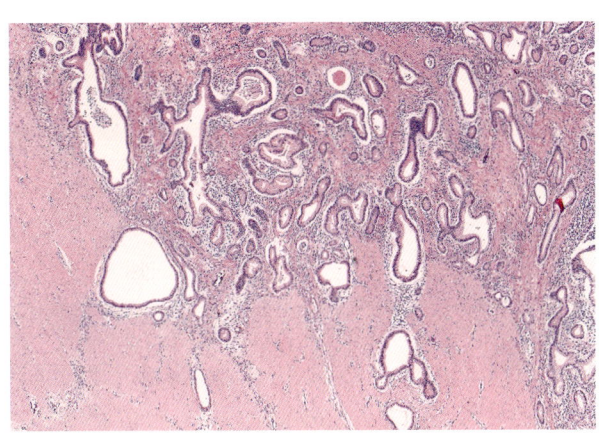

図2-267　図2-262の粘膜下組織および固有筋層における癌の浸潤．大小不同および不規則形腺管の浸潤がみられる．

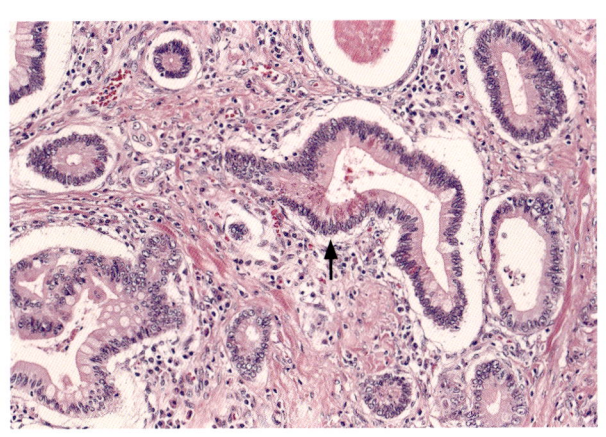

図2-268　図2-267の拡大．癌腺管は高円柱状細胞からなり，杯細胞とPaneth細胞（矢印）が介在している．核はやや大型で基底側にありその配列の乱れは軽度である．

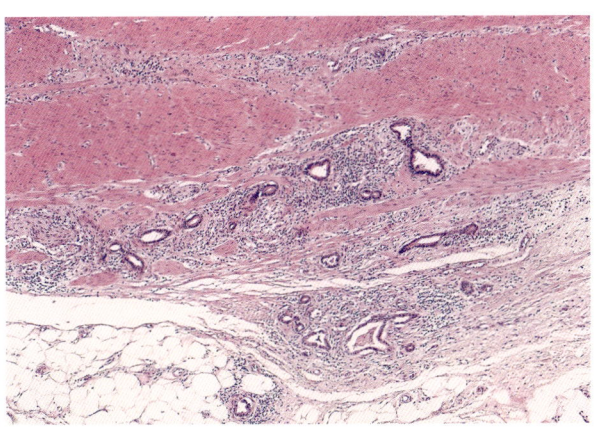

図2-269　漿膜下組織における癌の浸潤．

F　胃癌と上皮性ポリープの生検診断

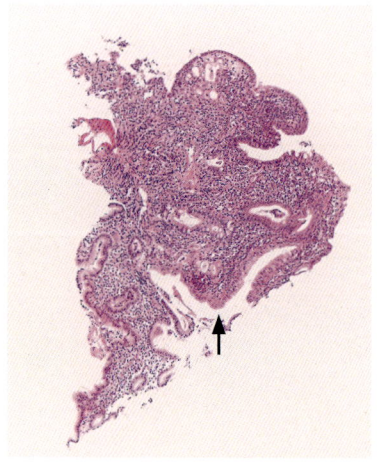

図 2-270 Group IVの生検組織．中等度の炎症性細胞浸潤を伴う粘膜で，一部に数個の異型腺管が認められた（矢印）．

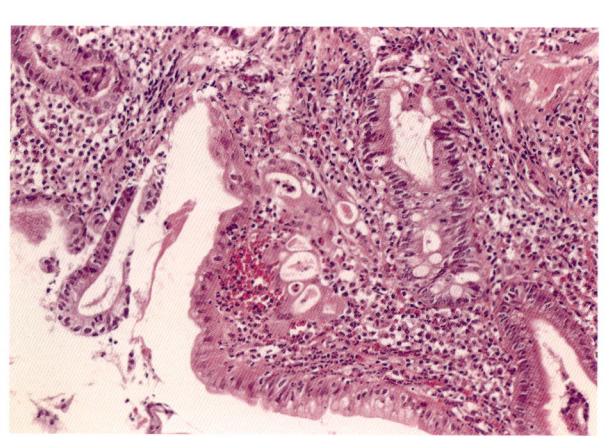

図 2-271 図 2-270 の拡大．異型腺管が数個みられる．それら腺管は炎症による変性であるのか，あるいは変性に陥っている粘液細胞性腺癌であるのかの区別が難しい．Group IV．

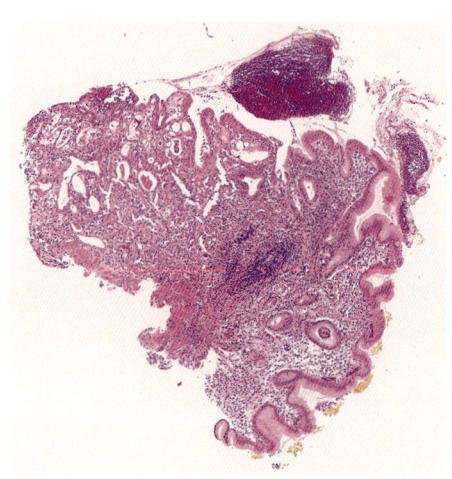

図 2-272 図 2-270 の症例の再生検組織．中等度の炎症性細胞浸潤のある粘膜組織片の中に異型腺管群がみられる．その量は第1回目の生検（図 2-270）より増加していて，容易に癌であることの診断が可能である．

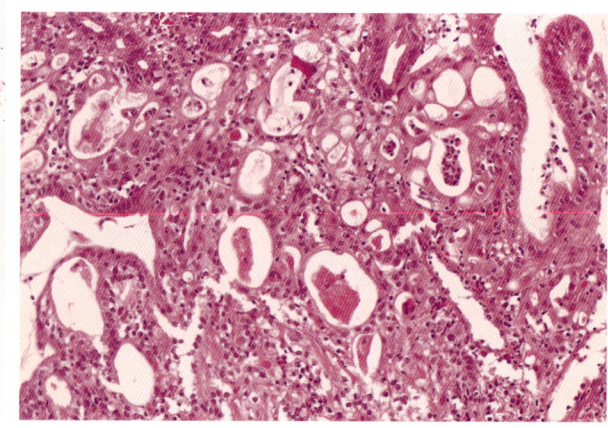

図 2-273 図 2-272 の拡大．粘液細胞性腺癌細胞が個々にばらばらに，そして小型腺管を形成している．Group V．

f. 生検組織中に異型細胞の量が少ない場合

　　図 2-270, 271 の症例は中等度炎症性細胞浸潤を伴う粘膜組織片の中に数個の異型腺管が認められ，粘液細胞性腺癌であることが強く疑われたのであるが，炎症による腺管の変性であることを完全に否定することができないために，Group IVとして再生検を行った症例である（図 2-272, 273）．さらに情報量を増やすためにパラフィンブロックから組織標本を数枚作製するのも1つの方法である．そうすることによって，異型腺管の量が増加して確定診断が可能とな

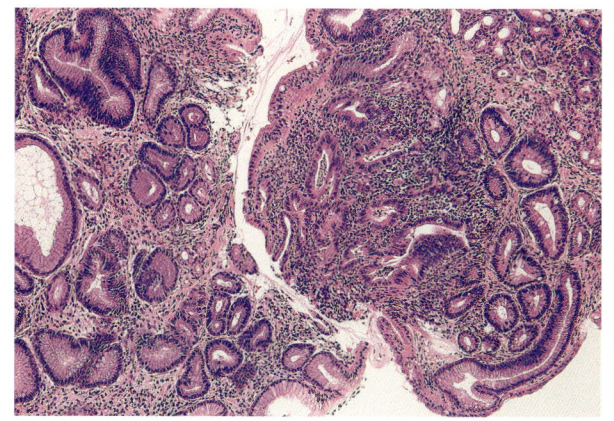

図 2-274 噴門部軽度隆起部から採取された生検組織片．腸上皮化生を伴う噴門腺粘膜で，炎症性細胞浸潤部に一致して異型腺管群がみられる．

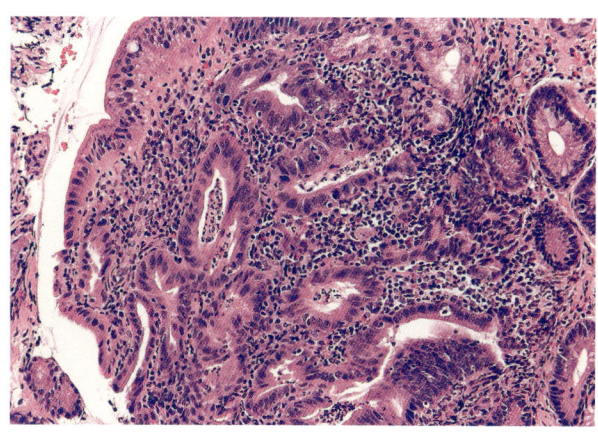

図 2-275 図 2-274 の拡大．異型腺管の核は円形化し，N/C の増加がみられる．構造異型は軽度であることから，炎症による変化を否定することができず，Group Ⅳ として再生検を行った．

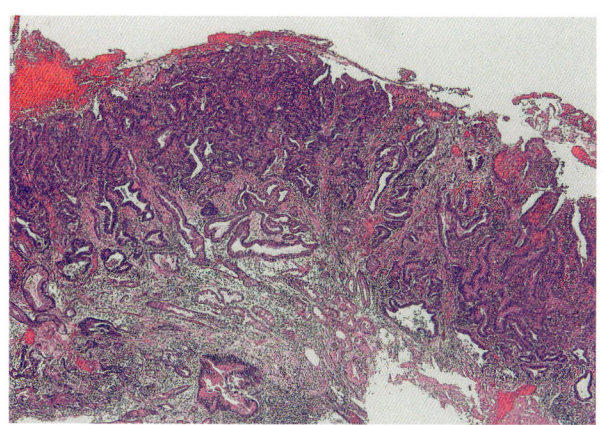

図 2-276 図 2-274 の再生検組織．異型腺管から成る粘膜組織片で腺管の構造異型が著明である．

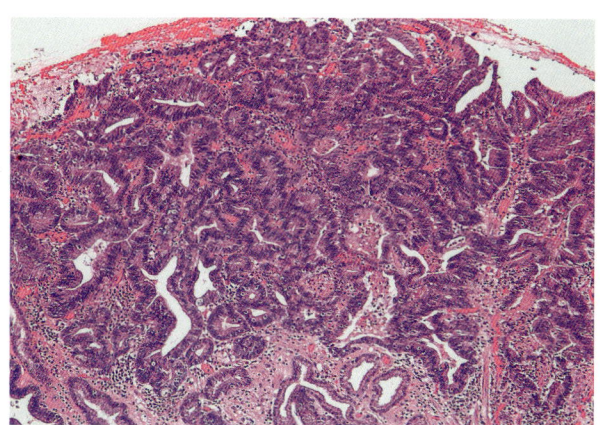

図 2-277 図 2-276 の拡大．不規則形腺管の出現，腺管分布の不規則性がみられ，核の円形化と N/C の増加がみられる．構造・細胞異型度からは明らかな癌である．

る場合がある．

　図 2-274，275 の症例は腸上皮化生を伴う胃固有粘膜組織片で，中等度炎症性細胞浸潤部分に一致して数個の異型腺管があり，炎症による変性性腺管群であるのか，または管状腺癌であるのかの鑑別が難しい．しかし，異型細胞からなる腺管群に構造異型が認められるので Group Ⅴ と診断しうるが，念のため Group Ⅳ として再生検を行った．その結果は癌組織量の多い Group Ⅴ であった症例である（**図 2-276，277**）．

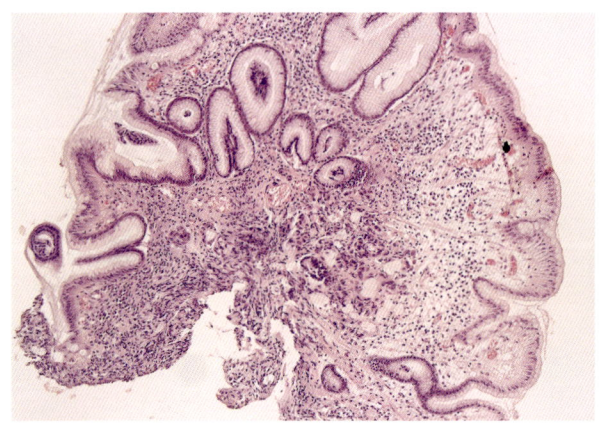

図2-278　生検組織採取によって生じた組織挫滅部分に異型上皮細胞集簇がみられる．構造は破壊されている．濃染した核の大小不同があり，また不規則形の核がみられる．

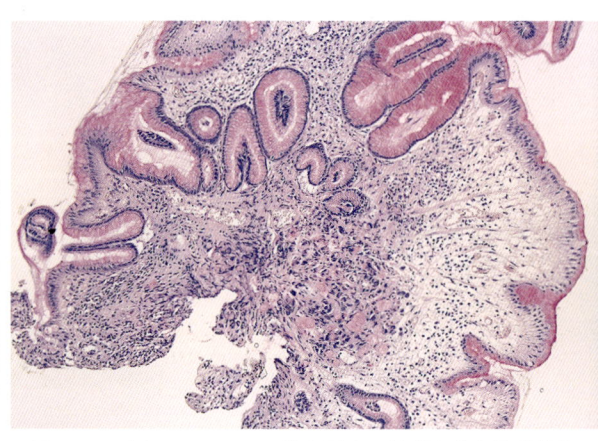

図2-279　図2-278のPAS染色標本．異型上皮細胞集簇部分にはPAS陽性の上皮細胞がみられる．これが粘液細胞性腺癌細胞であるのか，挫滅した腺窩上皮粘液細胞であるのかの区別ができない．しかし，腺窩上皮細胞の核に比べて異型細胞の核が大きいことから癌を強く疑うGroup Ⅳと診断して，再生検を行った．

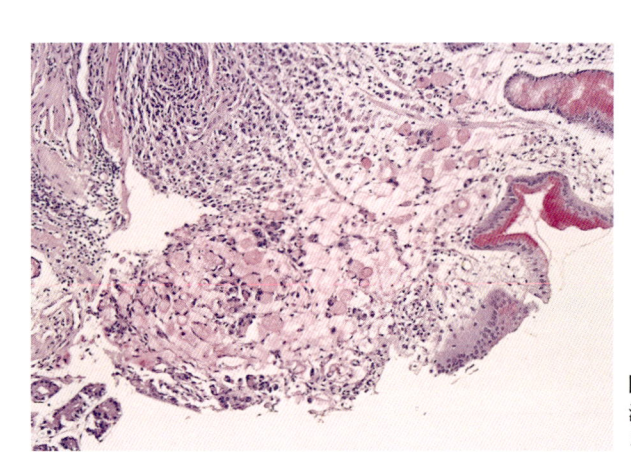

図2-280　図2-278，279の症例の再生検組織（PAS染色）．挫滅組織部分から離れた粘膜固有組織に粘液細胞性腺癌がみられる．

g. 生検組織採取時に挫滅した粘膜組織における異型細胞

　　生検組織の中には，組織採取時の鉗子により挫滅した組織をみることがある．この場合，核はヘマトキシリンに濃染し，大きさ・形は不規則となり，細胞異型度は著明であるから癌と診断したくなる（図2-278，279）．しかし，その異型性は挫滅という人工的変化が組織に加わった結果であるから，異型度をそのまま評価することはできない．したがって，挫滅部分の組織が癌である可能性が高いGroup Ⅳとみなされた場合には，再生検を行って組織診断を確実にすることが必要である（図2-280）．

h. 粘膜ひだのある領域（腸上皮化生のない胃底腺粘膜領域）に存在するびらん・潰瘍から採取された生検組織

　胃内視鏡検査を行うに際して，胃癌組織発生の観点からは，胃体部あるいは粘膜ひだのある領域におけるびらんあるいは小潰瘍の有無の確認を必ず行っておく必要がある．なぜならば，その領域は一般的に腸上皮化生のない胃底腺粘膜で覆われているとみなすことができ，その胃底腺粘膜から発生する癌の95％は未分化型癌であり，そして，linitis plastica 型癌の原発巣の多くは胃底腺粘膜から発生した未分化型癌であるからである．潜在的あるいは典型的 linitis plastica 型癌として診断されている症例の中で，その原発巣の大きさが径1～2 cm である場合は決して少なくはない．すなわち，それらの癌は小さいうちから粘膜下組織へ浸潤しているのである．そして，潜在的 linitis plastica 型癌あるいは胃体部のびらんでは自覚症状に乏しく，粘膜ひだの多い領域におけるびらん・小潰瘍を見出すことが難しいことも，早期発見が遅れる一因である．未分化型癌は，その大きさが3 mm 以上では一般的にその表面はびらん化しているから，その部位におけるびらん・小潰瘍からの生検組織が未分化型癌であった場合には，linitis plastica 型癌の早期発見あるいは linitis plastica 型癌への発育を早期に阻止したことになる．

　なお，未分化型癌は組織学的に，粘膜内では印環細胞癌 signet-ring cell carcinoma，粘液細胞性腺癌 mucocellular adenocarcinoma，索状腺癌 trabecular adenocarcinoma，そして小管状腺癌 microtubular adenocarcinoma を呈する癌の総称である．それら癌組織型は多かれ少なかれ混在しているのであり，それらは組織発生的に同じ癌である．粘膜内でそのような組織像を呈している未分化型癌は，粘膜下組織以深へ浸潤すると線維性組織の増生を伴う硬性腺癌 scirrhous adenocarcinoma という組織像を呈するようになる．

　胃底腺粘膜から発生した未分化型癌は，幽門腺粘膜から発生したそれよりも linitis plastica 型癌へと発育進展する傾向がある．癌発生から典型的 linitis plastica 型癌完成までの発育進展過程 "Linitis plastica 型癌への小径— *El caminito a la linitis plástica* —" を描いてみると，次のようになる[16]．すなわち，

　① 胃底腺粘膜から発生した未分化型癌が，その大きさ径2 cm 前後あるいはそれ以下のⅡcあるいはⅡb型粘膜内癌のときに，その原発巣の潰瘍化に先行して癌細胞が粘膜下組織へ浸潤した場合に linitis plastica 型へと進展していく．癌細胞が粘膜下組織へ浸潤するときの癌発生からの経過時間は，3年前後あるいはそれ以内である．

　② 粘膜下組織へ浸潤した癌細胞は，粘膜以外の胃壁各層をびまん性に浸潤していく．一方，原発巣においては潰瘍化が生じ，また，粘膜下組織以深における癌細胞浸潤部には線維性組織の形成が生じるようになる．この時期では，臨床的にはⅡc型癌あるいは粘膜ひだの太まり・胃壁の部分的変形で発見される（潜在的 linitis plastica 型癌）．

　③ 癌細胞浸潤に伴い増生した線維性組織は時間の経過とともに収縮するため，胃内腔は全体的に狭くなっていく．臨床的には胃の全体的な管状狭窄状態あるいは leather bottle 状態で発見される（典型的 linitis plastica 型癌）．癌発生から典型的 linitis plastica 型癌状態で発見さ

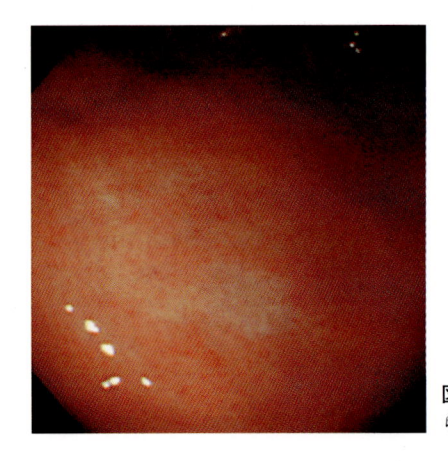

図 2-281 胃体部後壁の内視鏡写真．胃体部後壁に白色斑がみられる．そこから生検組織が採取された．

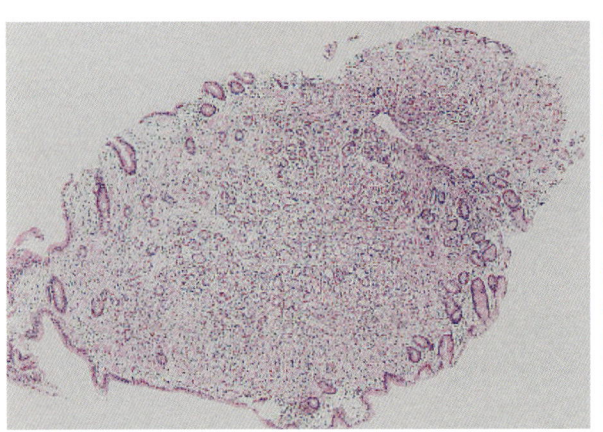

図 2-282 図 2-281 の白色斑から採取された生検組織．胃底腺粘膜である．

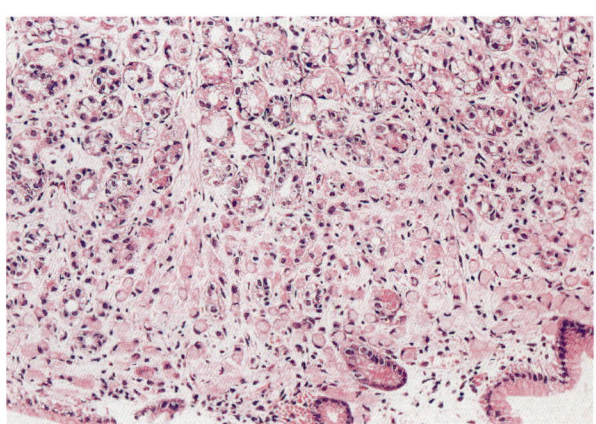

図 2-283 図 2-282 の拡大．胃底腺粘膜表層に限局している粘液細胞性腺癌が認められる．

れるまでの癌発生からの経過時間は，一般的に 6〜8 年あるいはそれ以上である．潜在的 linitis plastica 型状態から典型的 linitis plastica 型状態へと変化するのに要する時間は 1〜3 年である．

次に，胃癌集団検診で発見された胃底腺粘膜から発生した未分化型癌症例のうち，微小癌および潜在的 linitis plastica 型癌の症例を呈示する．いずれも自覚症状がなかった症例である．

1）症例：36 歳，男性

胃内視鏡検査で，胃体部後壁に大きさ 4 mm の白色斑が認められたので（図 2-281），そこから生検組織が採取された（図 2-282, 283）．その生検組織は組織学的に胃底腺粘膜に存在している粘液細胞性腺癌，すなわち未分化型癌であった．なお，粘膜内癌の内視鏡的所見として，未分化型癌の表面は白色，そして分化型癌のそれは赤色を呈している場合が多いことから，それぞれ白色癌，赤色癌と呼ばれていたこともあった．

この症例は微小癌であることから，内視鏡的粘膜切除が行われた（図 2-284）．内視鏡的に白

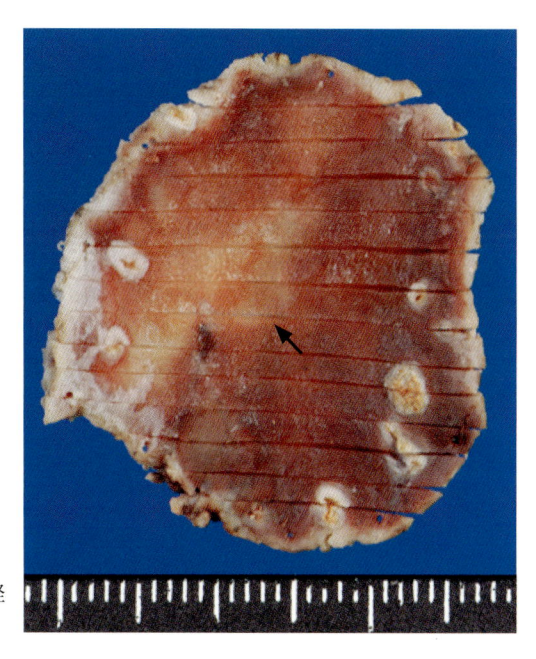

図 2-284　図 2-281 の粘膜切除標本．癌の大きさは 4×3 mm．表面は軽度陥凹している（矢印）．

図 2-285　図 2-284 の癌の割面．胃底腺粘膜の腺頸部より表層の粘膜固有組織に癌細胞が浸潤している．腺窩上皮からなる腺管は消失しているが，粘膜深層 1/2 には胃底腺管が充実性にみられる．癌の中心部に再生上皮がみられ，生検組織が採取された部位（＊）である．この再生粘膜に癌細胞はみられない．

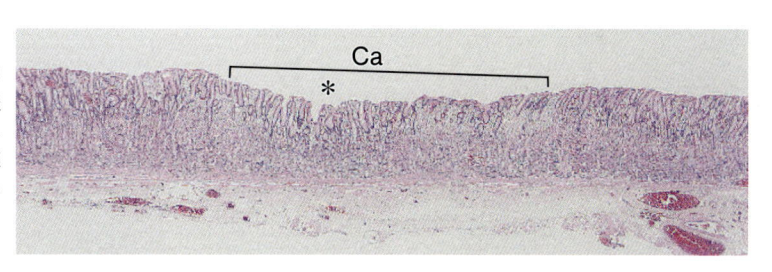

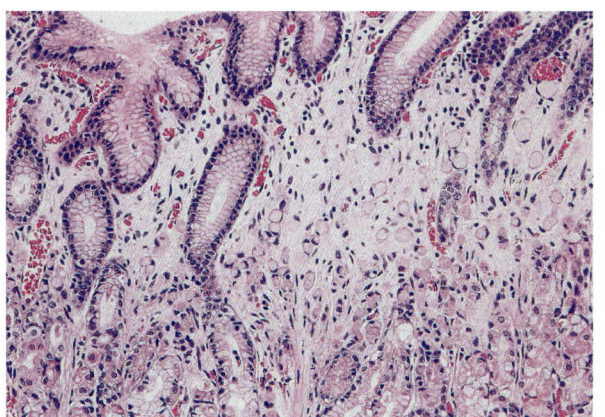

図 2-286　図 2-285 の癌の拡大．粘液細胞性腺癌である．

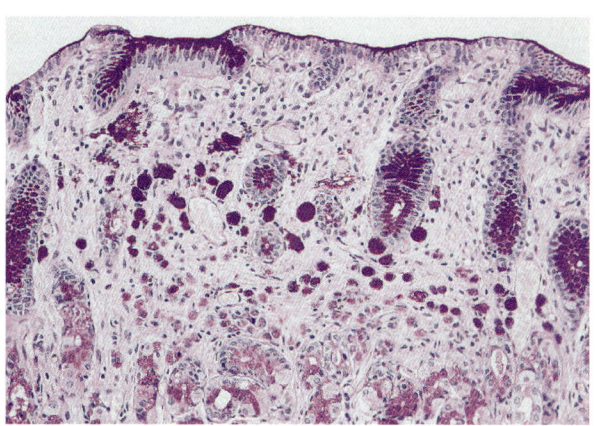

図 2-287　図 2-286 の PAS 染色．癌細胞および腺窩上皮細胞が赤色に染色されている．

F　胃癌と上皮性ポリープの生検診断

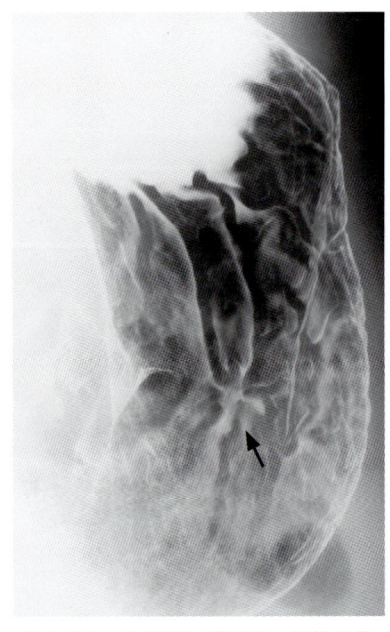

図 2-288　胃直接 X 線写真．胃体部後壁における小さな潰瘍性病変(矢印)．

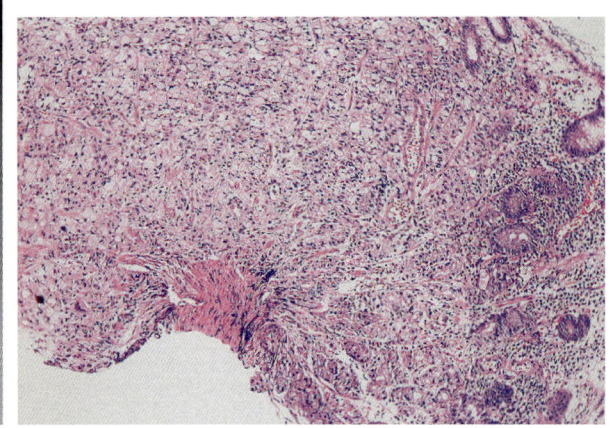

図 2-289　図 2-288 の潰瘍性病変から採取された生検組織．

色調を呈していた部分は，軽度陥凹を呈している IIc 型微小癌である．組織学的に，癌細胞は粘膜表層 1/2 の腺窩部分の粘膜固有組織に存在している(図 285～287)．その表層 1/2 の部分には腺窩上皮が胃底腺に移行する腺頸部があり，そこでは上皮細胞新生のための分裂細胞帯が存在していて，上皮細胞若返りのための細胞分裂が繰り返されている場である．癌細胞はその腺頸部で突然変異によって発生し，その突然変異細胞が生体から排除されずに分裂を繰り返して増殖した結果が癌腫である．胃底腺粘膜から発生した大きさ 2 mm 以下の極微小癌細胞の大部分は，腺頸部よりも表層の粘膜固有組織に限局している．この所見は，癌細胞が腺頸部で発生し，それに引き続いて粗な粘膜固有組織内で増殖していることを物語っている．なぜ，粘膜の深層に存在する胃底腺で浸潤増殖しないのかというと，胃底腺管は密に存在していて，それを構成している壁細胞・主細胞の寿命は 200～250 日と長く，腺管の萎縮消失が遅れるためである．

2) 潜在的 linitis plastica 型癌症例：46 歳，男性

　胃癌集団検診の X 線検査で，胃体部後壁に大きさ 1 cm の潰瘍性病変が発見された(図 2-288)．そこから生検組織が採取され，組織学的に粘液細胞性腺癌であった(図 2-289)．X 線検査では粘膜ひだの太まりが認められ，潜在的 linitis plastica 型癌と診断されたのであるが，患者は自覚症状がないので手術を拒否した．この診断から 1 年後に再検査が行われ，X 線的に胃の部分的収縮が現れていて，潜在的 linitis plastica 型状態がやや進行していた(図 2-290)．胃全摘出術が行われた(図 2-291)．

　癌原発巣は粘膜ひだのある胃体部後壁における径 1 cm の潰瘍性病変として認められる(図

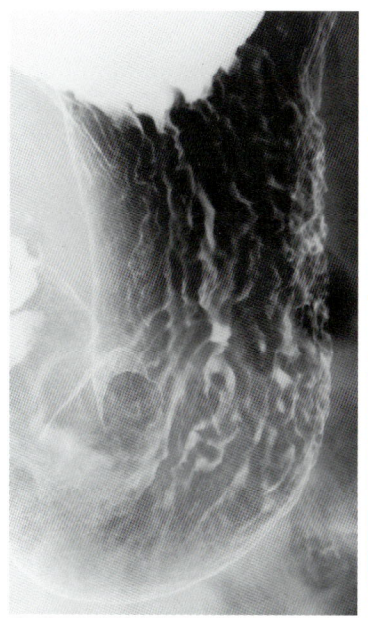

図 2-290 図 2-288 から約 1 年後の潜在的 linitis plastica 型癌の X 線写真．胃の全体的な収縮はみられないが，胃壁の部分的な変形と粘膜ひだの太まりがみられる．

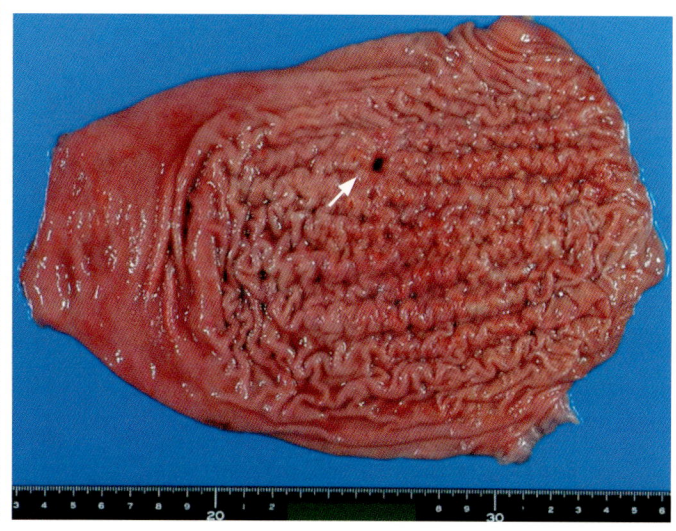

図 2-291 胃全摘出の肉眼写真．癌の原発巣は，粘膜ひだのある胃体部後壁に径 1 cm の潰瘍性病変として認められる（矢印）．その周辺には粘膜ひだの太まりと蛇行がみられる．

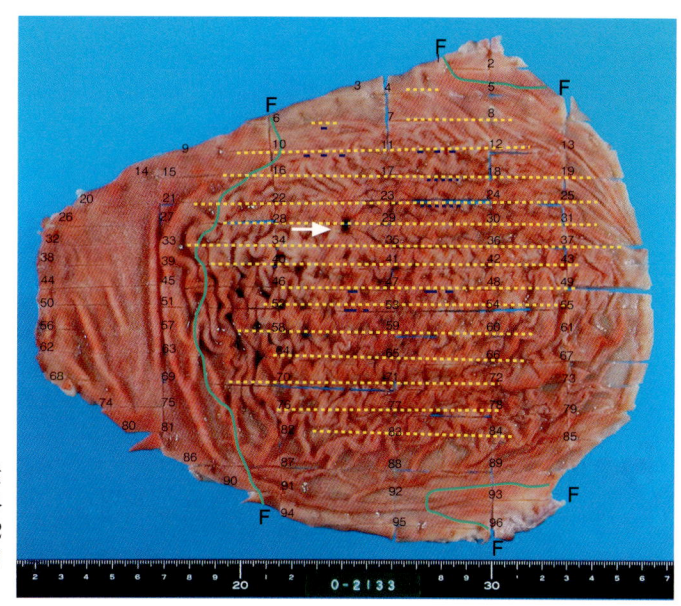

図 2-292 図 2-291 の組織学的検索後の再構築像．潰瘍周辺の粘膜ひだの太まりと蛇行部分は癌の粘膜以外の胃壁におけるびまん性浸潤で，その大きさは約 12 × 12 cm である．矢印：原発巣，──── ：粘膜以下の胃壁浸潤，---- ：漿膜下組織浸潤

F 胃癌と上皮性ポリープの生検診断

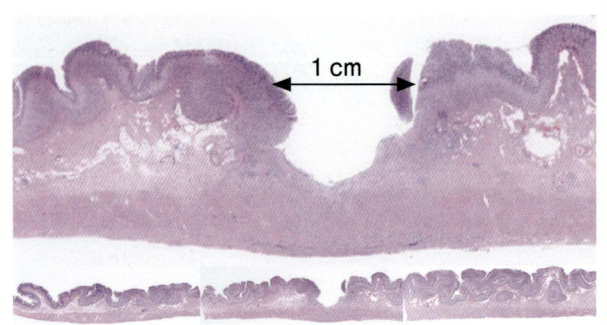

図 2-293 図 2-292 の原発巣の割面．粘膜内における癌細胞は潰瘍周囲の大きさ 1 cm に限局していて，他の粘膜部に癌細胞浸潤は認められない．すなわち，その部位が癌原発巣である．粘膜以外の胃壁には線維性組織の増生を伴う癌細胞のびまん性浸潤のために肥厚している(写真下)．

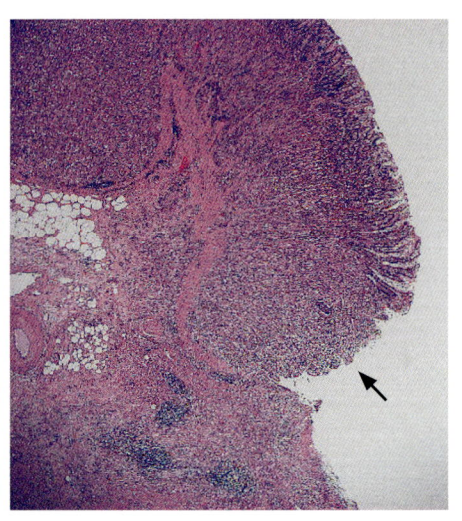

図 2-294 図 2-292 の癌原発巣である潰瘍辺縁．癌細胞は潰瘍辺縁にみられる(矢印)．

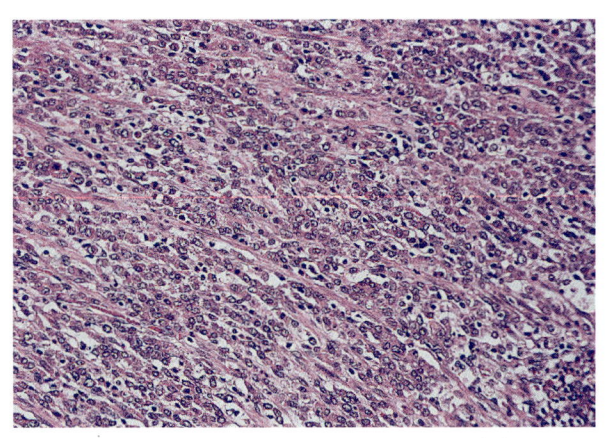

図 2-295 図 2-294 の癌の拡大．粘液量の少ない粘液細胞性腺癌で，癌細胞は索状配列を示している．

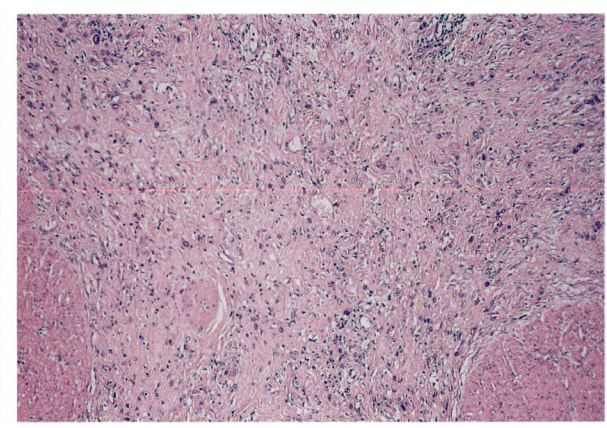

図 2-296 図 2-292 の癌細胞粘膜下組織浸潤部の拡大．癌細胞は個々にばらばらにびまん性に線維性組織増生を伴いながら増殖している硬性腺癌である．

2-292)．潰瘍性病変の周囲粘膜ひだは太くなり，やや蛇行がみられる．組織学的に，癌の粘膜以外の胃壁における拡がりは 12 × 12 cm で，癌細胞浸潤は線維性組織増生を伴い漿膜下組織にまで及んでいて，そのために胃壁は肥厚している(**図 2-293**)．癌組織型は，粘膜内では粘液細胞性腺癌型(**図 2-294, 295**)を，そして粘膜以外の浸潤部では線維性組織増生を伴う硬性腺癌型(**図 2-296**)を呈している．所属リンパ節転移は認められなかった．

【文献】
1) 高木国夫, 大橋一郎, 太田博俊, ほか：胃癌の時代的変貌. 胃と腸 15：11-18, 1980
2) 黒川利雄, 淵上在弥, 高木国夫, ほか：ファイバースコープによる直視下胃生検法. 消化器病の臨床 6：927-934, 1964
3) 中村恭一：生検による胃癌の早期診断—直視下胃生検材料とその手術胃の病理組織学的比較. In 癌の臨床（別冊）：癌・早期診断. pp153-159, 医歯薬出版, 1956
4) 長与健夫：胃粘膜上皮の異型増殖について. 癌の臨床 12：400-405, 1966
5) Nakamura K, Sugano H, Takagi K, et al：Histopathological study on early carcinoma of the stomach：Criteria for diagnosis of atypical epithelium. GANN 57：613-620, 1966
6) 胃癌研究会（編）：胃癌取扱い規約 第12版. 金原出版, 1993
7) 八尾恒良, 岩下明徳, 八尾建史, ほか：臨床からみた消化管生検診断の諸問題. 病理と臨床 10：668-675, 1992
8) 高木国夫, 大橋一郎, 竹腰隆男：胃生検組織診断分類改正案への対応—臨床の立場から. 胃と腸 19：1079-1085, 1984
9) 中村恭一：胃癌の病理—微小癌と組織発生. 金芳堂, 1972
10) 中村恭一, 喜納 勇：消化管の病理と生検組織診断. 医学書院, 1980
11) 長与健夫, 望月孝規, 佐野量造, ほか：胃癌診断のための胃生検組織分類試案. 癌の臨床 15：937-952, 1969
12) 福地創太郎, 檜山 護, 望月孝規：胃のⅡa様境界領域病変（Ⅱa-subtype）の内視鏡診断. 胃と腸 10：1487-1493, 1975
13) 菅野晴夫：ヒト癌の自然史. 日病会誌 69：27-57, 1980
14) 遠藤次彦, 中村恭一, 菅野晴夫：胃の異型上皮巣と分化型癌の病理組織学的比較. 癌の臨床 21：1242-1253, 1975
15) 中村恭一：病理組織診断は今どのように—胃癌の組織診断困難症例の生検組織診断と手術標本組織診断の対応. 胃と腸 29：205-228, 1994
16) 中村恭一：胃癌の構造 第3版. 医学書院, 2005

G 内分泌細胞由来の腫瘍

　胃底腺や幽門腺の腺房細胞，あるいは腺窩上皮細胞に混じって散在性に分布しているGrimelius染色陽性の内分泌細胞から腫瘍が発生する．内分泌細胞由来の腫瘍の多くは小型で良性のカルチノイド腫瘍であるが，悪性腫瘍も発生する．また非腫瘍性の過形成も稀ながら観察される．

a. カルチノイド腫瘍

　腫瘍細胞が粘膜固有層の深部，あるいは粘膜下層で増殖するため，内視鏡像あるいは肉眼像はしばしば粘膜下腫瘍のような形態を示すことが多い．粘膜固有層内に位置するにもかかわらず粘膜下層に病変を形成するのは，内分泌細胞が粘膜固有層の深部に分布しているため，容易に粘膜下に達しやすいためと推測される．

　腫瘍細胞は小型円形の均一な細胞より成り，髄様に増殖することが多いが，管状や索状，あるいはリボン状配列を示すこともある．細胞異型度は通常低く，周囲の粘膜組織との境界は明瞭である．管状や索状を示している場合，低分化腺癌との鑑別が問題となるが，Grimelius染色陽性であることが重要である（図2-297～300）．また，電子顕微鏡的に直径150～200nmの神経分泌顆粒を確認することが決め手となる（図2-301）．免疫染色ではガストリン，クロモグラニンA，serotonin，synaptophysinが陽性となる症例もある．

　カルチノイド腫瘍 carcinoid tumor は，多発性で自己免疫性胃炎や他の内分泌臓器腫瘍と合併する型と，単発性で他の疾患を伴わない型とに区別される．内分泌細胞系腫瘍はすべて潜在的には悪性 malignant potential であるとされているが，発見された時点では多くは小型で異型度は低く，周囲との境界も明瞭であり，臨床的には良性である．しかし，時に腺癌と同様の悪性度を示す腫瘍も存在し，浸潤性あるいは内分泌細胞癌 endocrine cell carcinoma とも呼ばれている．一般的に，直径2cmを超えると，腫瘍細胞は異型度を増し，かつ固有筋層に浸潤するようになるといわれている．悪性度の高いカルチノイド腫瘍は，肉眼的にも組織学的にも通常の腺癌と変わらず，腺癌との鑑別の決め手はGrimelius染色にて好銀顆粒を確認することである．ただし，通常の腺癌もGrimelius染色にて陽性の好銀顆粒を有する細胞を一部に含んでいることが多く，少数の好銀細胞の存在が認められた症例の場合，内分泌細胞癌と診断することには慎重さが必要である[1]．

　1個の胃の中に腺癌とカルチノイド腫瘍が認められる症例が知られている．これらは癌とカルチノイド腫瘍が別々に存在する重複癌，癌とカルチノイド腫瘍が接して存在する衝突癌[2]，および両者が全く混在し，あたかも同一の起源細胞から2方向に分化したかにみえる複合型[3]の3つに分類される．

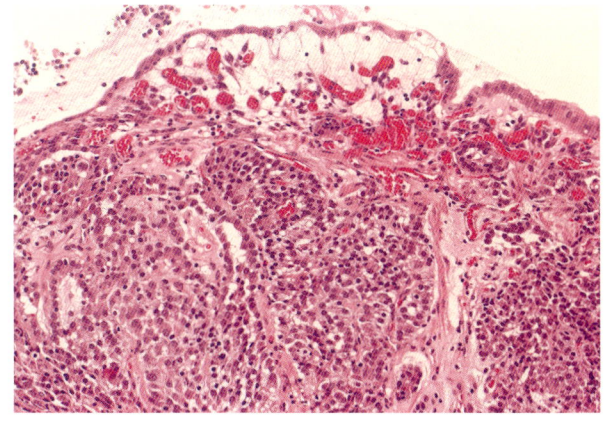

図 2-297　胃カルチノイド生検組織像．粘膜固有層内に小円形の腫瘍性細胞が充実性に増生しているが，一部では腺管様配列を示している．この症例はA型胃炎に合併したカルチノイドであり，母指頭大までの6個の粘膜下病変が認められた．

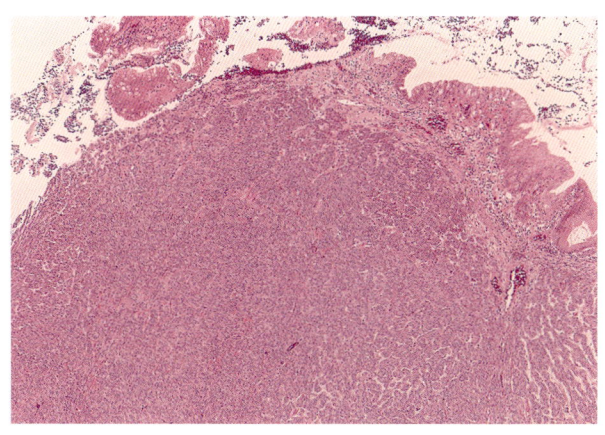

図 2-298　図 2-297 の症例の外科切除標本の弱拡大組織像．腫瘍細胞は主として粘膜下層に結節状に増生しており，腫瘍表面は潰瘍化している．

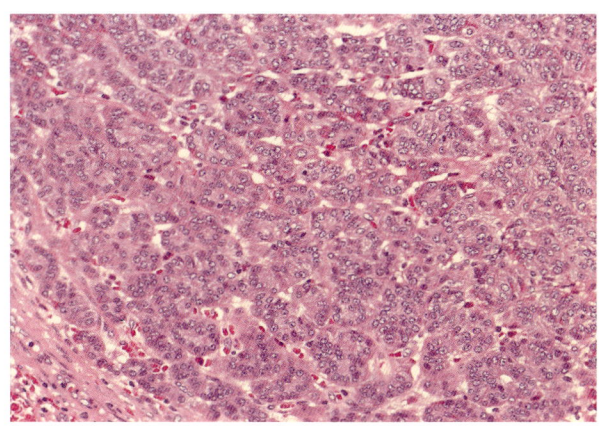

図 2-299　胃カルチノイド強拡大像．髄様に増殖する腫瘍であるが，個々の腫瘍細胞は索状に配列している．腫瘍細胞は比較的大型で，細胞質は好塩基性である．

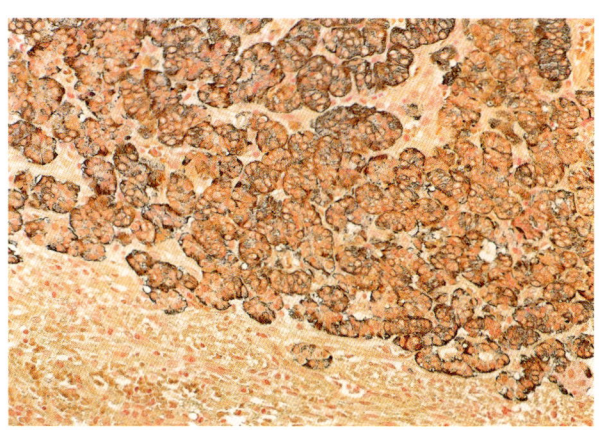

図 2-300　胃カルチノイドの Grimelius 染色像．Grimelius 染色にて腫瘍の細胞質が黒色顆粒状に染色される．この黒色顆粒が神経内分泌顆粒に相当する．

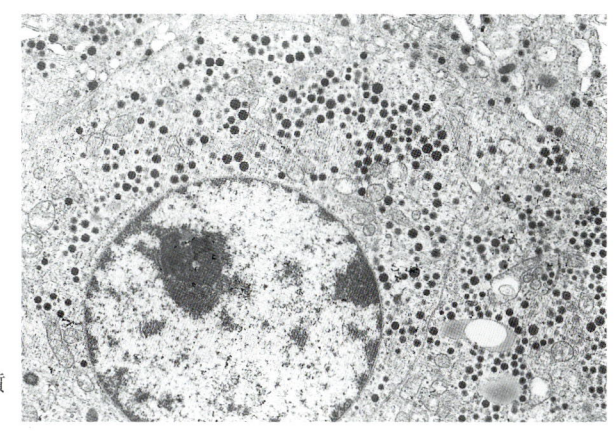

図 2-301　胃カルチノイドの電子顕微鏡像．腫瘍細胞の細胞質内に限界膜に包まれた電子密度の高い顆粒が多数認められる．

G　内分泌細胞由来の腫瘍

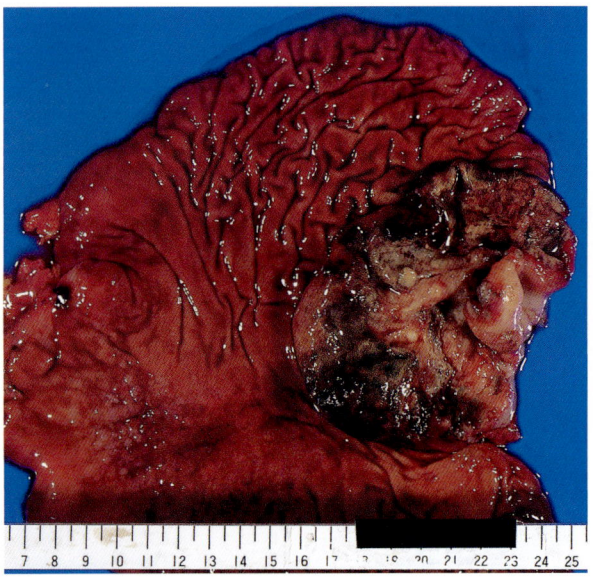

図 2-302 胃小細胞癌の肉眼像．胃体部前壁に 11 × 8 cm の大型の 2 型病変が認められる．

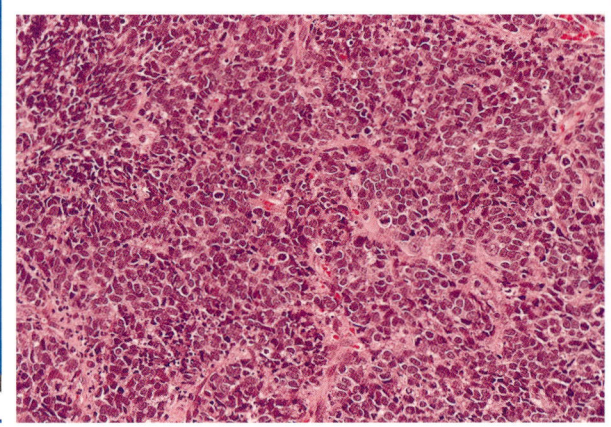

図 2-303 図 2-302 の腫瘍の弱拡大組織像．本症例は他院から悪性リンパ腫との診断のもとに紹介されてきた．生検組織標本では濃染核を有する円形細胞が充実性に増生しており，一見悪性リンパ腫を思わせる．

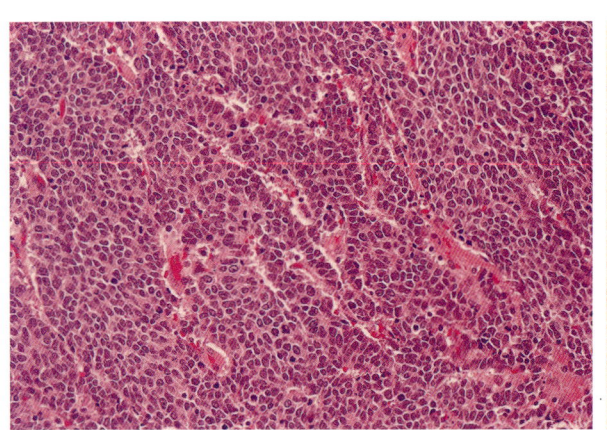

図 2-304 図 2-302 の胃小細胞癌の強拡大組織像．詳細に観察すると，髄様に増生する腫瘍細胞の一部に索状配列や偽腺管様構造が観察された．

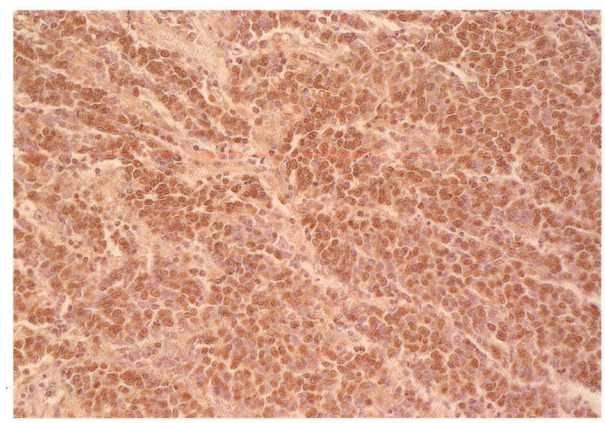

図 2-305 図 2-304 の胃小細胞癌の neuron-specific enolase (NSE) 免疫染色．この症例では免疫染色にて腫瘍細胞の細胞質が広範囲に NSE が陽性であった．

b．小細胞癌

　　　　胃の内分泌細胞由来の悪性腫瘍として，肺や食道と同様の小細胞癌 small cell carcinoma が発生することがある[4]．腫瘍細胞は小型円形で濃染核を有し，細胞質は狭く，髄様に増生する．時には紡錘形細胞を交えたり，索状や管状の配列も示す．Grimelius 染色陰性のこともあるが，免疫染色にてクロモグラニンや neuron-specific enolase がしばしば陽性である（**図 2-302〜**

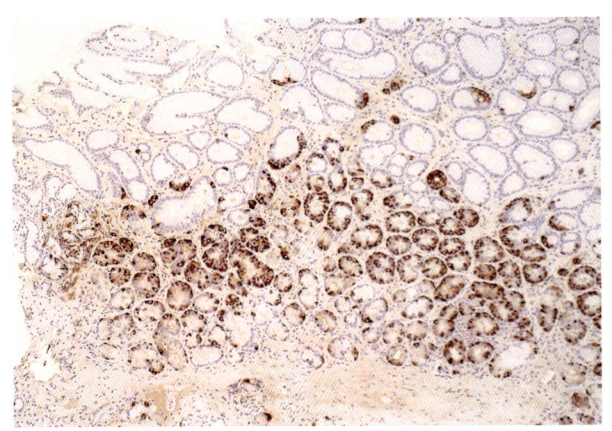

図 2-306 内分泌細胞の過形成．H. pylori 除菌後の胃粘膜．クロモグラニン A 染色にて茶褐色に染色された細胞が多数観察される．

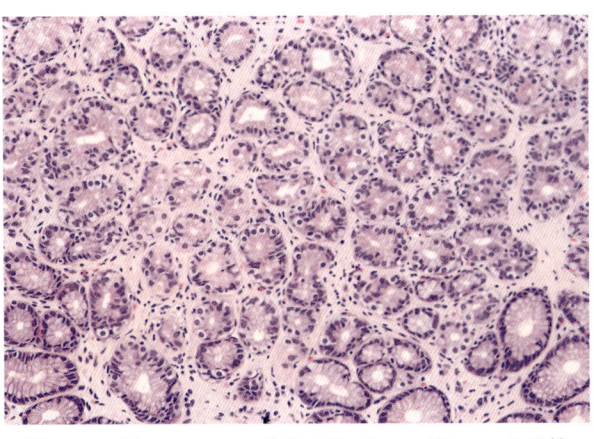

図 2-307 図 2-306 の HE 染色では，クロモグラニン A 陽性細胞は腺窩や幽門腺の基底膜側に位置し，細胞質は明るく，核が円形の細胞である．

305)．小細胞癌は血行性転移を起こしやすく，予後不良である．生検粘膜では細胞が小型円形，充実性に増生していることから悪性リンパ腫との鑑別に注意を要する．

c. 過形成

　原発性と続発性の内分泌細胞の過形成 hyperplasia が知られているが，続発性の頻度が高いとされている．原発性の過形成としては，多発性の内分泌腫瘍症候群に合併して発生することが報告されている．その場合，ガストリン分泌細胞の過形成が多いとされている．続発性の過形成は自己免疫性胃炎（A 型胃炎）に伴って発症することがある．この場合，自己免疫によって産生された抗壁細胞抗体が胃底腺の壁細胞を破壊し，胃底腺の高度の萎縮が進行する．その結果として胃底腺細胞の増殖作用を有するガストリン産生細胞が代償的に過形成となり，血中のガストリン値も上昇すると説明されている．ガストリン産生細胞は散在性にも増加するが，しばしば十数個の円形の集団である内分泌細胞巣 endocrine cell nest を粘膜固有層の深部に形成する（98 頁の図 2-26〜28 参照）．また H. pylori 除菌後の胃粘膜に，内分泌細胞の過形成が認められることがある（図 2-306，307）．

【文献】

1) Azzopardi JG, Pollock DJ : Argentaffin and argyrophil cells in gastric carcinoma. J Pathol Bacteriol 86 : 443-451, 1963
2) Morishita Y, Tanaka T, Kato K, et al : Gastric collision tumor (carcinoid and adenocarcinoma) with gastritis cystica profunda. Arch Pathol Lab Med 115 : 1006-1010, 1991
3) Ali MH, Davidson A, Azzopardi JG : Composite gastric carcinoid and adenocarcinoma. Histopathology 8 : 529-536, 1984
4) Matsui K, Kitagawa M, Miwa A, et al : Small cell carcinoma of the stomach : a clinicopathologic study of 17 cases. Am J Gastroenterol 86 : 1167-1175, 1991
5) 曽我 淳：消化管カルチノイド—組織発生の面から．胃と腸 10：625-633，1975

H 胃炎

1 胃炎の分類

　　胃炎は通常型胃炎としての急性胃炎と慢性胃炎，および特殊性胃炎 specific gastritis に分類されている[1-3]．急性胃炎は飲酒，薬剤，胆汁逆流，あるいは細菌感染などによって生じる急性びらん性胃炎であり，臨床症状も一過性である．重篤な全身疾患に伴う acute gastric mucosal lesion（AGML）も急性胃炎に含まれる（表2-49）．これに対し，慢性胃炎は H. pylori や胆汁逆流，薬剤，食物，熱，アルコールなどの慢性あるいは反復する刺激による持続的な胃炎であり，症状も不明確で臨床的に non-ulcer dyspepsia と表現されている疾患に相当すると考えられている．しかしながら，急性胃炎と慢性胃炎の境界は，臨床症状，内視鏡像，あるいは病理組織学的に必ずしも明確ではない．また慢性胃炎は粘膜の形態によって，表層性胃炎 superficial gastritis，萎縮性胃炎 atrophic gastritis，慢性活動性胃炎 chronic active gastritis，タコイボびらん verrucous gastritis，肥厚性胃炎 hypertrophic gastritis，胃粘膜萎縮 gastric mucosal atrophy，あるいは萎縮性化生性胃症 atrophic metaplastic gastropathy（太田）などと表現されてきたが，それぞれの間の関係は必ずしも明らかではない．従来，胃炎の多くは原因不明であるとされてきた．近年，螺旋状の桿菌である H. pylori が多くの慢性胃炎の原因であることが広く受け入れられるようになっている．

　　本項では H. pylori 胃炎とともに，従来から記載されてきた各種胃炎の病理組織像を記述す

表2-49　胃炎の分類．

急性胃炎 Acute gastritis	胃粘膜萎縮 Gastric mucosal atrophy
急性びらん性胃炎 Acute erosive gastritis	萎縮性化生性胃症 Atrophic metaplastic gastropathy
急性胃粘膜病変　Acute gastric mucosal lesions	
	特殊性胃炎 Specific gastritis
慢性胃炎 Chronic gastritis	A 型胃炎（自己免疫性胃炎）
ヘリコバクター胃炎 H. pylori associated gastritis	Type A gastritis（autoimmune gastritis）
表層性胃炎 Superficial gastritis	肉芽腫性胃炎（結核，サルコイドーシスなど）
萎縮性胃炎 Atrophic gastritis	Granulomatous gastritis
化生性胃炎 Metaplastic gastritis	胃蜂窩織炎 Phlegmonous gastritis
濾胞性胃炎 Follicular gastritis	肥厚性胃症 Hypertrophic gastropathy, Ménétrier's disease
疣贅性胃炎 Verrucous gastritis	好酸球性胃炎 Eosinophilic gastritis
肥厚性胃炎 Hypertrophic gastritis	リンパ球性胃炎 Lymphocytic gastritis
萎縮・肥厚性胃炎 Atrophic hypertrophic gastritis	

る．一方，特殊性胃炎は結核やサルコイドーシス，カンジダ感染症，あるいは細菌感染・アニサキス感染による蜂窩織炎性胃炎 phlegmonous gastritis を含んでいる．悪性貧血の原因である自己免疫性胃炎 autoimmune gastritis，肥厚性胃症 Ménétrier's disease，好酸球性胃炎 eosinophilic gastritis も特殊型胃炎に含まれる．

2 通常型胃炎

a. *H. pylori* 胃炎

　従来，胃炎は原因不明であるとされ，胃炎に関する様々な議論が繰り返されてきた．しかし，1983 年に Marshall BJ & Warren JR によって *H. pylori*（当時は *Campylobacter pyloridis*）が胃炎や胃潰瘍の原因菌であることが提唱され[4,5]，1990 年に発表された Sydney system（図 2-308）[6]においては慢性胃炎の 80％ は *H. pylori*-associated gastritis であるとされ，10〜15％ が原因不明の特発性，5％ が自己免疫性，残りが胆汁逆流性，アルコール性，あるいはアスピリンに代表される非ステロイド系抗炎症薬 non-steroidal anti-inflammatory drugs（NSAIDs）などの薬

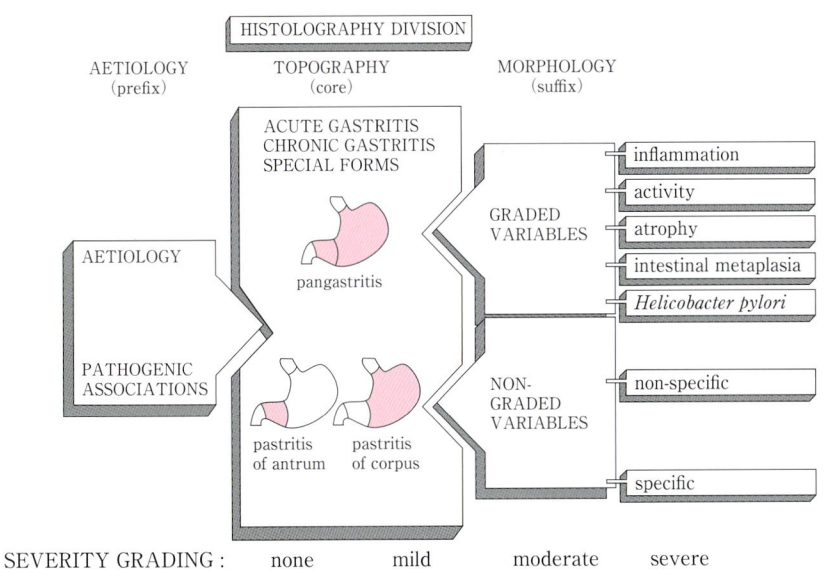

図 2-308 Sydney system の模式図．Sydney system の病理部門の考え方の骨子は，原因，胃内の病変の分布，ならびに組織形態学の 3 要素を加味することによって胃炎が理解できるとするものである．胃炎の原因として *H. pylori*，自己免疫，薬剤，他の感染症，および特発性を考慮し，また胃内の分布としては前庭部胃炎，体部胃炎，および全胃炎を区別している．また組織学的記載としては特異性と非特異性炎症に大別し，非特異性炎症では炎症細胞浸潤，好中球浸潤，粘膜萎縮，腸上皮化生，*H. pylori* の有無を観察し，それぞれの程度を non，mild，moderate，severe の 4 段階で記載することを推奨している．
（Misiewicz JJ, Tytgat GNJ, Goodwin CS, et al : The Sydney System : A new classification of gastritis. J Gastroenterol Hepatol 6 : 207-252, 1991 より転載）

表 2-50　Classification of chronic gastritis (the updated Sydney system).

Type of gastritis	Etiologic factor	Synonyms
Nonatrophic	H. pylori ? Other factors	Superficial Diffuse antral gastritis Chronic antral gastritis Interstitial-follicular 　Type B
Atrophic	Autoimmunity ? H. pylori	Type A 　Diffuse corporal
Autoimmune	H. pylori	Pernicious anemia-associated
Multifocal atrophic	Environmental factors	Type B, type AB 　Environmental Metaplastic Atrophic pangastritis Progressive intestinalized pangastritis
Special forms		
Chemical	Chemical irritation	
Radiation	Radiation	
Lymphocytic	?	
Noninfectious granulomatous	?	
Eosinophilic	Food sensitivity	
Other infectious disease	Bacteria, virus, fungus	

慢性胃炎を nonatrophic, atrophic, special form に大別し，atrophic をさらに autoimmune と multifocal atrophic に分類していることが特徴である．Nonatrophic は主として H. pylori によって生じ，かつての superficial gastritis に相当するとしている．Multifocal atrophic は H. pylori や envioronmental factors によって生ずる pangastritis としているが，nonatrophic との識別が必ずしも明瞭ではない．

(Dixon MF, Genta RM, Yardley JH, et al : Classification and grading of gastritis. The updated Sydney System. Am J Surg Pahtol 20 : 1161-1181, 1996)

剤性を含むその他とされている．現在は若年時に H. pylori に感染した人に慢性活動性炎症が生じ，次第に粘膜萎縮が進行するとともに，胃潰瘍や十二指腸潰瘍，あるいは後年には胃癌が発生しやすくなるという考え方が広く受け入れられている[7]．

　しかしながら，H. pylori 胃炎・胃潰瘍説を支持する多くの研究においても，菌の分布と臨床症状や内視鏡所見，病理組織像，あるいは治療効果とは必ずしも完全な相関関係は得られておらず，H. pylori は他の原因によって障害を受けた胃粘膜に二次的に感染しているだけではないか，という疑問も依然として残されている．病理組織学的にも，H. pylori の存在と活動性炎症の程度は必ずしも一致しておらず，また胃粘膜の個々の病変である発赤，凹凸，小潰瘍，肥厚，萎縮の発現と進行に，H. pylori がどのような役割を果たしているかは明らかではない．1995 年には Sydney system を修正した updated Sydney system[8]（表 2-50, 図 2-309）が提案されているが，通常型胃炎を atrophic gastritis と non-atrophic gastritis に大別するこの新分類は，必ずしも用いやすいとはいえず，病理組織像の厳密な検討が今後も必要であろう．

　H. pylori は長さ 3 μm，太さ 0.5 μm のグラム陰性桿菌であり，わずかに曲がって螺旋状を呈していることからこの名称が付けられている．病理組織学的には H. pylori は胃粘膜の腺窩

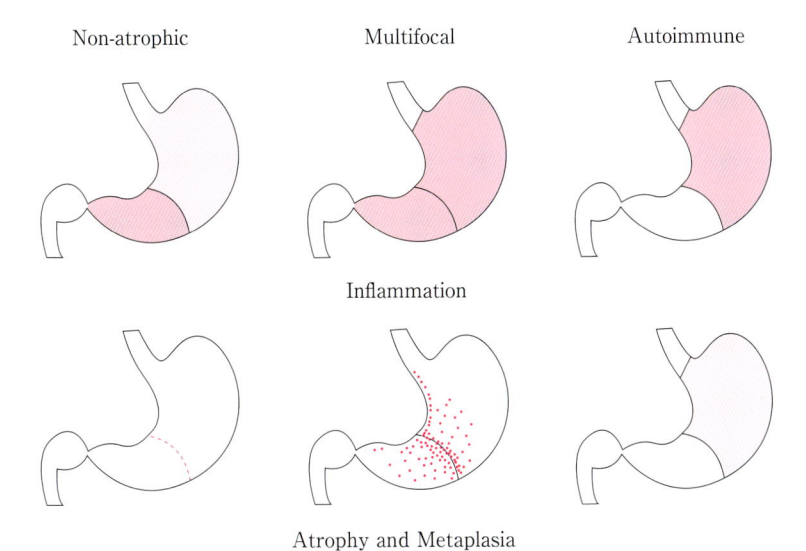

図 2-309 updated Sydney System の胃炎分布図．表 2-50 で示した胃炎の 3 型の胃内分布を模式化した図である．非萎縮性胃炎は前庭部に，自己免疫性胃炎は体部に限局するのに対し，多発性萎縮性胃炎は胃角を中心として，胃の全体に及んでいる．
(Dixon MF, Genta RM, Yardley JH, et al : Classification and grading of gastritis. The updated Sydney System. Am J Surg Pathol 20 : 1161-1181, 1996 より転載)

の表面に付着した粘液内に観察される．菌量が多い場合には，HE 染色でも識別が可能である．しかし，菌量の少ない場合には Giemsa, toluidine blue, Warthin-Starry などの特殊染色や，抗 H. pylori 抗体を用いた免疫組織染色が必要である（図 2-310〜312）．Giemsa や toluidine blue 染色では青色に，Warthin-Starry 染色では黒色に，免疫染色では茶褐色に染色される．いずれの染色も同程度の結果が得られることから，人手の少ない一般病院の病理検査室では煩雑な Warthin-Starry 染色や免疫染色を避けて，手法の簡単な Giemsa や toluidine blue 染色を用いるとよい．Sydney system では菌量を－，1＋，2＋，3＋と評価することを推奨しており，治療との兼ね合いからはそのような記載が必要である．しかし，菌量の少ない場合，同一患者から採取した 10 個の粘膜片にたった 1 菌体でも H. pylori が見つかった場合でも陽性とするか，という問題が生ずる．菌の培養結果や血清の抗 H. pylori 抗体の有無，呼気テストなどを参照すべきであろう．

　H. pylori 胃炎の病理組織学的特徴は，腺窩の深さほどに限局する粘膜表層のリンパ球浸潤であり，軽度の好中球浸潤が加わり，慢性活動性胃炎の形態を示すことである（図 2-313, 314）．小彎線上や高齢者では粘膜上皮の萎縮や腸上皮化生が進行し，リンパ球浸潤は全層性となる（図 2-315, 316）．H. pylori が表層上皮や腺窩上皮の細胞質内に侵入したり，あるいは腺窩深部の分裂細胞帯にまで侵入し，好中球浸潤とあいまって，腺窩が破壊されつつある像がしばしば観察される（図 2-317）．また，好中球浸潤と粘膜の変化が高度であり，急性炎症を思わせる組織像も観察される（図 2-318, 319）．

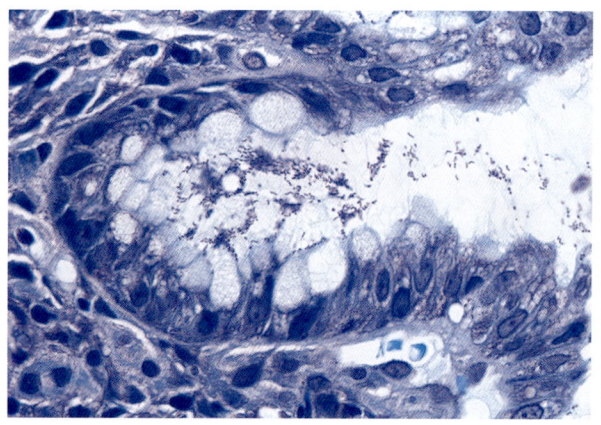

図 2-310　*H. pylori* の Giemsa 染色像．*H. pylori* は長さ 3 μm，太さ 0.5 μm の軽度螺旋状のグラム陰性桿菌であり，Giemsa 染色や toluidine blue 染色にて鮮明に観察される．*H. pylori* は表面上皮の付着粘液内や腺窩の内腔に存在し，時に変性した上皮の細胞質内に侵入しているようにみえることもある．

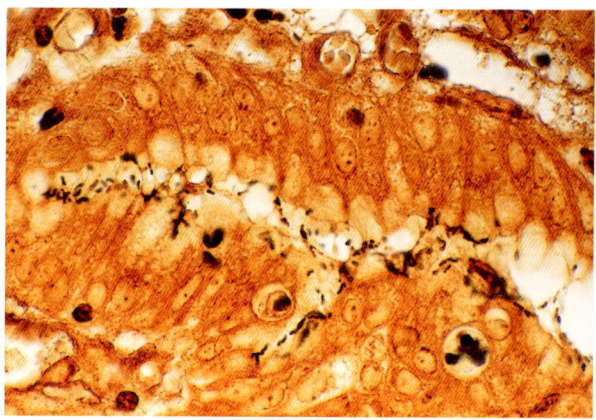

図 2-311　*H. pylori* の Warthin-Starry 染色像．Warthin-Starry 染色では *H. pylori* は鮮明な黒色に染色される．

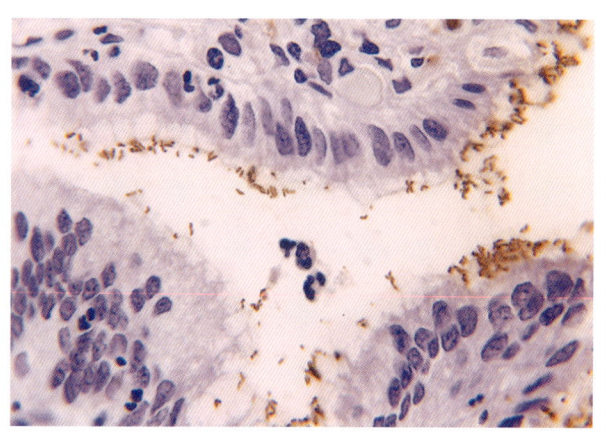

図 2-312　*H. pylori* の免疫染色．抗 *H. pylori* 抗体を用いた免疫染色では茶褐色に染色される．

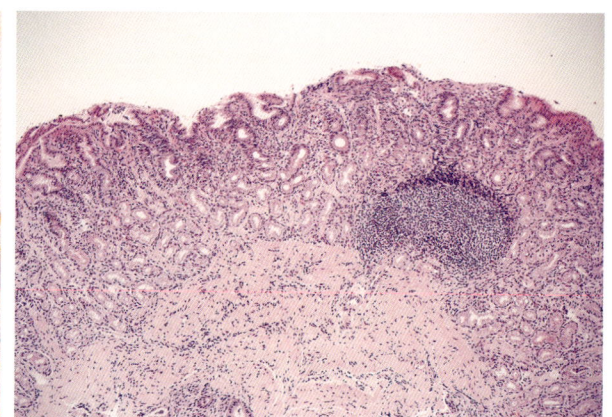

図 2-313　*H. pylori* 胃炎．胃前庭部の弱拡大像．腺窩の数が減少し，主として表層の間質に炎症細胞がかなり高度に浸潤している．深部の粘膜筋板に接してリンパ濾胞が形成されている．

b. 急性びらん性胃炎

　　急性びらん性胃炎 acute erosive gastritis の内視鏡的特徴は発赤を伴う浅い陥凹であり，その陥凹面に炎症性滲出物，すなわち白苔の付着したものである（図 2-320）．ただし，内視鏡医によっては単なる発赤をびらんと表現することも多く，病理への依頼用紙の記載を信じ込まないほうがよい．組織学的にびらん性胃炎を確定するためには，粘膜表層の変性・剥脱が必須である（図 2-321）．また，剥脱面の周囲や深部にはリンパ球・形質細胞とともに，かなり多数の好中球が浸潤していることが普通である．粘膜の萎縮と腸上皮化生の程度は，様々である．他方，内視鏡的には申し分ないびらん病変であっても，その組織には上皮の変性・剥脱が認めら

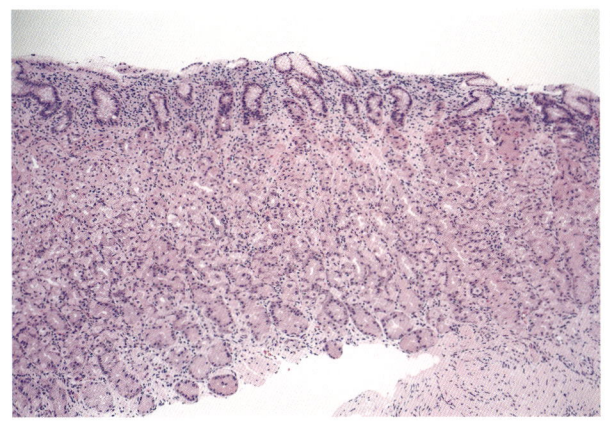

図 2-314　*H. pylori* 胃炎．胃体部の弱拡大像．体部における軽度の *H. pylori* 胃炎では，粘膜表層に層状に炎症細胞が浸潤しているのが特徴的である．

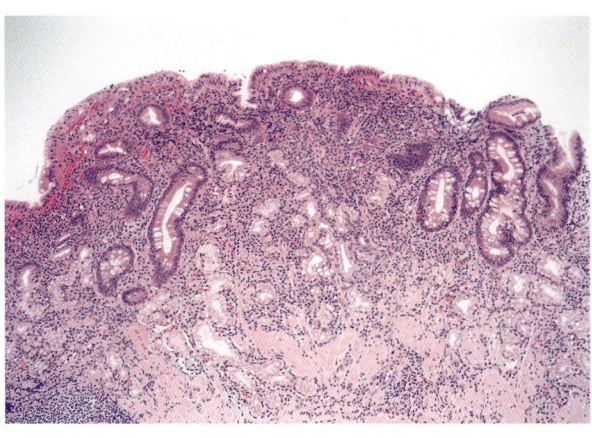

図 2-315　*H. pylori* 胃炎．前庭部の拡大像．腺窩が減少し，腸上皮化生も認められる．幽門腺も萎縮し，粘膜固有層深部にまで炎症が及んでいる．

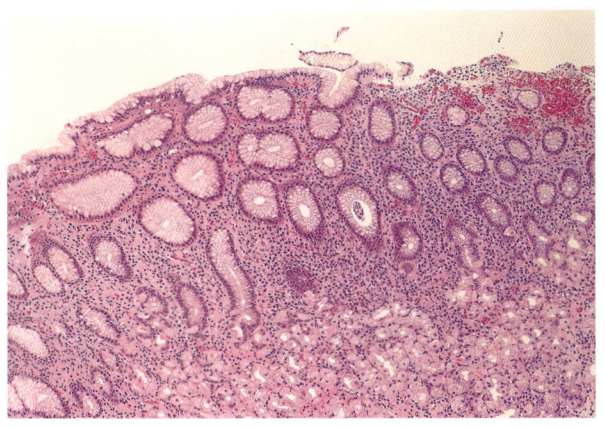

図 2-316　*H. pylori* 胃炎．胃体部粘膜．表層の炎症細胞浸潤層が拡大し，それとともに胃底腺も萎縮していく．

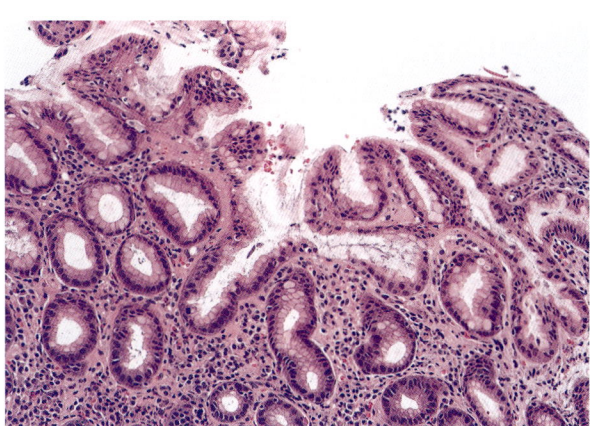

図 2-317　炎症の高度な前庭部粘膜．表層上皮が変性している．間質への炎症細胞浸潤は中等度である．

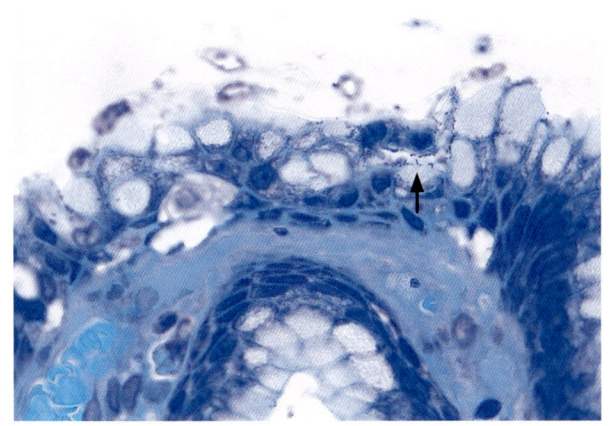

図 2-318　図 2-317 と同一部位の Giemsa 染色．変性した表層上皮細胞内に *H. pylori* が侵入しているのが観察される（矢印）．

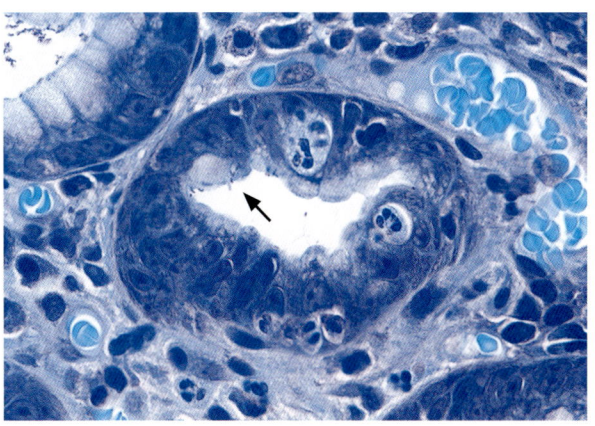

図 2-319　*H. pylori* の腺窩深部への侵入．Giemsa 染色によって腺峡部細胞増殖体にまで *H. pylori* が到達しているのがしばしば観察される（矢印）．このような部分では好中球の浸潤を伴い，分裂細胞帯細胞の変性も認められる．

H　胃炎

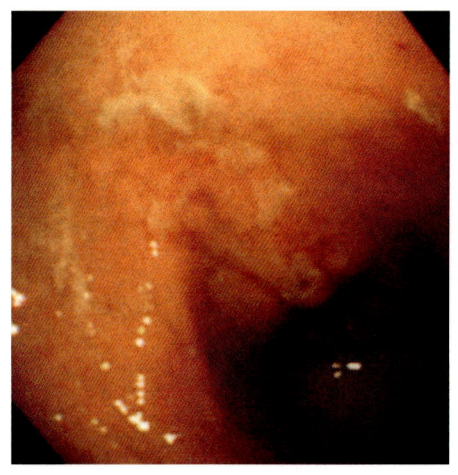

図 2-320 急性びらん性胃炎の内視鏡像．体下部小彎沿いの粘膜表面に白苔の付着した限局性の病変がいくつか認められるが，内視鏡的にはこのような病変がびらんと診断されている．

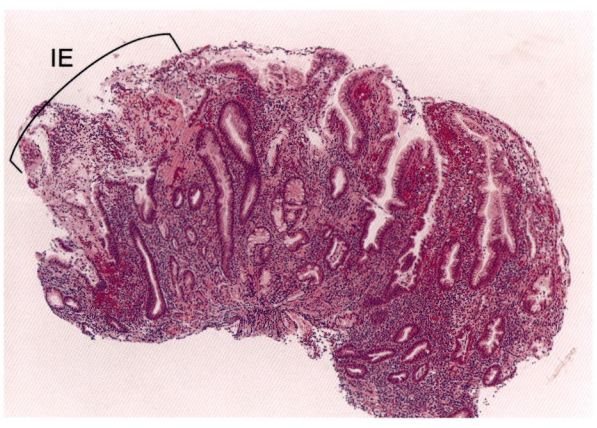

図 2-321 急性びらん性胃炎の生検組織像．粘膜表面に炎症性滲出物が付着し，表面上皮の一部は変性して欠損している．フィブリンを主体とする炎症性滲出物が内視鏡像の白苔に相当する（IE）．粘膜固有層間質には好中球を混じえた炎症細胞が著明である．

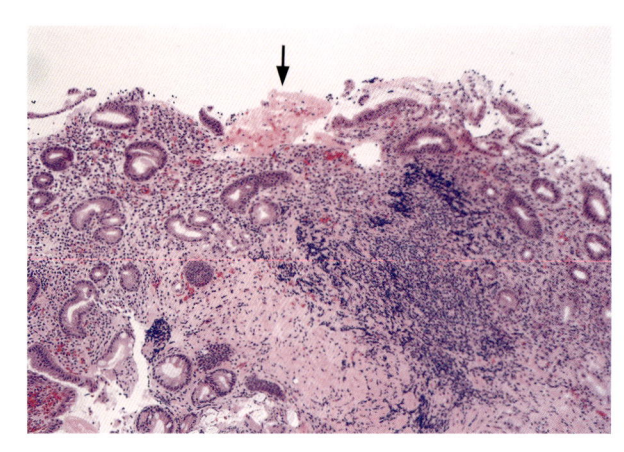

図 2-322 急性胃びらんの組織像．non-steroidal anti-inflammatory drugs（NSAIDs）胃炎．粘膜表層の組織欠損が認められ，フィブリンが析出している（矢印）．間質の炎症細胞浸潤は中等度である．

れないこともある．それは標本作成時に，びらん面が必ずしも薄切面と一致しないためと推測される．また，生検組織が病変から採取されていないこともある．

薬剤や化学物質による急性びらんでは，粘膜の変性や凝固壊死が主体であり，炎症細胞浸潤がほとんどみられないことが特徴である（図 2-322）．

c. 慢性表層性胃炎

慢性表層性胃炎 chronic superficial gastritis は，炎症性変化が粘膜の表層に限局している慢性胃炎の初期病巣である．その内視鏡的特徴は，斑状 patchy，点状 petechial，線状 linear と表現される発赤 reddening or redness であるとされてきた（図 2-323，324）[9]．しかし，各種の発赤を正確に生検し，その病理組織像を検討してみると，発赤粘膜は必ずしも萎縮や炎症が表

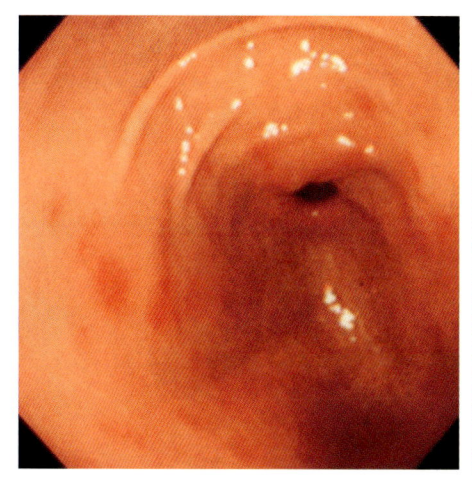

図 2-323 斑状発赤の内視鏡像．前庭部に大小の斑状発赤がいくつか認められる．また幽門に近い粘膜は広範囲に発赤している．

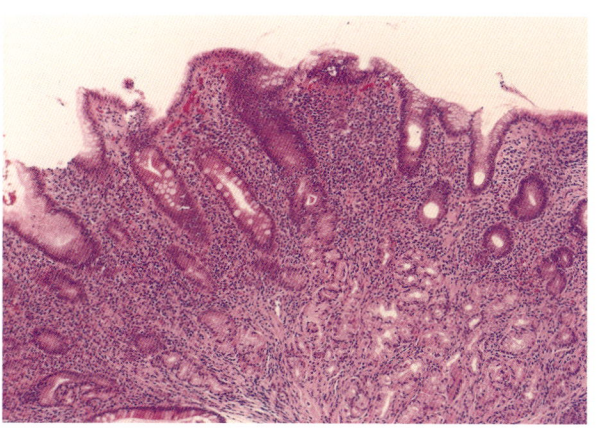

図 2-324 斑状発赤の病理組織像．腺窩の数が減少し，リンパ球と形質細胞を主体とする炎症細胞が浸潤している．幽門腺は萎縮している．

層の腺窩層に限局していて，その程度が軽いといった変化ではないことがわかる[10, 11]．すなわち，発赤粘膜の萎縮や腸上皮化生の程度は様々であり，固有胃腺の高度の萎縮もしばしば観察され，腸上皮化生も高度であることが少なくない．リンパ球浸潤の程度も様々であり，炎症が粘膜の深部に及んでいることも多い．ところで，発赤粘膜の多くには好中球浸潤を特徴とする活動性の炎症，すなわち急性炎症を伴っており，発赤は慢性炎症の指標というより，活動性炎症を反映していることが強く示唆される．時にはびらんと同様の粘膜表層の変性・脱落も観察される．したがって，慢性表層性胃炎という名称は，*H. pylori* 胃炎の初期像である粘膜表層に限局した炎症に用いた方が理解しやすい．

d. 慢性萎縮性胃炎

慢性萎縮性胃炎 chronic atrophic gastritis は，内視鏡的には粘膜が萎縮し，赤みを失い，粘膜下の血管透見像が観察されるものをいう（図2-325，326）．病理組織学的には，かなり内視鏡所見と共通した像を示している．すなわち，粘膜には高度の腺窩と固有胃腺の萎縮が観察されるとともに，リンパ球の浸潤が高度で，リンパ濾胞も形成されている．腸上皮化生も高度であることが多い．好中球浸潤は軽いことが多く，炎症による粘膜の変性・脱落はほとんど観察されない．したがって，萎縮性胃炎は慢性炎症の進行した段階として矛盾しない．腺窩や固有胃腺の萎縮の原因に関しては議論が多いが，感作リンパ球による障害作用や上皮細胞に対する自己抗体の関与も推測されている．

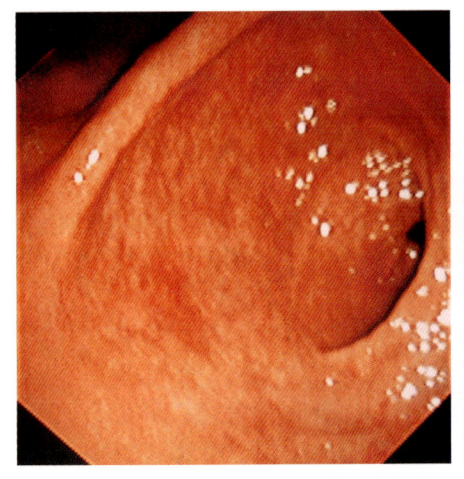

図 2-325 萎縮粘膜上の斑状発赤の内視鏡像．萎縮した前庭部粘膜上に斑状発赤がいくつか散在性に認められる．

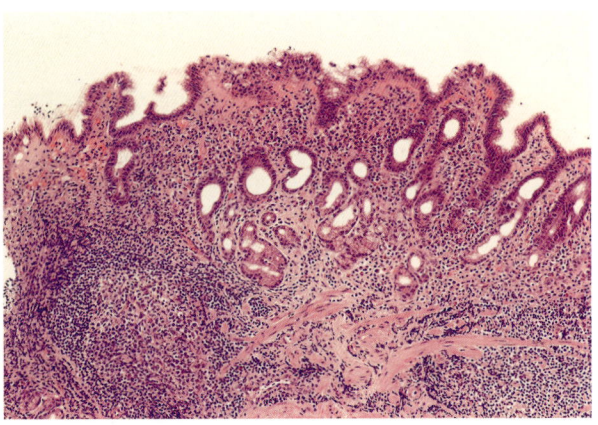

図 2-326 萎縮粘膜上の斑状発赤の病理組織像．腺窩および幽門腺ともにかなり高度に萎縮している．リンパ球と形質細胞の浸潤も著しく，リンパ濾胞も形成されており，萎縮性胃炎の組織像を示している．

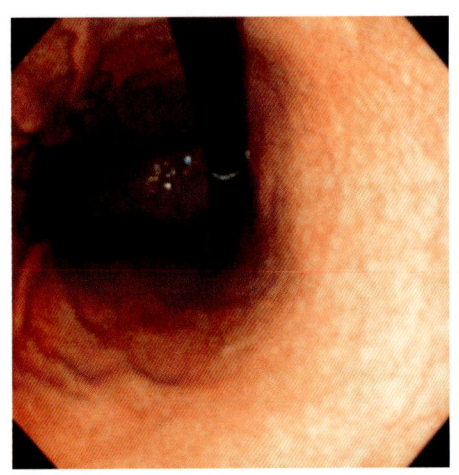

図 2-327 胃粘膜萎縮の内視鏡像．前庭部の粘膜には白色調の小扁平隆起が散在性に認められる．

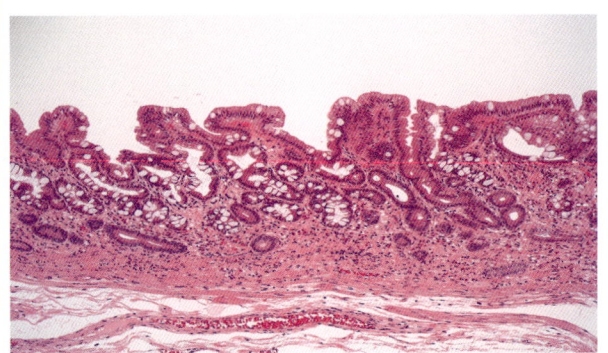

図 2-328 胃粘膜萎縮の組織像．粘膜固有層のすべての腺管は杯細胞を混じえた完全型腸上皮化生細胞に置き換えられている．間質の炎症細胞浸潤の程度は軽い．

e. 胃粘膜萎縮

　　　胃粘膜萎縮 gastric mucosal atrophy は表層性胃炎，萎縮性胃炎を経て到達する慢性胃炎の最終段階であり，胃の腺窩と固有胃腺は全く消失して，腸上皮化生上皮に完全に置き換えられ，かつリンパ球や好中球などの浸潤もほとんどみられない状態を指している（図2-327，328）．つまり胃腺窩や幽門腺，胃底腺がある限り，胃粘膜には炎症が生ずるが，腸上皮化生粘膜は種々の刺激，特に *H. pylori* の影響をほとんど受け付けないものと推測される．

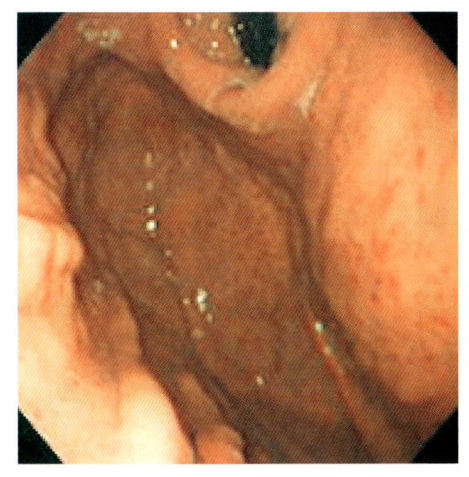

図 2-329　萎縮・肥厚性胃炎(凹凸粘膜)の内視鏡像．体中部大彎が限局性の肥厚を示している．

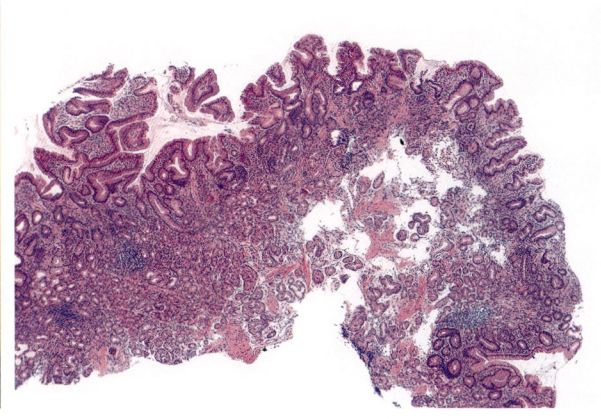

図 2-330　萎縮・肥厚性胃炎(凹凸粘膜)の組織像．腺窩の数は減少しているが，上皮細胞そのものは再生性の過形成を示している．間質の炎症細胞浸潤は高度であり，炎症細胞には好中球もかなり多数混じっている．したがって，この病変は急性の炎症によって粘膜が肥厚したものと推測される．慢性炎症による粘膜の萎縮の有無は明らかではない．

f. 萎縮・肥厚性胃炎

　萎縮・肥厚性胃炎 atrophic and hypertrophic gastritis は病理組織診断依頼用紙の内視鏡所見の項目に，限局性の粘膜腫大，あるいは凹凸粘膜と表現されている場合が多い(図 2-329)．病理組織像は腺窩の過形成や萎縮，あるいは腸上皮化生の程度は様々であり，また浮腫やリンパ球・好中球などの炎症細胞がかなりの程度に浸潤していることが多い(図 2-330)．つまり粘膜が萎縮したり，あるいは周囲に比べ変化が乏しく平坦な部分と，過形成や腸上皮化生のため隆起したり，あるいは炎症性に腫大した部分とが入り混じっているために，このように観察されるものと推測される．

　かつて肥厚性胃炎の名のもとに，腸上皮化生による肥厚である化生性，炎症細胞浸潤や肉芽組織の増生の高度な増殖性，および腺窩の過形成による腺管性の 3 型が分類されていた[9]．腸上皮化生の初期は周囲の腺窩よりも丈の高い散在性の小隆起であるため，肥厚性胃炎に入れられたものと推測されるが，腸上皮化生はむしろ萎縮性胃炎の代表的所見とするのがよい．また，炎症細胞浸潤や肉芽の増殖による粘膜肥厚は一過性変化であることが推測され，明確な疾患単位とは成り得ない．他方，腺窩の過形成による限局性隆起はむしろ過形成性ポリープと現在では表現されている．したがって，かつて肥厚性胃炎とされた病変は現在では腸上皮化生，高度の胃炎，過形成性ポリープなどの名称が用いられているので，肥厚性胃炎という診断名は胃粘膜が真に広範囲に肥厚した原因不明の肥厚性胃症 hypertrophic gastropathy に限って用いられるべきである．

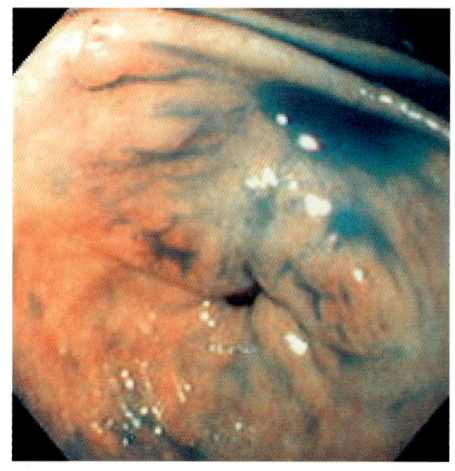

図 2-331　タコイボびらん（疣贅性胃炎）の内視鏡像．限局性に盛り上がった粘膜面の中心に小びらんが形成されている．タコの吸盤のような形態をしていることからタコイボびらんと称せられている．

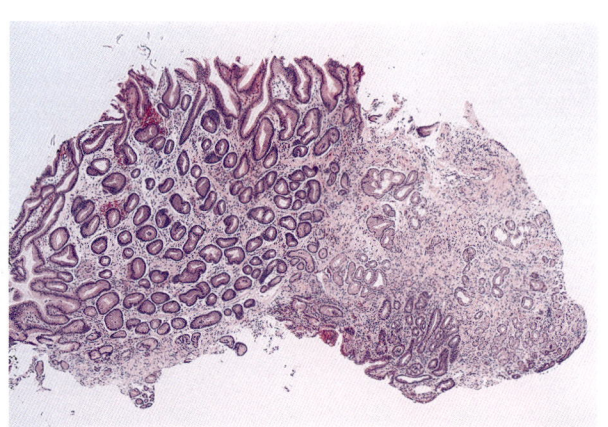

図 2-332　タコイボびらんの組織像．タコイボびらんの組織像は基本的にはびらんの周囲に生じた過形成性上皮である．炎症細胞浸潤は軽度であることが多い．

g. タコイボびらん

　　タコイボびらん（疣贅性胃炎 verrucous gastritis，隆起性びらん elevated erosion）と表現されている病変は，前庭部を中心とする小隆起性病変で，しばしば多発する（図 2-331，332）．隆起の中心部が陥凹してびらんを形成し，タコの足の吸盤に似ていることからこの名が付けられた（123 頁の図 2-79，80 参照）．病理組織学的に，過形成性腺窩上皮，あるいは腸上皮化生上皮の中心にびらんがあり，炎症が生じていることが特徴的である．実際に上皮の変性剥脱が確認できないこともあるが，好中球浸潤はかなり高度であることが多い．このような過形成腺窩，または腸上皮化生巣の中心部に活動性炎症が持続する理由は不明であるが，H. pylori の感染も推測される．

h. 濾胞性胃炎

　　濾胞性胃炎 follicular gastritis は胃炎の中でもリンパ球浸潤が高度であり，リンパ濾胞形成の著しいものをいう（図 2-333，334）．内視鏡的には鳥肌状粘膜とも表現されている．表面上皮や腺窩の萎縮は目立たず，腸上皮化生や好中球浸潤も軽い．リンパ濾胞の形成が特に高度の症例では，反応性リンパ組織過形成 reactive lymphoid hyperplasia（RLH）や粘膜関連リンパ組織リンパ腫 mucosa-associated lymphoid tissue lymphoma（MALToma）との鑑別が問題となる．近年，濾胞性胃炎の原因は H. pylori 感染であり，RLH や MALToma の素地ではないかと注目されている．

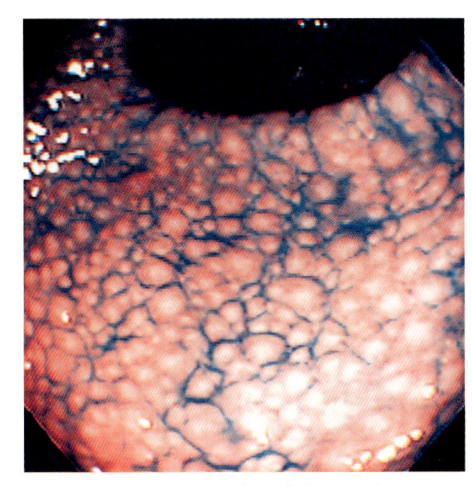

図2-333 濾胞性胃炎の内視鏡像(methylene blue 塗布). 胃粘膜全体に白色の小隆起が散在性に観察される.

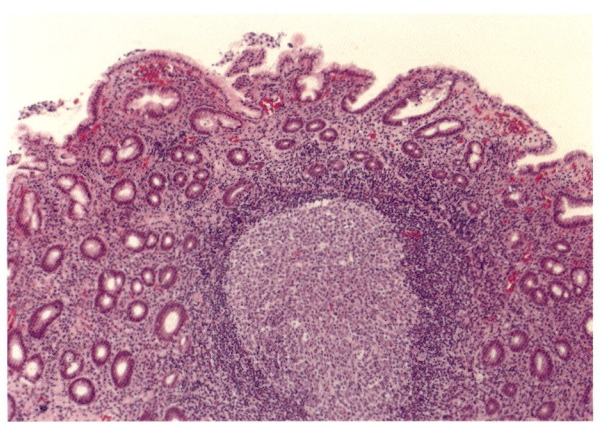

図2-334 濾胞性胃炎の組織像. 中等度に萎縮した前庭部粘膜内に大型のリンパ濾胞の形成が認められる. 周囲にもこのようなリンパ濾胞がいくつか形成されており, 内視鏡の白色小隆起に相当すると推定された. この症例では粘膜表面にH. pylori が少数観察された.

i. 薬剤性胃炎

アスピリンに代表される非ステロイド系抗炎症薬(NSAIDs)による薬剤性胃炎 drug-induced gastritis の病理組織像は, 急性びらん性胃炎と同様と考えられている. 胃粘膜の表面には粘液-重炭酸塩障壁 mucus-bicarbonate barrier による pH 勾配があり, 粘膜を保護している. アスピリンはこの mucus-bicarbonate barrier を障害して, 胃液を粘膜上皮に到達させるものと推測されている.

j. 急性胃粘膜病変

急性の上部消化管症状に対する緊急内視鏡検査において, 出血性胃炎, 出血性胃びらん, 急性潰瘍, およびこれらの混在の認められるものを急性胃粘膜病変 acute gastric mucosal lesion (AGML)と呼んでいる(図2-335)[12,13]. 臨床症状としては吐・下血, 高度の腹痛, および胃液内出血であり, H_2 ブロッカー, 制酸剤, 粘膜保護剤投与によって軽快する. 臨床的な概念であり, 病理組織像は通常のびらんや潰瘍と同様である.

k. 再生上皮・再生異型・Group III

急性びらん性胃炎や潰瘍の回復期にしばしば異型性のある再生腺管が出現する. 多くは核が濃染し, 細胞質がやや未分化ではあるものの, 核の大小不同や腺管全体の構造異型は軽度であり, 再生異型との診断は容易である. しかし, 時に細胞異型, 構造異型ともに高度で, 癌との鑑別が困難な症例が存在する(図2-336, 337). そのような症例では, 無理に診断をせずに, 再検査を要求すべきである.

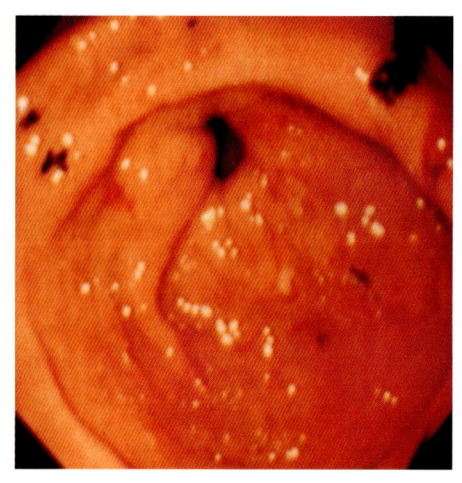

図 2-335 急性胃粘膜病変（AGML）の内視鏡像．肝癌患者の胃粘膜に認められた多発性の出血斑．

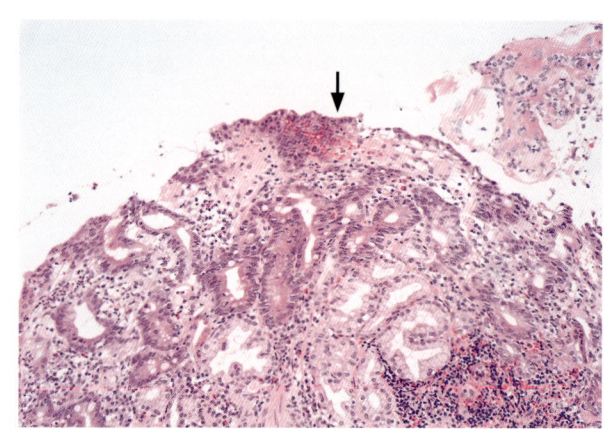

図 2-336 胃再生異型上皮の組織像．炎症の結果，腺窩の形態が乱れ，構造異型がみられる．核質も濃染しており，一見腫瘍性の異型上皮を思わせる．しかし，炎症の程度が強く，細胞異型度の程度は軽度であるため，再生異型 Group Ⅱと診断された．表面には炎症性滲出物の付着をみる（矢印）．

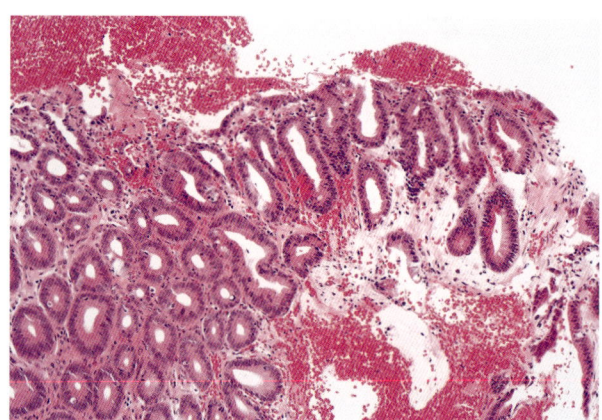

図 2-337 再生異型．潰瘍の存在を示唆する組織の壊れが認められる．腺窩上皮の核が腫大濃染し，異型細胞を思わせる．しかし，腺管の分布は均一で構造異型に乏しく，腫瘍性異型腺管ではなく，再生異型である．

I. *H. pylori* 以外の細菌感染

　　　　高酸度である胃液の環境下では，胃内で繁殖できる菌は非常に少ないものと考えられている．正常状態では Lactobacillus，Streptococcus，yeast form fungi が培養で検出されることがあるが，常在菌は存在しない．食物とともに侵入した菌は，胃にとどまることなく，速やかに十二指腸に移行するものと推測される．時に球菌が胃粘膜に組織学的に観察されることがあるが，通常，炎症反応は乏しい（図 2-338）．*H. pylori* 以外の胃炎起因菌とされる *Gastrospirillum hominis* は，形態的には 3.5〜7.5 μm とやや長く，強い螺旋状を呈することが特徴とされている（図 2-339）．日本人での感染率は 0.3〜0.7% とされており，検出されることは稀である．

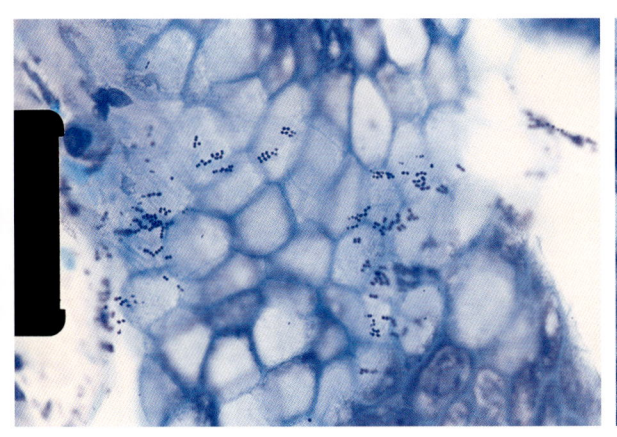

図 2-338 球菌の組織像. 周囲に炎症反応が乏しく, 胃内に一過性に存在した菌と推測される.

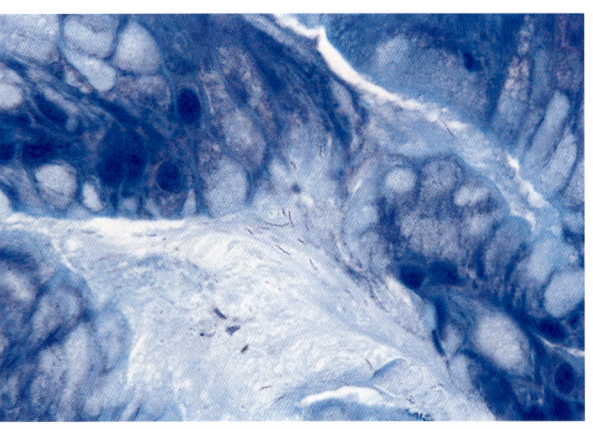

図 2-339 *Gastrospirillum hominis* の組織像. *H. pylori* より細く, 長い螺旋状の形態を示している. 過形成ポリープの先端部の腺窩内にみられたもので, 周囲上皮の変性や炎症反応が著しい.

3 特殊型胃炎

　日常しばしば遭遇する *H. pylori* 胃炎や急性びらん性胃炎, 慢性表層性胃炎, 萎縮性胃炎などとは異なり, 1つの疾患単位として把握できる胃炎が存在する. 特殊型胃炎として自己免疫性胃炎, 好酸球性胃炎, 肥厚性胃症, 肉芽腫性胃炎, サイトメガロウイルス胃炎, アニサキス症がある.

a. A型胃炎

　A型胃炎 type A gastritis (自己免疫性胃炎 autoimmune gastritis) は胃底腺の壁細胞に対する自己抗体を産生することによって生ずる自己免疫疾患の1つである[9]. 北欧では全人口における発生頻度は5%といわれており, Sydney System や updated Sydney System では慢性胃炎の一般型に分類されている. しかし, 日本では発症頻度が低く, かつ自己免疫疾患であることが明らかであることから, 本書では特殊型胃炎の項目で述べる.

　本症はしばしば橋本病 Hashimoto's thyroiditis, Sjögren症候群, 全身性エリテマトーデス systemic lupus erythematosus (SLE) あるいは Addison 病に合併する. 抗壁細胞抗体 anti-parietal cell antibody 以外に抗ビタミン B_{12} 内因子抗体 anti-intrinsic factor antibody をも産生することから, 進行すると低胃酸症が顕著となるとともに, ビタミン B_{12} の欠乏により悪性貧血 pernicious anemia を引き起こす. 進行したA型胃炎では胃底腺が高度に萎縮するのに対して, 幽門腺は保たれている (図 2-340). したがって, 幽門腺が萎縮し, 体部が保たれている通常の慢性胃炎 (B型胃炎) とは萎縮の状況が逆であることから, 逆萎縮性胃炎ともいわれている.

　病理組織学的には, 胃底腺は全体的に著明に萎縮・消失し, 少量の主細胞や副細胞が残されているのみである. 強拡大像では萎縮した壁細胞が少数残存しており, リンパ球および好酸球

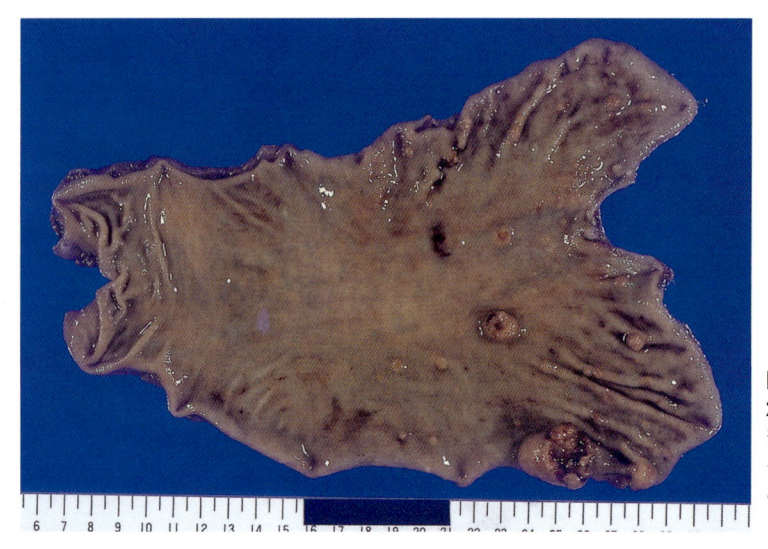

図2-340 自己免疫性胃炎の肉眼像(231頁の図2-297多発性カルチノイドと同一症例). 胃体部の粘膜が平坦化し, 粘膜皺襞が目立たない. それに対し前庭部では何本かの粘膜皺襞が認められる. 大小5〜6個の粘膜下腫瘤はすべてカルチノイドである.

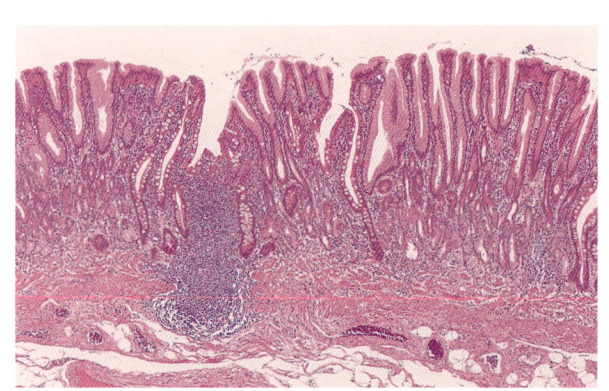

図2-341 自己免疫性胃炎の弱拡大組織像. 体部粘膜にもかかわらず胃底腺がほとんど認められない. 腺窩は過形成気味であり, 炎症細胞が浸潤している. 軽度の腸上皮化生とリンパ濾胞の形成もみられる.

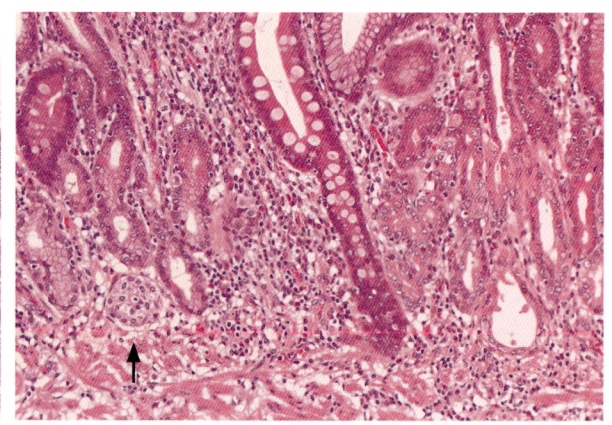

図2-342 自己免疫性胃炎の強拡大組織像. 拡大を上げると, 萎縮した少量の胃底腺が認められる. 炎症細胞が浸潤し, 一部には壁細胞の変性像も観察される. 図の左端に小型円形の細胞集団 endocrine cell nest が観察される(矢印).

の軽度浸潤が認められる(図2-341, 342). 胃腺窩は比較的よく保たれているが, 腸上皮化生も認められる. 前庭部には, 通常, 著変は認められない. もう1つの特徴的な変化は, 粘膜内の内分泌細胞の過形成である. 内分泌細胞は正常では幽門腺や胃底腺, 腺窩の基底膜側に圧排されるように散在しているが, A型胃炎では特に前庭部で数を増し, かつ小集団となって間質に散在性に分布し, 内分泌細胞巣 endocrine cell nest と呼ばれるようになる(図2-343, 344). 内分泌細胞巣は大きくなるとカルチノイド腫瘍と区別できなくなり, 実際にA型胃炎はしばしば多発性のカルチノイドを合併する. 内分泌細胞はガストリン, クロモグラニン, セロトニンなどの胃の内部環境を整えるホルモンを分泌しているが, A型胃炎においては壁細胞が減少して塩酸やペプシノーゲンの値が減少するので, negative feedback により過形成となるものと推定されている. また, 血清学的にもガストリンが高値を示す症例が多い.

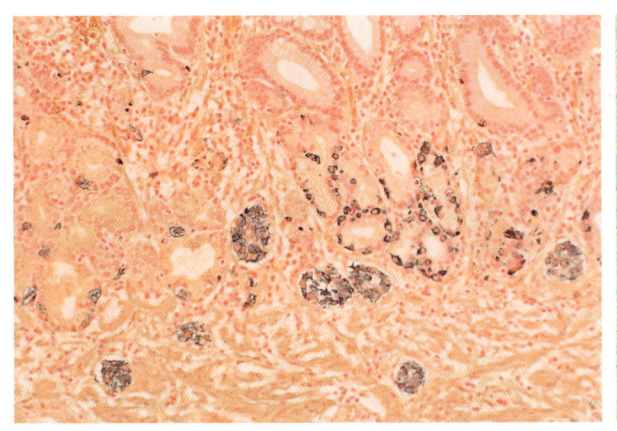

図 2-343 自己免疫性胃炎にみられる内分泌細胞巣. 萎縮した粘膜の深部, 特に粘膜筋板に近接して数個〜十数個の細胞より成る境界明瞭で円形の小細胞集団が多数認められる. Grimelius 染色にて黒色顆粒状に染色されることから, 内分泌細胞巣 endocrine cell nest であることが確認される.

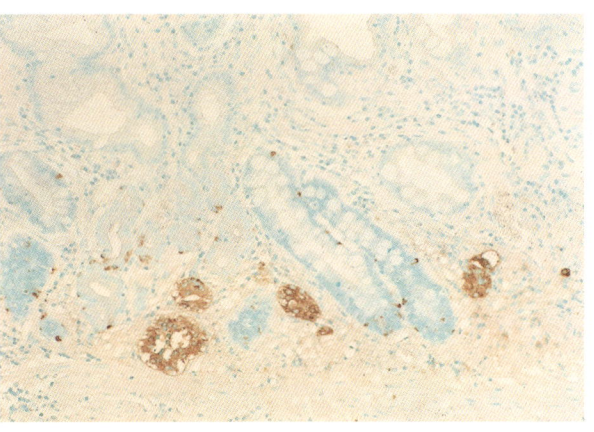

図 2-344 内分泌細胞巣の免疫染色. 抗クロモグラニン抗体を用いた免疫染色によって, 内分泌細胞巣は茶褐色に染色された.

b. 好酸球性胃炎, 好酸球性肉芽腫症

好酸球性胃炎 eosinophilic gastritis は好酸球 eosinophilic leukocyte の著明な浸潤を特徴とする原因不明の疾患である. 患者は中年〜高齢の男性が多い. 臨床症状はあまりないが, 胃の内視鏡検査や X 線検査で胃壁の肥厚によって発見されることが多い. 好酸球の浸潤は粘膜固有層で高度であるが, 粘膜下組織や固有筋層にも認められる. 浮腫や線維化を伴うことにより, 胃壁が肥厚することから, 硬癌との鑑別がしばしば問題となる（図 2-345〜347）. 食物アレルギーによるものと推測されているが, 原因物質は不明である.

好酸球性肉芽腫症 eosinophilic granulomatosis も好酸球の浸潤の著しい原因不明疾患である. 好酸球性胃炎と異なり, 肉芽腫は限局性病変を形成し, 表面に潰瘍形成のみられることもある. 診断は組織学的に好酸球の浸潤とともに, 類上皮細胞肉芽腫を確認することである.

c. リンパ性胃炎

リンパ性胃炎 lymphocytic gastritis は粘膜固有層にリンパ球の浸潤が著しい胃炎であり, 原因は不明である. 限局性とびまん性とがあり, しばしば粘膜の著しい肥厚を伴うとされている. 肥厚性胃炎（胃症）の一部や, 反応性リンパ組織過形成あるいは MALT lymphoma との鑑別が問題となる症例も含まれているものと推測される.

d. 肥厚性胃炎・胃症

肥厚性胃炎・胃症 hypertrophic gastritis or gastropathy は胃粘膜が全体的に肥厚し, かつ血漿蛋白の低下を伴う疾患で古くから知られており, Ménétrier 病や Zollinger-Ellison 症候群として有名である. しかし, Ménétrier 自身が最初に報告した肥厚性胃炎には, びまん性の胃

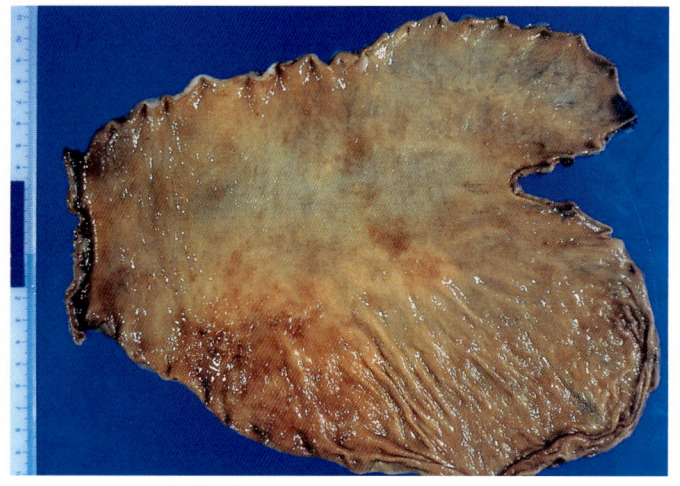

図 2-345 好酸球性胃炎の肉眼像．胃壁は全体的に硬く肥厚しているが，粘膜表面からは潰瘍や隆起性病変などは認められない．この症例は生検組織では癌が認められなかったものの，壁の肥厚が著しく，スキルス癌を否定できなかったため全摘された．

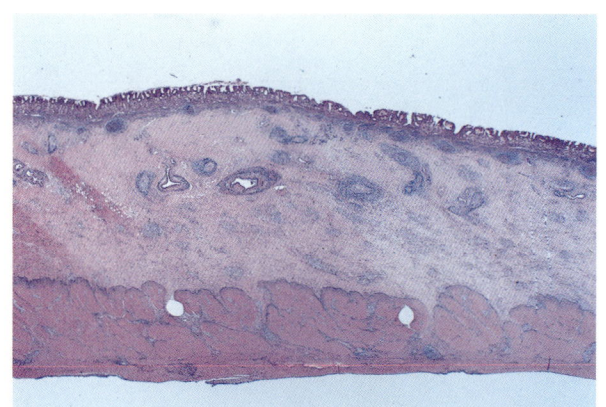

図 2-346 好酸球性胃炎の弱拡大組織像．粘膜下層が著明に肥厚し，線維化と炎症細胞浸潤が認められ，リンパ濾胞も散見される．粘膜固有層の炎症性変化は比較的軽く，かつ好酸球も少数しか浸潤していなかったため，生検標本では好酸球性胃炎の診断は困難であった．

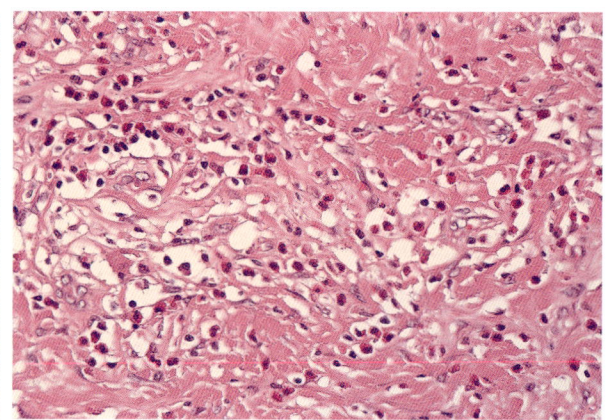

図 2-347 好酸球性胃炎の強拡大組織像．肥厚した粘膜下層には好酸球が多数浸潤しており，好酸球性胃炎と診断された．

　粘膜肥厚を示す巨大皺襞胃 giant rugae のみならず，限局性の肥厚から，多発性ポリープ症例，さらには胃癌のびまん性浸潤による肥厚まで多彩な病変が含まれていたといわれている[14]．実際，肥厚性胃炎，あるいは Ménétrier 病として切除された胃病変を検索すると，典型的な giant rugae を示す症例は少なく，多彩な病変が含まれていることが報告されている[15]．

　一方，膵臓のガストリン産生腫瘍のために胃粘膜が二次的に肥厚し，かつ十二指腸潰瘍を伴う Zollinger-Ellison 症候群は独立した 1 疾患といえる．したがって，蛋白喪失を伴う肥厚性胃炎・胃症とされる疾患群は，典型的な Ménétrier 病，Zollinger-Ellison 症候群，およびその他の疾患に分類することができる．

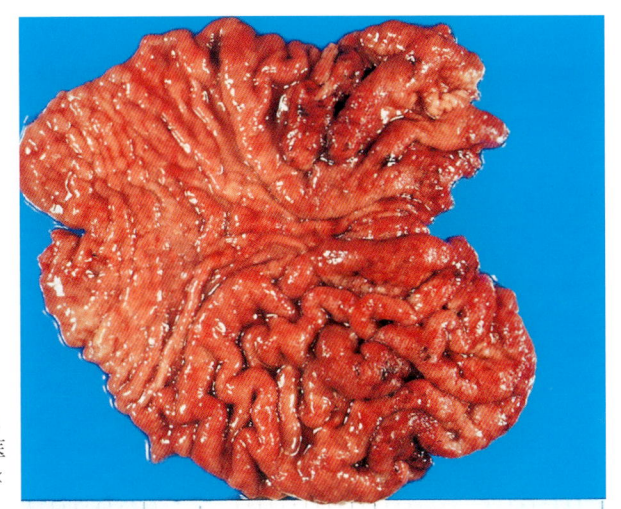

図 2-348　Ménétrier 病の肉眼像．健診にて胃癌を発見され，切除術を受けた．胃壁が全体的に著明に肥厚しており，外科医は Borrmann 4 型癌を疑っていた．胃癌は胃角後壁の 2 × 2 cm ほどの sm 癌であった．

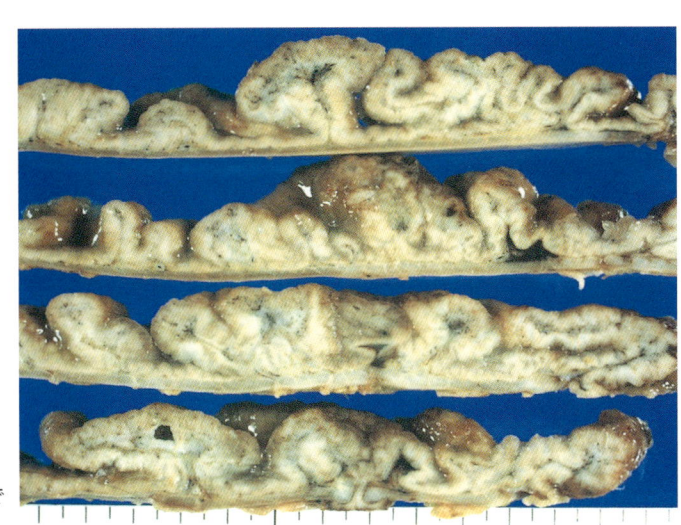

図 2-349　図 2-332 の割面写真．粘膜の肥厚が著明であり，いわゆる脳回様胃粘膜を呈している．

1) Ménétrier 病

　巨大皺襞胃および血漿蛋白質の低下を示す原因不明の疾患である．50〜70 歳に好発し，男女ほぼ同数である．胃壁は主として体部を中心にびまん性に肥厚し，前庭部には変化が少ないのが特徴的である（図 2-348, 349）．通常，胃の大きさも全体的に増している．組織学的には腺窩が過形成を示す反面，胃底腺は正常構造を失って主細胞や壁細胞は減少し，かつ囊胞状に拡張を示して，そのために全体的には肥厚している（図 2-350〜354）．しかし，胃底腺がびまん性に肥厚している症例も知られており，そのような症例では胃酸過多症を伴っている．炎症細胞の浸潤を示す症例が多く，多くはリンパ球・形質細胞浸潤であるが，好酸球の浸潤を示す例もあり，本症発生に免疫機転，あるいはアレルギー反応の関与が示唆される．リンパ球浸潤が高度の症例では，リンパ性胃炎との鑑別が問題となる．

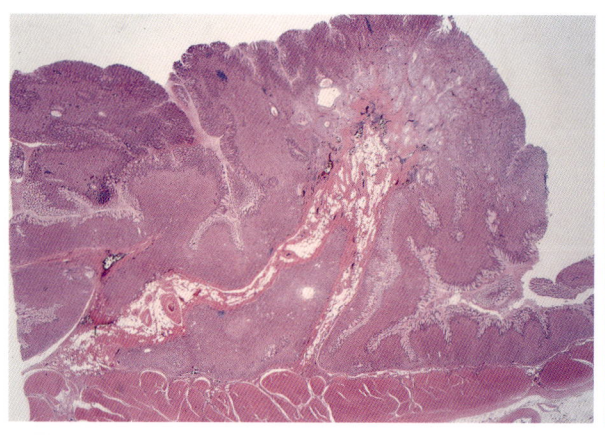

図 2-350 Ménétrier 病の組織像．組織学的に肥厚した粘膜には腺窩上皮および幽門腺や胃底腺の過形成が認められ，間質には浮腫と炎症細胞浸潤がみられる．

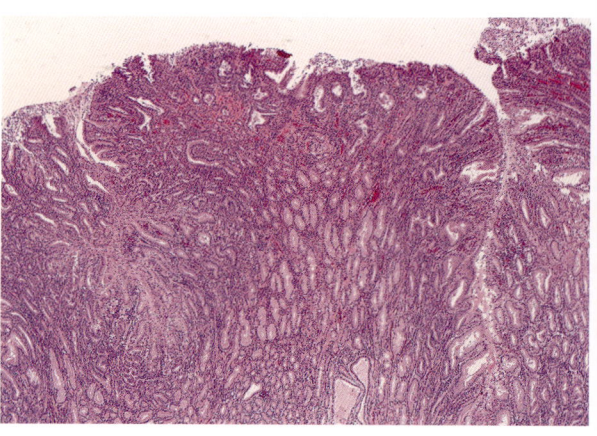

図 2-351 Ménétrier 病の前庭部の組織像．脳回様にみえた粘膜皺襞は過形成を示す腺窩上皮と幽門腺より成っている．

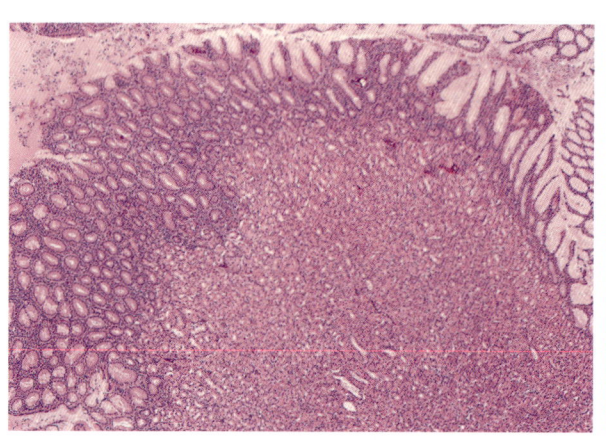

図 2-352 Ménétrier 病の胃体部組織像．胃体部では過形成を示す腺窩上皮と胃底腺より成っている．

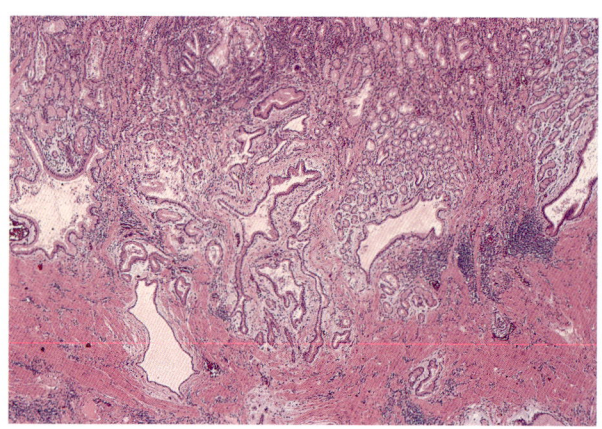

図 2-353 Ménétrier 病の粘膜深部組織像．粘膜固有層深部において拡張した囊胞が多数形成されている．

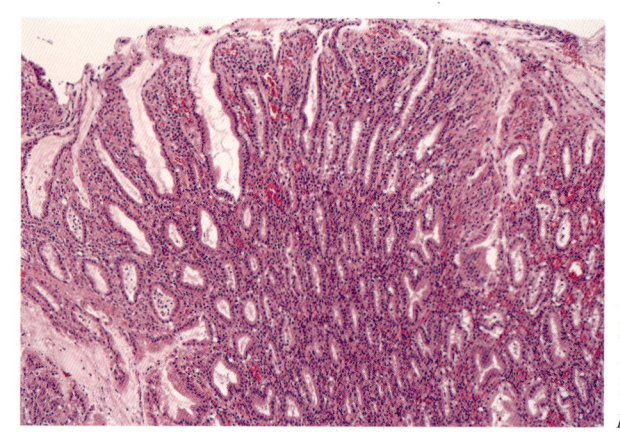

図 2-354 Ménétrier 病の組織像．過形成を示す腺窩上皮，あるいは幽門腺や胃底腺の間隙にはリンパ球や形質細胞，あるいは好酸球などがかなり高度に浸潤している．この症例では *H. pylori* 陽性であった．

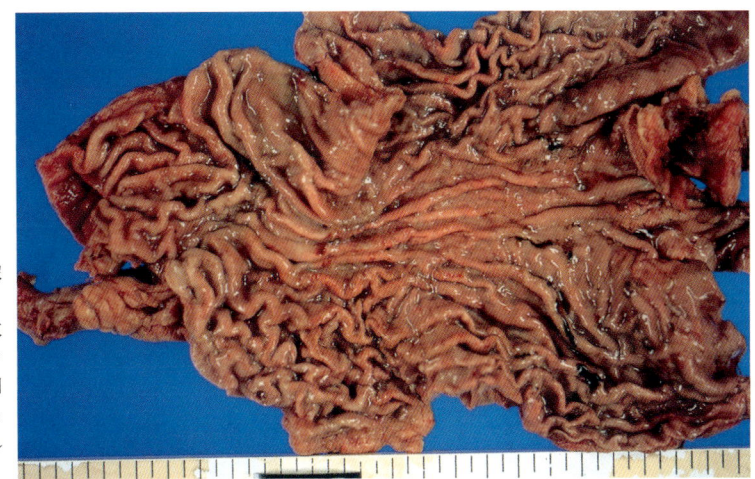

図 2-355 Zollinger-Ellison 症候群の胃肉眼像（剖検症例）．数年来，十二指腸潰瘍を反復し，最終的に十二指腸と空腸上部の潰瘍からの大量出血によって死亡した．粘膜皺襞は厚みを増し，かつ前庭部にまで伸び出している．幽門腺と胃底腺の境界である F 線が幽門輪から 2〜3 cm の位置に下降していたのが注目される．

2) Zollinger-Ellison 症候群

膵臓ランゲルハンス島 Langerhans' islet のガストリン産生細胞の腫瘍，ガストリノーマ gastrinoma によって胃粘膜過形成，胃酸過多，ならびに十二指腸潰瘍を合併する症候群である．ガストリノーマは膵臓に発生する症例が多数ではあるが，十二指腸や胃粘膜にもしばしば発生する．40〜60 歳に多く，男女比は同数である．良性腫瘍であることが多いが，時には悪性であることもある．また直径 2 cm ほどの単発性腫瘍であることが多いが，多発性の小腫瘤を形成することがある．その場合，副甲状腺や下垂体など他の内分泌腺の多発性腫瘍に合併する場合がある．胃底腺は壁細胞の過形成を示し，過分泌された塩酸のために十二指腸潰瘍が形成される．腫瘍の摘出により治癒する（図 2-355〜359）．

3) その他

胃粘膜の限局性肥厚，あるいは多発性ポリープと血漿の蛋白質低下とを合併した疾患のすべてを含む胃粘膜の限局性肥厚は，胃底腺の過形成のこともあれば，腺窩の囊胞状拡張のこともある．またポリープは過形成性であることもあれば過誤腫であることもある．血漿蛋白の低下は主として過形成粘膜からの蛋白の漏出によると考えられている．胃腺窩上皮からは生理的に 1 日数 g の蛋白が漏出していると考えられているが，健常者では小腸粘膜から大部分が再吸収されるために血漿蛋白の低下は生じない．しかし，胃粘膜からの漏出が増加したり，あるいは小腸に何らかの吸収障害がある場合，血漿蛋白質の低下が生ずるものと考えられている（protein losing gastroenteropathy）．

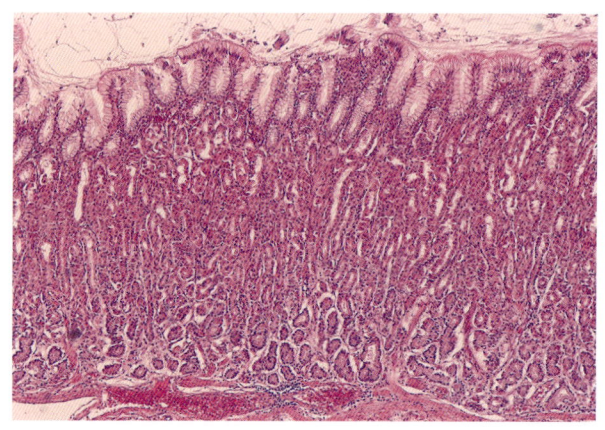

図 2-356 Zollinger-Ellison 症候群の胃の組織像．胃底腺が過形成を示している．壁細胞は数を増し，主細胞や副細胞を含めた胃底腺構成細胞のうちの 70〜80％ を占めている．

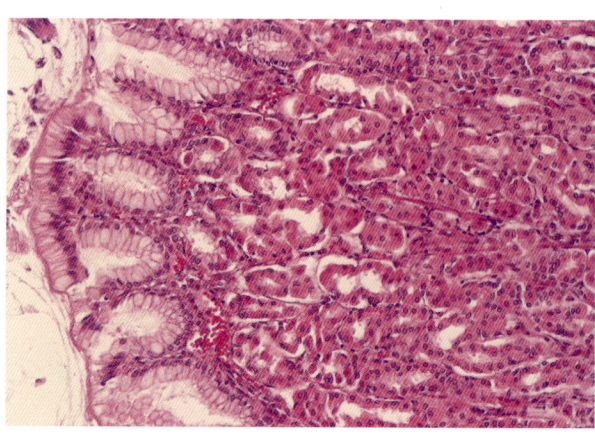

図 2-357 壁細胞の過形成の拡大像．胃底腺を形成する細胞の大部分が壁細胞で占められていた．

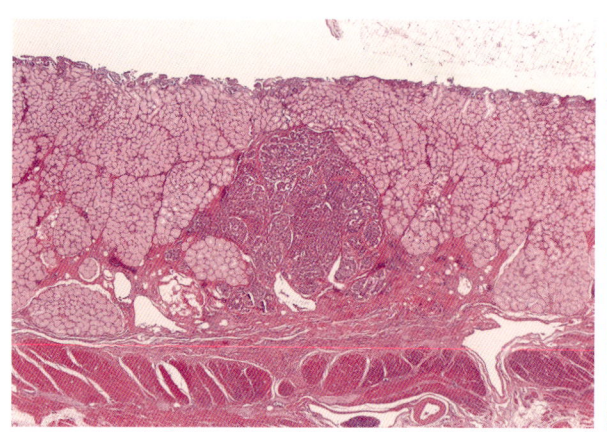

図 2-358 Zollinger-Ellison 症候群の十二指腸腫瘍の組織像．この症例では膵臓内に 6 個，十二指腸壁内に 1 個，合計 7 個の最大直径 6 mm までの微小腺腫が認められた．写真は十二指腸の Brunner 腺の中に見出された直径 2 mm の内分泌腫瘍．腫瘍細胞は管状あるいはリボン状配列を示し，異型度は低く，カルチノイド腫瘍に類似している．

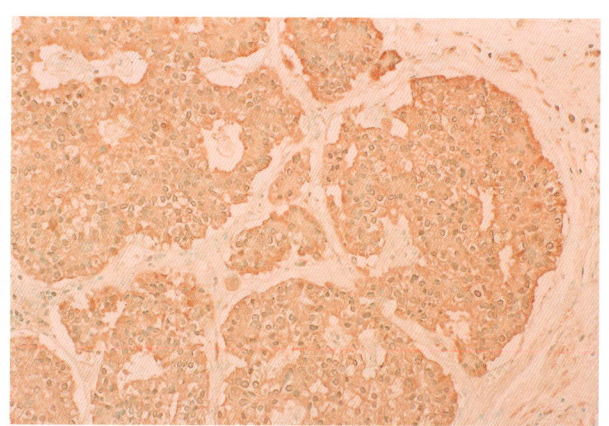

図 2-359 Zollinger-Ellison 症候群の十二指腸腫瘍のガストリン染色．十二指腸壁内の微小腺腫は免疫組織学的にガストリン陽性であった．したがって，微小ガストリノーマから分泌されたガストリンによって胃底腺壁細胞の過形成が生じ，そのための胃酸過多症によって十二指腸潰瘍が形成されたことが推定された．

e. 肉芽腫性胃炎：結核, サルコイドーシス, Crohn 病

　　肉芽腫性胃炎 granulomatous gastritis が単独に胃病変として発症することはほとんどなく，通常，肺結核症，肺・リンパ節のサルコイドーシス，および腸管の Crohn 病に続発する．病理組織学的には他臓器に生ずるのと同様の肉芽腫が形成される．結核性の肉芽腫は周囲粘膜の破壊が高度であるが，サルコイドーシスや Crohn 病では反応は軽い．ただし，他臓器に病変を認めず，胃のみに生検によって肉芽腫性病変が見つかることがある（図 2-360）．この場合，疾患の本態は不明であり，再検によっても病変の進行はみられないことが多い．

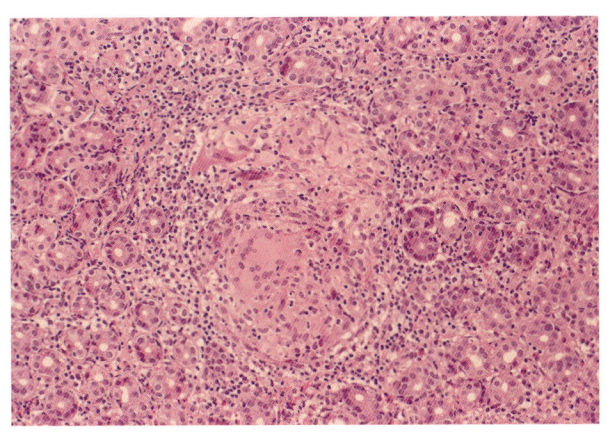

図2-360 肉芽腫性胃炎の組織像．胃底腺粘膜内に類上皮細胞と多核巨細胞より成る小型の肉芽腫が観察される．周囲にはリンパ球が軽度に浸潤している．周囲の腺窩や胃底腺の萎縮は軽い．内視鏡的には小さな発赤として観察され，この病巣を含め2か所に肉芽腫が認められた．

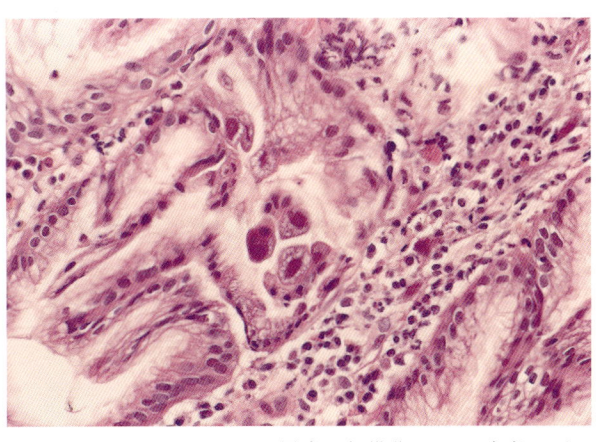

図2-361 cytomegalovirus胃炎の組織像．AIDS患者のびらんから採取された胃粘膜．変性した3個の上皮細胞内に大型で濃染した核内封入体が認められる．

f. cytomegalovirus 胃炎

　　cytomegalovirus（CMV）は，感染した細胞の核内に，通常の核の2～3倍の大きさでヘマトキシリン濃染性の均一物質である封入体 cytomegalic inclusion を形成することから，この名が付けられた（図2-361）．CMVは常在性ウイルスであるため，ヒトには常時感染する機会がある．そのため，病理解剖標本では副腎や膵臓，唾液腺などで時折 cytomegalic inclusion が見出されることがあるが，病原性が低いため病的な意義は通常ほとんどない．しかし，AIDS，抗癌剤投与，自己免疫疾患など免疫機能の低下した患者においては，しばしば重篤で致命的な病変を形成する．消化管はCMV感染の好発部位であり，しばしば炎症反応は乏しいが壊死の著しい穿孔性の深い潰瘍を形成する．検体が免疫不全患者のものであるという情報を得た場合には封入体の同定は容易であるが，免疫不全やCMVを予想していない場合は，見落としがちである．封入体は病巣の血管内皮細胞，マクロファージ，あるいは上皮細胞の核内に認められる．時には細胞質内に多数の赤い小顆粒として観察されることもある．

g. graft-versus-host disease（GVHD）

　　白血病や多発性骨髄腫 multiple myeloma などで骨髄移植を受けた患者に，移植後1週間から1か月ほどで拒絶反応が生ずる．食道から大腸にかけての消化管粘膜にも急性拒絶反応が生じ，多くは粘膜の発赤程度でとどまり（図2-362），臨床症状も発現しない．しかし，時に激烈な粘膜壊死を生じ，臨床的にも悪心，嘔吐，腹痛，下痢を呈することことがある．病理組織学的に胃のGVHDでは，腺窩上皮や固有胃腺の上皮細胞にアポトーシスによる細胞の脱落が生じ，それによる粘膜の障害と考えられている（図2-363）．

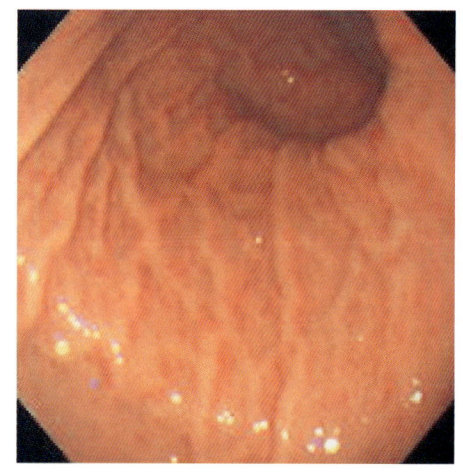

図 2-362　GVHD の内視鏡像（慢性骨髄性白血病）．骨髄移植約 2 週間後の胃粘膜で，浮腫状であり，小型斑状発赤が多発していた．

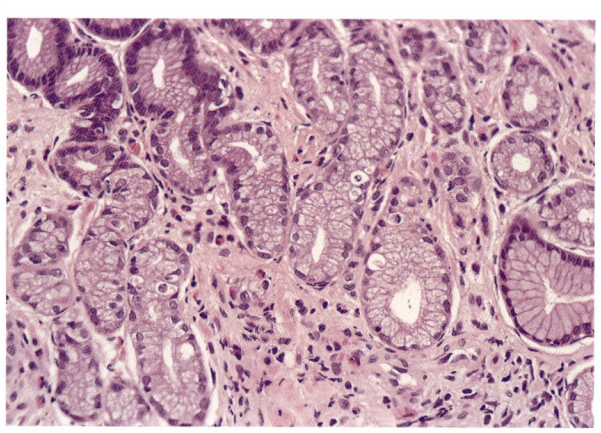

図 2-363　GVHD の胃粘膜組織像．間質が浮腫状であり，炎症細胞が軽度に浸潤している．拡大を上げると，腺窩上皮や固有胃腺の細胞に apoptotic body が観察された．

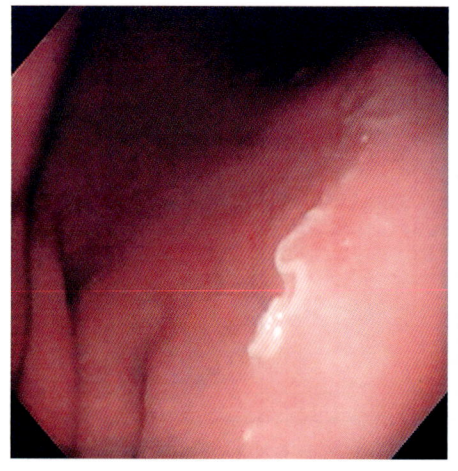

図 2-364　胃粘膜内に穿入したアニサキス．自分で釣ったサバを夕食にシメサバにして食べたところ，その夜の 11 時頃から上腹部痛が始まった．3 日後に内視鏡検査を行ったところ，胃の粘膜内に蛇行した 2 匹のアニサキスの幼虫が発見された．

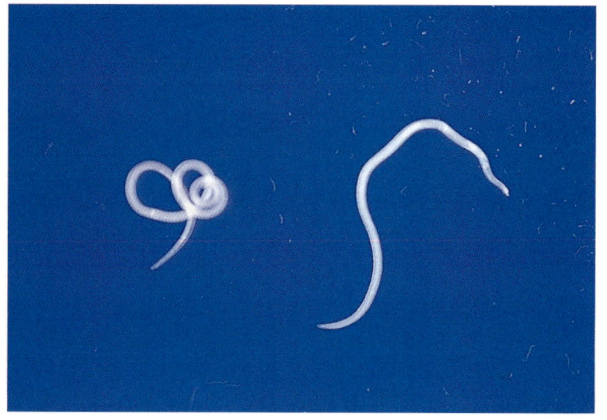

図 2-365　アニサキス幼虫の肉眼像．アニサキスは長さ 2.5 cm，太さ 0.5 cm の白色で光沢のある小線虫である．

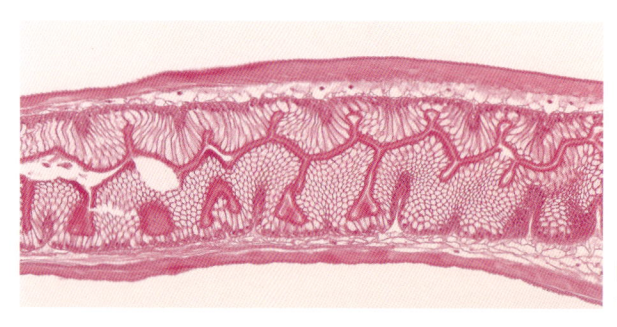

図 2-366　アニサキス幼虫の組織像．表面は角皮に包まれ，内部には断面の大部分を占める腸管が認められる．

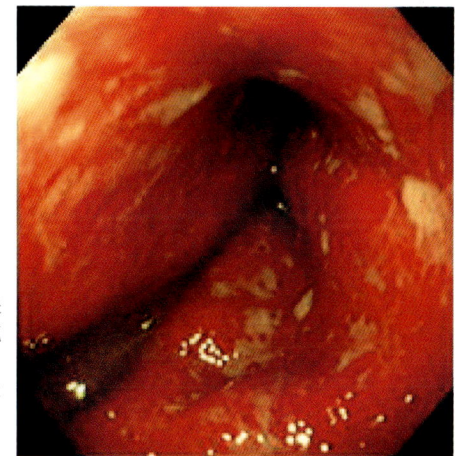

図 2-367 Stevens-Johnson 症候群の内視鏡像（57 歳男性）．抗てんかん薬を長期に服用していた．2 週間ほど前から体幹を中心とする高度の中毒性表皮壊死が生ずるとともに，胃痛，食欲不振，嘔吐がみられるようになった．治療により消化管粘膜症状は軽快しつつあったが，患者は最終的に広範囲の皮膚障害により死亡した．内視鏡では胃粘膜の腫脹，発赤，びらん，壊死が高度である．食道や大腸粘膜の変化は比較的軽度であった．

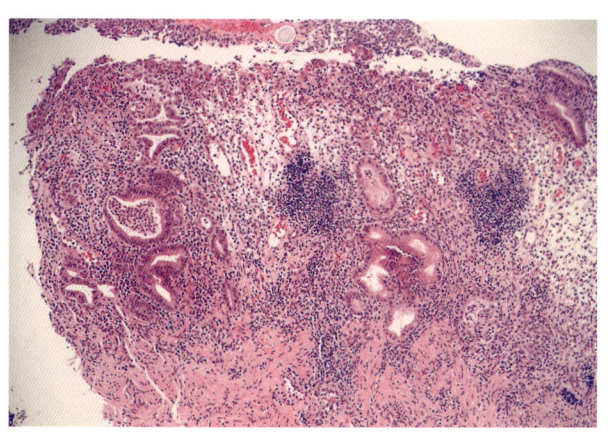

図 2-368 Stevens-Johnson 症候群の胃粘膜組織像．腺窩上皮や固有胃腺はほとんど消失し，間質に炎症細胞が高度に浸潤している．表面には痂皮の付着がみられる．

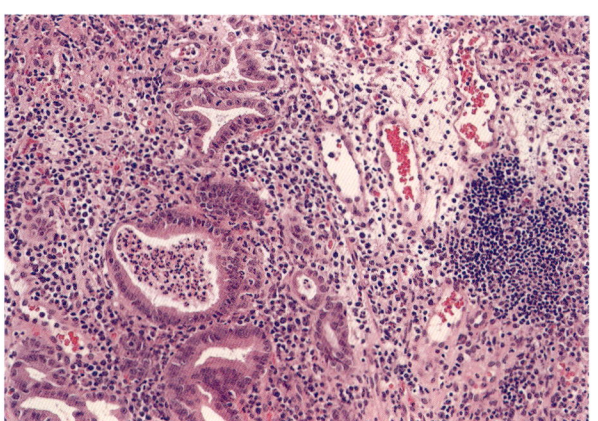

図 2-369 Stevens-Johnson 症候群の胃粘膜強拡大組織像．拡張した腺窩内に好中球が浸潤し膿瘍を形成している．腺窩上皮は変性傾向を示しているが，apoptotic cell はみられない．間質には単核細胞の浸潤が著しい．

h. アニサキス症

　　　　アニサキス症 anisakiasis は線形動物であるアニサキス anisakis による急性の胃疾患である．アニサキスはサケ・タラなどの遠海魚およびイカ，サバの皮膚，および魚肉に寄生しており，それらを生で食べたときに発症する．食後数時間以内に激痛にて発症し，内視鏡的に胃粘膜に穿入したアニサキスを認めれば，診断は容易である（図 2-364～366）．虫体は透明度の高い白色を呈し，2.0～3.5 cm の長さで，0.4～0.6 cm の太さである．胃粘膜は充血して盛り上がり，組織学的には好酸球の浸潤が著しい．アニサキスはヒトの消化管内では増殖することはできない．したがって，胃の粘膜下組織に穿入したアニサキスはやがて死滅し，あとに肉芽組織を残して治癒する．後遺症も残さないといわれている．

i. Stevens-Johnson 症候群

　皮膚の多形滲出性紅斑 erythema multiforme の最も激烈な型である中毒性表皮壊死 toxic epidermal necrosis は抗痙攣薬や抗精神薬で生ずる薬剤性皮膚障害と考えられており，しばしば致死的である．一部の症例では口腔や消化管粘膜にも皮膚と同様の壊死性炎症を合併することが知られている（図 2-367～369）．発症機序は不明であるが，HLA-B12 に関連することが知られており，TNF-α などのサイトカインで誘導されることが推測されている．

【文献】

1) Morson BC, Dawson IMP, Day DW, et al : Morson & Dawson's Gastrointestinal Pathology, 3rd ed. Blackwell Scientific, 1990
2) Feldman M, Scharschmidt BF, Sleisenger MH : Sleisenger & Fordtran's Gastrointestinal and Liver Disease, 6th ed. WB Saunders, 1998
3) Haubrich WS, Schaffner F : Bockus Gastroenterology, 5th ed. WB Saunders, 1995
4) Warren JR, Marshall BJ : Unidentified curved bacilli on gastric epithelium in active chronic gastritis. Lancet 4 : 1273-1275, 1983
5) Marshall BJ, Warren JR : Unidentified curved bacilli in the stomach of patients with gastritis and ulceration. Lancet 16 : 1311-1314, 1984
6) Price AB : The Sydney System : Histological division. Gastroenterol Hepatol 6 : 209-222, 1991
7) Uemura N, Okamoto S, Yamamoto S, et al : Helicobacter pylori infection and the development of gastric cancer. N Engl J Med 345 : 784-789, 2001
8) Dixon MF, et al : Classification and grading of gastritis. The updated Sydney system. Am J Surg Pahtol 20 : 1161-1181, 1996
9) Schindler R, Ortmayer M : Classification of chronic gastritis with special reference to the gastroscopic method. Arch Int Med 57 : 959-978, 1936
10) 斉藤洋子，斉藤 澄，中原 朗，ほか：内視鏡下に観察される発赤と表層性胃炎に関する病理組織学的検討．Gastroenterol Endosc 34：39-47, 1992
11) 斉藤 澄，大倉康男：慢性胃炎，びらん性胃炎，胃潰瘍の発症における Helicobacter pylori の役割に関する病理組織学的研究．日消誌 95：9-17, 1998
12) Katz D, Siegel HI : Erosive gastritis and acute gastrointestinal mucosal lesion. In Progress in Gastroenterology. Grune & Stratton, 1958
13) 岡崎幸紀：臨床医の立場からみた AGML の概念．胃と腸 24：611-618, 1989
14) 多賀須幸男，土谷春日仁：胃巨大皺襞の病態—メネトリエ病の場合．胃と腸 15：531-541, 1980

I 胃悪性リンパ腫とその類縁疾患

1 胃悪性リンパ腫の概略

　悪性リンパ腫は，発生頻度には大きな差があるが，リンパ節のみならずリンパ節以外のほとんどすべての臓器から発生するといっても過言ではない．悪性リンパ腫はその発生母地をもって，リンパ節から発生するリンパ節性リンパ腫 nodal lymphoma と，リンパ節以外の臓器・組織から発生する節外性リンパ腫 extranodal lymphoma とに，大きく 2 つに分類されている．

a. 節外性リンパ腫

　節外性リンパ腫の発生頻度については，発生母地として咽頭の扁桃組織である Waldeyer 輪，胸腺，そして脾臓を加えるか否かによって，リンパ節由来の比率が異なってくるが，多くの国や地域において，全リンパ腫の約 20〜40％ を占めることが報告されている．節外性リンパ腫の好発部位は，消化管，皮膚，唾液腺，眼窩などである．消化管の中では胃粘膜に発生する頻度が高い．

　リンパ節性リンパ腫は末期になると胃に浸潤する場合があるが(続発性)，発生時に胃以外に進展のみられない症例を胃の原発性リンパ腫 primary gastric lymphoma と定義している．続発性と原発性とを合わせると，悪性リンパ腫症例の 50％ に胃浸潤が認められるとされている．原発性の胃悪性リンパ腫は胃の全悪性腫瘍のなかで，日本においては 1〜2％，米国では 5％ を占めるとされている．患者年齢と男女比は，胃癌とほぼ同様である．

　胃の悪性リンパ腫の特徴は，B 細胞性の非ホジキンリンパ腫 non-Hodgkin's B-cell lymphoma が多数を占め，かつ低悪性度の小型細胞型 small cell type が多く，長期にわたって胃粘膜にとどまる症例が多い．しかし，高悪性度群であるびまん性大細胞型も少なくはなく，また少数ながら T 細胞型リンパ腫 T-cell lymphoma，Hodgkin 病も発生する．従来提案されてきた悪性リンパ腫分類は，リンパ節性病変を対象に検討されたものであったため，消化管リンパ腫に適用しようとするとき，問題が生じていた．近年提唱された WHO 分類では，消化管リンパ腫を 1 項目に分類しているが，ほかの型のリンパ腫との関係には問題が残されている．

b. mucosa associated lymphoid tissue lymphoma(MALT lymphoma, MALToma)の概念

　1983 年に Isaacson PG[1]によって，消化管粘膜に発生する悪性度の低い小型 B 細胞リンパ腫は粘膜関連リンパ組織の性格を有しており，リンパ節性リンパ腫とは増殖進展様式や生物学的性格が異なる特異なリンパ腫であることが提唱された(**表 2-51**)．Isaacson[2]によると，粘膜関

表 2-51　消化管の悪性リンパ腫の分類[1].

B-cell
　mucosa-associated lymphoid tissue(MALT) type
　　low grade
　　high grade with or without a low-grade component
　　immunoproliferative small intestinal disease
　　　low grade
　　　high grade with or without a low grade component
　mantle cell(lymphomatous polyposis)
　Burkitt's and Burkitt-like
　other types of low- or high-grade lymhoma corresponding to lymph node
　　equivalents
T-cell
　enteropathy-associated T-cell lymphoma(EATL)
　other type unassociated with enteropathy

rare type(including conditions that may simulate lymphoma)

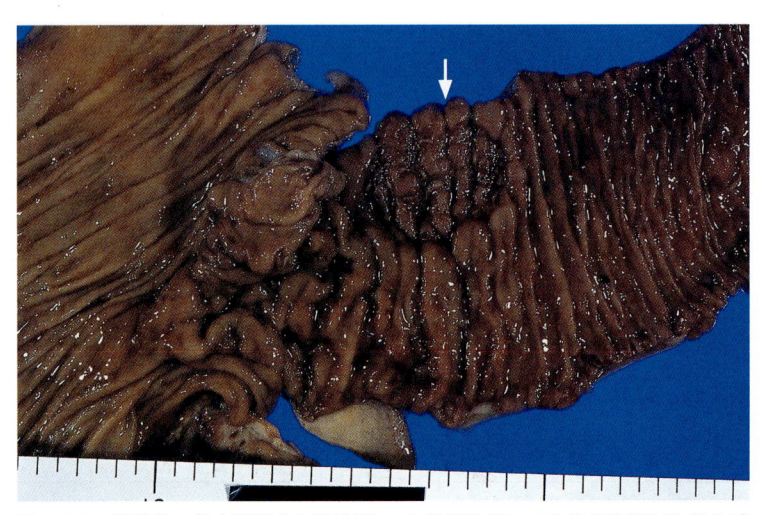

図 2-370　回腸終末部肉眼像(58 歳男性). 上行結腸癌にて右半側結腸切除術を受けている. 回腸終末の粘膜の肥厚が著しいため, 回腸が長く切除された. 肥厚した粘膜の 1 か所に, Peyer 板に相当する楕円形の陥凹が観察される(矢印).

連リンパ組織は回腸終末の Peyer 板を典型とする粘膜固有層内のリンパ小節, 上皮内に浸潤するリンパ球, 固有層間質に浸潤する形質細胞, および腸間膜リンパ節より成る(図 2-370, 371). 粘膜内のリンパ小節の構造は, 胚中心 germinal center と暗殻 mantle zone に加え, さらに外側に周辺帯 marginal zone と呼ばれる一層を有していることがリンパ節の濾胞とは異なる(図 2-372).

　胚中心は幼若な芽球細胞 centroblast と少し成熟した胚中心細胞 centrocyte から成り, 暗殻は小型の B リンパ球である. それに対して, marginal zone は小型から中型の胚中心細胞様細胞 centrocyte-like cell(CCL-cell)から成る. これらの細胞はいずれも B 細胞の性質を有しているが, 胚中心や暗殻の B 細胞と異なり CD 5 と CD 10(CALLA)陰性であることが特徴的で

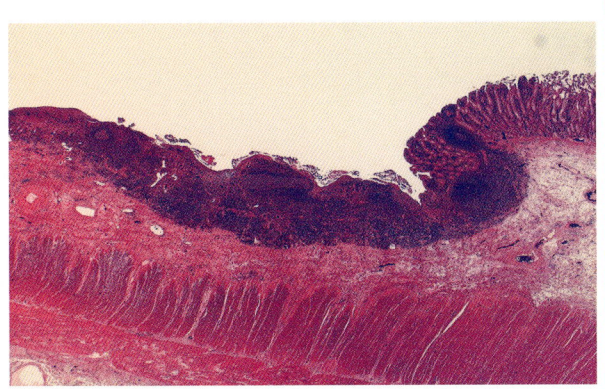

図 2-371 回腸末端の弱拡大組織像．粘膜固有層から粘膜下層にかけてリンパ小節が集合性に形成されている．リンパ組織表面の小腸絨毛上皮は萎縮している．リンパ小節には一次濾胞と二次濾胞が認められ，両者の周囲の粘膜内にもリンパ球が高度に浸潤している．

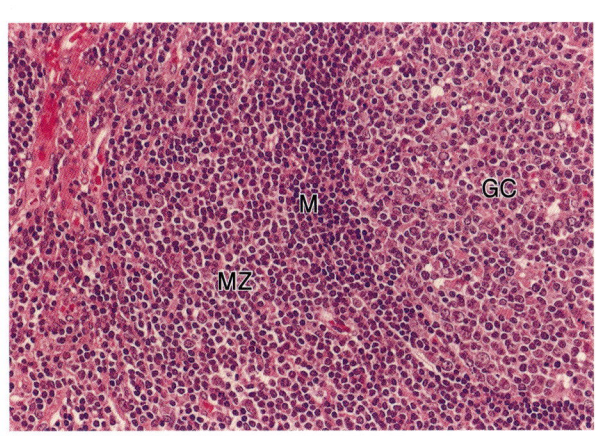

図 2-372 回腸リンパ小節の強拡大像．右側の胚中心 germinal center (GC) を取り囲んで小リンパ球より成る暗殻 mantle zone (M) が認められるが，さらにその外側に一回り大きなリンパ球の層である濾胞周辺帯 marginal zone (MZ) が識別できる．marginal zone を構成するリンパ球は核のくびれた中型の centrocytic-like cell が主体であるが，大型で幼若な centroblastic cell も散見される．

ある．リンパ小節に近い粘膜間質や上皮細胞にはBおよびTリンパ球が多数浸潤しており，特にB細胞には上皮細胞との親和性が認められる．また，消化管粘膜の間質内には形質細胞が広範囲に浸潤している．さらに腸間膜リンパ節は他の部位のリンパ節と異なり，リンパ濾胞の周囲に周辺帯を有している．

　Isaacson は粘膜関連リンパ組織の性質を以上のように理解したことから，MALToma の特徴として次のような所見を挙げている．すなわち，① marginal zone の細胞に類似した小型～中型の核が少しくびれた胚中心細胞様細胞 small cleaved centrocyte-like B-cell より成り，② びまん性に発育し，③ CD 5 と CD 10 が陰性であり，そして ④ 上皮細胞に浸潤して lympho-epithelial lesion を形成する．しばしば形質細胞への分化 plasma cell differentiation を示すことから，lymphoplasmacytoma (immunocytoma) との区別が難しい．MALToma は長期にわたって胃壁内にとどまり，リンパ節や骨髄へ進展することは少ない．胃には高悪性度のびまん性大細胞Bリンパ腫も発生するが，それらの少なからぬ症例が小細胞成分を含んでいることから，胃の大細胞リンパ腫の多くは低悪性度の MALToma が転化したものであると主張している．

　MALToma は H. pylori 感染による慢性リンパ性胃炎を母地として発生するものと推測されている．H. pylori の慢性感染による胃粘膜内のリンパ組織の反応性増殖が母地となり，H. pylori や食物中の癌原物質がBリンパ球の腫瘍化を促進させる．当初は反応性の増殖の域にとどまっているが，遺伝子変化の集積によって真の腫瘍性病変となる．したがって，胃のリンパ腫の発生は過形成，低悪性度腫瘍，高悪性度腫瘍という多段階発癌説によって説明できるものと推測されている．H. pylori の除菌治療によって MALToma が消失した報告[3]がなされていることも，この考え方を示唆しているものと思われる．初期の段階が反応性リンパ組織過形成 reactive lymphoid hyperplasia(RLH)に相当しているものと推測されるが，反応性増殖と低悪性度リンパ腫の段階を組織学的に区別することは困難である．

c. リンパ腫分類と MALToma

最近の40年間に非 Hodgkin リンパ腫に関しては Rappaport 分類，Kiel 分類，Working Formulation 分類，REAL 分類などの多数の分類が提案されてきた．使用する分類法の違いに加え，用語の理解の混乱や多数の細胞マーカーを検索する必要があることなどから，リンパ腫診断はリンパ節性，および節外性ともに病理医によってかなりのばらつきがあるのが現状である．その弊害を払拭するために WHO 分類が近年提案された(表 2-52)[4,5]．WHO 分類では消化管の悪性リンパ腫の多くは extranodal marginal zone B-cell lymphoma of MALT type, mantle cell lymphoma, lymphoplasmacytoma, follicular lymphoma, および diffuse large B-cell lymphoma などに分類されている．

胃悪性リンパ腫の肉眼型に関しては現在全世界的に通用する分類は存在しない．境界不明瞭な表層型病変が多いことから，早期胃癌分類や Borrmann 分類を適応させることには困難が多い．一般的には，低悪性度リンパ腫は軽度に隆起した表層型病変を形成し，高悪性度リンパ腫は大型の潰瘍や多発性病変，あるいは粘膜皺襞のびまん性肥厚性病変を形成することが多い．

2 胃悪性リンパ腫各論

a. marginal zone lymphoma of MALT type, MALToma

MALToma は50歳以上に発生することが多く，男女比は1.5：1である．肉眼的には扁平で境界不明瞭な浸潤性病変を形成することが多く，大きな腫瘤や深い潰瘍を形成することは少ない(図 2-373, 374)．また，しばしば多発性の病変を形成し，主病変から離れた粘膜に小病巣を形成することから，外科的に切除しても再発することが多い．

細胞学的には MALToma は回腸末端の Peyer 板や，他部位の消化管粘膜に広く分布する孤立リンパ小節の外側の marginal zone の細胞に類似した，小型ないし中型リンパ球様の腫瘍細胞より成る(図 2-375)．腫瘍細胞の細胞質は中等度に広く，また核は軽度にくびれを示しているが(small cleaved cell)，この細胞形態は胚中心細胞に類似しているとされている(centrocyte-like cell, CCL-cell)．しばしば細胞質が明るい monocyte 様細胞が混在しており，少数の大型の芽球細胞 centroblast も認められることがある．また，形質細胞への分化が認められることが多く，その数が多い場合には lymphoplasmacytoma(immunocytoma)との鑑別が問題となる．

腫瘍細胞は既存の粘膜リンパ小節周囲の周辺帯 marginal zone, およびさらに外側の間質にびまん性に浸潤しているのが特徴である．初期の段階では反応性のリンパ小節が残っているが，腫瘍が拡がるにつれて置き換えられていく．また，既存の腺窩に浸潤して，腫瘍細胞の集団と

表 2-52　悪性リンパ腫の WHO 分類[4,5].

B-cell neoplasms
  Precursor B-cell neoplasm
    Precursor B-lymphoblastic leukemia/lymphoma(precursor B-cell acute lymphoblastic leukemia)
  Mature(peripheral)B-cell neoplasms
    B-cell chronic lymphocytic leukemia/small lymphocytic lymphoma
    B-cell prolymphocytic leukemia
    Lymphoplasmacytoid lymphoma
    Splenic marginal zone B-cell lymphoma(＋villous lymphocytes)
    Hairy cell leukemia
    Mantle cell lymphoma
    Plasma cell myeloma/plasmacytoma
    Extranodal marginal zone B-cell lymphoma of MALT type
    Nodal marginal zone B-cell lymphoma(＋monocytoid B cells)
    Follicular lymphoma
    Mantle cell lymphoma
    Diffuse large B cell lymphoma
      Mediastinal large B-cell lymphoma
      Primary effusion lymphoma
    Burkitt lymphoma/Burkitt cell leukemia
T and NK-cell neoplasms
  Precursor T-cell neoplasm
    Precursor T-lymphoblastic lymphoma/leukemia(precursor T-cell acute lymphoblastic leukemia)
  Mature(peripheral)T-cell neoplasms
    T-cell prolymphocytic leukemia
    T-cell granular lymphocytic leukemia
    Aggressive NK-cell leukemia
    Adult T-cell lymphoma/leukemia(HTLV＋)
    Extranodal NK/T-cell lymphoma, nasal type
    Enteropathy-type T-cell lymphoma
    Hepatosplenic γδ T-cell lymphoma
    Subcutaneous panniculitis-like T-cell lymphoma
    Mycosis fungoides/Sezary's syndrome
    Anaplastic large cell lymphoma, T/null-cell, primary cutaneous type
    Peripheral T-cell lymphoma, not otherwise characterized
    Angioimmunoblastic T-cell lymphoma
    Anaplastic large cell lymphoma, T/null cell, primary systemic type
Hodgkin lymphoma(Hodgkin disease)

変形した腺窩の集合体である lymphoepithelial lesion を形成することが特徴的とされている（図 2-376）．腫瘍細胞マーカーは pan-B 抗体である CD 20 陽性（図 2-377）であり，細胞表面の免疫グロブリンは IgM, IgA が陽性であるが，通常 IgG は陰性であり，かつ細胞質内免疫グロブリンは陰性である．ただし，形質細胞に分化を示した場合は細胞質内の免疫グロブリンは陽性となる．

分子生物学的には免疫グロブリン遺伝子の re-arrangement が高頻度に観察されるが，癌遺伝子の *bcl-2* の re-arrangement の検出頻度は低く，またリンパ節性 B 細胞リンパ腫に多く発現する CD 5 や CD 10 の発現は低いなどの特徴を示す．MALToma を含め，小細胞性リンパ腫の生検診断は，腫瘍細胞の異型性が低いことから，診断にとまどうことが多い（図 2-378）．

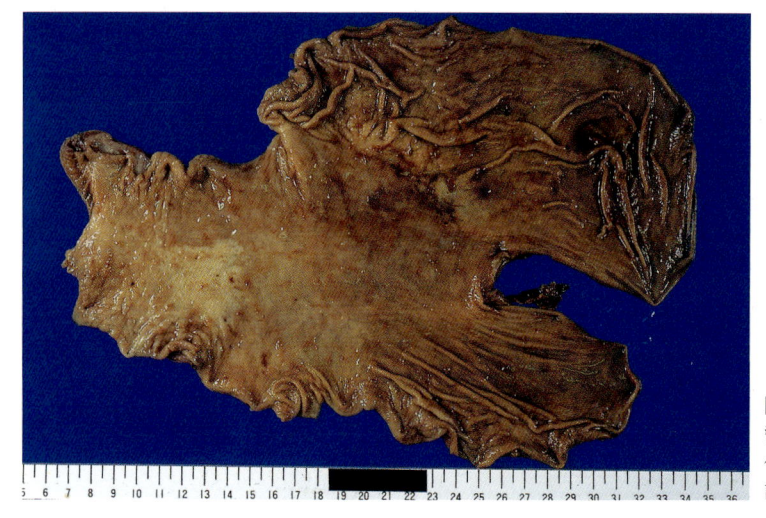

図 2-373　胃 MALToma の肉眼像．前庭部小彎〜後壁に 4.5 × 4.0 cm の IIb 様病変が，また体中部前壁に 4.5 × 3.0 cm の IIa + IIb 病変が認められる．

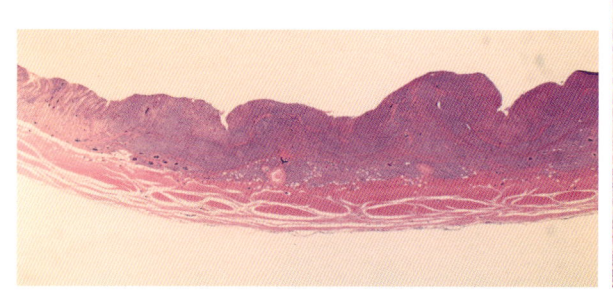

図 2-374　胃 MALToma の弱拡大組織像．体中部前壁の IIa + IIb 部分には異型リンパ球が粘膜固有層と粘膜下層内にびまん性に増殖浸潤し，固有筋層の表層に及んでいる (mp)．

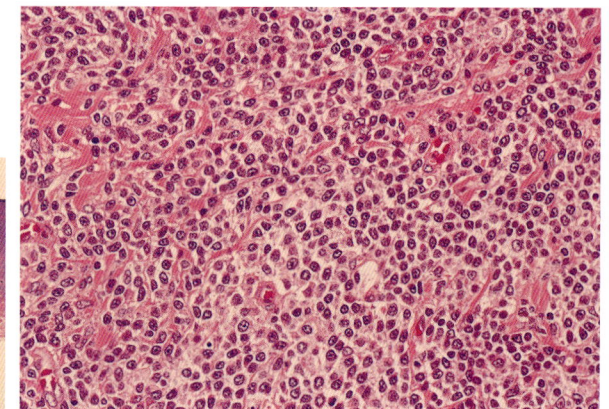

図 2-375　胃 MALToma の強拡大像．異型リンパ球は中型を主体とし，核は軽度にくびれ，小型の核小体を有している．細胞異型の程度は低い．

b. 濾胞性リンパ腫

　　　濾胞性リンパ腫 follicular lymphoma は形態的に反応性の二次濾胞に類似した濾胞構造を示す B 細胞性リンパ腫である．患者年齢は平均 55 歳で，男女比は等しい．低悪性度リンパ腫であるが，5〜10 年の経過で悪性度の高いリンパ腫に転化するとされている（図 2-379, 380）．このリンパ腫は，組織学的に，小型の small cleaved (centrocyte) と大型の large cleaved/non-cleaved cell (centroblast) とが混在している．そして，顕微鏡の高倍率の 1 視野 (high power field, HPF) に混在する大型の centroblast の数によって Grade 1, 2, 3 に区別されている．Grade 1 は centroblast が 0〜5/HPF，Grade 2 は 6〜15/HPF，Grade 3 は 16〜/HPF とされ

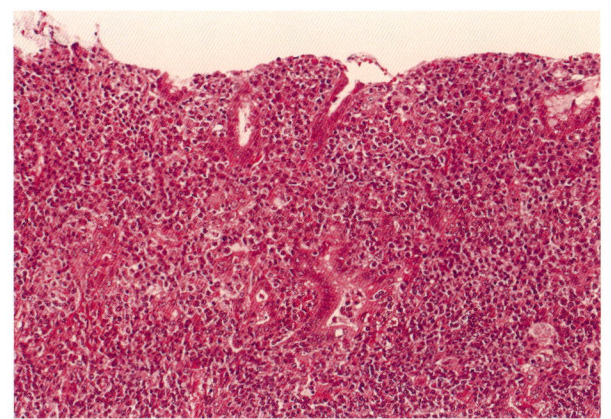

図 2-376 MALToma の lymphoepithelial lesion. リンパ腫細胞が壊れかかった胃腺窩に浸潤している．腫瘍細胞が腺窩上皮細胞と親和性があるためこのような病変が形成され，MALToma に特徴的であるとされている．

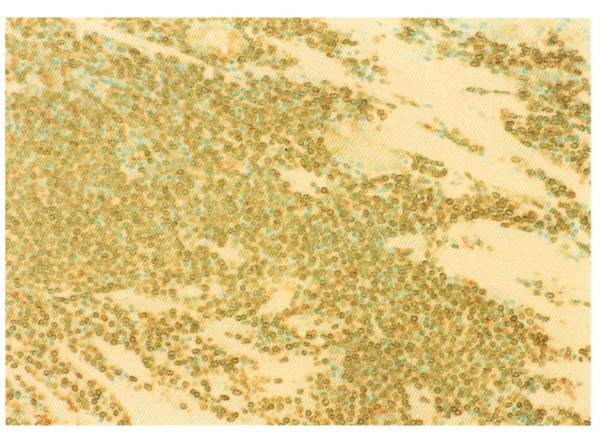

図 2-377 MALToma の免疫染色．抗 CD 20 抗体を用いた免疫染色によって腫瘍細胞は陽性に染色され，B-cell lymphoma であることが確認された．

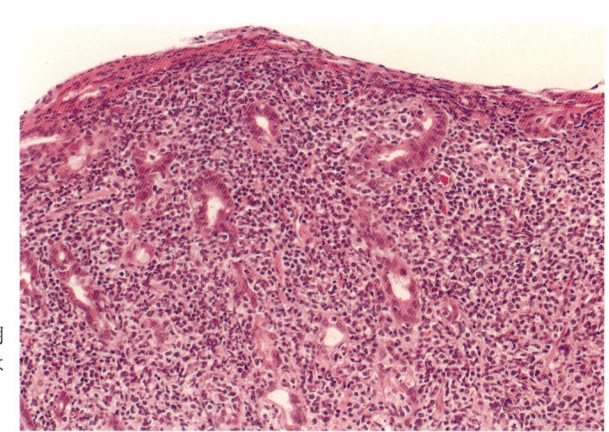

図 2-378 MALToma の生検組織像．胃腺窩や固有胃腺は著明に減少し，小型の円形細胞がびまん性に浸潤している．細胞は均一であり，異型性は軽いが，通常の炎症細胞浸潤と異なり，腺窩の破壊が目立つことから腫瘍性細胞の浸潤と判断できる．

ている（図 2-381）．反応性リンパ濾胞の胚中心が mantle zone に囲まれているのに対して，濾胞性リンパ腫の濾胞は mantle zone を欠くか発達が不良のため，濾胞同士が近接したり癒合したりしており，濾胞間の間隔が狭いのが特徴である．濾胞間には非腫瘍性のリンパ球や血管がみられるが，時には少数の腫瘍細胞をみることもある．また，しばしば濾胞の周辺に腫瘍細胞のびまん性増殖を伴うことがあり，びまん性部分が広いほど予後不良である．腫瘍細胞は pan-B 抗体陽性，細胞表面の免疫グロブリン陽性，かつ分子生物学的には免疫グロブリン遺伝子の re-arrangement, t(14;18) translocation, *bcl-2* gene re-arrangement が多く検出される．反応性胚中心との鑑別には，免疫染色で Bcl-2 蛋白の発現を確認することが有用である（図 2-382）．

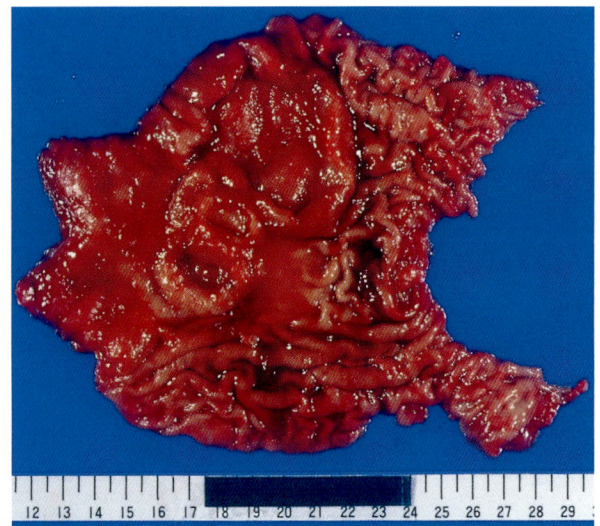

図 2-379　胃濾胞性リンパ腫の肉眼像．前庭部小彎と体下部前壁に，近接してそれぞれ 3.5 × 2.5 cm と 5.5 × 5.5 cm の 2 個の Borrmann 2 型病変が認められる．

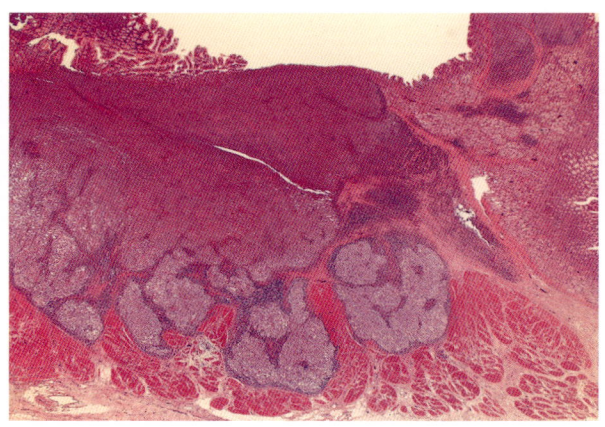

図 2-380　胃濾胞性リンパ腫の弱拡大組織像．異型リンパ球が粘膜から固有筋層にまで浸潤している．腫瘍細胞は粘膜内ではびまん性に増殖浸潤しているが，深部では明瞭な濾胞構造を形成している．

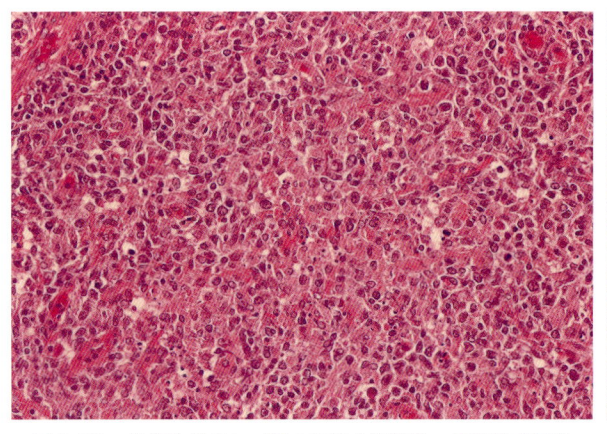

図 2-381　胃濾胞性リンパ腫の強拡大組織像．濾胞形成部分では大型の比較的異型度の高い細胞 centroblast が主体を占めており，Grade 3 と診断された．びまん性浸潤部分でも大多数の腫瘍細胞は大型細胞より成っていた．

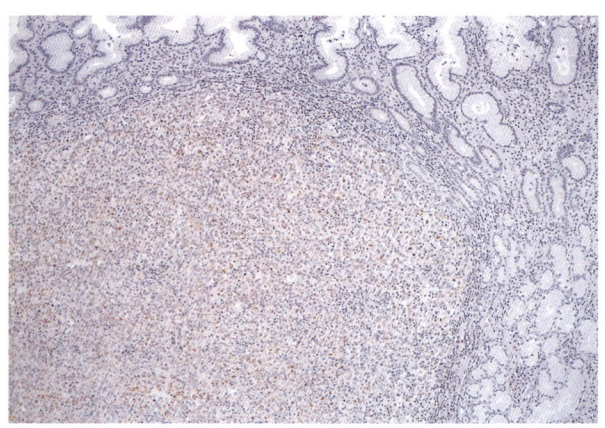

図 2-382　免疫染色で Bcl-2 蛋白の発現がみられる．

c. mantle cell lymphoma

　　　　mantle cell リンパ腫は反応性二次リンパ濾胞の mantle zone，すなわち胚中心外側の小型リンパ球細胞に類似した腫瘍細胞から成り，既存の濾胞の外側にびまん性に増殖する形態を示す（mantle zone pattern）．腫瘍細胞は小型～中型で，centrocyte に類似した核の切れ込みのみられる細胞を主体とする．核小体は不明瞭で，細胞質の幅は狭い．細胞マーカーとしては pan-B 抗体や細胞表面の免疫グロブリンが陽性である．また，CD 5 陽性，CD 10 陰性，cy-

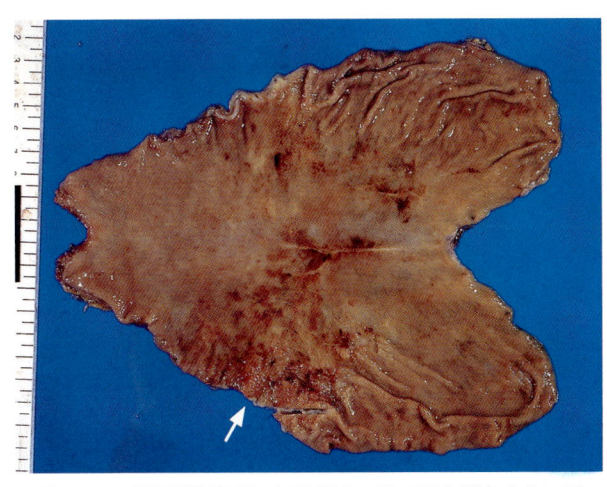

図 2-383　胃形質細胞腫の切除標本．体下部大彎を中心に不規則な丈の低い隆起性病変が認められる（矢印）．

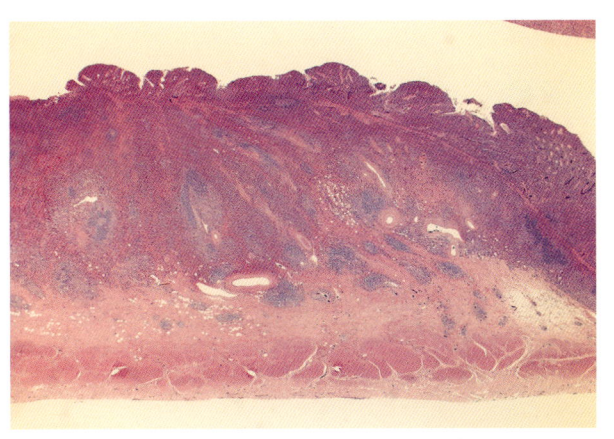

図 2-384　胃形質細胞腫の弱拡大組織像．粘膜固有層から粘膜下層にかけて円形細胞の増殖浸潤が著しい．粘膜下層は肥厚し，線維化と反応性のリンパ濾胞の形成も認められる．

clin D1 の発現が診断の決め手になる．消化管においては粘膜表面に多発性の小ポリープ状突出を形成する pseudopolyposis lymphomatosa または multiple lymphomatous polyposis の形態を示すことが多い．

d. lymphoplasmacytoid lymphoma（immunocytoma）

形質細胞への分化を示す小細胞 B 細胞リンパ腫であるが，MALToma, mantle cell lymphoma, small lymphocytic lymphoma, monocytoid B-cell lymphoma などの特徴を示さないものである．血清学的に M 蛋白血症と hyperviscosity symptom を示すことが多く，その場合 Waldenström's macroglobulinemia に相当する．10％ほどの症例は悪性度の高い大細胞型に転化するといわれている．

e. 形質細胞腫

形質細胞由来の腫瘍は通常骨髄に発生する多発性骨髄腫として知られているが，骨髄外に発生することもあり，その場合，髄外形質細胞腫 extramedullary plasmacytoma と呼ばれている．多発性骨髄腫は悪性度の高い腫瘍であり，その発症からの平均生存期間が約 2.5 年であるのに対して，髄外形質細胞腫は比較的悪性度が低く，平均生存期間は 10 年と報告されている．

髄外形質細胞腫の発生部位は上部気道が最も多く，消化管がその次を占めている．消化管においては，悪性リンパ腫と同様に，形質細胞腫 plasmacytoma も浅い境界不明瞭の潰瘍，あるいは隆起性病変を形成する（図 2-383, 384）．

腫瘍細胞は異型形質細胞より成り，楕円形の軽度好塩基性細胞質と車軸状の偏在核，および核に近接した明るい Golgi 野が特徴的である．多核の大型細胞の出現をみることも多い（図 2-385）．時に核内疑封入体（Dutcher body）や細胞質内の硝子様物質（Russell body）が観察され

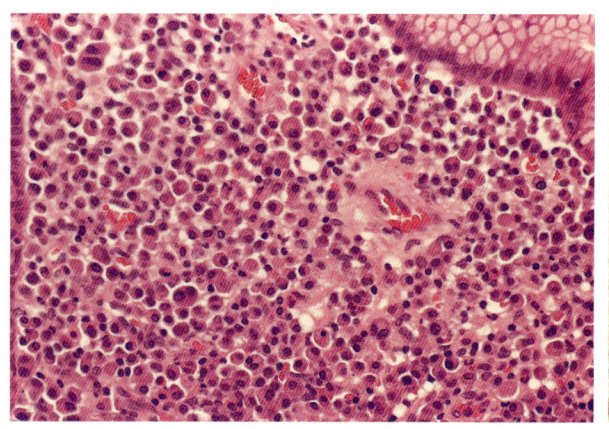

図 2-385 胃形質細胞腫の強拡大組織像．円形細胞は小型の偏在核と，軽度に塩基好性で楕円形の細胞質より成る異型形質細胞である．大型細胞や多核細胞も混在している．

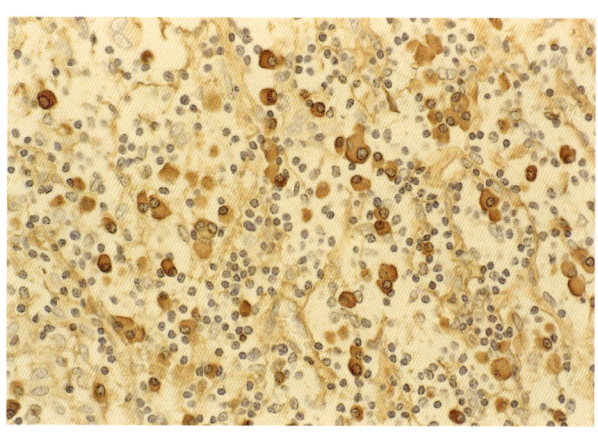

図 2-386 胃形質細胞腫の IgG の免疫染色．この症例では免疫染色にて腫瘍細胞は IgG と light chain κ が陽性であった．大型の腫瘍細胞の細胞質が IgG 抗体によって陽性の茶褐色に染色されている．

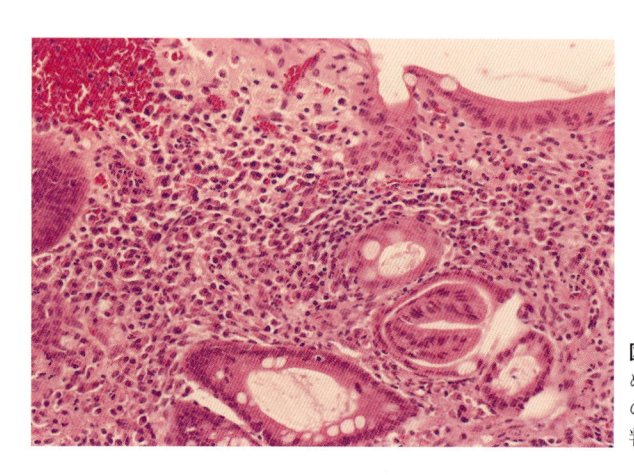

図 2-387 胃形質細胞腫の生検像．腫瘍の拡がりを確定するための2回目の生検に際しては，採取された粘膜の多くには図のごとく少数の腫瘍細胞しか認められず，腫瘍性細胞か否か判断が難しかった．

る．骨髄腫では幼若細胞あるいは形質細胞芽球の出現をみるが，形質細胞腫では腫瘍細胞は成熟型より成る症例が多い．免疫組織学的には細胞質内に IgG, IgA が陽性に染まることが多く，また light chain については κ と λ が同程度に検出される (**図 2-386**)．腫瘍細胞は粘膜内に長くとどまるが，次第に粘膜下層や筋層に浸潤するようになり，やがて所属リンパ節や遠隔臓器に転移する．

　形質細胞腫の生検診断に際しては，腫瘍細胞の多い部分から採取された場合は容易であるが，細胞が少ない場合には反応性の形質細胞との区別が難しい (**図 2-387**)．臨床症状や内視鏡所見と併せて判断する必要がある．

図 2-388　胃悪性リンパ腫，びまん性大細胞型．前庭部の 6.5 × 5.5 cm の Borrmann 2 型病変が認められる．

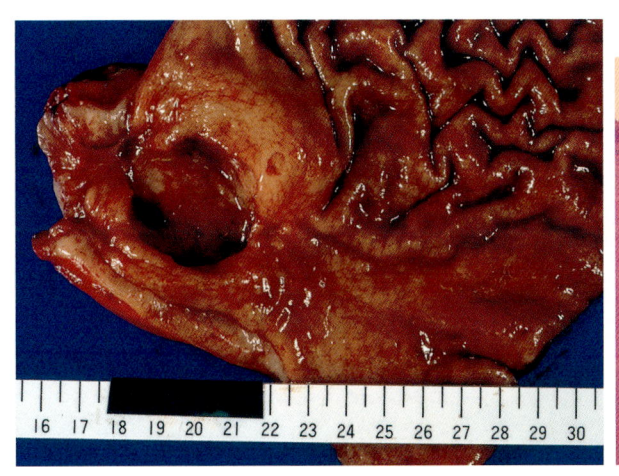

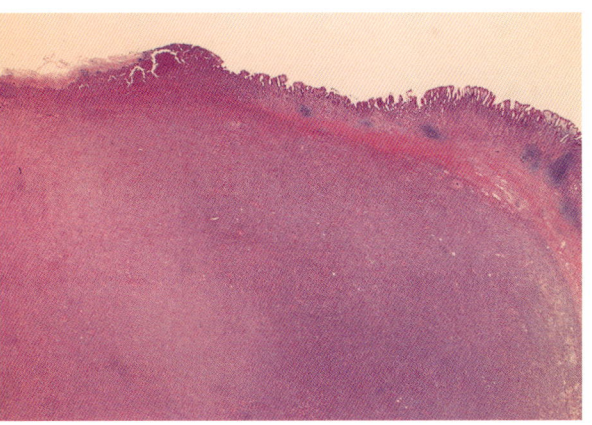

図 2-389　胃悪性リンパ腫，びまん性大細胞型の弱拡大組織像．腫瘍細胞はびまん性に粘膜固有層から粘膜下層に浸潤増殖し，一部で漿膜下層にまで及んでいた．濾胞構造は認められない．

f. びまん性大細胞型リンパ腫

　　びまん性大細胞型リンパ腫 diffuse large cell lymphoma は通常の B 細胞リンパ腫であり，最初から大細胞型として発症する例と，低悪性度の小細胞リンパ腫から転化する例とがある（図 2-388，389）．悪性度は高い．大細胞の判断は，核の大きさが小型リンパ球核の 2 倍以上，あるいはマクロファージの核より大きいことを目安とする（図 2-390，391）．しかし，細胞形態は比較的多彩であり，核にくびれのある細胞とない細胞 cleaved or non-cleaved cell が混在し，核質は粗造で，中心に位置する 1～2 個の明瞭な核小体を有する．中型の細胞を混じえることも多く，またしばしば多核の巨細胞が出現する．免疫染色により大型異型リンパ球が B-cell marker のみ陽性となった場合，monoclonality ありとして診断が確定する（図 2-392）．

g. T-cell lymphoma

　　頻度は低いが，胃にも T-cell lymphoma が発生する．中型から大型の異型リンパ球より成り，しばしば核異型の目立つ大型細胞を混じえる．WHO 分類では末梢 T 細胞リンパ腫や成人型 T 細胞白血病・リンパ腫，あるいは未分化大細胞型リンパ腫に分類されている．免疫組織学的に，T 細胞のマーカーである CD 45 RO や CD 3 が陽性であり，B 細胞マーカーの CD 20 は陰性となる．未分化大細胞型リンパ腫は CD 30（Ki-1）抗体陽性であることが特徴である．CD 30 は Hodgkin 病の Reed-Sternberg cell に特異的と考えられていたが，現在では活性化された T-cell，B-cell，histiocyte に広く発現する抗原物質と推定されている．したがって，この型のリンパ腫には T 細胞性，B 細胞性が含まれているが，多くは T 細胞性である．細胞が大型であり，異型度が著明で，かつ細胞質も広いことから，Hodgkin 病や癌との鑑別が問題となる（図 2-393～398）．

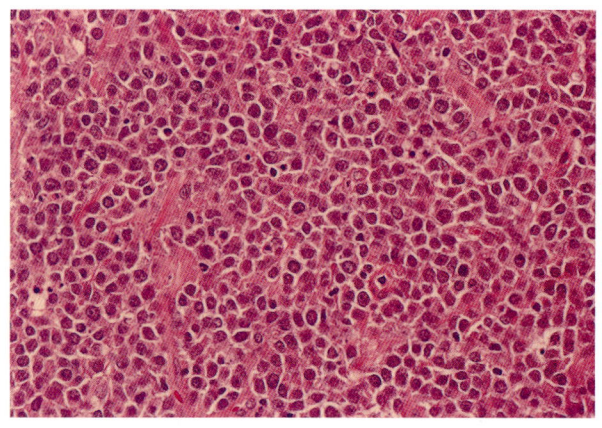

図 2-390　胃悪性リンパ腫，びまん性大細胞型の強拡大組織像．大型で異型性の高い腫瘍細胞が主体を占めている．核は卵円形，くびれがあるものとないものとが認められ，1～2個の明瞭な核小体を有している．

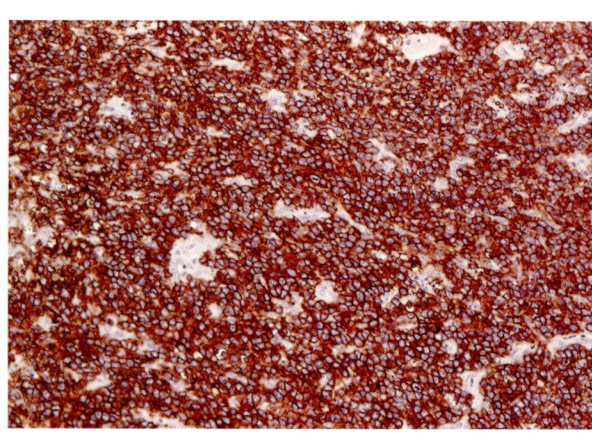

図 2-391　胃悪性リンパ腫，びまん性大細胞型．CD 20 抗体を用いた免疫染色により，腫瘍細胞は陽性に染色された．

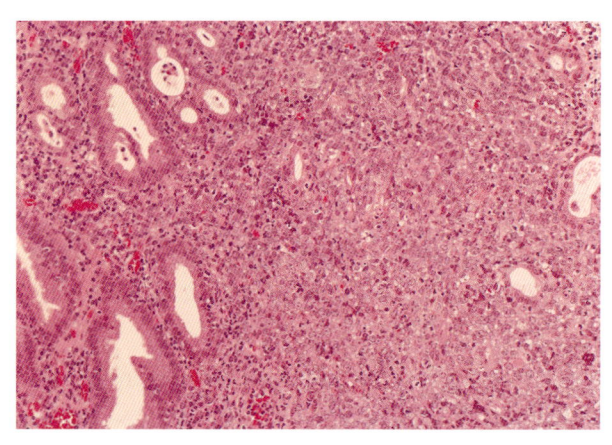

図 2-392　胃悪性リンパ腫，びまん性大細胞型の生検組織．一般的に悪性リンパ腫の生検胃粘膜は挫滅していることが多く，腺窩や固有胃腺が破壊され，異型性の高度な円形の腫瘍細胞が充実性に増殖している．低分化腺癌との鑑別に注意する必要がある．低分化腺癌は PAS 染色で陽性である．

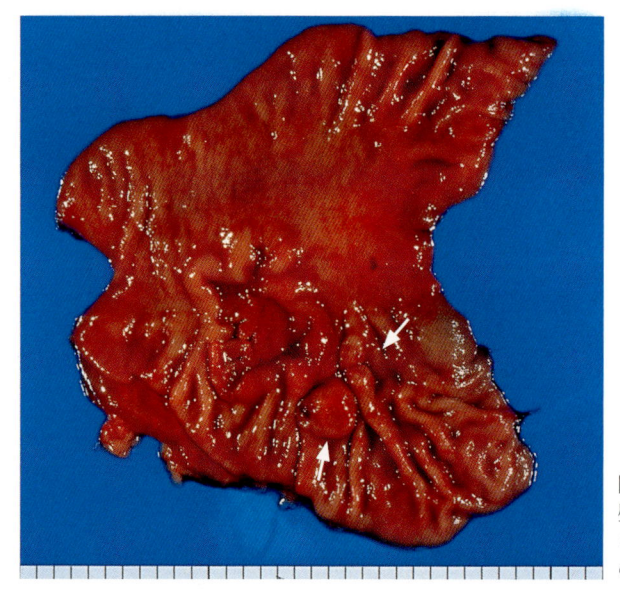

図 2-393　胃 T 細胞リンパ腫の肉眼像．胃前庭部から体下部前壁にかけて 5.0 × 5.0 cm の Borrmann 3 型病変が形成されている．主病変に近接した口側粘膜に 1.5 × 1.5 cm と 1.5 × 1.0 cm の 2 個の娘結節が認められる（矢印）．

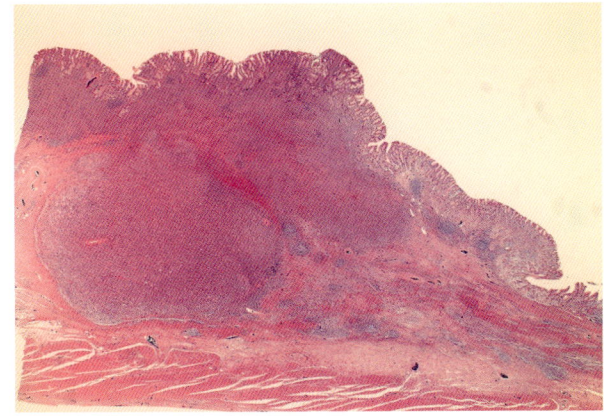

図 2-394　胃 T 細胞リンパ腫の弱拡大組織像. Borrmann 3 型病変の辺縁隆起部分の組織像. 粘膜固有層と粘膜下層内に腫瘍細胞がびまん性に浸潤増殖している.

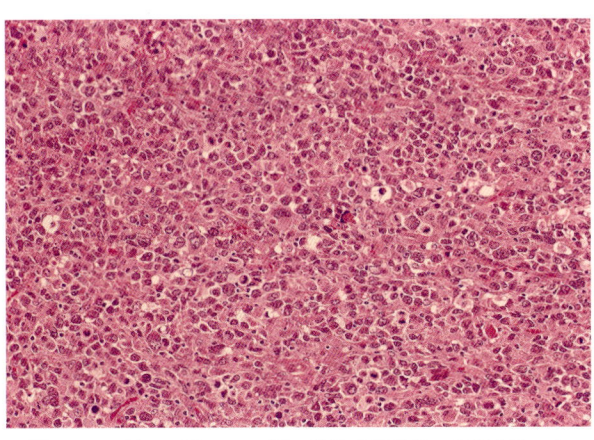

図 2-395　胃 T 細胞リンパ腫の強拡大組織像. 比較的均一な中型ないし大型の腫瘍細胞のびまん性増生より成り, 非腫瘍性の小型リンパ球やマクロファージも浸潤している.

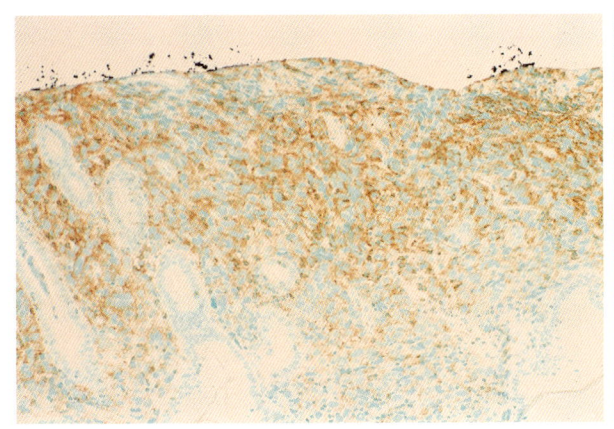

図 2-396　胃 T 細胞リンパ腫の免疫組織染色. T-cell marker である CD 45 RO が一部の腫瘍細胞に陽性であった. 反応性の小型リンパ球も陽性に染色されている.

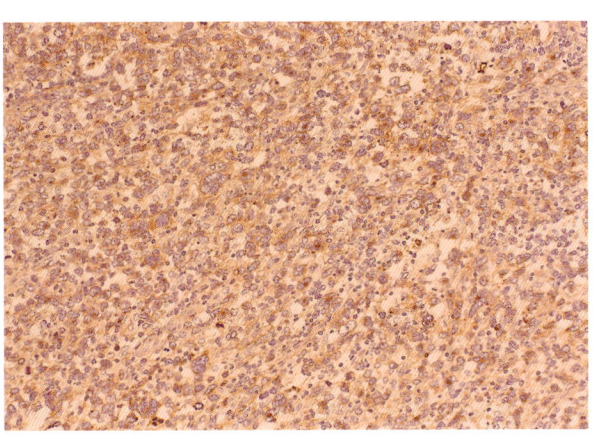

図 2-397　CD 30（Ki-1）の免疫染色. 腫瘍細胞の中でも大型細胞は CD 30（Ki-1 抗原）陽性であり, large anaplastic T-cell lymphoma の成分が含まれていることが判明した.

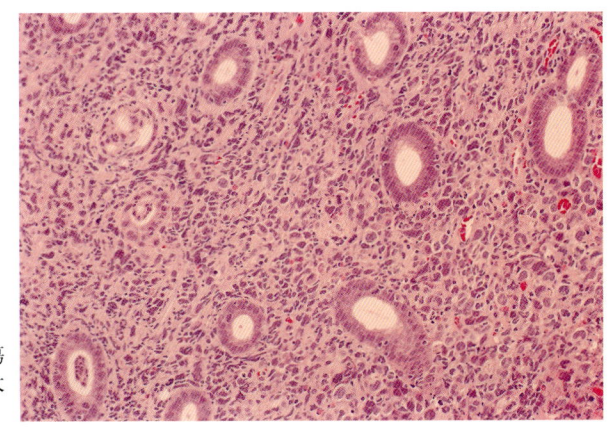

図 2-398　large anaplastic T-cell lymphoma の生検像. 腫瘍細胞は減少した腺窩の間隙をびまん性に浸潤している. 核は大型で, クロマチンが濃いことが注目された.

I　胃悪性リンパ腫とその類縁疾患

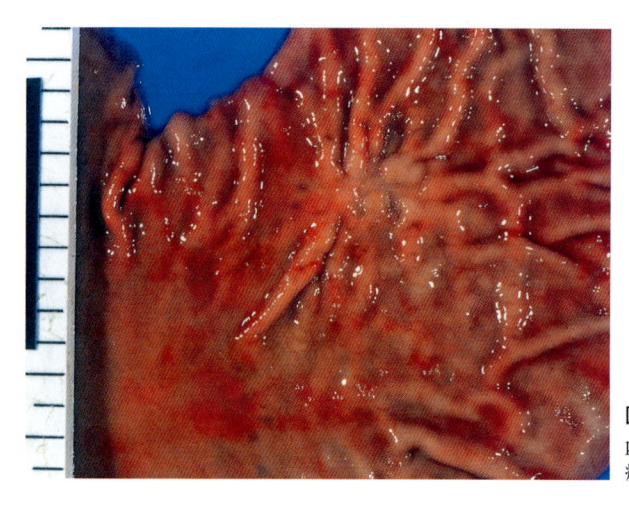

図 2-399 胃反応性リンパ組織過形成（reactive lymphoid hyperplasia）．体下部後壁に境界不明瞭な浅い 3.0 × 2.0 cm の潰瘍形成が認められる．

h. その他のリンパ腫

　稀であるが胃原発の mycosis fungoides や Hodgkin 病が報告されている．
　mycosis fungoides の診断は，くびれの著しい脳回型の異型リンパ球を認めることが決め手となる．Hodgkin 病は，直径が 25 μm 以上の大型の Reed-Sternberg cell，あるいは Hodgkin 細胞を認めることが診断の決め手である．Hodgkin 細胞の核は円形，あるいはくびれており，単核が多いが，2 核や多核の細胞もしばしば認められる．2 核の細胞は細胞内に対称性に位置していることがあり，mirror image として有名である．Hodgkin 細胞の数は症例によって異なる．また，Hodgkin 細胞以外の浸潤細胞はリンパ球，形質細胞，好酸球など多彩で，かつ異型性に乏しいことが特徴である．

i. 続発性リンパ腫

　リンパ節性リンパ腫や他の臓器に発生したリンパ腫が末期に胃に浸潤することは多く，すべてのリンパ腫症例の 20～50% にみられることが知られている．原発巣では様々な型であったものも，胃に浸潤するころにはびまん性大細胞型リンパ腫の形態を示すことが多い．少数ながら Burkitt's lymphoma が二次的に胃に浸潤した例も報告されている．

j. 反応性リンパ組織過形成

　かつて胃の反応性リンパ組織過形成 reactive lymphoid hyperplasia（RLH）は，慢性胃潰瘍に合併した限局性腫瘤状病変の型と，粘膜内のびまん性リンパ球浸潤の 2 型に分類されていた．いずれも濾胞形成を伴うリンパ球の高度の浸潤が特徴であり，浸潤リンパ球には異型性は認められない．しかし，MALToma や small lymphocytic lymphoma，Grade 1 follicular lymphoma などの概念が確立するにつれて，かつて reactive lymphoid hyperplasia と診断された症例の中には，今日の基準からは悪性リンパ腫と診断され得る病変が含まれていることが推測される．すなわち，この問題は上皮性限局性異型上皮巣と分化型癌との鑑別診断が問題となってい

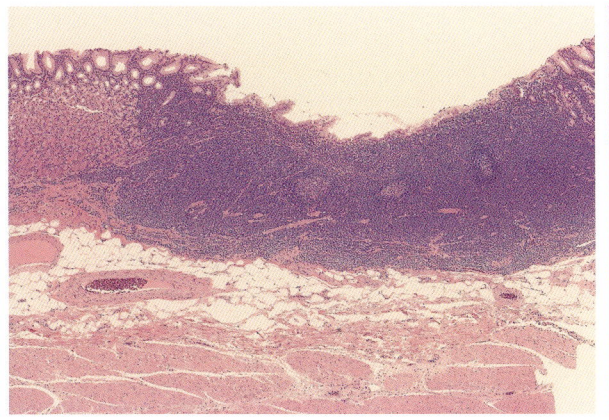

図 2-400 胃反応性リンパ組織過形成の弱拡大組織像．粘膜固有層から粘膜下層にかけて小型リンパ球が増殖している．周囲の胃粘膜との境界は比較的明瞭である．小型リンパ球はびまん性に増殖しており，その中にリンパ濾胞が取り残されたように認められる．

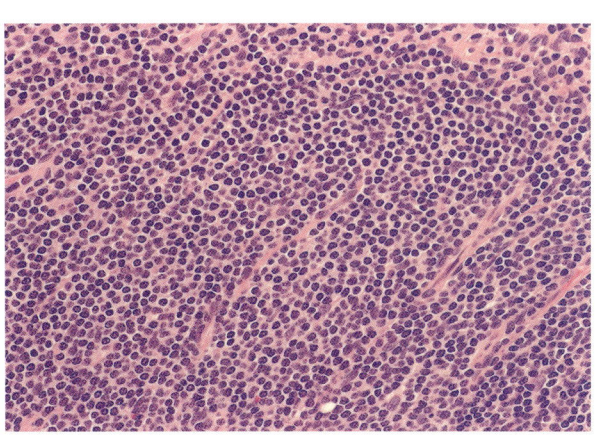

図 2-401 胃反応性リンパ組織過形成の強拡大組織像．増殖するリンパ球は正常の小型リンパ球より一回り大きい細胞であり，クロマチンもやや幼弱である．しかし，細胞異型は必ずしも明瞭ではなく，反応性リンパ組織過形成（RLH）と診断されたが，MALToma との鑑別診断は困難である．この症例では lymphoepithelial lesion は明瞭には認められなかった．

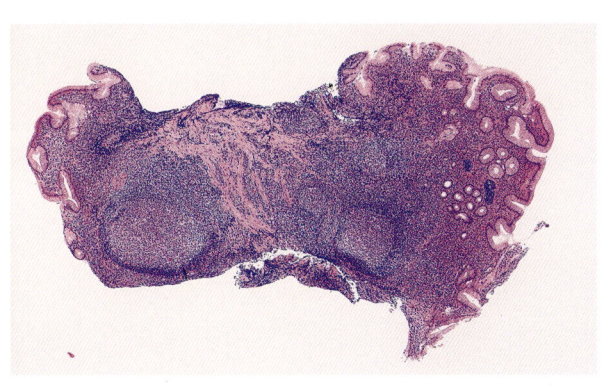

図 2-402 内視鏡的に直径 1 cm の小陥凹性病変から採取された胃粘膜生検像．リンパ濾胞の形成が著明であり，濾胞周囲の腺窩上皮や固有胃腺は萎縮し，小型リンパ球がびまん性に浸潤している．

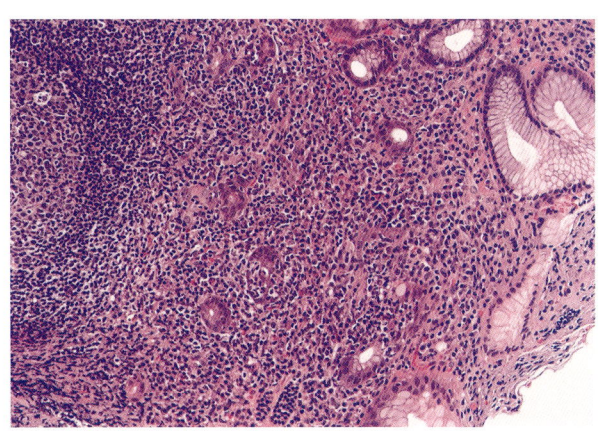

図 2-403 拡大率を上げて観察すると，小型リンパ球のびまん性浸潤部分に lymphoepithelial lesion を思わせる腺管の壊れが認められた．

るように，非上皮性であるリンパ球系の限局性の良性病変と悪性リンパ腫とにおける同じ問題である．

H. pylori 感染を伴う慢性胃炎症例で，非腫瘍性リンパ球浸潤の高度の病変が reactive lymphoid hyperplasia の典型とも考えられている．いずれにしても低悪性度の悪性リンパ腫との鑑別に注意を要する（図 2-399〜406）．

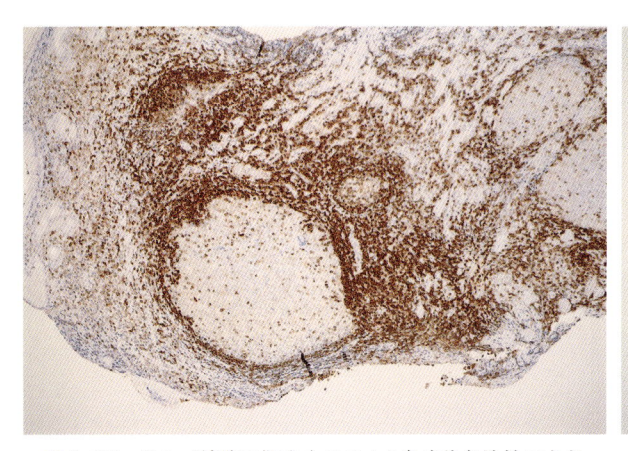

図 2-404 リンパ濾胞の胚中心は Bcl-2 免疫染色陰性であり，反応性濾胞であることが明らかとなった．

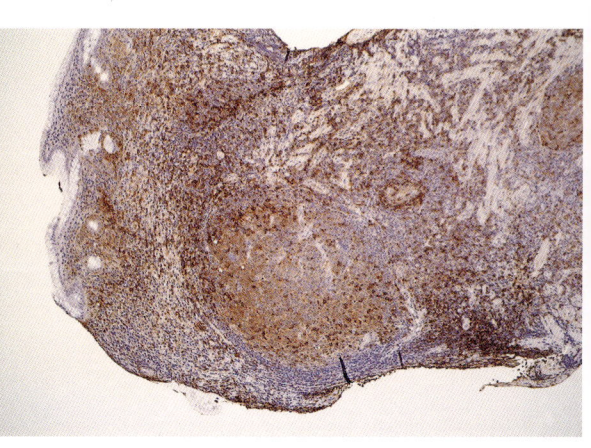

図 2-405 CD45 RO 免疫染色にて濾胞周囲の小型リンパ球の一部が陽性に染色された．

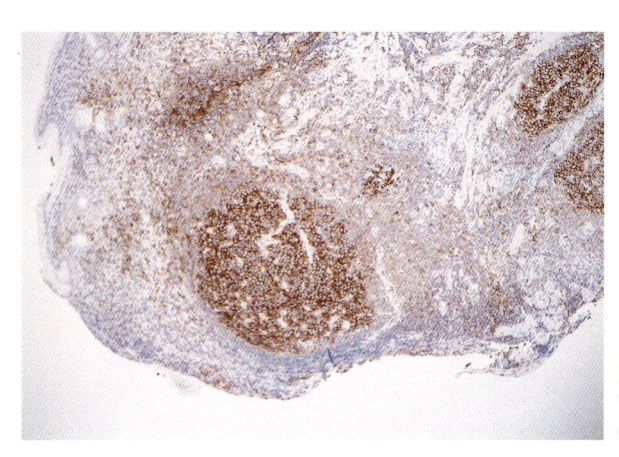

図 2-406 CD20 免疫染色にて濾胞周囲の小型リンパ球の一部が同様に染色されたことにより，浸潤小型リンパ球には monoclonality がみられず，腫瘍性であることは否定された．

表 2-53 日常診療における悪性リンパ腫の免疫組織学的鑑別診断．

LCA, CD45 RB, CD20, L26, CD45 RO, UCHL1, CD5, CD10, CD30, Bcl-2, cyclin D1

1. Marginal zone lymphoma of MALT type, MALToma
2. Follicular lymphoma
3. Mantle cell lymphoma
4. Lymphoplasmacytoid lymphoma
5. Plasmacytoma
6. Diffuse large cell lymphoma
7. T-cell lymphoma
8. Hodgkin lymphoma
9. Burkitt's lymphoma
10. 反応性リンパ組織過形成 Reactive lymphoid hyperplasia

anti-lymphocyte common antigen antibody : LCA, CD45 RB
anti-pan-B antibody : CD20, L26
anti-pan-T antibody : CD45 RO, UCHL1, CD5, CD10, CD30, Bcl-2, cyclin D1

3 胃悪性リンパ腫の生検診断

　胃生検において悪性リンパ腫の診断は必ずしも困難ではないが，小さな組織片で悪性リンパ腫の型まで診断することは容易ではない．最近のWHO分類に記載されているような，多数の細胞マーカー抗体を用いて詳細に検討することは煩雑であり，一般病院の病理検査室では困難であろう．しかし，パラフィン切片に応用可能な抗体が多数市販されるようになっているので，anti-lymphocyte common antigen antibody（LCA，CD45 RB），anti-pan-B antibody（CD20, L26），anti-pan-T抗体（CD45 RO，UCHL1），CD5，CD10，CD30，Bcl-2，cyclin D1や免疫グロブリン抗体を用いた免疫組織化学的検索を可能な限り行うべきである（表2-53）．

　リンパ腫の生検診断に際しては，low grade small lymphocytic lymphomaとreactive lymphoid hyperplasiaの鑑別，およびdiffuse large cell lymphomaと未分化癌との鑑別がしばしば問題となる．低分化腺癌との鑑別には免疫組織化学にて上皮細胞膜抗原epithelial membrane antigenの発現の有無を確認するのがよい．

【文献】
1) Isaacson PG, Wright D : Malignant lymphoma of mucosa-associated lymphoid tissue. Cancer 52 : 1410-1416, 1983
2) Isaacson PG, Norton AJ : Extranodal Lymphomas. Churchill Livingstone, 1994
3) Wotherspoon AC, Doglioni C, de Boni M, et al : Antibiotic treatment for low-grade gastric MALT lymphoma (Letter). Lancet 43 : 1503, 1994
4) Harris NL, Jaffe ES, Stein H, et al : The World Health Organization Classification of hematological malignancies report of the clinical advisory committee meeting. Airline house, Virginia, November 1997. Mod Pathology 13 : 193-207, 2000
5) Jaffe ES, Harris NL, Stein H, et al : World Health Organization Classification of Tumors. Pathology & Genetics. Tumours of Haematopoietic and Lymphoid Tissues. IARC press, Lyon, 2001
6) Narita M, Yatabe Y, Mori N, et al : Primary gastric lymphomas : Morphologic, immuno-histochemical and immunogenetic analysis. Pathol Int 46 : 623-629, 1996

J 粘膜下腫瘍と腫瘍様病変

　胃の腺癌や腺腫が粘膜上皮細胞より発生するのに対し，粘膜下腫瘍は粘膜筋板以下の間葉系組織 mesenchymal tissue より発生する．消化管粘膜下腫瘍の大多数は紡錘形の腫瘍細胞より成るが，その多くは固有筋層の平滑筋細胞に由来し，一部の症例は末梢神経由来であるものとされてきた．しかし，電子顕微鏡的検索により，消化管間葉系腫瘍の微細構造は必ずしも平滑筋細胞には類似していないことが以前から指摘されていた．また，免疫染色が普及するにつれて，多くは平滑筋細胞に特徴的な desmin や α-muscle actin が陰性であることが知られるようになった．さらに最近になり，幼若な骨髄球系細胞のマーカーである CD34 や Cajal 介在細胞 interstitial cell of Cajal に特異的に発現するとされる c-kit が発現していることが明らかにされた．その結果，消化管の紡錘形腫瘍は平滑筋や神経鞘細胞への分化能のない未分化間葉細胞から発生する腫瘍という意味で gastrointestinal stromal tumor (GIST) という名称で理解されるようになった．現在では消化管の紡錘形細胞腫瘍の 80% ほどは GIST であり，従来通りの平滑筋細胞由来腫瘍が 10〜20%，末梢神経由来腫瘍が 5% ほどを占めていることが報告されている．

　紡錘形腫瘍以外では，脂肪腫 lipoma，血管腫 hemangioma，そしてリンパ管腫 lymphangioma などの良性腫瘍が観察される．近年，HIV 感染症に伴い胃の Kaposi 肉腫を観察する機会が増している．非腫瘍性病変としては黄色腫 xanthoma が最も頻度が高いが，異所性胃粘膜 heterotopia や異所性膵組織 heterotopic (aberrant) pancreas，あるいは inflammatory fibroid polyp がある．

a. gastrointestinal stromal tumor (GIST)

　平滑筋腫および平滑筋肉腫の亜型として，細胞が円形で細胞質が明るく，敷石状に配列する症例が以前より知られており，平滑筋芽腫 leiomyoblastoma あるいは類上皮性平滑筋腫 epithelioid leiomyoma などと呼ばれていた．しかし，免疫組織化学的にこれらの腫瘍を検討すると，平滑筋に特異的な α-muscle actin や desmin が陰性である症例，あるいは，末梢神経細胞に特異的な S-100 protein が陽性である症例が多いことが知られるようになった．このような症例は，幼若な間葉系細胞に発現するといわれる CD34 (myeloid progenitor cell antigen) が陽性であることから，平滑筋にも神経にも分化しうる幼若な間葉系細胞の腫瘍であろうと推定され，gastrointestinal stromal tumor と命名された[1,2]．その後，本腫瘍は消化管壁の Auerbach 神経叢の周囲を取り囲む Cajar 介在細胞に特徴的な c-kit をも発現することが明らかにされた．多くの症例を検討してみると，CD34 や c-kit は epithelioid の腫瘍のみならず，通常の紡錘形腫瘍細胞にも広範囲に発現していることが知られるようになり，現在では消化管間葉系

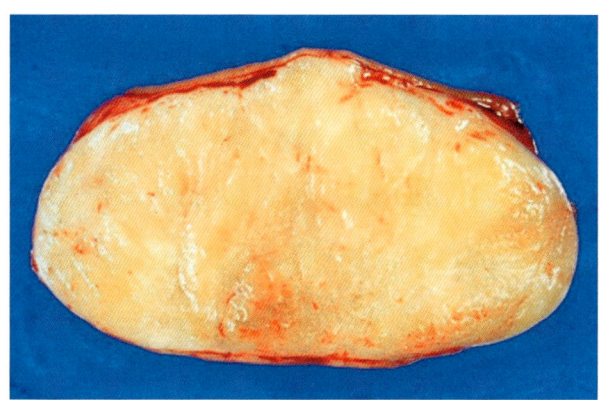

図 2-407　胃粘膜下腫瘍．4.5 × 4.0 × 3.0 cm．胃壁外に突出する境界明瞭な白色充実性腫瘍が認められる．

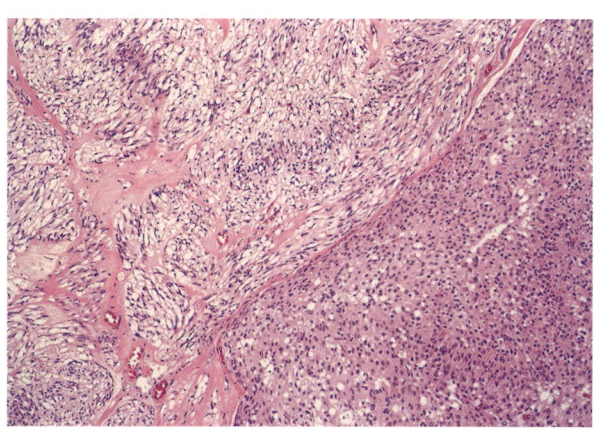

図 2-408　gastrointestinal stromal tumor（GIST）の組織像．腫瘍は錯綜配列を示す紡錘形細胞や充実性に増生する円形細胞より成る．

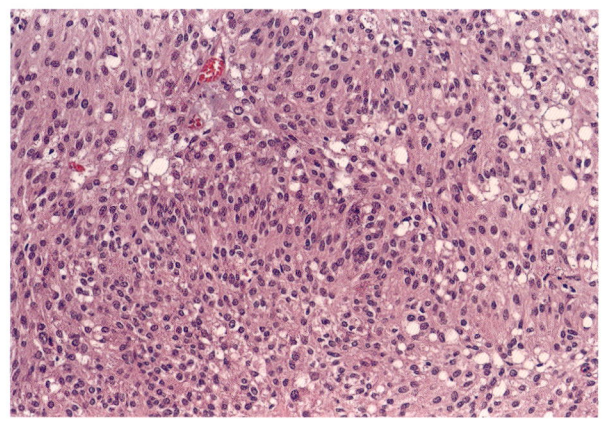

図 2-409　GIST の組織像．拡大率を上げて観察すると，円形腫瘍細胞は細胞質が広く，敷石状に密に配列し，かつて leiomyoblastoma と呼称された形態を示している．核は軽度腫大濃染している．

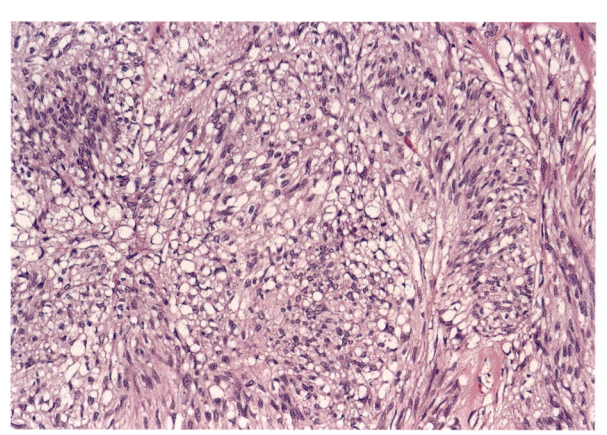

図 2-410　GIST の組織像．紡錘形細胞は渦紋様の錯綜配列を示している．この症例では細胞質が空胞状である．核分裂像はほとんど認められない．

　　腫瘍の大部分は GIST であると考えられるようになった．従来の平滑筋腫瘍と同様に，良性と悪性の GIST が知られている（図 2-407〜412）．

b．平滑筋系腫瘍

　　平滑筋細胞に類似した紡錘形腫瘍細胞より成り，免疫染色では α-muscle actin と desmin が陽性となることによって他の紡錘形細胞腫瘍から区別される．

　　良性の平滑筋腫は，境界明瞭な白色の固い粘膜下腫瘍である（図 2-413）．最近の研究では，平滑筋腫の多くは粘膜筋板から発生し，固有筋層からは GIST が発生することが多いとの報告がなされている．組織学的に，異型度の低い紡錘形の腫瘍細胞より成り，錯綜配列や渦紋状走行を示し，時には神経鞘腫に類似した核の柵状配列 palisading pattern を示すことがある（図

J　粘膜下腫瘍と腫瘍様病変　　*277*

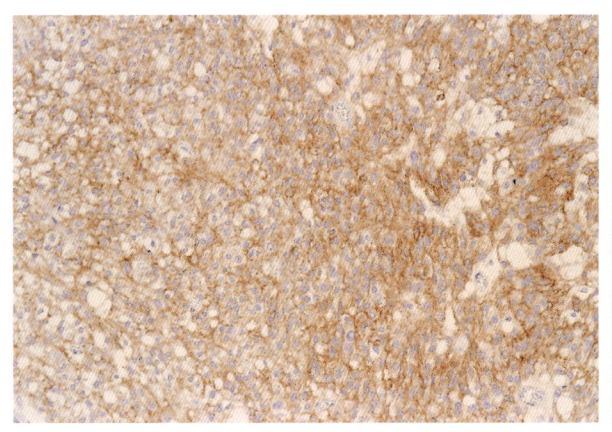

図2-411 GISTの c-kit 免疫染色. c-kit 遺伝子は成人の正常組織では消化管平滑筋層の Auerbach 神経叢を取り囲む Cajar 介在細胞に発現しているとされている. 抗 c-kit 抗体で免疫染色を行ったところ, GIST 細胞の一部が陽性に染色された.

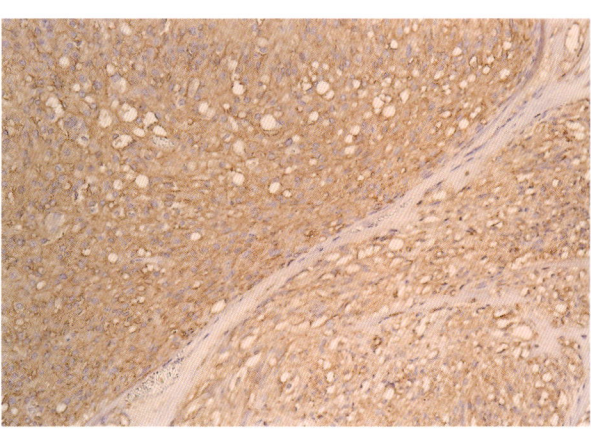

図2-412 GISTのCD34免疫染色. 小葉細胞は免疫染色にて myeloid progenitor cell antigen である CD34 が陽性に染色された. この症例では vimentin 陽性, desmin 一部陽性, S-100 protein と a-muscle actin は陰性であった.

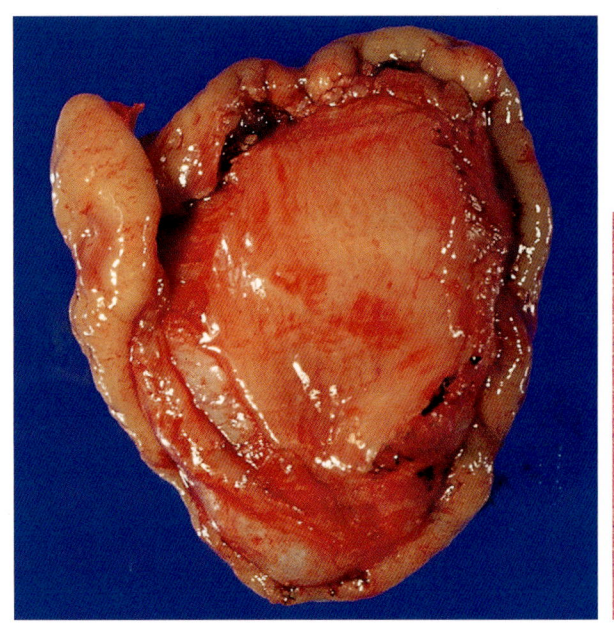

図2-413 胃平滑筋腫肉眼像. 胃体部の粘膜下腫瘍, 3.0 × 3.0 × 1.3 cm.

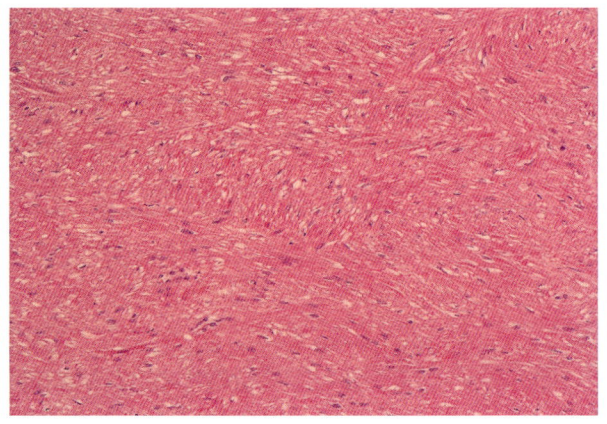

図2-414 胃平滑筋腫組織像. 腫瘍は平滑筋細胞に類似した紡錘形細胞の錯綜配列より成り, 細胞密度と異型度は低く, 核分裂像は全く認められない.

2-414, 415). 免疫染色にて a-muscle actin や desmin が陽性となることによって GIST から識別される (図2-416, 417). 間質には膠原線維の増生が著しい. 中心部が液化変性や硝子変性を示すことが多い. 周囲の正常な固有筋層や粘膜筋板, あるいは粘膜組織との境界は明瞭である. 細胞密度は通常低いが, 細胞異型の程度は低いにもかかわらず細胞密度が比較的高い症例や, 逆に, 細胞異型は比較的高いものの細胞密度が低い症例もみられ, 悪性との鑑別が必ず

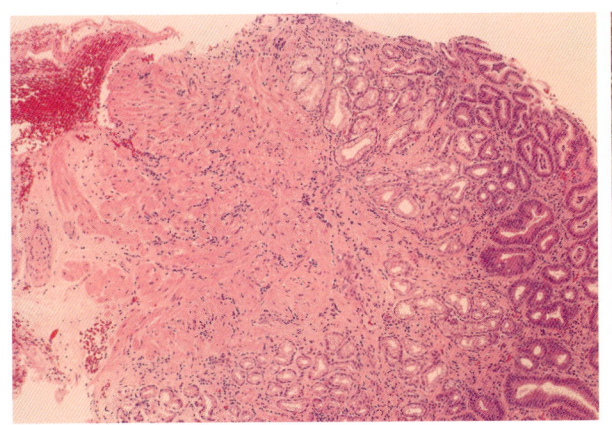

図 2-415　胃平滑筋腫の生検組織像．通常の粘膜筋板より厚い平滑筋層が観察される．これは粘膜筋板が接平面で切られた場合にも平滑筋が板状に認められる場合もあるが，粘膜層が接平面で切られていないことから，平滑筋面は腫瘍性であることがわかる．

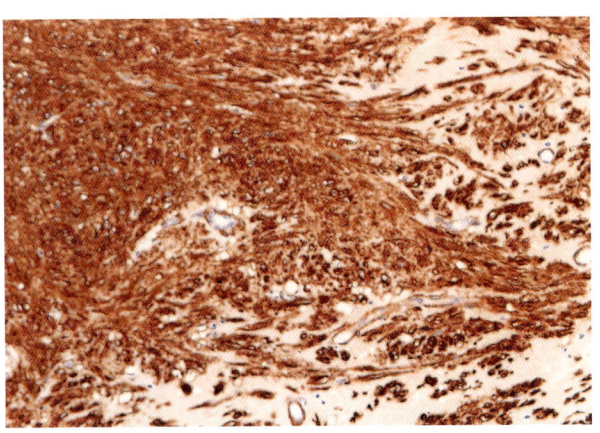

図 2-416　胃平滑筋腫の α-muscle actin の免疫染色．腫瘍細胞が強陽性に染色されている．

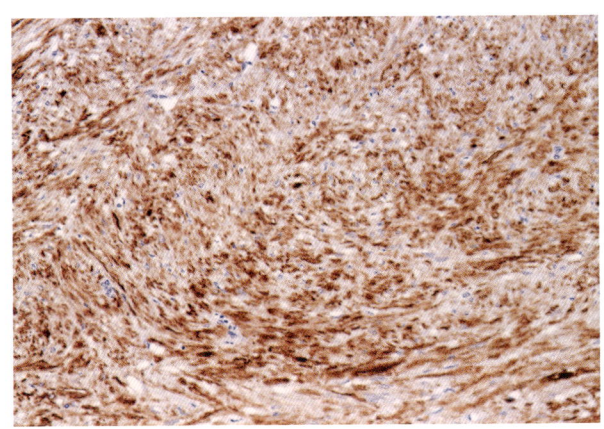

図 2-417　胃平滑筋腫の desmin 染色．腫瘍細胞が強陽性に染色されている．

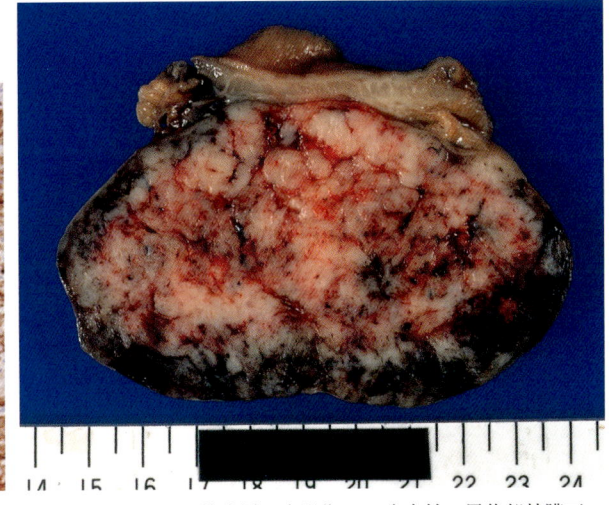

図 2-418　胃平滑筋肉腫の肉眼像．65 歳女性の胃体部粘膜下腫瘍，9.0 × 8.0 × 7.0 cm．胃壁外に大きく突出している．境界は明瞭であるが，比較的やわらかく，出血や壊死が認められる．

しも容易ではない．

　平滑筋肉腫は良性の平滑筋腫に比べ大きく，発見時の大きさは直径 3 cm 以上であり，粘膜面に潰瘍を形成したり，漿膜面へ突出することが多い．良性の平滑筋腫に比べやわらかで，割面は白色調が強く，壊死や出血がしばしば認められる（図 2-418）．組織学的には平滑筋細胞類似の紡錘形細胞より成るものの，細胞密度，異型性および多型性がいずれも著明で，核分裂像が散見される．奇怪な形態を示す腫瘍細胞 bizarre cell や多核巨細胞もしばしば出現する（図 2-419）．また，浸潤性に発育するため周囲の胃粘膜組織や固有筋層との境界が不明瞭である．

J　粘膜下腫瘍と腫瘍様病変

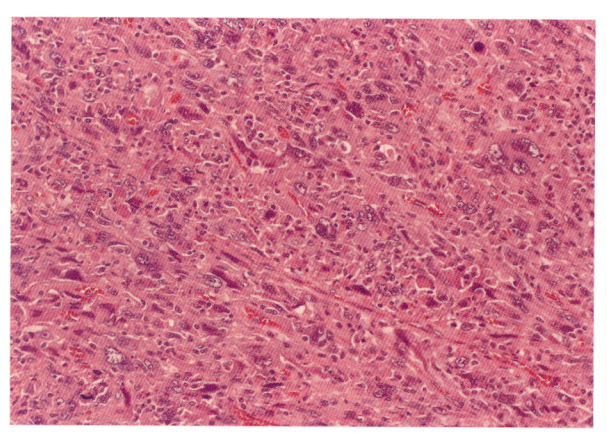

図 2-419 胃平滑筋肉腫の組織像．腫瘍細胞は紡錘形細胞を主体とするが，異型性と多型性が高く，巨細胞や核分裂像が多数認められる．腫瘍細胞は不規則に配列する傾向が高く，渦紋状あるいは錯綜配列はあまり目立たない．

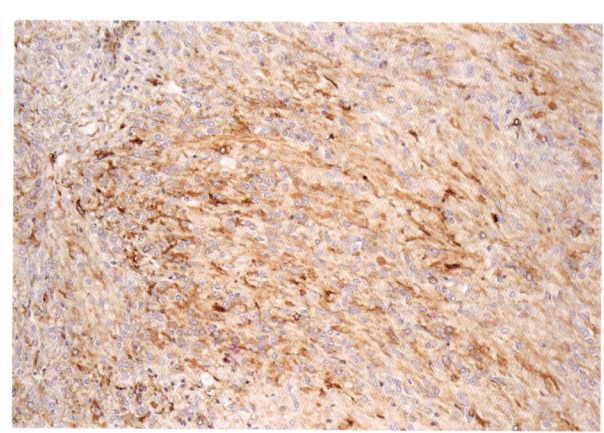

図 2-420 胃平滑筋肉腫の α-muscle actin の免疫染色．腫瘍細胞の一部が陽性に染色された．

異型度の著明な病変においては平滑筋腫との鑑別は容易であるが（図 2-418〜420），異型度がそれほど著明でない症例では良性悪性の鑑別が問題となる．

また，平滑筋肉腫とされた症例の中にも異型度の著明な症例と中等度である症例とがあり，異型度は予後に関係することが報告されている．良性悪性の鑑別および悪性度の評価には，細胞異型度，腫瘍の大きさ，核分裂像の数，細胞密度および腫瘍内壊死巣が重要であるとされている．核分裂数は平滑筋腫では全く認められないが，低悪性度平滑筋肉腫では 1〜9 個/10 高倍視野，高悪性度平滑筋肉腫では 10 個以上/10 高倍視野であり，核分裂数と予後との相関関係が報告されている[1]．また，腫瘍の直径も予後と相関し，5 年生存率は直径 2.5 cm 以下の腫瘍では 85％，2.5〜5.0 cm では 71％，5.0〜10.0 cm では 0％ という報告もなされている[2]．

c. 末梢神経由来腫瘍

末梢神経由来腫瘍 peripheral nerve sheath tumor は白色充実性の粘膜下腫瘍であり，肉眼的には GIST や平滑筋腫瘍から区別できない．組織学的には錯綜配列，あるいは渦紋様配列を示す細長い紡錘形細胞より成る．腫瘍細胞の核が横並びに整列する柵状配列 palisading pattern が特徴的である．免疫染色によって S-100 protein 陽性，c-kit，CD34，α-muscle actin，desmin 陰性であることによって診断可能である．GIST や平滑筋腫瘍と同様，細胞異型度，密度，核分裂数などによって良性と悪性が区別される（図 2-421〜425）．

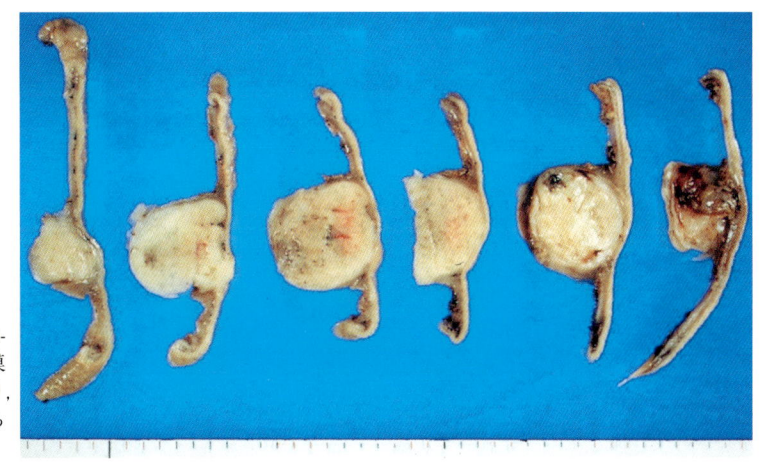

図 2-421　胃 の peripheral nerve sheath tumor (malignant schwannoma) の肉眼像. 粘膜下の 8×6×5 cm の腫瘍. 白色で光沢があり, 境界は明瞭である. 粘膜面の潰瘍形成はみられない. 主として固有筋層外に位置している.

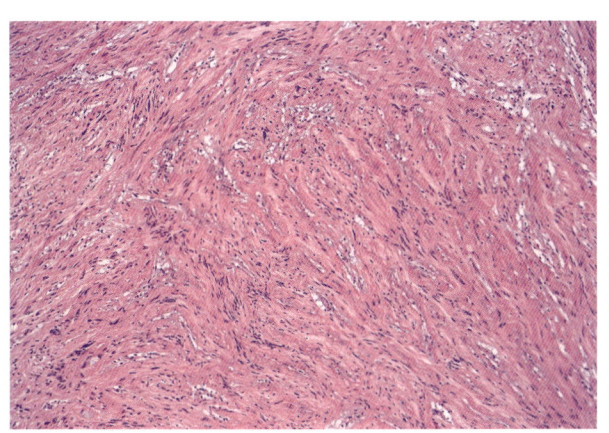

図 2-422　胃 の peripheral nerve sheath tumor の組織像. 錯綜する紡錘形細胞より成る.

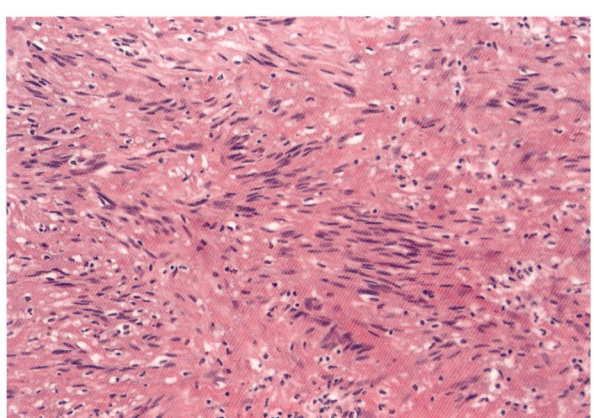

図 2-423　胃 の peripheral nerve sheath tumor の強拡大組織像. 腫瘍細胞は GIST や平滑筋腫より細長く, かつ一部に明瞭な palisading pattern が認められた.

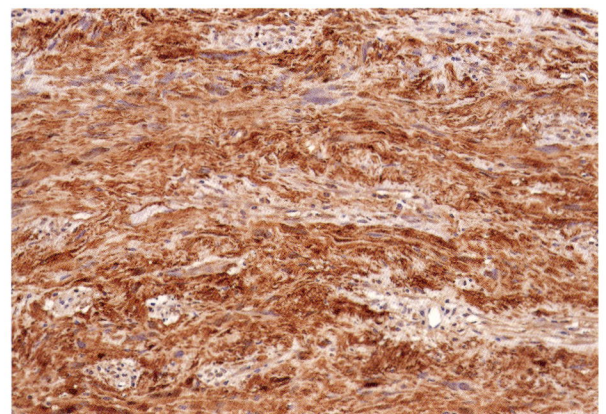

図 2-424　胃 の peripheral nerve sheath tumor の S-100 protein 免疫染色. 腫瘍細胞が強陽性に染色されている.

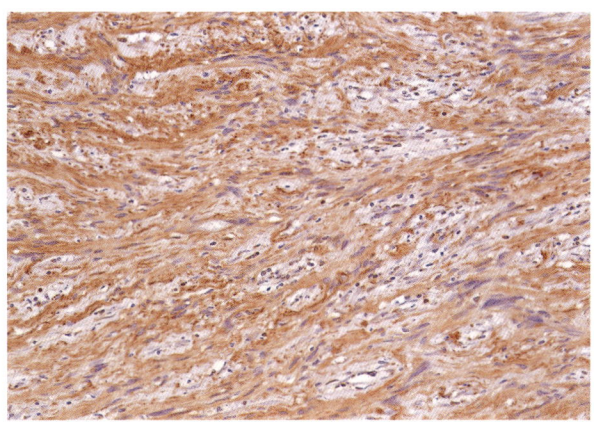

図 2-425　胃 の peripheral nerve sheath tumor の vimentin 免疫染色. この症例では vimentin も強陽性に染色されている.

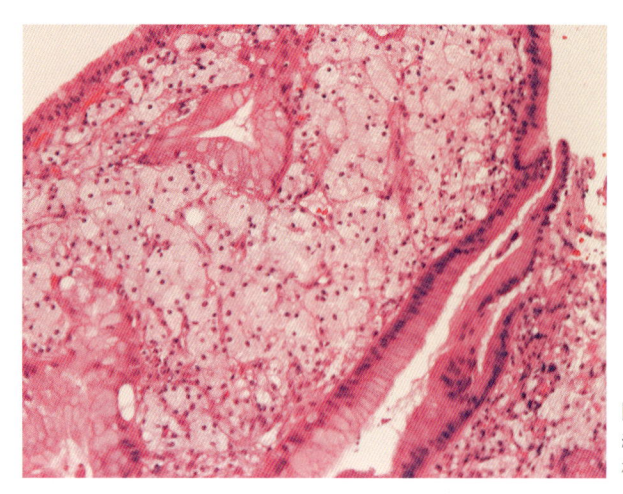

図2-426 胃キサントーマの生検組織像．粘膜固有層の表層に細胞質の明るい空泡状のマクロファージの集団が認められる．核は小型で細胞の中心に位置している．

d. キサントーマ，脂肪腫，神経鞘腫，血管腫，リンパ管腫，血管異形成

　胃粘膜のキサントーマ xanthoma は細胞質の明るい空泡状のマクロファージ foamy macrophage の集簇巣であり，粘膜表面に形成される．直径5mm前後の黄色扁平な円形病変であり，慢性胃炎に伴って発生することが多いが，臨床的意義は少ない（図2-426）．

　胃粘膜下には脂肪腫 lipoma，血管腫 hemangioma，リンパ管腫 lymphangioma が認められるが，いずれも小さく臨床的意義は少ない．

　内視鏡的に血管異形成 angiodysplasia と称しているのは点状出血や点状発赤を示す小病変であるが，組織学的には血管腫とはいいがたい程度の静脈の小集簇がみられるのみである．

e. Kaposi 肉腫

　消化管粘膜は，後天性免疫不全症候群における Kaposi 肉腫の好発部位の1つである．Kaposi 肉腫は境界不明瞭に増殖する毛細血管と紡錘形細胞より成り，初期には異型性は乏しく反応性か腫瘍性か判別できない病変を形成する．しかし，次第に増殖傾向と異型性を増し，悪性腫瘍としての性格を示すようになる．

　内視鏡的には，初期病変は小発赤にすぎないが，成長するにしたがって多発性の大きな赤色斑を形成し，粘膜表面から出血するようになる（図2-427～430）．

f. 異所性膵

　膵臓組織が胃や小腸の粘膜下で小腫瘤を形成することが稀ならず認められ，それを異所性膵 heterotopic pancreas という．発生期の迷入である．臨床的意義は少ない（300頁の図3-29参照）．

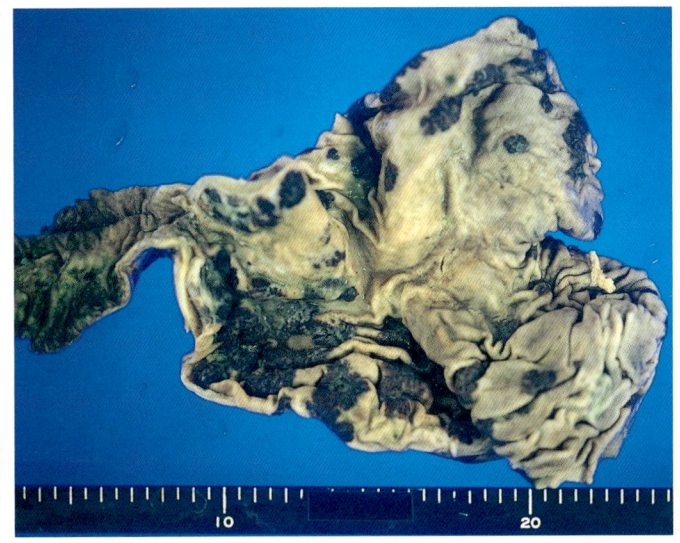

図 2-427　AIDS 患者の胃 Kaposi 肉腫の肉眼像（剖検例）．胃，腸，膀胱に Kaposi 肉腫が認められ，胃粘膜には大小の出血斑が多数形成されていた．死因は脳のトキソプラズマ症であった．

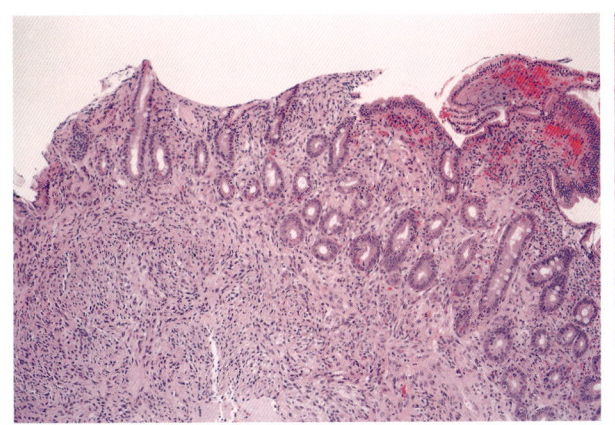

図 2-428　HIV 患者の胃 Kaposi 肉腫生検例の組織像．粘膜下層に紡錘形ないしは円形細胞が比較的密に増生しており，一部粘膜固有層内へも進展している．

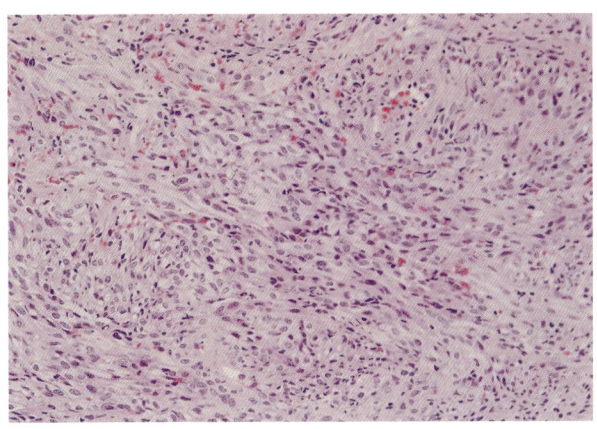

図 2-429　胃 Kaposi 肉腫の強拡大組織像．拡大率を上げると線維芽細胞様の紡錘形細胞とともに毛細血管が増加していた．紡錘形細胞には軽度の核異型が認められる．

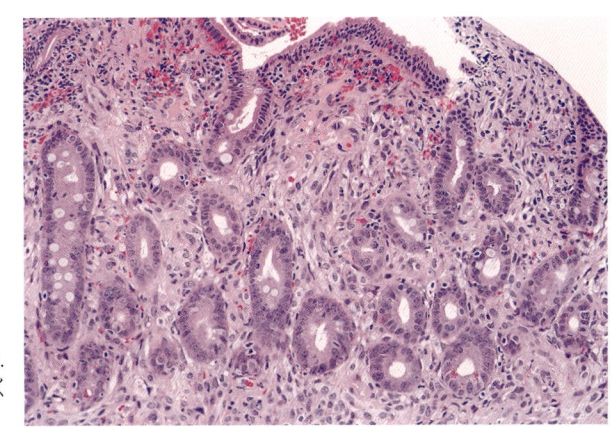

図 2-430　胃 Kaposi 肉腫の生検組織．粘膜固有層の拡大像．紡錘形細胞とともに，毛細血管が増加していた．内皮を欠く slit 状の空隙に赤血球が貯留しているのが特徴的である．

J　粘膜下腫瘍と腫瘍様病変

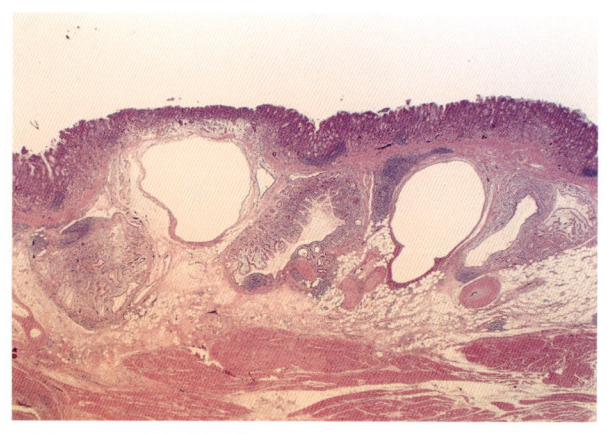

図2-431 胃異所性腺管の弱拡大組織像. Ⅱa型乳頭管状腺癌の下に形成された異所性腺管. 腺窩と胃底腺を含む粘膜固有層全体が粘膜下層に侵入しており, 腺管の一部が囊胞状に拡張している.

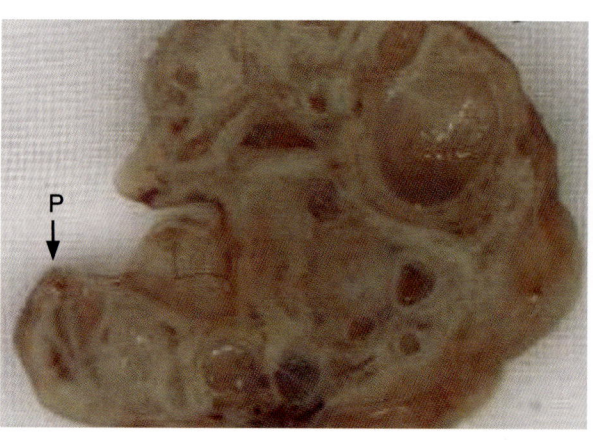

図2-432 大きさ8×6cmの有茎性ポリープの割面. 多数の囊胞形成がみられる. それら囊胞は幽門腺を伴う粘膜で裏打ちされている. P:ポリープの茎.

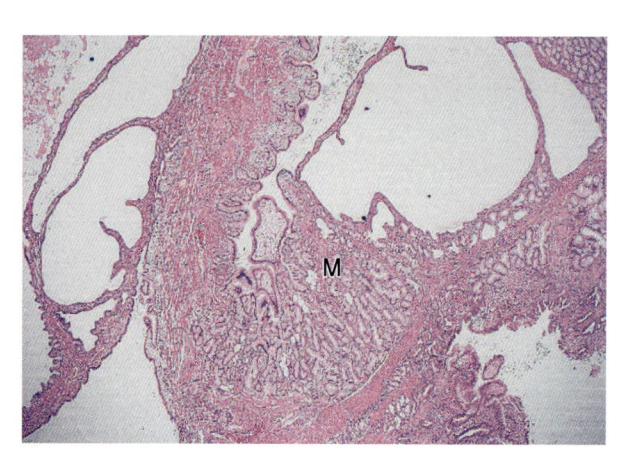

図2-433 図2-432の拡大. 囊胞は幽門腺管を伴う粘膜(M)で裏打ちされている.

g. 異所性腺管

　本来粘膜固有層に存在する胃の腺窩上皮あるいは胃粘膜が粘膜下に進展し, 多数の拡張した腺管を形成することがしばしば認められる(異所性腺管 heterotopic glands). 時には幽門腺を含むこともあるが, 胃底腺のみられることは少ない. 内視鏡的には粘膜下腫瘍として観察されるが, かなり広範囲の粘膜下に拡がっていることもある. 時に胃癌の下部に認められるが, 癌との関係はないものと推測されている(図2-431).

　稀に, 異所性粘膜の増殖と腺管の囊胞化によって, 大きなポリープを形成する場合があり, 組織学的に過誤腫様であることがある(図2-432, 433).

h. inflammatory fibroid polyp

　　inflammatory fibroid polyp は原因不明の粘膜下の線維性腫瘤である．また，しばしば内腔にポリープ状に突出することからこの名がある．通常は直径1～2cmまでの腫瘤であり，組織学的には異型性を示さない紡錘形細胞を主体とし，好酸球，リンパ球，形質細胞などの炎症性細胞浸潤を伴っていることが特徴である．主要成分の紡錘形細胞は，免疫組織化学的には vimentin（＋），desmin（－），a-muscle actin（－）である線維芽細胞である．表面を覆う粘膜にはびらん形成や高度の炎症細胞浸潤がみられることが多いが，発生機序との関係は不明である．肉眼像と組織像は小腸疾患の項を参照されたい（308～309頁の図3-57～59参照）．

【文献】
1) Evans HL : Smooth muscle tumors of the gastrointestinal tract. Cancer 56 : 2242-2250, 1985
2) Shiu MH, Farr GH, Papachristou DN, et al : Myosarcomas of the stomach: natural history, prognostic factors and management. Cancer 49 : 177-187, 1982
3) Pike AM, Lloyd RV, Appelman HD : Cell markers in gastrointestinal stromal tumors. Human Pathol 19 : 830-834, 1988
4) Miettinen M, Virolainen M, Rikala MS : Gastrointestinal stromal tumor-Value of CD-34 in their identification and separation from true leiomyomas and schwannomas. Am J Surg Pathol 19 : 207-216, 1995
5) Hirota S, Isozaki K, Moriyama Y, et al : Gain of function mutations of c-kit in human gastrointestinal stromal tumor. Science 279 : 577-580, 1998

K アミロイドーシス

アミロイドーシス amyloidosis は，細線維状の構造を示す特異な蛋白質であるアミロイド amyloid 物質が種々の臓器の間質に沈着し，それによって様々な臨床症状を引き起こす一連の疾患群の総称である．以前は原因不明の原発性と，種々の慢性疾患に合併する続発性とに大別されていたが，最近では沈着する蛋白質の種類による分類が用いられている[1]．現在その構造の違いから20種類以上のアミロイド蛋白が知られているが，amyloid A protein (AA)，amyloid light chain protein (AL)，amyloid heavy chain protein (AH)，amyloid transthyretin (ATTR)，amyloid apolipoprotein Iowa (AApoA-l)，amyloid β protein (Aβ) などが代表的である．アミロイド蛋白はそれぞれの前駆物質である immunoglobulin light chain，heavy chain，transthyretin，apolipoprotein などの過剰な合成や，遺伝子変異による異常蛋白の合成によるものと考えられている．しかし，アミロイド蛋白の沈着する組織側基質の性状の変化も，病変の発生に関係しているものと推測されている．

アミロイド蛋白の沈着様式によって，全身性と限局性とに分類されている[2]．全身性アミロイドーシスは，さらに AL や AH の沈着する免疫細胞性，AA の沈着する反応性，ATTR の沈着する家族性や老人性，そして amyloid β2 microglobulin の沈着する透析性に分類される．従来の原発性や骨髄腫に伴うアミロイドーシスは免疫細胞性に含まれる．

一方，限局性にはアルツハイマー型認知症に代表される脳アミロイドーシスや甲状腺髄様癌や膵臓インスリノーマ insulinoma などに伴う内分泌性などが知られており，それぞれの沈着

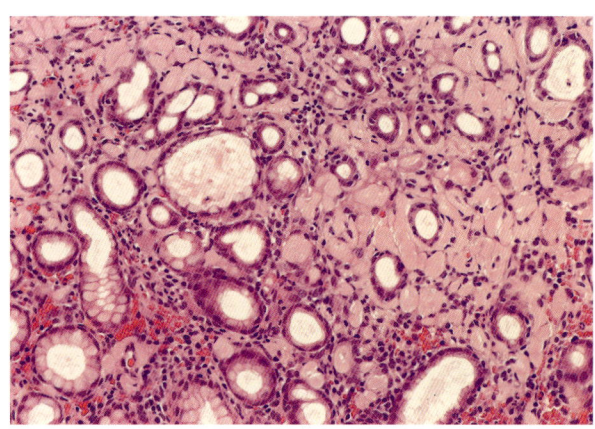

図2-434 胃アミロイドーシスの組織像．粘膜固有層間質には好酸性不定形物質が貯留しており，腺窩は萎縮している．

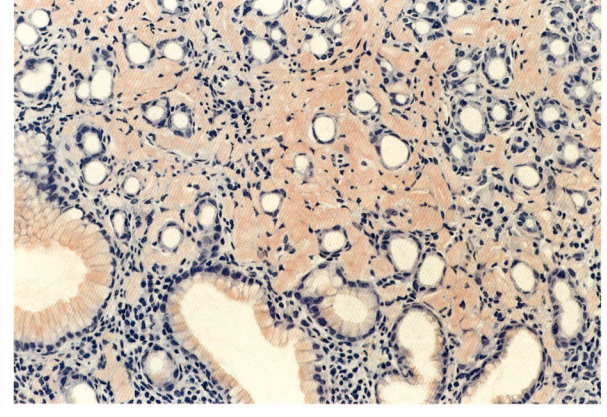

図2-435 胃アミロイドーシスの Congo-red 染色像．Congo-red 染色ではアミロイドは淡いピンク色に染色される．確定診断には偏光顕微鏡にて黄緑色の複屈折性を確認することが必要である．

物質はAβ,procalcitonin（ACal），islet amyloid polypeptide（AIAPP）であることが明らかにされている．

　消化管は免疫細胞性，反応性，および老人性アミロイドーシスにおいて，アミロイド蛋白沈着の好発部位である．アミロイド蛋白は粘膜下層の血管壁や固有筋層に沈着するが，粘膜固有層の間質に沈着することもある（**図2-434, 435**）．アミロイド蛋白が大量に沈着した場合，食欲不振，下痢などが生じ，胃粘膜の肥厚，運動能の低下，粘膜出血などが認められる．胃粘膜生検は直腸粘膜生検と並んで，本疾患の診断に有効である．病理組織学的にはアミロイド蛋白は淡い好酸性の不定形物質として観察されるが，Congo-red染色により淡ピンク色に染色され，さらに偏光顕微鏡観察にて緑色に輝くことにより診断が確定される．特殊染色としてはほかにmethylviolet，thioflavine T，sulphate alcian blueなどがあり，また細線維蛋白に対する特異抗体を用いた免疫組織化学も有効である．微量な沈着の場合は電子顕微鏡にて一定方向に配列する太さ12〜15 nmの細線維を確認することにより確定される．

【文献】
1) Kazatchkine MD, Husby G, Araki S, et al : Nomenclature of amyloid and amyloidosis-WHO-IUIS Sub-Committee. Bull WHO 71 : 105, 1993
2) 石原得博：厚生省特定疾患アミロイドーシス調査研究班1995年度研究報告書

第III部

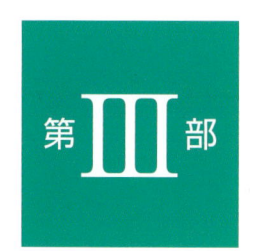

十二指腸・小腸・虫垂疾患の病理と生検診断

小腸疾患の中で，生検組織を採取することによって確定診断がなされる疾患は，内視鏡による生検鉗子が到達しうる十二指腸と回腸終末部に病変がある場合である．

1 十二指腸の疾患

a. 十二指腸の正常組織構造

　十二指腸は胃幽門から続く長さ約 20 cm の小腸の口側部分であり，幽門に連続する球部 bulbus，膵頭部に沿って下行する下行部 descending part，左側に曲がって横走する水平部 horizontal part，胃の裏面の後腹膜腔を上行する上行部 ascending part に区分されている．下行部の中央には胆管と膵管の開口する十二指腸乳頭（Vater's papilla），および副膵管の開口する副乳頭 accessory papilla が位置し，また上行部は腸間膜の間隙である Treitz 靱帯より腹腔に入って空腸に移行する．十二指腸の組織学的構造は基本的には胃や他の小腸，大腸と同様に粘膜，固有筋層，漿膜とから成り，粘膜はさらに粘膜固有層，粘膜筋板，および粘膜下層，そして漿膜は漿膜下層と漿膜とから成る．ただし，上行部は後腹膜に位置するため漿膜を欠き，胃と膵臓の間の結合組織より成る外膜に包まれている．

　十二指腸粘膜には，肉眼的に多数の輪状のひだ plicae circulares がある．組織学的には粘膜固有層は小腸絨毛 villi によって覆われている．絨毛は 1 層の高円柱上皮より成る乳頭状の突出であり，絨毛と絨毛の間の陥凹部分は陰窩 crypt と呼ばれている．絨毛上皮は吸収機能が発達しており，水分やアルコールを吸収する．またビタミン B_{12} や鉄イオンも主として十二指腸で吸収される．

　陰窩の中層から深部にかけて上皮細胞内に Paneth 顆粒と呼ばれる赤色の顆粒が多数観察され，それらを含む細胞を Paneth 細胞と称している（図 3-1，95 頁の図 2-18 も参照）．Paneth 顆粒の生理的機能は必ずしも明らかではないが，消化吸収とともに免疫機能も有しているものと推測されている．陰窩の深部で粘膜筋板の近くに分裂細胞帯が存在する．この部分で上皮細胞は盛んに細胞分裂を繰り返し，小腸粘膜上皮は 3～5 日ですべてが置き換えられるものと推定されている．また，球部の粘膜固有層深部から粘膜下層にかけて粘液腺がきわめてよく発達しており，十二指腸腺（Brunner 腺）と呼ばれている（図 3-2）．十二指腸腺は細胞質の明るい腺房細胞より成り，その導管は粘膜表面の陰窩に開口している．十二指腸腺より分泌される粘液は胃液中の塩酸やペプシンを薄めて十二指腸粘膜を保護する役割を果たしている．しかし，十二指腸の下行部や上行部においては粘液腺は発達していない．

　十二指腸のもう 1 つの構造として十二指腸乳頭（Vater's papilla, papilla Vateri）がある．それは主膵管と総胆管の開口部であり，下行部中央の膵頭側に位置し，直径数 mm，高さ 2～3 mm の丘状の隆起である．十二指腸乳頭の 1～2 cm ほど口側に，副膵管の開口する副乳頭を伴っている．両方の乳頭ともに被覆上皮は通常の十二指腸の絨毛上皮であり，総胆管や膵管の円柱上皮とは異なる．

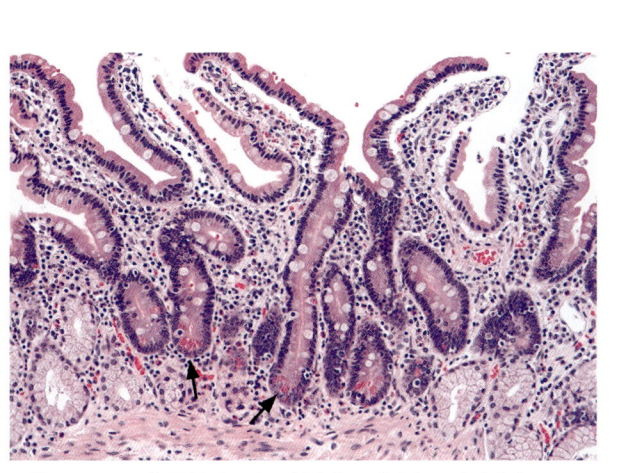

図3-1 十二指腸絨毛上皮の拡大像．腺底部に赤く染色されている細胞がPaneth細胞である(矢印)．

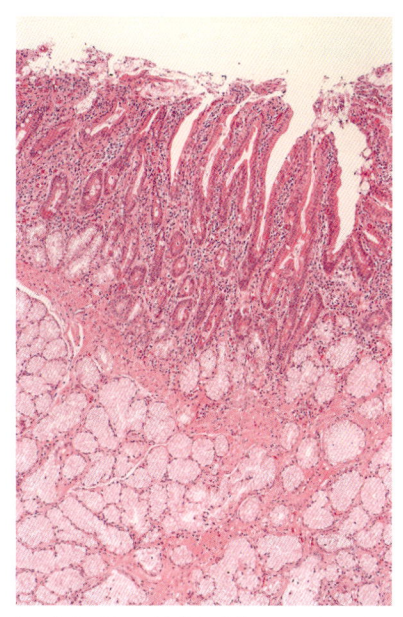

図3-2 十二指腸球部の粘膜組織像．十二指腸球部には表層の絨毛，中層の陰窩のさらに深部の粘膜固有層から粘膜下層にかけてよく発達した十二指腸腺(Brunner腺)が認められる．絨毛は1層の円柱上皮より成り，杯細胞が混在し，深部にはPaneth細胞が認められる．陰窩は比較的丈の低い塩基好性細胞より成り，増殖細胞より構成されている．Brunner腺は粘液腺であり，腺房細胞の細胞質は明るく，幅広い．PAS染色にて赤紫色に染色される中性ムチンを保有している．

b. 先天性異常：憩室，囊胞，異所性胃粘膜，異所性膵

　　消化管の憩室は粘膜が固有筋層の裂隙から連続的に外側に脱出した状態であり，固有筋層が保たれている真性憩室 true diverticle と，固有筋層が何らかの病変によって傷害を受け粘膜が見かけ上脱出したようにみえる仮性憩室 false diverticle とに区別される．成立機序は先天的な粘膜の逸脱，あるいは腸管の内腔圧により筋層の弱い部分からの粘膜脱出と考えられている．十二指腸は食道や大腸と並んで憩室の好発部位であり，その多くは真性憩室である．膵臓に近い下行部に発生し，造影による X 線検査でたまたま発見されることが多い．大きさは開口部の周径が 2 cm ほどにもなることがあるが，臨床症状を発現しないことが多い．
　　消化管の囊胞 enterocyst は粘膜上皮による閉鎖腔が粘膜固有層の深部や粘膜下層に形成された状態であり，原因は先天的な粘膜の迷入と考えられている(図3-3)．憩室が内腔と連続しているのに対し，囊胞は連続がなく閉鎖腔であることが異なる．内視鏡的に粘膜下腫瘍として発見されるが，臨床的な意義は少ない．
　　十二指腸の粘膜に胃底腺がしばしば認められ，異所性胃粘膜 heterotopic gastric mucosa と呼ばれている(図3-4, 5)．幽門に近い球部にみられることが多く，それ自体には臨床的意義

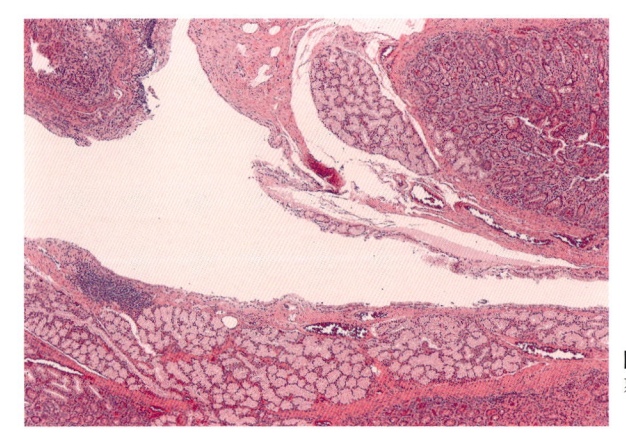

図 3-3　十二指腸の囊胞．粘膜固有層内に 1 層の扁平な上皮に覆われた囊胞が観察される．囊胞の周囲には十二指腸腺が認められる．

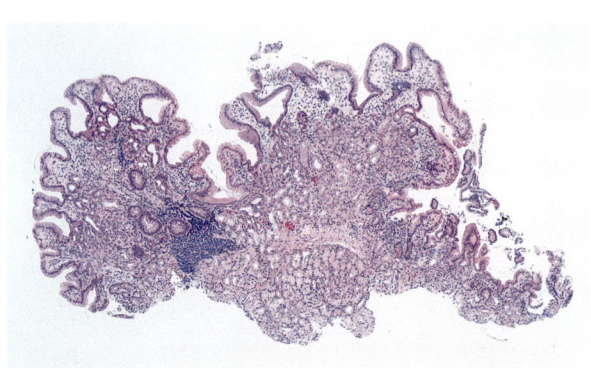

図 3-4　十二指腸の異所性胃粘膜の組織像．図の大部分は胃底腺粘膜より成るが，右側に十二指腸の絨毛上皮が，また深部に Brunner 腺が認められる．

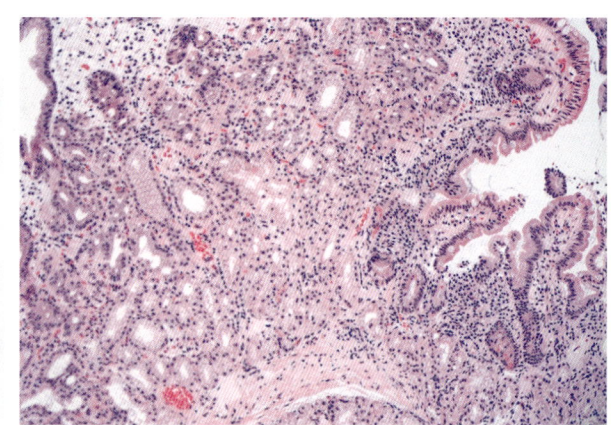

図 3-5　図 3-4 の十二指腸の異所性胃粘膜の拡大．胃底腺や腺窩上皮が識別できる．

はほとんどない．しかし，*H. pylori* が十二指腸の異所性胃粘膜に感染することによって炎症や潰瘍が発生するのではないかという説も提案されている．

　粘膜下に異所性の膵組織をみることがあるが，臨床的意義は少ない．

c. 十二指腸潰瘍

　十二指腸潰瘍は胃潰瘍と同様に慢性の消化性潰瘍であるが，両者はいくつかの点で相違がある．日本においては胃潰瘍の罹患率が高いのに対し，西欧においては十二指腸潰瘍の罹患率が高く，食習慣の違いによるものと推測されている．また，胃潰瘍が高齢者に多いのに対し，十二指腸潰瘍は若年者に多く発生する．ただし，近年日本においても高齢者の十二指腸潰瘍が増加しつつあるといわれている．

　十二指腸潰瘍も攻撃因子と粘膜の防御因子の均衡が前者に傾いたとき発生すると考えられて

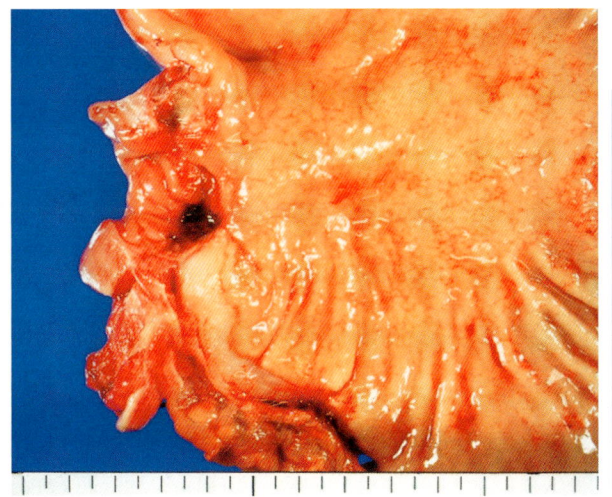

図 3-6 十二指腸潰瘍の肉眼像．球部に穿孔性潰瘍が認められる．

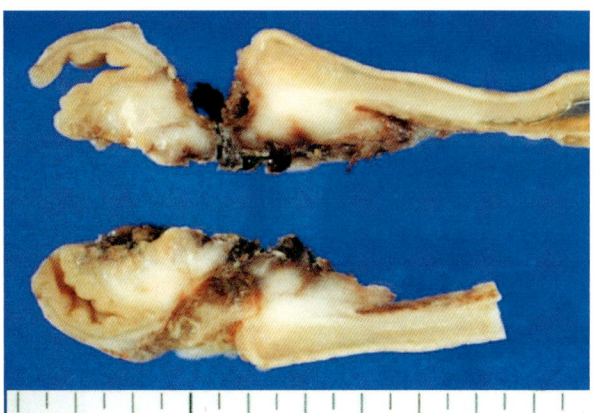

図 3-7 図 3-6 の割面．穿孔性潰瘍である．

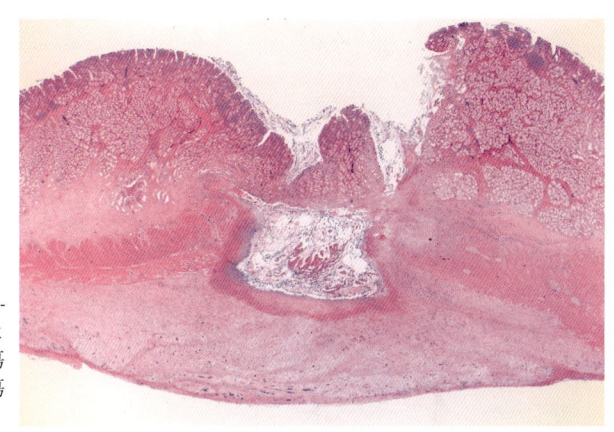

図 3-8 十二指腸潰瘍の弱拡大組織像．十二指腸粘膜，Brunner 腺，および固有筋層が欠損し，固有筋層が「八」の字型となっている(Ul-Ⅳ)．漿膜下層は線維性に肥厚している．潰瘍底は浸出層，壊死層，肉芽層，および瘢痕層より成り，胃潰瘍と同様である．

いる．胃潰瘍においては防御因子の低下がより比重が高いのに対し，十二指腸潰瘍においては攻撃因子の亢進がより重要であるものと推測されている．実際，十二指腸潰瘍患者においては胃酸分泌亢進がみられ，かつ胃底腺の壁細胞数が有意に多いことが報告されている．ところで，十二指腸潰瘍患者の *H. pylori* 陽性率はきわめて高く，多くの研究にて 90％以上と報告されている．胃粘膜に存在する *H. pylori* が十二指腸に潰瘍を形成させる機序は不明であるが，十二指腸粘膜内に異所性胃粘膜が存在し，それに *H. pylori* が感染している可能性を指摘する研究結果も報告されている．

　十二指腸潰瘍は大部分の症例において球部に発生する．前壁より後壁の方に多く発生し，少なからず多発する．大きさは胃潰瘍に比べて小さいが，組織像は同様であり，胃潰瘍の深達度分類が用いられる．十二指腸壁が薄いため穿孔の危険が多く，また線維化によって球部の変形をきたすことが多い(図 3-6〜8)．

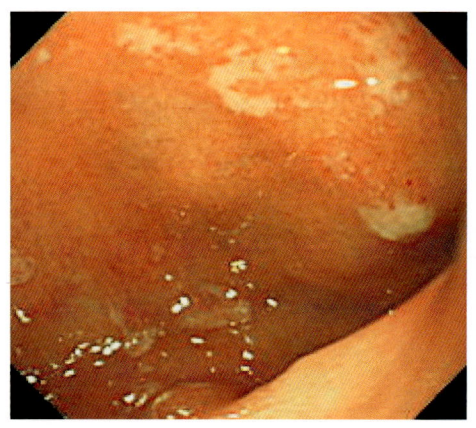

図3-9 十二指腸炎の内視鏡像.十二指腸球部に白色のびらんがいくつか認められる.

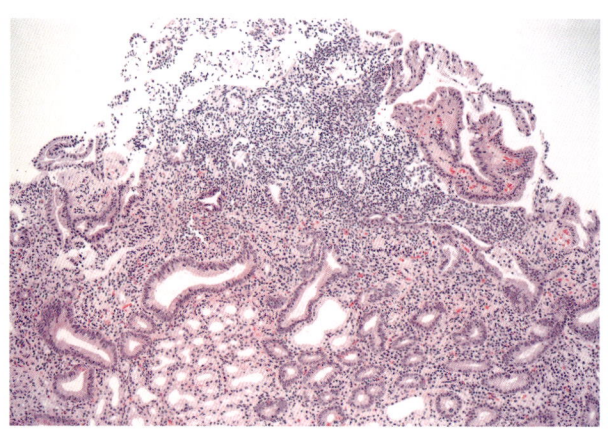

図3-10 十二指腸炎の組織像.表層粘膜の欠損と壊死,および炎症細胞浸潤がみられる.

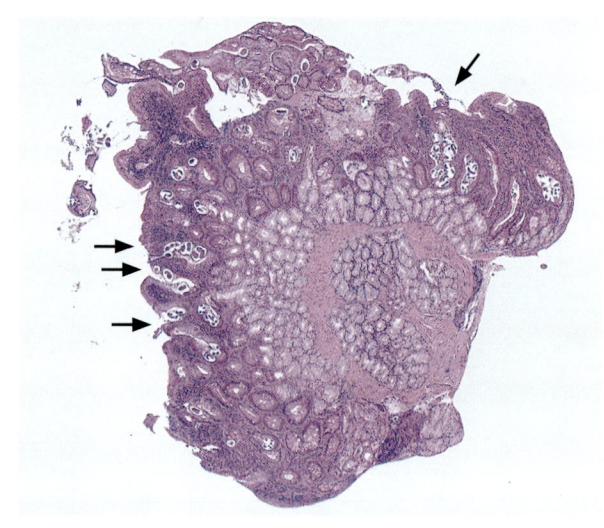

図3-11 十二指腸粘膜の生検組織.腺窩内に多数の糞線虫の幼虫がみられる(矢印).

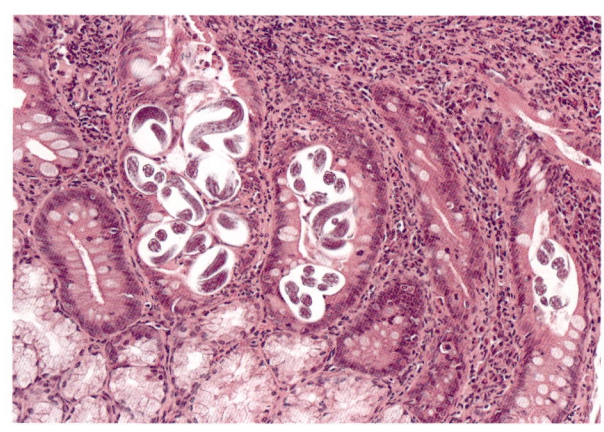

図3-12 図3-11の拡大.糞線虫の幼虫.

d. 十二指腸の炎症性病変

1) 十二指腸炎

　通常,十二指腸潰瘍に関係して球部に生ずる.内視鏡的には斑状発赤であり,組織学的にはびらんであり粘膜の変性剥脱と好中球浸潤がみられる.胃潰瘍や十二指腸潰瘍と同様の原因によって生ずると推測されている(図3-9, 10).

2) 原虫感染症

　糞線虫 Strongyloides stercoralis の感染は,わが国においては沖縄,奄美大島,九州においてみられる(糞線虫症 strongyloidiasis).小腸,特に十二指腸の充血・発赤した粘膜の生検組織

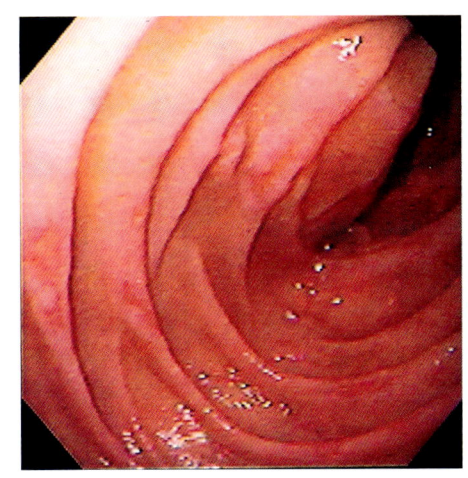

図3-13 ランブル鞭毛虫による十二指腸炎の内視鏡像. びらんが散在性に形成されている.

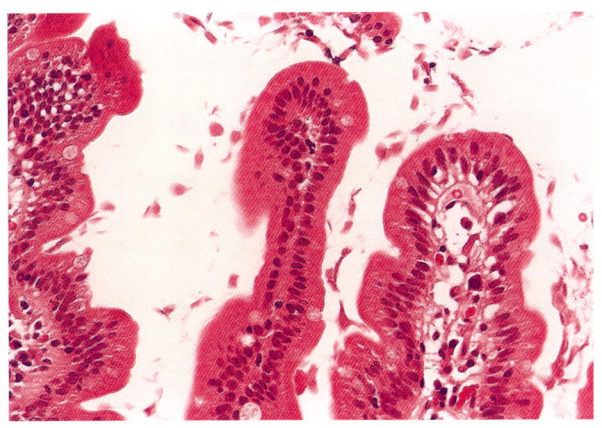

図3-14 ランブル鞭毛虫症の組織像. 絨毛上皮表面, あるいは陰窩内腔に先端の尖った星形の細胞が散在性に認められる. 剝離した上皮細胞と紛らわしい.

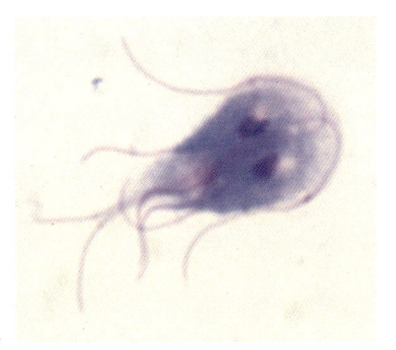

図3-15 ランブル鞭毛虫の捺印標本. 虫体は長さ15 μm, 幅10 μmほどで, 丸い前方の2個の核と尖った後方の数本の鞭毛が特徴的である.

において, 腺管内に糞線虫の幼虫あるいは卵がみられる(図3-11, 12).

　近年, 後天性免疫不全症候群や抗癌剤投与患者, あるいは自己免疫疾患のステロイド療法などによる免疫不全患者に, 原生動物であるランブル鞭毛虫(*Giardia lamblia*, lambliasis)やクリプトスポリジウム(*Cryptosporidium parvum*)の感染が報告されるようになった. ランブル鞭毛虫は十二指腸に寄生し, 内視鏡的にはびらんを形成する. 虫体は粘膜の表面に分布し, 好中球を含む高度の炎症細胞浸潤を伴っている(図3-13〜15). 一方, クリプトスポリジウムは回腸粘膜上皮内に寄生し, 組織学的には細胞質内の封入体として観察される. いずれも腹痛や下痢を主症状とする.

3) 非定型(非結核性)抗酸菌症

　後天性免疫不全症候群の患者では, 時に消化管粘膜に非定型(非結核性)抗酸菌症の病変をみることがある(図3-16, 17). 内視鏡的には白色調の扁平病変として観察される.

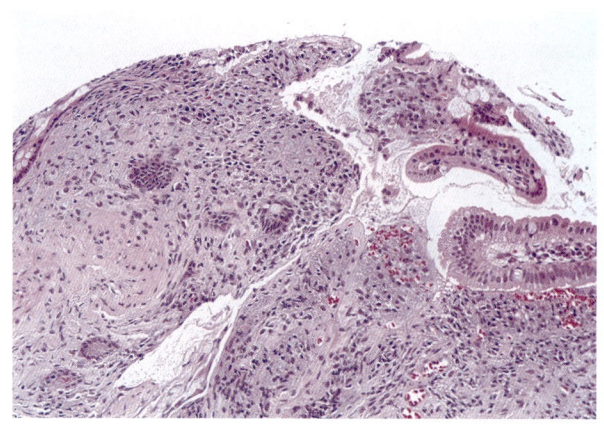

図 3-16 非定型 (非結核性) 抗酸菌症の十二指腸粘膜. 絨毛が減少し, 粘膜固有層内に foamy macrophage の集簇が認められる.

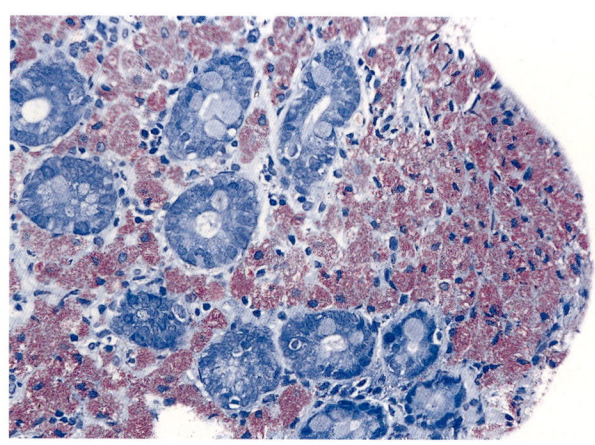

図 3-17 非定型 (非結核性) 抗酸菌症の Ziehl-Neelsen 染色. 赤紫色に染色された桿菌が foamy macrophage の胞体内に多数観察される.

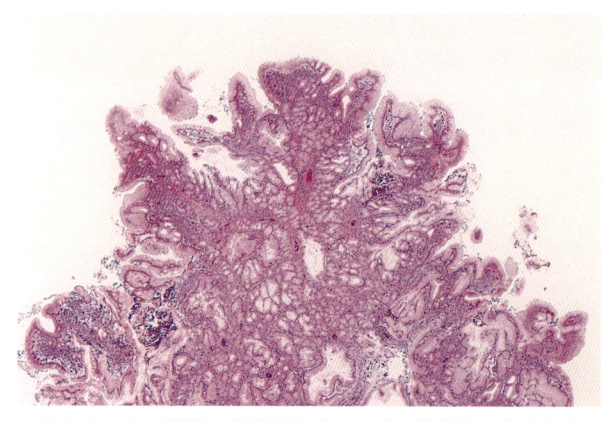

図 3-18 十二指腸の過形成性ポリープの組織像. 絨毛上皮が過形成を示し, 広基性の隆起性病変を形成している. 絨毛上皮には異型性は認められず Brunner 腺の過形成はみられない.

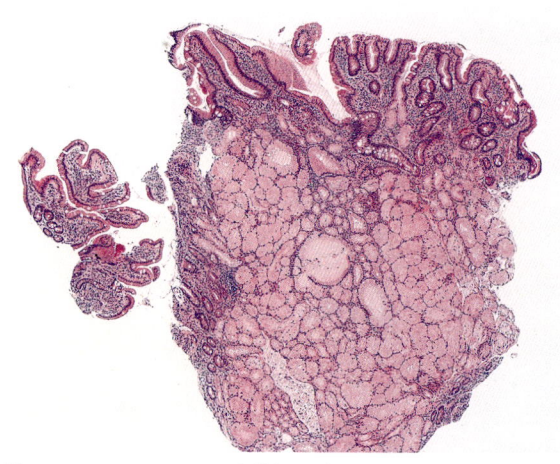

図 3-19 Brunneroma の生検組織像. 十二指腸の粘膜下層に限局性の過形成を示す Brunner 腺が認められる. 粘液腺上皮に細胞異型はみられない.

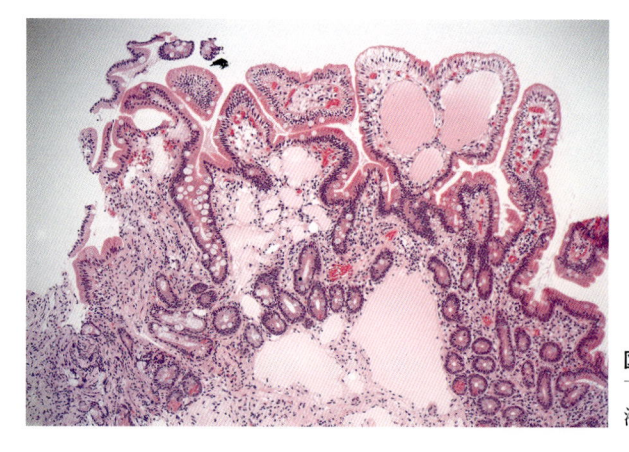

図 3-20 リンパ管腫の組織像. 十二指腸粘膜固有層から粘膜下層にかけて拡張した腔がいくつか認められる. 壁が薄く, 漿液を容れている.

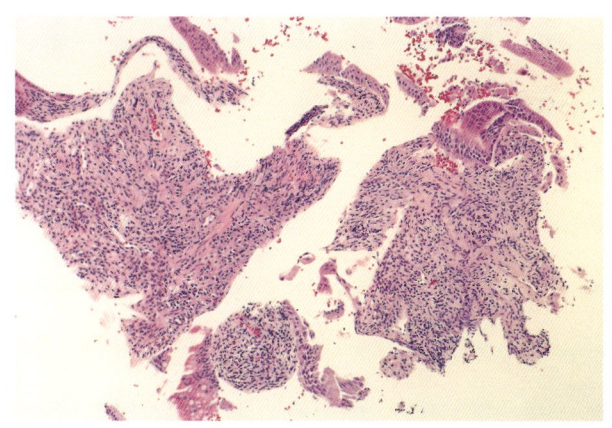

図3-21 乳頭炎 papillitis の組織像．陰窩は萎縮し，リンパ球浸潤と軽度の線維化が認められる．

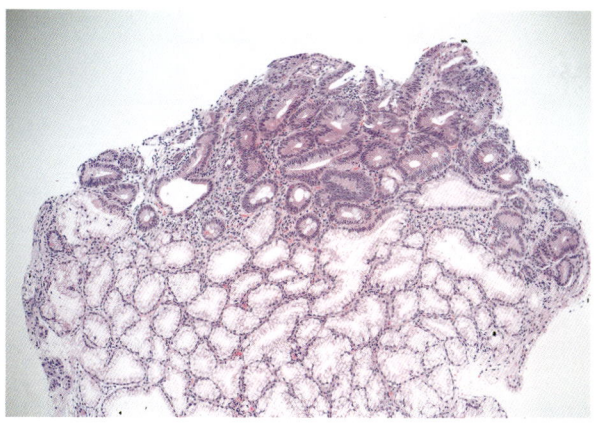

図3-22 腺腫の組織像．粘膜表層には異型腺管群が認められる．それら腺管上皮の異型度は中等度で良性である．

e. 十二指腸の腫瘍および腫瘍様病変

　　十二指腸に腺腫および腺癌が発生するが，頻度は低い．過形成性ポリープ hyperplastic polyp は時折観察される（図3-18）．絨毛上皮の過形成と，十二指腸腺の過形成がある．後者の場合，内視鏡的には粘膜下腫瘍の像を示し，Brunneroma（図3-19）と呼ばれている．リンパ管腫（図3-20）や血管腫，脂肪腫もみられる．

f. Vater 乳頭の疾患

　　十二指腸においては Vater 乳頭に病変の発生することが多い．炎症である乳頭炎 papillitis（図3-21），腺腫（図3-22），および腺癌がある．腺腫の組織像は大腸に発生する腺腫と同様であるが，異型度が低くても腺癌であることがあり，病理診断に際しては注意が必要である．

　　乳頭部から採取された生検組織が腺癌の場合，乳頭の被覆上皮である絨毛上皮細胞から発生した十二指腸癌であるのか，胆管膨大部から発生した胆管癌であるのか，あるいは膵頭部癌の浸潤であるのかの鑑別は難しい．十二指腸腺癌は高分化の乳頭状腺癌である場合が多く，発育進展様式は大腸癌と同じである（図3-23〜25）．Vater 乳頭を巻き込むことから，黄疸を初発症状とすることが多い．

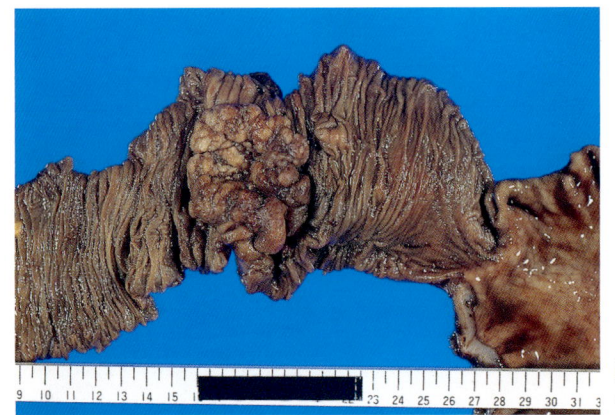

図 3-23　Vater 乳頭部癌の肉眼像．乳頭部に 6×8 cm の大型の Borrmann 2 型腫瘍が認められる．

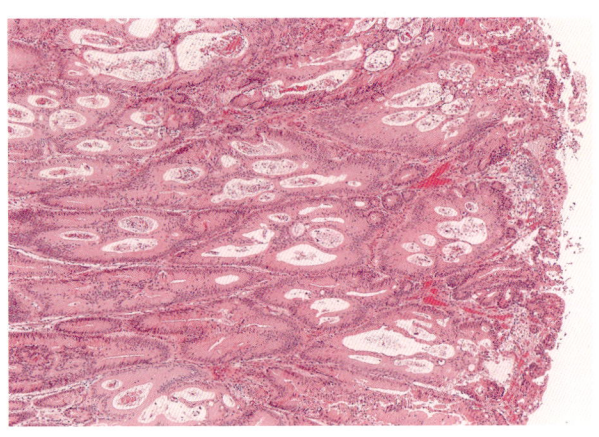

図 3-24　Vater 乳頭癌の弱拡大組織像．腫瘍は高分化乳頭管状腺癌であり，癌の異型度は軽度である．

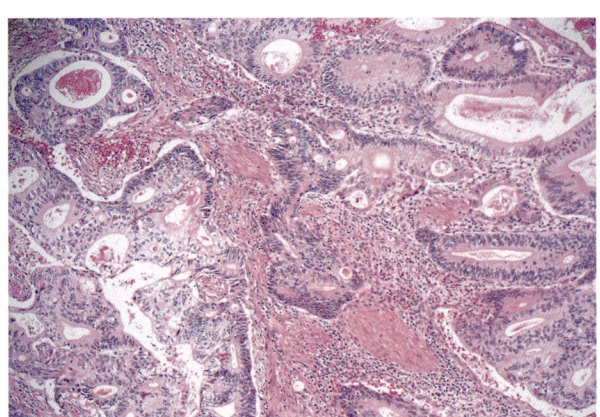

図 3-25　Vater 乳頭部癌の拡大像．深部においては癌は異型度を増し，浸潤性に発育している．

2　小腸の疾患

a．小腸の正常組織構造

　小腸壁も他の消化管と同様，粘膜，粘膜下層，固有筋層，および漿膜より成り，漿膜の延長である腸間膜によって腹腔の背側壁に固定されている．粘膜には肉眼的に輪状皺襞が認められ，組織学的には十二指腸と同様の絨毛と陰窩より成る．上皮細胞は高円柱状であり，吸収機能が著明に発達しており，胃や十二指腸で消化された栄養素の大部分は小腸から吸収される．Paneth 細胞も多数観察されるが，粘液腺はあまり発達していない．胃と同様に endocrine cell が散在性に認められ，また粘膜筋板に近い深部に分裂細胞帯が位置している（図 3-26, 27）．

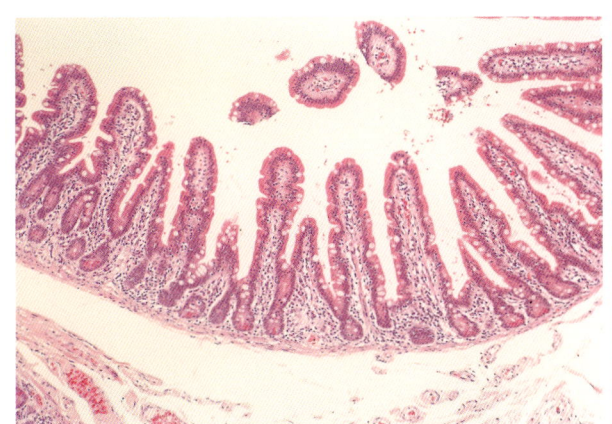

図 3-26 正常空腸の組織像．輪状ひだ表面の絨毛は間質を伴った上皮細胞の突出であり，上中部分は吸収上皮より成り，下部には Paneth 細胞が観察される．絨毛の基始部の陥凹部分を陰窩と称し，増殖細胞が位置している．

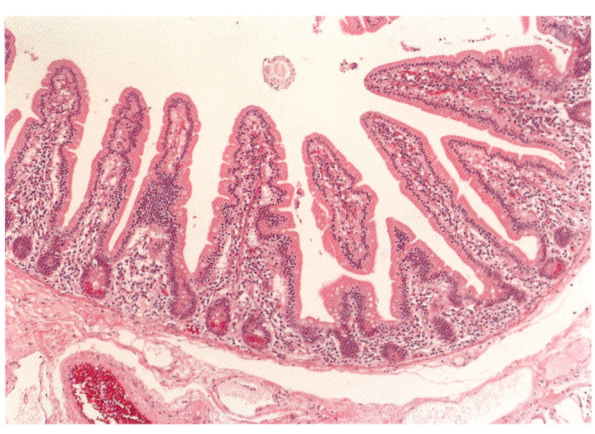

図 3-27 回腸の組織像．回腸粘膜は基本的には空腸と同様であるが，輪状ひだおよびその表面の絨毛が空腸よりも太いことが特徴である．

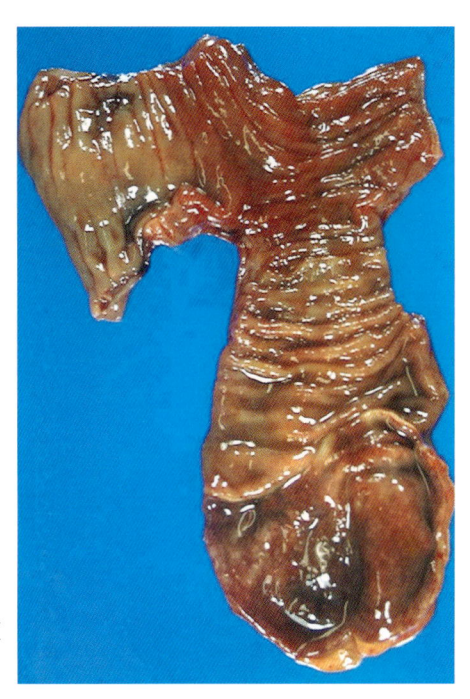

図 3-28 Meckel 憩室の肉眼像．上方の横走しているのが回腸であり，下方に向かう盲端の腔が憩室である．憩室粘膜はほぼ正常の回腸粘膜より成り立っている．胃底腺など他の成分は認められなかった．

b. 先天異常：Meckel 憩室，異所性膵組織

　　Meckel 憩室は胎生期の卵黄管の遺残であり，回盲弁 ileocecal valve から 50～100 cm の回腸に認められることが多い．他の部位の憩室と異なり（425 頁の図 4-208～210 参照），Meckel 憩室では粘膜と固有筋層がともに腹腔側に突出して盲端を形成する．大きさと長さは様々であり，時には内腔との連続のない嚢胞を形成することも知られている．通常臨床症状はないが，炎症や腫瘍を伴った場合は外科的切除の対象となる（図 3-28）．憩室粘膜は小腸の絨毛と陰窩より成るが，粘膜下にしばしば胃底腺や膵組織の迷入がある．胃底腺を有する憩室の場合，分泌す

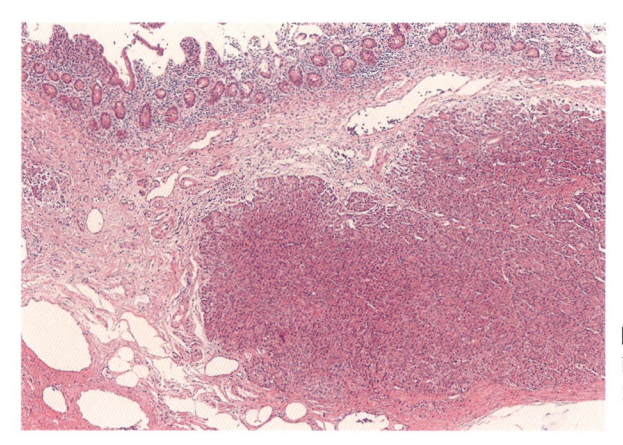

図 3-29 空腸粘膜下の異所性膵．空腸の粘膜下に認められた直径約 7 mm の異所性膵組織．大腸癌の手術に際して切除された．組織学的に，膵組織は全く正常であり，周囲の空腸組織にも著変はみられない．

る塩酸やペプシンの影響で潰瘍が形成されやすく，穿孔や腹膜炎の原因となる．

小腸の粘膜下に異所性膵組織が形成されることがある．小腸のどの部位にも観察されるが，臨床的意義は少ない（図 3-29）．

c. 小腸の炎症性疾患

チフス菌 Salmonella typhi，コレラ菌 Vibrio cholerae，大腸菌 Escherichia coli などの病原性細菌やカンジダ Candida albicans などの真菌 fungus によって小腸に炎症が発生する．腹痛や下痢を主症状とするが，生検や手術適応は少なく，病理標本を観察する機会は少ない．サイトメガロウイルス cytomegalovirus やロタウイルス rotavirus，アデノウイルス adenovirus による小腸炎，日本住血吸虫やアニサキスなどの寄生虫感染症も報告されている（図 3-30～32）．

d. 小腸の潰瘍性疾患

胃や十二指腸に比べ頻度は低いが，小腸にも孤立性あるいは多発性の潰瘍が形成されることがある[1]．

小腸には腸間膜付着部に縦長の特徴的な潰瘍を形成する Crohn 病がある．この疾患は 10～30 歳代の男性に多く発症し，回腸終末部に好発し，他の小腸部分および大腸にも同様の特徴的な潰瘍を形成することから，以前には末端回腸炎 terminal ileitis あるいは限局性回腸炎 regional enteritis とも呼ばれていた．Crohn 病は回腸末端のみならず，大腸や他の消化管，さらには皮膚，関節，眼球なども侵されることが知られるようになった．本書では大腸の潰瘍性病変の鑑別診断および生検組織診断を考慮して，Crohn 病を大腸疾患の項で記載する（409 頁参照）．

活動性の肺結核がある場合に，回腸終末部のリンパ濾胞である Peyer 板に結核菌が感染して帯状の潰瘍を形成する．腸結核は回腸終末部に好発するが，大腸にも発生する．大腸に発生した結核は，Crohn 病および潰瘍性大腸炎との鑑別診断が問題となることがあるので，腸結核についても大腸疾患の項で記載する（413 頁）．

そのほか，原因不明の単純潰瘍，Behçet 病に伴う潰瘍，多発性潰瘍などが知られている．

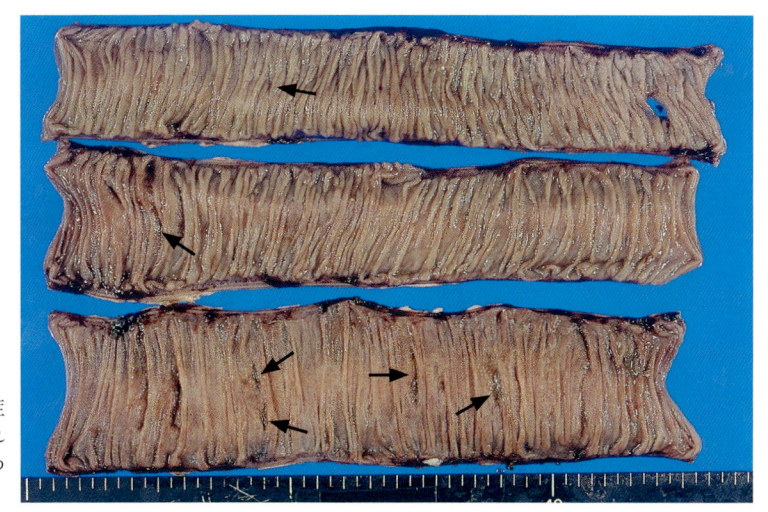

図3-30 小腸のサイトメガロウイルス感染症の肉眼像．多発性の小潰瘍（矢印）が形成されており，1か所で穿孔したために切除術が行われた．

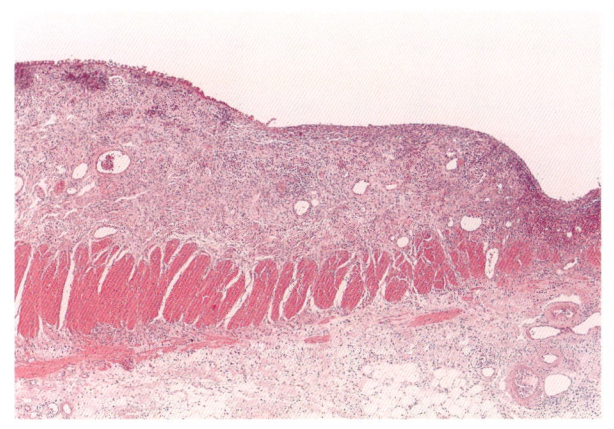

図3-31 小腸のサイトメガロウイルス感染症の弱拡大組織像．穿孔部の潰瘍縁には粘膜の変性脱落と肉芽の増生，炎症細胞浸潤が認められる．線維化の程度は比較的軽い．

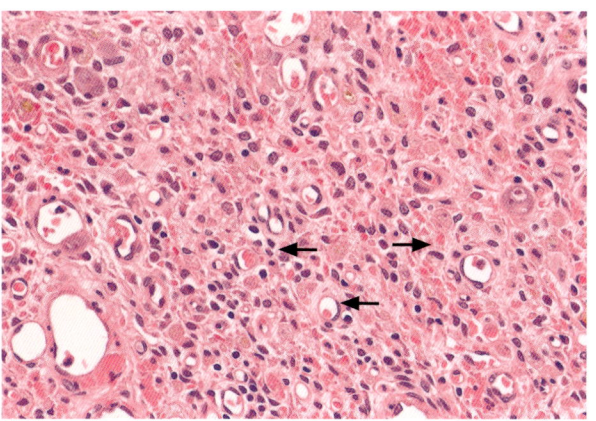

図3-32 小腸のサイトメガロウイルス感染症の強拡大組織像．肉芽組織内の線維芽細胞，血管の内皮細胞，あるいは浸潤するマクロファージの核にcytomegalic inclusionが観察される（矢印）．数の少ないときはサイトメガロウイルス感染を念頭に置いて観察しないと，見逃されることがある．

1）単純潰瘍

　Crohn病や潰瘍性大腸炎と異なる孤立性の小腸あるいは大腸の潰瘍を単純潰瘍 simple (solitary) ulcerの名称で扱っている．単純潰瘍には感染症や腫瘍性，あるいは循環障害など原因の明らかなもの以外の様々な潰瘍が含まれているものと推測される．回盲弁あるいはその近くの回腸や大腸に発生することが多く，円形で境界明瞭の打ち抜き潰瘍である．組織像は胃や十二指腸の潰瘍とほぼ同じであり，潰瘍の深さは粘膜下から漿膜まで様々である．

2) Behçet 潰瘍

　　Behçet 潰瘍は回盲部に好発し，組織学的に静脈炎や肉芽腫形成例も報告されている．しかし，多くは潰瘍の分布，肉眼像，および組織像ともに単純潰瘍から区別できず，ぶどう膜炎や角膜潰瘍などの眼症状および陰部潰瘍の有無から Behçet 病の診断が確定したとき，はじめて診断可能となる．

e. 循環障害・梗塞・虚血性腸炎

　　腸間膜動静脈病変を原因とする腸の虚血性病変 mesenteric vascular ischemic syndrome は動脈性と静脈性，閉塞性と非閉塞性，あるいは広範性と限局性に区別されている[2,3]．

　　急性の広範性虚血は上腸間膜動脈の血栓症や塞栓症，あるいは上腸間膜静脈の血栓塞栓症による閉塞によって発症する．腸間膜動脈血栓症は全身性の動脈硬化症の一環として生ずることが多く，また塞栓症は心臓内血栓の遊離によって生ずることが多い．腸間膜静脈の血栓塞栓症の症例数は少ないが，慢性心不全や膵炎，門脈圧亢進症などに続発することが報告されている．また心不全や失血，脱水，あるいは薬剤などによっても非閉塞性の広範な血管の虚血性病変が形成され，その場合，腸間膜動脈の攣縮が血管造影にて観察されることが多いといわれている．

　　急性広範性虚血の腸管壁の変化は，軽度で可逆性のものから，貫壁性の出血壊死まで様々である．組織細胞の壊死は虚血による影響に加えて，腸管内の細菌，組織内浸透圧，浸潤炎症細胞の酵素作用なども関与するものと推測される．

　　一方，限局性虚血性腸病変は腸間膜動静脈の分枝の閉塞によるものであり，急性の虚血性結腸炎 ischemic colitis，あるいは虚血性小腸炎 ischemic enteritis (segmental small bowel ischemia) と呼ばれている．腸間膜動静脈の本管の慢性虚血性病変でも限局性区域性の腸炎が形成される．粘膜は出血とびらん，あるいは潰瘍を形成し，炎症細胞浸潤も著しい．びらんや潰瘍は多発性である．粘膜の治癒再生機転の程度によって，虚血からの経過時間を推測することがある程度可能である．治癒後は瘢痕を残すこともある．原因は小動静脈の動脈硬化や血栓症，あるいは塞栓症と推測されているが，閉塞の部位を発見できることは少ない．

　　腸間膜血管性の虚血性腸病変とは別に，絞扼性イレウスやヘルニア嵌頓，腸重積，腸捻転などによって腸間膜動静脈の本管あるいは分枝が急速に圧迫閉塞された場合は，その支配領域の腸管に壊死が生ずる（図 3-33, 34）．壊死に陥った腸管は褐色調を増し，非壊死部と明瞭に識別されることが普通である．粘膜から筋層，漿膜には出血がみられるとともに，粘膜は変性壊死のために脆弱化している．組織学的にも粘膜上皮の変性剝脱，静脈の拡張とうっ血，および組織間隙への出血が高度に観察される．時間が経過した症例では，粘膜の炎症が進行し，時には穿孔して腹膜炎に発展することもある．また腸管内容物の大量貯留による圧迫性の虚血性病変や，結節性動脈周囲炎 periarteritis nodosa による虚血腸炎も知られている．

　　原因が明瞭である虚血性腸病変以外に，原因がはっきりしない軽度の虚血性腸管病変が稀ならず，特に高齢者においてみられる．この場合，多くの症例は動脈硬化症による虚血であろうと推測されている．血便，腹痛があり，X 線・内視鏡的には分節状の広範なびらん面として発見される．生検組織は，粘膜上皮の類壊死状態と微量出血である．

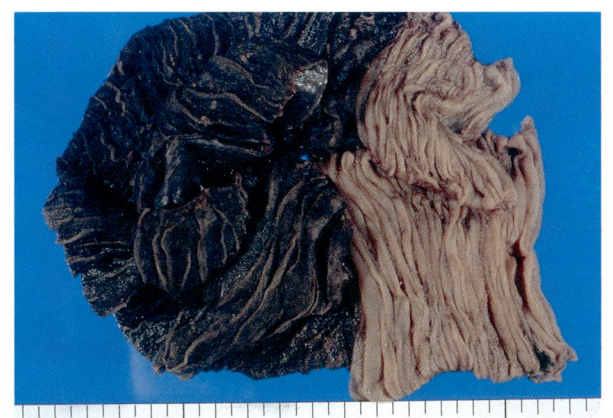

図 3-33　小腸の出血性梗塞の肉眼像．8 か月前に膵頭十二指腸切除術を受けた．絞扼性イレウスの診断にて開腹術が行われた．空腸が出血性梗塞に陥っており，正常腸管壁との境界が明瞭である．

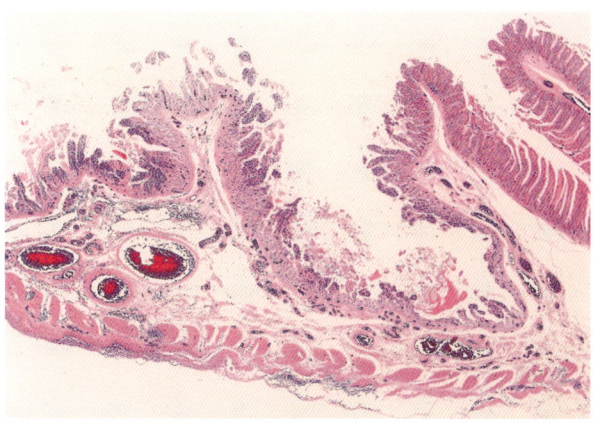

図 3-34　小腸の出血性梗塞の組織像．粘膜と筋層ともに変性に陥り，粘膜下の血管の拡張とうっ血が著しい．軽度の出血が全体的に認められる．右側に正常粘膜が残っている（矢印）．

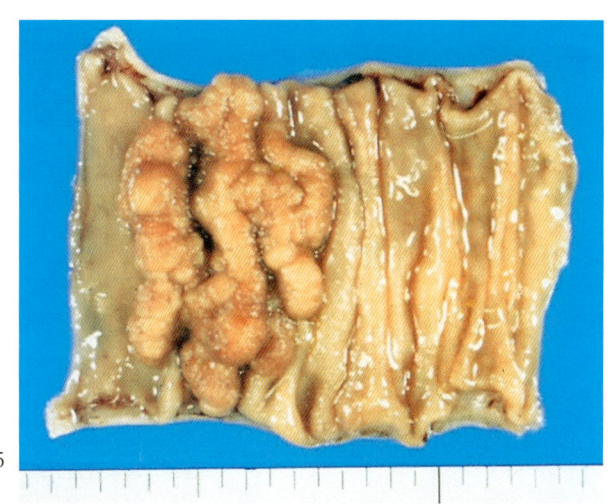

図 3-35　小腸癌の肉眼像．91 歳男性の回腸に認められた 3.5 × 6 cm の隆起性病変．

f. 小腸の腫瘍

　空腸と回腸にも腺腫，癌（図 3-35〜37），カルチノイド腫瘍（図 3-38〜41），リンパ腫（図 3-42〜50），良性間葉系腫瘍（図 3-51〜54），肉腫，あるいは inflammatory fibroid polyp（図 3-55〜57）が発生するが，その頻度は低く，また病変の肉眼形態，組織像，および進展様式は胃や大腸に発生するものと同様である．小腸のカルチノイド腫瘍はセロトニン（5-hydroxy-tryptamine）を分泌して，下痢や顔面発赤，右心系の心内膜線維化などのカルチノイド症候群を生じやすいことが特徴といわれている．

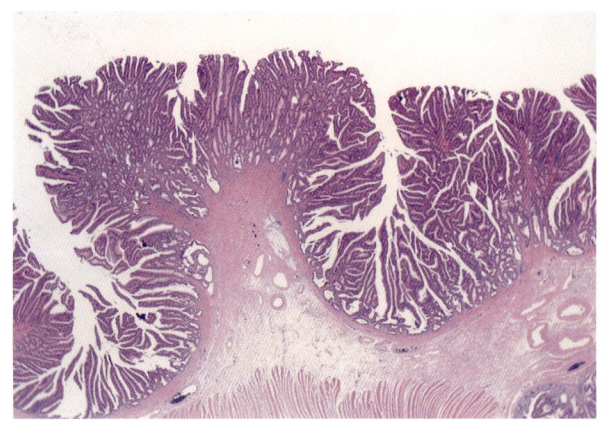

図3-36 図3-35の割面.小腸癌の弱拡大組織像.腫瘍は絨毛状あるいは管状の配列を示している.

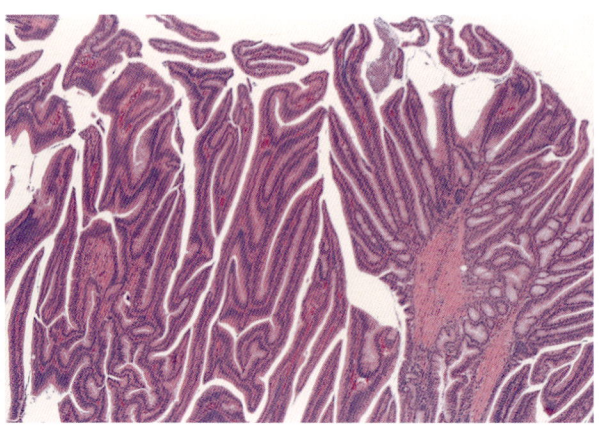

図3-37 図3-36の組織像.細い間質を中心に整然と配列する異型上皮が認められる.腺管の配列が密である.

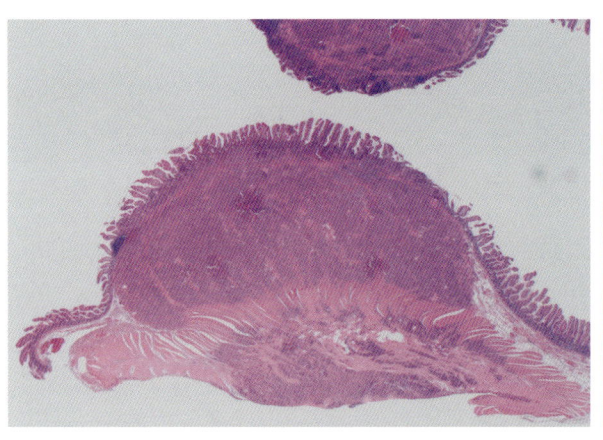

図3-38 回腸のカルチノイド腫瘍.大きさ1cmのⅡa型腫瘍で,腫瘍細胞は回腸の粘膜から漿膜の全層にわたって浸潤している.漿膜下組織では血管内に浸潤している.

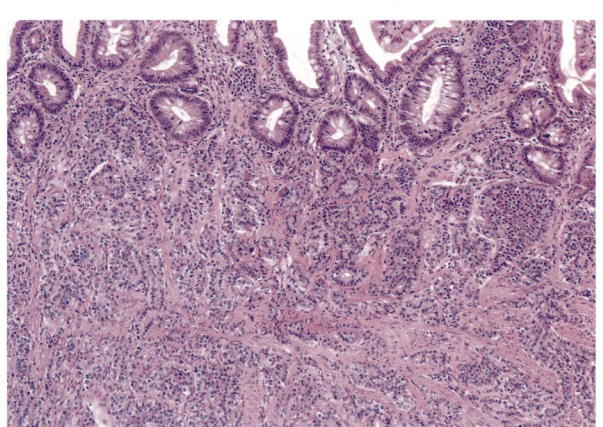

図3-39 図3-38の粘膜部の拡大.腫瘍細胞が粘膜および粘膜筋板に浸潤している.腫瘍細胞は小型で,索状配列,小さな腺管形成,および小さな充実性胞巣を形成している.

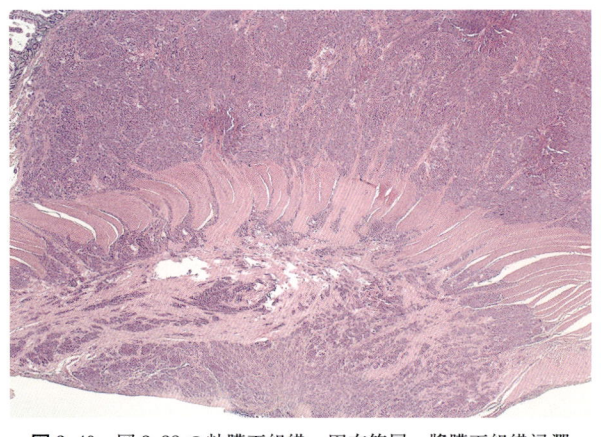

図3-40 図3-38の粘膜下組織,固有筋層,漿膜下組織浸潤の拡大.

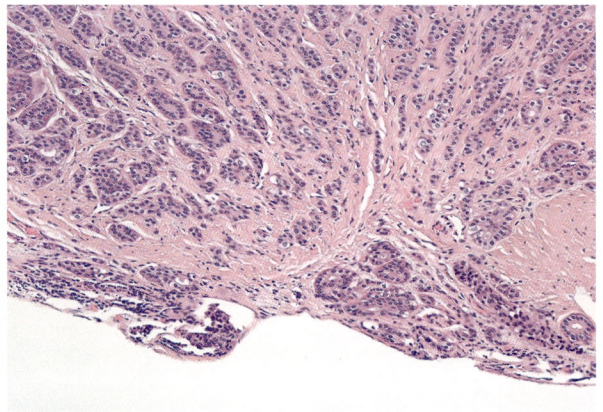

図3-41 図3-40の漿膜面の拡大.腫瘍細胞の一部は,漿膜表面に露出している.

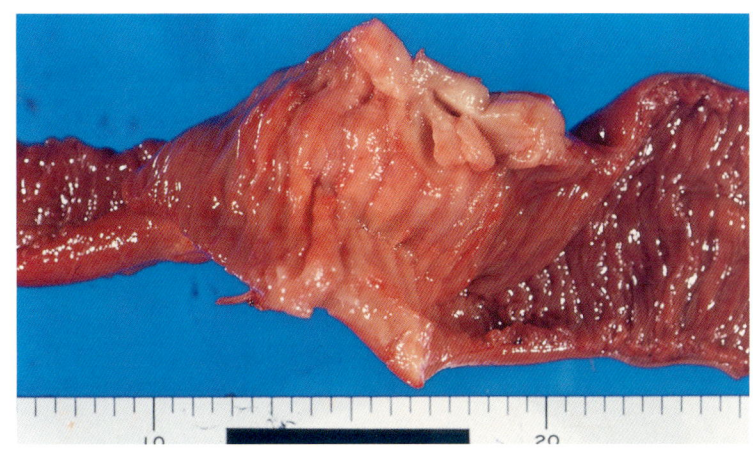

図 3-42　小腸の悪性リンパ腫，MALToma．Treitz 靱帯より 130 cm 肛門側の小腸に発生した大きさ 7 × 5.5 cm の狭窄性病変．壁が全周性に肥厚しているが，潰瘍の形成は認められない．

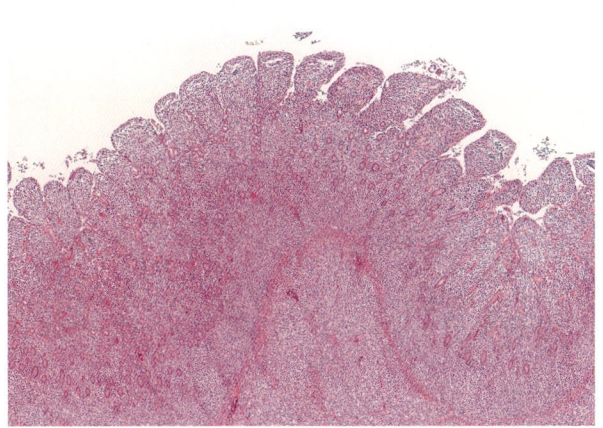

図 3-43　図 3-42 の弱拡大組織像．びまん性の異型リンパ球が全層性に増殖している．腫瘍細胞は均一な小型細胞より成り，陰窩の減少した粘膜内にびまん性に浸潤している．

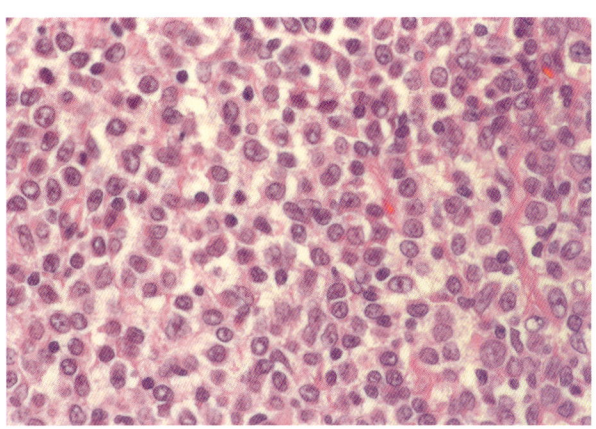

図 3-44　図 3-42 の強拡大組織像．腫瘍細胞は小型〜中型の monocytoid cell であり，核は均一円形で，切れ込みは目立たない．小さな核小体を有し，細胞質は幅が狭い．免疫染色にて B cell marker である CD 20 は陽性である．

2　小腸の疾患

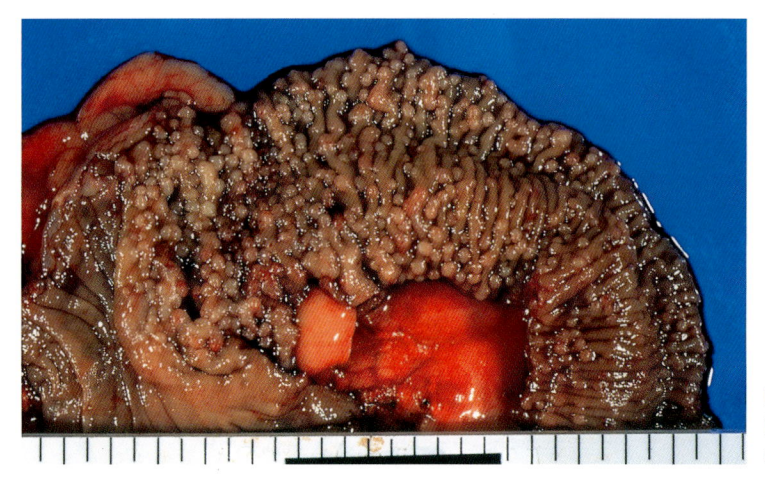

図 3-45　小腸 mantle cell lymphoma の肉眼像. 回腸末端に多数の白色調隆起である lymphomatous polyposis の典型的な像である.

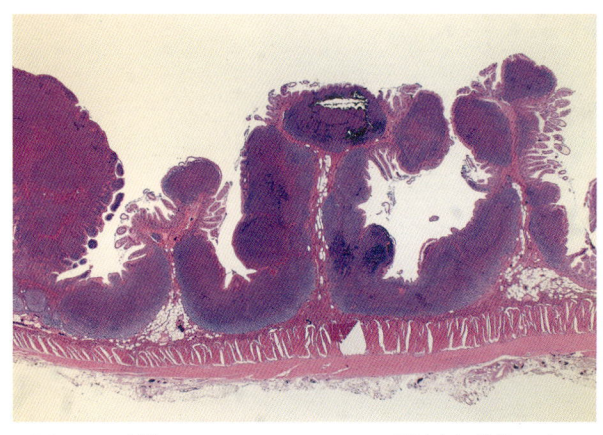

図 3-46　小腸 mantle cell lymphoma の弱拡大組織像. ポリープ状に突出した粘膜内には絨毛上皮は著しく減少し, 異型リンパ球がびまん性に増生している.

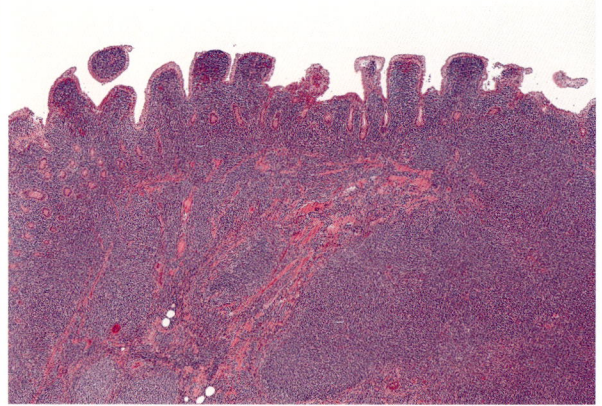

図 3-47　小腸 mantle cell lymphoma の弱拡大組織像. 小型リンパ球のびまん性充実性増生が認められる.

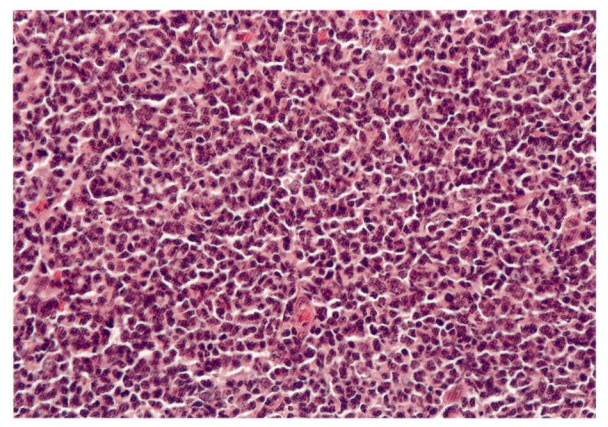

図 3-48　小腸 mantle cell lymphoma の強拡大組織像. 腫瘍細胞は small lymphocytic であり, round cell と核のくびれた cleaved cell が混在していた. 大型細胞はほとんど認められない.

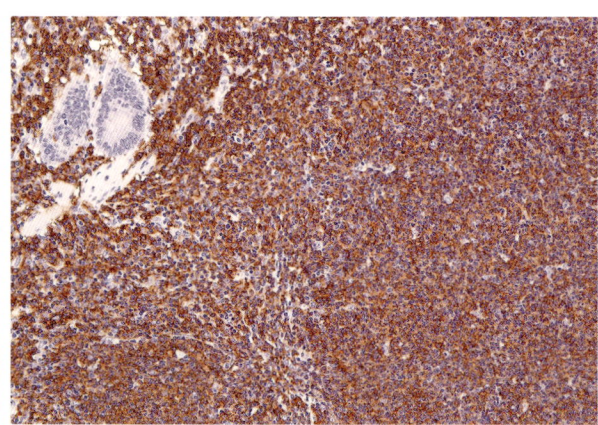

図 3-49　小腸 mantle cell lymphoma の免疫染色. 腫瘍細胞は pan B-cell marker である CD 20 にて陽性に染色されている.

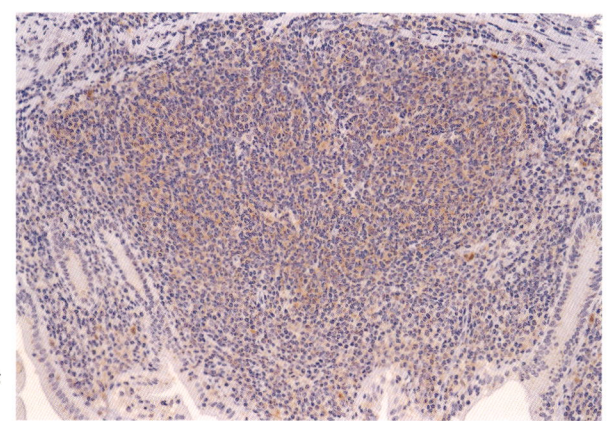

図 3-50　小腸 mantle cell lymphoma の免疫染色．腫瘍細胞が cyclin D1 にて陽性に染色されている．

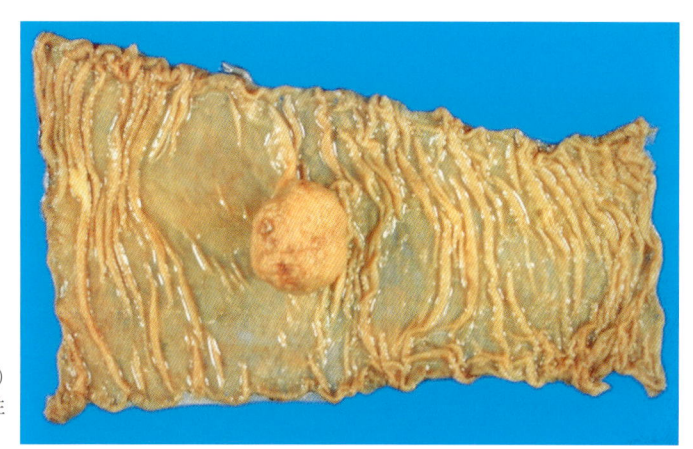

図 3-51　小腸の gastrointestinal stromal tumor (GIST) の肉眼像．回腸に生じた 3.2 × 2.5 × 2.5 cm の隆起性病変．

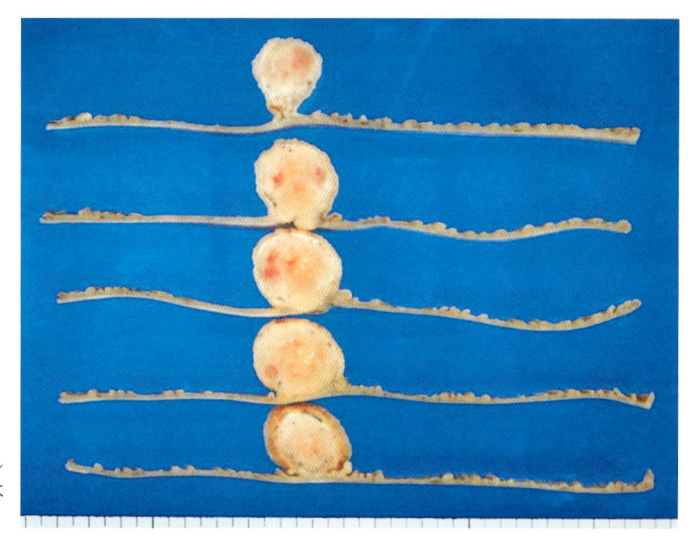

図 3-52　図 3-51 の割面．腫瘍は球型で内腔に突出している．白色充実性であり，潰瘍形成や出血，壊死はみられない．

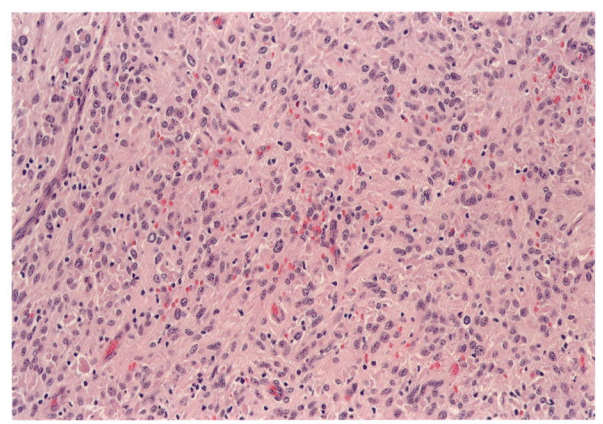

図 3-53　図 3-51 の小腸 GIST の組織像. 円形の腫瘍細胞の増生が認められる. 細胞異型度は低い. この症例の一部には, 紡錘形細胞像が認められている.

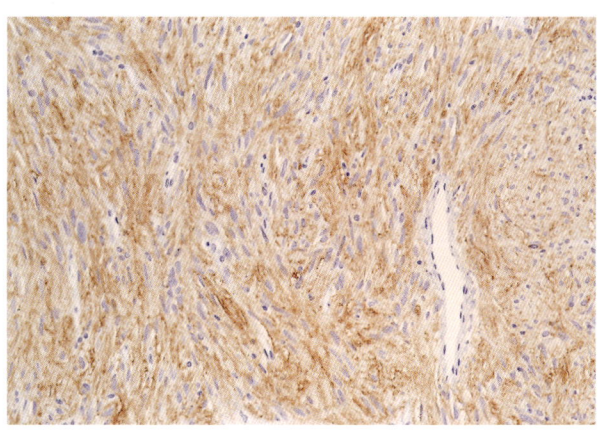

図 3-54　図 3-51 の小腸 GIST の c-kit 免疫染色像. 腫瘍細胞の一部ではあったが, 陽性細胞が認められた.

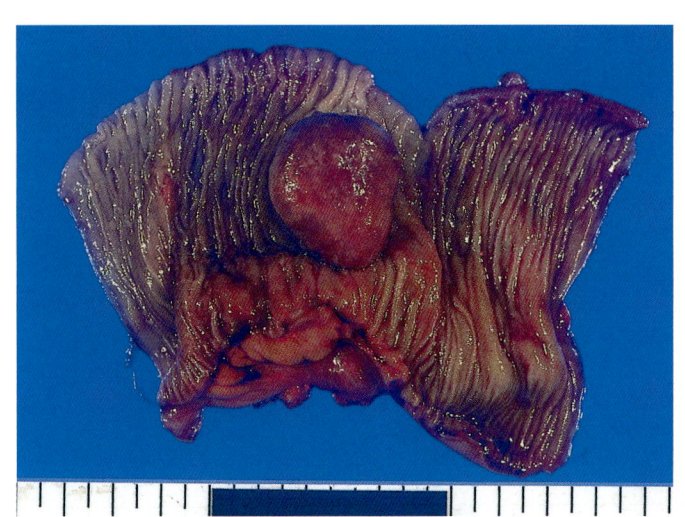

図 3-55　回腸の inflammatory fibroid polyp の肉眼像. 3 か月前より腹部膨満を感じていたが, 急性腹症にて開腹手術が行われた. 回腸末端に腸重積症が生じており, 部分切除が行われた. 粘膜面には直径約 2.5 cm の円形の隆起性病変が認められる.

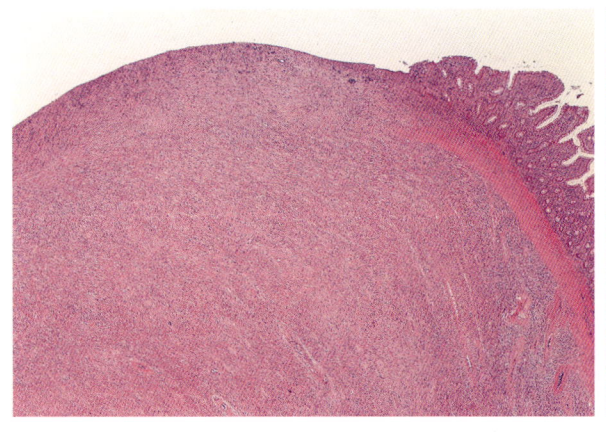

図 3-56　図 3-55 の inflammatory fibroid polyp の弱拡大組織像. 隆起性病変は粘膜下層から固有筋層を中心とする線維性の腫瘤であり, 表面はびらん状である.

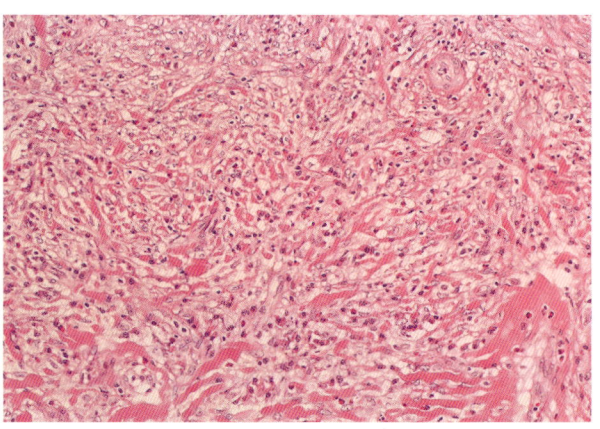

図 3-57　図 3-56 の inflammatory fibroid polyp の強拡大組織像. 腫瘤は不規則に走行する線維芽細胞様の紡錘形細胞より成り, 好酸球やリンパ球, 形質細胞, マクロファージなどの炎症細胞が比較的高度に浸潤している.

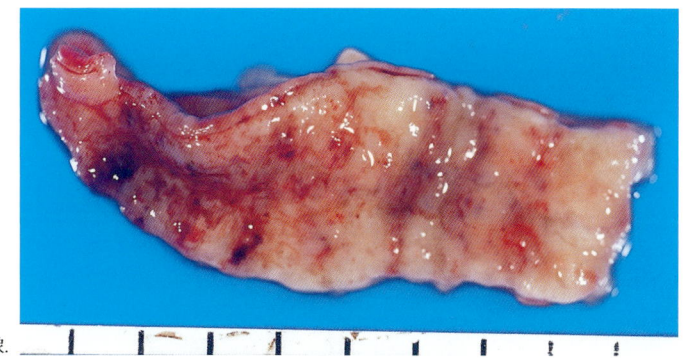

図 3-58　虫垂を長軸に沿って切り開いた粘膜面の肉眼像.

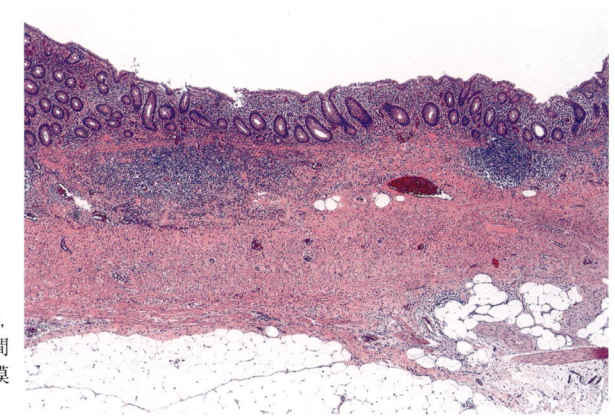

図 3-59　虫垂の割面. 虫垂粘膜は大腸と同様の絨毛と陰窩, および間質より成る. 絨毛や陰窩は円柱上皮細胞より成る. 間質にはリンパ組織がよく発達している. 粘膜下組織および漿膜下組織に線維化がみられる.

3 虫垂の疾患

a. 虫垂の正常構造

　　虫垂 appendix vermiformis は盲腸の下部内側に開口部を有する長さ約 10 cm, 直径数 mm の管腔臓器で, その先端は閉鎖している. 構造的には他の消化管と同様に粘膜, 固有筋層, ならびに漿膜より成る. 粘膜は粘膜固有層, 粘膜筋板, 粘膜下層より成り, また漿膜は漿膜下層と中皮細胞より成る. 粘膜固有層は他の腸管と同様に絨毛上皮と陰窩および固有層間質より成るが, リンパ組織の発達が良好であり, 孤立リンパ小節が多数認められるのが特徴的である（図 3-58, 59）.

b. 虫垂炎

1）急性虫垂炎

　　急性腹症の代表的疾患である. 通常盲腸の炎症が波及することによって発症すると考えられている. 炎症が生ずると, 虫垂は盲腸に付着している閉鎖管腔であるため, 高度の化膿性炎症

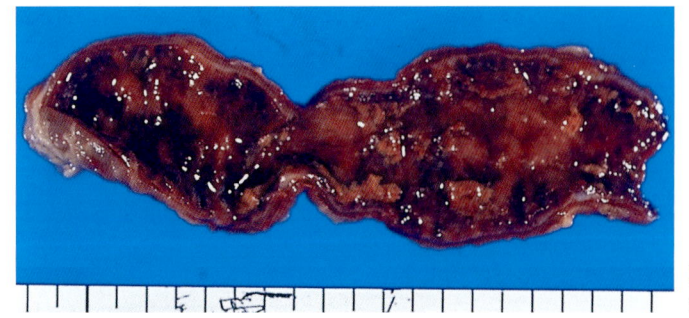

図 3-60 急性蜂窩織炎性虫垂炎の肉眼像．虫垂粘膜は全体にびらん，潰瘍形成と出血が認められる．

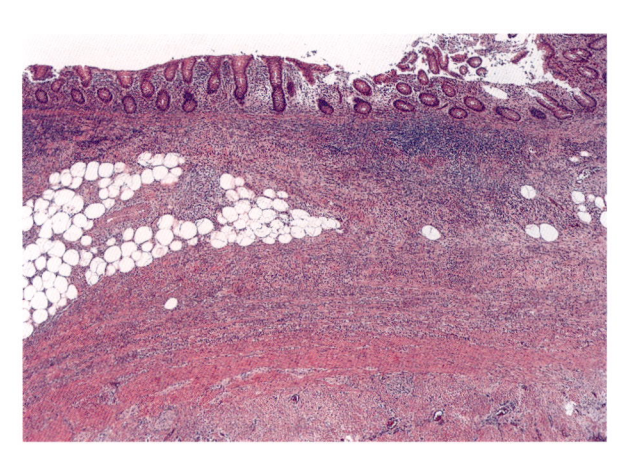

図 3-61 急性蜂窩織炎性虫垂炎の組織像．虫垂壁にはびまん性に好中球浸潤が認められ，炎症は漿膜表面にまで及んでいる．

に発展することが多い．発症後短時間に切除された症例では，虫垂粘膜は軽度の発赤がみられるのみであり，また組織学的にも好中球を交えた軽度の炎症細胞浸潤が認められるのみであり（カタル性虫垂炎 appendicitis catarrhalis），時には炎症が本当にあったかどうかを組織学的に確認することが難しいこともあり，単純性急性虫垂炎 acute appendicitis simplex と呼ばれている．

　炎症が持続すると，やがて粘膜にびらんと出血が生じ，組織学的にも好中球が虫垂壁の全層にびまん性に浸潤するようになり，蜂窩織炎性虫垂炎 phlegmonous appendicitis となる．やがて粘膜や筋層の壊死が生じて壊疽性虫垂炎 gangrenous appendicitis となり，最終的に穿孔すると周囲の漿膜に炎症が波及して化膿性腹膜炎 purulent peritonitis に発展する（図 3-60〜63）．炎症は虫垂の粘膜全体に生ずることが多いが，限局性，あるいは不均一に生ずることもある．

2) 慢性虫垂炎

　虫垂炎が化学療法などの結果不完全に治癒したりすると，炎症を反復し，虫垂は腫大するとともに壁は線維性に肥厚する（図 3-64，65）．かつ周囲の腹膜や後腹膜の脂肪組織に慢性炎症が生ずる．この状態が慢性虫垂炎であり，虫垂と盲腸の周囲が線維性に肥厚し，あたかも腫瘍

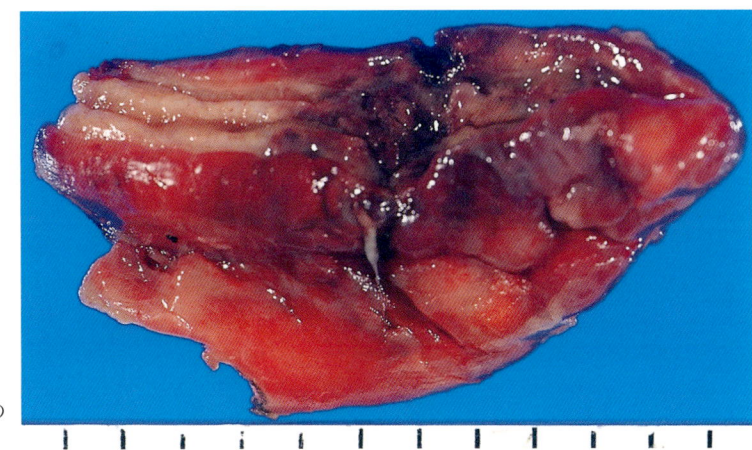

図 3-62　急性穿孔性虫垂炎の肉眼像．虫垂の中央部分が壊死に陥り穿孔している．

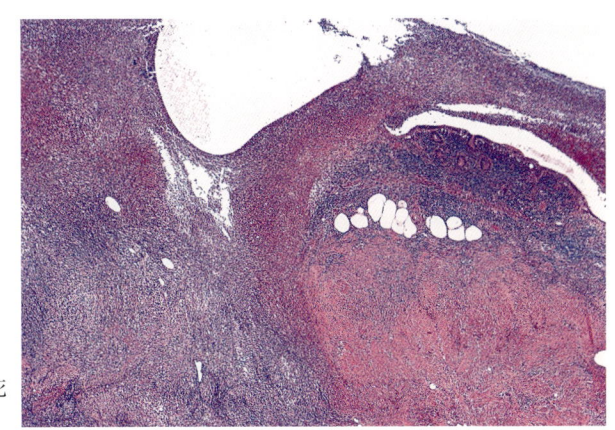

図 3-63　急性穿孔性虫垂炎の組織像．組織学的には壁の壊死性断裂と高度の炎症細胞浸潤がみられる．

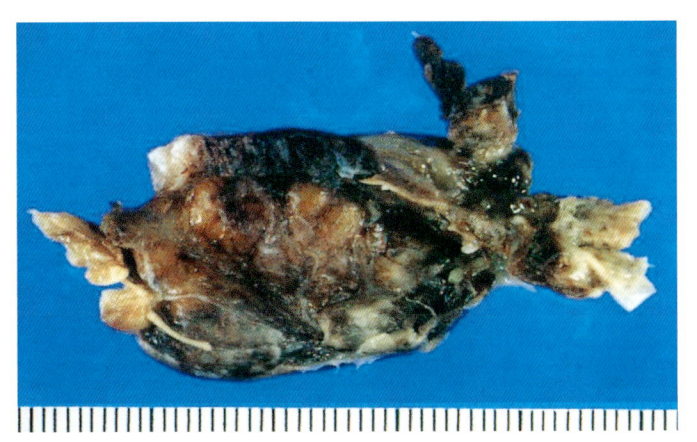

図 3-64　慢性虫垂炎の肉眼像．虫垂壁が線維性に肥厚しており，粘膜は萎縮性である．

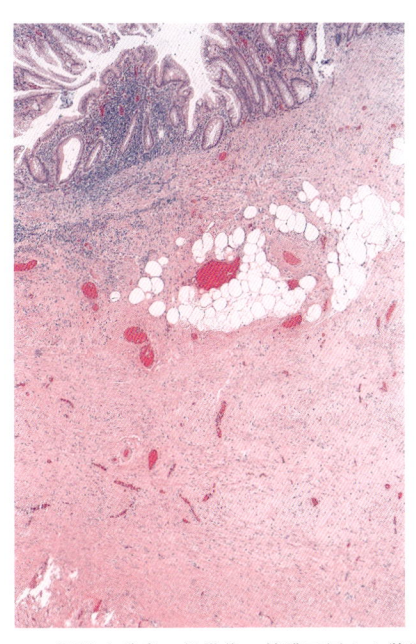

図 3-65　慢性虫垂炎の組織像．粘膜下層から漿膜にかけて線維性肥厚が認められる．粘膜の炎症は軽い．

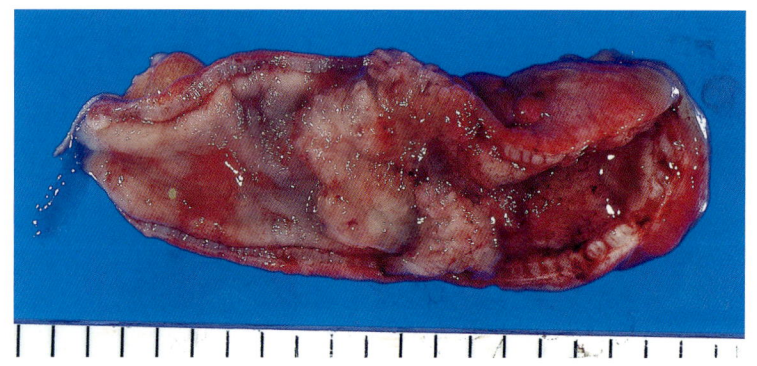

図3-66 虫垂の絨毛性腫瘍の肉眼像(65歳男性). 虫垂炎として切除されたが, 粘膜に絨毛状の腫瘍が認められた.

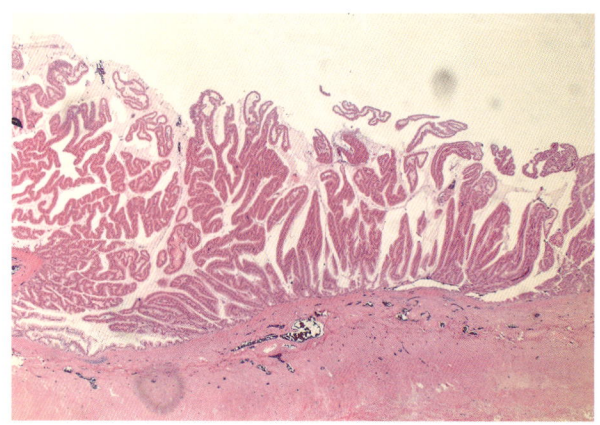

図3-67 図3-66の弱拡大組織像. 組織学的には粘膜表面に絨毛状突起が多数観察される.

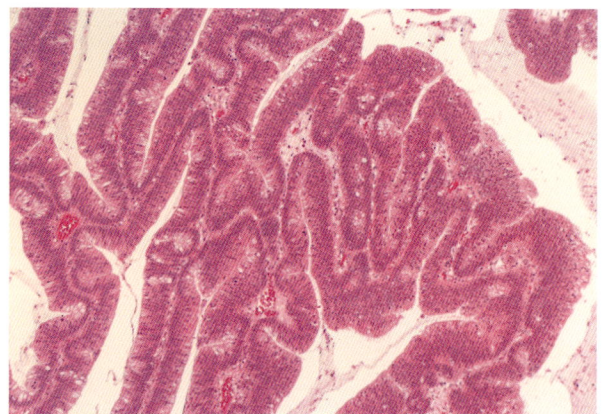

図3-68 図3-67の強拡大組織像. 絨毛状に増殖する上皮性細胞は増殖傾向が高度であり, 細胞異型度は中等度であるが絨毛状であるので腺癌と診断された. 浸潤が漿膜下層に及んでいる.

のごとく結節を形成すると盲腸周囲炎 perityphlitis と称される. 中高年の男性に多く, 臨床的には回盲部の結核や腺癌との鑑別が問題となる.

c. 虫垂の腫瘍

　虫垂からは腺腫や腺癌, カルチノイド腫瘍, 悪性リンパ腫, および他の様々な腫瘍が発生することが報告されているが, いずれもその頻度は低い. その中で最も注目されるのが, 腹膜偽粘液腫の原因となる粘液性腺腫や腺癌である.

　粘液産生の著明な上皮性腫瘍では, 虫垂の内腔に粘液が貯留し拡張して粘液瘤 mucocele を形成する. 粘膜全体に丈の低い絨毛状の腫瘍性上皮が拡がっていることが多い. 組織学的には絨毛状あるいは乳頭管状に増生する粘液産生性腫瘍であり, 異型度が低いことから腺腫と診断されていることが多い. しかし, 腫瘍上皮の異型度が良性とみなされても, 筋層から漿膜に浸潤している像が認められる場合が多く, さらに腫瘍の一部に異型度著明な部分も認められることから, 癌と診断しなければならない.

　一般的に, 右半結腸, 特に盲腸・虫垂に発生する上皮性腫瘍は, 粘液産生の著明な細胞から

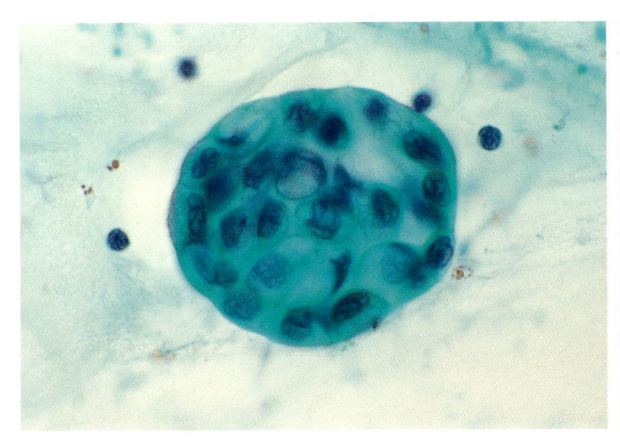

図3-69 腹膜偽粘液腫のPapanicolaou染色像．少量ながら粘液性の腹水が貯留しており，細胞診にて粘液産生性の悪性細胞の集団が観察された．

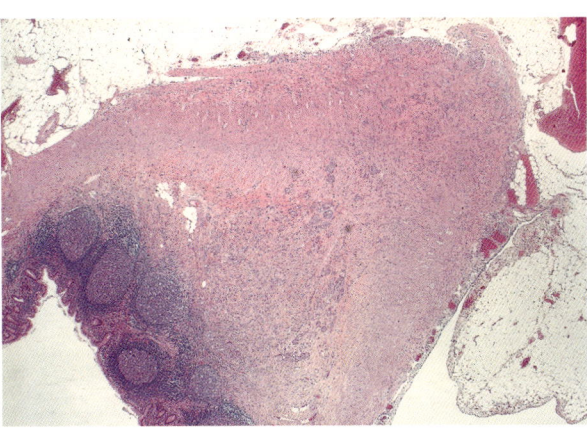

図3-70 虫垂の先端部の粘膜下組織における小さなカルチノイド．虫垂炎で外科的切除され，組織学的検査で偶然に発見された．

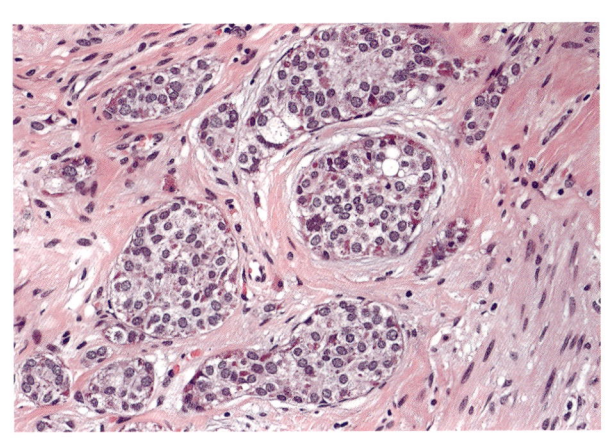

図3-71 図3-70の拡大．カルチノイド細胞が充実性胞巣を形成している．

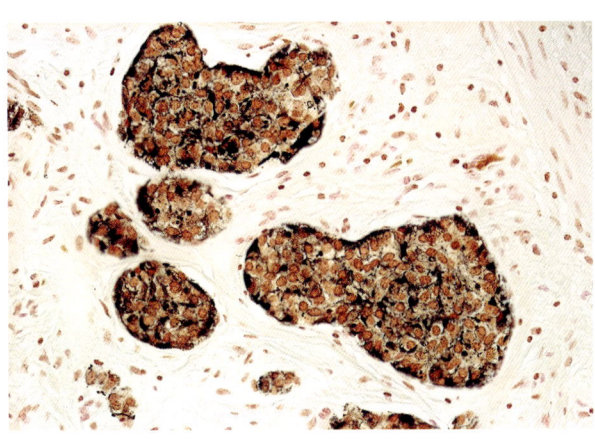

図3-72 図3-71のFontana-Masson染色は陽性である．

成り，そのために細胞異型度が軽度〜中等度とみなされる場合が多い．しかしながら，部分的に絨毛状構造あるいは腺管が大型で密であり，そして構造異型度が中等度〜著明であることから，癌である可能性が高い．このような腫瘍は，何年か後に腹腔内に粘液が貯留し，腹膜偽粘液腫 pseudomyxoma peritonei と呼ばれる状態となる．粘液内には少数の癌細胞しか認められない．腹膜偽粘液腫の原因としては卵巣の粘液性嚢胞状腺癌が最も多いが，虫垂原発のものが第2位を占めている（図3-66〜69）．

虫垂はカルチノイドの好発部位であり，その発生頻度はSaundler and Snow (1973)[4]によれば全消化管の中で一番高く，次いで小腸，大腸の順である（図3-70〜72）．しかしながら，阿部 (1971)[5]による欧米と日本とのカルチノイドの発生部位別頻度の比較では，日本では虫垂に次いで多いのが胃である．この差は人種の違いによるものであるのか，あるいは病理組織学的検索の頻度によるものであるのかは不明である．

【文献】
1) 岡部治弥, 崎村正弘：仮称"非特異性多発性小腸潰瘍症". 胃と腸 3：1539-1549, 1968
2) 岩下明徳, 武村 聡, 山田 豊, ほか：原因別にみた虚血性腸炎の病理形態. 胃と腸 28：927-941, 1993
3) Rogers AI, David S：Intestinal blood flow and diseases of vascular impairment. *In* Haurich W, et al (eds)：Bochus Gastroenterology, 5th ed. pp1212-1234, WB Saunders, 1995
4) Sanders RJ：Carcinoid of the Gastrointestinal Tract. CC Thomas, Springfield, Illinois, 1973
5) 阿部圭志：カルチノイドの臨床, 本邦症例の検討. 日本合同癌会議シンポジウム記録, p162, 1971

第IV部

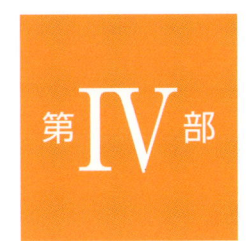

大腸疾患の病理と生検診断

A 大腸の正常構造

　小腸粘膜には間隔の狭い輪状皺襞が認められるのに対し，大腸粘膜は半月皺襞 plicae semilunares と呼ばれている幅広い輪状のひだがある（図 4-1, 2）．半月皺襞は，組織学的に粘膜と粘膜下層より成る内腔への突出である．大腸粘膜は表面上皮で被覆されていて，上皮は粘膜深部に 1 mm ほど陥入して陰窩 crypt を形成している（図 4-3, 4）．組織学的に，表面上皮と陰窩上皮はともに円柱状細胞であり，核は細胞の基底側に沿って整然と配列している．小腸と同

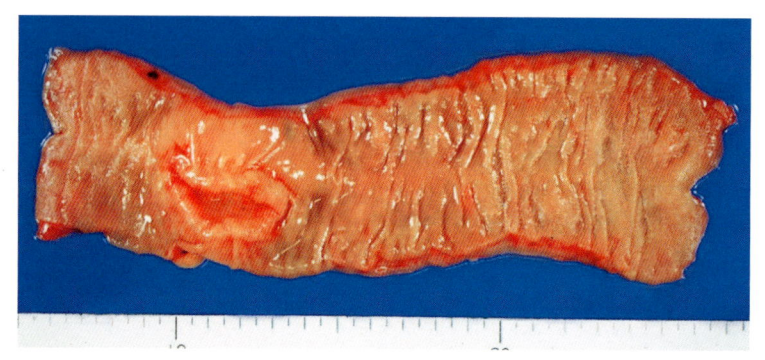

図 4-1　S 状結腸癌の切除標本．左側の肛門側に 4×3 cm の 2 型腫瘍が認められる．口側の正常大腸粘膜には，小腸に比べ太く不規則な輪状の半月皺襞が観察される．

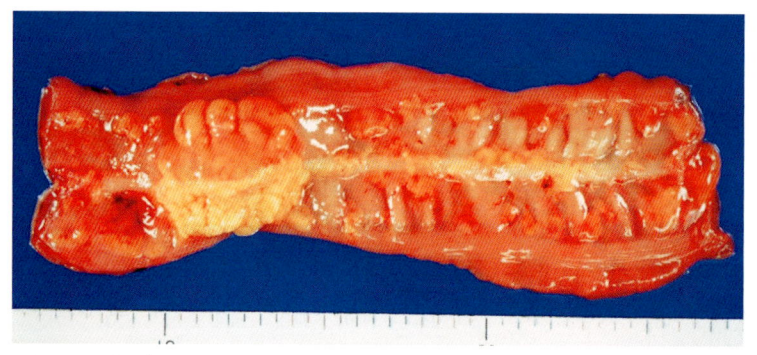

図 4-2　大腸紐 tenia coli の肉眼像．図 4-1 と同一症例．リンパ節採取のため結腸間膜および漿膜下脂肪組織がかなり取り除かれている．左側に 2 型腫瘍に癒着した漿膜下脂肪組織が認められる．大腸紐は長軸に沿う平滑筋層の太まりである．

様に，上皮細胞の核の上方の細胞質に多量の粘液を有する杯細胞が多数介在している．通常，大腸粘膜には小腸のような Paneth 細胞は認められない．他の消化管粘膜と同様，陰窩上皮の基底側に Grimelius 染色陽性の神経内分泌細胞が散在性に認められる．神経内分泌細胞はガストリンやソマトスタチンを分泌し，腸管粘膜の内部環境の調節に役立っているものと考えられている．陰窩上皮の細胞分裂帯は最深部に位置している．

　粘膜固有層の間質は線維芽細胞および小血管，リンパ管より成っている．少数のリンパ球や形質細胞，および単核細胞が常に存在しているとともに，孤立リンパ小節が散在性に形成されており，腸管粘膜の免疫に関与しているものと推測されている．

　粘膜筋板は厚さ数 10μm の平滑筋層であり，粘膜と粘膜下層を区分している．粘膜筋板は粘膜の運動に関与している．粘膜筋板を貫いて，リンパ管や血管，および末梢神経が出入りしている．

　粘膜下組織層は疎な結合組織であり，線維芽細胞および小血管とリンパ管より成っている．少数ながら脂肪細胞もしばしば認められる．また，神経線維と神経細胞より成る神経叢（Meissner's plexus）が少数観察される．

　平滑筋である固有筋層は，内輪筋層と外縦筋層の 2 層より成っている．内輪筋は腸管内腔を収縮する方向に，外縦筋は腸管を縦方向に収縮させ，両者あいまって腸管内容物を撹拌しながら肛門側に移送させていく．内輪筋と外縦筋の間には多数の神経叢（Auerbach's plexus）が認められる．回腸と盲腸の境界では，粘膜と粘膜下組織がひだ状になっていて，その中に固有筋層の一部が入り込んでいて厚い弁を形成している．それを回盲弁（Bauhin's valve）という（図 4-5, 6）．

　大腸の外側表面は漿膜（腹膜）によって覆われており，漿膜と平滑筋層との間には疎な線維性

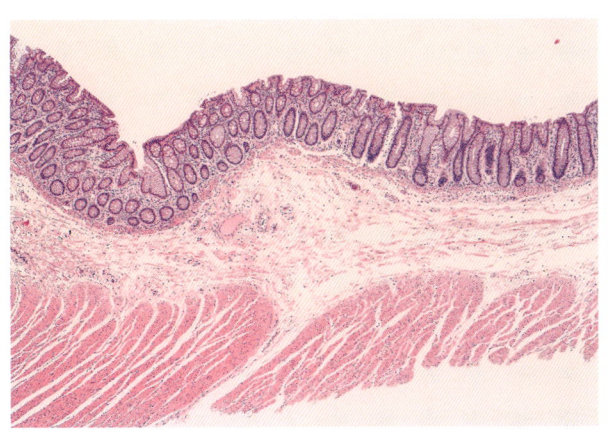

図 4-3　大腸壁の組織像．粘膜固有層，粘膜筋板，粘膜下層，固有筋層より成る．

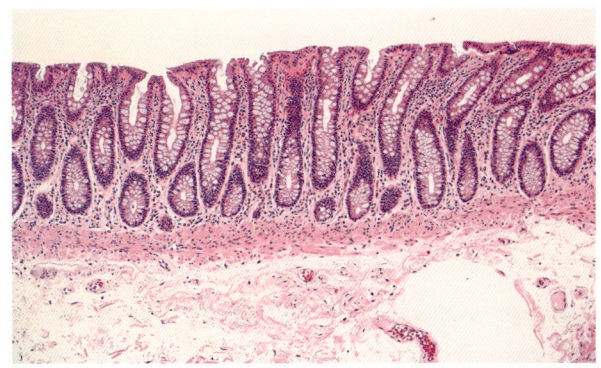

図 4-4　大腸粘膜の拡大像．大腸粘膜は表面上皮が深部に陥入した多数の陰窩とそれを取り巻く間質より成る．陰窩は深さ 1mm ほどの管状の陥入であり，高円柱状の陰窩上皮より成っている．陰窩上皮の分裂細胞帯は最深部にあり，表面に向かう分化傾向を示している．陰窩先端の直下に粘膜筋板が認められる．

A　大腸の正常構造

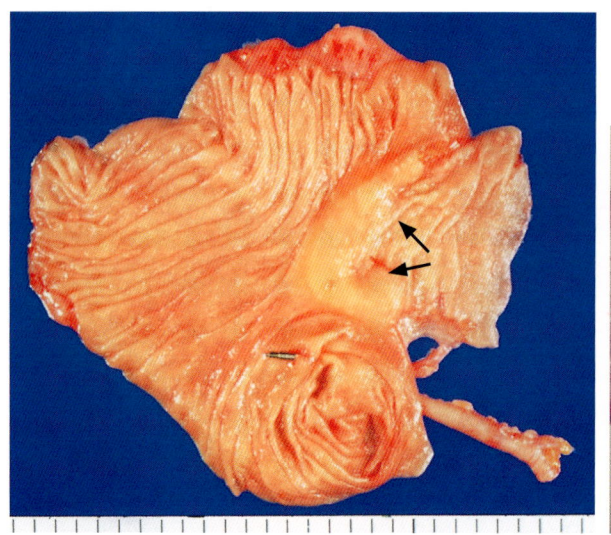

図 4-5 回盲部の切除標本．盲腸の隆起性腺癌の粘膜切除術がなされたが，組織学的に粘膜下組織浸潤があったので追加切除がされた．組織学的には癌の残存を認めなかった．右上に回腸末端がみられ，盲腸とは黄色に隆起した回盲弁で区分されている（矢印）．

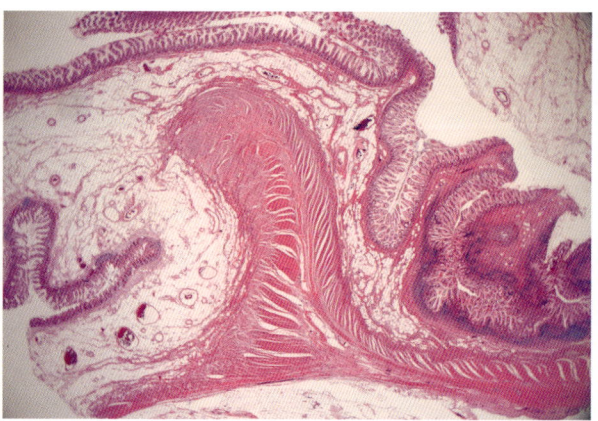

図 4-6 回盲弁の組織像．回盲部では平滑筋層が粘膜を伴って内腔に突出している．

組織から成る漿膜下層が介在している．大腸は，後腹膜より伸び出す大腸間膜（mesocolon）によって固定されている．大腸間膜は表面の漿膜と深部の脂肪組織より成り，その中を腸間膜動静脈の枝や神経が走行している．大腸間膜は厚く，大腸壁の後方1/4〜1/3を包んでいる．

腹膜反転部以下の直腸では壁すべてが外膜に相当する脂肪組織で包まれている．

B 大腸癌組織発生とそれからみた大腸癌の臨床病理

1 大腸癌組織発生をめぐる現代史

　歴史的に，科学的なことの概念が変わる場合の一般的パターンとして，トーマス・クーンによる科学革命の構造『概念転換を特徴づける一般的パターン』がある（表4-1）[1,2]．大腸癌の組織発生についての学説の変遷においても（表4-2），そのパターンが示す順序を踏襲しているので，その一般的パターンに沿って大腸癌組織発生に関する学説の変遷の短い歴史を記述してみよう[3]．

表4-1　概念転換を特徴づける一般的パターン[1]．

1. 一般的に受け入れられている概念では説明できない異常の指摘．最初のうちは，その変則性は虚偽として無視されるか，あるいは辻褄が合うようにモデルが拡大解釈される（大腸癌発育における失われた鎖の環と夜の破局）．
2. 無視あるいは辻褄を合わせるだけではすまなくなる変則性の数の増加．そして，観測報告ではなく，むしろ概念のほうが誤っていることがわかる（偽浸潤，癌組織診断基準）．
3. 変則性のない概念の成立（de novo 癌説）．
4. 新しい概念が体制側から議論をはばまれ，時には古い概念に固執する人たちと血みどろの争いまでに発展することもある過渡期．
5. 新しい概念が，その後の観測報告をさらに説明できるようになり，新たな知見が得られるということで受容される（Ⅱc型癌の診断）．

表4-2　大腸癌組織発生に関する時代的推移．

de novo 癌説	懐疑	腺腫癌化説
1958 Spratt JS, Ackerman LV, Moyer CA[7]		
		1959 Grinnell RS, Lane N[8]
1962 Castleman B, Krickstein HI[9]		
		1963 Lane N, Lev R[10]
		1968 Morson BC[11]
		1972 Morson BC, Dawson IMP[12]
		1975 Muto T, Bussey HJR, Morson BC[13]
	1975 Welch CE, Hedberg SE[14]	
		1976 Enterline HT[15,16]
		1979 武藤徹一郎[13,17]
		1984 工藤進英[19]
1984 西沢　護，中村恭一[18]		
1985 中村恭一[4,20]		
1986 工藤進英[21]		

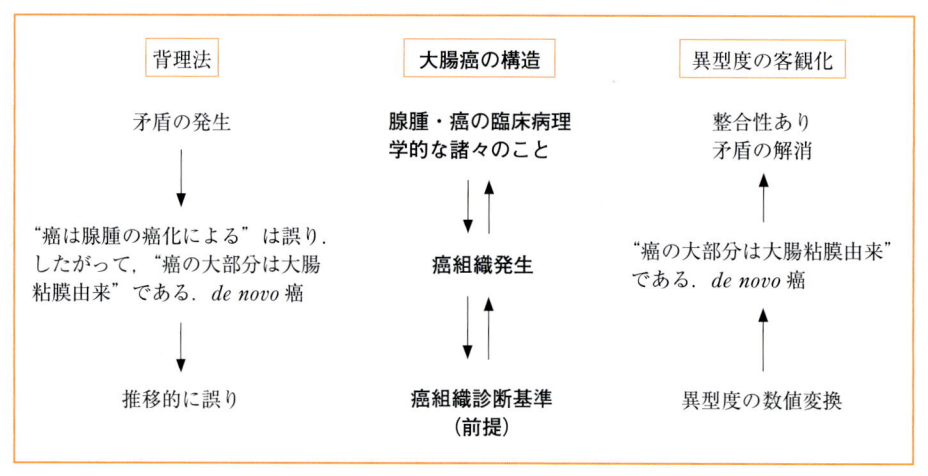

```
                 背理法                大腸癌の構造              異型度の客観化

               矛盾の発生           腺腫・癌の臨床病理           整合性あり
                  ↓              学的な諸々のこと            矛盾の解消
         "癌は腺腫の癌化による"は誤り．        ↓↑                ↑
         したがって，"癌の大部分は大腸       癌組織発生          "癌の大部分は大腸粘膜由来"
         粘膜由来"である．de novo 癌         ↓↑              である．de novo 癌
                  ↓              癌組織診断基準                ↑
               推移的に誤り            （前提）             異型度の数値変換
```

図 4-7　異なった 2 つの方法によって導かれる大腸癌の組織発生．

　何ゆえに，大腸癌の臨床病理の記述に先立って，まず"大腸癌の組織発生"を問題とするのかといえば，それは大腸癌および腺腫に関する臨床病理，特につい最近まで世界で一般的に受け入れられていた Morson らによる大腸癌組織診断基準，そして大腸癌の組織発生の 1 つである adenoma-carcinoma sequence（腺腫-癌連続学説）が明らかに誤りであることを知ることによって，大腸癌組織診断基準を変更しなければならない理由が明らかとなり，その後には新たな大腸癌組織診断基準のあるべき条件を明確にすることができるからである．

　したがって，本書で大腸癌の組織診断，特に生検診断について記述するためには，どうしても大腸癌組織発生に関する学説の変遷を避けて通ることができない．また，① 大腸の腺腫と癌にまつわる臨床病理学的な諸々のこと，② 大腸癌組織発生，そして ③ 大腸癌組織診断基準，の 3 つのことは互いに無関係なことではないからでもある（図 4-7）．それらは互いに強く関連している事柄であり，大腸の腺腫と癌に関する 1 つの臨床病理学的構造を形成している[4-6]．そして，そのうちの大腸癌組織診断基準は癌組織発生の前提となることであり，それは構造の礎である．礎に誤りがあると，その上に築かれる大腸の腺腫と癌の臨床病理学的な構造は，現実とはかけ離れたものとなる．礎，すなわち大腸癌組織診断基準は，大腸の腺腫と癌に関する臨床病理学的な諸々のことに対する考え方，さらには診断・治療に多大な影響を及ぼす．

a. adenoma-carcinoma sequence 学説全盛期（～1980 年前半）

　大腸癌組織発生については，大きくは 2 つの学説があって論争が繰り返されていた．1 つは *de novo* 癌学説『大部分の大腸癌は大腸粘膜から直接発生する』という学説であり，他は腺腫癌化学説『大腸癌の大部分は腺腫から発生する』という学説である（表 4-2）．この腺腫癌化説のうちの極端な学説が Morson ら（1968, 1972）[11, 12] による adenoma-carcinoma sequence（腺腫-癌連続学説）『大腸癌のほとんどすべては腺腫の癌化による』という学説である（図 4-8）．1970 年代以前は *de novo* 癌学説と腺腫-癌連続学説とが議論されていたのであるが，その討論は常に結論が出ないまま"癌組織診断基準の違いである"ということに終始していた（表 4-2）．

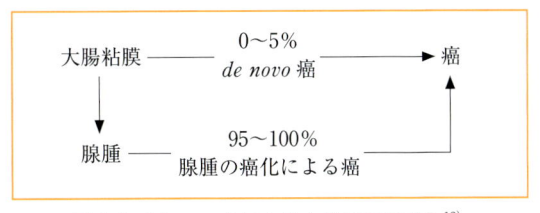

```
大腸粘膜 ──── 0〜5% ────→ 癌
              de novo 癌
    ↓
   腺腫 ──── 95〜100%
              腺腫の癌化による癌
```

図 4-8 Morson らによる大腸癌組織発生[12].

腺腫-癌連続学説

【大腸粘膜】→【腺腫】→【癌】→【転移】

表 4-3 Morson による大腸癌組織診断基準[12].

異型腺管の存在部位	粘膜における異型腺管の異型度		
	軽度 mild	中等度 moderate	著明 severe
粘膜	軽度異型腺腫	中等度異型腺腫	異型度著明の腺腫
粘膜下組織	腺腫の偽浸潤	腺腫の偽浸潤*	癌

腺腫 adenoma = 異形成 dysplasia
*粘液癌を含む.

表 4-4 Welch and Hedberg[14]による大腸癌組織診断基準に対する批判：組織学的にポリープ状癌と診断された57症例，その10年後における別の病理医による組織診断.

良性腺腫	37 例（ 65%）
癌を伴う腺腫	6 例（ 10%）
ポリープ状癌	14 例（ 25%）
合計	57 例（100%）

1970年以後になると，Morson らによる adenoma-carcinoma sequence 学説とそれを導くための前提となっている癌組織診断基準（表4-3）が世界で一般的に受け入れられるようになった[15, 22]．当然，鹿鳴館思想から抜けきれていない日本においても然りで，大腸癌に関する論文のほとんどは adenoma-carcinoma sequence 学説を全面的に支持するものであり（表4-2）[13, 17]，また一般的に Morson らによる癌組織診断基準を無批判に受け入れて用いられていた．

しかし，その学説と癌組織診断基準に対して，批判がなかったわけではない．Welch and Hedberg (1975)[14]は，組織学的にポリープ状癌と診断されていた57症例が，10年後に別の病理医によってその65%が良性腺腫と診断されてしまったと報告し，大腸癌組織診断基準についての批判がなされた（表4-4）．しかしながら，その批判は全く顧みられることもなく，Morson らによる癌組織診断基準が世界で全面的に受け入れられ，現在に至ってもなお大腸癌の組織診断基準に影響を与えている（WHO 分類，Vienna 分類）[22-24]．

癌組織診断基準については，さらに WHO (1976) から adenoma-carcinoma sequence 学説を

導くための前提となっている Morson らによる癌組織診断基準（**表 4-3**）が発表された．その基準によると，細胞・構造異型度の点で躊躇することなく明らかに癌と診断しうる異型度著明な粘膜内癌 intramucosal carcinoma であっても，"異型腺管群が粘膜内に限局している限りにおいては，異型度著明な腺腫（異形成）adenoma with severe atypia (severe dysplasia) とする"という非論理的な定義がなされていた．非論理的とは，腫瘍病理学総論では癌は上皮から発生する悪性腫瘍と定義されている．大腸粘膜には上皮があるので大腸癌は粘膜から発生しているはずであり，そして大腸粘膜には実際に癌が存在している．それらのことは明らかなことであるにもかかわらず，粘膜内に存在する癌を癌と認めないということである．

それと時を同じくして，日本では大腸癌研究会 (1977) が『大腸癌取扱い規約』[25] を提唱した．その規約は Morson らによる癌の定義とは異なり，大腸粘膜内癌を認めることにした．西欧諸国に比べて多数の胃の粘膜内癌を癌として診断・治療している日本では，胃のみならず大腸においても粘膜内癌と診断できる異型度を呈している上皮性腫瘍の存在を認めていたからである．しかし，大腸粘膜内癌の存在を認めながらも，一方では大腸癌組織発生に関しては adenoma-carcinoma sequence 学説を何の批判もなく受容しているという非論理的状態にあった．

このような時期に，もし日本の大腸癌規約が，Morson の癌組織診断基準そのものである WHO 分類を考慮して，大腸粘膜内癌を癌と認めなかったとしたら，現在の日本における大腸癌の診断・治療の著しい進歩は望めなかった，あるいは遅れていたと思われる．なぜならば，大腸粘膜内癌を認めている土壌においてのみ de novo 癌説が萌芽しうるからであり，そのような土壌でない場合には土壌改良から始めなければならず時間がかかるからである．また，概念転換においては一時的であるにせよ"権威は論理より強し""無（論）理が通れば論理ひっこむ"の時期があるからでもある．

1990 年代前半までは adenoma-carcinoma sequence 学説が世界で一般的に受け入れられ，それに基づいて大腸の腺腫および癌の診療が行われていた．胃潰瘍の癌化説"胃潰瘍は癌化する"に基づいて 1970 年ごろまで，胃潰瘍の切除が盛んになされていたのであるが，大腸腺腫の場合もまた胃潰瘍の場合と同じように，adenoma-carcinoma sequence 学説の観点から"大腸癌は腺腫から発生する"あるいは"大腸腺腫は癌化する"という理由のもとに，大腸癌発生の予防のためと称して"大腸ポリープの刈り取り"が盛んに行われていたのはつい最近までの出来事である．

b. adenoma-carcinoma sequence では説明できない異常

1980 年代前半から，adenoma-carcinoma sequence では説明できない異常が指摘されてきた．トーマス・クーンがいうように，最初のうちは，その変則性は虚偽として無視されるか，あるいは辻褄が合うようにモデルが拡大解釈された．

1) adenoma-carcinoma sequence から浮上する不思議なこと

ヒト全身臓器における癌組織発生と癌細胞発生という観点から，adenoma-carcinoma sequence 学説とそれを導くための前提である癌組織診断基準について眺めると，その学説と基

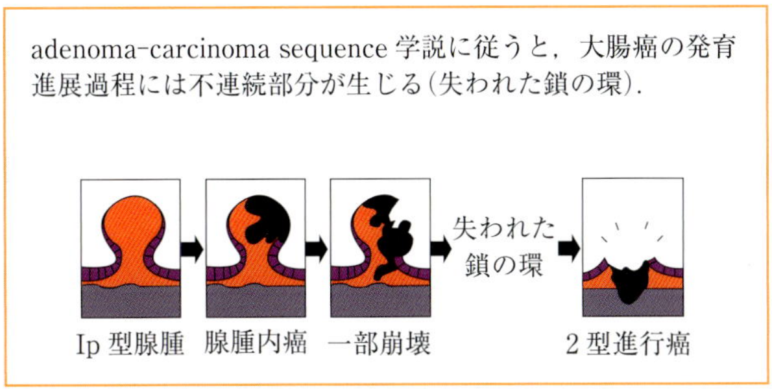

図4-9 adenoma-carcinoma sequence 学説では説明できない異常(1)：謎"大腸癌発育過程における失われた鎖の環".

[図内テキスト: adenoma-carcinoma sequence 学説に従うと，大腸癌の発育進展過程には不連続部分が生じる(失われた鎖の環). Ip型腺腫　腺腫内癌　一部崩壊　失われた鎖の環　2型進行癌]

準は理論的に明らかに誤りであり，また，実際とその学説との間に大きな乖離があることがわかる．それは次の2つのことからである．

すなわちその1つは，ヒトの全身の臓器・組織から発生する悪性腫瘍は，良性腫瘍を母地としてはいないにもかかわらず，"なにゆえに，大腸癌だけが腺腫を母地として発生するのか？"ということである．大腸癌だけが，ヒトの臓器・組織から発生する他の悪性腫瘍との整合性がみられないことになる．

もう1つは，adenoma-carcinoma sequence によれば，大腸の正常上皮細胞は直接癌化しないということである．癌細胞は上皮細胞分裂時に発生した突然変異細胞が，生体から排除されずに分裂を繰り返して増殖した産物である．大腸粘膜では上皮の若返りのために腺管下部で細胞分裂が頻繁に行われているから，突然変異細胞が発生していないわけがない．それにもかかわらず，"なにゆえに，頻繁に細胞分裂が繰り返されている正常大腸粘膜上皮からは癌が発生しないのであろうか？" adenoma-carcinoma sequence 学説を認めるためには，ヒトの悪性腫瘍の発生母地に関して，大腸粘膜という臓器組織の特異性を明らかにしなければならない．しかし，そのような特異性を証明するまでもなく，adenoma-carcinoma sequence 学説を視座として実際における大腸の癌と腺腫にみられる臨床病理学的なことを眺めてみると，謎，矛盾，奇妙な現象が浮上してきて，その学説は明らかに誤りであることがわかる．

謎としては，大腸癌発育に伴う形態変化は連続的であるのにもかかわらず，adenoma-carcinoma sequence 学説に基づいて大腸癌の発育過程における肉眼形態変化を眺めてみると，そこには形態変化の過程に不連続部分が存在することになる(図4-9)．すなわち，腺腫と早期癌の大部分は大きさ1～2 cmの有茎性ポリープ状(Isp, Ip型)であるが，進行癌の大部分は大きさ2 cm以上のBorrmann 2型あるいは『大腸癌取扱い規約』の2型の潰瘍型である．もし，大腸癌の発生が腺腫の癌化，すなわちadenoma-carcinoma sequence によるものであれば，大腸癌の発育過程における有茎性ポリープ状早期癌→潰瘍型進行癌の形態変化は連続的であるから，それら2つの肉眼型の間の中間型，つまり有茎性ポリープ状癌の頭の一部が潰瘍化している杯状の癌が(図4-10)，有茎性ポリープ状早期癌とBorrmann 2型進行癌の頻度と同じくらいの頻度をもってわれわれの検討の俎上に上ってきてもよいはずである．ところが，現実においてはなぜか中間型に遭遇する機会はきわめて稀である．ここにおいて，癌発育に伴う一連

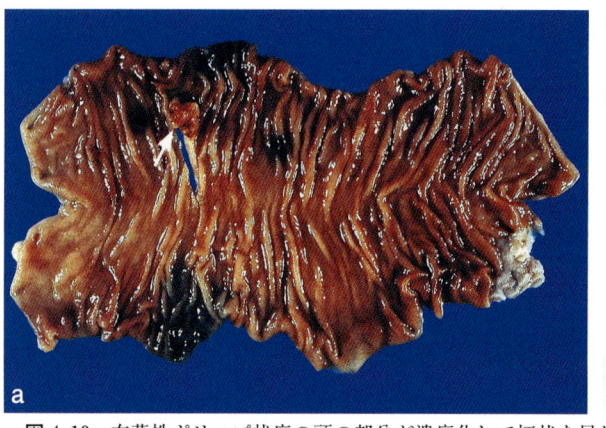

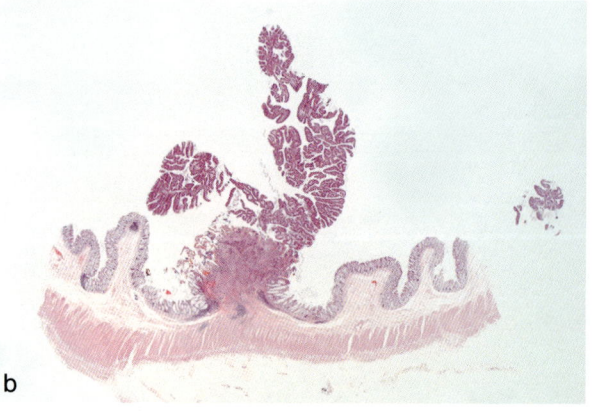

図 4-10 有茎性ポリープ状癌の頭の部分が潰瘍化して杯状を呈している（矢印）．このような形態の癌は稀である．もし，adenoma-carcinoma sequence 学説が真であるならば，このような早期癌が Ip 型癌および Borrmann 2 型癌と同じ位の頻度をもってわれわれの眼前に現れてきてもよいはずである．

表 4-5　大腸癌発育過程における形態変化と人類進化の過程においてみられる"失われた鎖の環".

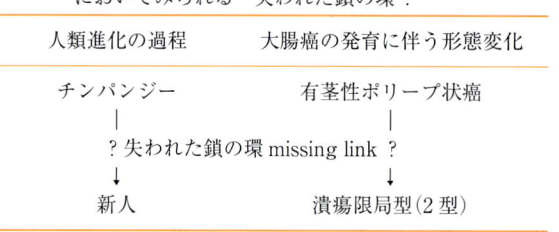

人類進化の過程	大腸癌の発育に伴う形態変化
チンパンジー	有茎性ポリープ状癌
↓	↓
? 失われた鎖の環 missing link ?	
↓	↓
新人	潰瘍限局型（2 型）

の肉眼形態変化には不連続部分があるということになる．それはあたかも，人類進化過程における謎"失われた鎖の環 missing link"のようにである（**表 4-5**）．このことに対して，強い問題意識を抱くかどうかが adenoma-carcinoma sequence 学説を受け入れるかどうかの分かれ目となる．

　この"失われた鎖の環"に対しては，adenoma-carcinoma sequence 学派によって姑息な解釈がなされた．すなわち，"Ip 型から Borrmann 2 型への変化は急激であるがゆえに，日常診療においてわれわれは中間型と遭遇しないのである"と．しかし，そのような急場しのぎの辻褄合わせをすることによって，さらに奇妙な出来事"Ip 型→Borrmann 2 型の急激な形態変化は夜に生じている"という命題が浮上してくる．なぜならば，内視鏡検査，X 線検査は一般に昼間に行われていて，その昼間の検査では中間型と出会うことがほとんどないからである．急激な形態変化を"破局 catastrophe"という．大腸癌の発育過程においては急激な形態変化が夜に生起している，つまり大腸空間では"大腸癌夜の破局 nocturnal catastrophe of the colorectal cancer"という奇妙な現象が生起しているということになる（**図 4-11**）．

　adenoma-carcinoma sequence 学説に固執する限りにおいては，有茎性ポリープ状癌の内視鏡的観測を夜を徹して行って，この現象を証明しなければならない（**図 4-12**）．腺腫-癌連続学説からは，腺腫の癌化の頻度は高いから，その現象が生起している頻度は高いはずである．し

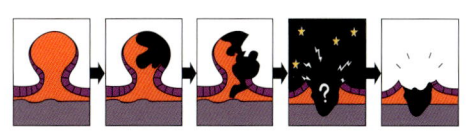

図 4-11　adenoma-carcinoma sequence 学説では説明できない異常(2)：奇妙な出来事"大腸癌発育過程における大腸癌夜の破局".

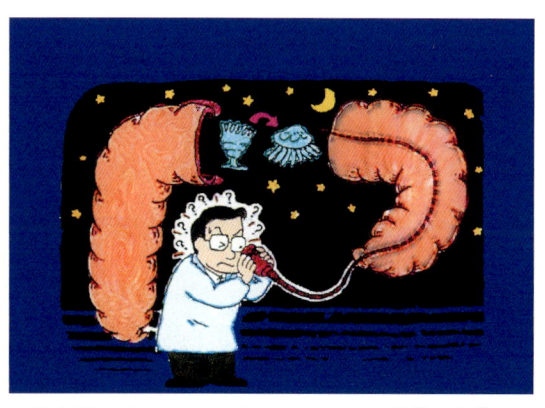

図 4-12　adenoma-carcinoma sequence 学説の真偽に関する内視鏡的証明"大腸癌夜の破局の観測".

たがって，ポリープ状癌の破局は容易に観測されるはずである．しかしながら，腺腫癌化説学派の誰一人，いまだその観測を行っていないのはなぜなのであろうか !?

2) adenoma-carcinoma sequence 学説の大腸癌組織診断基準の誤り

　腫瘍病理組織学総論でいう癌腫とは『上皮細胞が細胞分裂時に突然変異によって生じた突然変異細胞が生体から排除されずに生着し，分裂を繰り返して増殖した細胞塊』である．大腸粘膜に存在する多数の腺管の下部 1/2 では，上皮の若返りのための細胞分裂が頻繁に行われている．したがって，大腸粘膜腺管の分裂細胞帯で突然変異細胞が発生していることは明らかである．そして，その突然変異細胞のうちのある細胞は，生体から排除されずに生体に生着して分裂を繰り返して増殖している．それが癌腫であるから，粘膜内に癌細胞が存在していることもまた自明のことなのである．それにもかかわらず，adenoma-carcinoma sequence 学説の大腸癌の組織診断基準（321 頁の表 4-3 参照）では，粘膜内に存在する癌を癌とは認めていない．この癌組織診断基準を前提とすると，大腸癌の癌化は『異型度著明な腺腫腺管が粘膜筋板を通過した瞬間に癌化する』という奇妙なことになるのである．また，その基準によると"粘膜下組織に存在する粘液癌は癌ではなく，軽度あるいは中等度異型腺腫の偽浸潤*（327 頁の脚注参照）"とされている[11, 12]．なぜならば，粘液癌とされる癌の粘膜内進展部は Morson による dysplasia の異型度分類に従えば，一般的に異型度軽度～中等度の dysplasia または腺腫となり（図 4-13），癌の定義を"粘膜内の異型度著明な腺腫の粘膜下組織浸潤"としているがために，粘膜下組織以深へ浸潤している粘液癌を癌と認めてしまうと癌の定義と腺腫（dysplasia）の異型度分類との間に矛盾が生じるからである（図 4-13～15）．

　この癌組織診断基準の異常さについて，国内外で adenoma-carcinoma sequence 学派と何回となく討論を行ったが，面白いのは，常に図 4-16 に示すような会話に終始したことである．そして，次には"癌と診断すると粘膜内癌であっても過剰な手術が行われてしまうから"という．大腸の腺腫と癌の組織診断に際して，癌と診断する場合になぜ異型度認識に加えて癌の治

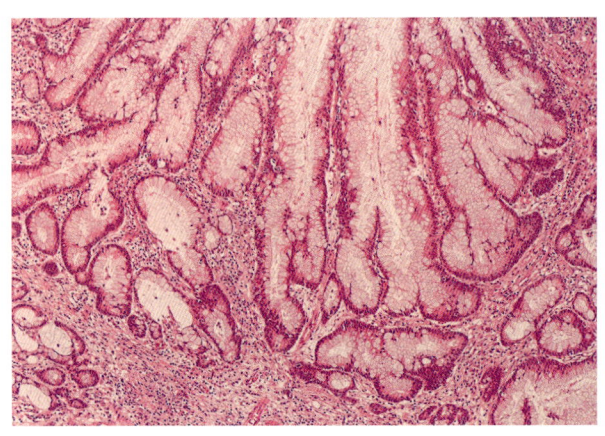

図4-13 粘膜下組織以深への浸潤部が粘液癌である症例の粘膜内の癌の組織像．Morson の異型度分類に従えば中等度異型の腺腫 adenoma with moderate atypia である．

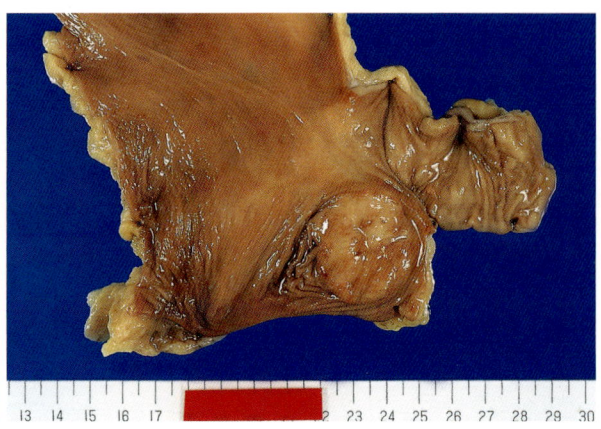

図4-14 図4-13の癌の肉眼所見．潰瘍限局型（2型）の癌である．

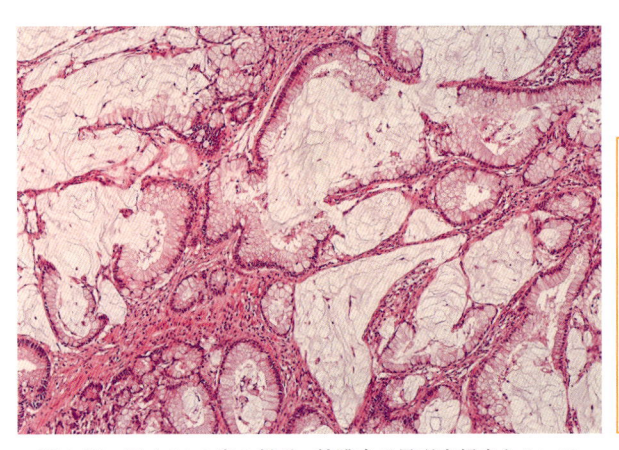

図4-15 図4-14の癌の割面．粘膜内は異型度軽度あるいは高分化型癌で，粘膜下組織以深への浸潤部は粘液癌 mucinous adenocarcinoma である．この粘液癌を癌と認めてしまうと癌の定義および腺腫の異型度分類と矛盾が生じるため，粘液癌を腺腫の偽浸潤としなければならなくなる．

問「癌は上皮から発生し，大腸上皮成分は粘膜に存在している．ならば粘膜内に癌は必ず存在しているはずである」「何故に，粘膜内癌を癌としないのか？」
答「粘膜内癌は除去してしまえば，完全治癒が得られるから癌とはしない」
問「ならば，進行癌の手術で完全治癒の得られた症例は，5年後に偽浸潤を伴う severe dysplasia と組織診断を変更するのか？」
答「……」

図4-16 adenoma-carcinoma sequence 学派との癌の定義に関する珍問答．

療を考慮に入れた組織診断をしなければならないのか？ 癌という組織診断をすることは，即拡大外科手術を意味するものではない．適切な治療とは，正しい質的診断（良性か悪性か）とその拡がりの診断がなされた後，それに基づいて適切な治療法の選択を行うことが原則なのである．大腸癌が粘膜内に限局している小さな癌であれば，内視鏡の粘膜切除を選択するというようにである．大腸癌の組織診断基準のみが，科学的証拠と論理に基づいた基準ではなく，社会病理学的基準 sociopathological criteria であってよいのであろうか!?

ここでまた，日本の adenoma-carcinoma sequence 学派からは『severe dysplasia ＝ 粘膜内癌とすればよい』という姑息な考え方が提唱された．そうすると，大腸癌組織発生は de novo 癌説となってしまうにもかかわらずである（表4-6）．さらには，癌組織診断基準を理論的 theoreticalと 実際的practicalとに分けて考えるという姑息的辻褄合わせの考え方が提唱されるようになった．しかし，理論は実際に生じている多くのことから演繹に演繹を積み重ねて導かれた結論，それを短い言葉で単純明快に述べた基本的な主張あるいは概念である．それを前提として実際における種々の現象を眺めた場合には，それら現象を合目的的に理解することができるものなのである．このように，癌組織発生は決して実際とは無関係ではあり得ず，実際における現象そのものである．実際と直接的間接的に無関係であるような学説はそれこそ空理空論である．

　今までみてきて明らかなように，adenoma-carcinoma sequence学説は実際と大きく乖離していて，その学説からは多くの矛盾が引き出された．したがって，論理学のいうところの背理法によれば，adenoma-carcinoma sequence学説は明らかに誤りである．さらには，その学説を導いた前提であるところの癌組織診断基準もまた，論理の推移律からは明らかに誤りであることになる(320頁の図4-7参照)．

＊ "偽浸潤 pseudoinvasion" について[12, 17, 26-30]

浸潤とは，細胞あるいは組織が本来存在すべき場所から離れたところに移動する"こと"を意味する．そして，その浸潤という"こと"が生じた"もの"が細胞であれば"浸潤細胞"であり，それが組織であれば"浸潤組織"である．浸潤という概念あるいは用語は何も癌に限って用いられているのではない．例えば，ある部位に炎症が生じると，もともと存在していなかった炎症性細胞がその部位に浸潤し，それを炎症性細胞浸潤と呼んでいる．また，肥満体の人の心臓において，心筋線維の間に脂肪細胞が認められる場合があるが，それを脂肪浸潤と呼んでいる．子宮内膜症endometriosisでは子宮筋層，さらには漿膜下組織に子宮内膜組織が巣状に多数みられるが，これは子宮内膜の浸潤という"こと"の結果としての浸潤子宮内膜である．子宮内膜は浸潤のみならず，リンパ節あるいは結腸に転移する．このように，浸潤と転移ということは癌のみに認められる現象ではなく，さらには，癌のみに用いられている用語ではないことを強く銘記しておくべきである．そうすれば，偽浸潤という用語を改めて定義して用いる必要もなくなるのである．

この浸潤という"こと"を消化管の粘膜に存在する上皮について眺めてみると，正常粘膜，腺腫，そして癌において観察することができる．正常腺管が粘膜下組織に存在している場合があるが，これは正常粘膜の一部が何らかの原因で粘膜下組織へ移動，つまり浸潤した結果であり，それを浸潤粘膜・浸潤腺管あるいは異所性粘膜・腺管 heterotopic mucosa or glandと呼んでいる．腺腫直下の粘膜下組織に腺腫腺管が存在している場合があるが，これも粘膜にある腺腫の一部が粘膜下組織に移動したという"こと"，つまり浸潤した結果の浸潤腺腫腺管である．当然のことながら，粘膜内癌は粘膜下組織に浸潤し，それは粘膜下組織浸潤癌である．このように，粘膜下組織に腺管が存在しているのは浸潤という"こと"によって生起し，その浸潤した"もの"の性質は浸潤した直上の粘膜病変の質に依存しているのである．浸潤腺管の組織学的たたずまいを眺めて粘膜内病変が癌であるかどうかを決定しようという考え方は本末転倒であり論理的ではない．ところが，大腸に限っては腺腫の浸潤に対して"偽浸潤"という用語を用いて，その浸潤腺管の組織所見によって粘膜内病変の質を規定しているのである[29]．

Morsonらによる大腸癌の組織診断基準は，明らかに粘膜内癌である病変を異型度著明な腺腫としていて，その腺管の粘膜下組織浸潤をもって癌と定義している．そして，大部分が粘膜内癌である病変を中等度異型の腺腫としていて，その腺管が粘膜下組織へ浸潤している場合を腺腫の偽浸潤と定義している．どうしてこの偽浸潤という概念が生まれたかというと，粘膜部病変の異型度分類がまず先にあって，中等度異型腺管から成る腺腫に粘膜下組織浸潤があるからといって癌とすると，dysplasia分類と矛盾することになってしまうからである．つまり，中等度異型の腺腫をも癌としなければならなくなってしまうから，偽浸潤という辻褄合わせをすることによってdysplasiaの異型度分類と癌の定義との間に生じる内部矛盾を回避しているのである．

表 4-6　異型度著明な腺腫 severe dysplasia ＝粘膜内癌とすると adenoma-carcinoma sequence 学説は de novo 癌学説に変化する．

1. adenoma-carcinoma sequence 学説：
　　［粘膜］→［腺腫］→［癌腫］→［転移］
2. 癌化の頻度が高い［腺腫］は［異型度著明な腺腫］であるから
　　［粘膜］→［異型度著明な腺腫］→［癌腫］→［転移］
3. ［異型度著明な腺腫］＝［粘膜内癌］とみなすから
　　［粘膜］→［粘膜内癌］→［癌腫］→［転移］
4. 癌の定義から，癌腫は sm 癌であるから
　　［粘膜］→［粘膜内癌］→［sm 癌］→［転移］
5. de novo 癌説：
　　［粘膜］→［粘膜内癌］→［sm 癌］→［転移］

表 4-7　大腸癌組織診断基準に要請されること．

1. 粘膜内病変の異型度を対象とする
2. 客観的で，再現性がある
3. 大腸癌組織発生『大部分は de novo 癌である』が導かれる癌組織診断基準であること

c. 変則性のない概念の成立（1980 年後半～）

　adenoma-carcinoma sequence 学説とその前提である癌組織診断基準が明らかに誤りであるということになると，それでは大腸癌組織発生，すなわち腺腫の癌化による癌（腺腫由来の癌）と大腸粘膜から直接発生する癌（de novo 癌）との割合は？　ということになる．その大腸癌組織発生を導くための前提となることはというと，当然のことながら癌組織診断基準であるから，それを検討する必要がある．

　客観的な大腸癌組織診断基準を確立するにあたっては，表 4-7 に示す 3 つのことが要請される．そのうちの「要請 3」は奇異に思われるかも知れないが，ヒトの臓器・組織から発生する全腫瘍の中において大腸癌組織発生に整合性を与えるためには，"大腸癌の発生もまた全身臓器・組織から発生する癌組織発生と同じく，良性上皮性腫瘍である腺腫を母地としてではなく臓器・組織から直接発生する de novo 癌が多い"という大腸癌組織発生が導かれる癌組織診断基準でなければならない．大腸以外の全身臓器・組織から発生する悪性腫瘍の大部分は，良性腫瘍の悪性化によるのではなく直接臓器・組織から発生しているから，それに整合性を与えるためである．

　消化管の中では，胃癌の大部分は潰瘍・腺腫を母地として発生しているのではなく胃粘膜から直接発生し，また回腸の腺腫は稀であり回腸癌は粘膜から直接発生している．大腸癌の発生もまた，"Bauhin 弁を越えると癌発生機序が突然変化する"ということのないように，de novo 癌であらねばならないのである．これに対して，大腸は特殊な臓器であるとの反論があるが，もしそうであるならば，ヒトの中における境界，つまり Bauhin 弁とそれに連続する大腸粘膜の特異性を証明しなければならない．また，特異性として家族性大腸腺腫症の癌化を挙げているが，これは個体の遺伝性疾患であり，他の組織にも高率で腫瘍が発生していて，大腸癌発生の場が基本的に異なっているのである．したがって，一般の大腸における発癌の特異性を証明したことにはならない[6]．

　以上のようなことから，癌組織診断基準に関して視点を変えると，癌組織発生を導くことは癌組織診断基準の妥当性を検証するための道具ともなり得るということができる．

表 4-8 大腸の腺腫と癌にみられる組織所見の異型度.

異型の組織所見(i)	異型度(Xi)	重み(ai)
細胞水準：		
1. 核・細胞質比(N/C)	X_1	a_1
2. 核の大小不同	X_2	a_2
3. 核配列の乱れ	X_3	a_3
⋮	⋮	⋮
構造水準：		
4. 腺管密度の増加	X_4	a_4
5. 腺管の大小不同	X_5	a_5
6. 不規則形腺管の出現	X_6	a_6
⋮	⋮	⋮
n.	X_n	a_n

　さて，ここで表 4-7 を満足する大腸癌組織診断基準が必要となるが，Morson らによる基準（表 4-3）が浸透している世界においては，そのような基準は存在しない．かろうじて，日本の大腸癌研究会によって提唱されている大腸癌取扱い規約で，大腸の粘膜内癌の存在を認めているが，なぜか日本の大腸癌組織発生についての論文は腺腫の癌化による癌の頻度が高く，ヒト臓器から発生する癌の組織発生に関して，大腸のみが特異的である．

　大腸という臓器から癌組織発生に関する臓器特異性を取り去るためには，大腸癌組織診断基準を見直して，新たな基準を確立しなければならない．この基準確立にあたっては，従来通りの経験に基づく半ば抽象的な表現による癌組織診断基準を設定したとしても，所詮，それは主観的な基準でしかあり得ない．それを前提として癌組織発生を導いたところで，また癌組織診断基準の違いによるという歴史の繰り返しに終わることは明白である．したがって，それ以外の方法を用いてより客観的な癌組織診断基準を設定することが必要となる．

　大腸癌組織診断基準が要請するところに従って（表 4-7），癌組織診断基準をより客観的なものにしようとするとき，腫瘍が形づくる複雑な組織模様を眺めてその組織診断に至る思考過程を考えてみると，それは"われわれをして，一目見て癌と判断なさしめる組織所見の数値化"ということになる（表 4-8）．

　このような考えに基づいて，細胞異型と構造異型の代表的な所見である核細胞質比（N/C），そして腺管密度について，表 4-9 に示すように 2 つの変数（ING，ISA）を定義して，正常粘膜，明らかに良性の腺腫，そして明らかな癌の 3 つの類について多数の ING，ISA の計測を行った．そして，それら計測値から確率的に良性悪性を振り分けるための 2 変量線形判別関数，すなわち良性悪性判別式を導くことができる（表 4-9，346 頁の図 4-36 参照）．これら 2 つの変数が大きい腺管組織は，われわれをして一目見て癌と判断なさしめる組織所見である．このような考えのもとに導かれた判別式に対しては，数理的論理的な反論ではなく反対のための反対が少なからず存在していた．しかし，この組織形態計測による組織形態の乱れの程度の数量化，すなわち異型度の数量化は，日常行われている半ば直感的な組織診断に 1 つの具体的・客観的な基準を与えることになる．さらに，より多くの症例を計測して判別式を導くならば，母集団にお

表4-9 大腸の腺腫と癌を確率的に振り分ける2変量線形判別関数.

良性腺腫と癌との振り分け：
　　Fca = 0.08(ING) + 0.04(ISA) −6.59
　　（ただし，Fca＞0のとき癌，Fca＜0のとき腺腫）

良性腺腫と軽度異型過形成性腺管群との振り分け：
　　Fad = 0.05(ING) + 0.07(ISA) −6.47
　　（ただし，Fad＞0のとき腺腫，Fad＜0のとき過形成性腺管群）

変数(ING)：単位面積当たりの腺管群の核・細胞質比(N/C)
変数(ISA)：単位面積当たりの腺管面積(腺管密度)

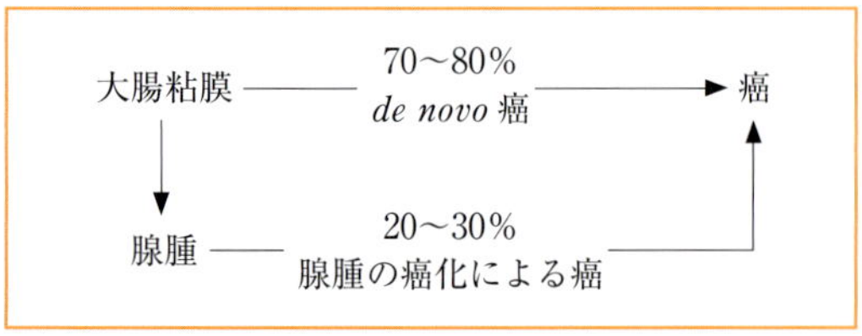

図4-17 確率的に良性悪性を振り分ける判別式を前提として導かれた大腸癌組織発生.

```
大腸粘膜 ──── 70〜80% ────→ 癌
   │          de novo 癌        ↑
   ↓                            │
  腺腫 ──── 20〜30% ────────────┘
           腺腫の癌化による癌
```

表4-10 判別式による大腸癌組織発生別にみた癌発育進展過程のまとめ.

腫瘍の大きさ	de novo 癌	腺腫由来の癌
0	癌発生：IIb, IIc, IIa sm 浸潤 17%	腺腫発生：IIb, IIa, Is
↓		
5 mm	IIa, IIc+IIa sm 浸潤 16%	
↓		
1 cm		腺腫の癌化
	Is, IIa, IIc+IIa sm 浸潤 38%	Ip, Is sm 浸潤 7%
↓		
2 cm		
↓	Borrmann 2, 3 型	ポリペクトミー Borrmann 1 型？

ける判別式なるものが得られること，それはチェビシェフの大数法則によって保証されている．
　確率的に良性悪性を振り分ける判別式を前提として導かれた大腸癌組織発生は，**図4-17**に示すように，adenoma-carcinoma sequence 学説とは全く逆の de novo 癌説が導かれた．さらには，**表4-10**に示すように，この大腸癌組織発生を視座として大腸癌の発育に伴う肉眼形態変化と壁深達度について眺めると，それらは de novo 癌と腺腫の癌化による癌とでは大きく異なることが示された[4, 6, 18, 20]．この時点では症例数が十分ではなく，その発育進展過程をより確実なものとするためには症例数を増加した検討が必要である．その後，症例数増加による再検討においても，同様の結論が得られている（362〜363頁の表4-21, 22参照）．

d. 新しい概念と古い概念とが相克する過渡期(1980年後半〜)

　この新しい大腸の癌組織診断基準と癌組織発生を発表した後には，癌組織診断基準の再検討が行われるようになった．しかしながら，粘膜内に限局しているIIc，IIc+IIa，IIa型の微小癌は，現在においては一般的に de novo 癌として認められてはいるものの，この時期においては癌とは認められていなかった．粘膜下組織浸潤のある微小癌であっても大部分は偽浸潤を伴うIIa型腺腫と診断され，また粘膜下組織浸潤のある陥凹型微小癌であっても偽浸潤を伴う陥凹型腺腫とされていた（図4-18〜22）．

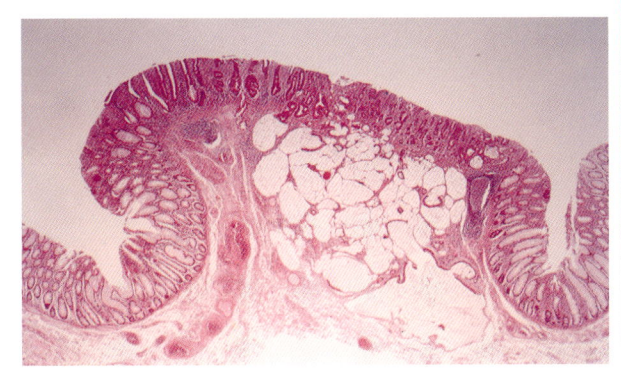

図 4-18　大きさ 5 mm の IIa 型病変の割面. Morson による dysplasia 分類では偽浸潤を伴う中等度異型腺腫 moderate dysplasia/adenoma with pseudoinvasion で, 大腸癌を専門とする日本の大部分の臨床医・病理医もまた, 同様の診断を与えている. これは管状腺癌が粘膜下組織へ浸潤して粘液癌とされる組織型を呈している微小癌である. 腺腫腺管はみられない. de novo 癌である.

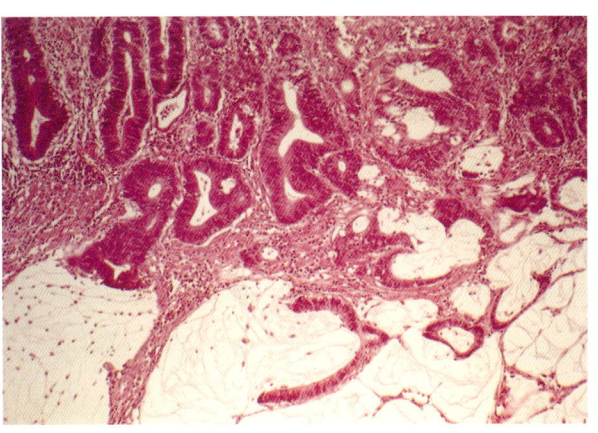

図 4-19　図 4-18 の拡大. 粘膜部は管状腺癌で, 粘膜下組織の浸潤部は粘液癌である. すなわち, 粘膜下組織に浸潤した癌細胞が産生する粘液が, 腸管腔に排出されずに貯留して, 粘膜下組織に粘液結節を形成している.

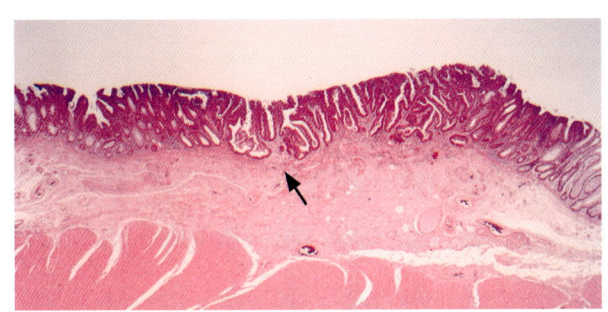

図 4-20　大きさ 5 mm の粘膜下組織浸潤を呈する IIa 型 de novo 癌の割面. 矢印: 粘膜下組織浸潤. 大腸癌を専門とする臨床医・病理医の大部分はこの症例を偽浸潤を伴う異型度著明な腺腫 adenoma with severe dysplasia と診断した.

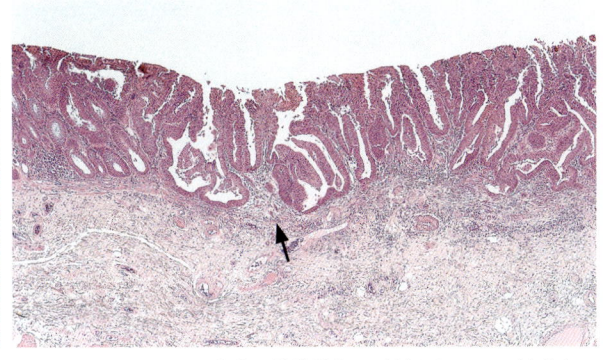

図 4-21　図 4-20 の拡大. 粘膜筋板は破壊されていて異型度著明な腺管が粘膜下組織表層に達している(矢印).

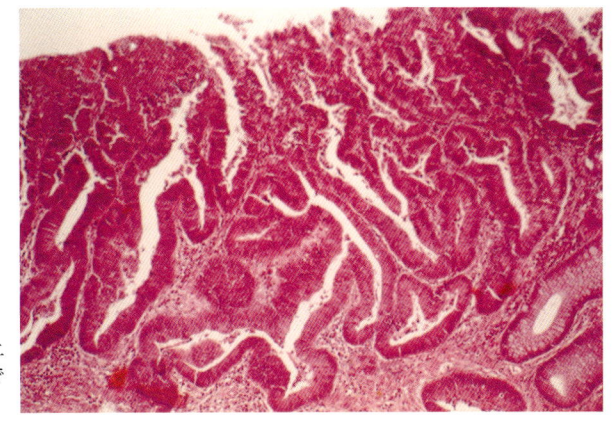

図 4-22　図 4-21 の拡大. 不規則形腺管が多数みられ, 異型上皮の N/C 比は大である. 判別式 Fca は 1.5 と正の値で, 癌であるという. Fca: 1.53 (ING: 58.3, ISA: 86.5)

この時期には，西沢ら（1985）[31]によって多数の微小癌の報告がなされた．その後，工藤ら（1986）[11]によっても多数の小さなⅡc，Ⅱc＋Ⅱa，Ⅱa型 de novo 癌が報告された．微小Ⅱc型癌，de novo 癌が散発的に発見・診断されるようになり，やがてはそのような症例が多数出現し（鶴田・豊永，1995）[32]，もはやその存在を否定することはできなくなった．一方，腺腫–癌連続学説に固執する学派はこの微小Ⅱc型 de novo 癌に対して，"微小腺腫が癌化して癌が腺腫を置き換えたもの"と主張したが，その置き換えの証明はなされていない（384頁参照）．あることを主張する場合には，"背後にある出来事を証明することなく，想定のみで主張してはならない"と，科学の歴史が教えているのにもかかわらずである*．つまり，微小腺腫の癌化と，癌による腺腫の置き換えを主張するためには，① 陥凹型微小腺腫が癌化したこと（陥凹型微小腺腫の中における癌細胞の存在），そして ② その癌化に引き続いて癌細胞が微小腺腫腺管全体を置き換えた，という2つのことの証明が必要となるのである．

e. 新しい概念の受容の時期（1990年前半〜）

この時期になると，小さな表面型 de novo 癌が各地で発見されるようになり，やがては小さなⅡc，Ⅱc＋Ⅱa，Ⅱa型 de novo 癌症例が奔流となって現れてきて，腺腫–癌連続学説ではその流れをせき止めることができなくなった．しかしながら，欧米では相も変わらず adenoma-carcinoma sequence 学説に固執する学派が跋扈していた．とはいうものの，少数ではあるが西洋諸国でも粘膜下組織浸潤を呈するⅡc型微小癌が診断されていたことも事実である．

ここで，日本における癌組織診断基準の変遷を眺めてみよう．表4-11は大腸癌組織発生に関する学説の変化の概略を示している．第29回大腸癌研究会（喜納 勇，1989）[33]による大腸癌組織発生についてのアンケート調査では，de novo 癌25%，腺腫の癌化例75%と，de novo 癌を認めてはいるものの腺腫由来の癌が多く，de novo 癌と腺腫の癌化例の比率は de novo 癌：腺腫由来の癌＝1：3と，腺腫の癌化症例の占める率はかなり高い．ところが，その5年後に白壁フォーラム（1996）[34]における大腸癌組織発生の統計では de novo 癌56%，腺腫由来の癌44%と，de novo 癌と腺腫由来の癌の比率は3：2と逆転し，de novo 癌が多くなっている．さらにその後，第45回大腸癌研究会（西沢 護，1996）[35]による大腸癌組織発生についてのアンケート調査では de novo 癌75%，腺腫由来の癌21%，その比率は約3.5：1と de novo 癌が多くなっている．その比率はわずか6年の間に（1：3）→（3.5：1）と大きく逆転している．Welch and Hedberg（1975）[14]による組織診断基準の変化の報告（321頁の表4-4参照）では，癌と診断された症例の65%が腺腫となってしまったのであるが，大腸癌組織発生に関してそれとは全く逆の現象

---

*光に波動の性質があることはわかっていたが，波動は真空中を伝播しないと考えられていた．光が宇宙空間を伝わるという事実があるので，宇宙は光を伝える何らかの媒体で満たされていなければならない．その目に見えない光を伝播する媒体はエーテルと名付けられていたのであるが，エーテルの存在は証明されていなかった．1881年，マイケルソンとモーレイはエーテルの存在を証明するための実験を行ったが，その実験からは光速度は発光体の運動に全く影響されないという，エーテルの存在の証拠となる光速度差は検出されなかった．このことは，"証明なくして，背後にあることを想定してはならない"ということをわれわれに教えている有名な歴史的出来事である．

表 4-11 大腸癌組織発生の時代的変遷.

年代	発表者	症例数	de novo 癌	腺腫由来の癌
1972	Morson BC, et al	—	0～5%	95～100%
1985	中村恭一,ほか	—	70～80%	20～30%
1989	第29回大腸癌研究会 アンケート調査:喜納 勇[33] (大きさ1cm以下の癌)	1,722例	25%	75%
1995	白壁フォーラム[34] (大きさ1cm以下の癌)	2,561例	56%	44%
1996	第45回大腸癌研究会 アンケート調査:西沢 護[35] (表面平坦型,陥凹型)	1,094例	75%	21%

がこの時期の日本で生じていたことになる.

どうしてこのような短時間に大腸癌組織発生の頻度が大きく変化したのであろうか? それには次の3つのことが考えられる.すなわち,① 自然界で大腸癌発生機序が1990年ごろを境として突然変化した,② 発見される癌の大きさが小さくなった,③ 癌組織診断基準が変化した,の3つである.癌組織発生の割合が変化した原因として,それら3つのうちどれに由来するのだろうか? 癌発生機序がある時期を境として急変するわけがないから,① は完全に否定できる.また,癌組織診断基準というものは病変の大きさによって変化するものではないから,② も否定できる.そうすると,大腸癌組織発生の割合が大きく変化したことの原因としては,ほかならぬ ③ の癌組織診断基準が変化したということになる(鹿鳴館思想からの脱出!?).

癌組織診断の方法については,免疫組織学的に p53 遺伝子変化などによる診断がある.この診断方法は,いまだ実際の日常診断で使用することはできない.癌であることの p53 陽性率は50%前後であり,組織学的に一目みて明らかに癌と診断できる癌であっても p53 陰性の場合がある(図4-23～25).したがって,遺伝子の免疫組織学的変化をもって癌の組織診断基準づくりをすることはまだできない.

一方,Vogelstein らは,adenoma-carcinoma sequence に遺伝子変化をあてはめて大腸癌発生機序のモデルとして発表した.しかし,それはこの adenoma-carcinoma sequence の学説(大腸粘膜→腺腫→癌→転移)を前提として,その過程に遺伝子変化をただ単にあてはめたものである.ところが,あたかも adenoma-carcinoma sequence 学説が分子水準で証明された,あるいはその学説を補強するものであるがごとく誤解されている.癌細胞の遺伝子変化に関する研究は,病理組織学的に癌細胞発生は遺伝子の突然変異によるとみなされていたことを分子水準で証明したものであり,adenoma-carcinoma sequence 学説を支持するものではない.

細胞分裂のあるところでは,頻度に高低はあるが細胞の突然変異が生じ,突然変異細胞の大部分は生体から排除されるが,そのうちのある突然変異細胞は生体に生着して増殖し癌腫となる.大腸正常粘膜の上皮細胞も腺腫性上皮細胞も細胞分裂を行っているから,突然変異が生じていることは明らかであり,それらのうちのある突然変異細胞が大腸に生着して分裂を繰り返

して増殖し，癌腫となる．問題となるのは，それら上皮から発生する癌の頻度，つまり癌組織発生なのである．微小癌による組織水準での大腸癌組織発生からは，adenoma-carcinoma sequenceによる癌，つまり腺腫の癌化による癌の頻度は低いとみなされるから，この大腸癌発生機序のモデルは大部分の大腸癌において成り立つものではない．

最近，ウィーンで消化管の癌組織診断分類に関する会議があり，そこではウィーン分類が提唱された[23,24]．この分類はただ単に連続的な異型度をいくつかに区分して，それらに病変の質を対応させたものであり，日本で用いられているGroup分類と大同小異である（**表4-12**）．その分類によると，異型度の判断に関しては，やっと日本でいうところの粘膜内癌の一部を浸潤性粘膜内癌 invasive intramucosal carcinoma として認めるようになった．とはいうものの全部の粘膜内癌ではなく，腺管形成の高分化型～中分化型腺癌の全体を癌とは認めていない．その理由は，粘膜内において浸潤が認められないということからである．その提唱された分類では，日本の基準による粘膜内癌を粘膜内における浸潤の有無をもって非浸潤性粘膜内癌（上皮内癌）と浸潤性粘膜内癌の2つの類に分け，それらの間に浸潤癌の疑いという類を設けて合計3つに分類している．しかしその浸潤所見については触れられていない．この浸潤所見を明確にしておかない限り，浸潤癌とすることもそれを疑うこともできず，分類用語が変化したとはいうものの，西欧の悪性の異型度パターン認識は変化していないということである．

西欧の癌組織診断基準は一般的に細胞異型度に重点が置かれていて，構造異型度はほとんど無視されている傾向がある．わずかに，癌細胞が粘膜内で腺管を形成しないで個々にばらばらである粘液細胞性腺癌，そして小型管状腺癌のみの構造異型を認めているにすぎない．これが日本と西欧の良性悪性の組織パターン認識の違いである．したがって，粘膜内癌で細胞異型度が著明ではないが腺管の大小不同，腺管密度の増加，そして不規則形腺管の出現といった構造異型を呈している，いわゆる高分化型管状腺癌(tub1)は粘膜内癌とは認めないのである．

翻って，粘膜内における癌腺管の浸潤，あるいは非浸潤の組織所見の認識はどのようになされているのであろうか．一般的に，扁平上皮癌では上皮の基底膜を基準としてその消失のない癌を上皮内癌 carcinoma in situ と定義し，基底膜の破壊・消失をもって癌の組織学的な浸潤としている．しかしながら，扁平上皮癌もまた基底膜を形成するから，基底膜の存在と破壊の有無の所見は必ずしも浸潤・非浸潤を意味するものではない．消化管粘膜から発生する腺癌については，粘膜筋板を基準として粘膜内に限局している場合を上皮内癌としている場合がある．扁平上皮内癌に癌腺管の浸潤・非浸潤の基準を対応させるならば，それは粘膜筋板ではなく腺管周囲の基底膜ということになる．粘液細胞性腺癌の場合は，癌細胞が粘膜固有組織内で個々にばらばらであることから，粘膜内浸潤であることの判断が容易である．しかしながら，粘膜内における高分化型管状腺癌の組織学的浸潤所見を基底膜に求めてみると，それら癌腺管も基底膜を形成しているから，癌腺管の基底膜の有無をもって浸潤・非浸潤を区別することはできないのである．

ここで，浸潤 infiltration ということについて考察してみよう．"浸潤とは，ある組織・細胞が正常では本来認められない場所に移動すること（327頁の脚注参照）"であり，この浸潤はなにも癌に限ってみられる現象ではない．この浸潤という用語は，炎症性細胞浸潤，脂肪浸潤と

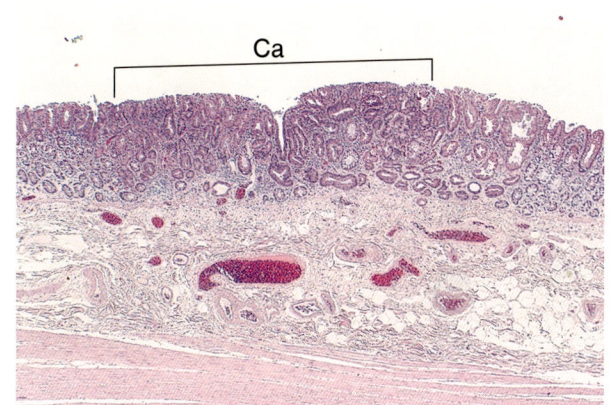

図 4-23　微小 *de novo* 癌の割面(Ca). 3 mm, IIb〜IIa型. 粘膜内癌である.

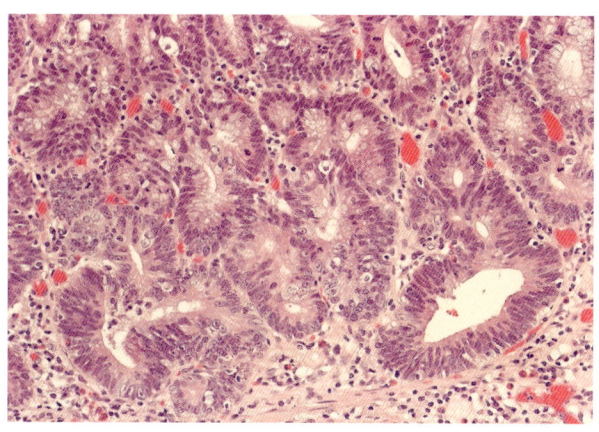

図 4-24　図 4-23 の拡大. 明らかに癌と診断できる(HE 染色).

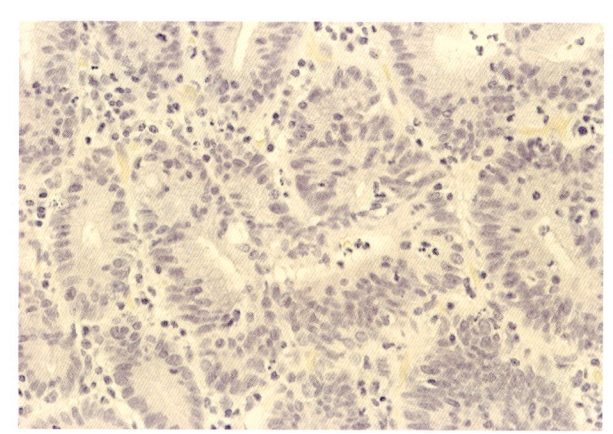

図 4-25　図 4-23 の *p53* 免疫染色. 癌細胞は陰性である.

表 4-12　Vienna Classification of GI epithelial neoplasia：5 Categories.

1. negative for neoplasia/dysplasia	1. 非腫瘍性
2. indefinite for neoplasia/dysplasia	2. 非腫瘍性・腫瘍性の鑑別困難な病変
3. non-inviasive low-grade neoplasia (low-grade adenoma/dysplasia)	3. 非浸潤性低異型度腫瘍（低異型度腺腫・異形成）
4. non-invasive high-grade neoplasia　4.1. high-grade adenoma/dysplasia　4.2. non-invasive carcinoma(CIS)　4.3. suspicious for invasive carcinoma	4. 非浸潤性高異型度腫瘍　4.1. 高異型度腺腫・異形成　4.2. 非浸潤性粘膜内癌（上皮内癌）　4.3. 浸潤癌の疑い
5. invasive neoplasia　5.1. intramucosal carcinoma　5.2. submucosal carcinoma or beyond	5. 浸潤性腫瘍　5.1. 浸潤性粘膜内癌　5.2. 粘膜下層以深の浸潤癌

いうように，癌以外の現象についても用いられているのである．消化管において，粘膜に存在している腺管が粘膜下組織へ浸潤している場合，その浸潤腺管の存在は容易に認めることができる．そして，粘膜下組織へ浸潤した腺管が正常腺管であれば，それは異所性腺管 heterotop-

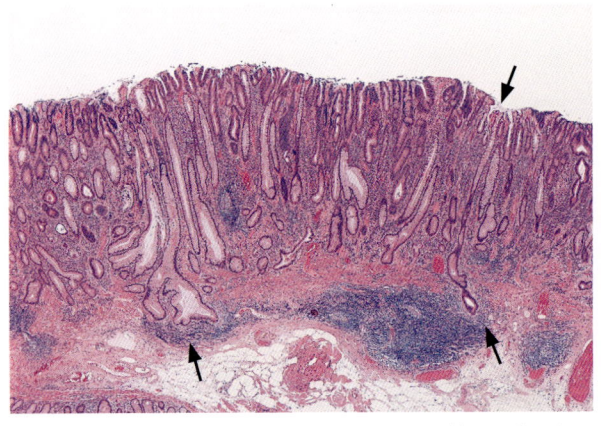

図4-26 大腸癌の辺縁粘膜にみられた正常腺管の粘膜下組織浸潤(矢印).

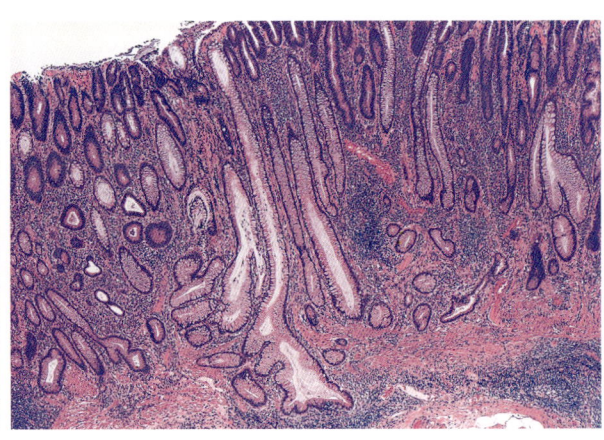

図4-27 図4-26の拡大. 正常腺管が粘膜筋板を貫いて粘膜下組織に浸潤している.

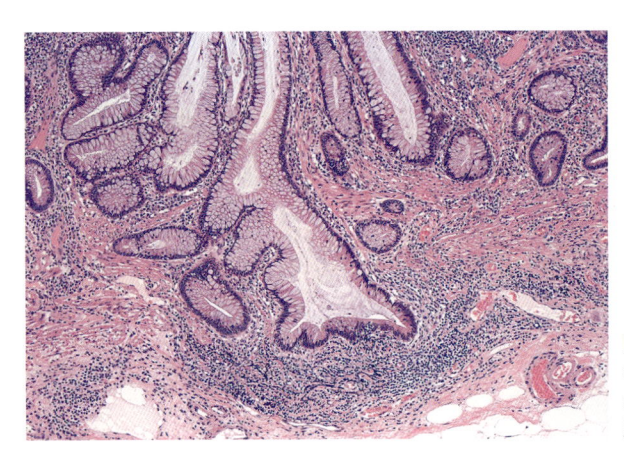

図4-28 図4-26の正常腺管が粘膜下組織へ浸潤している. それら上皮は過形成性である. 粘膜部分の腺管が過形成性であるから, 粘膜下組織部分の2, 3個の浸潤腺管群は異所性過形成性腺管ということになる.

ic glandあるいは正常腺管の浸潤であり, 粘膜内癌の癌腺管が粘膜下組織に存在していればそれは癌腺管の浸潤である. 粘膜内に存在している正常腺管, 腺腫腺管そして癌腺管の粘膜下組織への浸潤頻度は, 周知のごとく, 癌腺管において頻度が高い. このように, 浸潤所見とても癌であることの絶対的な所見とはなり得ないのである(図4-26〜28).

それでは粘膜内における非浸潤・浸潤の組織所見は何か. それは腺管密度の増加, 不規則形腺管の出現などの構造異型の所見であろう. なぜならば, もし癌上皮が既存の腺管群を置き換えているいわゆる in situ 進展であるならば, 癌腺管群は正常腺管構造と同じ構造を呈していることになるからである. したがって, 癌細胞が形づくっている腺管構造が正常腺管構造と異なっているということ, つまり構造異型は浸潤の定義からは, 粘膜固有組織における癌上皮による既存の正常腺管の構造破壊あるいは構造改築である. その構造破壊・改築の所見は, 微視的な癌浸潤であるとみなすことができる.

粘膜内癌で粘液細胞性腺癌を明らかに癌とする所見は何かというと, 前述したように, それは細胞異型と腺管形成傾向がきわめて弱いという極端な構造異型, すなわち癌細胞の粘膜固有

組織内における浸潤とである．そうであるからには，細胞異型度からは腺腫-癌境界領域病変とみなされても，その構造異型度が著明な場合には，それは粘膜内癌・高分化型管状腺癌と診断すべきであろう．

2 腺腫・癌の異型度と分化度について

　大腸の限局性上皮性病変が腫瘍であるかどうか，そして腫瘍である場合にはそれが良性であるのか悪性であるのかの組織診断は，異型性 atypia の度合い，つまり異型度 grade of atypicality をもってなされている（図 4-29）．この異型性は連続的性質を有する概念である（143 頁の図 2-121 参照）．したがって，病変の質の振り分けに異型度を"物差し"として用いる限り，非腫瘍性と腫瘍性との間，腫瘍性であれば良性と悪性との間に不確実な領域，すなわち非腫瘍-腫瘍性境界領域（図 4-30 の Q 点近傍），そして良性腫瘍-悪性腫瘍境界領域（図 4-30 の P 点近傍）が生じる．なぜならば，図 4-30 に示してあるように，病変の質を異型度をもって振り分けることは，異型度線分をある点 P, Q で分割することであり，分割点 P, Q の近傍には無数の異型度が存在し，われわれはそれら無数の異型度を思考上で区別することはできても，実際にはヒトのパターン認識には限界があって区別することはできない．これが，境界領域が派生するのは必然である，ということなのである．

　"異型度物差し"をもって非腫瘍性か腫瘍性か，腫瘍性であれば良性か悪性に区分した後には，腫瘍性の場合には異型の程度をいくつかに区分している．一般的に，腺腫と癌の異型度をそれぞれ 3 段階に分類している（表 4-13）．一方，異型上皮巣全体では，異型度軽度は過形成性，異型度中等度は腺腫，そして異型度著明は癌と判断している（図 4-30）．さらに，癌全体の集合では，高分化型癌，中分化型癌，低分化型癌，あるいは低異型度癌，中等度異型癌，高異型度癌というように表現している．しかし，異型の程度を表現するときには，一般的に対象としている集合の条件が省略されていて，異型の程度のみをもって表現している．軽度異型の癌に対して『異型性のある上皮性病変の集合の中では異型度著明であるから癌であり，そして，その癌の異型度は癌の中では軽度あるいは低異型度である』というように紛らわしい表現となるからである．それを避けるために，癌では異型度ではなく分化度という用語が用いられているのかもしれないが，異型度と分化度の定義，あるいはそれらの異同があいまいである．胃癌の項でも，異型性，異型度，そして分化度について述べたが，大腸の上皮性腫瘍についても同様の問題が横たわっている．

a. 広義の異型上皮巣：過形成性病変，腺腫，癌

　異型性のある限局性上皮性病変の全体集合，すなわち広義の異型上皮巣における組織診断は，まずはじめに，異型度をもってそれが非腫瘍性（軽度異型を伴う過形成性上皮，炎症などによる変性性異型上皮）か腫瘍性かに振り分けることになる．大腸の上皮性病変が腫瘍であるかどうかの組織診断は異型性をもってなされ，異型度がある一定の程度以上である場合，つまり図

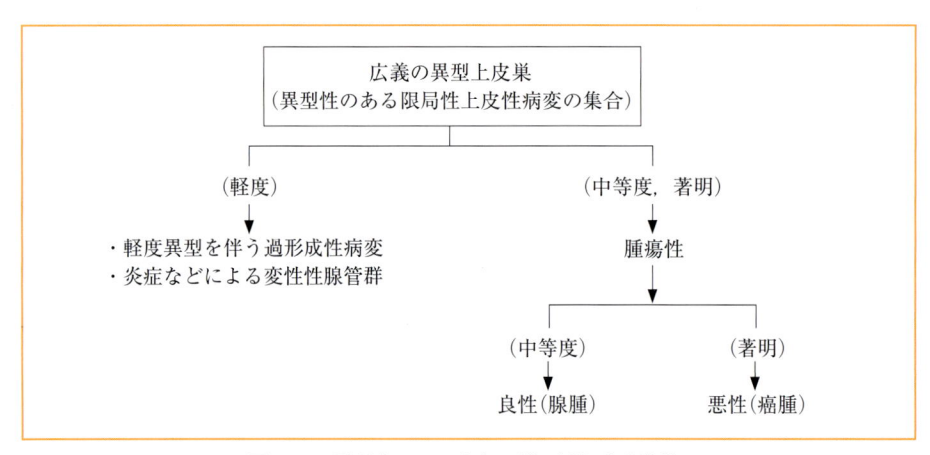

図 4-29 異型度による病変の質の振り分け過程.

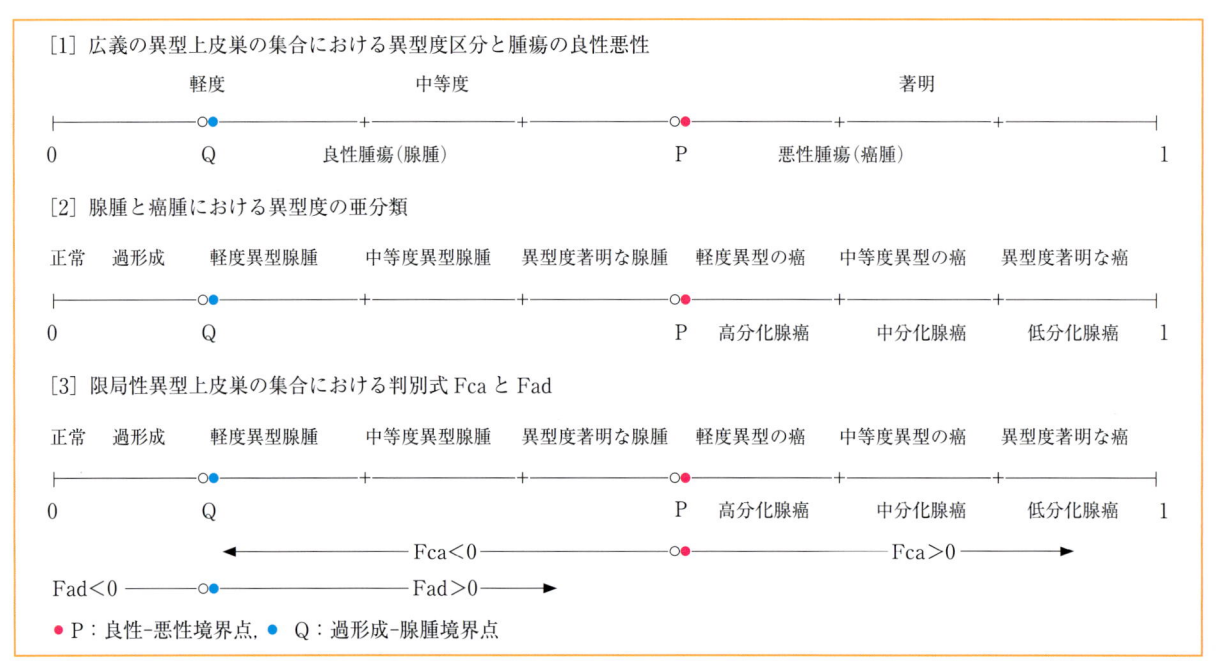

図 4-30 異型度線分上における異型度別にみた腺腫と癌の位置.

4-30 の点 Q 以上を腫瘍性と判断している．異型度がそれ以下である場合は，軽度異型を伴う過形成性変化，あるいは炎症などによる変性性異型と判断する．この異型度軽度の異型上皮の場合には，軽度異型の腺腫との鑑別が問題となる過形成-腺腫境界領域病変が存在する（図4-30 の点 Q 近傍）．このように，異型性のある限局性上皮性病変の組織診断においては，まずはじめに腫瘍性かどうかの振り分けが行われる（図 4-29）．

次に，病変が腫瘍性である場合には，それが呈する異型度をもって良性か悪性か，つまり腺腫か癌かに振り分けることになる．この場合，手術組織標本（内視鏡的粘膜切除標本を含む）の良性悪性の振り分けには，異型度のほかに粘膜下組織あるいはそれ以深への浸潤という所見が

表 4-13 腺腫と癌における異型度の亜分類に用いられている用語.

腺腫	癌腫	
	異型度	分化度
軽度異型 mild atypia	低異型度 low grade atypia	高分化 well differentiated
中等度異型 moderate atypia	中等度異型 moderate atypia	中分化 moderately differentiated
著明異型 severe atypia	高異型度 severe atypia	低分化 poorly differentiated

参考になるが，厳密にいえば，その浸潤所見とても良性悪性振り分けのための絶対的な所見でないことは，前述したとおりである(336頁の図4-26～28参照，また327頁の脚注も参照)．したがって，形態的に良性悪性の区別をするための基本となる所見は異型度ということになる．

　生検標本は一般的に粘膜部病変から採取されるから，浸潤所見が得られることは少なく，良性悪性の診断は粘膜内における異型上皮の異型度をもってなさねばならない．なお，腺管を形成している高分化型腺癌であっても粘膜内では浸潤性に発育しているのであるが，その所見は一般的に構造異型と表現されていて，浸潤とは表現されていない．以上のように，それが腫瘍性であるかどうか，腫瘍性であればそれが良性であるか悪性であるかの振り分けは，究極的には粘膜内における異型上皮の異型度をもってなされているのである(図4-29)．

　それが腫瘍性であるかどうか，腫瘍性であればそれが良性であるか悪性かの振り分けは異型度をもってなされ，異型性とは連続体である．さらには，その異型性の程度を測る物差し"異型度物差し"は個々に異なる．したがって，ある異型度を良性悪性境界点(図4-30のP点)と定めると，良性悪性の間，すなわち腺腫と癌との間の境界点P近傍に良性悪性不確実域が生じ，それは必然である．これが良性悪性境界領域病変とされているものであり，この領域の幅はかなり広いのが現状である．その幅は学習と経験の積み重ねによって狭められる．とはいうものの，この領域は最後まで残る．

　以上のように，癌を含む広義の異型上皮巣の集合では，軽度異型は過形成性，中等度異型は腺腫，著明な異型は癌腫というように表現されている(図4-30の[1])．そして，異型度によるそれぞれの病変の分割点(図4-30の点P，Q)の近傍には境界領域病変が存在していて，実際においては良性悪性境界点Pが問題となる．

b. 異型度による腺腫の亜分類

　さて，異型上皮から成る限局性病変が，その異型度をもって腺腫，癌腫，その間に位置する良性悪性境界領域病変とに振り分けられ，これが組織診断となる．さらには，それぞれの病変について異型度によって亜分類が行われ，腺腫の異型度は一般的に軽度 mild, 中等度 moderate, 著明 severe の3段階に分けられている(図4-30の[2])．実際においてはそれぞれ軽度異型腺腫，中等度異型腺腫，異型度著明な腺腫というように組織診断がなされている．腺腫はこのように異型度をもって3段階に類別されているが，実際的な意義はどこにあるのだろうか．

　良性悪性境界領域病変を含めた異型度著明な腺腫 adenoma with severe atypia は，癌の場

合もあるので実際的にも意義がある．しかし，軽度異型と中等度異型の腺腫は良性であり，生物学的振る舞いにおいては同じである．つい最近まで腺腫-癌連続学説（adenoma-carcinoma sequence）が全面的に受容されていた時代においては，"異型度が著しくなるほど癌化率は高くなる"という考え方が支配的であった[12, 17]．そのような時代においては，腺腫-癌連続学説の観点からは腺腫の異型度分類に意義はあった．しかし，微小癌およびより客観的な癌組織診断基準によって導かれる大腸癌組織発生"大部分の大腸癌はいわゆる正常粘膜から発生する"の観点からは，腺腫の癌化による癌の頻度は低く，腺腫由来の癌の生物学的振る舞い（360頁の表4-19，362頁の表4-20参照）からは，実際上において腺腫の異型度を亜分類することの意義は見出せない．現在では，大腸癌組織診断基準（図4-30の点P），そして癌の組織模様の認識が問題なのである．このようなことから，大腸腺腫の組織診断において異型度を付記することの実際的な意味合いはないということになる．

c. 異型度による癌腫の亜分類

次に，癌組織の異型度による亜分類については，腺管形成の癌についてのみ癌組織の異型度をもって3段階に分けられている．しかし，その亜分類では，一般的に異型度という用語は用いられず，分化 differentiation の度合い，すなわち高分化 well differentiated, 中分化 moderately differentiated, 低分化 poorly differentiated と表現されている[36]．異型度と癌組織の分化度とは意味することが異なるにもかかわらずである．なぜ癌には分化度という用語を用いるのか．ここで分化度を明確に定義しておくことが必要となる．

異型度は"細胞・構造水準における正常からの形態的なかけ離れの程度"であるのに対して，癌組織の分化の度合い，つまり分化度とは"癌腺管が正常腺管に細胞・構造水準でどの程度類似しているか"ということであり，細胞・構造異型度とは，本来，無関係なことである．正常腺管は細胞水準で杯細胞と吸収細胞とから構成されているから，腺管を形成している杯細胞の多い腺癌，例えば杯細胞性管状腺癌 tubular adenocarcinoma of goblet cell type（図4-31～33）で，その癌腺管の大きさが正常腺管の大きさに近い癌は高分化腺癌ということになる．一方，杯細胞のない吸収細胞類似癌細胞のみから成る癌においては，癌細胞が腺管を形成せず個々にばらばらである，あるいはきわめて小さな腺管を形成している腺癌は構成細胞および形態の点で低分化腺癌である．大腸癌の分化度という場合，それら2つの癌組織型を両極として，杯細胞の混じている割合（図4-34）と腺管の大きさ（図4-35）との組み合わせによって分化度が決定される．ここでは，N/C比，核の大小不同，不規則形腺管の存在といった細胞・構造異型度は考慮されない．例えば，杯細胞類似の癌細胞数が少ない腺癌で，腺管の大きさが正常に比べて小さいか，あるいは大きい管状腺癌・乳頭管状腺癌は，分化度に関しては中分化腺癌ということになる．

しかし，大腸に発生する腺癌の組織学的分化度は，一般的には主として構造異型の1つである癌細胞が形づくる腺管の大きさ，および細胞異型である癌細胞の大きさ（高円柱状～小型立方状）をもってなされている傾向がある[36]．正常腺管と同程度の大きさの腺癌あるいはそれ以上の大きさの腺癌は高分化型腺癌とされ，それより小型の腺管を形成している癌は中分化～低

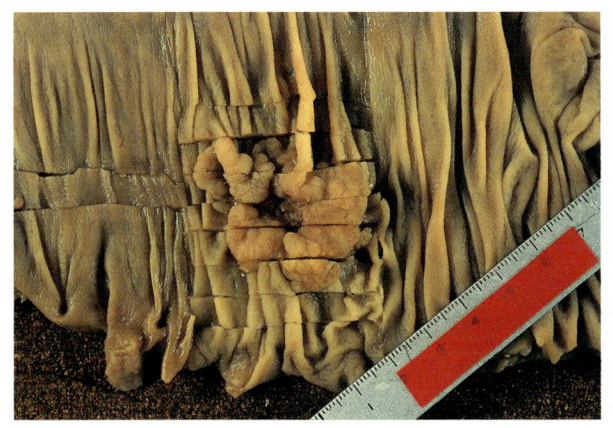

図4-31 2型進行癌の肉眼像.

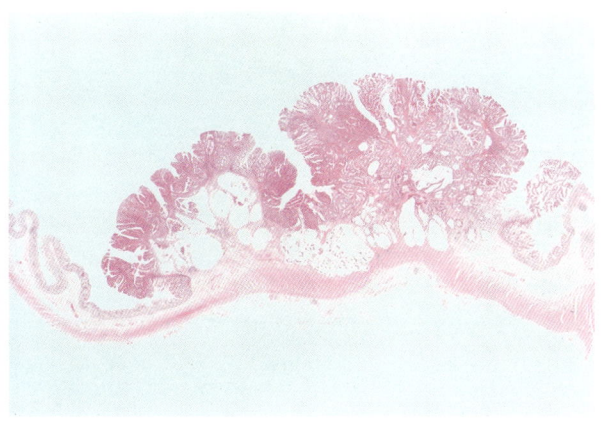

図4-32 図4-31の癌の割面.癌組織は粘膜内では杯細胞から成る腺管腺癌型であるが,粘膜下組織以深の浸潤部では粘液結節を形成している粘液癌である.

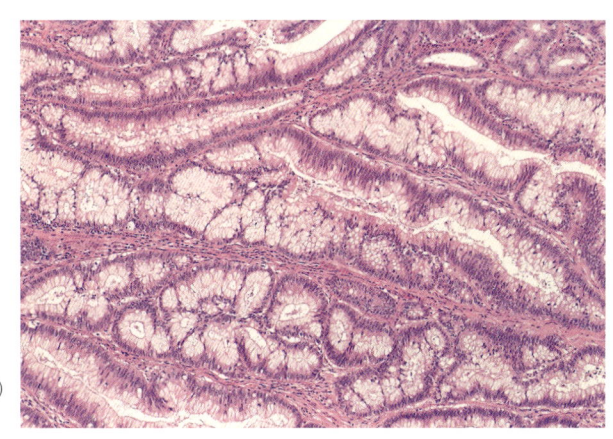

図4-33 図4-32の癌の組織像.杯細胞性管状腺癌(高分化型)である.

分化腺癌とされているようにである.そこでは杯細胞類似癌細胞の混在は考慮されていない.

　さらに,異型度とは"正常からの形態的なかけ離れの程度"であるから,構造水準では癌腺管が小さい,そして索状である癌腺管をそれぞれ異型度中等度,著明としているのと同様に,癌腺管が正常腺管よりも大きい癌は異型度中等度であるか著明ということになる.細胞水準での異型度は,癌細胞のN/C,核の大小不同,核配列の乱れ,といった所見と正常のそれとのかけ離れの程度である.

　以上のように,異型度と分化度とは意味することが異なっているのである.両者の度合いは必ずしも一致しない.異型度では,形態的な細胞水準での所見であるN/Cが異型度決定に大きく影響を与えるが,分化度の決定ではあまり考慮されてはいない.つまり,異型性は分化の所見を包含してはいるものの(異型度の所見⊃分化の所見),その逆はない.

　翻って,腺癌は一般的に分化度あるいは異型度をもって3亜型に分類されているが,実際において亜分類する意義は何であろうか? 異型度著明な腺腫との鑑別が問題となるような高分化腺癌は腺腫である可能性もあることから,異型度による組織診断が容易である腺癌の類から

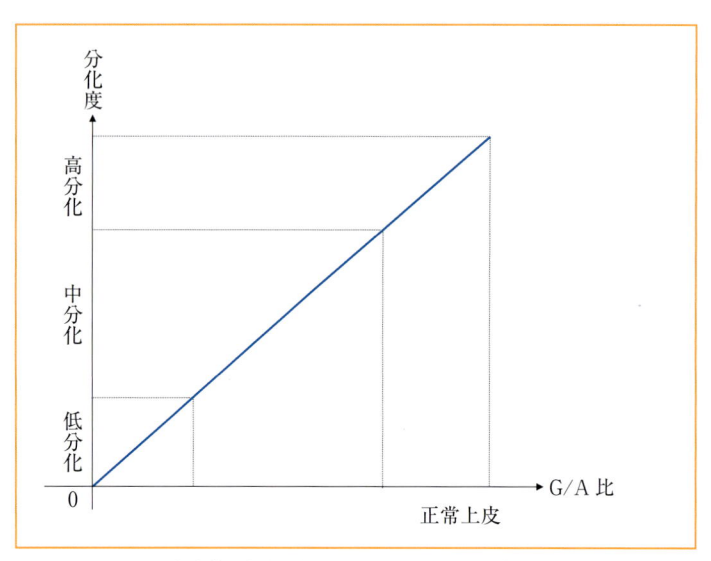

図 4-34 癌腺管の杯細胞・吸収細胞比(G/A 比)と癌分化度.

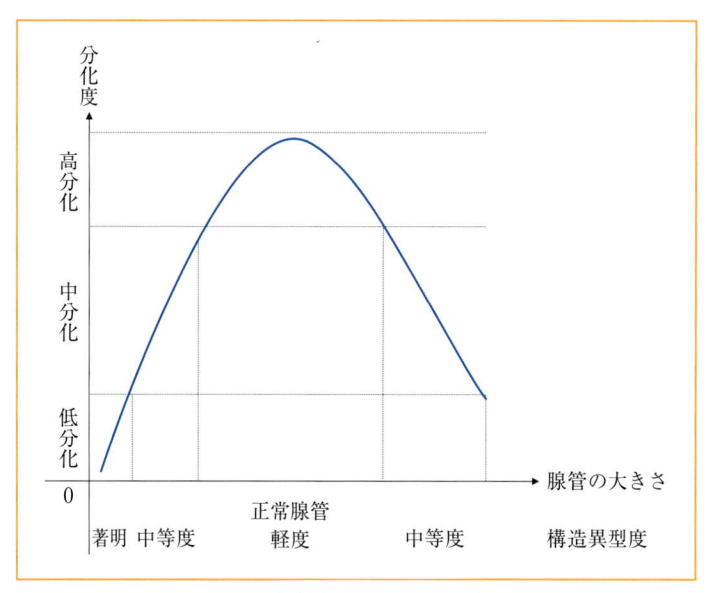

図 4-35 癌腺管の大きさと癌分化度.

区別しておくことに意義はある．しかし，組織学的に一目みて癌と診断できる腺癌について，高分化，中分化，低分化とする明確な定義はなく，実際においてはただ直感的な判断をもって分類されていて，そのように分類する意義は見出せない．進行癌においては，癌発育の場が異なることによって癌組織像や異型度は異なり，いろいろの程度の異型度と組織像が混在している．

　粘膜内癌や進行癌で，粘膜内を進展している癌部分の組織型は，粘膜下組織以深への浸潤部に比べて，一般的に異型度が軽度である場合が多い．また，癌組織型と予後との関連性を調べ

るためとして癌の異型度分類が行われているが，癌組織型分類では量的に優勢な組織型によって分類されている．予後との関連ということであれば，癌組織型分類においては癌の量とは無関係に，最も異型度の著明な部分の異型度をもってその癌の組織型とすべきであろう．一般的に，腺癌の予後を大きく左右する因子は癌の大きさと深達度であり，癌組織型およびその分化度，異型度が予後に与える影響はあまり見出せない．したがって，大腸癌組織型分類はただ単に優勢な癌組織像を表現しているにすぎない．

d. 広義の異型上皮巣の区分に戻って

　異型性とは連続的性質をもっている概念であるから，その程度は異型度線分上の点によって表せる．われわれは広義の異型上皮巣の質を，異型度によって過形成性，腺腫，癌腫と定義している（図4-30の1）．それらの病変のうち腺腫と癌腫については，さらに異型度あるいは分化度の程度をそれぞれ3つの類に分類している．質の異なる病変の境界における異型度，すなわち，図4-30の点PとQについては，実際上において意義はある．しかし，腺腫と癌における異型度あるいは分化度を細分したとしても，点P，Q以外の異型度の境界，例えば軽度と中等度異型の境界については，異型度の区分の定義が不明確であり，そして実際上における意義を見出すことはできない．腺癌の予後あるいは生物学的振る舞いは，胃癌においては癌組織発生が異なることによって違いが認められるのであり，異型度の差によるものではない．同様に，大腸癌においてもその組織発生が異なることによって予後および生物学的振る舞いが異なるが（360頁の表4-19参照），癌の異型度とはほとんど関係がみられない．大腸癌組織発生が同じである癌の中では，予後は癌の大きさと壁深達度の深さに大きく左右されていて，異型度がそれに与える影響は微々たるものである．癌が大きくなればなるほど，そして癌の壁深達度が深くなればなるほど，リンパ節転移の率は増加する（362頁の表4-20参照）．

　以上のように，広義の異型上皮巣をその異型度をもって7つの類に区分することについて（図4-30の2），次の3つのこと，すなわち①7つの類に区分することによって境界が6か所となり，分類が煩雑となる，②点P，Q以外の境界点は，実際において意味がない，③6か所の境界点のうち点P，Qの境界点があまり明確ではない，を考慮すれば，境界点6か所のうち点P，Qをより客観的に明確にしておくことが重要であり，ほかの4つの境界点は実際には不必要である．いたずらにことを複雑にしているのみである．

　異型度物差しによって病変の組織診断をする限りにおいては，異型度区分は軽度，中等度，著明という表現を，それぞれの病変（過形成，腺腫，癌）に対応させて，図4-30の［1］の異なる病変の境界点P，Q近傍の異型度の所見をより客観的に表現することが必要なのである．実際上であまり意味をなさない主観的な異型度の細分化が，主観的・抽象的概念として捉えられている異型性を，一層複雑な概念としている．

　異型度によって病変の境界点P，Qをより客観的に明確に呈示することが，正確な組織診断をするために必要となるが，異型性は連続であることから，いくら言葉を尽くして記述しても，所詮，主観を脱することはできない．連続であるからには，異型度を数値化することである．そうすることによって，数字という具体的な言葉をもって客観的に異型度を表現することがで

きる．

　その異型度の数値化に際しては，多少なりとも病理組織診断の経験を有する誰もが，一目みて癌あるいは腺腫と診断する粘膜内病変について，その組織の異型度の数値化を行うことになる．異型度を数値化した後には，それを基準として境界領域病変を診断する．そうすることによって，組織診断の客観性が保たれ，また，個々の組織診断のばらつきの幅を狭めることができるようになる．組織診断基準を従来通りの写真で呈示する限りにおいては，組織診断は相も変わらず主観の域を脱することはできないであろう．

　次に，異型度の数値化の概略を簡潔に記述する．

3　確率的に良性悪性を振り分ける判別式に基づく大腸癌の構造，その概略：組織診断基準，組織発生，生物学的振る舞い

　1980年代前半までは，大腸癌の組織発生については Morson ら（1972）による adenoma-carcinoma sequence 学説（腺腫-癌連続学説）が世界で一般的に受容されていたのであるが，それを視座として腺腫と癌に関する諸々の臨床病理学的なことを眺めてみると，そこからは矛盾，奇妙な事象などが浮上してくる．すなわち，論理の背理法に従えば，adenoma-carcinoma sequence は明らかに誤りであることになる．さらに，それを導くための前提となっている大腸癌組織診断基準もまた，論理の推移律に従うならば明らかに誤りである．なぜならば，大腸癌組織診断基準，大腸癌組織発生，そして腺腫-癌関係の諸々の臨床病理学的な事象の3つのことは互いに無関係ではなく強く関連しているからである（320頁の図4-7参照）．

　このように，大腸癌の組織診断基準，それを前提として導かれた腺腫-癌連続学説は，組織学的に検討するまでもなく論理的に誤りであることが明らかなのである．しかし，大腸癌の発生母地となる粘膜には正常粘膜上皮と腺腫上皮の2種類の上皮があるから，大腸癌の組織発生，つまり正常粘膜上皮から発生する癌（*de novo* 癌）と腺腫上皮から発生する癌（腺腫の癌化による癌）との割合が臨床病理学的に問題となる．なぜならば，胃の潰瘍と癌との因果関係に関する論争において，潰瘍の癌化説が優勢であった時代には，潰瘍は癌化するからとして胃切除が盛んに行われていたのと同様に，大腸癌の組織発生次第で治療方針が大きく変化するからである．この問題を解決するためには，客観的な大腸癌組織診断基準に基づいて癌組織発生を導くことが必要となる．

　Morson らによる癌組織診断基準とそれから導かれた腺腫-癌連続学説は，全体的には腫瘍病理総論という場において，局所的には大腸の腺腫-癌の臨床病理学的関係の場において，明らかな論理矛盾を内包している（319頁参照）．それらの矛盾を強く受けとめて，大腸癌の組織診断基準と癌組織発生に関して根源から思索しなければならない．

表 4-14　核腺管係数 ING と乱れ係数 ISA の定義.

◆ 一定面積当たりの上皮細胞の N/C：

$$\text{核腺管係数（ING, index of nucleus-gland）} = \frac{\text{核面積}}{\text{腺管面積}} \times 100$$

◆ 一定面積当たりの腺管面積の割合：

$$\text{乱れ係数（ISA, index of structural atypia）} = \frac{\text{腺管面積}}{\text{腺管面積}＋\text{間質面積}} \times 100$$

a. 確率的に良性悪性を振り分ける判別式に基づく大腸癌組織診断基準

　ヒトによる"異型度"という複雑な組織模様のパターン認識には限界があり，それによってつくられる基準は絶対的なものではあり得ない．したがって，学習と経験とによって修得された基準である"異型度物差し"を変えなければならない．大腸癌組織診断基準の見直しにおいて要請されることは，前述したように，① 容易に把握しうる異型所見の異型度の客観化，② その基準（癌異型度）によって大腸癌組織発生"大腸癌の大部分は de novo 癌である"が導かれる，③ それらには再現性がある，の 3 つである（328 頁の表 4-7 参照）．

　そこで，大腸癌組織診断基準をより客観化するためには，異型度とは連続的なものであるから，大腸上皮性腫瘍の組織標本を顕微鏡で一目見て癌と診断しうる基本的な所見を数値化することが必要となる．そのような所見は異型腺管の核細胞質比（N/C）および腺管密度の増加である．腺管単位での N/C 比を核腺管係数（ING），一定面積当たりの腺管密度を乱れ係数（ISA）と定義して（表 4-14），良性悪性境界領域病変を除外した通常にみられる（あるいは吸収細胞型）分化型の癌と良性腺腫とを，組織学的に明らかな癌，明らかな良性腺腫，正常腺管の 3 群に分けて，それぞれについてコンピュータ画像解析装置を用いて計測を行った．"明らかな"とは，95％ の病理医がそのように診断するであろうということである．

　計測によって得られた各群における ING 値と ISA 値については，次のような結果が得られている．

1) 各群の平均値は正常粘膜，明らかな良性腺腫，明らかな癌の順で大きくなる．
2) 各群において，標本は正規分布を示し，95％ 信頼区間推定の幅は狭い．
3) 各群の平均値の間には統計的有意差（5％ 以下）がある．
4) 粘膜内癌と粘膜下組織浸潤癌の粘膜内進展部とにおける平均値はほぼ同じである．
5) ING 値と ISA 値との間には正の相関（$r = 0.7$）がある（図 4-36）．
6) 計測機器と計測者が異なっても上記傾向は変わらない．

　以上のような傾向があるので，それらの計測値を用いて確率的に腺腫と癌腫とを振り分ける 2 変量線形判別関数 Fca，および軽度異型を呈する過形成性腺管群と軽度異型腺腫とを振り分ける 2 変量線形判別関数 Fad を導くことができる．表 4-15 は，そのようにして導かれた 2 つの判別式である．

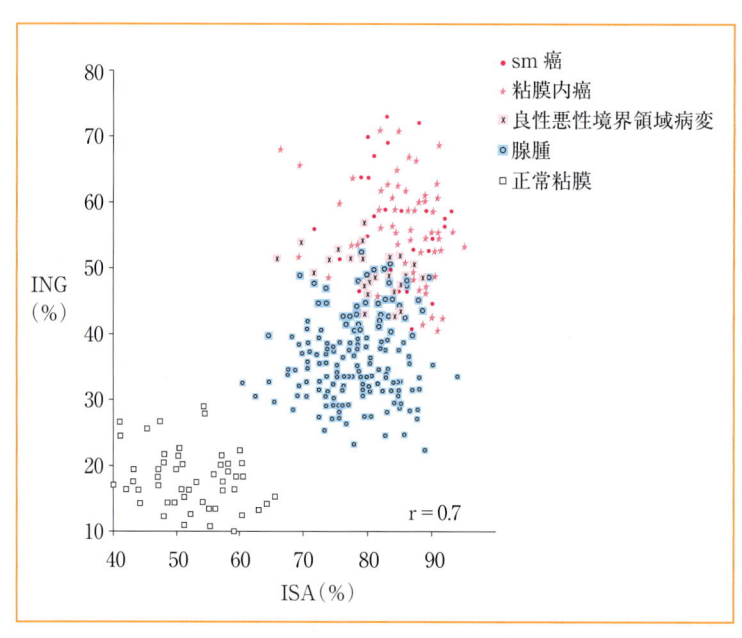

図 4-36　正常，腺腫，癌の ING-ISA 値の分布．

表 4-15　確率的に良性悪性を振り分ける判別式．

〔Ⅰ〕確率的に腺腫と癌腫とを振り分ける 2 変量線形判別関数 Fca
　　　Fca = 0.08(ING) + 0.04(ISA) − 6.59
　　　（ただし，Fca＞0 ならば癌，Fca＜0 ならば腺腫）
〔Ⅱ〕軽度異型過形成腺管群と腺腫とを振り分ける 2 変量線形判別関数 Fad
　　　Fad = 0.05(ING) + 0.07(ISA) − 6.47
　　　（ただし，Fad＞0 ならば腺腫，Fad＜0 ならば過形成腺管群）

b. 判別式に基づく大腸癌組織診断基準，それを礎として導かれる大腸癌組織発生

　確率的に良性悪性を振り分ける判別式を用いて，大きさ 2 cm 以下の大腸癌 474 例の大腸癌組織発生を検討したところ，表 4-16 に示すように，大きさ 5 mm 以下の癌 53 例の 96% が *de novo* 癌であり，大きさ 1 cm 以下の癌については *de novo* 癌が 78%（198/253）である．病変が大きくなるにしたがって腺腫の癌化例が増加し，全体では *de novo* 癌が 72%，腺腫の癌化例が 28% である．大きさ 1 cm 以下の早期の癌では *de novo* 癌 78%，腺腫の癌化による癌は 22% である（図 4-37）．このような所見からは，大腸癌の組織発生は "大腸癌の大部分（70〜80%）は大腸粘膜から直接発生する *de novo* 癌で，20〜30% は腺腫の癌化した癌である" と結論することができる（330 頁の図 4-17 参照）．この確率的に良性悪性を振り分けるための判別式に基づいた大腸癌組織診断は，大腸癌組織診断基準に要請されている 3 条件を満足するものである（328 頁の表 4-7 参照）．

　世界ではいまだに Morson らによる dysplasia 分類あるいは癌組織診断基準が用いられてい

表 4-16　判別式を用いて導かれた大きさ 2 cm 以下の大腸癌の組織発生.

癌組織発生	大きさ(cm)			合計
	～0.5	0.6～1.0	1.1～2.0	
de novo 癌	51 (96%)	147 (74%)	143 (65%)	341 (72%)
腺腫の癌化	2 (4%)	53 (26%)	78 (35%)	133 (28%)
合計	53 (100%)	200 (100%)	221 (100%)	474 (100%)

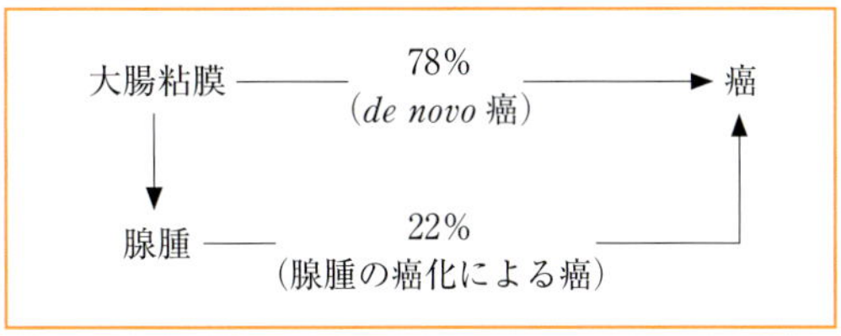

```
大腸粘膜 ────── 78% ──────→ 癌
    │         (de novo 癌)
    ↓
  腺腫   ────── 22% ──────↑
           (腺腫の癌化による癌)
```

図 4-37　判別式に基づく大腸癌組織診断基準，それを礎として導かれる大腸癌組織発生：大きさ 1 cm 以下の癌.

て，多くの大腸粘膜内癌が良性と診断されている．癌と診断すると過剰な手術がなされるからという．当然，鹿鳴館思想から抜け切れぬ日本における大腸癌組織診断も少なからずその影響を被っていたのであるが，最近，やっと異型度が中等度～著明な腺腫のあるものを分化型腺癌と診断するようになってきた(335頁の表 4-12 参照).

　次には，症例を呈示することによって確率的に良性悪性を振り分ける判別式の結果と異型度とを対比して，新たなる大腸癌組織診断基準の異型度のパターン認識を確立しよう．

c. 判別式を基準とした良性悪性の組織診断と癌組織発生の実際

【症例 1】偽浸潤を伴う陥凹型腺腫とされていた症例(図 4-38～41)

　進行癌で切除された大腸切除標本の肉眼観察で，進行癌とは十分にかけ離れた部位に大きさ 3 mm の微小陥凹病変が認められた(図 4-38)．その表面は周囲正常粘膜よりわずかに陥凹していて，その陥凹部に一致した部分の粘膜は組織学的に異型腺管群が粘膜全層を占めている．その異型腺管群は，周囲正常粘膜とは比較的よく境されていて，異型腺管群の腺管密度は正常粘膜腺管のそれに比べて高い(図 4-39)．1個の異型腺管が，粘膜筋板を貫いている小血管周囲の間隙を通過して粘膜下組織に達している(図 4-39～41)．異型腺管群には，構造異型の所見である腺管の大小不同および不規則形腺管がみられる．異型腺管を構成する細胞には核の円形化と大小不同がみられる(図 4-40，41)．判別式 Fca 値は 1.11 と正であり，この微小陥凹病変は高分化型腺癌である．すなわち，粘膜下組織へ初期浸潤を示す高分化型腺癌である(図 4-41)．しかしながら，この症例を呈示したときには"偽浸潤を伴う異型度軽度～中等度の陥凹型腺腫"と診断されていた．この微小癌の異型度は癌集合の中では軽度異型，低異型度，あるいは高分化型に属し，腺腫と癌の集合の中では異型度著明な腺腫と異型度軽度の癌との間に位置する腺腫-癌境界領域の類，すなわち図 4-42 の点 P 近傍の癌寄りに位置する癌である．しかし，異型腺管が粘膜下組織に存在していることからは，粘膜下組織への初期浸潤を呈する腺癌であるとみなされる．

　消化管癌の粘膜下組織への癌腺管の初期浸潤の多くは，粘膜筋板を貫いている小血管周囲の間隙であるところの，いわば血管周囲リンパ間隙ともいうべき部位を通過して粘膜下組織に達している場合が多い．

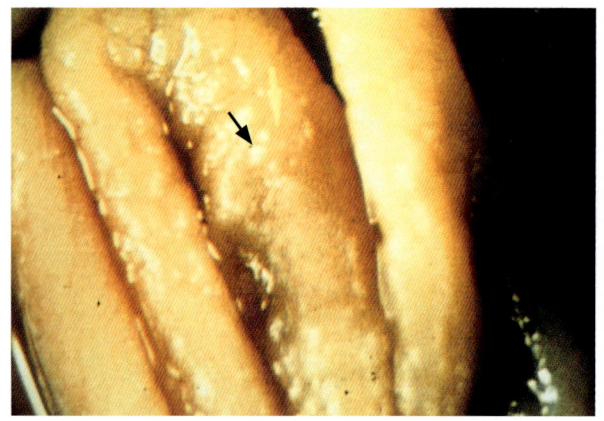

図4-38 大きさ3 mm のIIc型病変の肉眼所見（矢印）.

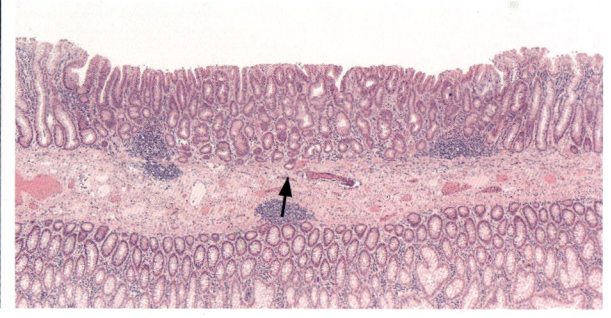

図4-39 図4-38の割面. 異型性のある腺管群が粘膜全層を占めている. 異型腺管群の密度は周囲正常粘膜腺管のそれよりも高い. 1個の異型腺管が粘膜筋板を貫く小血管の周囲を通過して粘膜筋板直下に達している（矢印）.

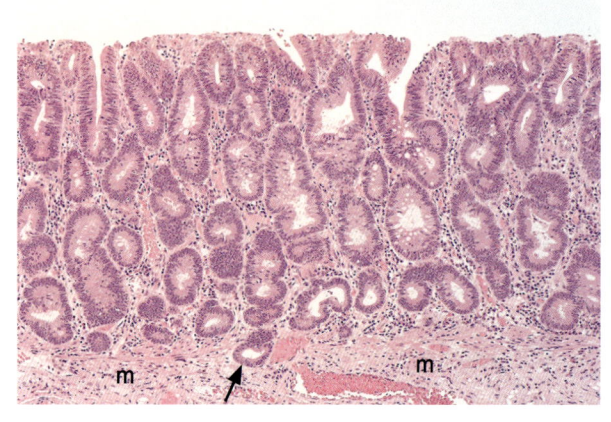

図4-40 図4-39の拡大. 異型腺管は粘膜全層を占めていて, 腺管密度は高い. 腺管の大小不同および不規則形腺管がみられる. 判別式 Fca = 1.11（ING：56.8, ISA：78.9）. 矢印は粘膜筋板を貫いている小血管周囲の間隙を通過して粘膜下組織に到達している異型腺管. m：粘膜筋板

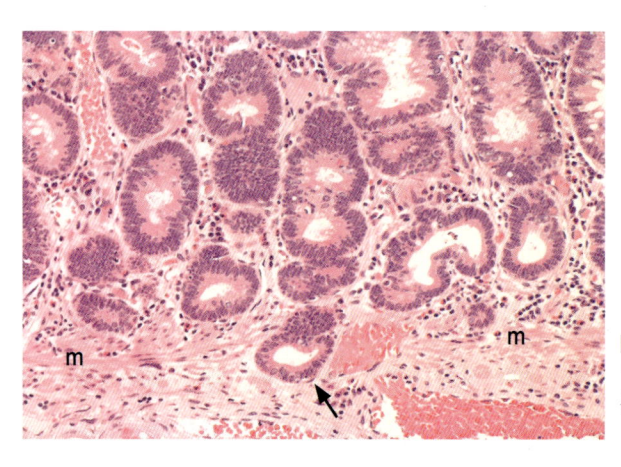

図4-41 図4-40の粘膜下組織浸潤の拡大. 異型腺管を構成している上皮細胞は立方状〜低円柱状で, 核は円形化している. 異型細胞のN/Cの増加がみられる. 矢印：初期粘膜下組織浸潤.

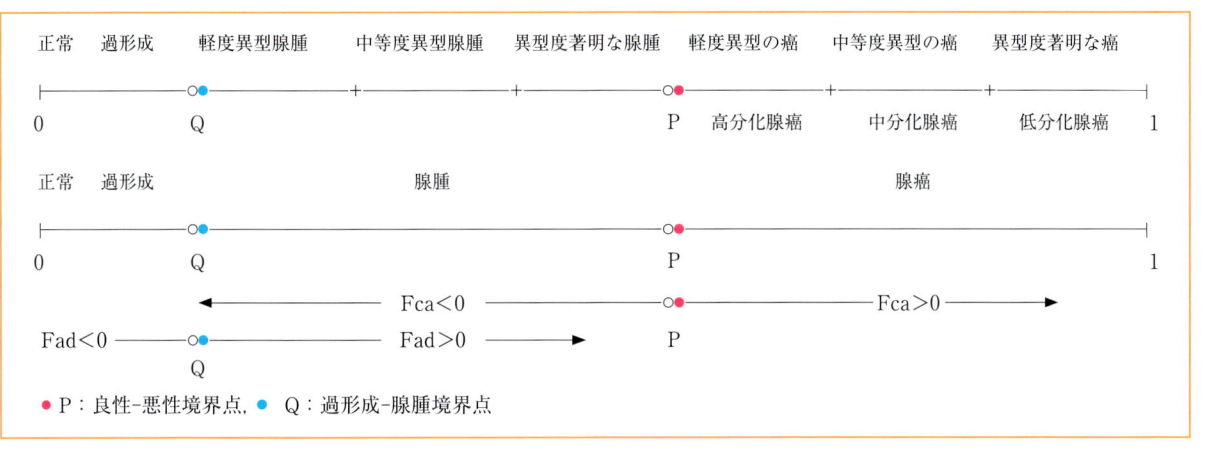

図4-42 異型度線分上における異型度別にみた腺腫と癌の判別式の位置.

【症例2】ポリペクトミー症例：偽浸潤を伴う中等度異型の絨毛管状腺腫と診断され，10年後に同部位にBorrmann 3型癌の再発をみた症例（図4-43〜50）

上行結腸に大きさ2.5 cmの有茎性ポリープがあり，ポリペクトミーがなされた（図4-43）．病理組織診断はMorsonの癌組織診断基準に従って"偽浸潤を伴う異型度中等度の絨毛管状腺腫"と診断された（図4-44, 45）．

ところが，ポリペクトミーの10年後に，同部位に大きさ約3 cmのBorrmann 3型癌が発生した（図4-46）．Borrmann 3型癌は，組織学的に多数の粘液結節を形成して漿膜下組織および腸間膜に浸潤している粘液癌である．粘液結節の中に管状腺癌部分が認められる．その腺癌部分は高円柱状細胞が大型の腺管を形成し，細胞質は粘液産生によって明るい（図4-47）．その腺癌組織はポリペクトミー標本の粘膜内におけるそれと類似していて（図4-48），それらは同じ異型度であるとしか認識しようがない（図4-49）．また，肝臓に結節状の転移が認められている（図4-50）．患者は肝転移で鬼籍に入った．

ポリペクトミーで中等度異型の絨毛管状腺腫と診断された粘膜部の組織について，判別式による検討を行ったところ，表4-17に示すように，判別式F_{ca}は0.87と正であった（330頁の図4-17参照）．ポリペクトミー標本で，粘膜下組織浸潤を伴う絨毛管状腺癌と診断すべきであった症例である．

一般的に，絨毛状腫瘍は高円柱状細胞が絨毛状構造を呈し，その上皮細胞は粘液産生が著明であるために核は基底側に圧排されていてN/C比は小さく，核配列の乱れも軽度である．そのために，腫瘍の細胞異型度は軽度〜中等度と判断されて，絨毛状という構造異型が考慮されることなく良性の絨毛状腺腫あるいは絨毛管状腺腫と診断されている傾向が強い．径5 cm以上の大型の絨毛状腫瘍であっても，良性腫瘍と診断されている．また，その一部に異型度の強い部分がある場合には絨毛状腺腫の癌化と診断されている．絨毛状腫瘍の癌化率を文献的にみると，平均50％と高い頻度を示している．しかし，この50％という癌化率は，一方では『絨

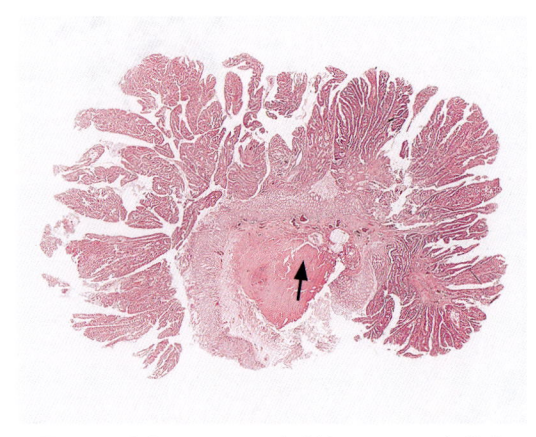

図 4-43 大きさ 2.5 cm の有茎性ポリープ．組織学的に，偽浸潤を伴う中等度異型の絨毛管状腺腫と診断された．粘膜進展部には，部分的に異型上皮の絨毛状発育がみられる．粘膜下組織に粘液結節（矢印）がある．

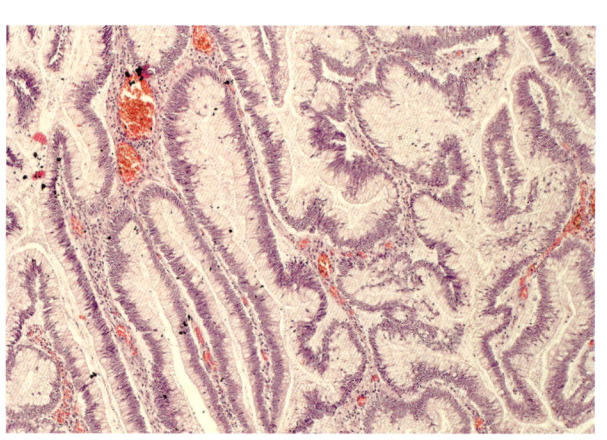

図 4-44 図 4-43 の腫瘍の粘膜内進展部の拡大．大型不規則形の腺管の増殖である．それら腺管は高円柱状の明るい細胞から成り，核の大小不同および配列の乱れが認められる．Morson の dysplasia 分類に従って，中等度異型の絨毛管状腺腫と診断された．

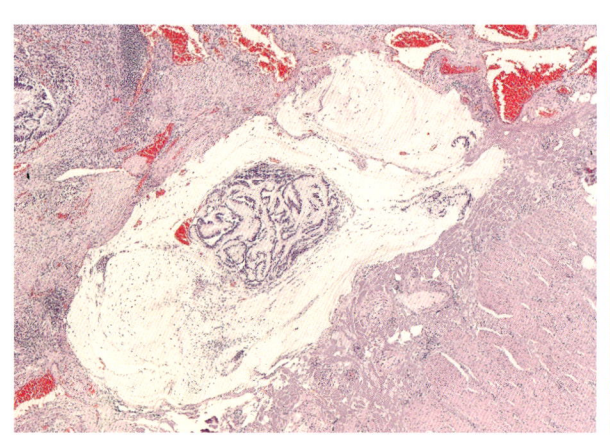

図 4-45 図 4-43 の粘膜下組織における粘液結節の拡大．粘液結節内に一塊となっている腺管集簇がみられ，それら腺管の上皮は粘膜内増殖の異型腺管と類似している．Morson の dysplasia 分類に従って，腺腫の偽浸潤と診断された．

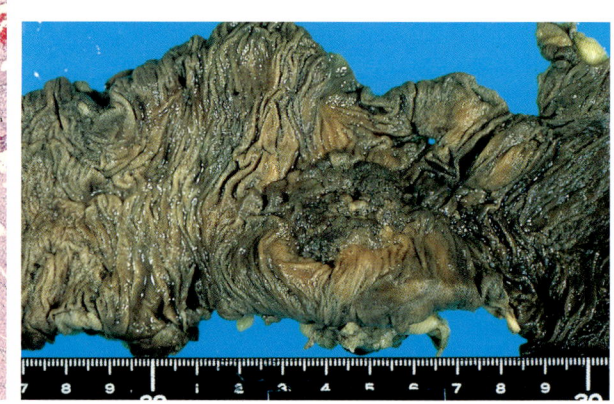

図 4-46 図 4-43 のポリペクトミーの 10 年後に，同部位に発生した Borrmann 3 型癌．大きさは約 3 cm．癌は漿膜下組織にまで浸潤している．この進行癌は図 4-43 の再発である．

　毛状腫瘍全体が腫瘍発生の初めから癌であって，癌発育進展の過程で一般的に癌と認識される異型度の部分が出現した』という主張と同じ確率で成り立つことを意味している．すなわち，癌化率 50％ という主張はコインを投げて表裏をあてることと同じことなのである．大腸の腺腫-癌関係についての全体的傾向からこの 2 つの主張を眺めるとき，いずれの主張がより矛盾がないかの検討が必要となる（375 頁参照）．

　翻って，絨毛状腫瘍の構造異型についてであるが，絨毛状構造は正常大腸粘膜には認めることのできない構造である．構造異型度とは『正常粘膜構造からの形態的かけ離れの程度』であるから，そうすると，絨毛状構造はかけ離れの程度が大きい，つまり，構造異型度は著明であるということになる（375 頁参照）．

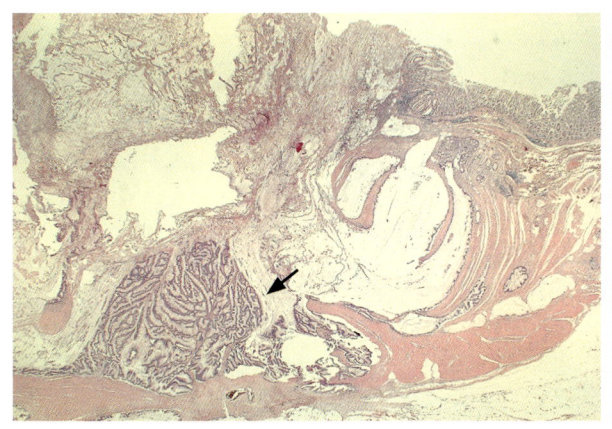

図 4-47　図 4-46 の 1 割面．癌の大部分は粘液癌で，一部に管状腺癌がみられる（矢印）．癌浸潤は漿膜下組織に及んでいる．

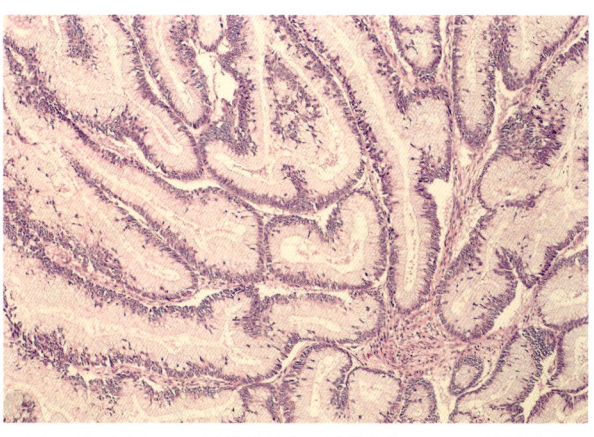

図 4-48　図 4-47 の粘液結節内に塊状となっている管状腺癌の拡大．ポリペクトミー（図 4-43）の中等度異型腺腫とされた組織（図 4-44）と類似していて，それとは区別することができない．すなわち，初回ポリペクトミー組織は，粘膜下組織浸潤を伴う絨毛管状腺癌と診断すべきである．

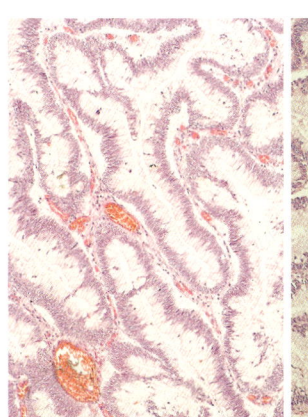

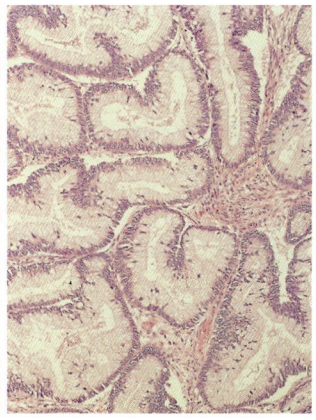

図 4-49　図 4-43 のポリペクトミーによる粘膜内進展部の腺管群（左）と図 4-48 の粘液結節内の癌腺管群（右）の比較．両者は同類の癌である．ポリペクトミー組織の判別式 Fca＝0.87 と正で，癌である（表 4-17）．

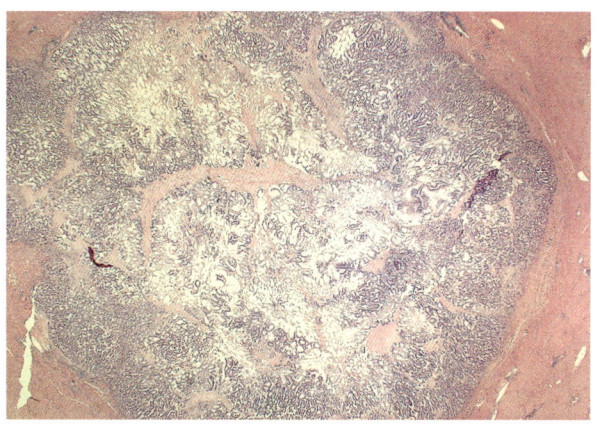

図 4-50　局所再発の粘液癌（図 4-46）の外科手術時に肝転移巣が発見された．

表 4-17　ポリペクトミーで異型度中等度絨毛管状腺腫と診断された組織の ING，ISA 値と判別式 Fca の値．

計測部位	ISA 値	ING 値	Fca
1	83.16	58.66	1.43
2	88.04	54.66	1.30
3	91.00	50.32	1.0
4	87.68	31.71	－0.55
5	88.54	51.86	1.10
平均	87.68	49.44	0.87

B　大腸癌組織発生とそれからみた大腸癌の臨床病理

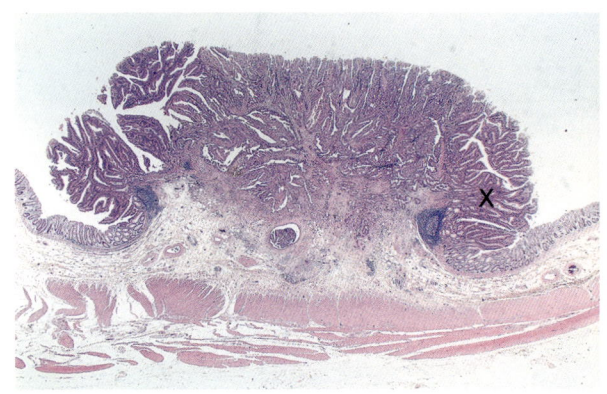

図 4-51 大きさ1cmのⅡa型の粘膜下組織浸潤を示す管状腺癌．隆起部分の両端の粘膜部分には異型腺管群がみられる．この粘膜内における異型腺管群（X）は，中等度異型腺腫と診断されていて，この隆起性腫瘍は腺腫の癌化による粘膜下組織浸潤癌と診断されていた．

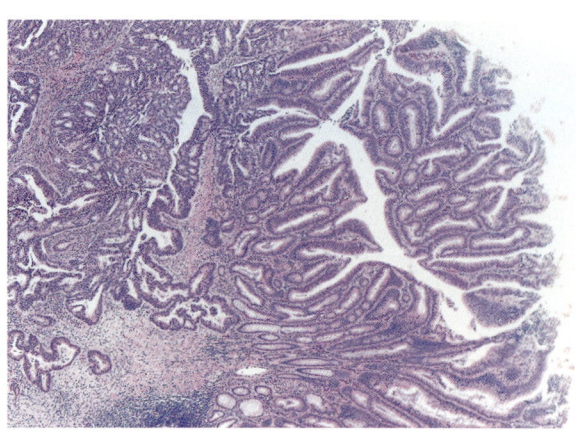

図 4-52 図 4-51 の X 印部分の拡大．粘膜内に限局している異型腺管の分布は密であり，腺管はやや大型で不規則形腺管が認められる．粘膜下組織浸潤の癌組織粘膜内異型腺管群との間には腺管異型度に関して漸次移行がみられる．

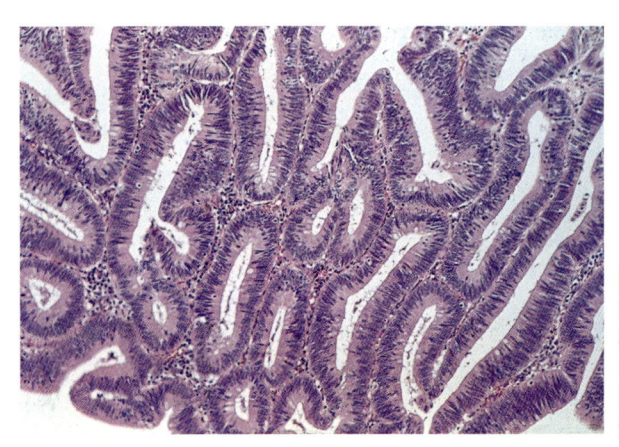

図 4-53 図 4-52 の粘膜内に限局している異型腺管群の拡大．腺管が密に存在している．異型腺管は高円柱状細胞から成り，核配列の乱れおよび N/C の増加が認められる．判別式は正（Fca：1.23，ISA：88.9，ING：53.3）で癌である．すなわち，図 4-51 の隆起性腫瘍は腺腫の癌化による癌ではなく，全体が癌であるから de novo 癌とすべき病変である．

【症例3】中等度異型腺腫の癌化とされていた症例（図 4-51～53）

　大きさ1cmのⅡa型の病変で，組織学的に，癌が塊状に粘膜下組織浸潤を呈している，中等度異型腺腫の癌化による癌と診断されていた症例である（図 4-51）．この症例の粘膜下組織浸潤部の異型腺管群は異型度著明であり，組織学的に容易に癌と診断し得る（図 4-51, 52）．しかし，隆起性腫瘍の両縁にある粘膜内進展部の異型腺管群は，中等度異型腺腫とみなされていた（図 4-52, 53）．その粘膜内における異型腺管群は大型の腺管を形成していて，不規則形腺管も散見される．さらには，異型腺管群の密度は高い．この粘膜内に限局している異型腺管上皮の核は棍棒状で，細胞質の半分あるいはそれ以上を占めていて（ING：53.3），配列の乱れがある．このような所見は，異型度著明な腺腫あるいは分化型腺癌と診断される，いわゆる良性悪性境界領域であるが，Morson らによる異型度分類では軽度～中等度異型の腺腫/dysplasia となる．確率的に良性悪性を振り分ける判別式 Fca = 1.23（ING：53.3, ISA：88.9）は正であり，癌である．

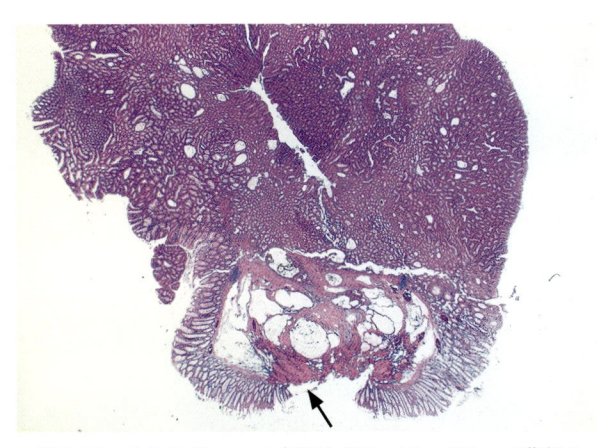

図 4-54 大きさ 13 mm の有茎性ポリープ．ポリープ茎部の粘膜下組織に粘液結節がみられる（矢印）．南風病院症例．

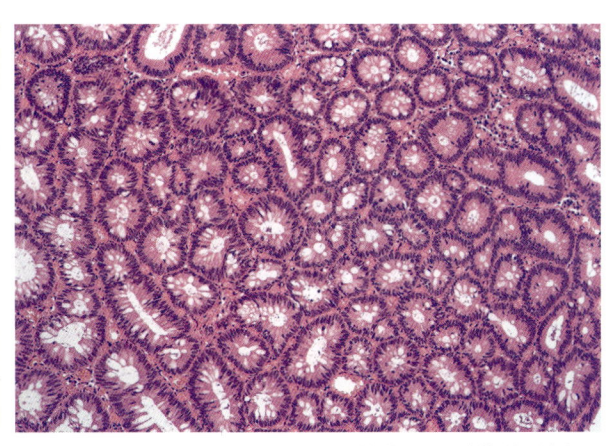

図 4-55 図 4-54 のポリープ頭部の粘膜部異型腺管群の拡大．異型腺管が密に存在し，腺管の大小不同がみられる．異型上皮細胞の N/C はやや増加している．核配列の乱れがある．杯細胞数の増加がみられる．Morson による異型度に関する基準と癌組織診断基準とからは，偽浸潤を伴う中等度異型腺腫であるが，粘膜内の異型腺管の所見からは高分化型腺癌とすべきであり，粘膜下組織へ浸潤して粘液結節性腺癌（図 4-56）といわれている組織像を呈した癌である．

したがって，この隆起性腫瘍には腺腫成分はなく全体が癌であることになり，この癌の組織発生は直接大腸粘膜から発生した癌，つまり *de novo* 癌であることになる．

　癌組織の異型度についてであるが，粘膜内進展部の癌組織と，粘膜以外の浸潤部における癌組織との異型度あるいは分化の程度を比較した場合，前述したように，一般的に粘膜内進展部においてはその異型度は粘膜以外の浸潤部に比べて軽度であるという傾向がある．すなわち，癌組織像は癌が発育する場が異なることによって変化・変貌するのが原則であり，大腸癌もまたそうである．そのよい例が粘液癌（図 4-54〜56）である．組織学的に粘液癌とされる癌組織像は，一般的に，癌の粘膜下組織以深への浸潤によって現れてくる．その癌の粘膜内進展部は杯細胞様の癌細胞の多い癌で，癌の異型度としては軽度〜中等度，分化度で表現すれば高分化型である．粘液癌の粘膜内進展部のみを拡大して観察した場合には，癌と診断することに躊躇する異型度である場合がある（図 4-57〜59）．生検組織は粘膜部から採取されることが大部分であるから，診断に際しては，大腸癌の粘膜下組織以深の浸潤部における癌組織が呈する異型度を基準として，生検組織（粘膜内進展部）の異型腺管の異型度を評価してはならない．粘膜下組織以深の浸潤部分の癌組織は二次的修飾を被っているからである．癌は粘膜内において発生するから，粘膜内に限局している部分の癌組織像がその癌の原型である．この粘膜内における癌の異型度を把握しておくことが，生検組織あるいは粘膜切除組織の組織診断においては重要である．

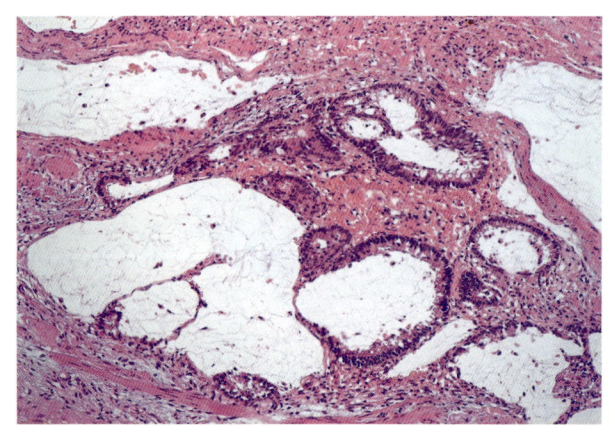

図 4-56　図 4-54 の茎部の拡大．粘液癌と診断される部分．

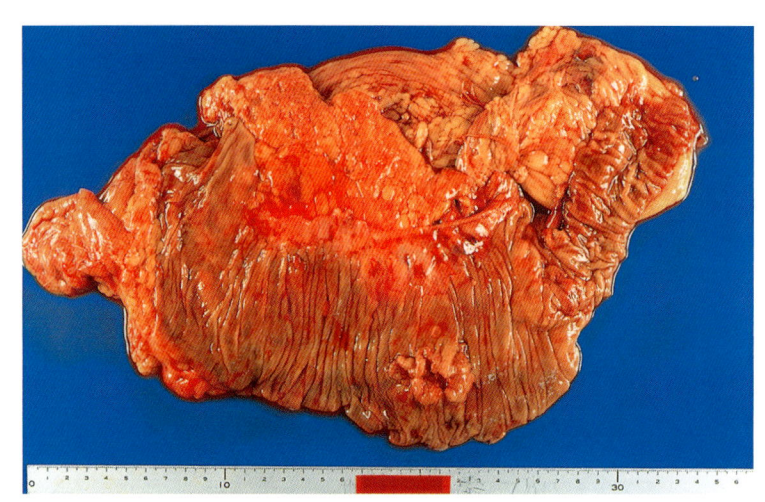

図 4-57　上行結腸の大きさ約 3 cm の 2 型癌．

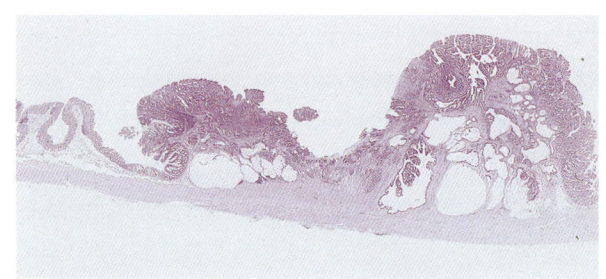

図 4-58　図 4-57 の癌の割面．中心部は潰瘍化して陥凹し，その周辺は隆起している．隆起部分の粘膜下組織と固有筋層には癌浸潤による癌の粘液結節形成が多数認められる．

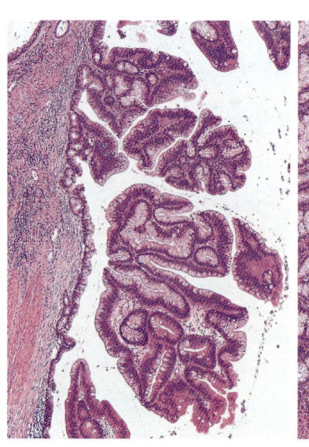

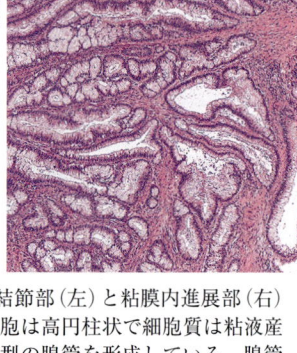

図 4-59　図 4-58 の癌の粘液結節部（左）と粘膜内進展部（右）の拡大．粘膜内における癌細胞は高円柱状で細胞質は粘液産生が著明で明るく，比較的大型の腺管を形成している．腺管密度は高い．核の大小不同および配列の乱れは軽度で，この粘膜部分のみをみた場合には，癌と診断することに躊躇する．しかし，粘膜下組織および固有筋層に粘液結節を形成していることからは癌である．

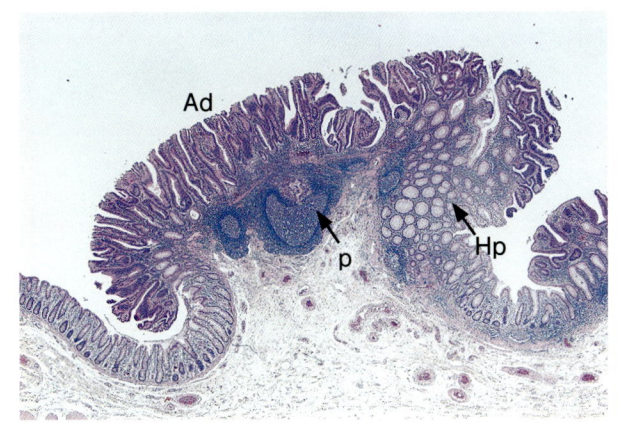

図 4-60　大きさ約 7 mm の IIa 型病変．偽浸潤 (p) を伴う異型度中等度の腺腫 (Ad) と診断されていた．Hp：過形成性腺管群．

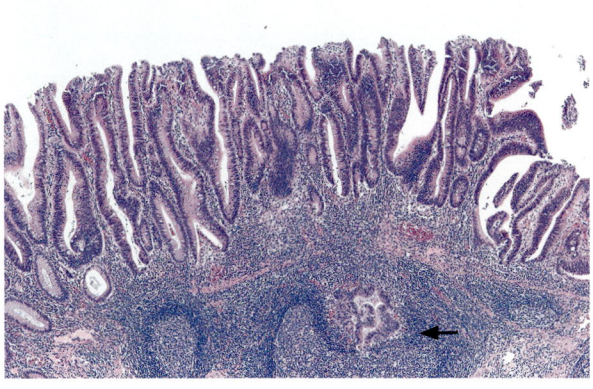

図 4-61　図 4-60 の癌の粘膜部と偽浸潤とされていた粘膜下組織浸潤 (矢印) の拡大．

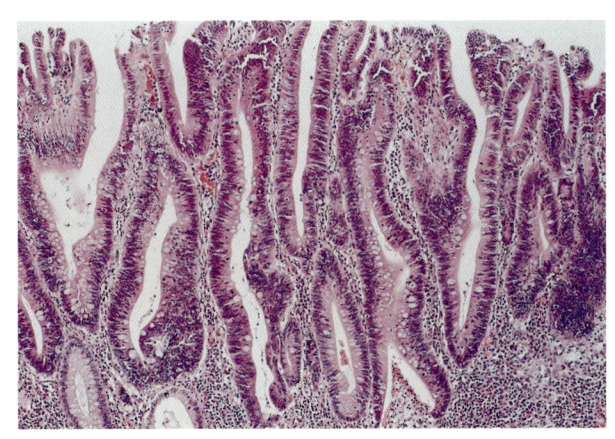

図 4-62　図 4-61 の癌の拡大．高円柱状の細胞が比較的大型の腺管を形成し，不規則形腺管および核の大小不同がみられる．Fca：1.45 (ING：58.5, ISA：84.0) と正で，癌である．

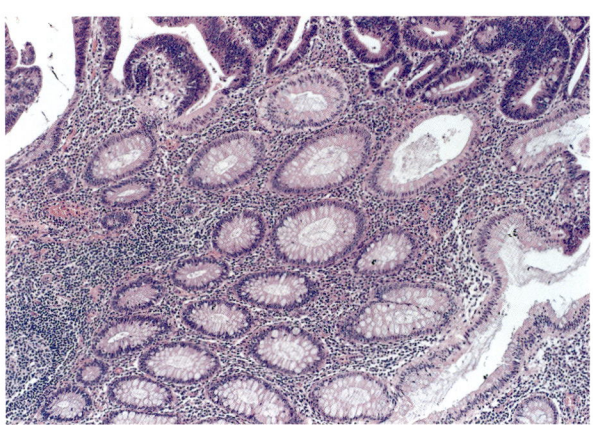

図 4-63　図 4-60 の軽度異型腺管群 (Hp) 部分の拡大．Fad：−0.27 (ING：29.0, ISA：67.9) と負で，過形成性腺管群である．

【症例 4】偽浸潤を伴う中等度異型腺腫と診断されていた症例 (図 4-60〜63)

　大きさ約 7 mm の IIa 型隆起性病変で，偽浸潤を伴う中等度異型の管状腺腫と診断されていた症例である (図 4-60)．隆起部分の上皮の大部分は異型腺管であるが (図 4-61, 62)，隆起の一部には過形成性か軽度異型腺腫かの区別が難しい腺管群がみられる (図 4-60, 63)．一般的には，粘膜部の異型腺管群は中等度異型の腺腫，そして粘膜下組織に存在する 1 個の異型腺管は偽浸潤と診断されていた (図 4-61, 62)．しかし，判別式 Fca は 1.45 (ING：58.5, ISA：84.0) と正であり，この IIa 型隆起性病変は粘膜下組織への初期浸潤を伴う粘膜下組織浸潤癌である．隆起の一部にみられた過形成性か腺腫性かの区別が難しい腺管群の判別式 Fad は −0.27 (ING：29.0, ISA：67.9) であるから，腺腫ではなく過形成である (図 4-63)．したがって，この隆起性病変の組織発生は de novo 癌であることになり，癌辺縁の過形成性腺管は炎症・びらんなどによる反応性の変化であるとみなされる．

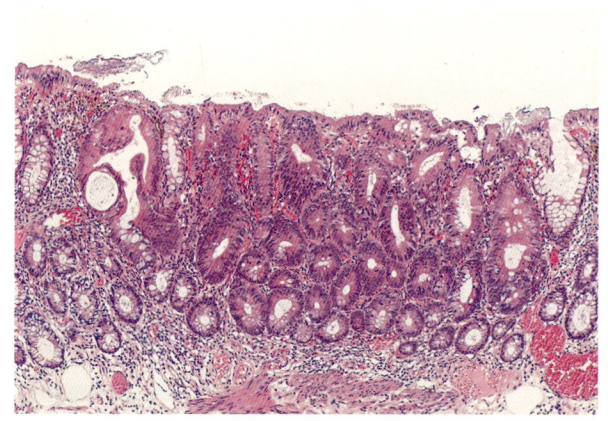

図 4-64 大きさ約 3 mm の IIc 型癌の割面．異型腺管の大小不同は軽度，腺管分布は比較的均一である．不規則形腺管は少なく，腺管密度もあまり高くない．一般的に異型度中等度の腺腫と診断される．（とよ山内科クリニック・金森俊成先生のご好意による）

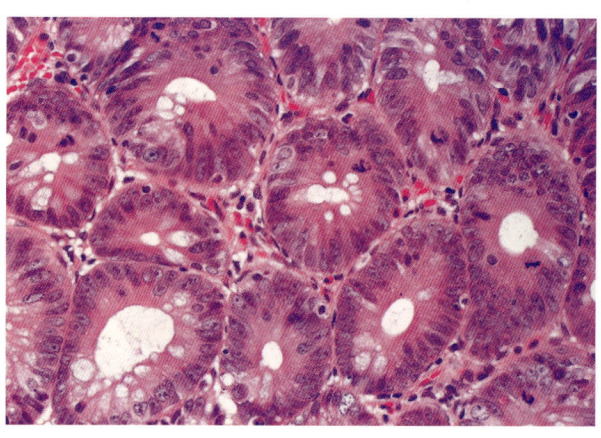

図 4-65 図 4-64 の拡大．腺管を形成している円柱状細胞の核はやや円形化していて，軽度の大小不同および配列の乱れがみられる．腺管上皮には杯細胞が介在している．この所見からは中等度異型の腺腫と診断されるであろう．（とよ山内科クリニック・金森俊成先生のご好意による）

【症例 5】粘膜内の異型腺管群の異型度からは中等度異型の陥凹型腺腫とされる，粘膜下組織浸潤を呈する微小癌の症例（図 4-64〜68）

　大きさ約 3 mm の異型腺管から成る IIc 型病変である（図 4-64, 65）．この粘膜内病変の異型所見のみからは，一般的には中等度異型の腺腫と診断されるであろう．すなわち，構造異型である腺管の大小不同，腺管密度の増加，不規則形腺管の出現，および腺管分布の不規則性の程度は軽度であり，細胞異型も核の円形化と大小不同が認められるが，その程度からは一見して癌と診断することはできない（図 4-64〜66）．しかし，この粘膜内異型腺管群の直下の粘膜下組織には同様の異型腺管が多数認められる（図 4-67, 68）．このような組織所見からは，この IIc 型病変は粘膜下組織浸潤を呈する高分化管状腺癌と診断しなければならない．判別式 Fca は 0.63 と癌である．

　Morson による dysplasia 分類に従えば，この粘膜内病変は mild dysplasia あるいは moderate dysplasia に属する異型度であるから，粘膜下組織の異型腺管群は偽浸潤ということになる．逆に，粘膜下組織の異型腺管群を癌浸潤と認めてしまうと，dysplasia 分類では粘膜内病変は mild dysplasia または moderate dysplasia であるから，癌の定義"severe dysplasia あるいは adenoma with severe atypia の粘膜下組織浸潤"と矛盾することになってしまう．この矛盾を避けるために，浸潤部を癌の浸潤とすることができないことによって mild or moderate dysplasia の偽浸潤とみなすのである．これが Morson による癌の定義と dysplasia 分類の内部矛盾である．

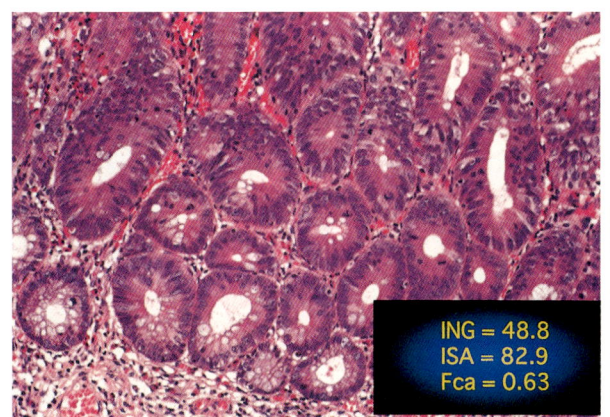

図4-66　図4-64の拡大．判別式 Fca：0.63（ING 48.8, ISA 82.9）と正で，癌である．（とよ山内科クリニック・金森俊成先生のご好意による）

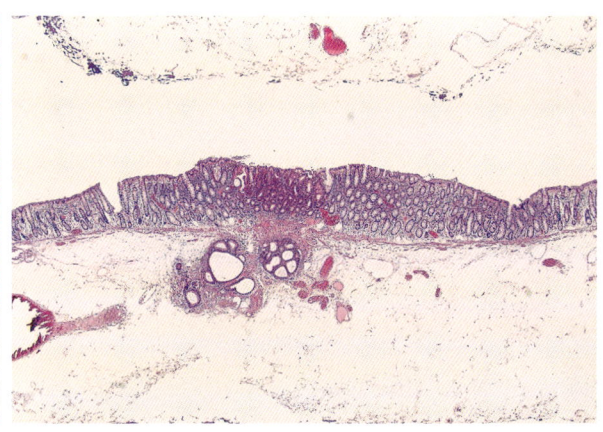

図4-67　図4-64の中等度異型の微小腺腫とその直下の粘膜下組織における異型腺管群．粘膜下組織浸潤を伴う高分化型腺癌である．dysplasia 分類では粘膜下組織への偽浸潤となる．

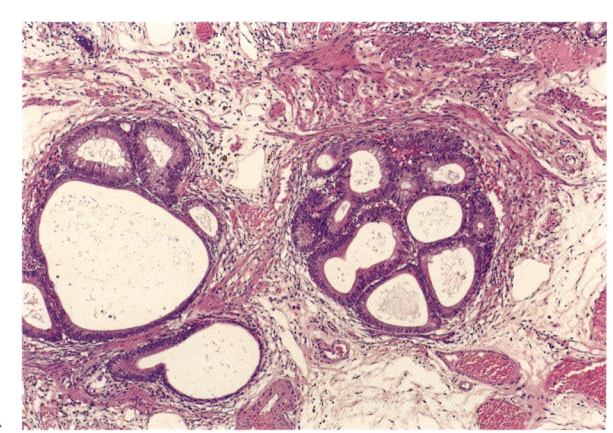

図4-68　図4-67の粘膜下組織浸潤の拡大．

【症例6】大きさ5 mm の Isp 型腺腫内癌（図4-69〜71）

　大腸進行癌で切除された結腸に，大きさ約5 mm の亜有茎性ポリープが発見された（図4-69）．この上皮性ポリープは組織学的に異型度の異なる2つの部分（図4-69のCaとAd）から成り立っている．それら2局面の境界は明瞭である．癌部分（図4-70）は細胞異型（N/C比の増加，核の大小不同）および構造異型（腺管の異常吻合，篩状腺管群）から明らかに癌と診断できる．判別式 Fca＝1.66と癌である．

　一方，腺腫部分（図4-71）は細胞異型度および構造異型度からは癌とは診断できない．判別式からは Fca＝−0.77 と腺腫である．

　以上のように，このポリープは組織学的に明らかに異型度の異なる腺管群が2つの局面を形成していて，それら局面の境界は明瞭である．すなわち，組織学的に腺腫の癌化としうる症例である．

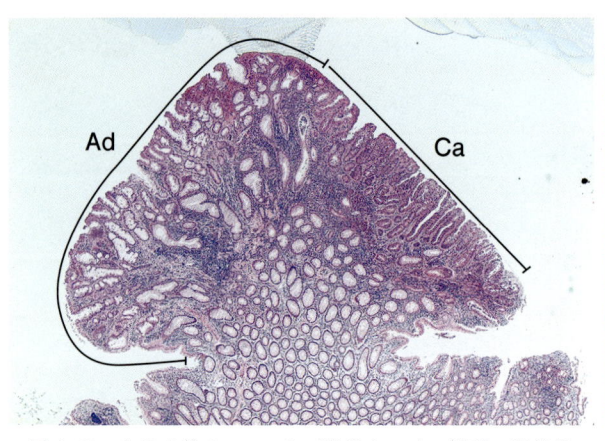

図4-69 大きさ約5mmのIsp型ポリープの割面. 癌部分(Ca)と腺腫部分(Ad)との境界は明瞭である.

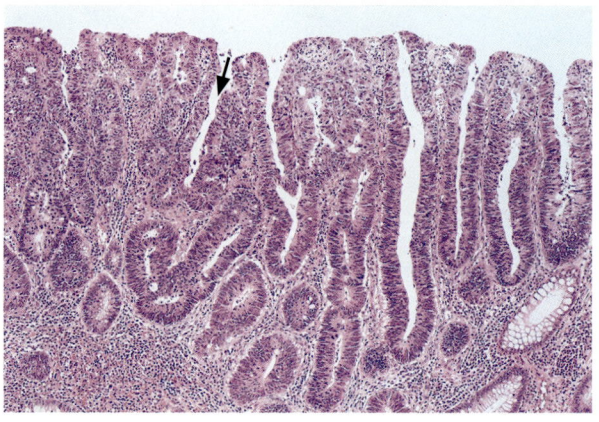

図4-70 図4-69の癌部分の拡大. Fca：1.66（ING：60.9, ISA：84.5）. 腺管の異常吻合, 篩状腺管群（矢印）およびN/Cの増加が認められる.

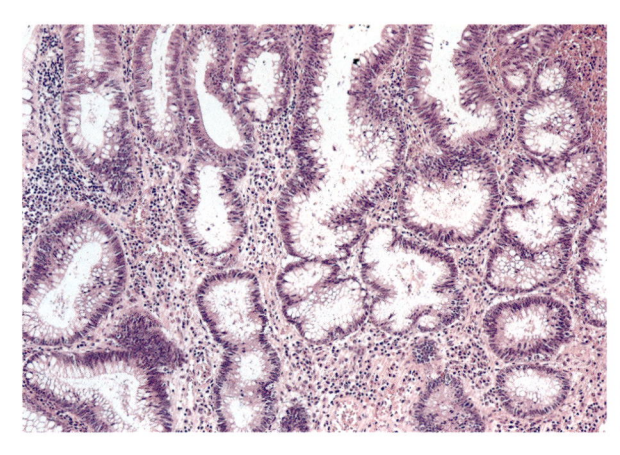

図4-71 図4-69の腺腫部分の拡大. Fca：−0.77（ING：32.2, ISA：81.1）. N/C増加は軽度〜中等度である.

d. 大腸癌組織発生別にみた大腸癌の生物学的振る舞いの差

1995年白壁フォーラム[13]では，大腸癌組織発生とそれからみた大腸癌の生物学的振る舞いについての検討がなされた. 26施設から病変の大きさ径2.0cm以下の大腸癌約5,000例が集められ，その統計的解析が行われた. なお，癌組織発生については，個々の施設においてなされた組織診断が用いられている. 肉眼型分類については，各施設での分類の基準が多少異なっているので，その分類の本質を失わないように，形の分類の基本である相似則に従って3型にまとめてある（図4-72）. 例えば，大きさ5mm以下のIIc＋IIa型微小粘膜内癌と大きさ2.0cmの2型進行癌とは，大きさと癌深達度は異なるが，形は同じであり，それら2つは相似である（図4-73）.

白壁フォーラムによる大きさ径2.0cm以下の癌の組織発生を大きさ別に眺めてみると，大きさ径1.0cm以下の癌の癌組織発生については de novo 癌56％，大きさ径1.1〜2.0cmのそれ

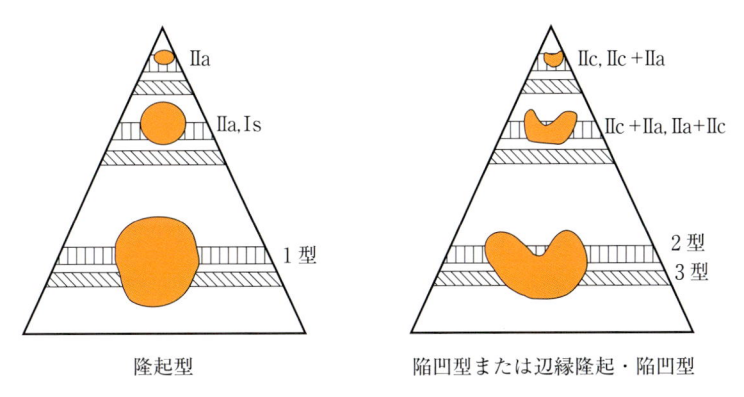

図4-72 相似則による肉眼型の分類(150頁の図2-124を再掲).

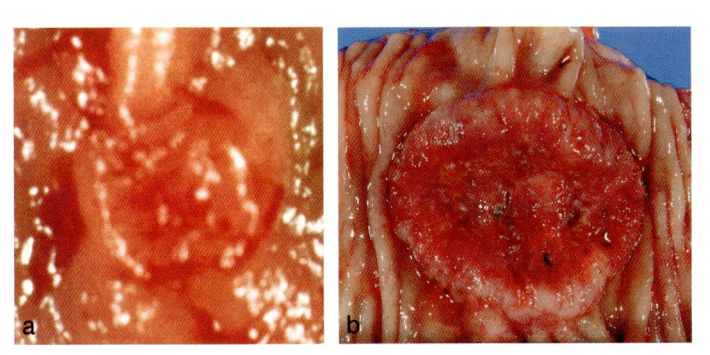

図4-73 大きさ5 mmのIIc + IIa型粘膜内癌(a)と大きさ4 cmの2型進行癌(b)の肉眼所見. それら2つの癌は大きさと癌深達度は異なるが, 肉眼型は同じ, つまり相似形である.

は53％である(**表4-18**).

表4-19は癌の大きさ, 肉眼型, 癌組織発生別にみた癌の壁深達度およびリンパ節転移の頻度のまとめである. 肉眼型については, de novo癌の多くはIIc, IIc + IIa, IIa型を呈していて, 有茎性ポリープ状癌は少ない. 一方, 腺腫の癌化による癌の肉眼型は大部分が隆起型Ip, Is, IIa型で陥凹型は非常に少ない. なお, 陥凹型腺腫の癌化した癌と診断されている症例が, 数は少ないが存在している. しかし, それらは陥凹型腺腫の癌化例であるとするよりも, de novo癌であることの確率が高い病変であろうと考えられる(384頁参照). このように, 肉眼的に陥凹部分を有する癌は組織発生的にde novo癌, 一方, 有茎性隆起の癌は腺腫由来の癌であるとみなして誤る率は低い. 無茎性隆起の癌の場合は, de novo癌である率が高い.

癌の大きさ, 肉眼型別に, 癌浸潤率, 進行癌の頻度, リンパ節転移頻度についてみると, de novo癌は腺腫の癌化による癌よりも深部浸潤に関する進行度が速い傾向がみられる. その進行の速さは陥凹型 de novo 癌が最も速く, 無茎隆起性 de novo 癌, 無茎隆起性の腺腫由来癌, そして有茎隆起性の腺腫由来癌の順で遅い傾向がみられる(**表4-19**).

B 大腸癌組織発生とそれからみた大腸癌の臨床病理

表4-18 大きさ径2 cm 以下の大腸癌の組織発生.

癌組織発生	大きさ(cm)			合計
	～0.5	0.6～1.0	1.1～2.0	
de novo 癌	459 (77%)	972 (50%)	1,272 (53%)	2,703 (55%)
腺腫の癌化	140 (23%)	990 (50%)	1,126 (47%)	2,256 (45%)
合計	599 (100%)	1,962 (100%)	2,398 (100%)	4,959 (100%)

〔白壁フォーラム編集委員会(編):白壁フォーラム・大腸疾患の診断.医学書院,1996〕

表4-19 大腸癌組織発生別にみた大腸癌の生物学的振る舞いの違い.

【大きさ1.0 cm 以下の癌】

	de novo 癌		腺腫の癌化による癌	
	陥凹・隆起 (389 例)	無茎隆起 (829 例)	無茎隆起 (690 例)	有茎隆起 (423 例)
癌浸潤率*	17%	9%	2%	1%
進行癌の頻度	4%	1%	0%	0%
リンパ節転移頻度	2%	1%	0%	0%

【大きさ1.1～2.0 cm の癌】

	de novo 癌		腺腫の癌化による癌	
	陥凹・隆起 (385 例)	無茎隆起 (606 例)	無茎隆起 (448 例)	有茎隆起 (662 例)
癌浸潤率*	82%	33%	7%	2%
進行癌の頻度	41%	10%	0%	0%
リンパ節転移頻度	17%	6%	0%	0%

*癌浸潤率:癌の各大きさにおける sm 2 以深の癌の頻度
〔白壁フォーラム編集委員会(編):白壁フォーラム・大腸疾患の診断.医学書院,1996〕

　大きさ径2.0 cm 以下の陥凹隆起型の de novo 癌778 例の22%(174/778 例)に進行癌が存在していることからも,陥凹型 de novo 癌の生物学的振る舞いは宿主に対して最も攻撃的であるということができよう(**図4-74～76**).所属リンパ節転移症例については,**表4-20** に示すように,de novo 癌は124 例,腺腫由来癌はわずか6 例である.当然のことながら,癌深達度が深くなればなるほど,そして癌の大きさが大きくなればなるほど,リンパ節転移の頻度が高くなる(**表4-20**).

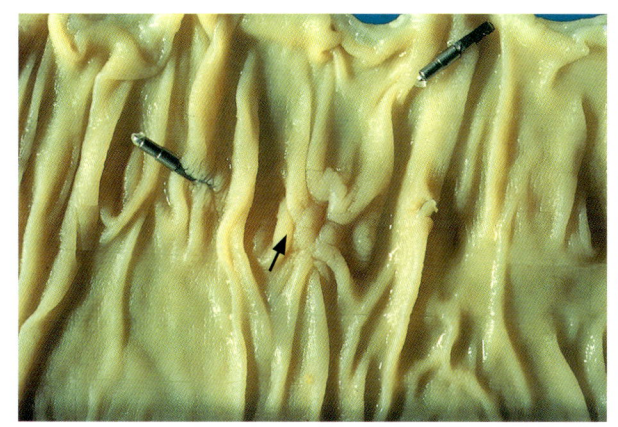

図4-74　大きさ径5 mmのⅡc＋Ⅱa型癌(矢印)の切除標本.

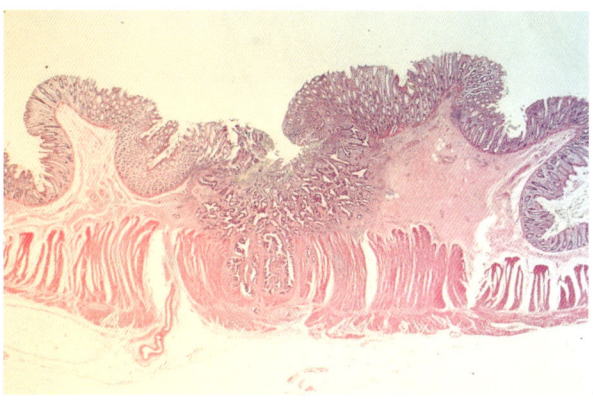

図4-75　図4-74の割面.微小癌であるにもかかわらず,癌浸潤は漿膜下組織に達している.

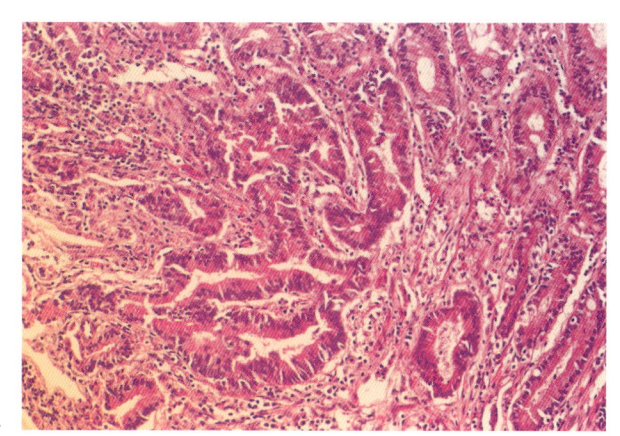

図4-76　図4-75の粘膜内の癌の拡大.中分化型管状腺癌である.

e. 大腸癌組織発生別にみた癌の発育に伴う形態変化と浸潤率

　　大腸癌の発育に伴う肉眼形態変化と癌浸潤率とについて,癌組織発生別に眺めてみよう.表4-21はde novo癌について,その大きさ別に肉眼型の比(有茎性隆起：無茎性隆起：陥凹・隆起)をみたものである.例えば,大きさ5 mm以下の癌の肉眼型の比は(0：5：5),大きさ0.6〜1.0 cmの肉眼型の比は(2：6：2)である.表4-21で,大きさ5 mm以下の癌が0.6〜1.0 cmに発育することによって,肉眼型の比が(0：5：5)→(2：6：2)と変化したことになる.この比の変化から,癌の発育(5 mm以下から0.6〜1.0 cmに発育)に伴う肉眼形態変化を推定すると,5 mm以下の無茎性隆起の比5のうち(2)が有茎性隆起に発育し,そして残りの(3)がそのまま無茎性隆起に発育したことになる.しかし,大きさ0.6〜1.0 cmの無茎性隆起の比は6であるから,残りの(3)は5 mm以下の陥凹・隆起の比(5)のうちの(3)が無茎性隆起に発育したことになり,残り(2)がそのまま陥凹・隆起に発育していることになる.ただし,発育に伴う肉眼形態変化は陥凹・隆起↔無茎性隆起↔有茎性隆起の間での連続的変形によるもので,無茎性隆

表 4-20 所属リンパ節転移症例：癌の大きさと癌深達度．

【*de novo* 癌】

癌深達度	大きさ(cm)			合計
	〜0.5	0.6〜1.0	1.1〜2.0	
m, sm 1	0(0%)	1(6%)	3(3%)	4(3%)
sm 2, 3	2(100%)	9(56%)	34(32%)	45(36%)
mp, ss	0(0%)	6(38%)	69(65%)	75(61%)
合計	2(100%)	16(100%)	106(100%)	124(100%)

【腺腫の癌化による癌】

癌深達度	大きさ(cm)			合計
	〜0.5	0.6〜1.0	1.1〜2.0	
m, sm 1	0	0	1	1
sm 2, 3	0	0	4	4
mp, ss	0	0	1	1
合計	0	0	6	6

〔白壁フォーラム編集委員会(編)：白壁フォーラム・大腸疾患の診断．医学書院,1996 より〕

表 4-21 癌の大きさ別による肉眼型の比，それからみた癌の発育に伴う形態変化と癌浸潤．

【*de novo* 癌】

肉眼型	大きさ(cm)			径 2.0 cm 以下の進行癌の頻度
	〜0.5	0.6〜1.0	1.1〜2.0	
有茎性隆起 (506 例)	0 →	(0) → 2 [8%] (2) ↗	(2) → 2 [23%] (0)	0%(1 例)
無茎性隆起 (1,433 例)	5 [4%] → ↗	(3) → 6 [10%] (3) ↗ ↘	(5) → 5 [33%] (1)	5%(65 例)
陥凹・隆起 (774 例)	5 [4%] →	(2) → 2 [34%]	(2) → 3 [82%]	22%(174 例)

( )：数字は癌発育に伴う形態変化の割合
[ ]：数字は癌浸潤率
〔白壁フォーラム編集委員会(編)：白壁フォーラム・大腸疾患の診断．医学書院,1996 より〕

表 4-22　癌の大きさ別による肉眼型の比，それからみた癌の発育に伴う形態変化と癌浸潤．

【腺腫の癌化による癌】

肉眼型	大きさ（cm）							径 2.0 cm 以下の進行癌の頻度
	～0.5		0.6～1.0			1.1～2.0		
有茎性隆起 （506 例）	2	→	(2)	→	4 [1%]	→	(4)	→	6 [2%]	0%（0 例）
		↗	(2)			↗	(2)		
無茎性隆起 （1,433 例）	8	→	(6)	→	6 [3%]	→	(4)	→	4 [7%]	0%（4 例）
			(0)				(0)		
陥凹・隆起 （32 例）	0		(0)		0		(0)		0	9%（3 例）

（　）：数字は癌発育に伴う形態変化の割合
[　]：数字は癌浸潤率
〔白壁フォーラム編集委員会（編）：白壁フォーラム・大腸疾患の診断．医学書院，1996 より〕

起を経過しないで有茎性隆起→陥凹・隆起と急速に変形するカタストロフィー的変形はきわめて稀であるという前提のもとにである．

　癌の発育（0.6～1.0 cm）→（1.1～2.0 cm）に伴う肉眼形態変化の割合も同様に，**表 4-21** に示されている比から矢印のように推定することができる．

　表 4-21 の肉眼型の比の数字の下の [　] 内の数字は，癌の大きさと肉眼型別にみた癌浸潤率*である．また，肉眼型別に大きさ 2.0 cm 以下の進行癌の頻度を示してある．この癌の大きさと肉眼型別にみた癌浸潤率からは，癌の発育に伴って sm 以深へ浸潤する頻度は，どの肉眼型においても癌が大きくなれば浸潤率が高くなり，肉眼型別には有茎性隆起，無茎性隆起，陥凹・隆起の順で浸潤率が高くなっている．進行癌へと発育進展しているのは無茎性隆起型と陥凹・隆起型で，大きさ 2.0 cm 以下の陥凹・隆起型の約 20% は進行癌 2 型である．

　一方，de novo 癌と同じように，**表 4-22** に腺腫の癌化による癌（腺腫由来の癌）の発育に伴う肉眼形態変化と癌浸潤率を示してある．この**表 4-22** から，腺腫由来の癌は隆起性発育を示す傾向があり，そして，進行癌へ発育している頻度はきわめて低いということができる．それぞれの大きさにおける陥凹・隆起型の癌は，他の肉眼型の癌に比べると数が非常に少ないので，全体的傾向からは無視することができる．

　このように，進行癌へと進展する癌は de novo 癌であり，肉眼的には無茎性隆起型と陥凹・

* **癌浸潤率**

癌が粘膜下組織浸潤（sm 2 以深へ浸潤）している癌の割合．sm 1 浸潤癌を粘膜内癌と同等に取り扱っている理由は，所属リンパ節転移が認められていないということ，そして内視鏡的粘膜切除で取り残すことはきわめて少ないということ，の 2 つの観点からである．
癌浸潤率＝[癌全体－（粘膜内癌と sm 1 浸潤癌）]／癌全体

表 4-23　大腸の腺腫と癌の組織型分類.

1. 1. 腺腫 Adenoma
　　1. 1. 1. 管状腺腫 Tubular adenoma（図 4-87〜89）
　　1. 1. 2. 管状絨毛腺腫 Tubulovillous adenoma（図 4-90）
　　1. 1. 3. 絨毛腺腫 Villous adenoma（図 4-91）
2. 1. 腺癌 Adenocarcinoma
　　2. 1. 1. 高分化腺癌 Well differentiated adenocarcinoma（図 4-77）
　　2. 1. 2. 中分化腺癌 Moderately differentiated adenocarcinoma（図 4-79）
　　2. 1. 3. 低分化腺癌 Poorly differentiated adenocarcinoma（図 4-78）
2. 2. 粘液癌 Mucinous adenocarcinoma（図 4-80〜83）
2. 3. 印環細胞癌 Signet-ring cell carcinoma（図 4-84）
2. 4. 扁平上皮癌 Squamous cell carcinoma
2. 5. 腺扁平上皮癌 Adenosquamous carcinoma（図 4-85, 86）
2. 6. その他の癌 Miscellaneous carcinomas

〔大腸癌研究会（編）：大腸癌取扱い規約，第 6 版．金原出版，1998 より〕

隆起型であり，中でも陥凹・隆起型の癌浸潤率が高い．一方，腺腫由来の癌は，一般的に隆起性発育を示し，癌浸潤率は低く，進行癌への進展の頻度はきわめて低いという傾向がある．腺腫の生検による内視鏡的経過観察で，腺腫の発育はある大きさで停止し，癌化頻度はほとんど観察されていないことを考慮すれば[48]，隆起性病変の生検で腺腫であった場合には，"ポリープ（腺腫）は癌化するから，ポリープを切除する"という主張は成り立たない．

4　大腸癌取扱い規約による大腸の腺腫と癌の組織型分類

a. 大腸癌の組織型分類の問題点

　　1977 年，大腸癌研究会は大腸癌取扱い規約で大腸の腺腫と癌の組織型分類を提唱した[52]．癌の組織・細胞形態の特徴に基づいて組織型を大きく 6 つの類に分け，さらに，通常みられる管状腺癌あるいは乳頭管状腺癌を癌腺管の形態的な分化度によって，高分化型 well differentiated，中分化型 moderately differentiated，低分化型 poorly differentiated の 3 型に亜分類している（表 4-23）．

　　この分化度に関する類別については，高円柱状上皮細胞が大型の腺管を形成あるいは乳頭状であるものを高分化型（図 4-77），腺管形成がないかあるいは小型腺管を形成している癌を低分化型（図 4-78）として，それらの中間型を中分化型（図 4-79）とすると定義している．このように構造異型度のみをもって癌の分化度としているのであるが，その定義は腺管の大小という連続量をもってなされているために，類別のための境界があいまいである．さらには，同一癌ではあっても癌の構造異型は腸管壁の部位によって異なり多様であるので，分化度に関する分類においては一致度が悪い．

　　また，分化（度）というからには，大腸粘膜上皮は吸収細胞と杯細胞とから構成されているか

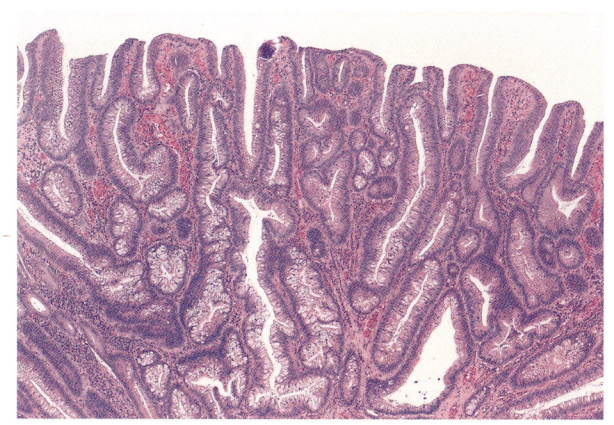

図 4-77　高分化型腺癌.

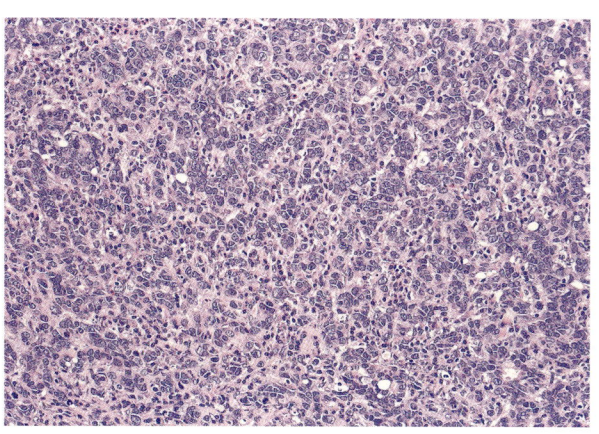

図 4-78　低分化型腺癌.

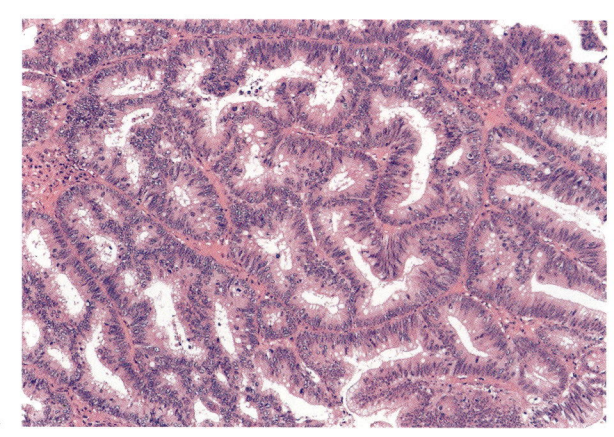

図 4-79　中分化型腺癌.

ら，癌の分化度にはそれら細胞の割合をも考慮する必要がある．さらには，この分類を適用するにあたっては，大腸癌の組織像は一般的に一様均一ではないから，"組織標本上で優勢な癌組織像をもってその癌の組織型とする"という条件付けがなされている．

　癌組織型を分類することの意義の1つとして，予後との関連性ということが挙げられている．つまり，低分化腺癌は高分化腺癌よりも，一般的に予後不良であるとみなされている．もしそうであるならば，癌組織型を分類するに際しては量とは無関係に最も低分化の部分をもって命名すべきであり，"量的に優勢な癌組織像をもってその癌の組織型とする"という条件は，癌の組織型を分類することの意義とは反することになる．

　翻って，"癌の組織像は，同一起源の癌ではあっても，それが発育する場が異なることによって異なる組織像—組織形態と異型度—を呈する"ということが，どの臓器から発生する癌においても成り立つ一般的な傾向である．大腸癌も例外ではなく，同じ1つの癌ではあっても，粘膜内進展部と粘膜下組織以深における癌組織型と異型度は異なる．その典型例が粘液癌 mucinous carcinoma であり，その粘液結節は一般的に粘膜下組織以深の腸管壁において形成される組織型である．その癌の粘膜における組織型は，一般的に杯細胞の多いいわゆる"杯細胞性

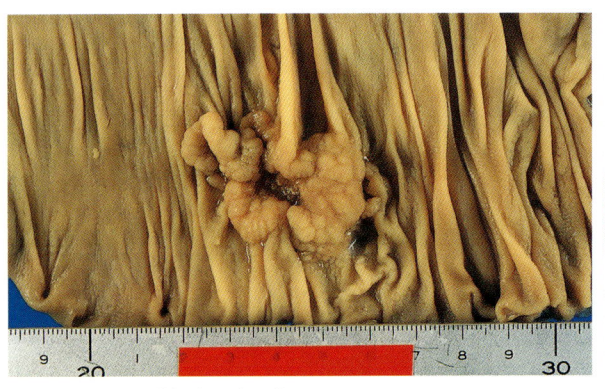

図 4-80　2 型進行癌の肉眼像.

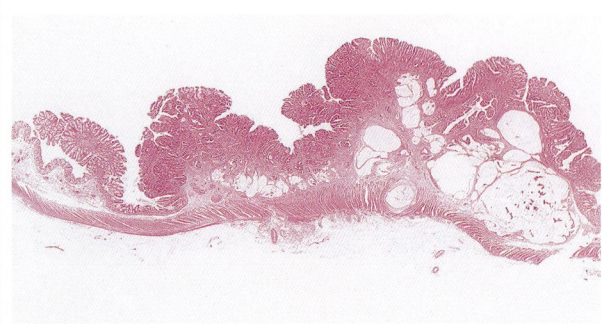

図 4-81　図 4-80 の癌の割面．癌の粘膜内進展部は腺管腺癌型を呈していて，粘膜下組織以深には粘液結節形成がみられる．

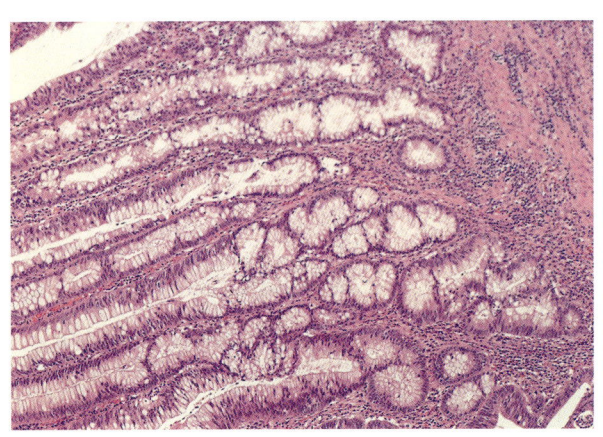

図 4-82　図 4-80 の粘膜内の拡大．杯細胞の多い管状癌で，"杯細胞性管状腺癌"ともいうべき腺癌である．

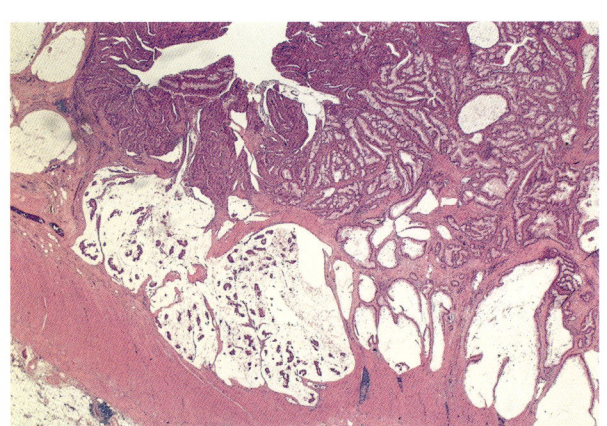

図 4-83　図 4-81 の粘液結節の拡大．

腺癌 goblet cell adenocarcinoma"である場合が多い（図 4-80〜83）．

　粘膜下組織以深へ浸潤している大腸癌において，その粘膜内進展部における癌組織像は粘膜下組織以深におけるそれよりも細胞異型度および構成細胞の点で高分化であるという傾向があり，その逆の場合は少ない．したがって，規約の組織型分類"面積の点で優勢な組織像をもってその癌の組織型とする"という条件のもとでは，粘膜内癌および粘膜下組織浸潤量の少ない粘膜下組織浸潤癌の組織型は，一般的に高分化型腺癌である頻度が高くなる．それに対して進行癌では，中分化型あるいは低分化型の管状腺癌の頻度が高くなり，そして粘液癌，腺扁平上皮癌，低分化腺癌充実型などと呼ばれている組織型が出現してくる（図 4-84〜86）．

b. 大腸腺腫の組織型分類の問題

　大腸癌取扱い規約では，大腸腺腫の組織型を大きくは管状腺腫 tubular adenoma と絨毛状腺腫 villous adenoma の 2 型に分類し，それらが混在している管状絨毛状腺腫 tubulovillous

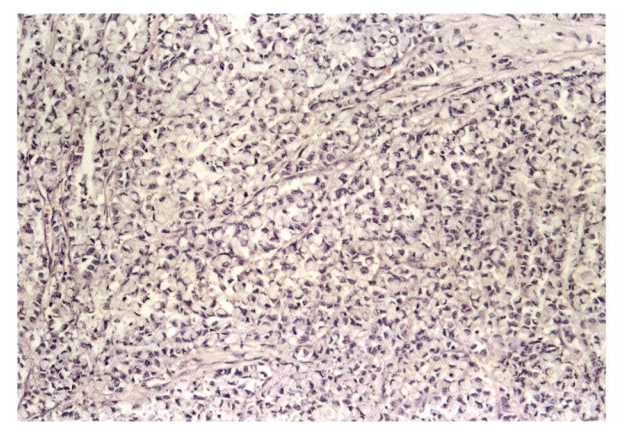

図 4-84　印環細胞癌.

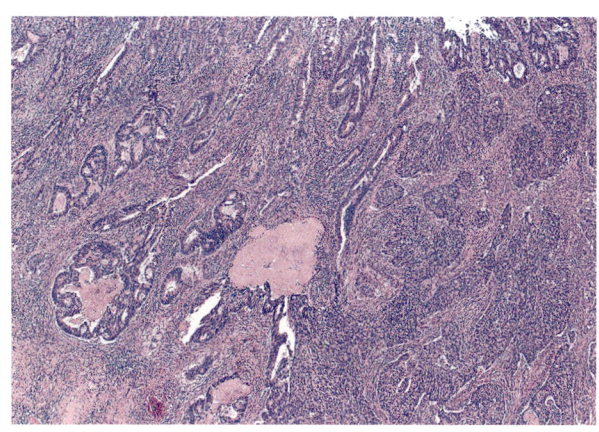

図 4-85　腺扁平上皮癌.

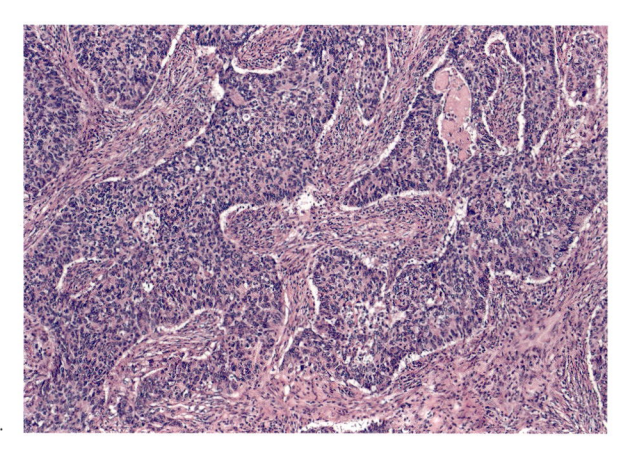

図 4-86　腺扁平上皮癌.

adenoma の合計 3 つの型に分類している（表 4-23, 図 4-87〜91）. そして, 管状腺腫は, その異型度をもって 3 つの類（軽度異型 mild atypia, 中等度異型 moderate atypia, 異型度著明 severe atypia）に亜分類しているが, それぞれの異型度については具体的に表現されていないため, パターン認識による良性悪性の異型度判断は経験に基づく主観によってなされている. このように, 異型度の表現および癌の分化度の表現を具体的にできないのは, 異型度は連続の性質があるからである. そのため, 異型度著明な腺管の粘膜下組織浸潤をもって癌と定義するという, 腫瘍病理学の大前提（公準）を無視した定義がなされ, 多くの矛盾が派生したことは, 癌組織発生論で眺めてきたとおりである.

　良性腫瘍の異型度を分類したところで, 実際的な意義は見出せない. 組織診断において重要なことは, 粘膜内に存在している腺腫-腺癌境界領域の異型腺管群をいかに腺腫と腺癌とに振り分けるかという, 良性悪性の鑑別診断なのである.

　腺腫の異型度については, 腺腫と癌の間の境界となる異型度所見が実際において重要なのである. しかし, 病変を質の点で 3 つの類（過形成性病変, 腺腫, 癌）に分類しているからには, 異型度軽度の過形成性と腺腫性との境界をも明確にする必要がある. このことは, 腺腫の癌化

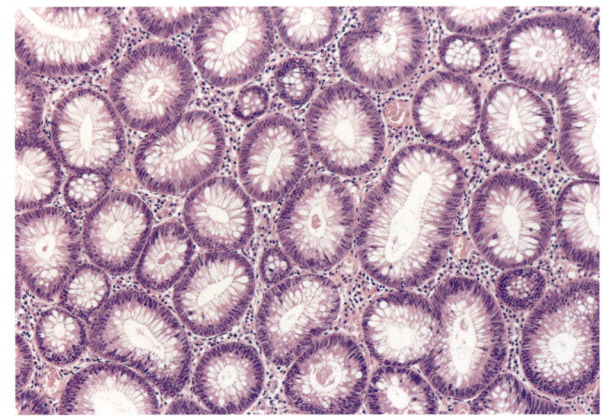

図 4-87 管状腺腫，軽度異型．腺管の大きさは正常に比べてやや大きく，腺管の大小不同は軽度，そして腺管の分布は規則的である．核の大小不同はなく，基底側に位置している．

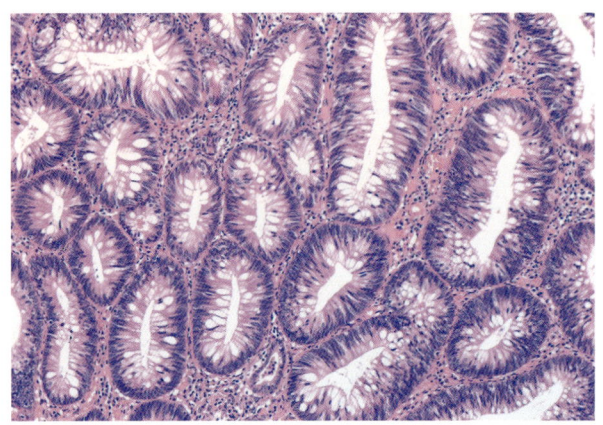

図 4-88 管状腺腫，中等度異型．腺管の大小不同は中等度，腺管の分布がやや乱れている．核は紡錘状で配列の乱れがある．杯細胞が介在している．

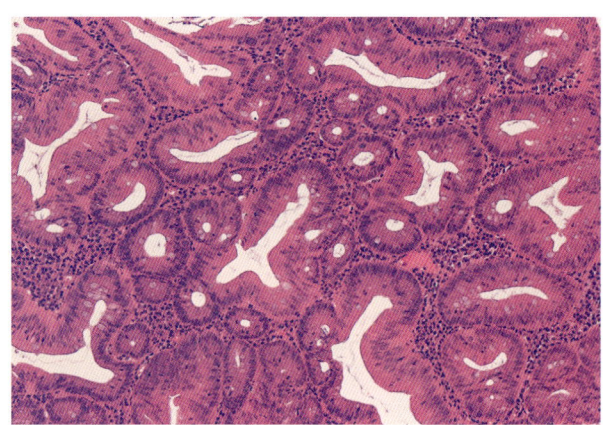

図 4-89 管状腺腫，著明な異型．

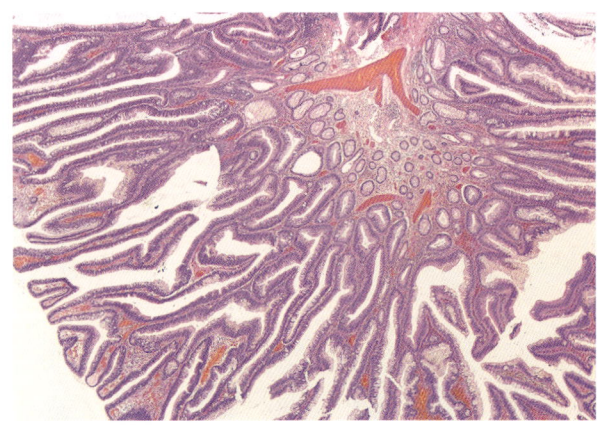

図 4-90 管状絨毛腺腫．

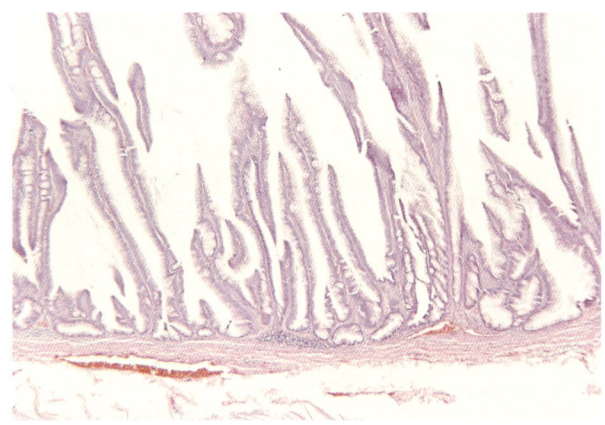

図 4-91 絨毛腺腫．

　　率を考えるうえで必要なことなのであるが，なぜか大腸腺腫の癌化率を述べている文献の多くは，腺腫と癌の境界の異型度を主観的に定義してはいるが，過形成と腺腫の境界の異型度については触れてはいない．

368　第Ⅳ部　大腸疾患の病理と生検診断

5 腫瘍病理組織学の大前提に基づく大腸癌組織型分類

　現在，一般的に行われている大腸腺腫・癌の組織型分類に関する前述の問題点を解消するために，視座を変えて分類について考えてみる必要がある．腫瘍病理組織学の大前提『腫瘍はそれが発生した臓器・組織の構造・機能を多少とも模倣している』に基づいて，大腸癌の組織型分類を考えてみよう．大腸癌においても大腸癌組織から形態的な異型性を除けば，構造・細胞水準で正常大腸粘膜にその組織類似性を求めることができる．すなわち，大部分の大腸癌は大小様々の腺管を形成していて，癌細胞の種類としては吸収細胞 absorptive cell と杯細胞 goblet cell に類似を求めることができる．したがって，大腸癌もまた基本的に正常粘膜に類似していて，大前提を満足しているのである．

　正常粘膜の腺管が形づくる構造は規則的で整然としているのに対して，癌腺管群は形態的に腺管の大小不同，腺管分布の不均一性，そして不規則形腺管が分布しているという構造異型がみられる．細胞水準では，癌腺管を構成している癌細胞の種類は吸収細胞と杯細胞とに類似しているが，それらの混合の割合は様々である．正常上皮では杯細胞が吸収細胞よりも数的に優勢であるが，癌では一般的に杯細胞が少なく吸収細胞が多い．この癌における杯細胞と吸収細胞との割合は，癌の分化度に関係する．腺管を形成している癌細胞の核・細胞質比（N/C）は大きく，核の大小不同がみられる．このように，癌組織は正常粘膜に類似してはいるが，正常粘膜模様とは異なり乱れている．さらに，この形態的な乱れの程度，すなわち癌組織の異型度は軽度〜著明と幅が広い．

　癌の細胞水準における異型度は，主として細胞のN/C比，そして核の大小不同と配列の乱れによって決定される．癌細胞の質については，癌腺管は一般的に杯細胞は少なく吸収細胞が多いが，その対極には杯細胞の多い，いわゆる杯細胞性腺癌 goblet cell adenocarcinoma が稀ならず存在し，それが粘膜内に限局している場合には良性腺腫との鑑別が問題となる．

　大腸癌組織は，それが同じ癌ではあっても発育の場が異なることによって異なる組織像を呈している．これはどの臓器の癌においても観察されることであり，癌組織型をいくつかの類に分ける場合にはそのことを考慮する必要がある．一方，大腸早期癌の組織診断基準には大きな2つの問題があった，あるいはいまだにそのような影響が残っている．それは前述したように，組織学的に明らかな癌ではあっても，それが粘膜内に限局している場合には癌とは呼ばずに severe dysplasia としていたことである．また，粘膜内の癌であるが moderate dysplasia とされていた病変で，2，3の腺管あるいは粘液結節が粘膜下組織に認められている場合には，それを moderate dysplasia 腺管の偽浸潤であるとしていて，癌とは認めないということである．癌は粘膜から発生して粘膜下組織以深へ浸潤するものであり，浸潤腺管の質は粘膜内の異型腺管のそれに依存しているにもかかわらずである．このように，癌組織型ということを論ずる場合には，癌組織診断基準の問題を避けて通ることはできず，この基準の設定にあたっては，粘膜内に存在している腫瘍組織の異型度をもってなすことが要請される．

a. 癌組織診断基準はどのようにして設定されているか？

　進行癌では肉眼的，組織学的に浸潤所見を容易に認めることができるから，その癌組織型分類には若干問題があるものの，癌であることの組織診断については問題はない．癌組織診断が問題となるのは，粘膜内癌あるいは少量の癌腺管が粘膜下組織へ浸潤している早期癌においてである．

　生検組織診断あるいは粘膜内癌の組織診断はどのようになされているかといえば，進行癌の浸潤部にみられる癌組織の異型所見を基準に，その所見を参考として粘膜部病変を診断しているのである．つまり，粘膜内に限局している上皮性腫瘍の良性悪性の組織診断は，進行癌の浸潤部組織との類似の所見を求めることによってなされているといえる．しかしながら，粘膜内に存在している癌組織型は，一般的に浸潤部のそれに比べて異型度が軽度であるという傾向がみられるので，粘膜内に限局している異型度軽度あるいは高分化型の癌は腺腫とみなされ，またそのような病変の一部に異型度の著明な腺管が存在している場合には，腺腫の癌化による腺腫内癌と診断されてきたのである．さらには，現在一般的に用いられている癌組織診断基準は，主として粘液産生のない吸収細胞類似細胞から成る腺管腺腫と癌との異型度に基づいているのである．

　大腸には杯細胞の多い上皮性腫瘍，そして粘液産生を示す細胞から成る絨毛状腫瘍があり，それらの頻度は決して少なくない．通常の腺管腺癌の癌組織診断基準に従うと，それら2つの腫瘍の粘膜内進展部における細胞異型度は一般的に軽度～中等度であるため，粘膜内に限局しているそのような腫瘍の多くは良性腺腫と診断されている（図4-92～94）．腫瘍の粘膜下組織に数個の粘液結節が認められた場合は，それを癌の粘膜下組織浸潤とはせずに，腺腫の偽浸潤としている[29]．組織学的に粘液癌が優勢な進行癌の粘膜内進展部の多くは，杯細胞の多い，あるいは粘液産生細胞から成る癌である．その粘膜部の異型度は一般的に軽度～中等度であるが，なぜかそれは癌であると認めるのである（図4-95，96）．癌の組織学的パターン認識に統一性が認められないのである．

　このようなことから，粘膜内癌あるいは早期癌を癌と診断するための基準を設定するに際して要請されることは，当然のことながら，"進行癌の粘膜内進展部における腺管の異型度"を基準としなければならないということである（図4-95，96）．癌は粘膜内で発生するから，粘膜内を進展している癌は発育の場が発生部位と同じであり，深部浸潤による二次的修飾を受けておらず，また生検組織は一般的に癌の粘膜内進展部から採取されるからである．ただし，腺腫-癌連続学説に固執する限り，生検組織診断基準は不要になる．なぜならば，その学説に従うと，粘膜内には癌腺管は存在しないことになるからである．

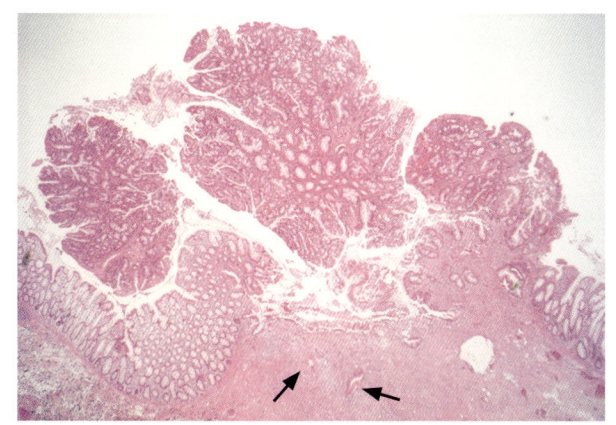

図4-92　大きさ5mmのIIa様病変の割面．中心部には浅い潰瘍がある．粘膜下組織および固有筋層には数個の異型腺管がみられる（矢印）．

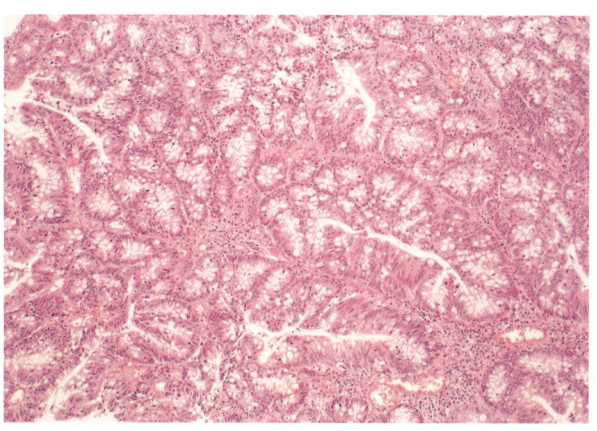

図4-93　図4-92の粘膜内進展部の拡大．篩状構造を呈している杯細胞の多い腺癌である．杯細胞が大型の腺管を形成し，不規則形腺管がみられる．腺管密度は高い．細胞異型度は軽度〜中等度とされるであろう．杯細胞の多い，いわゆる杯細胞性腺癌 goblet cell adenocarcinoma ともいうべき腺癌である．

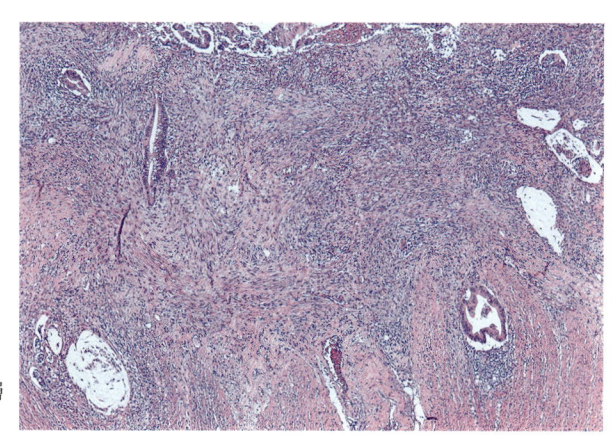

図4-94　図4-92の癌の深部浸潤．粘膜下組織および固有筋層に浸潤している．

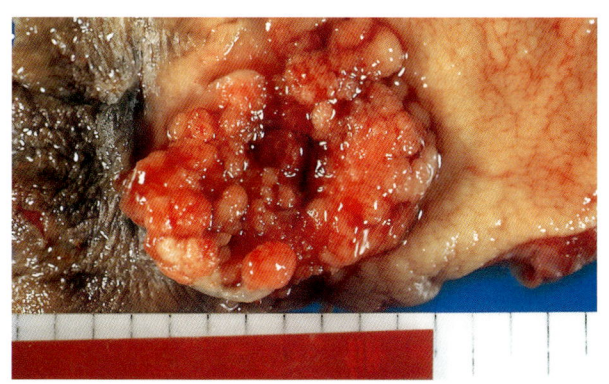

図4-95　2型癌の肉眼像．粘膜内は杯細胞の多い腺管から成る腫瘍で，異型度からは一般的に異型度中等度の腺腫とみなされている傾向があるが（図4-96），粘膜下組織以深へ浸潤していることからは癌と診断しなければならない．

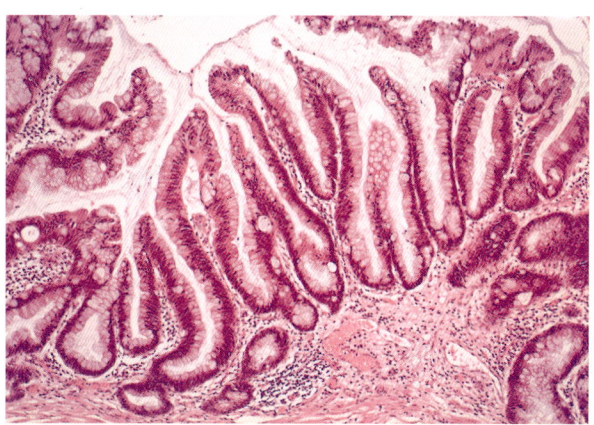

図4-96　図4-95の粘膜内進展部の拡大．杯細胞の多い上皮から成る腺癌で，部分的に絨毛状を呈している．腺管内腺管形成および鋸歯状部分がみられる．

B　大腸癌組織発生とそれからみた大腸癌の臨床病理

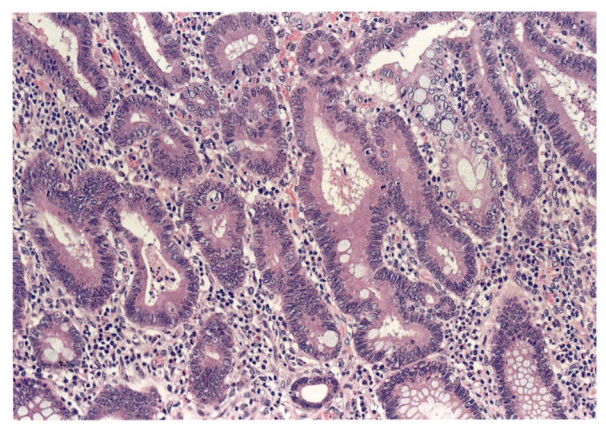

図 4-97　吸収細胞の優勢な，通常の腺管を形成している癌． 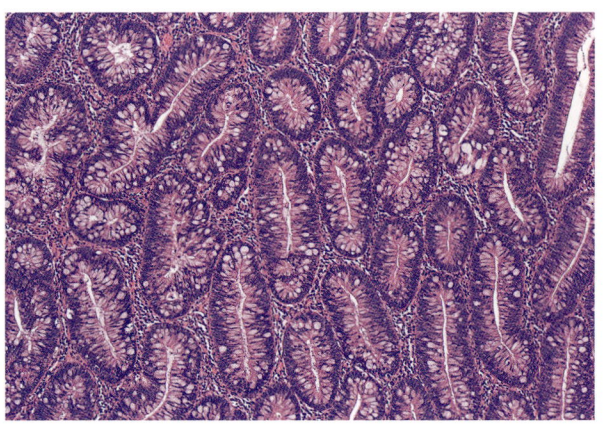　　図 4-98　杯細胞の優勢な，腺管を形成している癌．

b. 癌組織診断基準の設定

　それでは，大腸における癌組織診断基準をどのように設定したらよいのであろうか．癌の組織診断は異型性をもってなされているから，異型度を考慮しなければならないことは自明の理であるが，その次には異型度認識をどのようにするかが問題となる．それは，進行癌にみられる粘膜内進展部の異型度の下限を定めることである．

　腫瘍病理組織学には"腫瘍はそれが発生した臓器・組織の構造・機能を多少とも模倣している"という大前提がある．大腸癌発生の場である粘膜の腺管は吸収細胞と杯細胞によって形成されている．大腸の腺腫と癌では，異型を呈する吸収細胞と杯細胞とが種々の割合で混在している．大腸癌は組織学的に吸収細胞が数的に優勢である腫瘍が多いため，脳というブラック・ボックスに潜む癌組織診断のための個々の物差しは，そのような腫瘍の異型度によって形成されている．それらの異型度物差しによると，杯細胞の多い腫瘍は細胞異型度が軽度〜中等度とされ，また，機能分化があるということで良性腺腫とされていることが多い．癌は正常上皮の分化を模倣するという腫瘍病理学の大前提があるにもかかわらずである．

　このようなことから，癌組織診断基準の設定にあたっては，まず第一に，上皮性腫瘍の質を考慮することが必要となる．それは通常にみられる吸収細胞の優勢な腺管形成性腫瘍と，杯細胞の優勢な腺管形成性腫瘍の異型性に基づいた癌組織診断基準を設定することである（図 4-97，98）．その設定にあたっては，進行癌あるいは粘膜下組織浸潤癌の粘膜内進展部の癌組織の異型度を対象とすることが必要である．なぜなら，進行癌の深部浸潤の癌組織像は，浸潤による二次的修飾を被っているために，一般的に粘膜内進展部の癌組織よりも異型度が著明であるからである．もし，浸潤部の癌組織異型度を癌組織診断基準とすると，粘膜内進展部の癌の多くは腺腫となってしまう．そうすると，生検組織では多くの粘膜内癌あるいは粘膜下組織浸潤癌を診断することができなくなる．生検組織の大部分は，粘膜内進展部から採取されているからである．

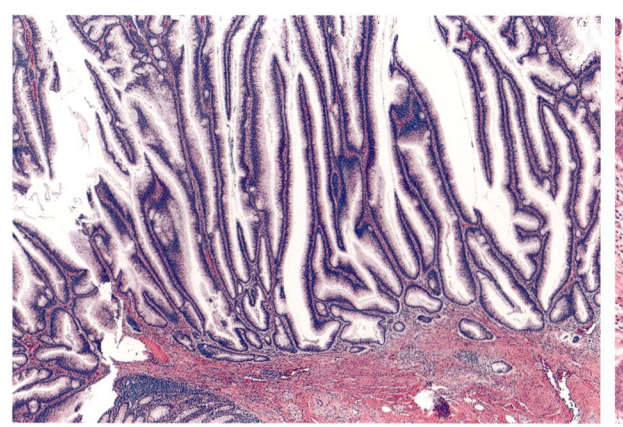

図 4-99 絨毛状の癌.

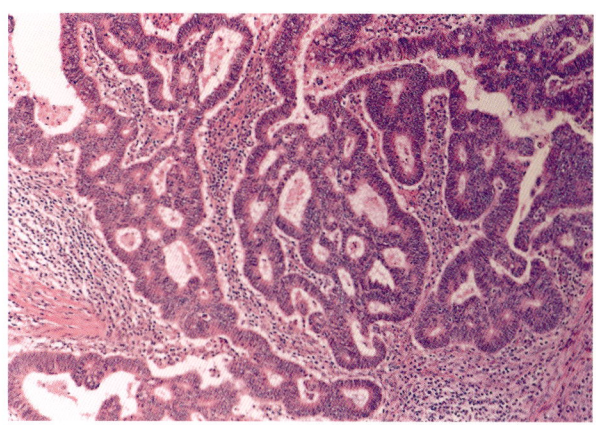

図 4-100 篩状構造. 多数の腺管が連続していて, 1つの腺管集塊を形成している. 単一篩状構造が腺管内腺管 gland in gland である(図 4-106 参照).

　正常の大腸上皮は単一管状腺管を形成していて, 大腸上皮性腫瘍の多くもまた腺管を形成しているが, 大腸には絨毛状と表現されている腫瘍がある. 絨毛状腫瘍は一般的に粘液産生が著明であり, 杯細胞の多い癌と同様に, その細胞異型度は軽度〜中等度である. そのため, 粘膜内に限局している大きさ 2 cm 以上の大きな絨毛状腫瘍であっても, それは良性の絨毛状腺腫であると診断されている場合が多い. 絨毛状構造は本質的には管状と同じであるが, 正常粘膜の腺管構造からのかけ離れの程度は大きく, 異型度の定義 "正常構造からのかけ離れの程度" からは, 絨毛状構造は構造異型度著明という範疇に属する. そうすると, 細胞異型が軽度〜中等度であっても, 構造異型度を考慮するならば, 絨毛状腫瘍の多くは細胞異型・構造異型を統合した異型度は著明とみなすべきであり, 癌である可能性の高い腫瘍であることになる(図 4-99).

　このようなことから, 大腸の癌組織診断は大きくは次の 3 つの類における癌組織診断基準に基づいて行うことが必要である(表 4-24). すなわち, 上皮性腫瘍の粘膜内進展部の腫瘍組織を対象として, ① 吸収細胞の優勢な通常の腺管形成性腫瘍(図 4-97), ② 杯細胞の優勢な腺管形成性腫瘍(図 4-98), ③ 絨毛状腫瘍(図 4-99), である.

c. 3つの癌組織診断基準

　良性悪性の組織診断は, 複雑な組織模様から細胞・構造異型を見出して, その度合いを測る "異型度物差し" を用いてなされている. 細胞異型で重要な所見は核・細胞質比(N/C)である. 粘膜内における上皮性腫瘍の構造異型の所見は腺管密度の増加, 腺管の大小不同, そして不規則形腺管の出現である. それらのうち, 腺管の大小不同の所見は腺管密度に含まれるから, 構造異型の所見としては, 腺管密度の増加と不規則形腺管の出現(特に篩状構造 cribriform figure；図 4-100)との 2 つを挙げることができる(表 4-24).

表 4-24　癌組織型別にみた細胞・構造異型.

粘膜内進展部の癌組織	細胞異型	構造異型
通常の腺管腺癌 （吸収細胞の多い癌）	著明	腺管密度の増加 不規則形腺管の出現
杯細胞の多い腺癌	軽度～中等度 細胞分裂像の増加	腺管密度の増加 篩状構造
絨毛状腺癌	軽度～中等度 細胞分裂像の増加	腺管密度の増加 絨毛状構造

1）吸収細胞の優勢な腺管形成性腫瘍

　HEに濃染する吸収細胞が数的に優勢な，いわゆる通常の腺管形成性腫瘍の癌組織診断基準としては，前述したように，粘膜内に存在している腺腫と癌の細胞異型の所見である腺管単位のN/C（核腺管係数ING），そして構造異型の所見である腺管密度（乱れ係数ISA），の2つの異型度からなる良性悪性振り分けのための2変量線形判別関数がある．この関数からは，異型度をもってなす良性悪性診断においては，構造異型度：細胞異型度＝1：2という重み付けによって診断することが必要である．

　一方，進行癌の中には，その癌の粘膜内進展部分の異型度が軽度～中等度の腺腫とされるような癌が存在する場合がある．それらのことを考慮して，通常の腺管腺癌に関する癌組織診断基準を形成することが必要である．この基準となる物差しは，粘膜下組織浸潤を呈する微小癌および小さな癌の粘膜内進展部の異型度が参考となる．その細胞異型度を簡潔にいうならば，核は棍棒状～円形化して肥大し，腺管のN/C比は1/2以上という所見である．構造異型については，腺管の大小不同と腺管密度の増加である．

2）杯細胞の優勢な腺管形成性腫瘍

　杯細胞の多い上皮性腫瘍の良性悪性の組織診断の場合，このような腫瘍は，細胞異型度が軽度～中等度であることが多いため，それが粘膜内に限局している場合は腺腫，粘膜下組織に少量の浸潤のある場合は偽浸潤を伴う腺腫とされている傾向がある．一方，進行癌で組織学的に粘液癌が優勢である症例の粘膜内進展部の所見をみると，一般的に，細胞異型度が軽度～中等度で杯細胞の多い，あるいは粘液産生の多い腫瘍で（図4-92，93，96），粘膜下組織以深への浸潤所見がなければ腺腫とみなされてしまう．したがって，杯細胞の多い上皮性腫瘍の良性悪性の組織診断に際しては，通常の腺管腺癌の細胞異型度の癌組織診断基準はあまり参考とはならないから，進行癌で組織学的に粘液癌が優勢である癌の粘膜内進展部分から，構造異型の所見を見出して，その異型度をもって癌の組織学的診断基準としなければならない．その構造異型とは，腺管密度増加，不規則形腺管の出現，つまり篩状構造あるいは腺管内腺管といわれている組織像である．このような組織所見は，進行癌の浸潤部，特に粘液癌でよく遭遇する所見である．したがって，それらの所見が生検組織で認められた場合には悪性であることを疑う必要がある．

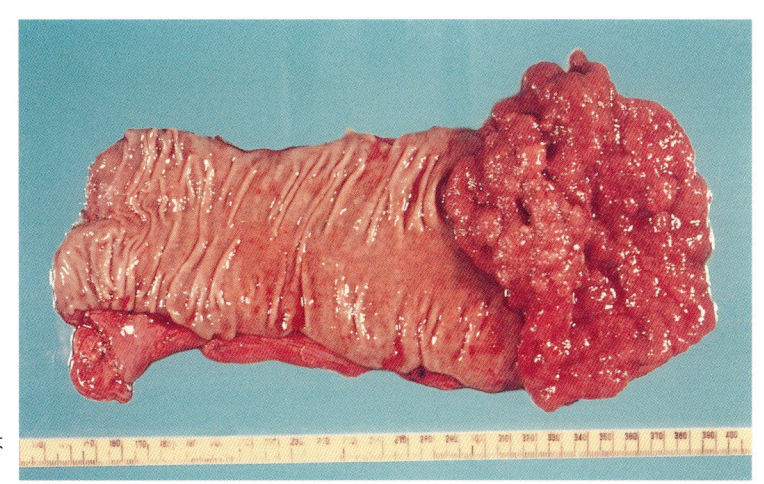

図 4-101　絨毛状腫瘍の肉眼像．隆起の表面は微細顆粒状である．

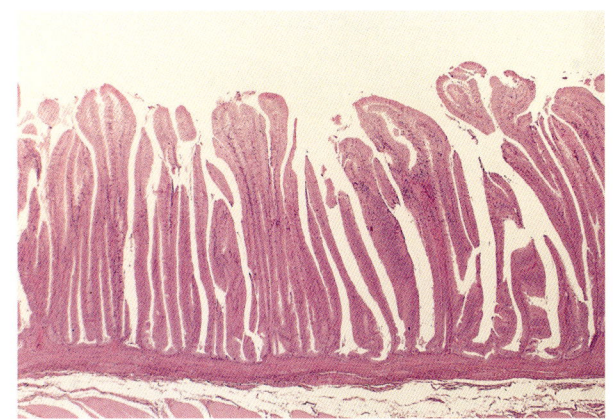

図 4-102　絨毛状腫瘍の割面．毛足の長い shaggy 状絨毯に似た増殖を呈している．絨毛状腺癌．

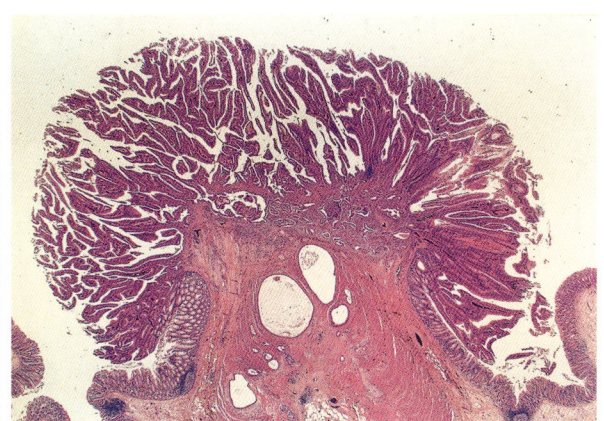

図 4-103　絨毛管状腺癌の割面．絨毛状部分と管状部分とがみられる．

3）絨毛状腫瘍

　大腸の上皮性腫瘍の中には，肉眼的・組織学的に絨毛状を呈している絨毛状腫瘍（絨毛状腺腫と絨毛状腺癌）がある．絨毛状腫瘍は，一般的には，粘膜内の水平方向の拡がりを呈する大きい扁平隆起性腫瘍，すなわち大型のⅡa 型あるいは Is 型である．その表面は肉眼的にビロード状で（図 4-101），組織学的には，1 層の高円柱状細胞から成る上皮が粘膜筋板の面から腸管内腔に向かって，毛足の長い shaggy 状絨毯に似た増殖を呈している（図 4-102）．この絨毛状腫瘍には，量の多少はあるが，組織学的に通常の管状構造を呈する腺管が混在している．混在する管状腺管の量が多い場合には，絨毛管状 villo-tubular あるいは管状絨毛状 tubulo-villous と表現している（図 4-103，104）．さらには，絨毛状の上皮の表面が鋸歯状 serrated（図 4-105），あるいは上皮内に腺管を形成しているいわゆる上皮内腺管形成（図 4-106），多数の腺管内腺管の集合像である篩状構造（図 4-107）をみることができ，それらは粘液細胞から成る腫瘍に多い．

B　大腸癌組織発生とそれからみた大腸癌の臨床病理

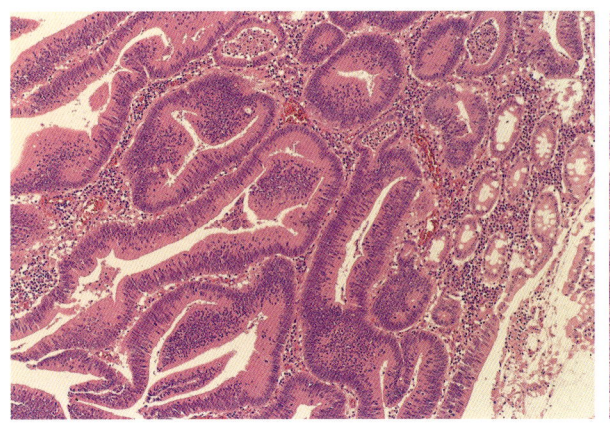

図4-104　図4-103の管状部分の拡大．腺管密度は高く，杯細胞が多くみられる．核の円形化と大小不同がみられる．

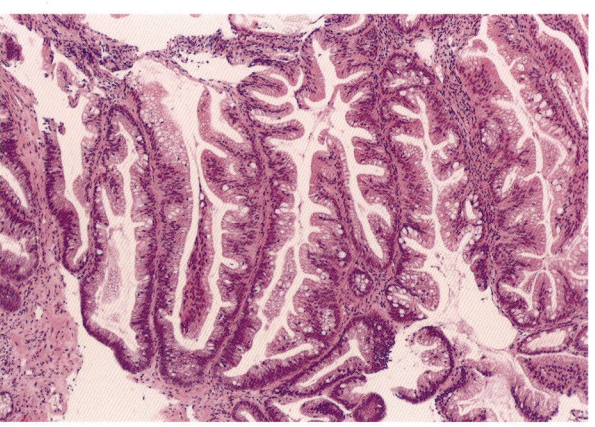

図4-105　鋸歯状腺管から成るポリープで，上皮に軽度異型があるので鋸歯状腺腫である．

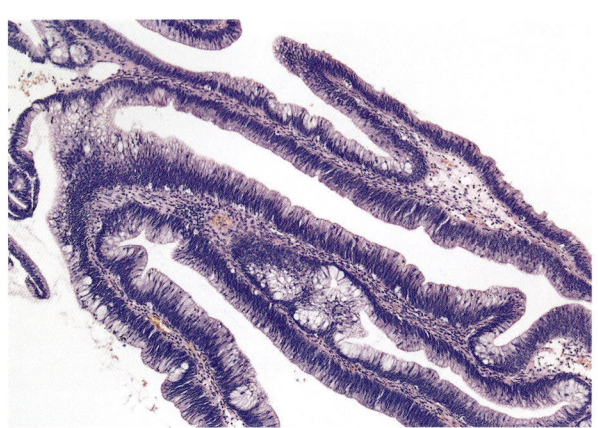

図4-106　絨毛状腫瘍にみられる腺管内腺管形成．

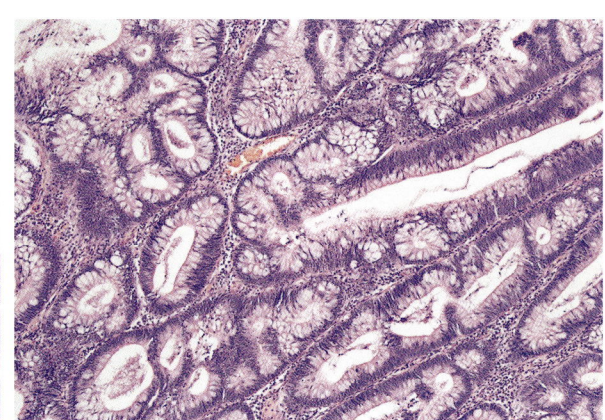

図4-107　杯細胞から成る癌の粘膜内進展部．腺管内腺管形成と篩状構造とがみられる．

　絨毛状腫瘍は細胞異型度をもって絨毛状腺腫と絨毛状腺癌とに分けられている．絨毛状の上皮は一般的に粘液産生の多い高円柱状細胞から成り，その細胞異型度は一般的に中等度とされている場合が多いので，中等度異型の絨毛状腺腫と診断されている．また，腫瘍が大きく異型度が著明であっても，粘膜内に限局していて粘膜下への浸潤傾向が弱いために，異型度著明な良性腺腫と診断されている場合が多い．大型の異型度中等度の絨毛状腺腫とされている症例の中には，部分的に異型度著明な局面があることが比較的多く，それは絨毛状腺腫の癌化とされている．

　絨毛状腺腫の癌化率については，文献上では平均50%前後を示している（**表4-25, 26**）．また，絨毛管状腺腫は通常の管状腺腫に比べて癌化率の高い腺腫であるとされている[38]．この癌化率『絨毛状腺腫の約半数は癌化する』は，絨毛状腫瘍の良性悪性の組織診断基準が不明瞭であることを考慮すれば，『絨毛状腺腫の約半数は，はじめから癌である』と主張しても，『絨毛状腺腫の約半数は癌化する』ということと，正しさにおいて同じことなのである．

表 4-25 文献的にみた大腸絨毛状腺腫の癌化率(1948～1986).

報告者(年代)	癌化率	検索症例数	癌組織診断基準
(草間らの表より)[37]			
Ferguson(1957)	6.2%	16	
Hines(1958)	8.5%	71	
Freund(1955)	10.0%	20	
Southwood(1962)	11.7%	180	invasive carcinoma
Wheat(1958)	16.0%	50	invasive carcinoma
Swinton(1955)	31.4%	35	
Grinnell(1958)	31.8%	216	invasive carcinoma
武藤(1957)	40.7%	243	invasive carcinoma
Enterline(1962)	55.0%	81	invasive carcinoma
Moran(1957)	56.2%	32	
Sunderland(1948)	68.7%	48	
Fisher(1953)	75.0%	4	invasive carcinoma
(最近の文献より)			
Olson ら(1969)	35.4%	110	
Quan ら(1971)	58.1%	219	
McCabe ら(1973)	48.0%	169	invasive carcinoma
Jahadi ら(1975)	52.0%	185	
佐々木ら(1982)	89.2%	37	ca in adenoma 29, invasive ca 4
喜納ら(1982)	83.0%	6	
柳沢ら(1983)	40.0%	15	
味岡ら(1986)	73.8%	50	
廣田ら(1986)	66.7%	3	
岩下ら(1986)	85.7%	21	
長谷川ら(1986)	80.0%	15	invasive carcinoma
合計	772 例	1,826 例	癌化率 42% (癌化率の幅：6.2～89.2%)

表 4-26 日本の文献による大腸絨毛状腺腫の癌化率.

報告者(年代)	癌化率(癌化例数)	検索症例数	癌組織診断基準
武藤　　　(1957)	40.7%(99)	243	invasive carcinoma
佐々木ら　(1982)	89.2%(33)	37	ca in adenoma 29, invasive ca 4
喜納ら　　(1982)	83.3%(5)	6	
柳沢ら　　(1983)	40.0%(6)	15	
味岡ら　　(1986)	74.0%(37)	50	
廣田ら　　(1986)	66.7%(2)	3	
岩下ら　　(1986)	85.7%(18)	21	
長谷川ら　(1986)	80.0%(12)	15	invasive carcinoma
合計	54.4%(212)	390	

　岩下ら(1986)[38]は，切除標本で最終的に絨毛状腺癌と診断された症例の生検組織診断について，その2/3の症例が良性(Group 3)と診断されていたと報告している．なぜ，絨毛状腫瘍はその大きさが径5cmあるいはそれ以上の大きさであっても(図4-101, 102)，良性の絨毛状腺腫あるいは一部癌化を伴う絨毛状腺腫と診断されるのか．それは，絨毛状腫瘍の細胞異型度は

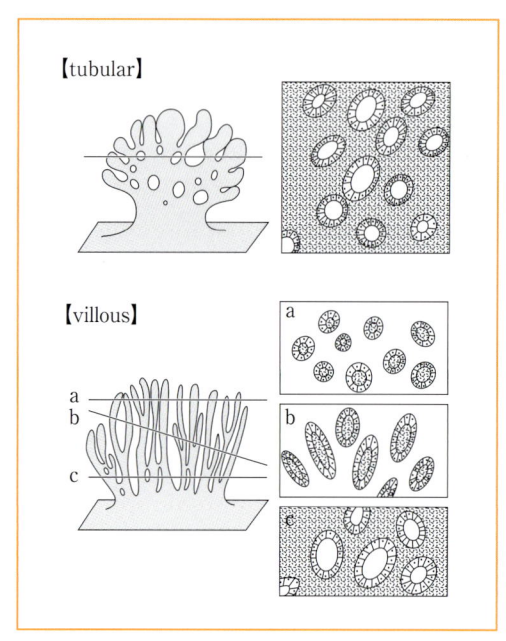

図4-108　絨毛状腫瘍を粘膜筋板の接平面に対して，高さを変えた平行な面で切ったときに現れてくる像の違い．

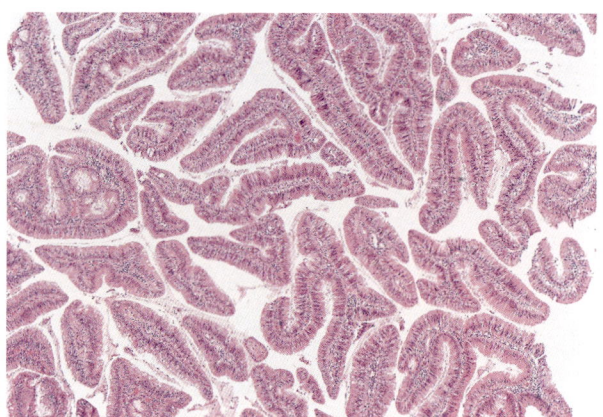

図4-109　粘膜筋板の接平面に平行な1つの面：絨毛状腫瘍の表層における割面．上皮が粘膜固有組織を取り巻いている．

一般的に通常にみられる管状腺癌の細胞異型度に比べて軽度〜中等度と判断されているからである．そのため，絨毛状腫瘍の一部に粘膜下組織への浸潤が認められたとしても，その浸潤は偽浸潤とされ，その腫瘍は偽浸潤を伴う絨毛状腺腫と診断される場合が多いのである．

伴ら(2001)[39, 40]は，分化・成熟した上皮のマーカーと考えられているcytokeratin 20(CK20)[9]の免疫染色を絨毛状腫瘍に行った結果，増殖細胞の少ない絨毛の表層部分ではCK20の発現がみられ，増殖細胞の多い絨毛の深層部分ではその発現がみられない傾向が認められたと報告している．この傾向は正常大腸粘膜腺管における増殖細胞と分化した細胞の分布に類似している．また，Otaら(1993)[41]は，糖鎖の発現や増殖細胞の分布の点から，絨毛状腫瘍にorganoid differentiationがみられることを報告している．これらのことは，腫瘍病理組織学の大前提"腫瘍はそれが発生した臓器・組織の構造・機能を多少とも模倣している"ということの細胞機能の点での所見であり，絨毛状腫瘍の良性悪性の認識ということとは別のことなのである．

絨毛状腫瘍は，組織学的に特徴のある形態を呈している．すなわち，粘膜表面に垂直に切られた組織標本割面では，高円柱状細胞から成る絨毛状の突起が直接粘膜筋板から立ち上がっていて，その絨毛が密生している(図4-102, 103)．粘膜接平面で切られた絨毛状腫瘍の組織標本割面は，表層では高円柱状細胞から成る上皮が粘膜固有組織を取り囲んでいる絨毛の横断面として観察されるが(図4-108, 109)，粘膜筋板に近接した部位では管状の腺管を形成していて，その周囲に固有組織が存在している(図4-108〜111)．そして，その腺管密度は高い．すなわち，絨毛状腫瘍の構造は基本的には管状腺腫・癌のそれと同じであり[42, 43]，管状腺腫・癌と異なる点は，管状構造の基盤の上に大腸空間に向かう上皮の増殖が絨毛状を呈しているという構造で

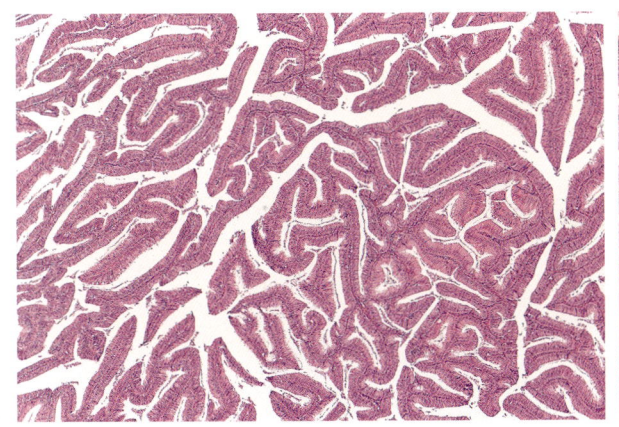

図4-110 図4-109と図4-111の中間で切り取られた割面.

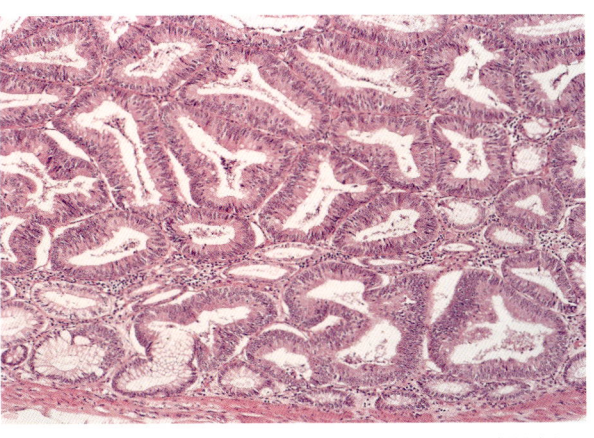

図4-111 粘膜筋板の接平面に平行な1つの面：絨毛状腫瘍の深層における割面．粘膜固有組織の中に腺管を形成している．

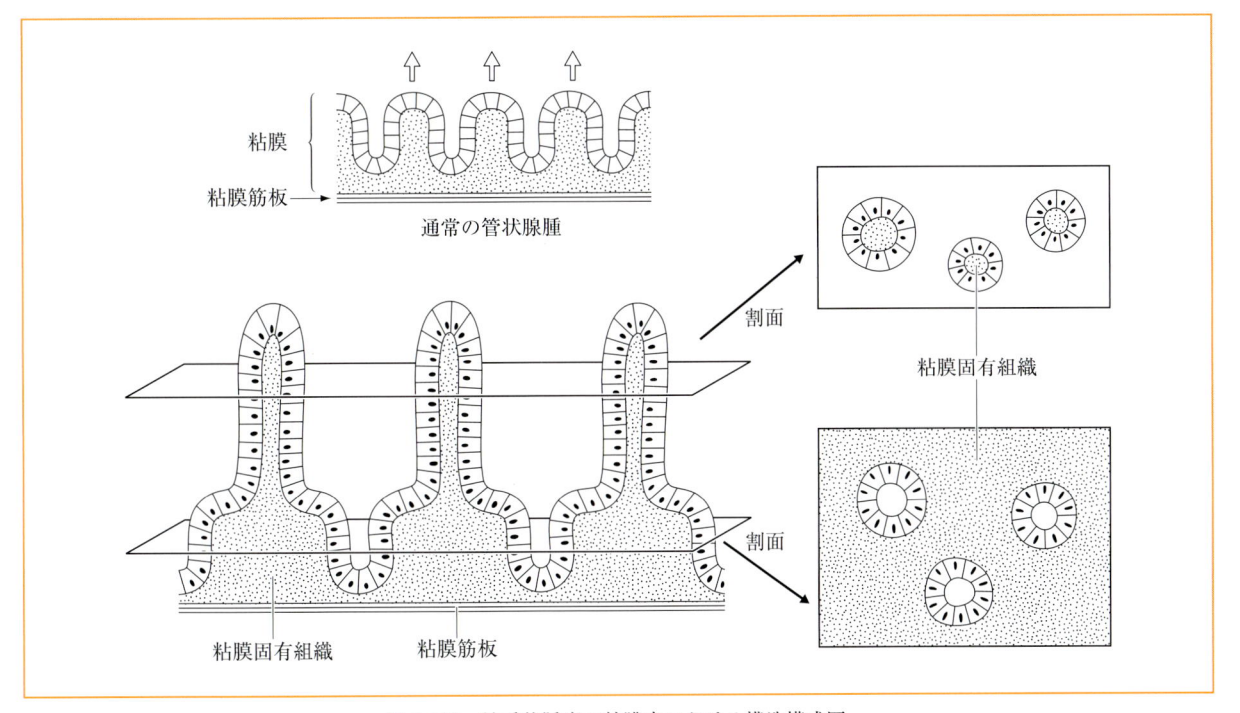

図4-112 絨毛状腫瘍の粘膜内における構造模式図．

ある（図4-112）．この組織構造は空腸のそれと同じであり，正常大腸粘膜にはみることのできない構造である．すなわち，異型度の定義"正常構造からの形態的なかけ離れの程度"からは，絨毛構造は構造異型度中等度～著明とみなさなければならないのである．

"絨毛状腫瘍の構造は基本的には管状の腺腫あるいは癌のそれと同じである"という前提のもとに，伴ら（1991）[44]は絨毛状腫瘍の管状部分を対象として，腺腫と癌を振り分ける判別式Fcaを用いて絨毛状腫瘍の良悪性についての検討を行った（図4-113）．その検討の結果，①細

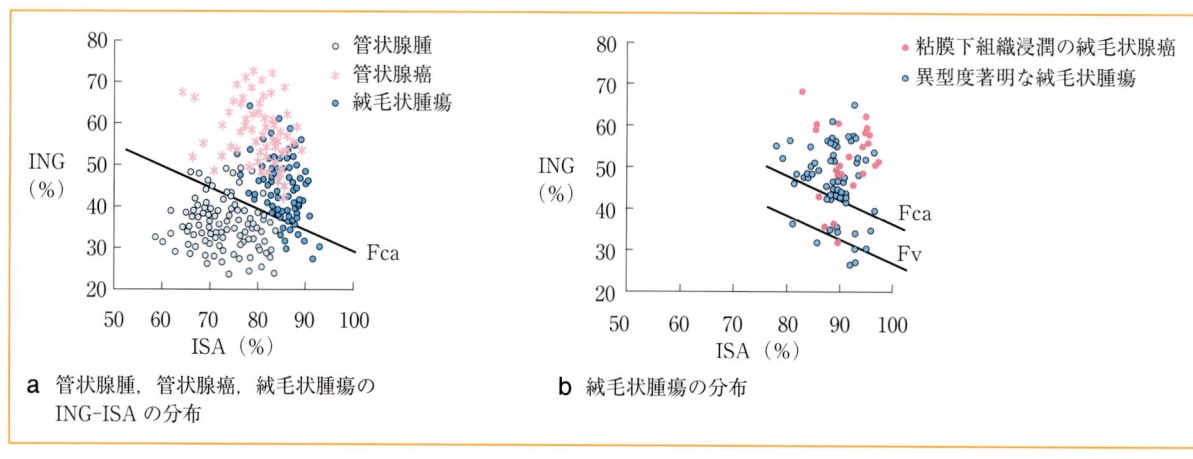

a 管状腺腫，管状腺癌，絨毛状腫瘍の
ING-ISA の分布

b 絨毛状腫瘍の分布

図 4-113　通常の管状腺癌を用いて導かれた判別関数 Fca と絨毛状腫瘍の異型度係数の分布．

胞異型度が軽度〜中等度であっても粘膜下組織以深へ浸潤している絨毛状腺癌が存在する，② 絨毛状という構造は異型度著明である，そして ③ 粘膜筋板近傍における腺管群の密度は高い，という 3 つのことを組織診断において重要視すべきであるとしている．すなわち，通常の管状腺癌を用いて導かれた判別関数 Fca と絨毛状腫瘍の異型度係数の分布をみると，約 70% の絨毛状腫瘍は直線 Fca の正の領域，すなわち悪性域に存在していることからである．

このように，絨毛構造は構造異型度としては著明あるいは高異型度に属する所見である．したがって，生検組織に絨毛が認められた場合には，たとえ細胞異型度が軽度〜中等度で良性と判断されても，腫瘍の大きさと構造異型度とを考慮して癌であることの確率の高い病変として対処することが必要である．良性として対処して再発をしている症例の報告がある[45, 46]．

絨毛状腫瘍にみられる絨毛構造は，正常大腸粘膜にはみられない構造で，構造異型度は中等度〜著明で，絨毛状腫瘍の粘膜筋板近傍における腺管密度が高いこと，絨毛状腫瘍の大部分は判別関数 Fca の悪性域に分布していること，そして絨毛管状腺腫の癌化率は他の腺腫のそれに比べて高いとされていることから[38]，絨毛状腫瘍の構造異型度は"著明"に属するとみなすべきである．したがって，絨毛状腺腫の癌化とされているのは，腺腫の癌化ではなくはじめから全体が癌であるとみなされる．絨毛状腫瘍の多くは，粘膜内進展を特徴とする腺癌である．

4）鋸歯状の腫瘍および上皮について

腺管内腔の鋸歯状 serrated 変形という所見は，粘膜のびらん再生，あるいは腫瘍性上皮といった上皮の増殖性変化がみられる場合に認められる．一方，腺管内腔の鋸歯状変化は腺管を構成する上皮細胞の丈の高低だけでなく，上皮細胞が小さな腺腔を形成するように配列していることによっても形づくられている．そして，鋸歯状変形部分の基底膜は，変形が小さいうちは直線状であるが（図 4-114, 115），変形が大きくなるとそれに伴ってうねるようになり，時には腺管の芽出あるいは腺管内腺管形成といわれるほどになることもある（図 4-116）．また，過形成性ポリープや再生粘膜においては，正常大腸腺管は単一管状腺管であるのに対して，腺

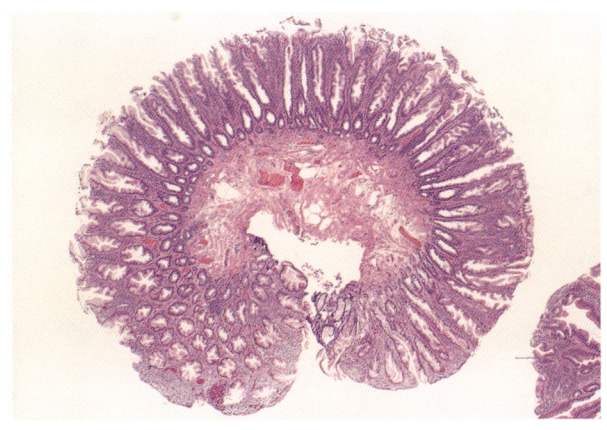

図 4-114　再生性．鋸歯状．細胞異型度なし，または軽度．

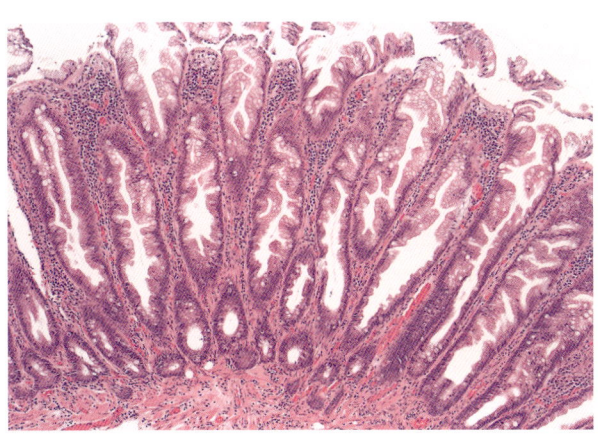

図 4-115　図 4-114 の拡大．腺管内面は鋸歯状である．細胞異型度なし．

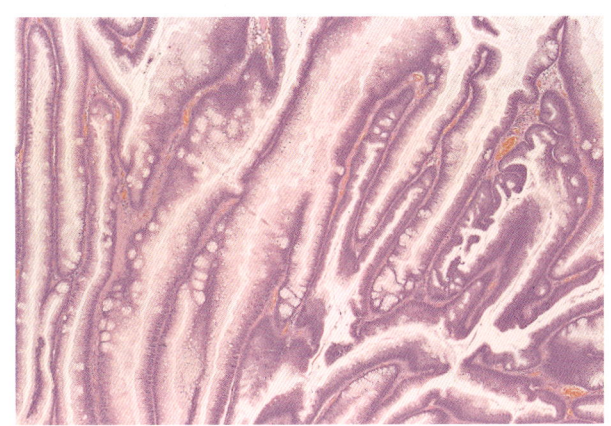

図 4-116　腺管内腺管．

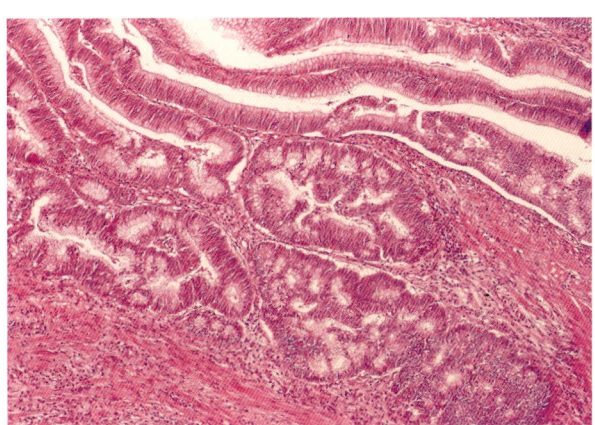

図 4-117　篩状構造．

管の分岐がしばしばみられる．したがって，鋸歯状の小陥凹というのは，形態上では，それぞれが小さな腺腔あるいは腺腔形成過程のごく初期像であるということができる．

　鋸歯状形は腺管形成過程における1つの形態表現である．すなわち，鋸歯状形態は鋸歯状形から腺管内腺管形(図 4-116, 119)を経て篩状形(図 4-117, 131)に至るという，一連の連続的腺管癒合体形成過程における1つの相である(鋸歯状上皮→腺管内腺管形成→篩状構造)．それら3つの形は，腺管数の違いはあっても，形態的には同じ類に属する．それらの形態を呈している上皮の質が再生性，腺腫性あるいは癌であっても，それらに共通することは上皮の増殖形態であるということである．

　serrated tumor が良性であるか悪性であるかは，その上皮の質，つまり異型度に依存している(表 4-27)．上皮が再生性(図 4-114, 115)あるいは腺腫性上皮(図 4-118, 119)であれば，それぞれ再生性，あるいは腺腫性腺管である．上皮が腫瘍性で細胞異型がきわめて強い場合は癌である．また，鋸歯状所見の極型でもある篩状構造が多数認められる場合，それは上皮の増

表 4-27 serrated tumor の上皮の性格と良悪性[48].

分岐構造		鋸歯状	篩状
腺管形成傾向		(±)→(+)→(++)→(+++)	
細胞異型度	弱	再生性腺管	—
	中	腺腫	癌
	強	癌	癌

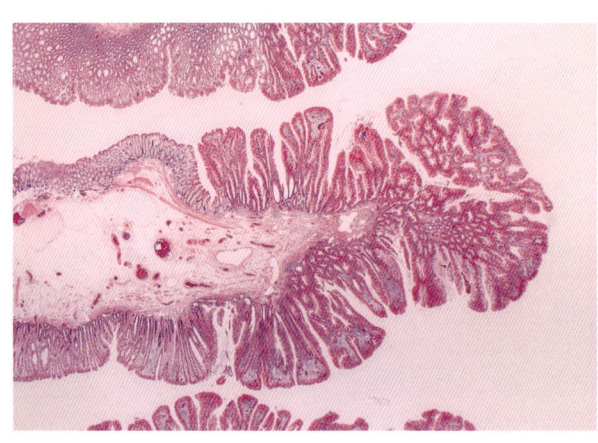

図 4-118 鋸歯状腺腫.

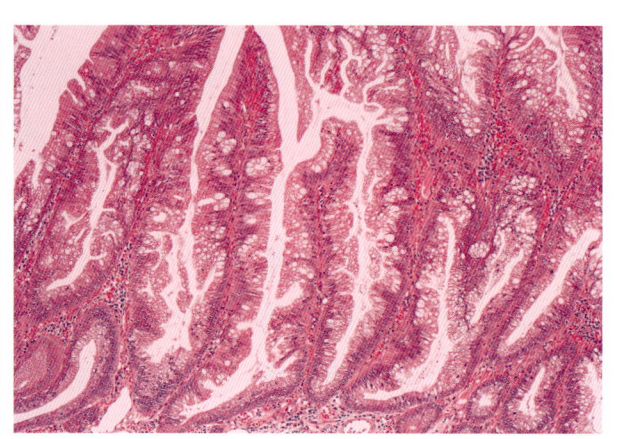

図 4-119 図 4-118 の拡大．鋸歯状上皮に軽度異型性が認められる．

殖に伴う腺管形成が著しいことを示す所見でもある．したがって，その篩状構造は，構造異型度著明に属し，その構造を有する腫瘍は悪性であることの可能性がきわめて高い，すなわち癌である．いわゆる serrated tumor が過形成性，腺腫あるいは癌であるかは，その細胞異型度と篩状構造出現頻度による．

d. 癌組織型分類

　大腸の癌組織診断基準を設定するにあたっては，癌の異型度を"進行癌の粘膜内浸潤部の腺管異型度に求めること，そして腫瘍病理学の大前提からは大腸上皮性腫瘍を3つの類に分けることの必要性を述べた．そのようなことに基づいて，大腸癌の組織型分類を考えてみよう．大腸癌の組織型については前述したように，日本の大腸癌研究会による分類と WHO による分類がある．それらの分類は，進行癌の組織標本上で面積的に優勢な組織像をもって命名するという条件が付されている．しかし，"癌組織像は癌の発育の場が異なると変貌する"ということがあるから，癌組織型分類においては癌の粘膜内進展部の組織型によって分類することが必要である．

　その変貌のよい例として粘液癌 mucinous carcinoma を挙げることができる．すなわち，粘膜内で粘液産生の著明な細胞から成る癌あるいは杯細胞の多い癌は，それが粘膜内に限局している場合には，癌細胞から分泌された粘液は腸管腔に排出されてしまう．ところが，そのよう

表 4-28 癌上皮の質と構造からみた大腸癌の組織型分類.

基本型	修飾型
1. 管状腺癌 tubular adenocarcinoma	
高分化型 well differentiated type	
中分化型 moderately differentiated type	
低分化型 poorly differentiated type	硬性 scirrhous type
2. 杯細胞性腺癌 goblet cell adenocarcinoma	
腺管形成型 tubular type	粘液結節性 muconodular type
印環細胞型 signet-ring cell type	
3. 絨毛状腺癌 villous adenocarcinoma	
吸収細胞型 absorptive cell type	
粘液産生細胞型 mucus cell type	粘液結節性 muconodular type

な癌が粘膜下組織以深へ浸潤した場合には，分泌された粘液は腸管腔に排出されにくくなり，粘液は腸管壁に貯留して粘液結節を形成するようになる．これが粘膜内癌には粘液癌に分類される癌がほとんどみられないことの理由である．つまり，粘液癌は癌が粘膜下組織以深へ浸潤することによって現れてくる二次的修飾像なのである．

　癌が発生する場は粘膜であるから，粘膜に限局している癌組織像が大腸癌組織の基本型ということになる．ところが，前述したように，粘膜内に限局している上皮性腫瘍の癌組織診断基準が問題なのである．粘膜内癌の組織像をもって癌組織型を分類することが必要ではあっても，その癌組織診断基準があいまいであると，癌組織型分類そのものも無意味なものとなってしまうからである．

　前述したように，癌組織診断基準は3つの類において設定すべきであり，したがって癌組織型もまた大きくは3つの類に分けることが求められる．つまり，癌上皮の質と特徴ある構造の点から，通常にみられる主として吸収細胞から成る癌を管状腺癌（含，乳頭管状腺癌），杯細胞の多い癌を杯細胞性腺癌，そして絨毛状を呈する癌を絨毛状腺癌とすることである（表4-28）．乳頭状腺癌を独立した類としていないのは，乳頭状という形態は本質的には管状と同じであり，そして乳頭状と管状とは混在することが多く，これを管状と区別するときに主観的となりがちだからである．

　この管状腺癌の類では，現行の癌組織型分類の亜分類である高分化型，中分化型，低分化型とに分ける．杯細胞性腺癌については，腺管を形成しているものを杯細胞性管状腺癌 tubular adenocarcinoma of goblet cell type あるいは杯細胞性腺癌 goblet cell adenocarcinoma とし，腺管を形成しないで個々にばらばらであるような癌を印環細胞癌 signet-ring cell carcinoma とする．絨毛状腺癌は，主として吸収細胞から成るものを吸収細胞型（暗細胞型）[48]，粘液産生の著明な細胞から成るものを粘液産生細胞型（明細胞型）[54]とする．

　このように腫瘍病理学の大前提に基づくならば，大腸癌組織型の類別にあたっては，大腸癌の基本型をもってその分類とすることが必要である．すなわち，癌の粘膜内進展部の癌組織像が基本型であり，次には臨床病理学的に意義があるものであれば異型度をもって各基本型を亜分類することである（表4-29）．浸潤によって現れてくる二次的修飾像は，臨床病理学的に意

表 4-29 腫瘍病理組織学の大前提に基づく大腸癌組織型分類：基本型と修飾型.

癌腺管の形態	癌細胞の種類	
	吸収細胞型	杯細胞型
基本型：		
管状	通常の管状(乳頭管状)腺癌	杯細胞性腺癌(印環細胞癌)(図 4-84)
	高分化型(図 4-77)	杯細胞性管状腺癌(腺管形成型)(図 4-93)
	中分化型(図 4-79)	
	低分化型(図 4-78)	粘液細胞性腺癌(印環細胞型)
絨毛状	通常の絨毛状腺癌(図 4-102)	粘液細胞性絨毛状腺癌
修飾型：粘液癌，腺扁平上皮癌(図 4-86)		

義が認められた場合には基本型の次に記載すればよい．杯細胞性腺癌，粘液結節型 goblet cell adenocarcinoma, muconodular type のようにである．

6　癌組織診断にまつわる問題

a. 陥凹型癌(IIc, IIc+IIa, IIa+IIc)の組織診断

　異型上皮から成る陥凹型病変が，組織学的に陥凹型腺腫あるいは陥凹型腺腫の癌化による癌と診断されている場合が少なからず存在する[34,35]．陥凹型腺腫が癌化した病変において，その病変の腺腫とされる腺管の異型度が，癌と診断した腺管の異型度に比べて多少軽度であると判断されているためである．このような診断がなされる理由は，腺腫-癌連続学説を認め，それを前提としていることによる．このような組織診断を与える癌組織診断基準には問題がある．

　大倉(1996)[49,50]は大腸 sm 癌の粘膜内における癌細胞異型度について，肉眼形態によって差があるかどうかについて検討を行っている．すなわち，異型度を客観的に評価するために，癌細胞が呈する細胞異型の所見(核・細胞質比，核配列の乱れ，核短径，核短径大小不同)を数量化して比較したところ，肉眼型別にみたそれらの計測値の差はわずかであり，肉眼形態によって良性悪性の判定基準を変える必要性はないことを強調している．

　一方，腺腫のほとんどは肉眼的に隆起型であって陥凹型はきわめて少なく，腺腫の癌化とされている症例の大部分の肉眼型は隆起型である．例えば，白壁フォーラム集計[34]において，大きさ 2 cm 以下の癌約 5,000 例のうち，腺腫の癌化と診断されている症例は 2,255 例であり，そのうち陥凹型はわずか 32 例(1.4%)，大部分〔2,223 例(98.6%)〕は隆起型である．

　腺腫のあるものは癌化していることは明らかであるから(腺腫内癌)，ここで隆起型腺腫の癌化率を p，陥凹型腺腫のそれを q とする．腺腫の肉眼型別の頻度を隆起型 m，陥凹型 n としよう．そうすると，腺腫の癌化による癌の中で，隆起型である癌の頻度は mp，陥凹型である癌の頻度は nq となる．白壁フォーラム統計によれば，mp=2,223, nq=32 である．"腺腫の

癌化率は腺腫の肉眼型とは無関係に同じである（p＝q）"から，腺腫の隆起型と陥凹型との割合は m/n＝2,223/32＝69.5，すなわち隆起型：陥凹型＝70：1になる．実際においてはそのようなことはなく，陥凹型腺腫は隆起型腺腫に比べて非常に少ない（m≫n）．

　ここで，現在一般的にいわれている"陥凹型腺腫の癌化による癌"という組織診断が正しいと仮定すると，陥凹型腺腫の頻度は実際においてもっと高くなければならない．なぜならば，腺腫の癌化率は肉眼形態とは無関係に同じであるから，陥凹型腺腫の癌化による癌の頻度を，隆起型腺腫の癌化による癌の頻度に近づけるためには，陥凹型腺腫の頻度が実際に遭遇しているその頻度よりもかなり高いか，または陥凹型腺腫の癌化率 q は隆起型腺腫の癌化率 p よりも極端に大きく（q≫p）なければならないからである．しかしながら，内視鏡による小さな陥凹病変あるいはびらん性病変の発見は，小さな隆起病変の発見とほぼ同じくらいの難易度をもってなされていることを考慮すれば，実際においては陥凹型腺腫とされている病変の頻度はきわめて少ないとみなされる．そうすると，陥凹型腺腫由来の癌の頻度を隆起型腺腫由来の癌の頻度に近づけるためには，腺腫の肉眼型による癌化率 p と q は同じではなく，陥凹型腺腫の癌化率 q は隆起型腺腫の癌化率 p よりも相当に大きく（p≪q）なければならず，しかも陥凹型腺腫の癌化率 q は 1 にきわめて近い値（q≒1）でなければならない．

　同じ大腸粘膜という場から発生した腺腫でありながら，その肉眼型によって癌化率が大きく異なることはまずありえないことであり，そのようなことが生じたのは主観的であいまいな癌組織診断基準がもたらした結果である．すなわち，この結論"陥凹型腺腫の癌化率はきわめて高い"は明らかに誤りであり，陥凹型腺腫の癌化とされている症例は，"最初から癌，つまり de novo 癌"であるということになる．あるいは，良性悪性境界領域の異型度を呈する病変が癌であるか腺腫であるのかの組織学的判断は主観的になされている以上，そのようにみなすべきである．

　日常の病理組織検査で，進行癌の組織の中には，局所的にその部分のみを観察した場合には良性と診断せざるを得ない組織像と稀ならず遭遇する（図 4-120, 121）．すなわち，進行癌の粘膜内進展部と粘膜下組織以深への浸潤部における癌組織の異型度を比較した場合には，一般的に粘膜内進展部の癌の異型度は浸潤部のそれに比べて相対的に軽度であり，粘膜内進展の局所のみを眺めた場合には腺腫との区別が難しい場合があることも稀ではない．

　このように，小さな陥凹型の癌は de novo 癌であることの確率が高いから，陥凹型癌の一部の腺管の異型度が癌腺管よりも少し軽度であるからといって，それを腺腫成分とみなして腺腫の癌化による癌と診断せずに，その腺腫成分とみなした腺管群も癌と診断することが必要なのである．adenoma-carcinoma sequence 学説に固執して，ヒトのパターン認識能の限界を超えるわずかな異型度の差によって腺腫腺管と癌腺管とを振り分けてみても，所詮それは主観でしかない．したがって，"陥凹型腺腫の癌化による陥凹型腺腫内癌"と神がかり的な診断をするよりも，陥凹型の癌は de novo 癌であることの確率が高い，あるいは高分化型腺癌と診断するほうが，より客観的であり論理的である（図 4-122〜124）．

　粘膜内に限局している癌腺管の異型度は，前述したように，粘膜以外の腸管壁に浸潤している癌腺管のそれに比べて軽度であることが多い．また，粘膜内に限局している癌組織は，正常

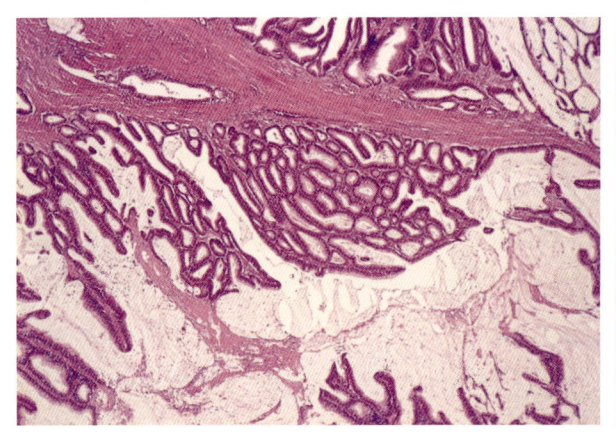

図 4-120　進行癌の浸潤部割面，弱拡大．

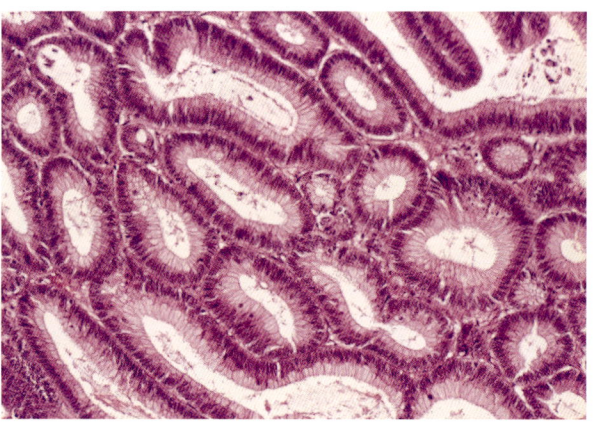

図 4-121　図 4-120 の粘膜下の浸潤部の拡大．この部分のみを観察した場合には，異型の程度からは良性腺腫と診断されるであろう．

粘膜に比べてびらん化しやすい傾向がある．そのびらん化部分は炎症によって上皮の異型度が修飾されて，びらんのない周辺部分よりも多少異型度が強く認識される．特に，個々の腺腫内においては，表層の腺腫腺管の異型度は深層のそれよりも多少著明であるといった傾向がある．それゆえに，全体が癌であっても，異型度に差が認められると異型度の強いびらん部分が癌であって，びらんのない部分は腺腫と判断され，陥凹型腺腫の癌化による癌と診断される傾向がある．この場合，微妙な異型度差によってそのように診断するよりも，先に述べたように，実際において体験する事実から全体的に眺めた場合には，陥凹型の de novo 癌と診断するほうが誤る率は低い．"ヒトによるわずかな異型度差の判別は主観的である"ということを肝に銘じておくことが必要である．

　異型上皮から成る小さな陥凹病変の病理組織診断においては，まずはじめに de novo 癌を強く疑うべきであり，次にはびらんによる再生性，あるいは変性性異型上皮病変との鑑別が必要となる．その鑑別においては，細胞異型で腫瘍性かどうかの診断が問題となるわけであるから，当然，構造異型に着目して鑑別することになる．異型腺管群が腫瘍性であることは，周囲正常腺管と質的に異なっていることであるから，病変全体と正常粘膜との間の境界が明瞭であること，そして 1 腺管内で異型上皮と正常上皮とが接する部分においても細胞異型度の違いによる明瞭な境界が形成されていることが必要である（図 4-125）．また，腫瘍性であることは増殖過程にあるということであるから，その組織形態としては腺管の大きさが正常のそれとは異なっていて腺管密度が高いことであろう．再生性の場合は一般的に腺管密度は低い．

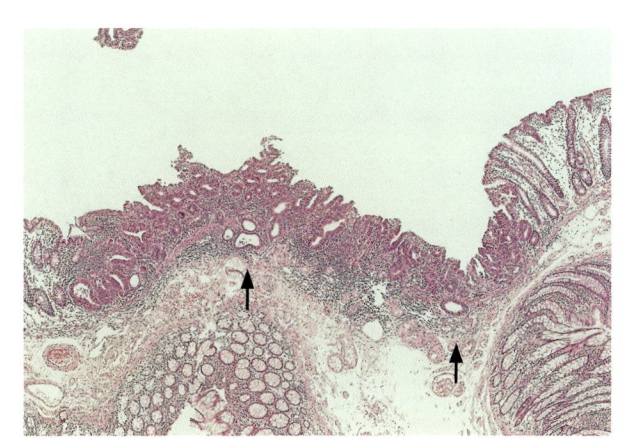

図4-122 陥凹型 IIc または IIc + IIa 型癌の割面．大きさ 6 mm．粘膜下組織浸潤（矢印）．

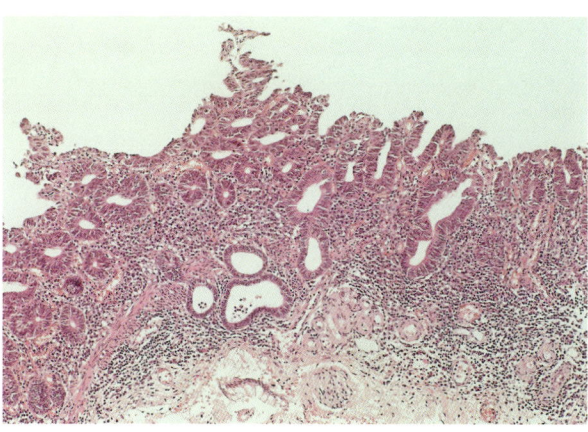

図4-123 図4-122の拡大．粘膜下組織浸潤がみられる高分化型管状腺癌．

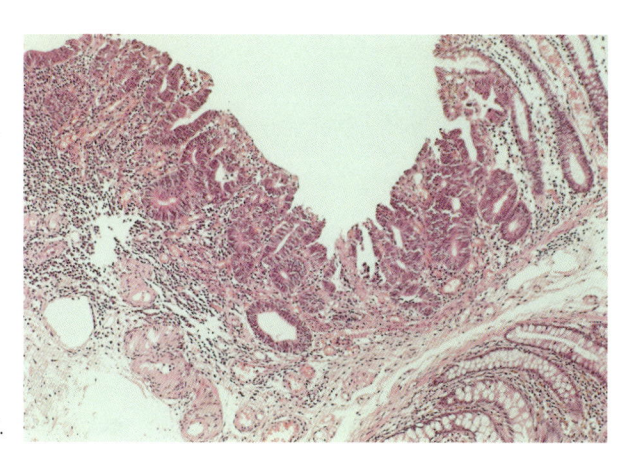

図4-124 図4-122の粘膜下組織浸潤の拡大．

b．広範な粘膜内進展を呈する上皮性の大型扁平隆起性腫瘍

　大腸には肉眼的に粘膜内を広範に進展している大型の扁平隆起を呈している上皮性腫瘍があり，その大きさが径5cm以上である腫瘍が稀ならず存在する（図4-126〜128）．そのような発育を呈している腫瘍は，肉眼型分類の原則である相似則に基づくならば，IIa型，Is型，あるいはその混合型であるIIa＋Is型の上皮性腫瘍に属する．このような腫瘍については，肉眼的あるいは組織学的特徴を捉えて，多くの名称で呼ばれている（表4-30）．

1）1つの類とすることの必然性は？

　この大型の表層拡大型扁平隆起性腫瘍がどうして問題となるのかというと，① 肉眼的に腫瘍が大きいにもかかわらず，その組織・細胞異型度から良性腺腫と診断される場合が多い，② 異型度から癌と診断される局面がかなりの高い頻度をもって認められる，という2つのこ

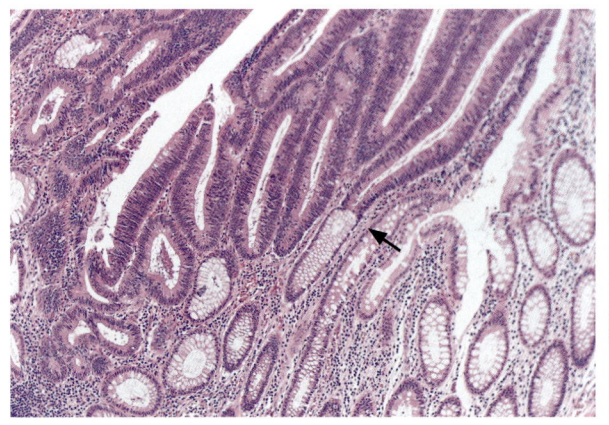

図 4-125　正常上皮と腫瘍性上皮から成る腺管（矢印）．それら性質の異なる上皮が接する部分には明瞭な境界が形成されている．

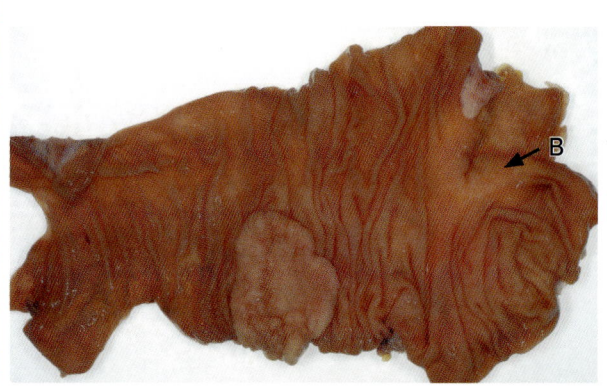

図 4-126　大型扁平隆起の上皮性腫瘍の肉眼像．B：Bauhin 弁

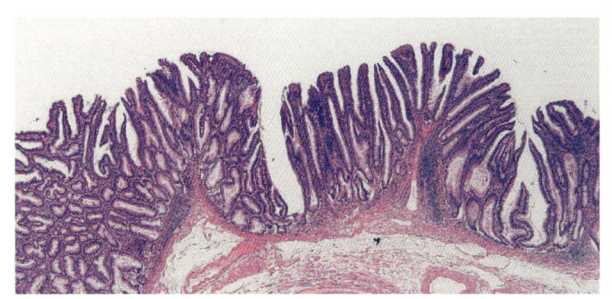

図 4-127　図 4-126 の 1 割面．IIa と Is の集簇から成る腫瘍．

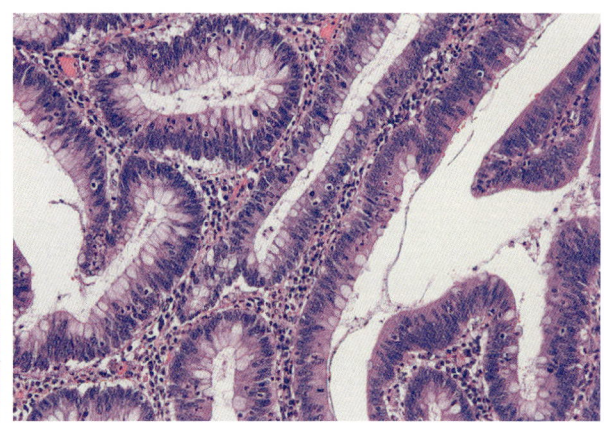

図 4-128　図 4-127 の拡大．大型の腺管群から成り，一般的には中等度異型腺腫とされている．しかし，病変の大きさと細胞・構造異型度からは悪性とみなされる．

とがあるからである．すなわち，そのような腫瘍の良性悪性組織診断，そして癌化の頻度という，通常の腺腫においても存在していたと同様の問題である．この大型扁平隆起性腫瘍は，同じ大腸粘膜から発生しているにもかかわらず，なぜ通常にみられる腺腫（吸収細胞から成る大きさ 2 cm 前後あるいはそれ以下の大きさの腺腫）と同様に取り扱うことをせず，別個に取り扱われているのであろうか．

それは次の 3 つの理由による．すなわち，① 通常みられる大腸腺腫の大きさは大部分が径 2 cm 以下で，大腸癌の大部分は大きさ 2 cm 以上の潰瘍形成型浸潤癌である，② つい最近まで世界で認容されていた Morson らによる大腸癌の組織診断基準からすると，大腸にはそのような粘膜内癌は存在しない，あるいはきわめて稀にしか存在しないとみなされていた，③ 組織学的に癌と診断し得る異型度の局面を有している頻度が高い，である．

表 4-30　広義の表層拡大型扁平隆起性腫瘍の特徴.

肉眼的形態	：表層拡大，扁平隆起，大きいⅡa 型腫瘍，結節状・顆粒状・絨毛状表面
組織構造	：大型腺管，絨毛状 villous，篩状構造 cribriform，腺管内腺管 gland in gland，鋸歯状 serrated
腫瘍細胞	：高円柱状，粘液産生細胞，杯細胞

表 4-31　大型の表層拡大型扁平隆起性腫瘍に用いられている名称.

肉眼形態の特徴から	組織学的特徴から
LST（laterally spreading tumor）（工藤，1993）[51]	絨毛状腫瘍 villous tumor
花壇様隆起	杯細胞性腺腫・腺癌
結節集簇様病変	
Ⅱa 集簇様病変	
creeping tumor（長廻ら，1984）[52]	

　胃癌には大型の粘膜内進展を示す分化型癌が多く存在しているにもかかわらず，大腸において粘膜内癌，しかも粘膜内を広範に進展する癌が存在しないはずはない．大型の表層拡大型扁平隆起性腫瘍は通常の腺腫と同じ大腸上皮から発生している腫瘍であるにもかかわらず，良性悪性組織診断基準および癌化率の問題を通常の腺腫のそれと別個に論じなければならない必然性は何もない．隆起性病変の大きさとは無関係に，それらを一元的に論ずることが必要であり，またそうでなければならない．すなわち，良性悪性境界領域である病変の異型度による診断は主観的であるから，この大型の隆起性病変においても，より客観的な所見を見出すことが必要なのである．

　ここで，大型の表層拡大型扁平隆起性腫瘍に含まれるような腫瘍の特徴をまとめてみると（表4-30），肉眼的には大型の扁平隆起性病変である．組織学的には，高円柱状細胞から成る上皮が大型の管状腺管を形成している腫瘍（macrotubular），そして絨毛状（villous）に発育している腫瘍とがあり，その2つの腫瘍を両極とした間に，それらがいろいろな割合で混在している腫瘍がある（絨毛管状 villotubular）．また，それらの腫瘍には，表 4-31 に示すように，鋸歯状腺管 serrated tubulus（図 4-129），腺管内腺管 gland in gland の形成（図 4-130），篩状腺管 cribriform と呼ばれている腺管群（図 4-131）が混在している場合が多い．それら3つの所見は上皮が部分的に間質内に内翻性 inverted に増殖しているということで，形態的には程度の強弱があるものの，同じ構造である[53]．なお，腫瘍の大きさがどれくらいから大型と表現するかという点については，大きさという連続量をもって病変の質を規定することは無意味であるが，ここでは便宜的におおよそ径 5 cm 以上のⅡa 型，Is 型としておこう．

　以上に述べてきた一連の上皮性腫瘍，すなわち大型の扁平隆起性腫瘍，観点を変えれば通常にみられる大きさのⅡa 型・Is 型上皮性腫瘍の集合体ともいうべき大型の扁平隆起性腫瘍は，通常の腺腫とは発生の場が同じであるにもかかわらず，その腫瘍の肉眼形態と進展様式をもって1つの類とする必然性は何もなく，良性悪性の組織診断および癌化について別個に取り扱う必要もない．それはあたかも，胃癌のⅡc 型癌の全体集合において，ある大きさ以上のⅡc 型

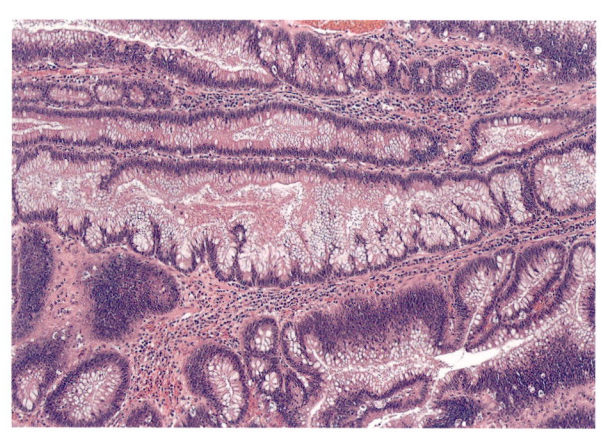

図 4-129 鋸歯状腺管群.

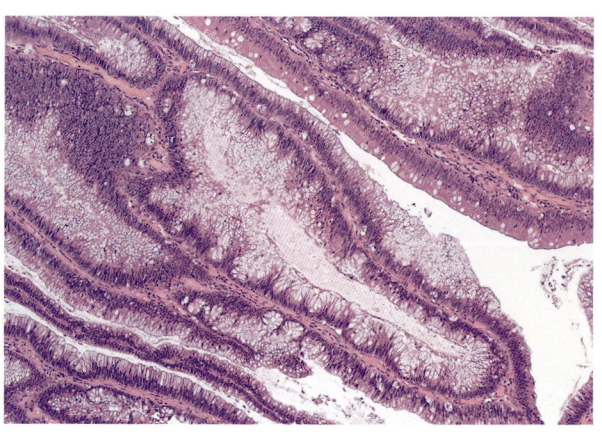

図 4-130 腺管内腺管形成 gland in gland. 鋸歯状腺管が間質内に内翻性に増殖した形態である.

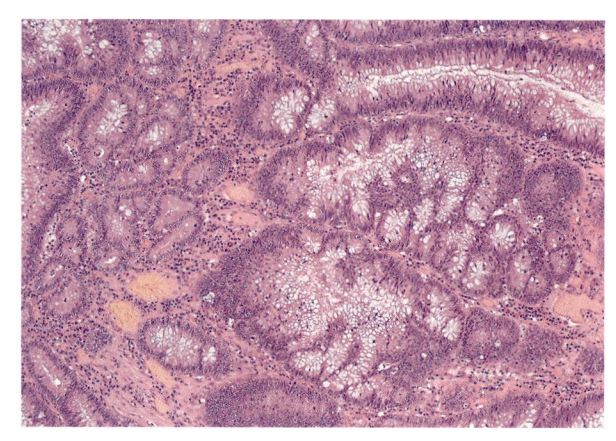

図 4-131 篩状構造を呈する腺管群. 多数の腺管内腺管形成によって形作られる篩状構造.

癌を取り出して表層拡大Ⅱc型癌という1つの類を作るがごときである. もっとも, かつて表層拡大Ⅱc型癌が臨床診断において問題とされていた時期もあったが, 1つの類とされることもなく現在に至っている. 問題は, この一連の腫瘍が呈する組織の異型所見と異型度に関する基本的な考え方にあるのである. ここでは, 異型の概念の基本に戻って, そこから出発してこの一連の腫瘍を通常の腺腫と癌の集合の中に繰り込んで一元化することが必要である.

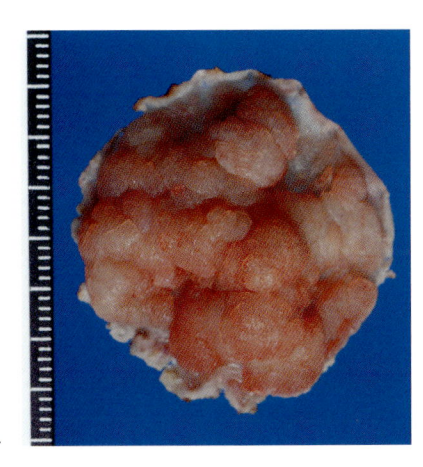

図 4-132　直腸の大きさ 4×4 cm の隆起性病変. 表面は粗大結節状である.

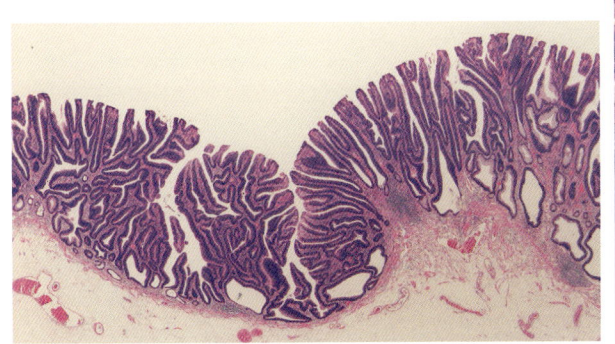

図 4-133　図 4-132 の割面. 部分的に絨毛状を呈している管状絨毛状腫瘍.

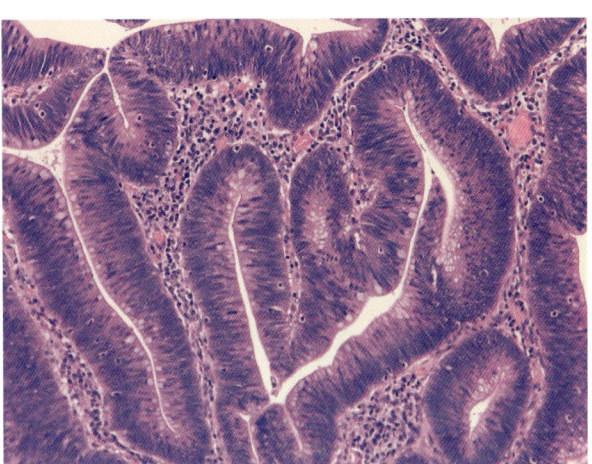

図 4-134　図 4-133 の拡大組織. 細胞・構造異型から粘膜内に限局している高分化型管状腺癌である.

2) 大型扁平隆起性腫瘍の組織診断は

　表層拡大型扁平隆起性腫瘍 superficial spreading tumor of flat protrusion とは，大腸の粘膜内進展を主とし，肉眼的に結節集簇型の扁平隆起を呈する腫瘍である（図 4-132，133）．腫瘍は組織学的に，大型の異型腺管が粘膜内を広範にわたって進展していて，その異型上皮の細胞異型度から明らかに癌であると認識できる場合は少なく，一般的には細胞異型度中等度の腺腫とされている場合が多い（図 4-126～128）．このような腫瘍は，表 4-30 に示すように，それぞれの特徴を捉えた名称をもって呼ばれている．

　この組織学的に大管状腺腫 macrotubular adenoma，あるいは高分化型腺癌 well differentiated adenocarcinoma ともいうべき大型扁平腫瘍の中には，絨毛状構造および絨毛状上皮の内翻性増殖（鋸歯状腺管，腺管内腺管形成，腺管群の篩状構造）の混在がみられる．この大きな表層拡大型扁平腫瘍は，時に大きさ径 10 cm にも達する場合がある．そのような腫瘍には，異型度から癌と診断できる部分が存在していて，大型腺腫の癌化とされている場合が多い．

表 4-32 "腺腫の癌化による癌" であることの条件.

1. 腺腫の中における癌の存在
2. 腺腫と癌の異型度には明らかな差が認められ，それら腺管群が接している間には明瞭な境界が認められる

2条件を満たしている病巣においては，癌の大きさが腺腫のそれに比べて相対的に小さければ小さいほど，"腺腫の癌化による癌"であることの確からしさが高くなる.

　熊谷ら(1995, 1996)[47, 53]は，このような腫瘍の組織異型度とその多様性について，形態計測的ならびに免疫組織化学的な検討を行い，異型腺管群の組織異型度は病変内でかなりの多様性を示し，腺腫の局面と明らかに癌と診断できる局面とがモザイク状に認められる場合が多いと述べている. 組織学的に，それら癌と腺腫の局面の間に明瞭な境界が認められることは少なく，ほとんどは異型度が連続的に移行している. したがって，この大きな表層拡大型扁平腫瘍の組織所見は，腺腫の癌化の組織学的条件(表 4-32)を満たしていないから，腺腫の一部が癌化した病変とすることはできない. さらには，腺腫の癌化とみなすと，腺腫の発育に伴って癌化が頻繁に生じている，つまり腺腫の異時性多発性癌化という奇妙なことにもなる. 通常の腺腫の大きさは一般的に径2cm以下であることを考慮するならば，このような大型の腫瘍では大きな腺腫の一部が癌化したと考えるよりは，全体が1つの癌病変であるとみなすべきであろう. そして，そのような腫瘍の良性とみなされていた異型度は，癌組織における異型度の多様性の1つであるとすべきであろう(図 4-132～134). 進行癌の粘膜内以外の浸潤部において，局所的にその部分のみの異型度に着目した場合には，良性の腺腫とせざるを得ない部分が稀ならず存在しているようにである(351頁の図 4-48, 49, 386頁の図 4-121 参照).

　ここで，どのような異型度所見をもって癌とすることができるか，ということが問題となる. 前述したように，異型度とは "正常腺管からの細胞・構造水準における形態的なかけ離れの程度" であるが，構造異型については一般的に腺管が正常腺管の大きさより小さくなることをもって低分化あるいは異型度著明としている. しかし，異型性および異型度の概念に基づくならば，腺管が大きくなることは腺管が小さくなることと同様に正常腺管からのかけ離れが大きくなることであるから，構造異型度は軽度ではなく中等度としなければならない. したがって，大型癌腺管群は高分化ではなく中分化であることになる. 大型癌腺管群を高分化型あるいは異型度軽度とみなすことに異型度概念を無視した誤りがあるのである.

　このように，異型度の概念 "正常構造からの細胞・構造水準におけるかけ離れの程度" に基づくなら，肉眼的に大型の表層拡大型扁平隆起性腺腫とされる病変は，通常の腺腫の大きさが径2cmまでであることを考慮すれば，それ以上の大きさの病変は癌であることの可能性が高い病変，あるいは癌とみなすべきである. そして，組織学的に癌と診断できる局面と異型度中等度とされている大腺管性の腺腫局面とが混在している場合には，腺腫の癌化ではなく全体が癌であると診断すべきであろう. また，篩状腺管形成および絨毛状構造が稀ならず混在しているが，この所見は癌の構造異型として多く認められる所見であることをも考慮すべきであろう.

表 4-33　腺癌組織診断のための細胞異型と構造異型の所見.

細胞異型：
　　N/C 50％ 以上の核の肥大
　　核の大小不同
　　核の棍棒状，円形化

構造異型：
　　腺管密度の増加（腺管の背中合わせ）
　　腺管の大小不同
　　不規則形腺管の出現（絨毛状構造，篩状構造，腺管内腺管形成）

7　大腸上皮性腫瘍の異型度による生検組織分類と組織診断

　組織学的良悪性の診断は，上皮性病変の粘膜内に存在している部分の組織の異型度に依存している．前述したように，癌の異型度は同一病変の中でも異なり，一般的に粘膜下組織以深の浸潤部における癌の異型度は粘膜部におけるそれよりも著明である（353〜354 頁の図 4-54〜56，356〜357 頁の図 4-64〜68 参照）．したがって，大腸癌の手術標本における癌の粘膜部の組織像と粘膜下組織以深における浸潤部のそれとの対比を行って，粘膜内における癌の異型度の範囲を把握しておく必要があり，粘膜部から採取される生検組織の病理組織診断に際しては，それに基づいて診断することが望ましい．浸潤部の癌の異型度のみにとらわれていると，癌の粘膜内浸潤部から採取された生検組織を良性の腺腫と診断しかねないからである．

　生検組織の診断においてまず第一に着目することは，当然のことながら，それは異型性の有無である．異型性は周知のごとく，細胞異型と構造異型とに分けられていて，それぞれに具体的な所見が挙げられている（表 4-33）．生検組織を顕微鏡で一目見て癌と診断できる組織は，細胞・構造異型の所見を多く認めることができ，その異型度もまた著明であるから容易に癌と診断できる．すなわち，正常粘膜の組織模様が整然としているのに対して，癌組織のそれは乱れている．

　杯細胞の出現の有無とそれが存在する場合の吸収細胞に対する量的割合は，良性悪性の組織診断においては無関係な所見であり，それは分化度，すなわち正常上皮により類似しているかどうかである．

　病変の質と異型度とを対応させた図 4-30（338 頁）の異型度線分上に，生検組織の異型度分類（表 4-34）を重ねてみると，図 4-135 のようになる．腺腫-癌連続学説は誤りであり，腺腫の癌化率は低いとみなされるから，実際において生検組織診断が問題となるのは，図 4-135 の点 P 近傍の異型を呈する組織片である．図 4-135 の点 P 近傍以外の良性領域の異型度は腺腫性および過形成性であり，実際においては治療上の問題とはならない．

　生検組織診断に際して，当然のことながら，まず第一に着目すべきは細胞異型度である．細胞異型度から一目見て癌と診断できる細胞異型度が中等度〜著明である組織は，構造異型度も中等度〜著明であるから，組織診断に何ら問題はない．問題となる生検組織は，細胞異型度か

表 4-34　生検組織の異型度分類.

Group 1：非腫瘍性で異型のない粘膜組織：
　　　　　正常粘膜，および異型のみられない炎症性あるいは過形成性粘膜

Group 2：非腫瘍性で異型を示す病変：
　　　　　非腫瘍性で異型を示す病変，すなわち炎症性あるいは再生性変化，および軽度
　　　　　異型を示す病変，すなわち炎症性あるいは再生性変化，および軽度異型を示す
　　　　　過形成性ポリープ

Group 3：腫瘍性で軽度～中等度異型を示す病変：
　　　　　軽度～中等度の異型を示す腺腫

Group 4：腫瘍性で高度異型を示す病変：
　　　　　高度異型腺腫あるいは良性悪性境界の異型を示す病変．きわめて分化のよい高
　　　　　分化腺癌が含まれる

Group 5：明らかに癌と診断しうる異型を示す病変：
　　　　　この場合，癌の組織型および分化度を併記することが望ましい

〔大腸癌研究会（編）：大腸癌取扱い規約．第6版．金原出版，1998 より〕

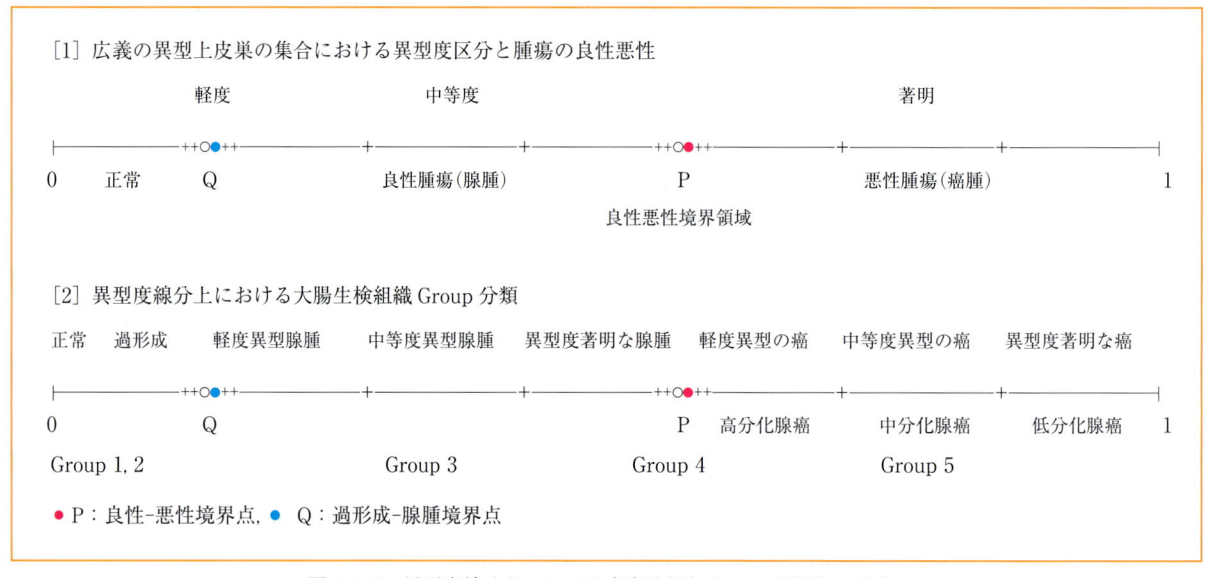

図 4-135　異型度線分上における病変分類と Group 分類との対応．

ら明らかに癌と診断できない場合である．このように，生検組織の診断に際しては，細胞異型度以外の所見，すなわち病変の大きさと肉眼所見，および生検組織の構造異型度を考慮することになる．

　病変の大きさについては，一般的に，径 2 cm 以上の場合は悪性を強く疑う必要がある．

【文献】

1) C+Fコミュニケーションズ：パラダイム・ブック．新しい世界観—新時代のコンセプトを求めて．日本実業出版，1986
2) トーマス・クーン（中山 茂 訳）：科学革命の構造．みみず書房，1985
3) 中村恭一：大腸の癌組織診断基準，早期癌の概念，そして癌組織発生をめぐる現代史—"概念転換を特徴づける一般的パターン"より．早期大腸癌 5：329-346，2001
4) 中村恭一：宿題報告—大腸癌の構造：大腸癌組織発生とそれからみた癌の発育進展過程．日病会誌 77：25-62，1988
5) 中村恭一：大腸癌の構造．医学書院，1989
6) 中村恭一，大倉康男，西沢 護：de novo癌．大腸癌の発生母地は腺腫か？大腸粘膜か？ In 長廻 紘（編）：早期大腸癌-発生から診断・治療まで．pp155-192，医学書院，1993
7) Spratt JS, Ackerman LV, Moyer CA：Relationship of polyps of the colon to colonic cancer. Ann Surg 148：682-698, 1985
8) Grinnel RS, Lane N：Benign and malignant adenomatous polyps and papillary adenomas of the colon and rectum；an analysis of 1,856 tumors in 1,335 patients. Surg Gynecol Obstet 106：519-538, 1958
9) Castleman B, Krickstein HI：Do adenomatous polyps of the colon become malignant？ N Engl J Med 269：469-475, 1962
10) Lane N, Lev R：Observations on the origin of adenomatous epithelium of the colon；serial section studies of minute polyps in familial polyposis. Cancer 16：751-764, 1963
11) Morson BC：Precancerous and early malignant lesions of the large intestine. Br J Surg 55：725-731, 1968
12) Morson BC, Dawson IMP：Gastrointestinal Pathology. Blackwell Scientific Publications, Oxford, 1972
13) Muto T, Bussey HJR, Morson BC：The evolution of cancer of the colon and rectum. Cancer 36：2251-2270, 1975
14) Welch CE, Hedberg SE：Polypoid Lesion of the Gastrointestinal Tract, 2nd ed, Vol 2. In Series "Major Problems in Clinical Surgery". WB Saunders, Philadelphia, 1975
15) Enterline HT：Morphologic aspects of the genesis of colo-rectal carcinoma and its relationship to adenoma. 13th International Cancer Congress. Part D：Research and Treatment. pp117-127, Alan R Liss Inc, New York, 1983
16) Enterline HT：Polyps and cancer of the large bowel. In Morson BC (ed)：Current Topics in Pathology 63, Pathology of the Gastrointestinal Tract. pp95-141, Springer-Verlag, Berlin, 1976
17) 武藤徹一郎：大腸ポリープ，その病理と臨床．南江堂，1979
18) 西沢 護，中村恭一：大腸発癌をめぐる諸問題：実体顕微鏡観察からみた考察．第26回日本消化器病学会パネルディスカッション．日消誌 81（臨時増刊号）：2285，1989
19) 工藤進英，武藤輝一，山本睦生，ほか：大腸癌の腺腫と早期癌の形態推移．胃と腸 20：903-910，1985
20) 中村恭一，渋谷 進，西沢 護，ほか：大腸癌の組織発生とその早期における発育過程．胃と腸 20：877-888，1985
21) 工藤進英，武藤輝一：大腸Ⅱc型早期癌の検討．Gastroenterol Endosc 28：2811-2813，1986
22) International Histological Classification of Tumors：Histological Typing of Intestinal Tumors. WHO, Geneva, 1976
23) Schlemper RJ，加藤 洋，Riddell RH，ほか：消化管上皮性腫瘍（gastrointestinal epithelial neoplasia）の新しい国際コンセンサス分類（Vienna classification）．胃と腸 34：1043-1049，1999
24) Schlemper RJ, Riddell RH, Kato Y, et al：The Vienna classification of gastrointestinal epithelial neoplasia. Gut 47：251-255, 2000
25) 大腸癌研究会（編）：臨床・病理 大腸癌取扱い規約．金原出版，1977
26) 中村恭一，藤田 浩，河内 洋，ほか：sm癌診断におけるdesmoplastic reactionの意義．(4)粘膜下組織の異型腺管の質はその粘膜内病変の組織診断に依存している．早期大腸癌 4：193-202，2000
27) 中村恭一：大腸上皮性腫瘍の偽浸潤とは？ 胃と腸 29：1128-1129，1994
28) 武藤徹一郎，正木忠彦：Pseudoinvasion診断と臨床的意義．胃と腸 29：1134-1135，1994
29) 岩下明徳：偽浸潤（pseudoinvasion）私の考え方と真の浸潤との鑑別点について．胃と腸 29：1126-1127，1994
30) 小池盛雄，滝沢登一郎，猪狩 亨：大腸腺腫のpseudoinvasionは存在するか？ 胃と腸 29：1132-1133，1994
31) 西沢 護，佐藤文生，江藤和美，ほか：実体顕微鏡および臨床からみた早期大腸癌の発生・発育・進展．胃と腸 20：831-841，1985
32) Tsuruta y Toyonaga：Diagnostico y Tratamiento de las Afecciones Rectocolonicas (Llorens P y Nakamura K, eds). Instituto Chileno-Japones de Enfermedades Digestixas. Hospital San Borja (Santiago de

Chile), 1995
33) 喜納 勇：小さな大腸癌の集計（第29回大腸癌研究会におけるアンケート調査）．大腸癌の組織発生の解明のために．In 菅野晴夫（編）：臓器癌最近のトピックス：第47回日本癌学会総会・パネル：臓器癌．pp87-93, 篠原出版, 1989
34) 白壁フォーラム編集委員会（編）：白壁フォーラム・大腸疾患の診断．医学書院, 1996
35) 西沢 護：表面平坦・陥凹型大腸癌のアンケート調査報告．第45回大腸癌研究会, 1996
36) 大腸癌研究会（編）：大腸癌取扱い規約，第6版．金原出版, 1998
37) 草間 悟, 武藤徹一郎, ほか：大腸ポリープと大腸癌の統計的観察．外科診療 18：16-22, 1976
38) 岩下明徳, 飯田三雄, 岩下俊光, ほか：大腸 villous tumor の病理診断，生検診断，癌化の問題を含む．胃と腸 21：1303-1316, 1986
39) 伴 慎一, 大倉康男, 中村恭一：Villous Tumor. Ⅲ. 病理の立場から．(1) 大腸 villous tumor の病理組織学的特徴と組織診断．早期大腸癌 5：81-93, 2001
40) Moll R, Lowe A, Laufer J, et al：Cytokeratin 20 in human carcinomas. A new histodiagnostic marker detected by monoclonal antibodies. Am J Pathol 140：427-447, 1992
41) Ohta H, Nakayama J, Fujimori Y, et al：Organoid differentiation of tumor cells of villous adenomas of the large intestine. Acta Histochem Cytochem 26：117-125, 1993
42) Wiebeckke B, Brandts A, Eder M：Epithelial proliferation and morphogenesis of hyperplastic adenomatous and villous polyps of the human colon. Virchow Arch A (Pathol Anat Histol) 364：35-49, 1974
43) Takahashi T, Iwama N：Three-dimensional microstructure of gastrointestinal tumors. In Pathology Annual (Part I). pp419-440, Appleton-Century-Crofts, New York, 1985
44) 伴 真一, 中村恭一, 大倉康男, ほか：組織形態計測に基づく大腸絨毛状腫瘍の異型度評価と良性悪性判別．胃と腸 26：1193-1199, 1991
45) 丸山雅一, 佐々木喬敏, 太田博俊, ほか：局所再発からみた大腸早期癌ポリペクトミーの諸問題．In 菅野晴夫（編）：臓器癌最近のトピックス．第47回日本癌学会総会・パネル臓器癌．pp94-108, 篠原出版, 1989
46) 丸山雅一, 佐々木喬敏, 横山善文, ほか：大腸早期癌の診断に関する知見補遺．とくに診断基準の再検討およびポリペクトミーの諸問題．胃と腸 15：375-391, 1980
47) 熊谷二朗, 大倉康男, 中村恭一：大腸ポリープの癌化．臨床消化器内科 11：599-606, 1996
48) 味岡洋一, 渡辺英伸：癌の高・低異型度分類からみた大腸Ⅱcの組織診断．早期大腸癌 2：175-181, 1998
49) 大倉康男, 中村恭一：異型度係数からみた大腸Ⅱcの組織診断．早期大腸癌 2：183-188, 1998
50) 大倉康男：微小癌の病理組織診断．In 白壁フォーラム編集委員会（編）：白壁フォーラム大腸疾患の診断．pp283-291, 医学書院, 1996
51) 工藤進英：早期大腸癌—平坦・陥凹型へのアプローチ．pp42-44, 医学書院, 1993
52) 長廻 紘, 長谷川かをり, 飯塚文瑛, ほか：大腸ポリープの内視鏡診断．消化器外科 7：1393-1402, 1984
53) 熊谷二朗：大腸表層拡大型腫瘍の組織形態計測および免疫組織化学的研究．お茶の水医学雑誌 43：1-10, 1995

C その他の大腸病変

a. 特殊な大腸ポリープおよびポリポーシス

　大腸にはポリープが多発する疾患があり，それを大腸ポリポーシス polyposis と呼んでいる．大腸ポリポーシスには種々のものがあるが，ここでは重要な疾患を簡潔に説明する．

1) 家族性大腸腺腫症および Gardner 症候群

　家族性大腸腺腫症 familial adenomatosis coli は，多数の腺腫が大腸粘膜に発生する優性遺伝性の疾患である．本疾患のほとんどは40歳までに大腸癌を併発する．宇都宮（1977）[1]は家族性大腸腺腫症を，ポリープの数によって，無数とも表現できる多数のポリープが粘膜一面に分布している症例を密生型，ポリープが100個以上あるが比較的数の少ない散在性の分布を呈している症例を非密生型の2型に亜分類している．

　大腸腺腫症に加えて，顎の骨腫，軟部組織の線維腫，およびデルモイド嚢胞を合併している症例を Gardner 症候群と呼んでいたが，同一家族に大腸腺腫症のみの患者と Gardner 症候群の患者とが現れること，および大腸腺腫症のみの患者の顎骨をX線で調べると骨腫様病変が認められることがあることから[2]，現在では両者は同一疾患であるとされている．

　肉眼的に大腸腺腫症の大腸は，密生型では粘膜面は小さな玉砂利石を一面に敷き詰めたような外観を呈している（図4-136）．ポリープの大きさは径1cm前後の無茎性，亜有茎性で，組

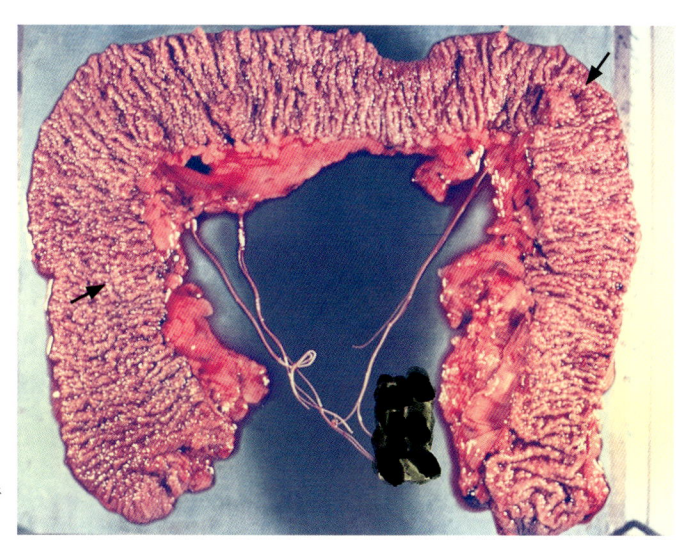

図4-136　大腸ポリポーシス密生型の肉眼写真．進行癌が2個みられる（矢印）．

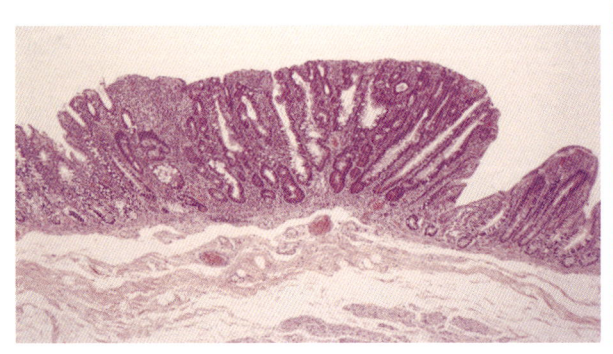

図4-137　大腸ポリポーシス密生型の全割切片作成で発見された微小 de novo 癌.

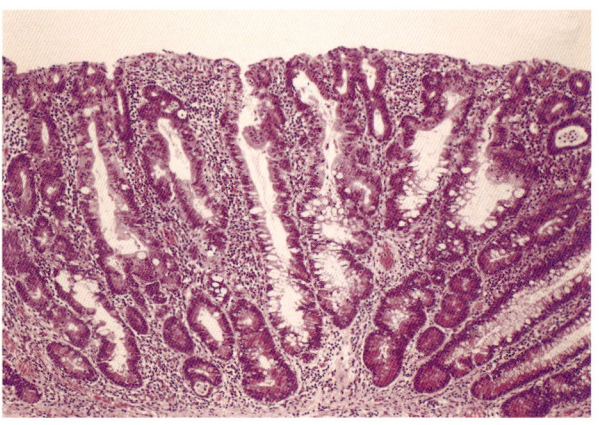

図4-138　図4-137の拡大．不規則形腺管，腺管の大小不同と異常分岐がみられる．腺癌である．

織学的には異型度中等度の腺腫である．そのような面に大きな亜有茎性・無茎性ポリープが散在性に分布していることがあり，多くの場合そのような有茎性，無茎性ポリープは組織学的に癌である場合が多い．癌を併発している場合は，多発症例が多い．

　大腸腺腫症の大腸には癌が必発することから，腺腫-癌連続学説の傍証とされていた．しかし，大腸腺腫症に発生した大腸癌が腺腫から発生したことの組織学的証明はなされていない．狩谷ら(1977)[3]は，家族性大腸腺腫症に発生した大きさ8mmの粘膜内に限局しているⅡc型 de novo 癌を報告している．大倉ら(1987)[4]は，大腸腺腫症の大腸の全割組織標本を作製して検討したが，期待された腺腫内癌は発見されず，微小 de novo 癌を見出している（図4-137，138）．また，腺腫-癌連続学説を前提とした大腸腺腫症の腺腫の癌化率(0.003〜0.046)について検討すると，その癌化率は一般の人にみられる大腸単発腺腫の癌化率(0.2〜16.8)[4,5]と同じであるか，それ以上であることが期待されるのであるが，その期待とは全く逆の結果であり，さらにはその値は相当に低いものであった．

　このように，家族性大腸腺腫症は全身の組織から腫瘍が発生し，特に大腸の腺腫および癌が発生するいわば突然変異細胞発生の頻度が高い遺伝性疾患であり，この疾患における大腸癌組織発生については，健常者におけるそれと大差はないものとみなされる．

2）Peutz-Jeghers ポリープ

　胃・小腸・大腸に発生する多発性過誤腫性ポリープ hamartomatous polyp および口唇・指の皮膚における色素沈着が主症候の，常染色体性の優性遺伝性疾患である．消化管におけるポリープの発生頻度は小腸にやや多い[6]．ポリープの組織学的形態は，粘膜筋板が樹枝状に分岐増殖し，その表面を過形成性粘膜が覆っているといった特徴的な増殖を呈している．その過形成性粘膜はポリープが発生した場の粘膜である．すなわち，過形成性粘膜が粘膜筋板を伴って樹枝状に分岐している（図4-139〜141）．このポリープは過誤腫の範疇に分類されているが，

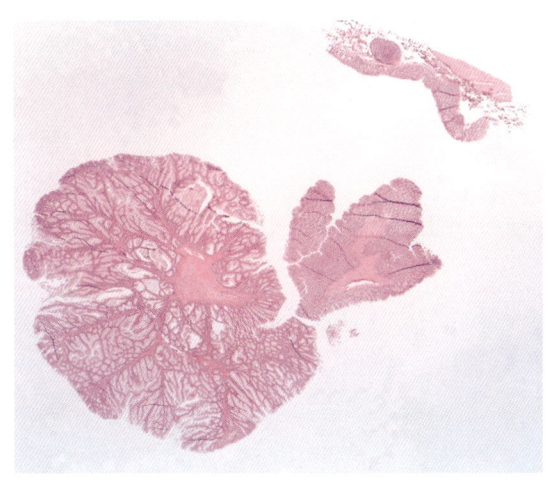

図 4-139　Peutz-Jeghers ポリープの割面．粘膜筋板は樹枝状に分岐している．

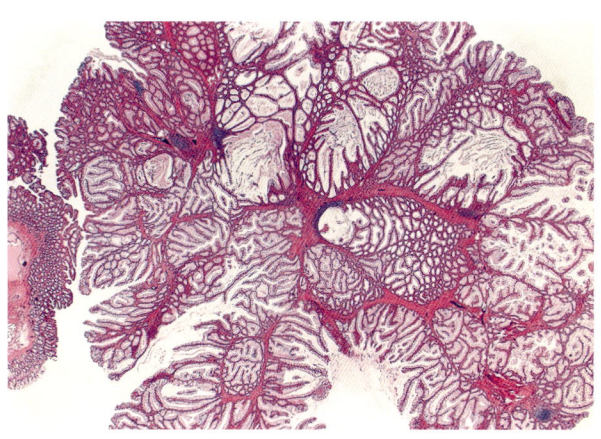

図 4-140　図 4-139 の粘膜筋板の樹枝状分岐の拡大．

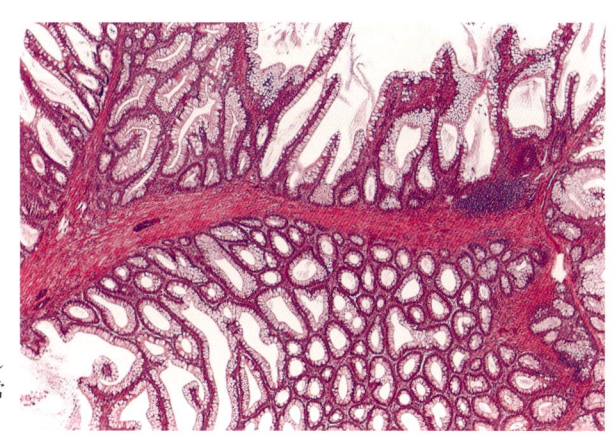

図 4-141　図 4-140 の粘膜部の拡大．粘膜腺管が増殖し数的増加がみられる．上皮は過形成性というよりは正常腺管に類似している．

粘膜をみれば過形成性であり，過誤腫とは異なるとの見解もある．通常の腺腫の場合と同様に癌化することがある．

3) 若年性ポリープ juvenile polyp およびポリポーシス polyposis

　主として若年者に発生するのでこの名が付されているが，成人にも発生するポリープである．Roth and Helwig (1963)[7] によると，若年性ポリープの発生率は 2 峰性で，その 1 つは 4 歳にピークがあり，18 歳にも低いピークがあるが，60 歳代までの成人にも発生している．発生部位は直腸が一番多く，次いで S 状結腸である．若年性ポリープは，肉眼的に大部分は有茎性であり，自然脱落も報告されている．大部分のポリープの直径は 2 cm までであり，小さいものでは無茎性である場合が多い．ポリープ表面は赤色を呈していて平滑なのが特徴的である．したがって，切除ポリープのホルマリン固定後には黒色を呈している．

　組織学的に，ポリープは囊胞状に拡大した非腫瘍性の腺管と豊富な浮腫性の間質から成り，

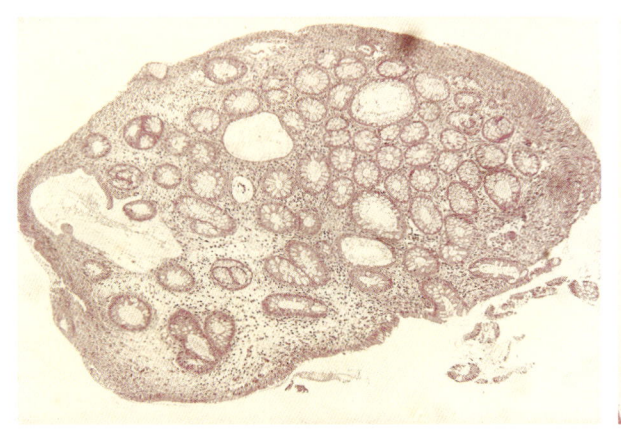

図4-142 Cronkhite-Canada症候群のポリープの割面．ポリープ間質は浮腫性で，過形成性腺管は拡張して囊胞化している．

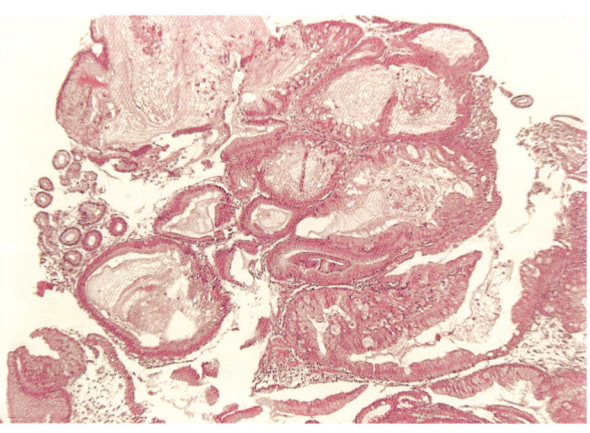

図4-143 図4-142の拡大．

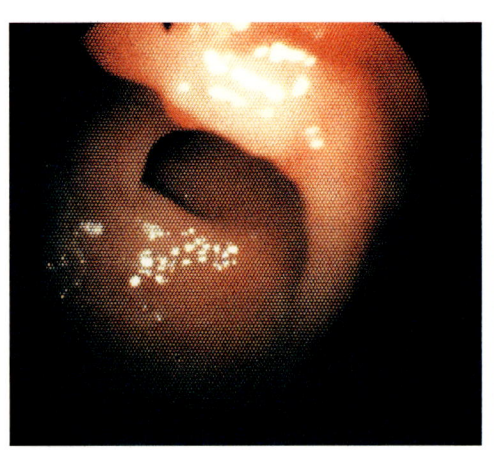

図4-144 結腸の内視鏡写真．粘膜面にびらんがある．

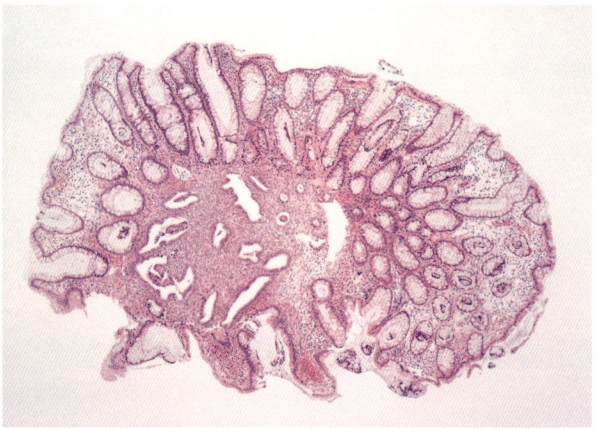

図4-145 図4-144のびらん面からの生検組織．腺管群に軽度異型性が認められ，間質は周囲大腸粘膜の固有組織とは異なっていて密である．

間質には炎症性細胞浸潤と拡大した血管が目立つ．ポリープの表層上皮はほとんどが剝脱している．

このポリープの本態は非腫瘍性であり，腺腫への移行はない．この若年性ポリープの発生に関しては，分泌貯留を原因とする説[8]，過誤腫の一種であるとする説[9]，および炎症であるとする説[10]とがある．

4) Cronkhite-Canada症候群の大腸ポリープ

胃腸管ポリポーシス，爪の萎縮，頭髪の脱毛を主徴候とする疾患[11]で，非遺伝性である．ポリポーシスのため蛋白喪失（または漏出）性胃腸症 protein losing gastroenteropathy をきたし，

低蛋白血症となる場合が多い．原因は不明である．

　肉眼的に，浮腫性のポリープが胃から大腸に散在性に多発する．組織学的に，ポリープは浮腫性間質が豊富で嚢胞状の腺管が散在性に存在している（図4-142, 143）．その腺管上皮は過形成性である．日本における本疾患の報告は，他の報告に比べて頻度が多いという[12]．日本では，大腸癌との合併が28例中5例[13, 14]となっていて，癌との合併が少なくないことが注目される．

b. 大腸の外子宮内膜症

　子宮内膜症は，子宮筋層のみならず，子宮外の臓器である消化管，リンパ節に子宮内膜が転移する場合がある（外子宮内膜症 endometriosis externa）．子宮内膜が大腸粘膜に転移すると出血性びらんを形成する（図4-144）．組織学的には，大腸粘膜および粘膜下組織における内膜の増殖であり，大腸癌あるいは他の臓器原発の腺癌と間違えないようにすることが重要である（図4-145）．子宮内膜症の間質は大腸粘膜固有組織とは異なり密であり，出血の繰り返しによるヘモジデリン沈着が認められる場合があるが，そのような場合は少ない．

【文献】
1) 宇都宮譲二：家族性消化管ポリポージスに関する研究．日医会誌 78：131-142, 1977
2) Utsunomiya J, Nakamura T : The occult osteomatous changes in the mandible in patient with familial polyposis coli. Br J Surg 2 : 45-51, 1975
3) 狩谷 淳，水野幸一，間山素行，ほか：IIc型早期大腸癌が認められた家族性大腸ポリポージスの一例．胃と腸 12：1359-1364, 1977
4) 大倉康男，中村恭一：病理組織を中心とした腺腫症の考え方．大腸腺腫症は adenoma-carcinoma sequence の傍証となりうるか？　大腸肛門誌 40：699-707, 1987
5) 中村恭一：大腸癌の構造．医学書院，1989
6) 宇都宮譲二，牛場広樹，富永忠彦，ほか：Peutz-Jeghers 症候群．外科診療 17：413-425, 1975
7) Roth SI, Helwig EB : Juvenile polyps of the colon and rectum. Cancer 16 : 468-479, 1963
8) Horrilleno EG, Eckert C, Ackerman LV : Polyps of the rectum and colon in children. Cancer 10 : 1210-1220, 1957
9) Morson BC, Dawson IMP : Gastrointestinal Pathology. pp526-529, Blackwell Scientific Publications, 1972
10) Correa P, Duque E, Cuello C, et al : Polyps of the colon and rectum. Int J Cancer 9 : 86-96, 1972
11) Cronkhite IW Jr, Canada WJ : Generalized gastrointestinal polyposis. An unusual syndrome of polyposis, pigmentation, alopecia and onychotropia. N Engl J Med 252 : 1011-1015, 1955
12) 市川正章，川口新平，斎藤古志，ほか：Cronkhite-Canada 症候群の1剖検例．胃と腸 10：1519-1524, 1975
13) 水戸省吾，三浦正悦，大泉晴史，ほか：直腸癌を合併し，手術後著明な緩解を示した Cronkhite-Canada 症候群の一例．胃と腸 12：489-494, 1977
14) 村島義男，奥内 豊，和田俊彦，ほか：消化管ポリープの縮小ないし消失を示した Cronkhite-Canada 症候群の一例．胃と腸 12：495-502, 1977

D 大腸の炎症性疾患

　大腸の炎症性疾患の中で潰瘍性大腸炎とCrohn病は原因がいまだ明らかではなく難治であり，問題の多い疾患である．そのほか，大腸にはアメーバ症，結核，サイトメガロウイルス感染症，虚血性腸炎，偽膜性腸炎，様々な病原微生物に起因すると推測される非特異的大腸炎，などがある．

1 潰瘍性大腸炎

　潰瘍性大腸炎 ulcerative colitis の病変の主座は粘膜であり，活動期と非活動期とを繰り返して遷延性に経過する疾患である．その過程で癌化する頻度が高いので，前癌性病変 precancerous disease の1つである[1]．

a. 潰瘍性大腸炎の臨床病理

　潰瘍性大腸炎の原因は不明であるが，感染症，食事，免疫異常，杯細胞の粘液産生低下，精神的影響などが関係することが推測されている．欧米に多く，開発途上国では少ないとされている．家族性に発症することも知られている．20～30歳代に発症することが多く，女性が優位に罹患する．

　反復する腹痛と下痢，血便を主訴とする．一般的に，直腸から発症することが多く，病変は次第に口側へと拡がり，最終的には大腸全域がおかされるようになる．多発性の浅い出血性潰瘍を特徴とするが，部位により病変の程度に差異がみられる．また，症例によって程度の差がみられ，軽度で直腸に限局する例（ulcerative proctitis）から，大腸全体が高度におかされる例まで様々である．盲腸や虫垂に病変のみられることもある．寛解（慢性期）と増悪（急性期）を繰り返し，広範囲にわたる粘膜の萎縮と粘膜下組織の線維化のために，大腸の膨起 haustra は消失してゴムホース状となる．治療により長期の寛解が得られるようになっているが，10年ほどの経過後，異形成 dysplasia，腺癌が発生することが知られている．

　急性期の大腸粘膜の肉眼的特徴は，広範囲にわたる粘膜のびらん・浅い潰瘍（Ul-Ⅱ）の形成と粘膜の強いうっ血で，粘膜面は暗赤色を呈する．出血を伴うことが多い（図4-146～149）．びらん・潰瘍面と残存粘膜が不規則に入り混じることが多く，潰瘍間に取り残された残存粘膜に過形成が加わると，ポリープ状を呈するようになる（偽ポリープ pseudopolyp，炎症性ポリープ inflammatory polyp）．また，粘膜の広範囲にわたるびらんと炎症とによって粘膜下組織に浮腫が加わって，粘膜は敷石状 cobblestone appearance を呈する．激烈（fulminant）な症例で

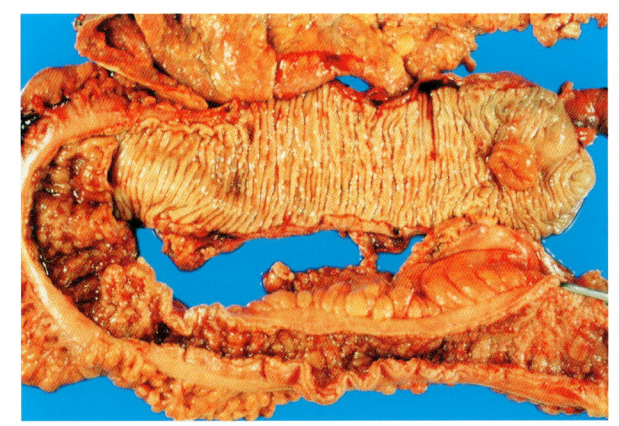

図4-146 潰瘍性大腸炎の肉眼像．ステロイド療法で10年以上の経過観察がなされていたが，サイトメガロウイルス感染にてS状結腸の穿孔をきたしたため全摘された大腸．右結腸には変化が乏しかったが，左結腸にはびらんやcobblestonesが観察される．図の上部が上行結腸から横行結腸，下部が下行結腸からS状結腸である．

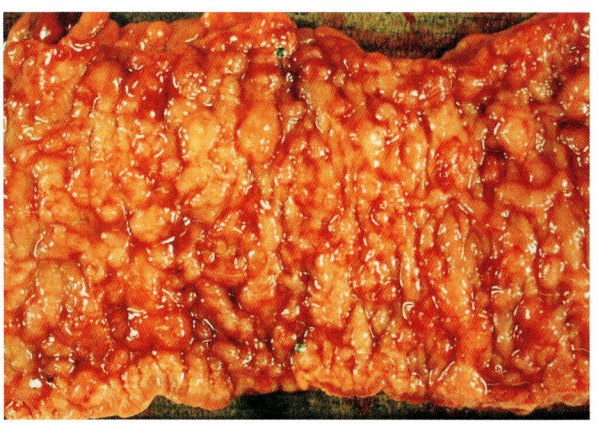

図4-147 図4-146の下行結腸の拡大．潰瘍性大腸炎のcobblestones．びらんと再生あるいは過形成粘膜により粘膜は凹凸が著しい．

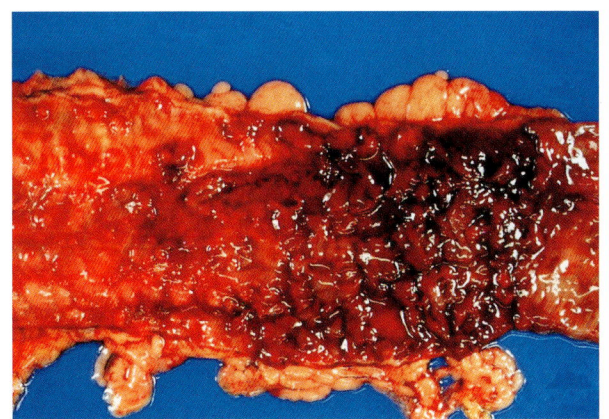

図4-148 潰瘍性大腸炎の下行結腸の肉眼像．ステロイド療法抵抗性で，下血が持続したために，大腸全摘出術が施行された．大腸には全域にわたってびらんや潰瘍形成，出血，粘膜萎縮が認められた．

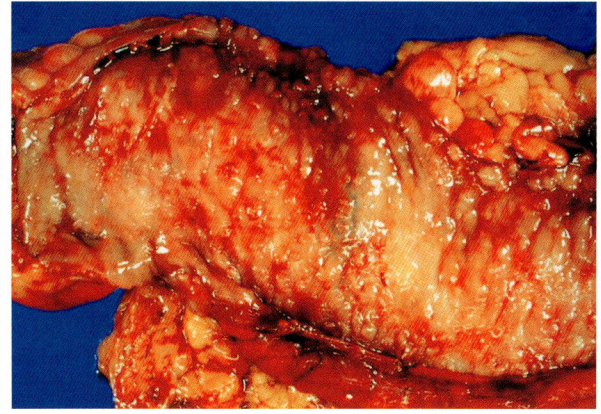

図4-149 潰瘍性大腸炎の肉眼像．図4-148の横行結腸．萎縮した粘膜を背景に過形成粘膜が残存している．

　は分節状に内腔が拡張し，巨大結腸症 toxic megacolon を呈する．toxic megacolon では筋層が菲薄化し，しばしば穿孔する．一部の症例では，回腸終末に炎症が波及することがある（backwash ileitis）．慢性期の肉眼的特徴は粘膜萎縮と再生上皮の不規則な分布であり，再生粘膜が細長く突出して炎症性偽ポリープを形成することも多い．

　病理組織学的には，急性期ではびらんや浅い潰瘍形成，うっ血および好中球や好酸球，マクロファージ，リンパ球，形質細胞など，多彩な炎症性細胞の浸潤を特徴とする（図4-150～153）．潰瘍性大腸炎では，粘膜の腺管内に好中球が貯留した陰窩膿瘍 crypt abscess の形成が特異的であるとされているが，それは必ずしも潰瘍性大腸炎に限った病変ではない．しかし一

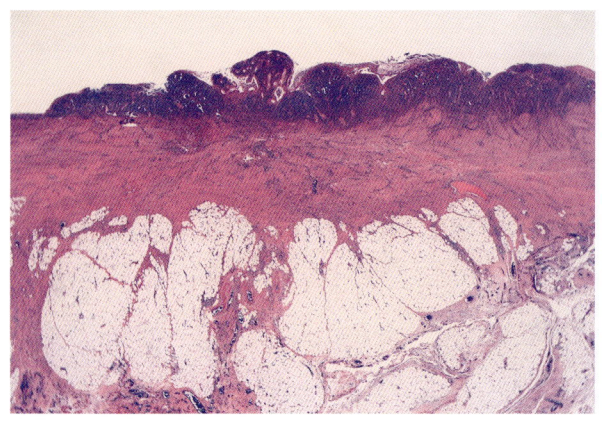

図 4-150 潰瘍性大腸炎の組織像．急性期の潰瘍性大腸炎．急性期の潰瘍性大腸炎の特徴は陰窩の破壊と間質への高度炎症細胞浸潤である．陰窩は萎縮変形し，間質に炎症細胞浸潤が著明である．通常，炎症は粘膜下組織層までであり，固有筋層や漿膜下層の変化は軽い．

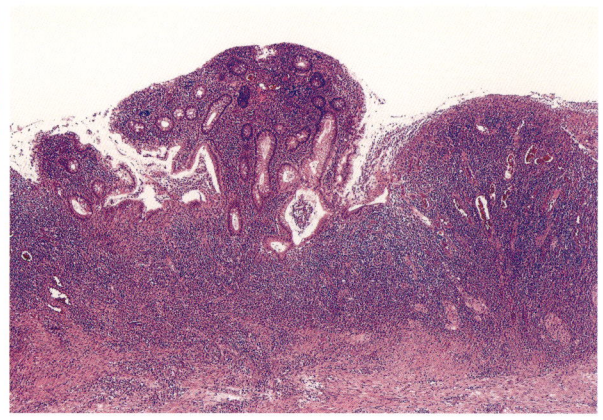

図 4-151 潰瘍性大腸炎の組織拡大像．陰窩の数が減少し，大小不同と配列の乱れが著しい．

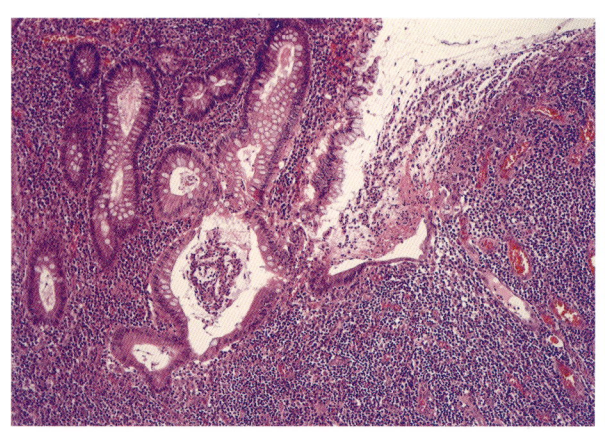

図 4-152 潰瘍性大腸炎の組織像，強拡大．表層上皮のびらん剝離と陰窩の囊胞状の拡張が認められる．間質に浸潤する炎症性細胞は好中球，好酸球，リンパ球，形質細胞，マクロファージなど多彩である．好中球は陰窩内にも貯留し，陰窩膿瘍 crypt abscess を形成している．

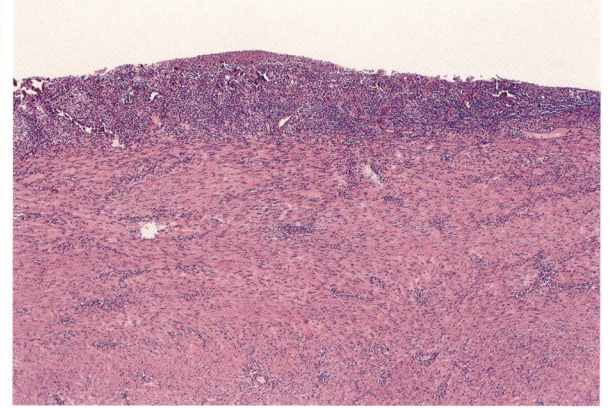

図 4-153 潰瘍性大腸炎の組織像．粘膜には広範囲にびらんが生じており，陰窩はほとんど認められない．間質への炎症細胞浸潤が著しい．

方では，潰瘍性大腸炎の病変の進行は，陰窩膿瘍が自潰することによって潰瘍が形成されたり，あるいは粘膜深部に炎症が波及するものとみなされている[2]．

　潰瘍性大腸炎では陰窩膿瘍を形成している頻度が高いので，大腸からの生検組織に炎症性細胞浸潤が著明で陰窩膿瘍の形成が認められた場合には，生検組織で潰瘍性大腸炎の可能性が高い病変であることを示唆することができる（**図 4-158，159**）．リンパ濾胞もしばしば形成される．IgG と IgM 陽性形質細胞の浸潤が病勢の推移に相関すると推測されている．一般的に，炎症の波及は粘膜下層までであり，炎症は固有筋層や漿膜には波及しないことが特徴とされている．ただし，リンパ球が軽度浸潤しているといった程度の炎症は漿膜下層にも認められる．類上皮

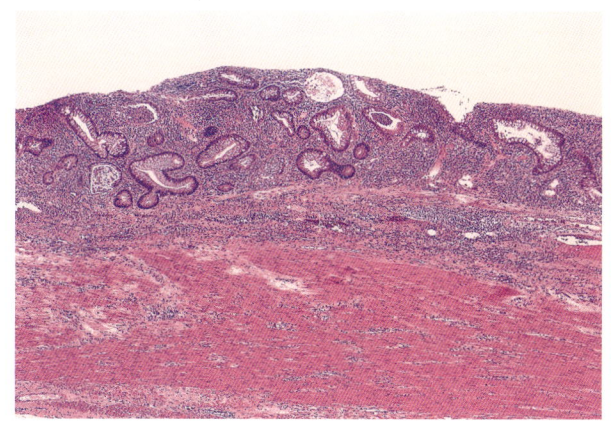

図 4-154 潰瘍性大腸炎の組織像，軽度活動性．切除大腸の別の部位では，炎症細胞浸潤は持続しているものの，好中球浸潤は軽減し，陰窩膿瘍も 1 か所でみられるのみである．陰窩には大小不同が目立ち，核は再生性の濃染化を示し，かつ杯細胞数が減少している．

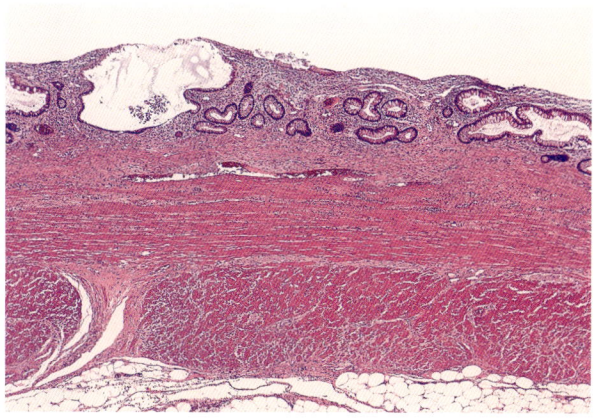

図 4-155 潰瘍性大腸炎の組織像，休止期．休止期の潰瘍性大腸炎では間質に単核細胞や好酸球が浸潤しているが，その程度は軽い．陰窩の数が減少し，嚢胞状拡張や不整走行を示している．

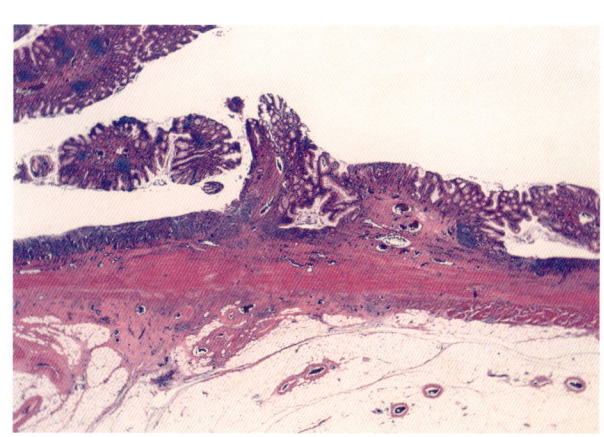

図 4-156 潰瘍性大腸炎，炎症性偽ポリープの組織像．萎縮した粘膜を背景に再生性の過形成粘膜が認められる．過形成粘膜は周囲より突出している．陰窩の数は少ないが，比較的大型であり，間質には炎症性細胞浸潤がかなり著明である．

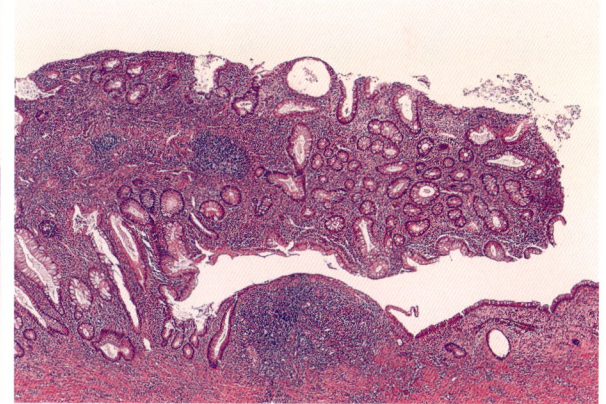

図 4-157 潰瘍性大腸炎，炎症性偽ポリープの組織像．炎症性偽ポリープは比較的大型の陰窩と炎症細胞浸潤の高度な間質より成る粘膜の突出である．

細胞肉芽腫の形成は認められない．

慢性期では，びらんが修復して粘膜表面は再生上皮によって覆われる（図 4-154，155）．その上皮には杯細胞の数的減少，小腸粘膜様の絨毛構造 villiform appearance や Paneth 細胞が出現している場合がある．粘膜固有層か粘膜下層には軽度の単核細胞が浸潤するが，瘢痕といえるほどの線維組織の増生は通常認められない．過形成粘膜，あるいは炎症性ポリープでは大型の腺管や絨毛構造が認められ，リンパ球や形質細胞，あるいはマクロファージなど単核細胞浸潤も比較的高度である（図 4-156，157）．

炎症所見は，その程度とともに，急性か慢性かの時期も腸管の部位によって異なることが多

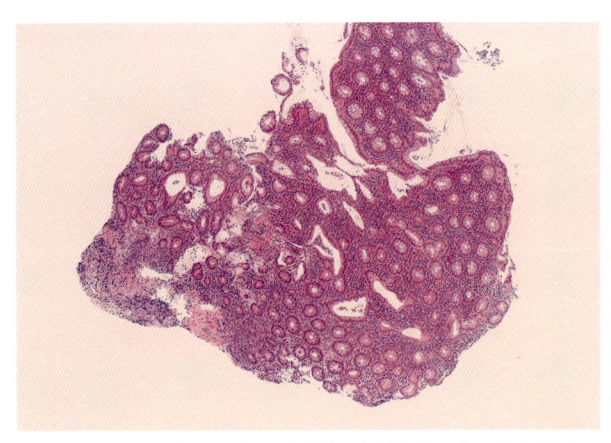

図 4-158 潰瘍性大腸炎, 活動期の生検組織. 潰瘍性大腸炎の生検診断では, 確定的な所見は存在しない. 陰窩の数の減少や不整走行, 多彩な炎症細胞浸潤, 陰窩膿瘍などの全体像で"潰瘍性大腸炎として矛盾しない大腸炎"と診断せざるを得ない.

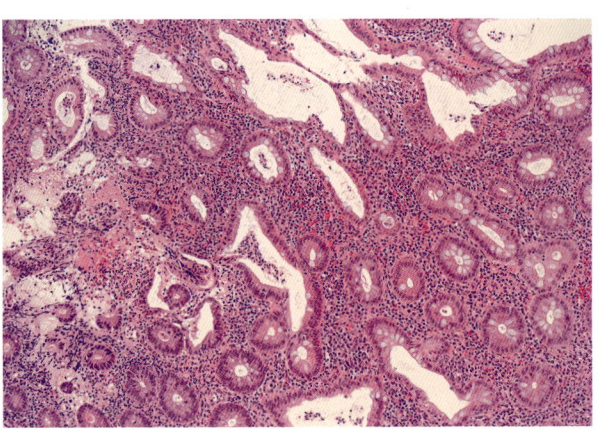

図 4-159 図 4-158 の拡大. 陰窩数や杯細胞の減少, 間質の拡大と高度炎症細胞浸潤, 陰窩膿瘍が認められる.

い. 急性期を示唆する所見としては多彩な炎症細胞浸潤が重要であるが, とりわけ好中球浸潤や陰窩膿瘍の形成が活動性炎症 active inflammation の指標となり得る(図 4-158, 159). いったん炎症が生じた粘膜が, 炎症が消失して, ほとんど完全に治癒したようにみえることがある (resolving colitis)(図 4-160, 161). また, 増悪と寛解を繰り返した粘膜では陰窩は高度に萎縮し, 不整な歪んだ形態 distortion を示している. 間質への炎症細胞浸潤は軽く, 粘膜内が空虚 empty となる (quiescent colitis). この場合, 陰窩の最深部と粘膜筋板の間が離開するとされている(図 4-162).

b. 潰瘍性大腸炎における腺癌と異形成

潰瘍性大腸炎の癌化に関する報告ならびに研究は多くなされている. それらをまとめてみると, 次の 3 つを挙げることができる(喜納, 1980)[3].

1) 発病年齢が若いほど癌発生率が高く, 特に 15 歳以下の発病者ではその発生率が高い.
2) 10 年以上の経過を経て癌化するものが多い.
3) 癌化した症例の大部分は全大腸炎型である.

潰瘍性大腸炎に発生する癌の発生部位別にみた頻度は, 一般の大腸癌と大体において同じ傾向であるが, 横行結腸にやや高いことが挙げられる[2]. 癌の肉眼型については, 通常の大腸癌の多くが潰瘍限局型(2 型)であるのに対して, 潰瘍浸潤型(3 型)が多い傾向がみられる. この癌肉眼形態の差は, 癌の発育の場が異なることによるものであろう. すなわち, 潰瘍性大腸炎の腸管壁には, びまん性の線維化があるからである. そのために, 慢性に経過した潰瘍性大腸炎の大腸壁は, 粘膜下組織および筋層の線維化によってゴムホース状となっている.

発病から 10 年前後経過した潰瘍性大腸炎の萎縮粘膜に, 異形成 dysplasia あるいは異型上皮巣が生じてくることが知られている(図 4-163, 164). 組織学的に, 異形成は核の腫大濃染

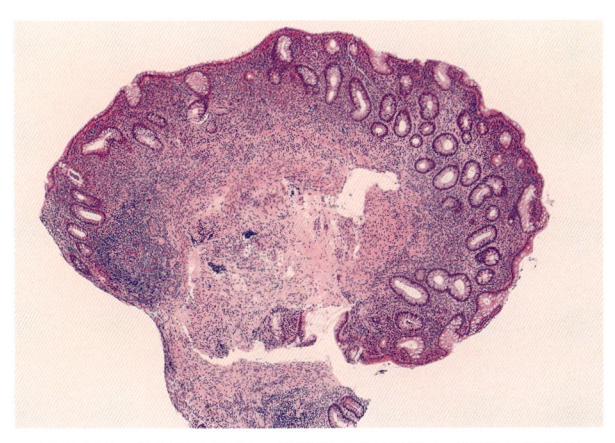

図 4-160　潰瘍性大腸炎，慢性期の生検組織．粘膜の陰窩数が減少し，間質には著明な炎症性細胞浸潤がみられる．好中球浸潤や陰窩膿瘍は認められない．慢性期の潰瘍性大腸炎に相当する．

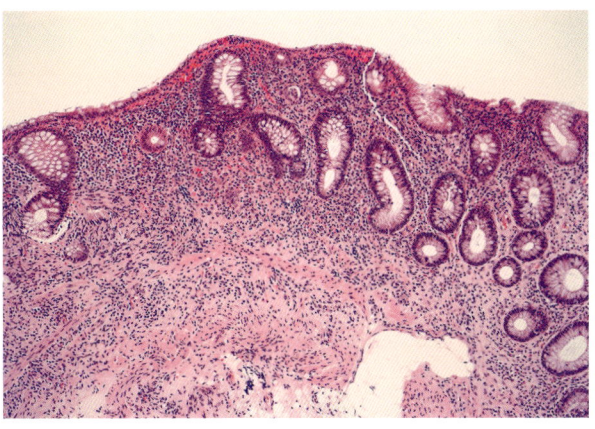

図 4-161　図 4-160 の拡大．潰瘍性大腸炎，慢性期の生検組織．腺管分布は粗で，粘膜固有組織には炎症性細胞浸潤がみられる．深いびらんの再生粘膜である．

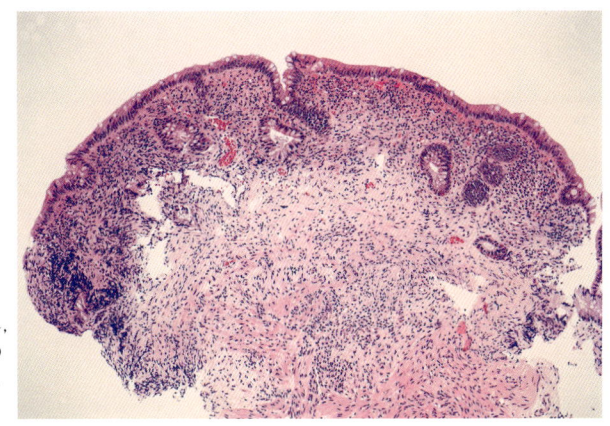

図 4-162　潰瘍性大腸炎，休止期の生検組織．陰窩の数が減じ，間質の炎症性細胞浸潤も軽く好中球浸潤はみられない．陰窩の深部先端と粘膜筋板とが離開して，疎な間質で隔てられていることが休止期の特徴とされている．

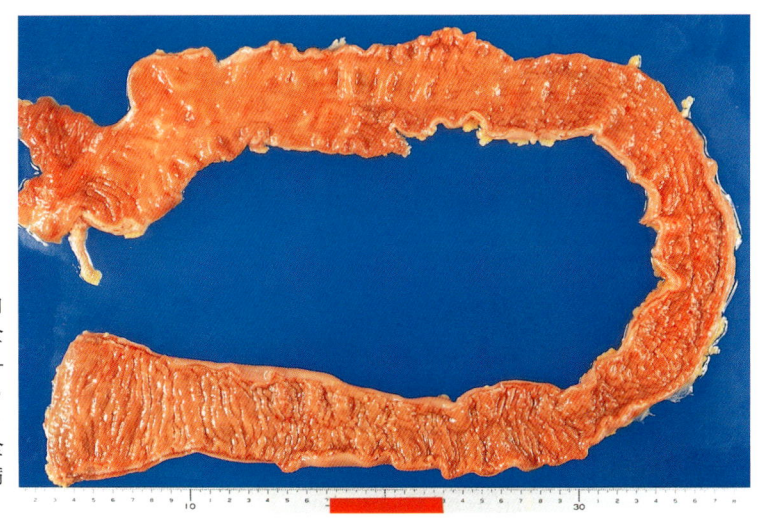

図 4-163　潰瘍性大腸炎に伴う dysplasia の肉眼像．10 年以上の経過の後，dysplasia にて全摘された大腸．数年前から生検にて mild dysplasia，moderate dysplasia 病変が観察されるようになった．今回，severe dysplasia という診断にて切除術が施行された．大腸粘膜は全体的に萎縮しているが，数か所に軽度隆起病変が認められた．

D　腸の炎症性疾患

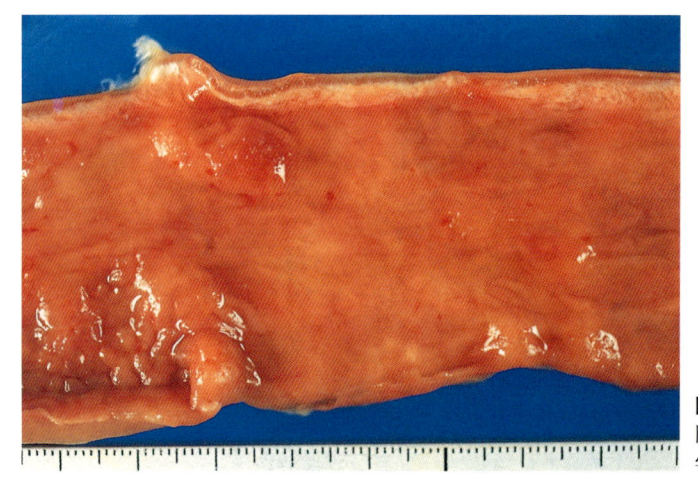

図 4-164 潰瘍性大腸炎の肉眼像．萎縮粘膜に不整な隆起が認められる．境界は不明瞭である．隆起は組織学的に dysplasia である．

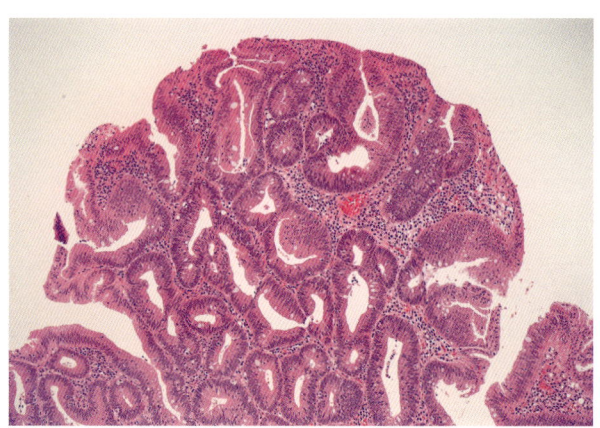

図 4-165 moderate dysplasia. 陰窩上皮が過形成を示し，核の濃染化が認められる．

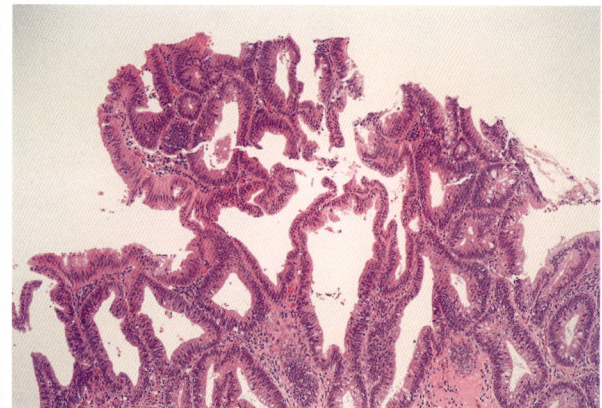

図 4-166 severe dysplasia. かなり高度の異型腺管の増生が認められる．異型腺管は比較的大型で，核が濃染している．浸潤像はみられなかった．

化した異型腺管より成り，通常の大腸腺腫に類似している（図 4-165, 166）．ただし，大腸腺腫が境界明瞭なポリープを形成するのに対し，潰瘍性大腸炎の異形成では境界不明瞭で，時には多発性の軽度隆起性あるいは扁平病変を形成することが特徴とされている．この傾向もまた，発育の場の違いによるものであろう．異形成はさらに時間を経ることによって，腺癌に進展する場合がある．

潰瘍性大腸炎の経過中に癌が発生した患者の平均年齢は，通常大腸に発生する癌年齢よりも若年の傾向があり，平均 46 歳で，男女差はない．

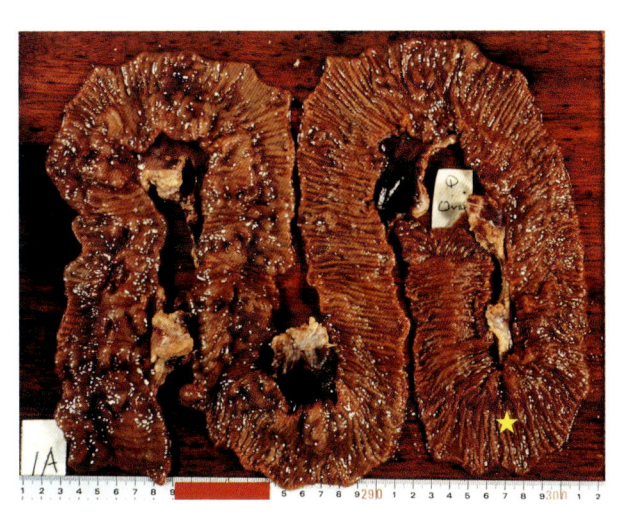

図4-167 飛び石病変．潰瘍形成のある局面の間に健常粘膜の局面が介在している（★）．

2 Crohn病

　1932年，Crohnら[4]が回腸終末部における特異的な潰瘍形成性炎症性疾患 regional ileitis として報告した疾患であり，その発生部位から terminal ileitis とも呼ばれていた．その後，Ohtani（1955）[5]，Lockhart-Mummery and Morson（1960）[6]らによって，回腸終末部のみならず他の小腸や大腸，胃にも発生することが明らかにされた．Crohn病は欧米の白人に多く発生し，日本人には発生頻度は低いが，1970年頃を境としてその診断数が増加している．

　Crohn病は，原因不明の慢性に経過する小腸・大腸に特徴的な潰瘍を形成する疾患で，潰瘍の修復が組織学的に微小部分において認められるとはいうものの，病変全体としては治癒傾向のみられない疾患である．類上皮細胞から成る肉芽腫がリンパ管・リンパ濾胞近傍に形成されている傾向があることから，病変の主座はリンパ組織系であるとみなされている．小腸・大腸における病理組織学的な特徴は，次のごとくである．

1) 飛び石病変 skip lesions：病変部は限局性で複数あり，病変部の間には正常部分が介在している（図4-167）．
2) 縦走潰瘍 longitudinal ulcer：消化管長軸方向の縦長の潰瘍を形成し，小腸では腸間膜付着部に沿った粘膜に発生する（図4-168）．
3) 裂溝潰瘍 fissuring ulcer：長い縦長の潰瘍底にはひび割れしたような裂溝形成がみられる（図4-169）．裂溝が深くなると他の腸管係蹄と癒着して，腸管係蹄間に，あるいは腸管が腹壁と癒着して皮膚との間に瘻孔を形成する．
4) 敷石状外観 cobblestone appearance：縦長潰瘍の周囲粘膜は炎症性変化（粘膜下組織の浮腫，粘膜内のリンパ濾胞過形成，粘膜の再生性過形成）によって，玉石を敷きつめた道路のような外観を呈する（図4-170）．組織学的には，粘膜下組織の浮腫，リンパ濾胞形成である．
5) 消化管壁の全層性炎症 transmural inflammation：消化管における炎症は，粘膜から漿膜

D　腸の炎症性疾患

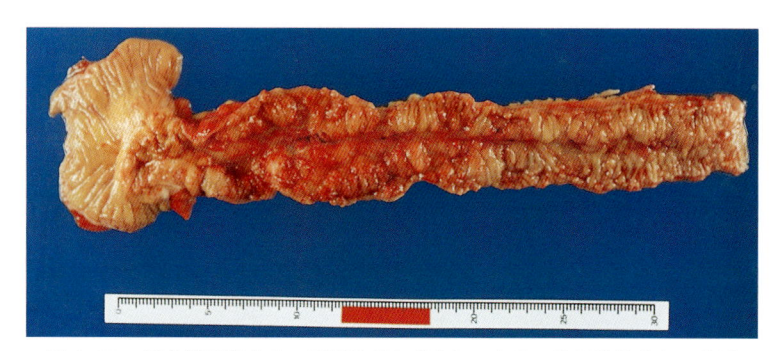

図4-168 消化管長軸方向の縦長潰瘍を形成し，小腸の腸間膜付着部の粘膜に発生している．

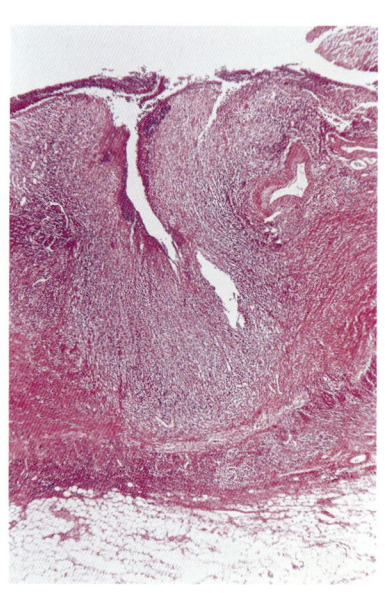

図4-169 潰瘍底には裂溝形成がある(fissuring ulcer)．裂溝が深くなると，他の腸管係蹄と癒着して瘻孔を形成，あるいは腹壁と癒着して皮膚との間に瘻孔を形成するようになる．

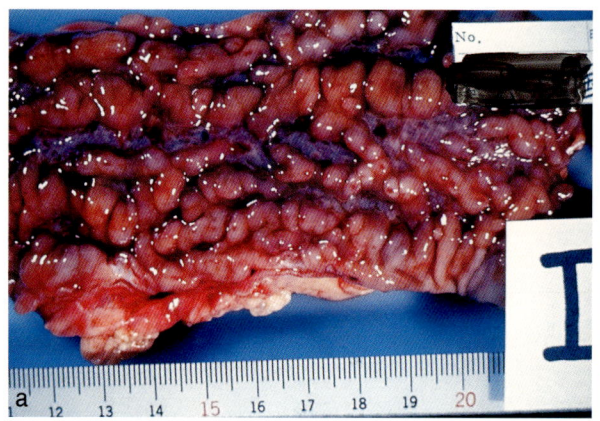

図4-170a 縦走性潰瘍の周辺粘膜は，玉砂利を敷きつめたような外観 cobblestone appearance を呈している．

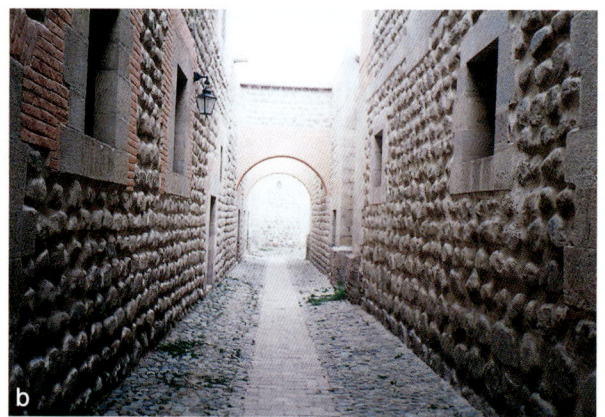

図4-170b ボリビア・ポトシのある裏道の風景．Bauhin弁からの上行結腸における Crohn 病の病変を彷彿とさせる．

下組織に至る全層性の炎症である．固有筋層直下の漿膜下組織にはリンパ濾胞が数珠状に配列して形成されている場合が多い（図4-171）．

6）類上皮細胞肉芽腫 epithelioid cell granuloma の形成：急性期の炎症は粘膜下組織の浮腫および好酸球を混じたリンパ球を主とした炎症性細胞浸潤に始まり，腸管壁の線維化，リンパ濾胞形成，リンパ管の拡張，Langhans巨細胞を伴う類上皮細胞肉芽腫の形成がみられる（図4-172）．肉芽腫形成は，一般的に，炎症が亜急性期の病変に認められ，病変が

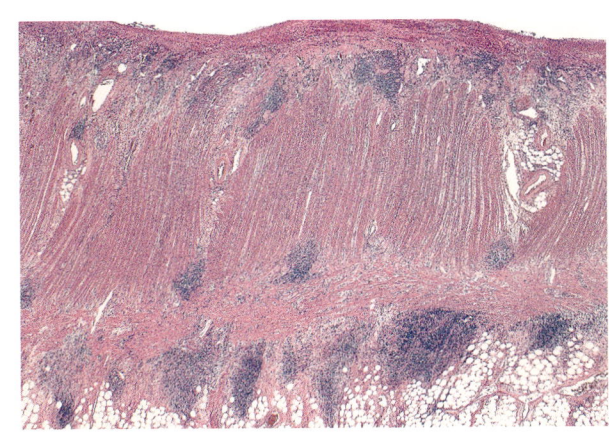

図4-171　固有筋層直下の漿膜下組織に数珠状に配列しているリンパ濾胞.

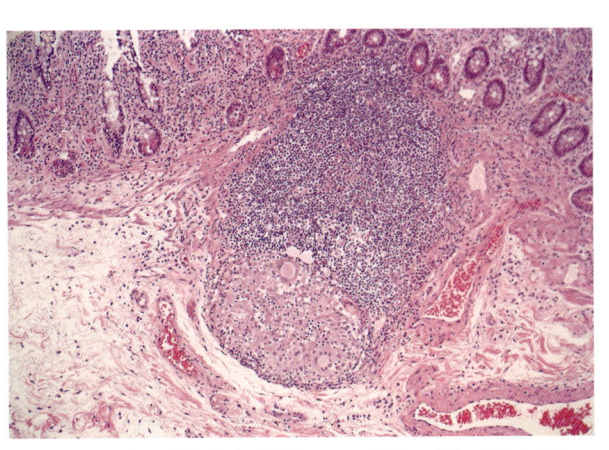

図4-172　類上皮細胞肉芽腫がリンパ濾胞に接して認められる.

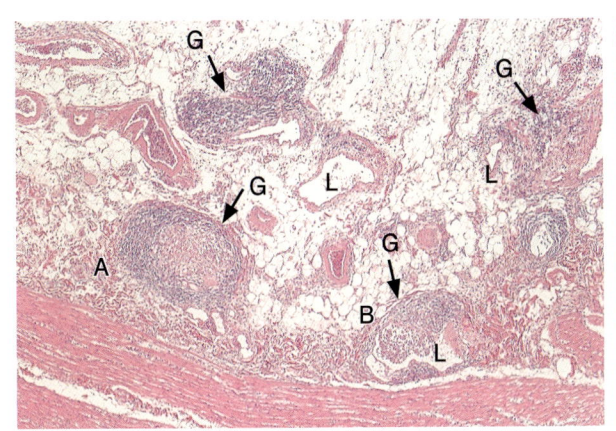

図4-173　粘膜下組織における肉芽腫（G）．粘膜下組織は浮腫が強く，リンパ管は拡張している（L）．リンパ管およびリンパ濾胞に類上皮細胞から成る肉芽腫が3個みられる.

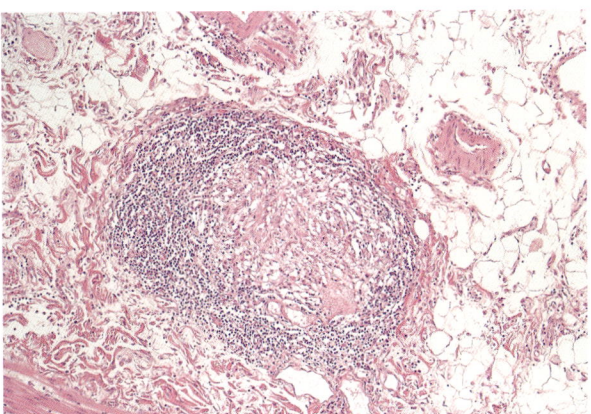

図4-174　図4-173の肉芽腫（A）の拡大．類上皮細胞は粗で，1個の巨細胞がみられる．肉芽腫周囲にはリンパ球が層状に認められる.

慢性化して腸管壁の線維化が古くなり密となると認められなくなる．肉芽腫は，組織学的に類上皮細胞の粗な集まりで，Langhans巨細胞を伴っている場合があるが，巨細胞を伴っていない肉芽腫の場合が多い．Crohn病の肉芽腫には，結核肉芽腫にみられる乾酪壊死巣は認められない．肉芽腫は腸管の至るところに形成されるが，粗な炎症性線維化部分における拡張したリンパ管，あるいはリンパ濾胞に接して形成されていることが多い（図4-173〜175）．線維化が古くなり密となると，肉芽腫は消失してしまう．

7）アフタ性潰瘍 aphthoid ulcer の形成：飛び石病変の間の，一見正常にみえる粘膜には，小さな浅い潰瘍が発生する（図4-176）．潰瘍辺縁は発赤していてアフタ性潰瘍と呼ばれている．

病変が慢性化して腸管は線維化によって腸管壁の肥厚，内腔の狭小化，そして腸管係蹄間に，

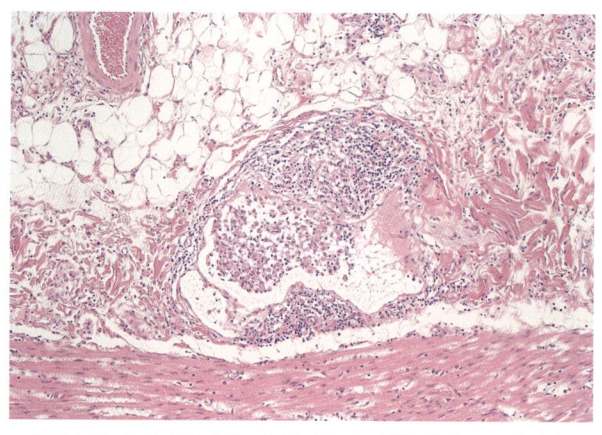

図 4-175 図 4-173 の筋層直上のリンパ管に接している肉芽腫(B)の拡大.

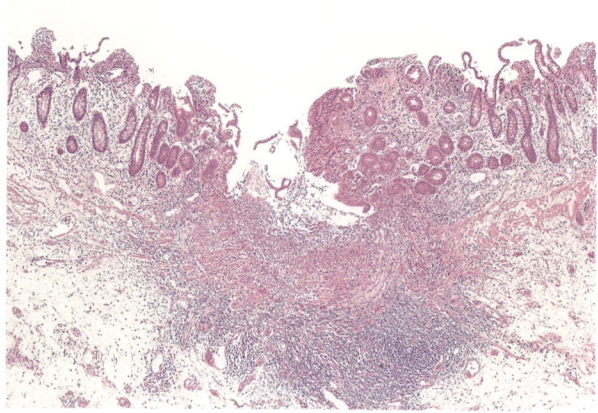

図 4-176 アフタ様潰瘍(Ul-Ⅱ).

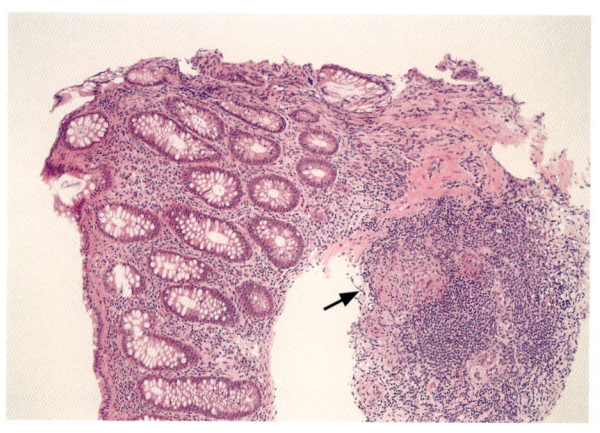

図 4-177 大腸 Crohn 病の生検組織. 粘膜下組織に類上皮細胞肉芽腫が粘膜下組織のリンパ濾胞に接して存在している(矢印).

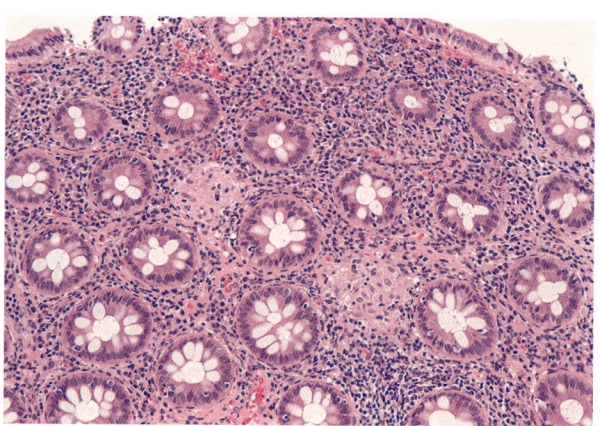

図 4-178 大腸 Crohn 病の生検組織. 大腸の粘膜内に類上皮細胞肉芽腫が2個みられる.

　また腸管係蹄と腹壁皮膚との間で瘻孔を形成するようになる. また, 肛門・直腸に痔瘻を形成することがあり, その部位からの生検組織に類上皮細胞肉芽腫が認められて Crohn 病の診断がなされる場合がある.
　回腸あるいは大腸の潰瘍性病変から採取される生検組織の中に類上皮細胞性肉芽腫が証明される場合もあるが, その頻度は低く(**図 4-177, 178**). Crohn 病の診断は X 線・内視鏡検査による特徴的な縦走潰瘍と飛び石病変の証明に負うところが大きい.

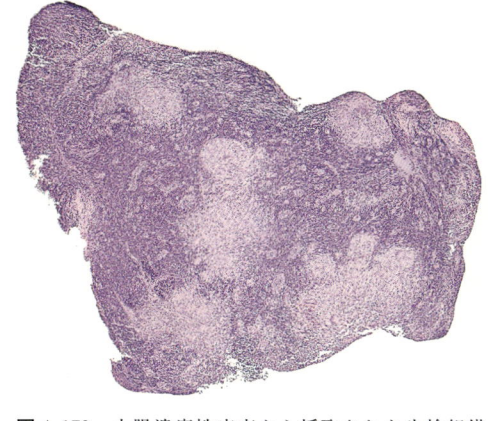

図4-179　大腸潰瘍性病変から採取された生検組織片．リンパ球浸潤の著明な組織に多数の粟粒大の肉芽腫がみられる．

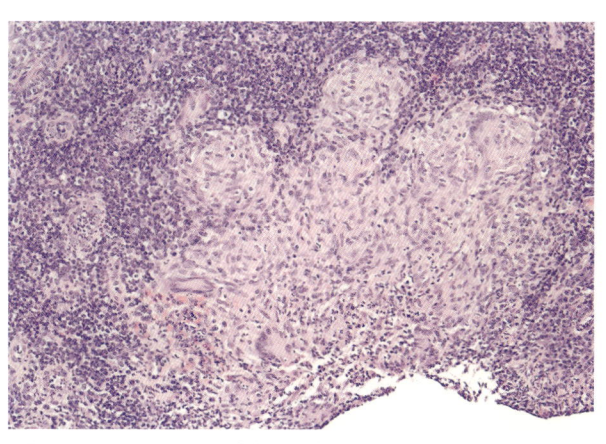

図4-180　図4-179の癒合した肉芽腫の拡大．類上皮細胞からなる肉芽腫で，乾酪壊死は認められない．Langhans型巨細胞がみられる．

3　腸結核

　近年，日本では肺結核が減少傾向にある．腸管結核の多くは肺結核に続発することが多いので，腸結核の発生頻度もまた減少している．しかし一方では，腸結核は腸の炎症性疾患の1つであるCrohn病との鑑別診断において問題となることがある．特に，肺結核の既往のない一次性腸結核，あるいはその既往のはっきりしない腸結核とCrohn病との鑑別は重要である．

　腸結核の診断は，いうまでもなくX線・内視鏡所見および生検の総合によってなされるが，個々の検査法には限界がある．例えば，生検組織片による結核の診断は，採取された組織片の中に結核肉芽腫が含まれている場合にはじめて腸結核の診断がなされるのであるが，一般的に，生検によって結核肉芽腫を含む組織片が採取される率は低い（図4-179, 180）[7]．

　腸結核は回腸終末部に多く発生するが，大腸にも発生する（図4-181～184）．肺結核で嚥下された痰の中の結核菌が回腸終末部のPeyer板に感染して，そこに結核肉芽腫を形成する．結核肉芽腫が大きくなると自潰して回腸に潰瘍を形成し，さらに結核菌はリンパの流れによって腸間膜付着部へと拡がり，腸管を取り巻く帯状の潰瘍を形成する（図4-185～187）．Crohn病の小腸潰瘍が腸間膜付着側における縦長潰瘍であるのとは対照的であり，Crohn病と腸結核との重要なX線的・肉眼的鑑別点である．

　生検組織片による腸結核の診断は，結核の典型的肉芽腫，すなわち中心部に乾酪壊死があり，その周囲を取り巻いているLanghans巨細胞を伴う類上皮細胞層から成る肉芽腫によってなされる（図4-179, 180参照）．しかしながら，このような結核肉芽腫は一般的に大型であって，生検によって1個の肉芽腫が完全に採取されることはきわめて少ない．一般的には小型の肉芽腫が採取され，その肉芽腫には中心部の乾酪壊死巣がないか，あってもその壊死巣は小さく典型的な乾酪化でない場合が多い．このような場合には，その肉芽腫は結核，Crohn病あるいはサルコイドーシスによるものであるのかの組織診断が困難となる．

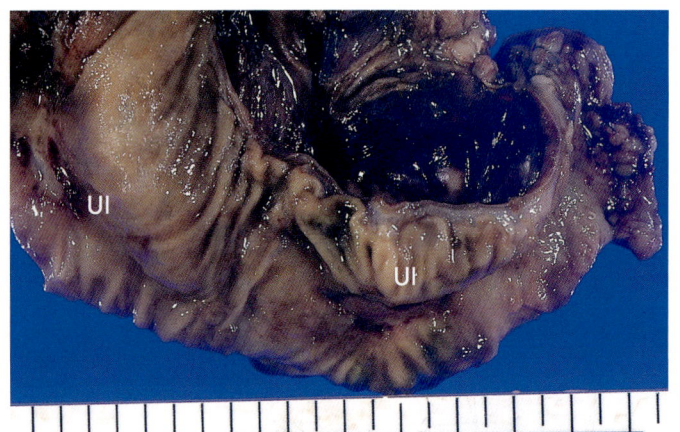

図 4-181 横行結腸の結核症．横行結腸の 2 か所に潰瘍が形成されている（Ul）．

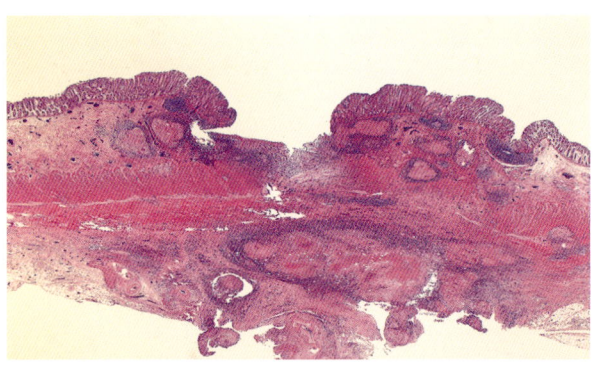

図 4-182 図 4-181 の潰瘍の割面．潰瘍の周囲の粘膜や漿膜下層に類上皮細胞肉芽腫が認められる．肉芽腫は大型で，Langhans 巨細胞が多数出現している．

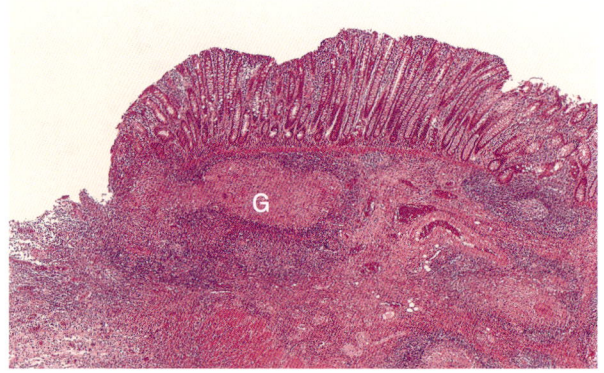

図 4-183 図 4-182 の潰瘍辺縁における肉芽腫の拡大（G）．

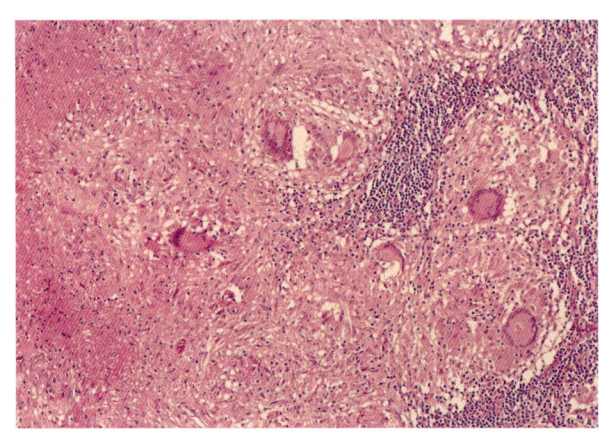

図 4-184 図 4-183 の拡大．Langhans 巨細胞を伴う肉芽腫が数個癒合している．肉芽腫の周囲にはリンパ球層の形成がみられる．

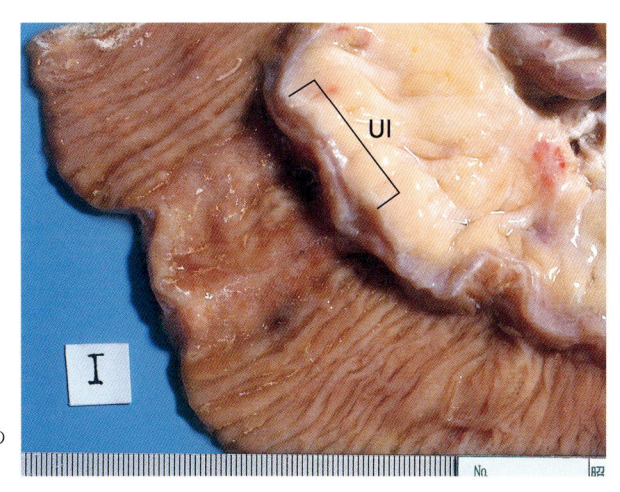

図 4-185　回腸終末の結核症の肉眼像．小腸を取り巻く帯状の潰瘍（Ul）．

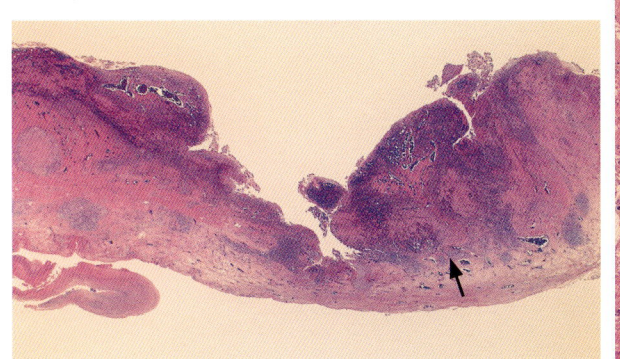

図 4-186　回腸結核の潰瘍の割面．潰瘍周辺の壁全層に炎症細胞浸潤が高度に認められる．粘膜下組織および固有筋層に多数の結核肉芽腫が癒合している（矢印）．

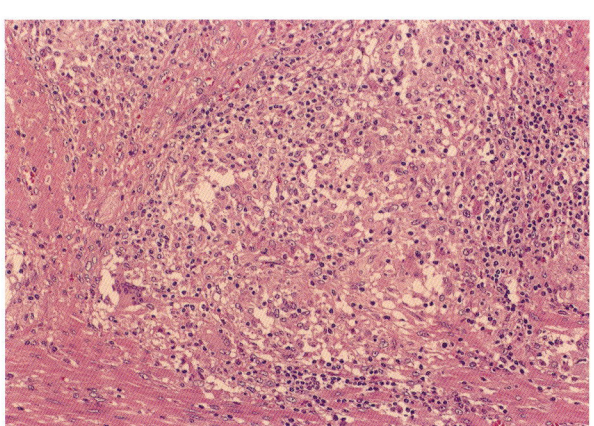

図 4-187　図 4-186 の結核肉芽腫．固有筋層内に形成されていた類上皮細胞肉芽腫であり，Langhans 巨細胞も認められる．周囲にリンパ球が浸潤している．

　一般的に，乾酪壊死巣のない Langhans 巨細胞を伴う肉芽腫は，サルコイドーシスでは類上皮細胞数が多く密であり，周囲組織との境界は比較的明瞭である．一方，Crohn 病にみられる肉芽腫は，それを形成する類上皮細胞あるいは組織球の数が少なく粗であり，周囲組織との境界は明瞭ではない（411～412 頁参照）．結核の肉芽腫は，両者の中間に位置する傾向がみられる．しかしながら，それら肉芽腫には互いに移行像がみられ，決して単一の肉芽腫のみがみられるわけではない．例えば，結核の化学療法を行った腸結核には，肉芽腫のみを取り上げれば Crohn 病にみられる肉芽腫と区別できないものがある．したがって，生検組織片に肉芽腫が認められた場合には，X 線所見（肉眼所見）を考慮してその肉芽腫を評価する必要がある．すなわち，腸結核と Crohn 病の肉眼所見は異なっている場合が多いからである[8-10]．

　稀ではあるが，肉眼的に Crohn 病であり，また腸管壁の組織所見も Crohn 病としても差し支えないものでありながら，所属リンパ節に大型の乾酪壊死巣を伴う結核肉芽腫が証明された症例が存在する（**表 4-35**）[11]．

D　腸の炎症性疾患

表 4-35　大腸の潰瘍形成性炎症性疾患の肉眼診断と組織診断との対比（丸山，白壁）．

組織診断	肉眼診断				合計
	Crohn 病	結核	潰瘍性大腸炎	診断不能	
Crohn 病	14 + (4)	1 + (1)	1	0	21 (27%)
結核	1	28 + (4)	0	14	47 (59%)
潰瘍性大腸炎	0	0	9	0	9 (11%)
診断不能	0	0	0	(2)	2 (3%)
合計	15 + (4)	29 + (5)	10	14 + (2)	79(100%)

（　）：小腸病変

　X線・肉眼的に，大腸病変部が広い粘膜萎縮帯を呈し，その局面に潰瘍あるいは潰瘍瘢痕および散在性のポリープを伴っている症例がある．このような肉眼所見，"腸管を取り巻く粘膜萎縮帯，そこにおける小さなびらんあるいは潰瘍瘢痕による粘膜のひきつれ"（丸山・白壁）を呈している症例の多くは，切除標本上では非特異的な炎症所見のみであり，もちろん腸管壁に結核肉芽腫は認められない（図 4-188～190）．しかし，その所属リンパ節に結核肉芽腫が証明される場合がある（図 4-191）[12]．すなわち，大腸結核の治癒しつつある，あるいは治癒した状態である[9-13]．

　腸結核の肉眼所見は一般的に多発性の潰瘍形成で，潰瘍の深さはUl-ⅡあるいはUl-Ⅲである．それらの潰瘍は，腸管長軸とは直角の方向に交わる長軸を有している傾向（帯状）がある．腸結核の病変部を局所的にみると，①不規則な潰瘍の多発，②腸管長軸とは直角方向に長軸のある線状潰瘍または潰瘍瘢痕（潰瘍が全周に及べば帯状潰瘍・瘢痕となる），③潰瘍瘢痕を伴う粘膜の広範な萎縮帯，の3つに分類される[14]．結核肉芽腫の多い腸管の肉眼所見は不規則な潰瘍形成であり，結核肉芽腫は①，②，③の順で減少する[14]．したがって，生検により結核肉芽腫を採取できる確率の高い部位として，不規則な浅い潰瘍の辺縁から組織を採取することが必要であろう．

4　その他の炎症性大腸病変

a. アメーバ症

　赤痢アメーバ Entamoeba histolytica または熱帯熱アメーバの経口感染によって大腸に多数のびらん・潰瘍を形成する（図 4-192）．アメーバは血行性に肝および脳に至り膿瘍を形成する．感染後，数日で激烈な下痢と血便にて発症する．大腸粘膜には黄白色の痂皮で覆われた浅い小潰瘍（アフタ）が多数形成されるが，進行すると大きな潰瘍となる（図 4-193）．
　組織学的に，粘膜の壊死と潰瘍底における肉芽組織の増生，および好中球を主体とする炎症性細胞浸潤が高度である．アメーバの栄養体は，潰瘍面に付着した壊死物や炎症性滲出物の中

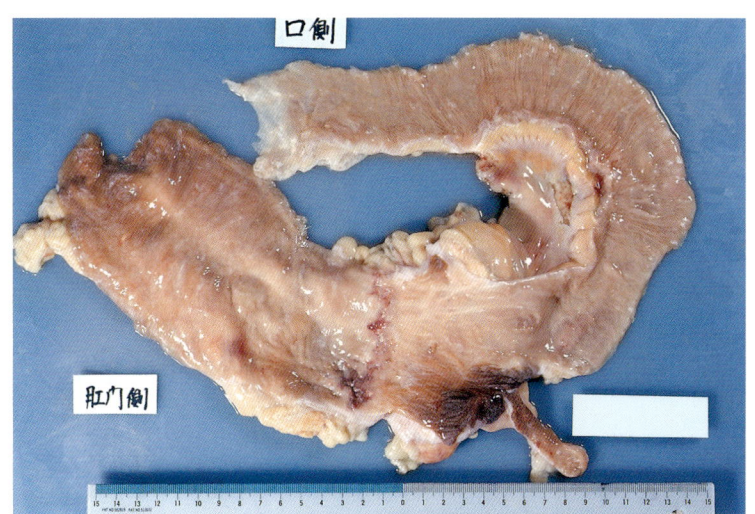

図4-188 肉眼所見"腸管を取り巻く粘膜萎縮帯、そこにおける小さなびらんあるいは潰瘍瘢痕による粘膜のひきつれ".
〔白壁フォーラム編集委員会（編）：白壁フォーラム大腸疾患の診断. p5, 医学書院, 1996 より〕

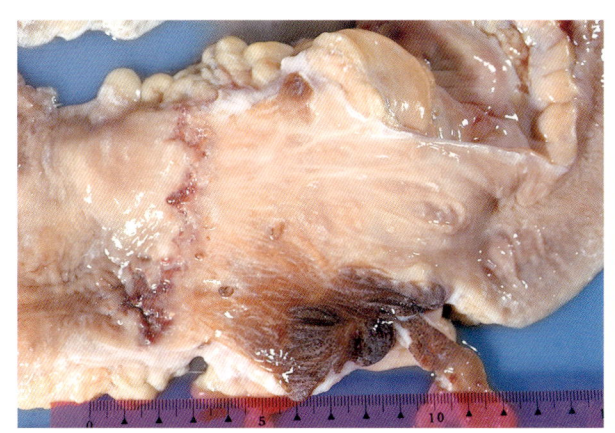

図4-189 図4-188の拡大.
〔白壁フォーラム編集委員会（編）：白壁フォーラム大腸疾患の診断. p5, 医学書院, 1996 より〕

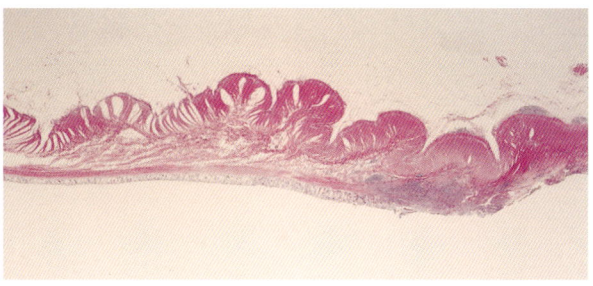

図4-190 図4-189の粘膜萎縮帯の割面. 再生粘膜で覆われている.
〔白壁フォーラム編集委員会（編）：白壁フォーラム大腸疾患の診断. p5, 医学書院, 1996 より〕

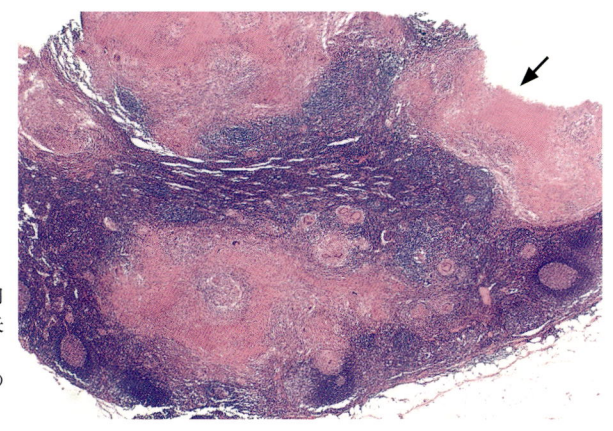

図4-191 図4-188の所属リンパ節. リンパ節に多数の結核肉芽腫がみられる. 肉芽腫の中心部は乾酪化して無構造である（矢印）.
〔白壁フォーラム編集委員会（編）：白壁フォーラム大腸疾患の診断. p5, 医学書院, 1996 より〕

D 腸の炎症性疾患

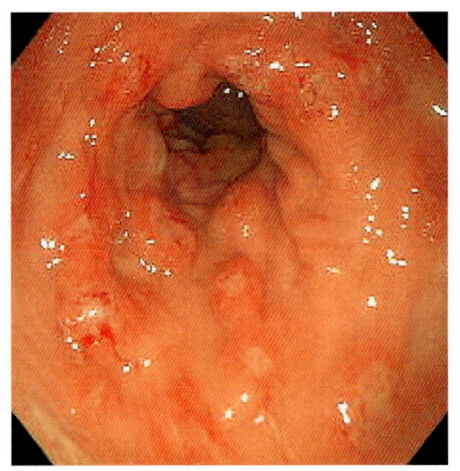

図 4-192 直腸アメーバ症の内視鏡像．直腸粘膜にアフタ様小びらんが多数認められる．

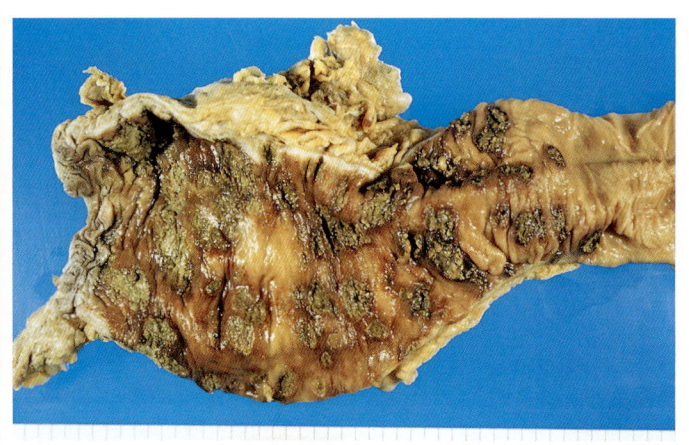

図 4-193 大腸アメーバ症の肉眼像（剖検例）．アメーバ性直腸炎と肝膿瘍によって死亡した．直腸からS状結腸にかけて汚いびらん・潰瘍が多数形成されている．

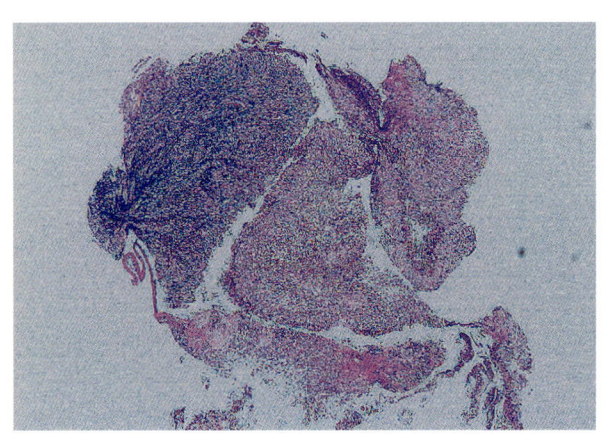

図 4-194 潰瘍底からの生検組織．炎症性線維性組織の表面に滲出物が多量にみられる．その中にアメーバの栄養体がみられる．

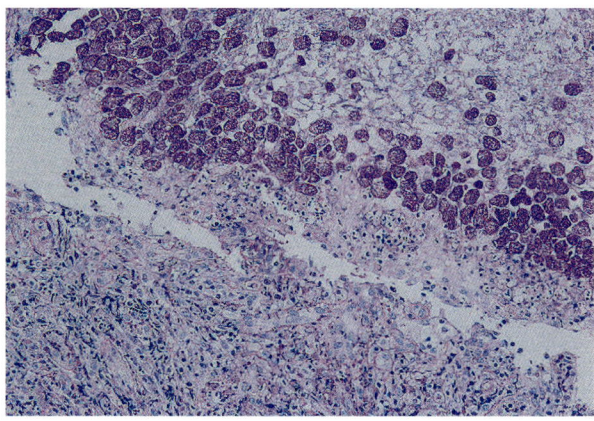

図 4-195 図 4-194 の PAS 染色．粘膜表面の滲出物の中に PAS 染色陽性のアメーバの栄養体がみられる．

に見出される（図 4-194, 195）．したがって，潰瘍からの生検で高率にアメーバの栄養体を見出すためには，潰瘍底の壊死組織を採取することが必要となる．このことは，癌組織の生検の場合には潰瘍辺縁粘膜から採取しなければならないこととは大きく異なる．栄養体は直径 20 μm の円形の無構造物であり，核は認められず，赤血球を貪食したアメーバが観察される（図 4-196）．栄養体は，一見，組織球に類似しているが，それよりも大きく，そして PAS 染色で強陽性を呈する（図 4-195, 197）．

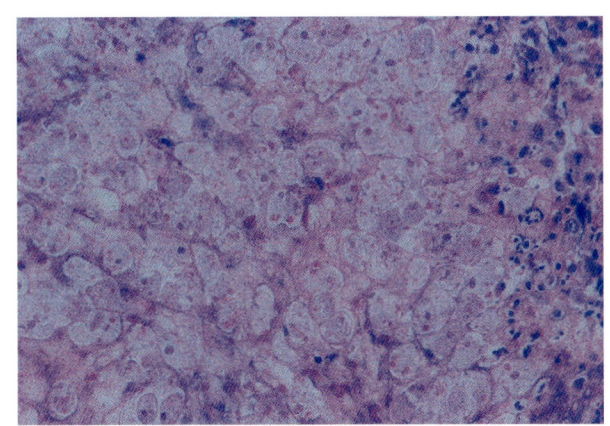

図 4-196　図 4-194 の潰瘍底の拡大．潰瘍底の炎症性線維性組織の表面に多数のアメーバがみられ，赤血球を貪食している．アメーバは組織球よりも大型である．

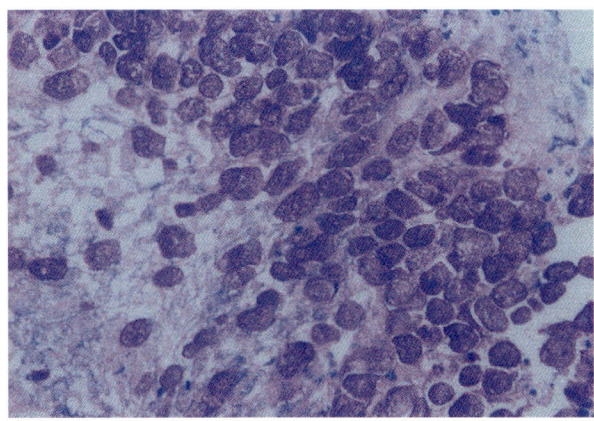

図 4-197　図 4-195 の拡大．組織球に類似する大型の細胞は PAS 染色陽性である．組織球は PAS 染色陰性である．

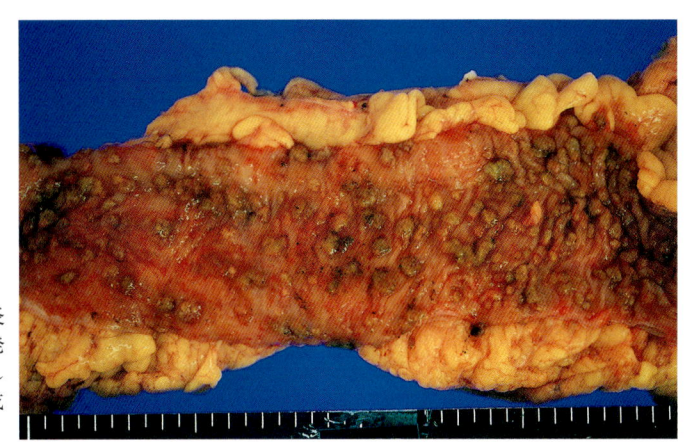

図 4-198　急性白血病の剖検例にみられた偽膜性腸炎の肉眼像．偽膜性腸炎の初期には大腸粘膜に汚い多発性の小隆起が形成される．周囲には正常粘膜が残存している．小隆起は次第に癒合し，広い汚い局面が形成される．

b. 偽膜性腸炎

　抗生物質の投与により正常の腸内細菌が淘汰されてしまった状態で，嫌気性菌 *Clostridium difficile* が増殖すると，大腸粘膜のびらんと汚い炎症性滲出物（偽膜）の付着を伴う激烈な腸炎を発症させることがある．初期には残存する正常粘膜に囲まれた直径 1.5 cm ほどの黄白色隆起性の偽膜が多発性に形成されるが，病巣間には正常粘膜が残存している（図 4-198）．進行すると偽膜は癒合拡大し，結腸粘膜を広範にわたって覆うようになる（図 4-199）．組織学的に，粘膜表面に付着した偽膜は組織の壊死物質と粘液，およびフィブリンより成り，多数の炎症細胞が混在している（図 4-200）．偽膜下の結腸粘膜には陰窩の破壊と間質への炎症細胞浸潤が認められる．

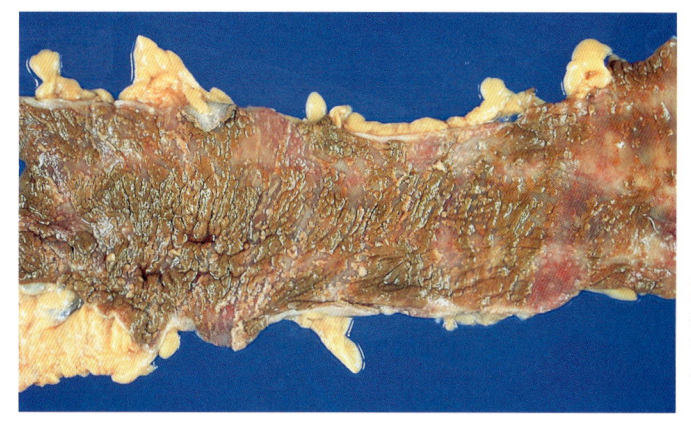

図4-199 偽膜性腸炎の肉眼像(剖検例). 肺の小細胞癌にて抗癌剤と放射線の併用療法を受けていたが, 死亡する1か月ほど前から下痢が持続していた. 大腸全体に黄褐色の汚い偽膜が付着している. 偽膜の間にピンク色の正常粘膜がわずかに残存している.

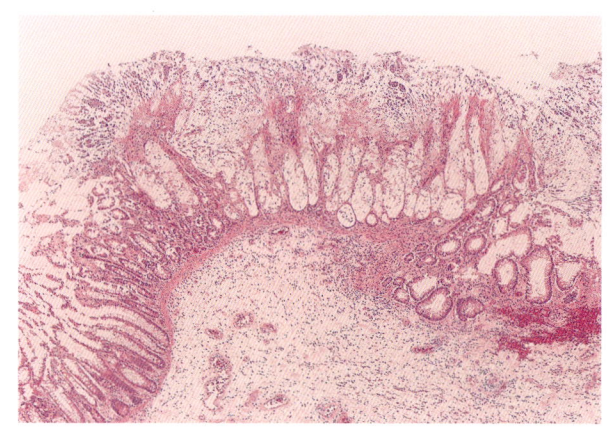

図4-200 図4-199の拡大. 偽膜は粘膜表面に付着した炎症性滲出物と組織壊死物の混合より成る. 偽膜は表層がびらん状の粘膜に連続的に移行している. 変性のために粘膜の染色性は低い.

c. 粘膜脱症候群

　粘膜脱症候群は, 直腸脱, 直腸の単純潰瘍, proctitis cystica profunda, inflammatory cloachogenic polypなどの異なる疾患の総称である. それぞれは互いに重複している. 直腸脱は排便時のいきみによって直腸下部, 特に前壁粘膜が突出して肛門から脱出する状態である(図4-201〜203). 脱出した粘膜の組織像は, 陰窩上皮の過形成, 粘膜筋板の上方への伸び出し, 間質の線維化であり, fibromuscular proliferationと称されている(図4-203). しばしば粘膜表面にびらんや浅い潰瘍solitary ulcerが形成され, 陰窩上皮の過形成が生ずる. 過形成が高度で, 再生異型を示す症例の生検標本は, 時に大腸腺腫と誤診されることもある. また粘液の貯留した嚢胞状腺管が粘膜深部に形成されることがある(proctitis cystica profunda).

d. 非特異的大腸炎

　大腸菌, サルモネラ菌などによって生ずる大腸炎の総称である. 通常は起因菌を同定できない. 腹痛や下痢, 発熱を主訴とする. 経口的に摂取した病原菌によって生ずる粘膜の炎症であり, びらん, 炎症細胞浸潤が様々の程度に観察される.

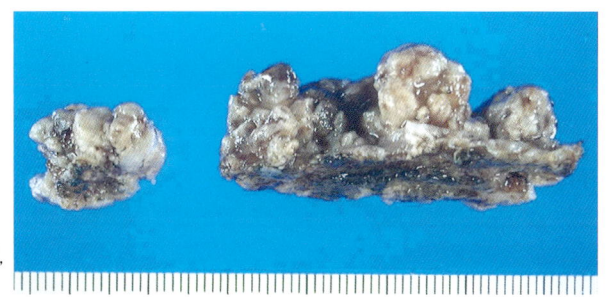

図 4-201　粘膜脱症候群の肉眼像．直腸のポリープ様病変 2 個，3×1.5×1 cm，1.5×1.5×1 cm．

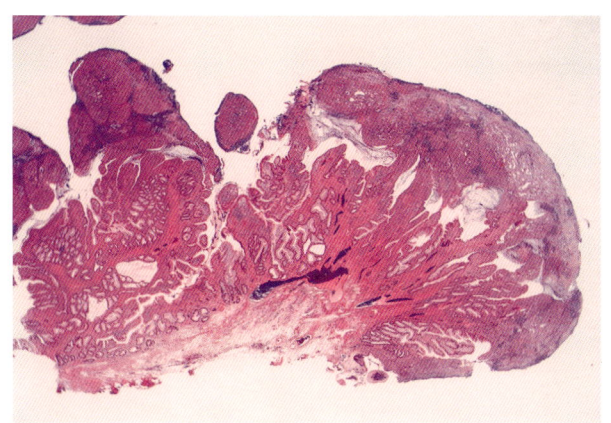

図 4-202　粘膜脱症候群の組織像．陰窩上皮の過形成が認められる．表面はびらん状である．

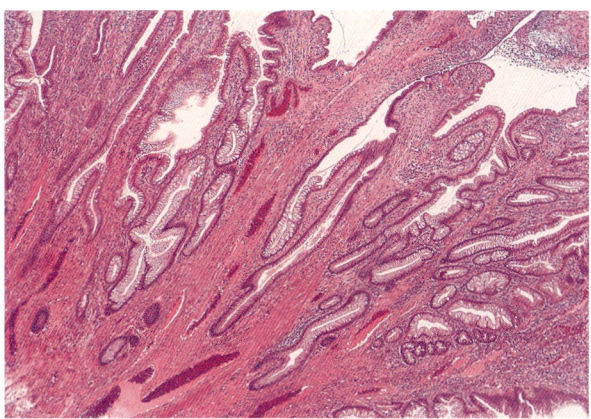

図 4-203　粘膜脱症候群の組織像．伸展する陰窩上皮の間には線維組織と粘膜筋板から延び出す平滑筋細胞が認められ，fibromuscular proliferation と称されている．

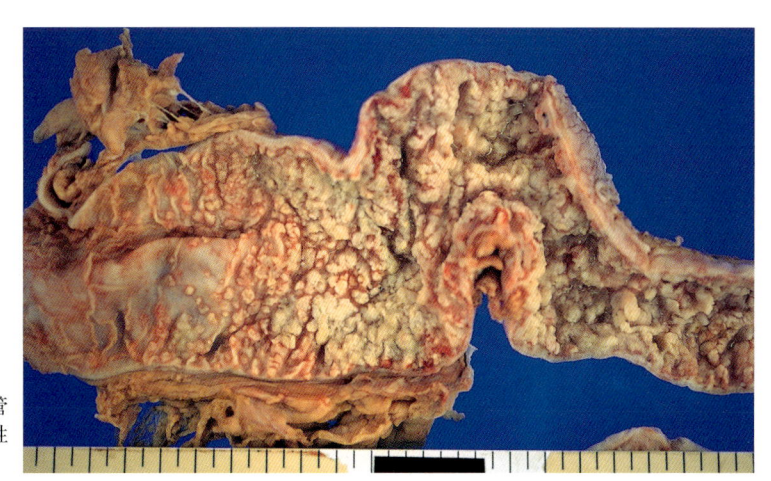

図 4-204　MRSA による化膿性大腸炎．腸管の内腔に膿が貯留しており，粘膜には多発性の黄白色隆起性病変が形成されている．

D　腸の炎症性疾患

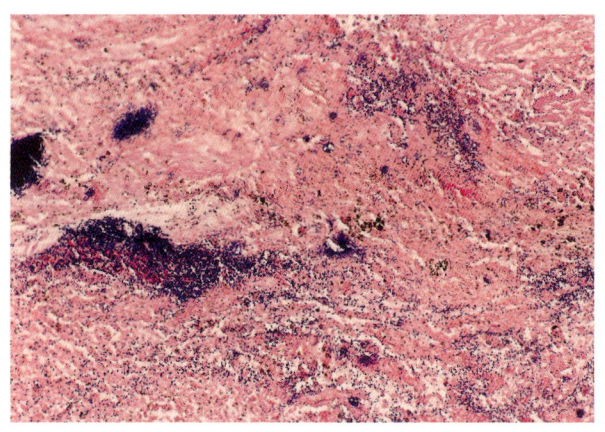

図 4-205 図 4-204 の拡大（Gram 染色）．組織学的には大腸粘膜の壊死が高度であり，好中球が浸潤している．Gram 染色陽性の球菌が認められた．

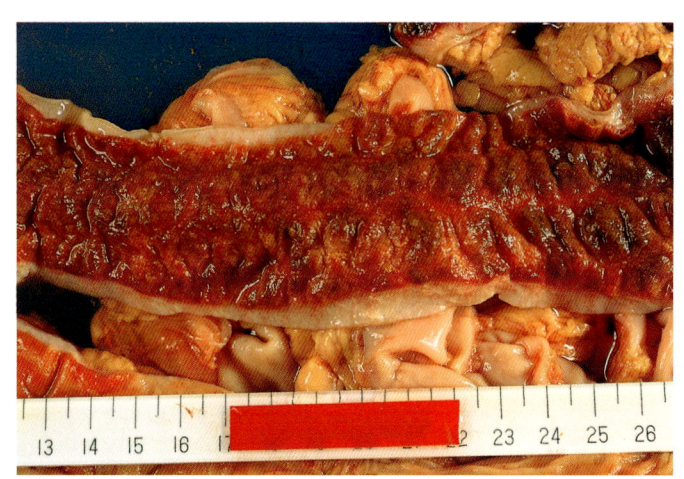

図 4-206 カンジダによる大腸炎．粘膜が広範囲にわたってびらん状である．

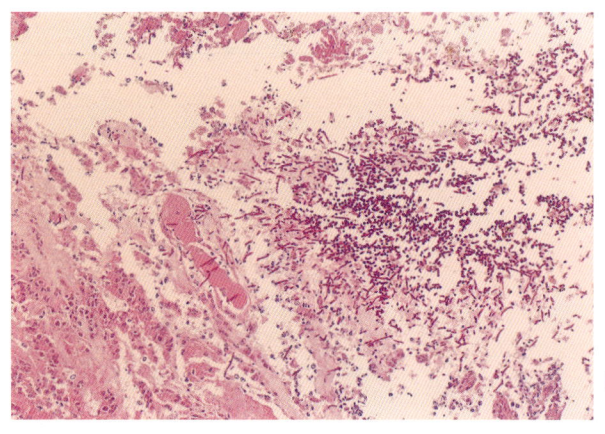

図 4-207 図 4-206 の拡大．粘膜表面にカンジダの菌糸が多数みられる．

e. 単純潰瘍

単純潰瘍 simple ulcer (solitary ulcer) は通常単発性の潰瘍である．Behçet 病との関連を推測されているが，原因は不明である．漿膜下に達する全層性の潰瘍が形成される．病理組織学的には胃や十二指腸の潰瘍と同様であり，壊死層，滲出層，肉芽層，線維組織層が識別される．通常血管炎はみられない．

f. 化膿性大腸炎，真菌性大腸炎

化膿性菌や真菌による大腸炎の頻度は低い．通常，重症患者や免疫能低下患者の終末期に生ずる（図 4-204～207）．

【文献】
1) 中村恭一：消化器の"前癌病変"と"ハイリスク病変"―前癌病変とは．臨床外科 52：143-149, 1997
2) Mottet NK：Histopathologic Spectrum of Regional Enteritis and Ulcerative Colitis. WB Saunders, 1971
3) 喜納 勇：潰瘍性大腸炎．In 中村恭一・喜納 勇：消化管の病理と生検組織診断．医学書院，1980
4) Crohn BC, Ginzburg L, Oppenheimer GD：Regional ileitis；A pathological and clinical entity. JAMA 99：1323-1329, 1932
5) Otani S：Pathology of regional enteritis and regional enterocolitis. J Mt Sinai Hosp 22：147-158, 1955
6) Lockhart-Mummery HE, Morson BC：Crohn's disease (regional enteritis) of the large intestine and its distinction from ulcerative colitis. Gut 1：87-105, 1960
7) 長廻 紘，佐々木宏晃，青木 暁，ほか：大腸結核の内視鏡診断．胃と腸 12：1623-1635, 1977
8) 政信太郎，入佐俊昭，西俣寛人，ほか：全割による再構築からみた小腸結核の X 線像．胃と腸 12：1497-1509, 1977
9) 白壁彦夫：腸結核の X 線検査理論．胃と腸 12：1455-1466, 1977
10) 八尾恒良，小川 清，下田悠一郎，ほか：腸結核の小腸 X 線像の分析．胃と腸 12：1467-1480, 1977
11) 白壁彦夫，吉川保雄，織田貫爾，ほか：大腸結核の X 線診断．胃と腸 12：1597-1622, 1977
12) 白壁フォーラム編集委員会（編）：白壁フォーラム・大腸疾患の診断．pp3-7, 医学書院，1996
13) 丸山雅一，杉山憲義，舟田 彰，ほか：回盲部結核症の診断．手術例 12 例についての考察．胃と腸 9：865-881, 1974
14) 西俣嘉人，政信太郎，入佐俊昭，ほか：腸結核の肉眼所見と結核肉芽腫の存在について―全割切片作製による再構築から．胃と腸 12：1647-1654, 1977

E 大腸の発育異常・奇形・機械的障害および循環障害

　大腸の発育異常は，憩室を除いては発生頻度が低く，また臨床診断上問題になることも少ない．憩室以外では，回転異常，囊胞や重複腸管 duplication，鎖肛などの先天性疾患が，機械的障害としては腸重積症，腸捻転症がある．

a. 憩室

　大腸の憩室は，粘膜が固有筋層の間隙を漿膜下層に脱出する現象であり，仮性憩室に相当する（図 4-208～210）．多くは直径 5 mm ほど，深さ 1 cm 以下である．中年以降に頻発する．剖検例の検索によると 40 歳以上では 50％ 以上に憩室が認められるといわれている．部位としては上行結腸と S 状結腸に多く発生する．原因は先天的，あるいは慢性炎症の結果，脆弱化した平滑筋層の裂隙を粘膜が脱出するものと推測されている．多くは無症状であるが，10～25％ で憩室炎が発症する．憩室炎が著明となると，大腸の漿膜下組織および外膜に炎症性線維化が生じて大腸に狭窄が生じる（結腸周囲炎 peri-colitis）．また，憩室が穿孔して腹膜炎を生ずる．

b. Hirschsprung 病（aganglionosis）

　腸管固有筋層の Auerbach 神経叢の神経細胞欠損により，大腸が拡張する先天性疾患である．20,000～30,000 の出生に 1 件の割合で発生し，男児：女児＝6～9：1 と報告されている．患児は幼少期から便秘と腹部膨満に悩まされる．腸閉塞症とそれに伴う大腸炎がしばしば生じ，穿孔することも稀ではない．神経細胞を欠く腸管壁が狭窄し，その口側の正常腸管が拡張する．通常直腸は正常であることが多く，S 状結腸以上が拡張する．

　組織学的には Auerbach 神経叢内の神経細胞数の減少が特徴である．神経線維は過形成を示すことが多い．粘膜下神経叢の神経細胞は保たれていることが多いが，一部の症例では欠損または減少している．粘膜固有層内の神経線維が増加しており，生検診断の決め手になると報告されている．

c. 巨大結腸症，成人型 megacolon

　Hirschsprung 病が子供の疾患であるのに対し，成人の大腸拡張症を巨大結腸症と称している．全体型と局所型とに分類されている．狭窄部位の口側の拡張，空気の過剰貯留，高度の便秘など原因は様々である．なお，日本においてはみることができないが，原虫トリパノソーマの感染症 South American trypanosomiasis（Chagas' disease）によっても巨大結腸，心筋症，巨大食道を引き起こす．

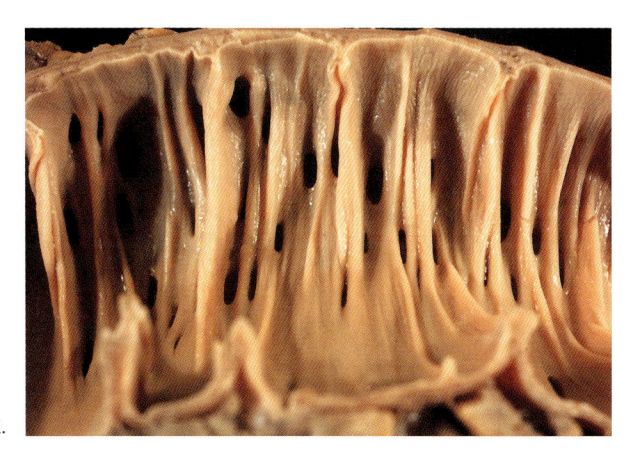

図 4-208　大腸憩室症の肉眼像.

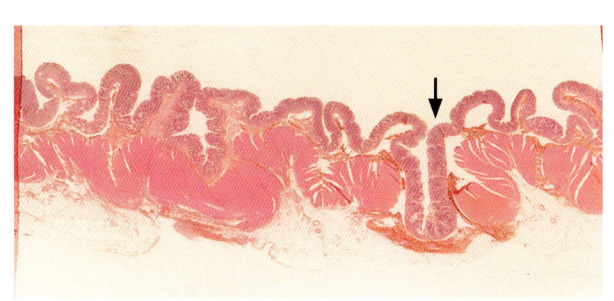

図 4-209　S 状結腸壁の断面．特に最上部の切片において筋層内に伸び出す粘膜の陥凹が多数観察される．組織学的には固有筋層の裂隙から粘膜が脱出している．固有筋層を欠いていることから，仮性憩室に相当する．

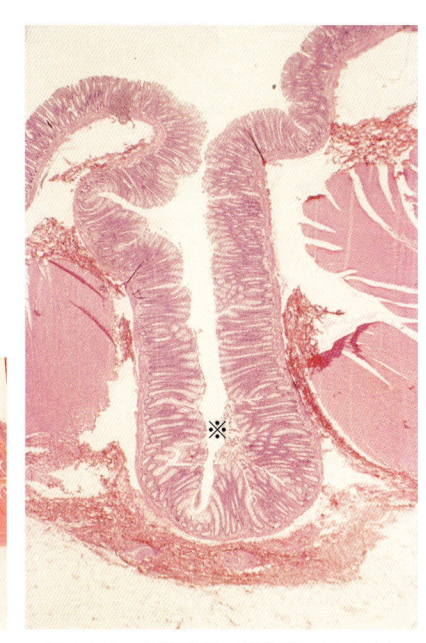

図 4-210　大腸憩室の組織像．図 4-209 の矢印の憩室の拡大．固有筋層を貫いて漿膜下組織に達している(※)．

d. 腸重積症

　腸重積症 intussusception は腸管の一部が肛門側の腸管内腔に陥入する現象であり，小児や高齢者に多い．小児の場合，陥入する腸管としては回盲部が圧倒的に多い．高齢者では腸管に生じた良性腫瘍や癌などが陥入先端となり，周囲の腸管が巻き込まれて陥入する．自然に整復されることが多いが，放置すると虚血性腸炎を生じ，穿孔して腹膜炎に進展することもある．

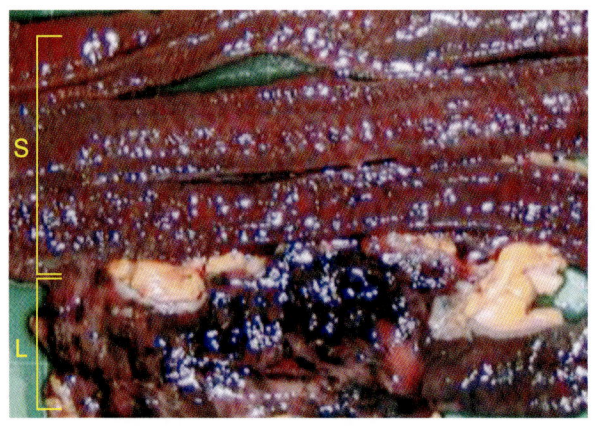

図4-211 腸間膜動脈閉塞による小腸から上行結腸口側半分に至る広範な腸管の虚血性壊死の手術標本．盲腸から上行結腸口側半分の粘膜面に著明な出血を伴う壊死性変化がみられる（L）．小腸粘膜にはうっ血と多数のびらんがみられる（S）．

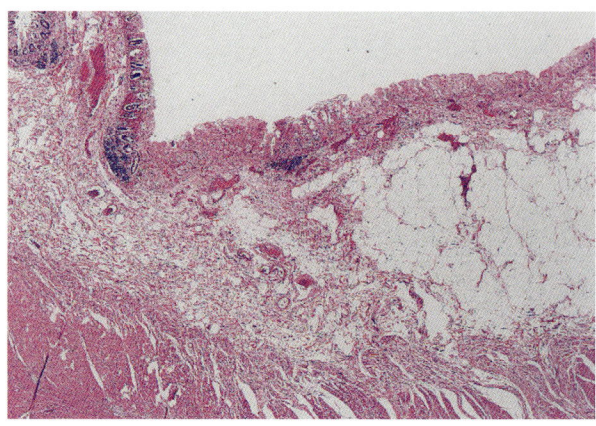

図4-212 図4-211の上行結腸の出血性壊死部分の拡大．腸管壁は浮腫で肥厚している．粘膜は出血・壊死に陥っている．

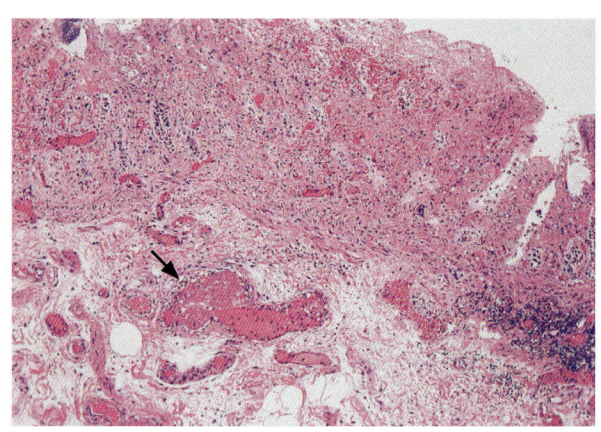

図4-213 図4-212の粘膜部の拡大．上皮は壊死に陥り消失している．粘膜下組織の静脈に血栓形成がみられる（矢印）．

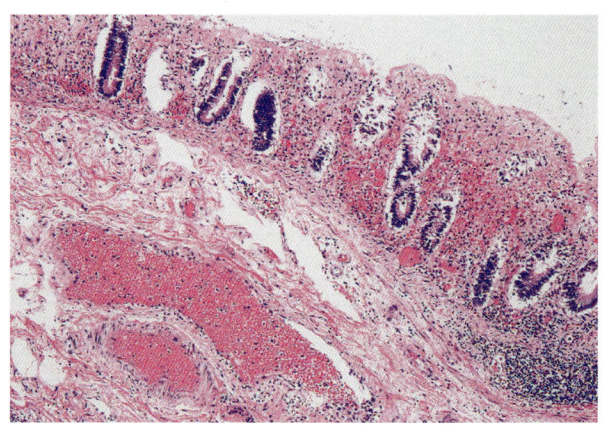

図4-214 図4-211の肛門側の上行結腸粘膜．粘膜には出血がみられるが，上皮の壊死は軽度である．虚血による腸管壁壊死の進行は粘膜上皮が一番早く，続いて粘膜下組織の炎症による線維化および固有筋層の壊死へと進展する．

e．腸捻転症

　腸捻転症volvulusは腸管が腸間膜を軸として捻れる現象である．大腸では捻転は盲腸とS状結腸に生じやすい．その捻れによって腸管係蹄が形成されて腸管両側が閉塞し，血行障害が生ずる．そのために，捻転による絞扼部の間の腸管係蹄は暗赤色～黒色を呈し，内腔にガスが貯留して係蹄は拡張して太くなり，腸管壁は菲薄化して穿孔することがある．組織学的には，腸管壁におけるうっ血と浮腫が著明であり，この状態が持続することによる腸管壁の虚血性変化としての変性，壊死が生じる．それら変化の程度は，虚血状態の程度とその持続時間とに依存している．軽度であれば粘膜の点状出血と上皮の変性・壊死であり，それは動脈硬化による

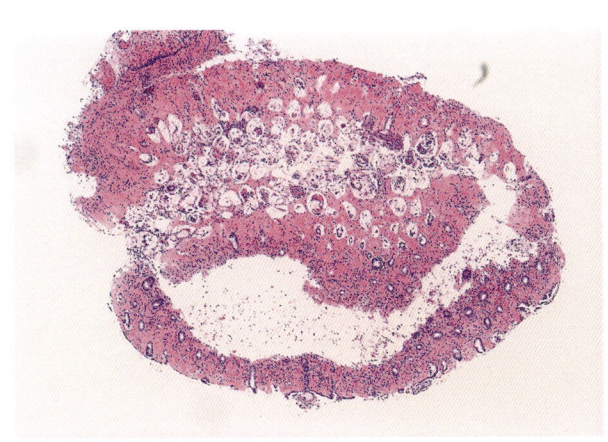

図 4-215 虚血性結腸炎の生検組織．上皮および固有組織は完全に変性・壊死に陥っている．

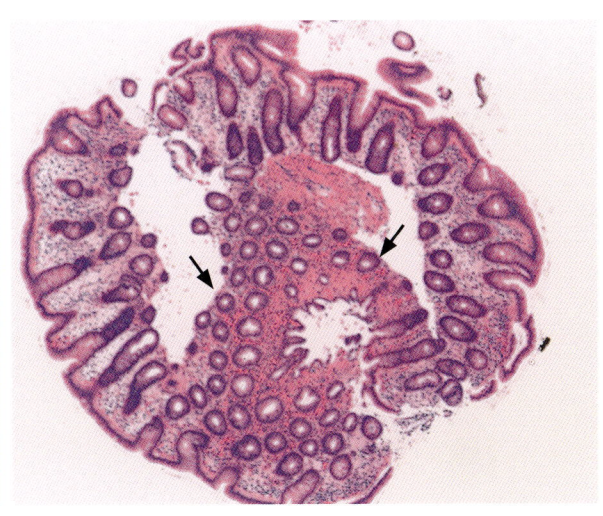

図 4-216 図 3-33 と同じ病変の辺縁大腸粘膜から採取された生検組織．正常大腸粘膜の一部で，腺管と粘膜固有組織が変性に陥っている（矢印）．

局所的な虚血性結腸炎 ischemic colitis にみることができる．重症の虚血性変化は捻転による腸管壁全層のうっ血壊死である．

f. 虚血性腸炎と出血性梗塞

　循環障害，主として虚血による粘膜上皮の変性，びらん・潰瘍と出血を特徴とする．高齢者の主として脾曲から下行結腸にかけて生じやすい（図 4-211〜214）．この部位に循環障害の発生が多いのは，上下腸間膜動脈支配領域の境界部であるためと推測されている．腸間膜動脈枝の支配領域ごとに分節状に生じたり，あるいは腸間膜付着部の対極で血流走行の下流に生じやすい．生検組織診断は，腺管上皮の変性・萎縮，腺管の数的減少およびうっ血・出血をもってなされる．それら粘膜所見は，循環障害の程度によって異なる．障害が遷延すると，病変部粘膜にはヘモジデリン沈着がみられるようになる（図 4-215，216）．

　また腸間膜動脈の閉塞により，上行結腸から横行結腸にかけて広範囲な梗塞が生ずることがある．この場合は小腸の梗塞を合併する．

第V部

肛門管疾患の病理と生検診断

1 肛門管の正常構造

　下部直腸と肛門をあわせて肛門管 anal canal と総称している（**図 5-1**）．肛門管の定義は必ずしも統一されているとはいえないが，一般的には恥骨直腸筋付着部上縁以下の直腸下端，歯状線を含む移行帯，肛門，および肛門に近接する皮膚に区分されている．歯状線とは，淡赤色調の直腸線上皮粘膜と白色調の肛門扁平上皮粘膜との境界であり，その境界は名称のごとく肛門管を取り巻くジグザグの線として認められる．歯状線近傍の粘膜下には粘液腺である肛門腺が認められる（**図 5-2**）．

　肛門管には，粘膜筋板と固有筋層の間の粘膜下層内に別の肛門粘膜下筋層という 1 層が存在することが特徴的である．粘膜筋板や肛門粘膜下筋層は肛門と皮膚の境界付近で次第に消失する．

　直腸の平滑筋層は肛門管部で肥厚して，内肛門括約筋に移行する．内肛門括約筋も肛門と皮膚の境界付近の皮下組織内で次第に消失する．内肛門括約筋の外側を，横紋筋線維より成る外肛門括約筋が肛門を取り巻いている．

2 肛門管の病変

a．痔瘻

　肛門管における痔瘻 anal fistula の形成は，肛門窩の炎症に始まり，そこに開口している肛門腺 anal duct に炎症が波及し，肛門管周囲組織に膿瘍を形成するか，あるいは肛門周囲皮膚に炎症が及び痔瘻を形成する．痔瘻の多くは非特異的化膿性炎症によるものであるが，大腸に結核，Crohn 病，潰瘍性大腸炎があるときに肛門管に痔瘻，潰瘍がみられることがあるので，痔瘻がある場合には大腸疾患も考慮に入れる必要がある．Morson[1] は Crohn 病の 75％ に肛門管病変が認められ，痔瘻形成はしばしば多発性であると述べている．また，潰瘍性大腸炎では肛門管病変を伴っている率は 25％ 以下で，Crohn 病に比べて少ない．

　組織学的に，瘻孔組織に類上皮細胞から成る肉芽腫が認められた場合に，それが結核性か Crohn 病かの鑑別は，肉芽腫の乾酪壊死の有無によってなされるが，その際には痔瘻が非特異的化膿性炎症によるものであっても，異物巨細胞が出現している場合があるので注意する必要がある．

b．痔核

　痔核 hemorrhoid は，肛門管周囲にある痔静脈叢 hemorrhoidal plexus がうっ血によって肛門管内腔へポリープ状に隆起したものである．組織学的に，痔核は静脈を含む線維性結合組織から成り，その表面は肛門管粘膜である扁平上皮で覆われている．痔核ポリープ内の静脈の量

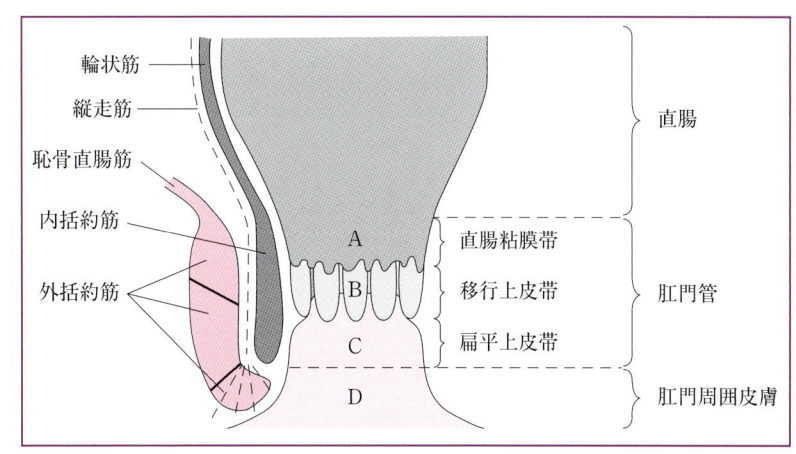

図5-1 肛門管のシェーマ．

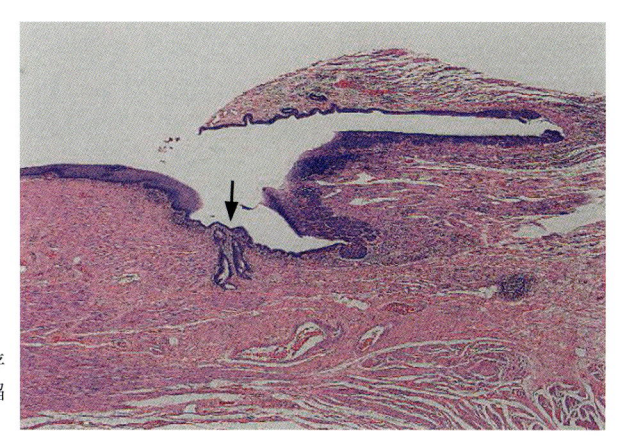

図5-2 直腸肛門部の歯状線部分の割面．陥凹部の左側は扁平上皮，右側は角化のみられない類扁平上皮で覆われている．陥凹部には単管状腺管である肛門腺（矢印）がみられる．

はいろいろである．痔核に炎症が生ずると静脈血栓形成が認められる場合があり，また表面にはびらんを生ずるようになる．痔核形成のうっ血の原因として，肝硬変，子宮筋腫，直腸癌があるので，それらの疾患も考慮する必要がある．

c. 悪性腫瘍

　肛門管に発生する悪性腫瘍の大部分は扁平上皮癌である．そのほか，扁平上皮癌の一種であるいわゆる肛門管移行帯上皮 transitional epithelium (cloacogenic epithelium) から発生する類基底細胞癌 basaloid carcinoma，肛門腺由来の腺癌，悪性黒色腫，肛門皮膚付属器から発生する腺癌で特異な拡がりを示す乳房外パジェット病 extramammary Paget's disease がある．
　肛門管に発生する扁平上皮癌は，組織学的に他臓器に発生するそれと同じであり，生検組織診断は容易である．
　類基底細胞癌は，組織学的に，円形細胞ないし短紡錘形細胞が充実性に癌胞巣を形成して拡がり，癌胞巣の周辺では癌細胞が扁平上皮の基底細胞のように1列に配列している傾向がみら

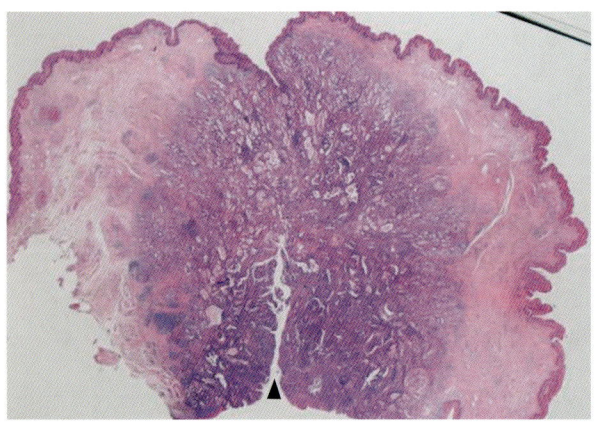

図 5-3 肛門管の痔瘻（矢頭）に発生した腺癌の割面．癌の表面は扁平上皮で覆われていて，癌は痔瘻を中心として発育している．

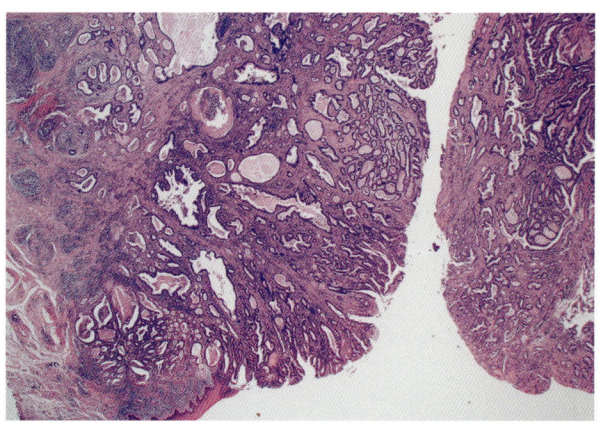

図 5-4 図 5-3 の痔瘻（癌）部分の拡大．瘻孔を中心として増殖している腺癌．

れるのが特徴的である．癌の角化傾向は弱い．類基底細胞癌の組織発生は，肛門管移行帯にある cloacogenic epithelium と考えられていて，transitional cloacogenic carcinoma とも呼ばれている．しかしながら Fisher (1969)[2] は，類基底細胞癌は電顕的に皮膚の基底細胞癌に類似していると報告している．現在では，肛門管の類基底細胞癌は扁平上皮癌の1つの亜型で，皮膚の基底細胞癌 basal cell carcinoma に相当するものであるとの見解が一般的である（中田，喜納ら，1978)[3]．Pang and Morson (1967)[4] は，類基底細胞癌は扁平上皮癌に比べて予後が良好であると述べている．

　肛門管に発生する腺癌として，肛門腺由来の腺癌 anal duct carcinoma がある．この腫瘍の診断に際しては，直腸粘膜由来の腺癌の発育の場が主として肛門管である場合があるから，直腸粘膜由来の腺癌との鑑別が必要となる．肛門腺由来の腺癌であることの確実な診断は，腫瘍が直腸粘膜に及んでいないことでもってなされる．また，腫瘍の一部が直腸に及んでいても，腫瘍の拡がりが主として肛門管周囲組織であるものも肛門腺由来と診断することができる（図5-3, 4)．

　痔瘻に合併した腺癌 anal fistula carcinoma は，痔瘻の既往が長期間みられた患者の直腸肛門部に存在するものをいい，稀である．癌の組織型は腺癌あるいは粘液癌である．痔瘻に合併した癌の診断は，痔瘻の長い既往があり，組織学的には癌に一致した部位に痔瘻が存在していることによってなされる．

　痔瘻に合併した癌が粘液癌である場合，粘液癌の組織片はその組織像の特徴からして診断が一般的に困難となる．癌上皮片がばらばらに粘液に混じて採取され，さらには，その癌細胞は細胞質に粘液産生が著明に認められて細胞異型が弱く，一見良性のように思われる場合があるので，それが本来の癌の構造であるのか，あるいは正常大腸上皮の採取時の人工的破壊によるものなのかの区別が困難である場合がある．そのような生検組織片では，粘液結節を標本上で探すことが重要である．

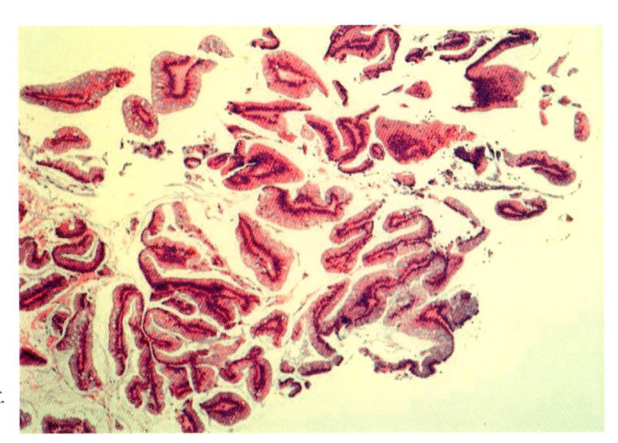

図5-5 肛門管内から採取された生検組織．絨毛状を呈する上皮から成る腫瘍である．

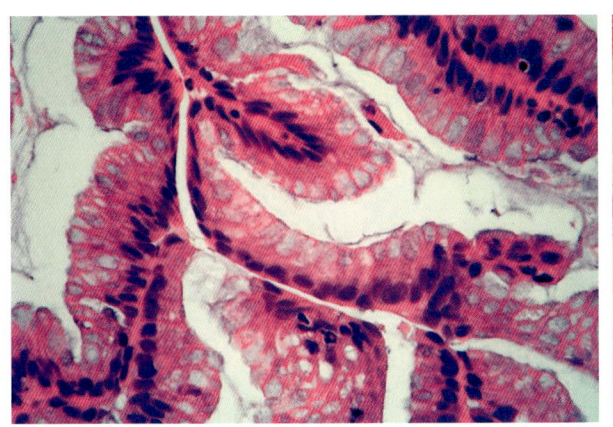

図5-6 図5-5の拡大．杯細胞の多い絨毛状腫瘍で，細胞異型度は中等度である．このような所見は，一般的に腺腫と診断されている．

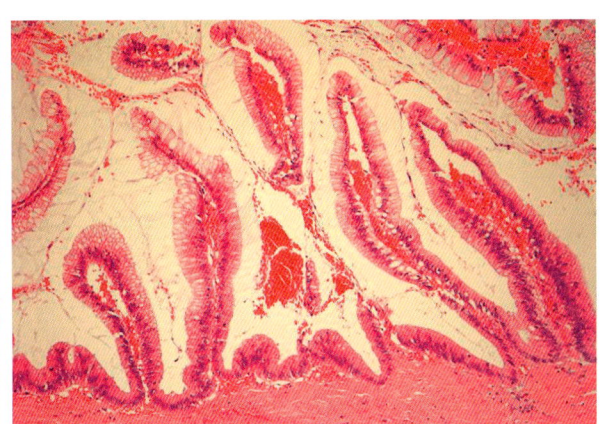

図5-7 図5-5の手術標本の拡大．絨毛状腺癌である．

　肛門管からの生検組織には，粘液癌以外の生検で粘液量の多くみられる腫瘍に直腸の絨毛上皮腫瘍がある（図5-5〜9）．このような腫瘍は，大腸の絨毛状腫瘍の項で述べてあるように，たとえ細胞異型度が中等度で良性とみなされても，構造異型度は著明(絨毛構造)であるとして，絨毛状腺癌と診断するか，あるいは良性悪性境界としなければならない．

　Paget病は乳腺あるいは皮膚付属器のアポクリン腺から発生した腺癌が皮膚の扁平上皮内に進展を示し，皮膚びらんを生ずる癌である．このような進展を示す癌が肛門周囲皮膚にもみられる．これをexgtramammary Paget's diseaseという．肛門管のexgtramammary Paget's diseaseには，肛門周囲皮膚のアポクリン腺由来の腺癌と，直腸下部に発生した直腸癌が肛門管扁平上皮内に進展する（図5-10, 11）ものとがある．組織学的には，いずれの場合も粘液を有する円形の癌細胞が扁平上皮内に散在性に認められる．太田(邦)は，直腸癌由来の腺癌の扁平上皮内進展をPagetoid spreadと呼んでいる．

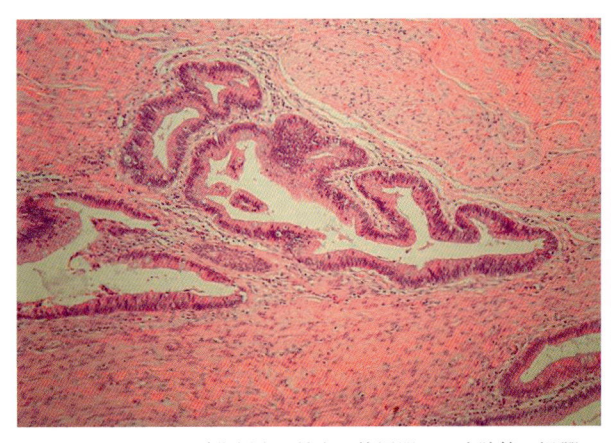

図 5-8 図 5-5 の手術標本の拡大．筋層間への癌腺管の浸潤がみられる．

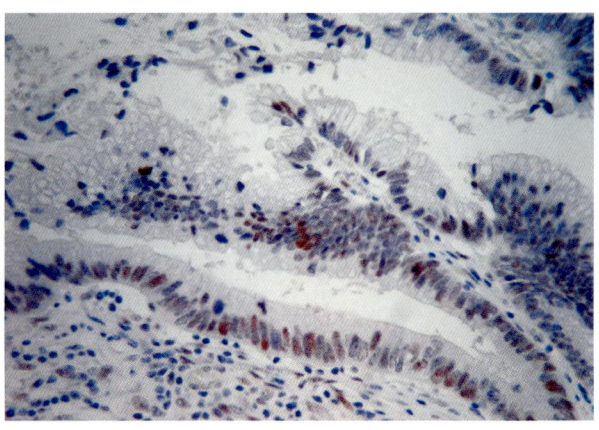

図 5-9 図 5-7 の p53 免疫染色．多数の癌細胞が陽性である．

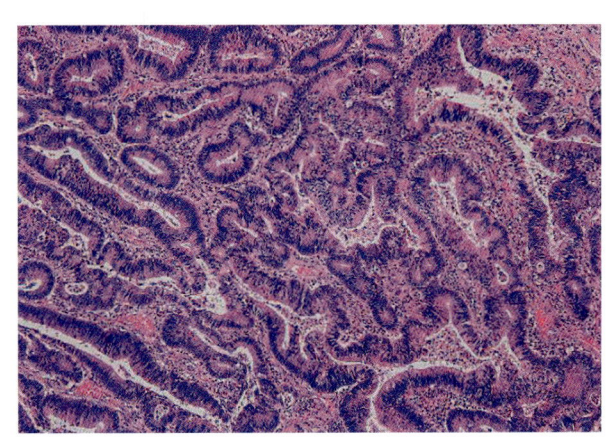

図 5-10 肛門管の歯状線近傍から発生した直腸癌．中分化型腺癌である．

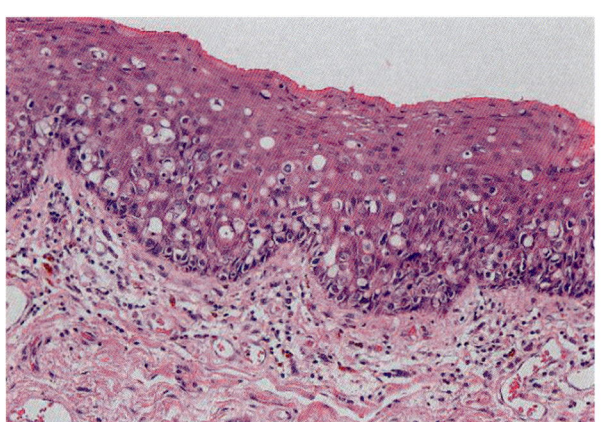

図 5-11 図 5-10 の直腸管状腺癌の扁平上皮内進展（Pagetoid spread）．粘液を産生している癌細胞が個々にびまん性に扁平上皮内を進展している（癌細胞は白色の丸い細胞）．

　悪性黒色腫は，歯状線近傍の肛門管に発生する．肉眼的には，広基性のポリープ状発育を示し，多くは黒色を呈している．そのようなポリープ状隆起が，数個認められる．組織学的には，皮膚に発生する悪性黒色腫と同じである．

【文献】
1) Morson BC, Dawson IMP : Gastrointestinal Pathology. Blackwell Scientific Publication, 1972
2) Fisher ER : The basal cell nature of the so-called transitional cloacogenic carcinoma of anus as revealed by electron microscopy. Cancer 24 : 312-322, 1969
3) 中田一郎，喜納 勇，加藤 洋，ほか：肛門部悪性腫瘍の検討，特に Basaloid carcinoma についての考察．胃と腸 13：1141-1147，1978
4) Pang LSC, Morson BC : Basaloid carcinoma of the anal canal. J Clin Pathol 20 : 128-135, 1967
5) 隅越幸男，岡田光生，佳江正治，ほか：肛門癌の病理．胃と腸 12：317-326，1977

索引

■ 和文索引

あ

アカラシア　14
アスピリン　245
アデノウイルス　300
アニサキス　300
アニサキス症　257
アフタ性潰瘍　411, 412
アポクリン腺　433
アミロイド　286
アミロイドーシス　286
アメーバ症　416
悪性異型上皮巣　143
悪性黒色腫　65
　── の生検標本　65
悪性貧血　247
悪性リンパ腫　259, 305
　── の分類　260
　── の免疫組織学的鑑別診断　274
　── のWHO分類　263
暗殻　260, 261
暗細胞型絨毛状腺癌　383

い

いわゆる癌肉腫　59
胃悪性リンパ腫　259
胃炎　234
　── の分類　234
胃潰瘍　111
　── の原因因子　117
　── の生検診断　117
　── の生検組織片　118
　── の組織像　113
　── の治癒　116
　── の発生機序　117

　── の深さによる分類　113
胃潰瘍癌　151
胃型異型上皮巣　144
胃型腺腫　132
胃カルチノイド
　── のGrimelius染色　231
　── の生検組織　231
　── の電子顕微鏡像　231
胃癌
　── の好発部位　159
　── の組織型分類　156, 165, 191
　── の肉眼形態　148
　── の部位別頻度　149
胃癌研究会　174
胃癌組織発生　151, 153
胃癌取扱い規約　148, 165
胃癌肉眼型分類　149
胃癌発生母地病変　151
胃形質細胞腫の生検組織　268
胃固有粘膜上皮　192
胃固有粘膜上皮系列の生検診断　194
胃酸過多症　251, 254
胃十二指腸境界　98
胃食道逆流症　19
胃生検組織診断基準　175
胃体部のびらん　223
胃底腺　93
　── のPAS染色　94
胃底腺粘膜　91, 160
　── の生検組織片　101
胃粘膜萎縮　234, 242
胃粘膜過形成　253
胃平滑筋腫の生検組織　279
胃壁浸潤所見　142
胃壁の部分的変形　223
胃蜂窩織炎　234
胃ポリープの分類　121
異形成　75, 140, 141, 402, 406

異型　143
異型形質細胞　267, 268
異型上皮　75
異型上皮性病変の分類　122
異型上皮巣　81, 121, 125, 139, 178, 337
　── の概念　141
　── の癌化率　141
　── の経過追跡　130
　── の肉眼形態　138
　── の頻度　125
　── の臨床病理　144
　── の歴史　139
異型上皮増殖性病変の名称　125
異型性　142, 176, 337
　── の性質　143
　── の組織所見　177
異型腺管の良性悪性組織診断　139
異型度
　　122, 142, 143, 175, 176, 337, 338, 339
　── の数値化　344
異型度線分　143, 338, 349
異型度著明な腺腫　121, 179, 322, 339
異型度パターン認識　176
異型度物差し　177
異型扁平上皮の生検標本　56
異型リンパ球　264, 266
異所性胃粘膜　9, 276, 291, 292
　── の生検標本　10
異所性膵　121, 282, 300
異所性膵組織　276
異所性腺管　284, 335
異所性皮脂腺　11
　── の生検標本　12
萎縮型F境界線　104
萎縮性胃炎　234, 241
萎縮性化生性胃症　234
萎縮・肥厚性胃炎　234, 243
印環細胞　211

印環細胞癌
　　　　　165, 198, 223, 364, 367, 383, 384
　——の生検組織　198
陰窩　291
陰窩膿瘍　404, 406
陰部潰瘍　302

う

ウィーン分類　334
失われた鎖の環　323, 324

え

壊死組織　102
壊疽性虫垂炎　310
円柱上皮化生　31
　——の生検標本　32
炎症性異型　81
　——の生検標本　81
炎症性偽ポリープ　403, 405
炎症性細胞浸潤　208, 210, 403, 407
炎症性滲出層　113
炎症性滲出物　102
炎症性線維性組織　213
炎症性肉芽組織　212
炎症性ポリープ　402
炎症性類線維ポリープ　121
炎症の生検組織　182

お

黄色腫　276
黄疸　168, 169, 297
帯状潰瘍　300, 413, 415, 416

か

カタル性虫垂炎　310
カルチノイド　313
カルチノイド腫瘍　165, **230**, 303, 304
カルチノイド症候群　303
カンジダ　115, 300
カンジダ食道炎　23
　——の生検標本　24
カンジダ大腸炎　422
ガストリノーマ　253, 254
ガストリン　97, 230, 248, 317
ガストリン染色　254
ガストリン分泌細胞　98
化生　103

化生性胃炎　106, 108, 234
化膿性大腸炎　421, 423
化膿性腹膜炎　115, 310
加齢　105
仮性憩室　291, 424
芽球細胞　260, 262
家族性アミロイドーシス　286
家族性大腸腺腫症　328, 397
過形成　121, 122, 192, 233
過形成性腫瘍性境界領域病変　142
過形成性上皮　337
過形成性腺窩上皮　124, 182, 194, 244
過形成性腺窩上皮性ポリープ　194
過形成性ポリープ
　　　　　120, **122**, 243, 296, 394
　——の頻度　125
過形成-腺腫境界のポリープ　124
過誤腫　398
顆粒細胞腫　84
　——の生検標本　85
回腸結核　415
回盲弁　318
開放性潰瘍　116
潰瘍　102
　——, 食道の　21
　——と癌の重なり　153
　——の生検組織　212
　——の部位別発生頻度　112
潰瘍型進行癌　323
潰瘍癌　151-153
　——の組織診断基準　151
　——の頻度　152
潰瘍性大腸炎　**402**, 403, 430
　——の癌化　406
潰瘍性病変の生検組織　210
潰瘍瘢痕　113, 116, 416
　——の組織像　116
外肛門括約筋　430
外子宮内膜症　401
外縦筋層　100
概念転換　319
角化, 扁平上皮癌の　48
角膜潰瘍　302
核
　——の柵状配列　277
　——の大小不同　177, 329, 393
　——の肥大　393

　——の肥大・円形化　177
核クロマチン量　177
核細胞質比　177, 329, 345
核腺管係数　345
核内偽封入体　66
核内封入体　26
核配列の乱れ　177, 329
核分裂数　280
活動性炎症　406
完全型腸上皮化生　95, 103
肝転移　169
肝転移様式　168
陥凹型 de novo 癌　359, 386
陥凹型異型上皮巣　138, 140
陥凹型腺腫　**137**, 330, 347, 384
　——の癌化率　384
陥凹型微小癌　330
陥凹性病変の生検組織　211, 214, 215
乾酪壊死　413
桿菌　296
寛解　402
感染性食道炎　23
管状絨毛腺腫　364, 366, 368
管状腺癌
　　　　　165, 166, 169, 187, 191, 383, 384
　——の生検組織　201, 212
管状腺癌高分化型　200
管状腺癌中分化型　200
管状腺腫　364, 366, 368
癌
　——の潰瘍化　152
　——の発育様式　168
癌腫　121, 122, 192
　——の頻度　125
癌浸潤率　361, 363
癌性胸膜炎　171
癌性腹膜炎　169-171
癌性リンパ管炎　170
癌組織型の変貌　166
癌組織型分類　382
癌組織発生　153
癌肉腫　59
　——の生検標本　60

き

キサントーマ　142, 282
　——の生検組織　282

キサントーマ細胞 208
　　――の生検組織 208
切り出し 55
基底細胞癌 432
偽浸潤 325, 326, **327**, 331, 347, 350, 355, 357, 369
偽肉腫 59
偽ポリープ 402
偽膜性腸炎 419, 420
逆萎縮性胃炎 247
逆流性食道炎 19
吸収細胞 103, 192, 369
　　――の優勢な腫瘍 374
吸収細胞型絨毛腺癌 383
急性胃炎 234
急性胃潰瘍 112
急性胃粘膜病変 111, 234, **245**
急性潰瘍 111
急性食道炎 17
　　――の生検標本 17
急性穿孔性虫垂炎 311
急性虫垂炎 309
急性びらん性胃炎 234, **238**, 245
　　――の生検組織 240
急性蜂窩織炎性虫垂炎 310
巨大結腸症 403, 424
巨大皺襞胃 250
巨大平滑筋腫 83
拒絶反応 255
虚血性結腸炎 302, 426, 427
虚血性小腸炎 302
鋸歯状腫瘍 380
鋸歯状腺管 389, 390
鋸歯状腺腫 376, 382
狭義の異型上皮巣 142
胸水 171
胸膜癌症 171
境界領域病変 339
極微小癌 163
筋層間神経叢 5, 100

く

クリプトスポリジウム 295
クロモグラニン 232
クロモグラニンA 230
クロモグラニンA染色 98, 233
クロモグラニン免疫染色 97

グリコーゲン 40

け

形質細胞 99, 260, 262
形質細胞腫 267
経過観察 68, 176
軽度異型腺腫 121, 179, 339
憩室 424
憩室炎 424
血管異形成 282
血管腫 191, 276, 282
血管透見像 241
血管内皮細胞 210
血管内皮細胞増生 212
血管肉腫 191
結核 254
結核肉芽腫 413, 415, 417
結節集簇様病変 389
結節性動脈周囲炎 302
結腸周囲炎 424
顕微鏡観察 102
原虫感染症 294
原発性リンパ腫 259

こ

コイロサイトーシス 42
コレラ菌 300
固有胃腺 91
固有筋層
　　――, 胃の 100
　　――, 食道の 5
孤立リンパ小節 309, 317
広義の異型上皮巣 142
甲状腺髄様癌 286
好銀顆粒 230
好酸球性胃炎 234, 235, **249**
好酸球性肉芽腫症 249
好中球浸潤 238
好発年齢 148
抗CD20抗体 265
抗c-kit抗体 278
抗 H. pylori 抗体 237
抗 H. pylori 抗体免疫染色 238
抗クロモグラニン抗体 249
抗ビタミン B_{12} 内因子抗体 247
抗壁細胞抗体 247
攻撃因子 117

肛門管 430, 431
肛門管移行帯上皮 431
肛門腺 430, 431
後天性免疫不全症候群 282, 295
高異型度上皮内腫瘍 75
　　――の生検標本 77
高度異型腺腫 394
高分化 340
高分化型管状腺癌 187, 334
　　――の生検組織 189
高分化型癌 121
高分化型腺癌 179, 364, 365, 394
硬性腺癌 161, 165, 166, 169, 187, 191, 223
　　――の生検組織 188
絞扼性イレウス 303
構造異型 109, 143, 176, 336, 374
構造異型度 137, 146, 181, 214, 215
骨髄移植 255

さ

サイトメガロウイルス 300
サイトメガロウイルス感染症 301
サイトメガロウイルス食道炎 25
　　――の生検標本 26
サルコイドーシス 254, 415
挫滅粘膜組織 222
再生異型 115, 245
再生検 183, 185, 204, 212, 215
　　――の時期 189
再生上皮 116, 245
再生性腺窩上皮 182
再生性ポリープ 120
再生粘膜 114
再生粘膜上皮 194
再生粘膜島 168, 169
採取部位 55
細胞異型 143, 176, 374
細胞異型度 146, 181, 215
細胞質内免疫グロブリン 263
細胞増殖帯 92
　　――, 食道の 4
柵状血管 28
柵状配列 280
索状腺癌 135, 187, 191, 198, 223
　　――の生検組織 187, 199, 201
刷子縁 95, 103, 192, 207

杯細胞　95, 103, 192, 205, 207, 219, 317,
　　　340, 369
　　── の優勢な腫瘍　374
　　── への分化　131
杯細胞・吸収細胞比　342
杯細胞化生　110, 122, 123, 203
　　── の粘膜組織片　110
杯細胞性管状腺癌　366, 383, 384
杯細胞性腺癌
　　　　　　365, 369, 371, 383, 384, 389
杯細胞性腺腫　389

し

子宮内膜症　401
脂肪細胞　99
脂肪腫　276, 282
篩状構造　190, 373-376, 381, 390
篩状腺管　389
自己免疫性胃炎　230, 234, 235, 237, **247**
　　── の Grimelius 染色　249
痔核　430
痔静脈叢　430
痔瘻　412, 430, 432
敷石状外観　402, 409
下掘れ潰瘍　113
質的診断　175
若年性ポリープ　399
若年性ポリポーシス　399
主細胞　93, 94, 192
周辺帯　260, 262
十二指腸炎　294
十二指腸潰瘍　253, 254, **292**, 293
十二指腸腺　291
十二指腸腺腫　297
重層扁平上皮　99
重複癌　230
絨毛管状腺癌　351
絨毛管状腺腫　349, 350
　　── の癌化率　380
絨毛構造　380
絨毛上皮　291
絨毛上皮腫瘍　433
絨毛状構造　374
絨毛状腫瘍　**137**, 349, 373, **375**, 380, 389
絨毛状腺癌　383, 384, 433
絨毛状腺腫　364, 366, 368, 373
　　── の癌化率　376, 377

縦走潰瘍　409
出血性胃炎　245
出血性梗塞　427
循環障害　427
所属リンパ節転移　131
除菌治療　261
小管状腺癌　135, 191, 223
小細胞癌　232
小腸型腸上皮化生　103
小腸癌　303
小腸梗塞　427
小腸出血性梗塞　303
小網　100
消化性潰瘍　111
衝突癌　230
上皮細胞膜抗原　275
上皮性ポリープ　120
　　── の組織学的分類　121
上皮内癌　76, 334
　　── の分化度　49
上皮内腫瘍　75
　　── の取り扱い方　79
上皮内腺管形成　375
食道・胃移行部　99
食道胃境界　98
食道胃接合部　28
　　── の生検標本　29
食道胃接合部癌　33
食道胃接合部領域　33
食道炎　16
　　── の病期分類　21
食道潰瘍
　　── の生検標本　23
　　── の病期分類　21
食道癌　44
　　──, アカラシアに伴う　14
　　── の生検標本　6, 7
　　── の組織型分類　44
食道固有腺　4
　　── の生検標本　7
食道固有腺導管の生検標本　32
食道進行癌の生検標本　46
食道早期癌　49
　　── の生検診断　49
　　── の生検標本　51
食道導管の生検標本　7

食道粘膜癌
　　──, 長期経過観察された　68
　　── の生検標本　52
食道の区分　3
食道びらんの生検標本　22
食道噴門腺　3, 31
食道壁の構造　3
食道メラノーシス　12
食物アレルギー　249
神経細胞　100, 101
神経鞘腫　282
神経線維　101
神経内分泌細胞　317
神経分泌顆粒　230
浸潤　334
浸潤性粘膜内癌　334
浸潤性発育　168
真菌　300
真菌性大腸炎　423
真性癌肉腫　59
真性憩室　291
深達度　149
進展様式　169

す

ストレス　111
水疱症　86
膵臓インスリノーマ　286
髄外形質細胞腫　267
髄様癌　165, 166, 187, 191

せ

セロトニン　97
正常食道粘膜上皮　3
生検グループ分類　140
生検採取部位　53
生検組織
　　── の異型所見　146
　　── の異型度分類　394
　　── の構造異型度　394
生検組織診断基準　145
生検組織片　175
生物学的振る舞い　142
生理的胃炎　107
成人型 megacolon　424
成人型 T 細胞白血病　269
赤色顆粒　95

赤色癌　224
赤痢アメーバ　416
接吻潰瘍　115
節外性リンパ腫　259
穿孔　115
穿孔性虫垂炎　311
腺窩　92, 93
腺窩上皮　97
　── の PAS 染色　92
　── の PAS-alcian blue 染色　110
腺窩上皮過形成性ポリープ　122
腺窩上皮型管状腺癌
　　　　132, 135, 136, 197, 213
　── の生検組織　214
腺窩上皮型腺癌　134, 202
　── の生検組織　202
腺窩上皮型腺腫
　　　124, 125, **132**, 134, 194, 196, 202
腺窩上皮型腸型異型上皮巣　144
腺窩上皮型乳頭管状腺癌　136
腺管
　── の異常分岐・吻合　177, 214
　── の大きさ　342
　── の大小不同　177, 329, 348, 393
腺管構造の改築　103
腺管内腺管　373-375, 381, 389
腺管内腺管形成　371, 376, 380, 390
腺管分布の不規則性　177
腺管密度の増加
　　　　177, 329, 336, 345, 374, 393
腺癌　61, 364
腺峡部　92
腺境界　91
腺境界部　94
腺頸部　93, 226
腺腫　120, 121, 122, **125**, 141, 169, 183,
　　192, 194, 203, 297, 325, 364, 394
　──, 食道の　42
　── の癌化　128, 330, 346, **392**
　── の偽浸潤　370
　── の頻度　125
腺腫癌化学説　320
腺腫癌化率　124
腺腫-癌境界領域病変　197
腺腫-癌連続学説　320, 398
腺腫性ポリープ　120
腺腫内癌　384

腺体部　93
腺底部　93
腺扁平上皮癌
　　　　62, 165, 166, 364, 367, 384
腺様嚢胞癌　63
潜在的 linitis plastica 型癌　223
線維化　102
線状潰瘍　115, 416
全身性アミロイドーシス　286
全身性エリテマトーデス　247
全身性強皮症　86
全層性炎症　409
前癌病変　151, 402

そ

ソマトスタチン　98, 317
組織型分類　165
　──, 食道癌の　44
　──, 大腸癌の　382
組織球　210
早期胃癌の肉眼形態　135
早期癌　148
　── の定義　49
早期食道癌　49
　── の生検標本　51
早期類似進行癌　148
相似則　149, 150
　── による肉眼型の分類　359
層状分化, 扁平上皮癌の　48
続発性リンパ腫　272

た

タコイボびらん　123, 234, 244
多核巨細胞　279
多形滲出性紅斑　258
多段階発癌説　261
多発性萎縮性胃炎　237
多発性過誤腫性ポリープ　398
多発性骨髄腫　255, 267
大管状腺腫　391
大細胞リンパ腫　261
大腸拡張症　424
大腸型腸上皮化生　103
大腸癌研究会による分類　382
大腸癌組織診断基準　321, 346
大腸癌組織発生　346
大腸癌取扱い規約　322, 364

大腸癌の組織型分類　364, 383
大腸癌夜の破局　324
大腸菌　300
大腸憩室　424
大腸憩室症　425
大腸腺腫　366
大腸腺腫症　398
大腸粘膜内癌　322
大腸紐　316
大腸膨起　402
大腸ポリポーシス　397
大網　100
大量出血　115
単純潰瘍　**301**, 420, 423
単純性急性虫垂炎　310
蛋白喪失性胃腸症　400

ち

チェビシェフの大数法則　330
チフス菌　300
治癒性潰瘍　116
中性粘液　93
中等度異型腺腫　121, 179, 331, 339, 352
中毒性表皮壊死　258
中皮細胞　100
中分化　340
中分化型管状腺癌　187, 200
　── の生検組織　189
中分化型癌　121
中分化型腺癌　179, 364, 365
虫垂　309
虫垂炎　309
虫垂カルチノイド　313
虫垂癌　312
長期経過観察症例　68
腸型異型上皮巣　**144**, 169, 183, 203
　── の生検組織　204
腸型腺腫
　　　　108, **125**, 126, 127, 138, 183, 203
　── の癌化　128
　── の生検組織　184
　── の電子顕微鏡像　128
腸間膜静脈血栓栓症　302
腸間膜動脈血栓症　302
腸間膜動脈閉塞　426
腸間膜リンパ節　260
腸結核　300, 413

腸重積症　308, 425
腸上皮化生　95, 103
　――の原因　106
　――の分布　96
腸上皮化生上皮　95, 103
　――の刷子縁　104
　――の分裂細胞帯　96
腸上皮化生性胃症　108
腸上皮化生粘膜　103, 242
　――のPAS染色　95
　――の生検診断　108
　――の生検組織　109, 217
　――の粘液染色　95
腸上皮化生粘膜上皮　192
腸上皮化生粘膜上皮系列の生検診断
　　202
腸捻転症　426
直視下胃生検　139, 174
直腸アメーバ　418
直腸癌　434
直腸脱　420

つ・て

通常型F境界線　104
低異型度癌　119
低異型度上皮内腫瘍　75
　――の生検標本　77
低分化　340
低分化型癌　121
低分化型腺癌　165, 179, 364, 365
天疱瘡　86
典型的linitis plastica型癌　223

と

トリパノソーマ　424
飛び石病変　409
糖原過形成　40
　――の生検標本　41
動脈硬化症　302
特殊円柱上皮　34
特殊型胃炎　234, 247
特発性食道拡張症　14
突然変異細胞　162, 226, 323
鳥肌状粘膜　244

な

内肛門括約筋　430

内分泌細胞　97, 98, 230
内分泌細胞過形成　233
内分泌細胞癌　64, 230
　――の生検標本　64
内分泌細胞巣　233, 248, 249
内分泌腫瘍　254
内分泌性アミロイドーシス　286
内輪筋層　100, 101

に

二重規制説　117
日本住血吸虫　300
肉眼型分類　148
肉眼形態変化　361
肉芽腫性胃炎　234, 254
肉芽層　113
乳頭　4
乳頭炎　297
乳頭管状腺癌　165, 166, 169, 383, 384
乳頭腫　41
　――の生検標本　42
乳頭状腺癌　165, 200, 383
乳房外パジェット病　431

ね

熱帯熱アメーバ　416
粘液癌
　　165, 166, 187, 353, 364, 365, 382, 384
　――の生検組織　188
粘液結節　366, 383, 432
粘液結節性腺癌　353
粘液細胞　97
粘液細胞性絨毛状腺癌　384
粘液細胞性腺癌　135, 136, 142, 165, 166,
　　169, 187, 191, 198, 208, 223, 384
　――の生検組織　187, 198, 210, 224
粘液産生細胞型絨毛状腺癌　383
粘液-重炭酸塩障壁　245
粘液腺　93
粘液腺癌　191
粘液瘤　312
粘表皮癌　62
　――の生検標本　63
粘膜萎縮帯　416, 417
粘膜下腫瘍　276
粘膜下神経叢　5, 99
粘膜下層　91

　――, 胃の　99
　――, 食道の　4
粘膜関連リンパ組織　259
粘膜関連リンパ組織リンパ腫　244
粘膜筋板　91
　――, 胃の　99
　――, 食道の　4
　――の二重構造　33
粘膜固有層　91
　――, 食道の　4
粘膜固有層間質　99
粘膜上皮, 食道の　3
粘膜脱症候群　420, 421
粘膜内癌　131, 322
　――の診断　142
粘膜内進展部の癌組織型　166
粘膜ひだ　223
　――の太まり　223

の

脳アミロイドーシス　286
嚢胞　291, 292

は

パターン認識　144, 175, 345
パターン認識能　178
パラフィンブロック　186
播種巣　170
肺転移　169
肺転移様式　171
胚中心　260, 261
胚中心細胞　260
胚中心細胞様細胞　260
白色癌　224
白苔　238, 240
橋本病　247
八の字型潰瘍　114
白血病　255
発生母地　169
反応性アミロイドーシス　286
反応性胚中心　265
反応性リンパ組織過形成　244, 261, **272**
　――の生検像　273
判別式　345, 346, 349
斑状発赤　241
瘢痕　115
瘢痕性潰瘍　116

瘢痕層　113
瘢痕治癒像　114

ひ

ヒスタミン　98
ヒトのパターン認識能　177
びまん性大細胞型リンパ腫　269
びらん　114, 240
　──, 食道の　21
　──の修復　123
びらん性胃炎　238
びらん性食道炎　20
びらん面の生検組織　206
日和見感染症　24
肥厚性胃炎　234, 243
肥厚性胃炎・胃症　249
肥厚性胃症　234, 235, 243
非萎縮性胃炎　237
非上皮性腫瘍　83
非上皮性ポリープ　120
非浸潤性粘膜内癌　334
非ステロイド系抗炎症薬　235, 245
非定型(非結核性)抗酸菌症　295, 296
非びらん性食道炎　20
非ホジキンリンパ腫　259
微小 IIc 型 de novo 癌　332
微小異型上皮巣　127
微小癌の発生母地　153
表在型癌　148
表在癌　49
表層拡大型扁平隆起性腫瘍　389, 391
表層性胃炎　234
表面上皮　93
病理組織学的鑑別診断　174

ふ

フィブリノイド壊死層　113
フィブリン　240
フクロウの目　26
フロント　53, 81
ぶどう膜炎　302
不完全型腸上皮化生　61, 103
不規則形腺管　348
　──の出現　177, 329, 336, 374, 393
不規則形腺管形成　200
封入体　255
深切り　185, 186, 198

深切り標本　55, 199
副細胞　93, 94
腹水　169, 170
腹膜癌症　170, 171
腹膜偽粘液腫　312, 313
　──の Papanicolaou 染色　313
腹膜播種　169, 170
噴門痙攣症　14
噴門腺　30, 93
噴門腺粘膜　91
噴門無弛緩症　14
糞線虫症　294
分化型癌　157, 191
　──の生検組織　207
分化型癌細胞発生　163
分化型粘膜内癌　129
分化度　179, **337**, 339, 340, 342, 364
　──, 上皮内癌の　48
　──, 扁平上皮癌の　48
分裂細胞帯　92, 162, 226
　──の Ki-67 免疫染色　94

へ

ヘモジデリン沈着　427
ヘリコバクター胃炎　234
ヘルペス食道炎　25
　──の生検標本　25
平滑筋芽腫　276
平滑筋細胞　99
平滑筋腫　83, 277
　──, 食道の　83
　──の生検標本　84
平滑筋肉腫　279
閉塞性動脈内膜炎　115
壁細胞　93, 94, 192
壁深達度　149
変性性異型上皮　337
変性脱落　102
扁平上皮化生　103
扁平上皮癌　45, 57, 165, 364, 431
　──の角化　49
　──の生検標本　53
　──の分化度　48
扁平腺腫　141
扁平隆起性腫瘍　387
扁平隆起性病変　133
　──の生検組織　132

ほ

ポリープ　120
　──の生検組織　182
母地病変　151
蜂窩織炎性胃炎　235
蜂窩織炎性虫垂炎　310
防御因子　117
紡錘形細胞　53
紡錘形細胞腫瘍　276
膨張性発育　168
星原の分類　19
発赤　240

ま

マクロファージ　282
末梢 T 細胞リンパ腫　269
末梢神経由来腫瘍　280
松かさ状ポリープ　137
慢性胃炎　102, 208, **234**
慢性胃潰瘍　112
慢性萎縮性胃炎　241
慢性潰瘍　111
慢性活動性胃炎　234, 237
慢性食道炎　18
　──の生検標本　19
慢性虫垂炎　310, 311
慢性表層性胃炎　240

み

未分化型癌　157, 191, 198
　──と分化型癌の臨床病理学的差異　169
　──の生検組織　210
未分化型癌細胞発生　163
未分化癌　65
未分化大細胞型リンパ腫　269
乱れ係数　345

む

ムチカルミン染色　63
無茎性ポリープ　120
無茎隆起性 de novo 癌　359
無茎隆起性腺腫由来癌　359

め

メラノーシス　12

メラノーシスの生検標本　12
メラノサイトーシス　66
明細胞型絨毛状腺癌　383
免疫グロブリン　263
免疫細胞性アミロイドーシス　286

も

モニリア症　23
毛細血管新生　210
毛細血管内皮細胞　212
盲腸周囲炎　312
門脈圧亢進　170

や

薬剤性胃炎　245
山田・福富Ⅲ型ポリープ　140

ゆ・よ

有茎性ポリープ　120
有茎性ポリープ状癌　136, 324
有茎性ポリープ状早期癌　323
有茎隆起性腺腫由来癌　360
疣状癌　56
―――の生検標本　57
疣贅性胃炎　234, 244
幽門括約筋　91, 100
幽門狭窄　115

幽門腺　92, 93
―――のPAS染色　93
幽門腺粘膜　91
―――の生検組織片　101
ヨード不染帯　69

ら

ラミニン免疫染色　58
ランブル鞭毛虫　295

り

リンパ管腫　276, 282, 296
リンパ球　99
リンパ球浸潤　237
リンパ球性胃炎　234
リンパ小節　260, 261
リンパ性胃炎　249
リンパ節性リンパ腫　259
リンパ節転移　131, 219, 343, 360
リンパ濾胞　99, 100, 244, 404, 410, 411
隆起型癌腫　135
隆起型腺腫の癌化率　384
隆起性発育　168
隆起性びらん　244
隆起表面の性状　130
隆起辺縁の性状　130
良性悪性の鑑別診断　81, 129

良性悪性境界領域　175, 177, 178
良性悪性境界領域病変
　　　　119, 127, 142, 144, 145, 339
良性悪性判別式　329
良性異型上皮巣　143
良性腫瘍性病変　178
良性上皮性病変　40
良性腺腫　196
良性腸型異型上皮巣の生検組織　184

る・れ

類基底細胞癌　57, 431, 432
―――の生検標本　58
類上皮細胞肉芽腫　249, 409-411, 414
類上皮性平滑筋腫　276
類臓器性過形成　141
類天疱瘡　86
裂溝潰瘍　409

ろ

ロサンゼルス分類　19
ロタウイルス　300
濾胞周辺帯　261
濾胞性胃炎　234, 244
濾胞性リンパ腫　264, 266
老人性アミロイドーシス　286
瘻孔　412

欧文索引

数字・ギリシャ文字

I 型癌　135
2 層構造　203
2 変量線形判別関数　214, 330, **345**, 374
IIa 型癌　135
IIa 型分化型癌　130
IIa 型腺腫　330
IIa 集簇様病変　389
IIa 型 *de novo* 癌　332
IIa-subtype　121, 140, 178, 203
　── の悪性変化　140
IIc 型腺腫　138
IIc 型微小癌　157
IIc 型 *de novo* 癌　332
IIc ＋ IIa 型腺腫　138
IIc ＋ IIa 型 *de novo* 癌　332
5 年生存率　169, 172
α-muscle actin　277, 280
α-muscle actin 免疫染色　279, 280

A

A 型胃炎　247
aberrant pancreas　276
absorptive cell　103, 369
achalasia　14
active inflammation　406
acute appendicitis simplex　310
acute erosive gastritis　234, 238
acute gastric mucosal lesion(AGML) 234
acute gastritis　234
acute ulceration　111
Addison 病　247
adenocarcinoma　61, 364
adenoid cystic carcinoma　63
adenoma　42, 120, 121, **125**, 192, 364
　── of foveolar epithelium type 125, **132**, 202
　── of gastric type　132
　── of intestinal type　125
　── with mild atypia　121, 179
　── with moderate atypia　121, 179
　── with pseudoinvasion　331

　── with severe atypia　121, 179, 322
　── with severe dysplasia　331
　── with slight atypia, foveolar epithelium type　194
adenoma-carcinoma sequence　320
adenomatous polyp　120
adenosquamous carcinoma
　　62, 165, 364
adenovirus　300
aganglionosis　424
AGML(acute gastric mucosal lesion)
　　111, 234, **245**
amelanotic melanoma　66
amyloid　286
amyloidosis　286
anal canal　430
anal duct　430
anal duct carcinoma　432
anal fistula　430
anal fistula carcinoma　432
angiodysplasia　282
anisakiasis　257
anti-intrinsic factor antibody　247
anti-lymphocyte common antigen antibody　275
anti-pan-B antibody　275
anti-pan-T antibody　275
anti-parietal cell antibody　247
aphthoid ulcer　411
apolipoprotein　286
appendicitis catarrhalis　310
appendix vermiformis　309
atrophic gastritis　234
atrophic hypertrophic gastritis
　　234, 243
atrophic metaplastic gastropathy　234
atypia　143, 176, 337
atypical epithelium　81
atypical epithelium lesion　125
　── of intestinal type　144, 183
　── of gastric type　144
Auerbach 神経叢
　　5, 14, 100, 101, 276, 317, 424
autoimmune gastritis　235, 247

B

B 型胃炎　247

B 細胞　99, 100
backwash ileitis　403
Barrett 食道　28, 33
　── の組織標本　34
Barrett 腺癌　37
　── の生検標本　61
　── の組織所見　37
basal cell carcinoma　432
basaloid carcinoma　57, 431
Bauhin's valve　317
bcl-2　275
bcl-2 蛋白　266
bcl-2 gene re-arrangement　265
Behçet 潰瘍　302
benign epithelial lesion　40
bizarre cell　279
bombesin　100
Borrmann 2 型　323
brunneroma　296, 297
Brunner 腺　291
brush border　95, 103, 192

C

Cajal 介在細胞　276
Candida albicans　24, 115, 300
carcinoid tumor　165, 230
carcinoma　121, 192
　── *in situ*　334
　── with adenoid cystic differentiation　63
carcinosarcoma　59
cardiac gland　94
CCL-cell(centrocyte-like cell)
　　260, 262
CD3　269
CD5　261, 275
CD10　261, 275
CD10 染色　97
CD20　263, 275, 305, 306
CD20 免疫染色　100, 274
CD30　269, 275
CD30 免疫染色　271
CD34　276, 280
CD34 免疫染色　278
CD45RB　275
CD45RO　269, 271, 275
CD45RO 免疫染色　100, 274

443

cellular atypia 143
centroblast 260, 262, 264, 266
centroblastic cell 261
centrocyte 260
centrocytic-like cell 261
Chagas' disease 424
chief cell 93
chromogranin A 64
chronic active gastritis 234
chronic atrophic gastritis 241
chronic gastritis 234
chronic superficial gastritis 240
c-kit 280
c-kit 276
c-kit 免疫染色 278, 308
class 分類 140
cleaved cell 306
CLM(columnar-lined mucosa) 34
cloacogenic epithelium 431
Clostridium difficile 419
CMV(cytomegalovirus) 25, 255
cobblestone appearance 402, 409, 410
Congo-red 染色 286
Cowden 病 86
creeping tumor 389
cribriform 389
cribriform figure 373
Crohn 病 86, 254, **409**, 430
Cronkhite-Canada 症候群 400
crypt abscess 404
Cryptosporidium parvum 295
Curling's ulcer 111
Cushing's ulcer 111
cyclin D1 266, 275
cyclin D1 免疫染色 307
cytokeratin 20 378
cytomegalic inclusion 255, 301
cytomegalovirus 300
cytomegalovirus 胃炎 255

D

D cell 98
de novo 癌 330, 331, 346
de novo 癌学説 320
defensive mechanism 117
desmin 277, 280
desmin 染色 279

desmoplasia 135
desmoplastic reaction 45
Dieulafoy 潰瘍 115
── の組織像 115
differentiated carcinoma 157
diffuse large B-cell lymphoma 262, 269
dissemination 170
drug-induced gastritis 245
Dutcher body 267
dysplasia 42, 50, 75, 140, 141, 325, 402, 407, 408

E

early carcinoma 148
EC(enterochromaffin cell) 98
ECL(enterochromaffin-like cell) 98
ectopic gastric mucosa 9
ectopic sebaseous gland 11
EGJ(esophagogastric junction) 28
Elastica van Gieson 染色 116
elevated erosion 244
endoarteritis obliterans 115
endocrine cell 97
endocrine cell carcinoma 64, 230
endocrine cell nest 233, 248
endometriosis externa 401
Entamoeba histolytica 416
enterocyst 291
eosinophilic gastritis 234, 235, **249**
eosinophilic granulomatosis 249
epithelial membrane antigen 275
epithelioid leiomyoma 276
epitheloid cell granuloma 410
erosion 21
erythema multiforme 258
Escherichia coli 300
esophagitis 16
esophago-gastric junction 98
expansive growth 168
extramammary Paget's disease 431, 433
extramedullary plasmacytoma 267
extranodal marginal zone B-cell lymphoma of MALT type 262

F

F 境界線 91, 104
── の移動 105, 106
fail-safe system 176
false diverticle 291
familial adenomatosis coli 397
fibrinoid necrosis 113
fibrinopurulent exudate 113
fibromuscular proliferation 420, 421
fibrosis 113
fissuring ulcer 409, 410
flat adenoma 141
foamy macrophage 282, 296
follicular gastritis 234, 244
follicular lymphoma 262, 264
Fontana-Masson 染色 313
foveolae 92, 93
fundic gland 93
fungus 300

G

G cell 97
ganglion cell 100
gangrenous appendicitis 310
Gardner 症候群 397
gastric mucosal atrophy 234, 242
gastrinoma 253
gastroduodenal junction 98
Gastrospirillum hominis 246
GERD(gastroesophageal reflux disease) 19
germinal center 260, 261
giant rugae 250
Giardia lamblia 295
Giemsa 237
GIST(gastrointestinal stromal tumor) 121, **276**, 307
gland in gland 373, 389, 390
glycogenic acanthosis 40, 86
goblet cell 95, 369
goblet cell adenocarcinoma 366, 369, 371, 383
goblet cell metaplasia 110, 203
grade of atypicality 143, 337
granular cell tumor 84
granulation tissue 113

granulomatous gastritis 234, 254
Grimelius 染色 97, 98, 230
group 分類 140, 145, **174**, 175, 178
group Ⅱ 118, **194**, **202**
　── の生検診断 181
　── の生検組織 195
group Ⅱ or Ⅳ 119, 194, 213, 217
group Ⅲ
　119, 138, 175, 178, 184, **196**, **203**, 245
　── の生検診断 183, 190
　── の生検組織 196
group Ⅳ 119, 178, **197**, **204**
　── の生検診断 185
　── の生検組織 185, 186, 197, 220
group Ⅴ 198, 206
　── の生検診断 187
　── の生検組織 185
GVHD（graft-versus-host disease）
　　　　　　　　　　　　　255

H

Helicobacter pylori 99, 117, 236, 293
　── の Giemsa 染色像 238
　── の Warthin-Starry 染色像 238
　── の抗 *H. pylori* 抗体 238
H. pylori 胃炎 235
　── の Giemsa 染色 239
H. pylori 除菌後 233
H. pylori-associated gastritis 234, 235
hamartomatous polyp 398
Hashimoto's thyroiditis 247
Hauser の基準 151
haustra 402
healing ulcer 116
heavy chain 286
Helicobacter gastritis 112
helper T-cell 99, 100
hemangioma 191, 276, 282
hemangiosarcoma 191
hemorrhoid 430
hemorrhoidal plexus 430
herpes simplex virus 25
heterotopia 276
heterotopic gastric mucosa 291
heterotopic gland 284, 335
heterotopic pancreas 121, 276, **282**
heterotopic sebaseous gland 11

high grade intraepithelial neoplasia 75
Hirschsprung 病 424
histamine 98
Hodgkin 細胞 272
Hodgkin 病 259, 272
hyperkeratosis 40
hyperplasia 121, 192, 233
hyperplastic polyp 120, **122**, 297
　── of foveolar epithelium type 122
hypertrophic gastritis 234, 249
hypertrophic gastropathy 234, 243
hyperviscosity symptom 267

I

IgA 99
IgG 免疫染色 268
immunocytoma 261, 262, 267
immunoglobulin light chain 286
indefinite for neoplasia 76, 81
index of structural atypia 345
infiltration 334
infiltrative growth 168
inflammatory cloachogenic polyp 420
inflammatory fibroid polyp
　　　　　　　121, 276, **285**, 308
inflammatory polyp 402
ING（index of nucleus-gland）345
inlet patch 9
insulinoma 286
interstitial cell of Cajal 276
intestinal metaplasia 95, 103
intestinal type adenoma 183
intraepithelial neoplasia 42, 75
intramucosal carcinoma 322
intrapapillary capillary loop（IPCL）4
intussusception 425
invasive intramucosal carcinoma 334
ISA（index of structural atypia）345
ischemic colitis 302, 427
ischemic enteritis 302
islet amyloid polypeptide 287
isthmus 92

J・K

juvenile polyp 399
Kaposi 肉腫 276, 282
　── の生検組織 283

killer T-cell 99, 100
kissing ulcer 115

L

L 26 275
lambliasis 295
lamina propria mucosae 99
Langhans 巨細胞 411, 413, 414, 415
large anaplastic T-cell lymphoma の生検組織 271
leather bottle 223
leiomyoblastoma 276, 277
leiomyoma 83
leiomyomatosis 83
leukoplasia 40
linear ulcer 115
linitis plastica 型癌 223
　── の生検組織 226
lipoma 276, 282
longitudinal ulcer 409
low grade intraepithelial neoplasia 75
LSBE（long-segment Barrett esophagus）28, 34
　── の生検標本 35
LST（laterally spreading tumor）389
lymphangioma 276, 282
lymphangitis carcinomatosa 170
lymphocytic gastritis 234, 249
lymphoepithelial lesion
　　　　　　　261, 263, 265, 273
lymphomatous polyposis 306
lymphoplasmacytoid lymphoma 267
lymphoplasmacytoma 261, 262

M

M 蛋白血症 267
Ménétrier 病 234, 235, 249, **251**
macrotubular adenoma 391
malignant melanoma 65
malignant schwannoma 281
MALToma（mucosa-associated lymphoid tissue lymphoma）
　　　　　　　244, **259**, **262**, 305
　── の生検組織 265
　── の免疫染色 265
mantle cell lymphoma 262, **266**, 306
mantle zone 260, 261

marginal zone 260-262
marginal zone lymphoma of MALT type 262
Masson-Fontana 染色 97
Meckel 憩室 299
medullary adenocarcinoma 191
Meissner 神経叢 5, 99, 317
melanocytosis 12
melanosis 12
mesenchymal tissue 276
mesothelial cell 100
metaplasia 103
metaplastic epithelium of intestinal type 95, 103
metaplastic gastritis 106, 108, 234
metaplastic gastropathy 108
metaplastic mucosa of intestinal type 103
microtubular adenocarcinoma 191, 223
mirror image 272
missing link 324
moderate dysplasia 331, 369
moderately differentiated adenocarcinoma 364
moderately differentiated carcinoma 121, 179
MUC 1 染色 97
MUC 2 染色 97
MUC 5AC 染色 96
MUC 6 染色 97
mucinous adenocarcinoma 165, 191, 364
mucinous carcinoma 365, 382
mucocele 312
mucocellular adenocarcinoma 191, 223
mucoepidermoid carcinoma 62
mucosal break 20
mucous neck cell 93
mucus gland 93
mucus-bicarbonate barrier 245
multiple lymphomatous polyposis 267
multiple myeloma 255
mycosis fungoides 272
myeloid progenitor cell antigen 276, 278

N

neoplasia 121

NERD(non-erosive reflux disease) 20
neuron-specific enolase 100, 232
neuron-specific enolase 免疫染色 232
neutral mucin 93
nocturnal catastrophe of the colorectal cancer 324
nodal lymphoma 259
non-Hodgkin's B-cell lymphoma 259
non-ulcer dyspepsia 234
NSAIDs(non-steroidal anti-inflammatory drugs) 235, 245

O

oat cell carcinoma 64
oblique line 53
offensive factor 117
open ulcer 116
organoid differentiation 378
organoid hyperplasia 141
owl's eye 26

P

$p53$ 遺伝子変化 333
$p53$ 免疫染色 335, 434
Pagetoid spread 433, 434
Paget 病 433
palisading pattern 277, 280, 281
pan-B 抗体 265, 266
Paneth 細胞 96, 103, 192, 205, 219, 290, 291
Paneth 顆粒 290
Papanicolaou 染色 313
Papanicolaou 分類 140, 175
papillary adenocarcinoma 165
papillitis 297
papilloma 41
paracrine effect 98
parietal cell 93
PAS 染色 198, 208
pedunculated polyp 120
peptic ulcer 111
periarteritis nodosa 302
peri-colitis 424
peripheral nerve sheath tumor 280
peritoneal carcinomatosis 170
peritonitis carcinomatosa 170
perityphlitis 312

pernicious anemia 247
Peutz-Jeghers ポリープ 398, 399
Peyer 板 260, 413
phlegmonous appendicitis 310
phlegmonous gastritis 234, 235
plasma cell differentiation 261
plasmacytoma 267
pleural carcinomatosis 171
pleuritis carcinomatosa 171
polyp 120
polypoid squamous carcinoma 59
poorly differentiated adenocarcinoma 165, 364
poorly differentiated carcinoma 121, 179
precancerous disease 402
primary gastric lymphoma 259
proctitis cystica profunda 420
protein losing gastroenteropathy 400
pseudoinvasion 327
pseudomyxoma peritonei 313
pseudopolyp 402
pseudopolyposis lymphomatosa 267
pseudosarcoma 59
pseudosarcomatous squamous carcinoma 60
$PTEN$ 遺伝子 86
purulent peritonitis 310
pyloric gland 92, 93
pyloric sphincter 91, 100

Q・R

quiescent colitis 406
Reed-Sternberg cell 269, 272
reflux esophagitis 19
regenerative atypia 115
regenerative polyp 120
regional ileitis 409
resolving colitis 406
RLH(reactive lymphoid hyperplasia) 244, 261, **272**
rotavirus 300
round cell 306
Russell body 267

S

S-100 蛋白 100, 280

S-100 protein 免疫染色　281
Salmonella typhi　300
scar　113, 115
scarred ulcer　116
SCE（specialized columnar epithelium）
　　　34
scirrhous adenocarcinoma
　　　161, 191, 223
SCJ（squamocolumnar junction）　28
segmental small bowel ischemia　302
serrated tubulus　389
serrated tumor　381
sessile polyp　120
severe dysplasia　322, 328, 369, 407
signet-ring cell carcinoma
　　　165, 223, 364, 383
simple ulcer　301
Sjögren 症候群　247
skip lesions　409
SLE（systemic lupus erythematosus）
　　　247
small cell carcinoma　232
small cleaved cell　262
so-called carcinosarcoma　59
solitary ulcer　301, 420
South American trypanosomiasis　424
specific gastritis　234
spindle cell carcinoma　59
squamous cell carcinoma
　　　45, 57, 165, 364
SSBE（short-segment Barrett
　esophagus）　34
── の生検標本　35
Stevens-Johnson 症候群　258
Strongyloides stercoralis　294
strongyloidiasis　294
structural atypia　143

substance P　100
superficial gastritis　234
superficial spreading tumor of flat
　protrusion　391
surface epithelium　93
Sydney system　235
synaptophysin　64, 230

T

T 細胞　99, 100
t（14；18）translocation　265
T-cell lymphoma　259, 269
tenia coli　316
terminal ileitis　409
toluidine blue　237
toxic epidermal necrosis　258
toxic megacolon　403
trabecular adenocarcinoma　187, 223
transitional cloacogenic carcinoma　432
transitional epithelium　431
transmural inflammation　409
transthyretin　286
true carcinosarcoma　59
true diverticulum　291
tubular adenocarcinoma　165, 191, 383
── of foveolar epithelium type
　　　132, 197
── of goblet cell type　383
tubular adenoma　364, 366
tubulovillous adenoma　364, 366
type A gastritis（autoimmune gastritis）
　　　234, 247

U

ulcer　21
ulcer scar　116
ulcerative colitis　402

ulcer-cancer　153
ulcer-carcinoma　151
undifferentiated carcinoma　65, 157
updated Sydney system　236, 237

V

Vater 乳頭部癌　298
verrucous carcinoma　56
verrucous gastritis　234, 244
Vibrio cholerae　300
Vienna classification　321, 335
villous adenocarcinoma　383
villous adenoma　364, 366
villous tumor　137, 389
vimentin　60
vimentin 免疫染色　281
volvulus　426

W

Waldenström's macroglobulinemia　267
Warthin-Starry 染色　237
well differentiated adenocarcinoma
　　　364
well differentiated carcinoma　121, 179
WHO 分類　262, 321, 382
──, 食道癌の　44

X

xanthoma　142, 276, 282
xanthoma cell　208

Z

Ziehl-Neelsen 染色　296
Z-line　28
Zollinger-Ellison 症候群　249, 253